Susanne Hansch

Die große WILDKRÄUTER KOCHSCHULE

PFLANZENWISSEN, KÜCHENPRAXIS UND 180 WILDE REZEPTIDEEN

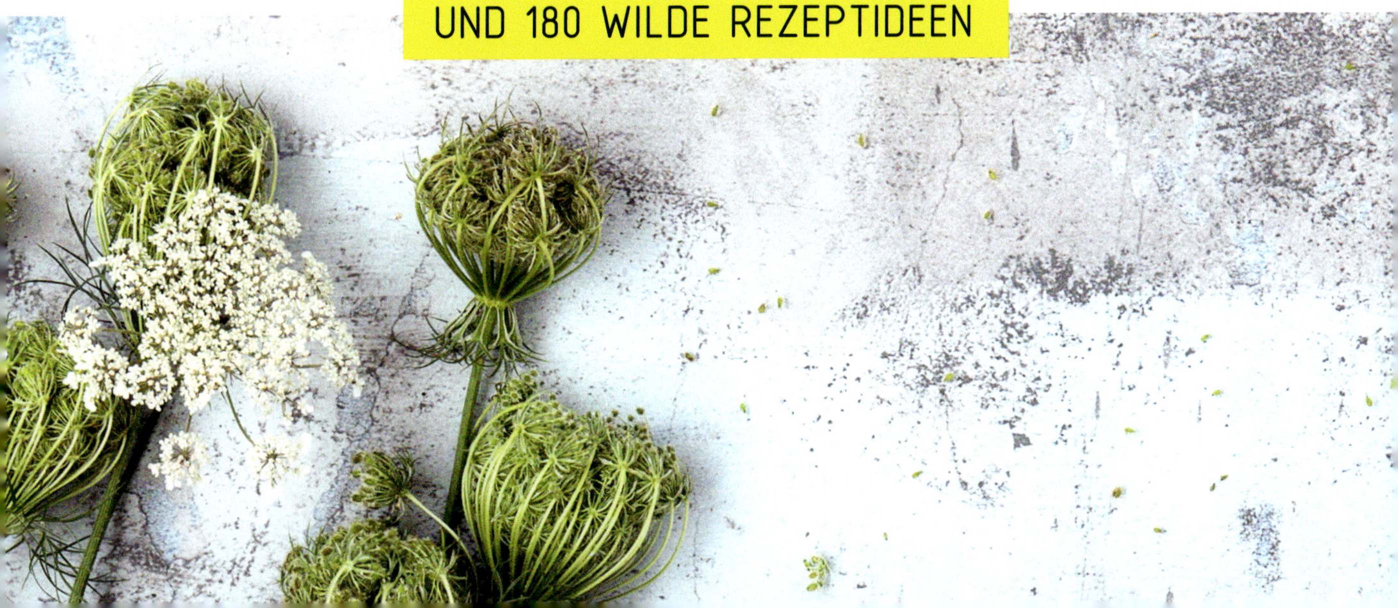

INHALT

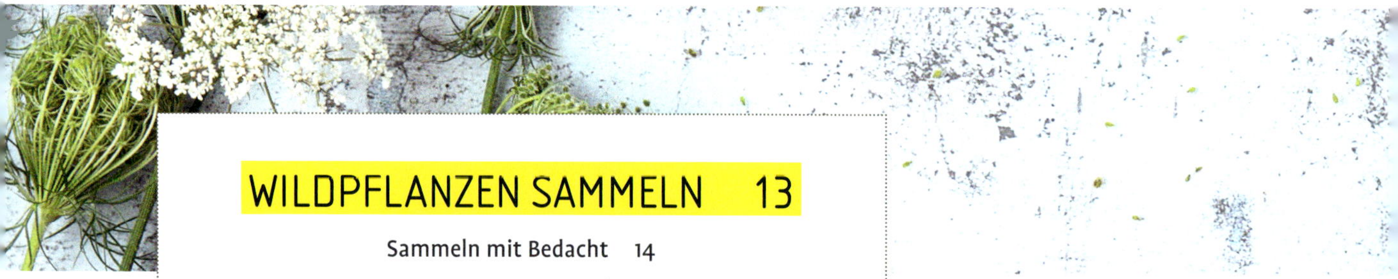

WILDPFLANZEN SAMMELN 13

DIE WILDKRÄUTER 47

EINFACH ...

IN SOLCHEN „EINFACH ...“-KÄSTCHEN FINDEN SIE DIE EINFACHSTEN UND SCHNELLSTEN REZEPTIDEEN.

DIE REZEPTE

Blätter 163

Triebe 215

EINIGE WORTE VORAB

Von der ersten Idee zur Wildkräuter-Kochschule bis zu deren Erscheinen sind doch tatsächlich sieben Jahre vergangen. In dieser langen Zeit hat mich dieses Buch, sei es in Gedanken oder aktiv beim Sammeln, Kochen, Schreiben und Fotografieren, beschäftigt und begleitet. Es war nicht immer leicht, den Faden zu halten, denn längere Unterbrechungen durch Krankheit, Einschränkungen durch die Pandemie und ein erfreuliches Intermezzo namens „Der Giersch muss weg!“ drohten immer mal wieder, ihn zu zerreißen.

Der große Erfolg des Giersch-Buches – es kletterte in der Bestsellerliste von „Spiegel Wissen“ auf Platz 3 und gewann den 1. Preis als Garten-Kochbuch des Jahres 2019 – hat meiner Arbeit an der Kochschule dann aber einen gewaltigen Schub gegeben.

Die nötige Energie haben mir in dieser Zeit auch die vielen Teilnehmerinnen und Teilnehmer meiner Wildkräuter-Wanderungen und -Kochkurse verliehen. Ihr Interesse und ihre Begeisterung haben in mir immer wieder das wilde Feuer neu entfacht, mich inspiriert und motiviert. Ihnen gilt ein großes „Dankeschön“, verbunden mit einer Entschuldigung, denn nicht immer konnte ich genug Zeit für die gemeinsamen Wanderungen und Kochkurse finden.

Eine weitere ewig sprudelnde Quelle an Kraft waren und sind die wilden Pflanzen selbst.

Sie haben mich im wahrsten Sinne des Wortes auf Schritt und Tritt begleitet, auf dem Weg zur Arbeit, zum Einkaufen, in meinem Garten, beim Wandern und Spazierengehen.

Ihre Genügsamkeit und Vitalität, mit der sie in der kleinsten Spalte und Fuge wachsen, aber auch ihre verschwenderische Üppigkeit, mit der sie Waldränder, Wiesen, Flussufer und jeden neu aufgeschütteten Erdhaufen besiedeln, berühren mich immer wieder tief und motivieren mich stets von Neuem, sie ins allgemeine Bewusstsein zu holen.

Eine dieser Wildpflanzen, die ich besonders liebe, ist der Gute Heinrich. War er früher neben der Brennnessel eine typische, weit verbreitete „Dorfpflanze“, ist er heute kaum noch zu finden. Er ist ein Opfer der zunehmenden Bodenversiegelung in den Dörfern und den landwirtschaftlichen Betrieben. Ein Ausdruck des Bedürfnisses unter anderem nach „Sauberkeit und Ordnung“ ist die Initiative „Unser Dorf soll schöner werden“, die seit 1961 im dörflichen Umfeld den Wildkräutern im wahrsten Sinne des Wortes den Boden entzieht. In Regionen, die noch von der traditionellen Viehwirtschaft geprägt sind, wie etwa Südtirol, hat der Gute Heinrich noch ein Zuhause. Umso größer die Freude, wenn ich ihn in meiner Nähe zufällig in einer vernachlässigten Ecke finde. Dort lasse ich ihn dann weiterwachsen, denn für die Küche habe ich ihn in meinem Garten angesiedelt.

Ich wünsche mir, dass viele Menschen Freude an der Großen Wildkräuter-Kochschule haben und dass sie das Wissen aus diesem Buch nicht für Notzeiten nutzen müssen, sondern für die Bereicherung und Verbesserung der alltäglichen Ernährung mit Wildkräutern. Und es wäre schön, wenn die Wildkräuter-Kochschule dazu beitragen könnte, die Wertschätzung für die vielen Pflanzen wachsen zu lassen, die die Grundlage unseres Lebens sind und die es dennoch so schwer haben, in den Nischen, die wir ihnen lassen, zu bestehen.

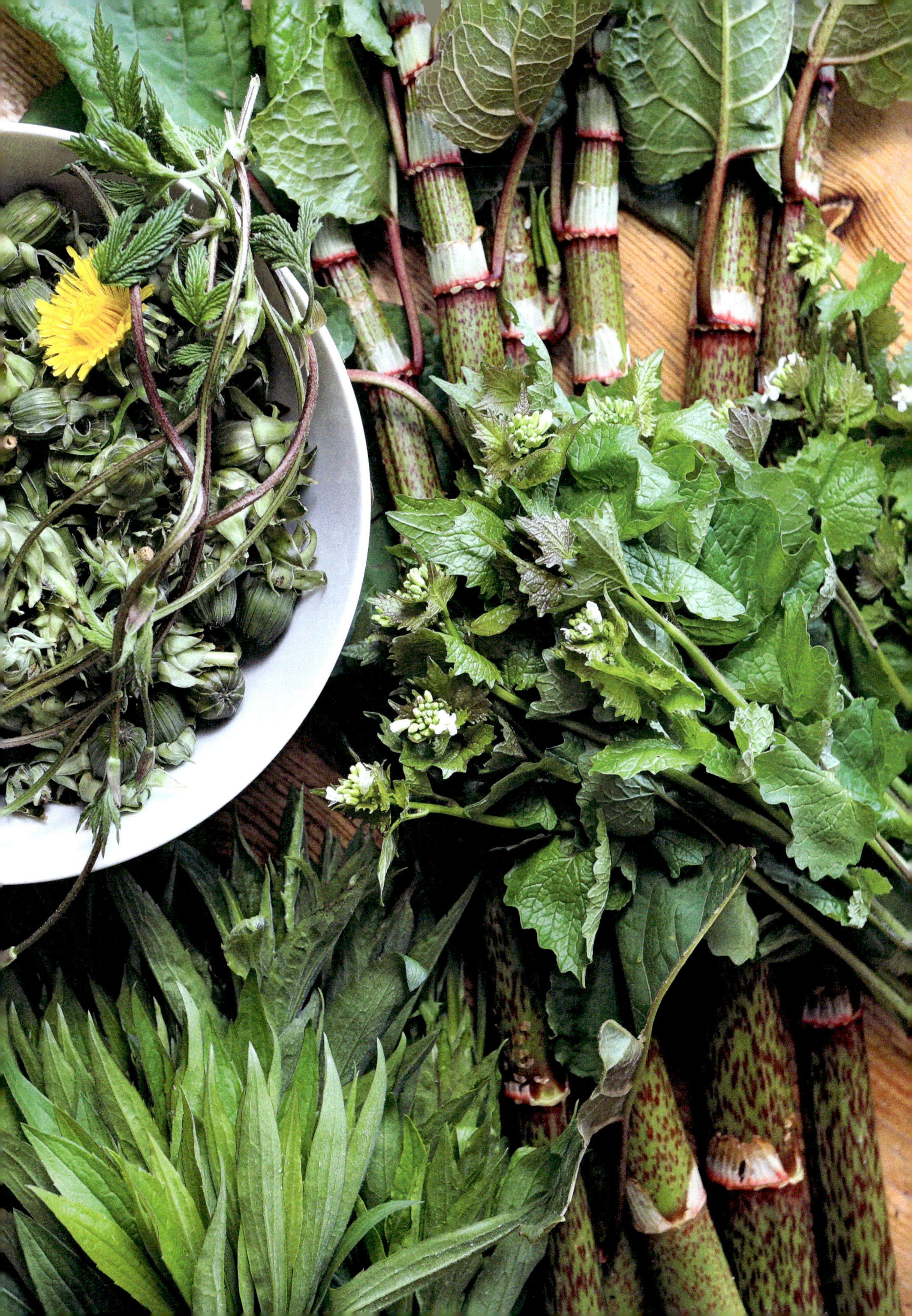

DIE WILDKRÄUTER-KOCHSCHULE

Mit meiner Wildkräuter-Kochschule möchte ich die wild wachsenden essbaren Pflanzen und die Menschen, die sich für sie als Lebewesen und als wertvolle Ergänzung unserer täglichen Ernährung interessieren, zusammenbringen.

Richtig gesammelt, schonend in die Küche gebracht und frisch gehalten, vor allem aber lecker zubereitet sind die Wildkräuter eine gesundheitliche und kulinarische Bereicherung. Nicht zuletzt das Erlebnis, selbst Gesammeltes auf den Tisch zu bringen, ist es wert, ihnen ein wenig mehr Aufmerksamkeit und etwas Zeit zu schenken.

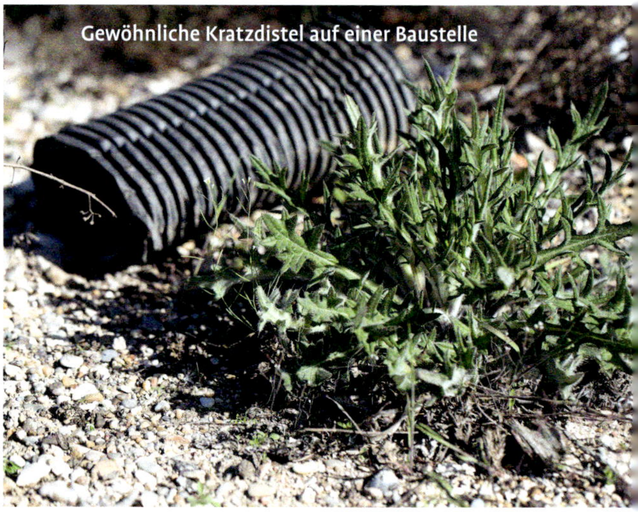
Gewöhnliche Kratzdistel auf einer Baustelle

Ohne Pflanzen kein Essen

Pflanzen sind die Basis unsere Ernährung. Salate, Gemüse, Hülsenfrüchte und Getreide sind aus unseren Küchen nicht wegzudenken. Wenn es darum geht, die Ernährungsweise zu verbessern, geht es immer darum, ihren Anteil im Speiseplan zu erhöhen und den Anteil von tierischen und denaturierten Produkten zu reduzieren. Dass auch alle tierischen Produkte letztlich auf Pflanzen basieren, muss erwähnt werden, um die wahre Bedeutung der Pflanzen für unser Leben wenigstens anzudeuten.

Die wild wachsenden Pflanzen spielen dabei oft (noch) keine Rolle. Mit diesem Buch möchte ich sie ein wenig mehr ins allgemeine Bewusstsein bringen, denn sie haben ein enormes Potenzial, unsere Ernährung zu verbessern: Sie haben eine höhere Dichte an wichtigen Nährstoffen als unsere gezüchteten Gemüse, bedingt durch ihre Artenvielfalt liefern sie uns auch eine Vielfalt an Inhaltsstoffen, und nicht zuletzt bringen sie neue Geschmäcker in unsere kulinarische Welt.

Ich möchte die „Unkultivierten“ aus dem Schatten holen, in dem viele von ihnen leben müssen. Verunglimpft als Unkraut, verfolgt und oft vernichtet, werden sie in Randbereiche zurückgedrängt, die sie sich oft mit dem Müll unserer Wegwerfgesellschaft teilen müssen. Und das, obwohl sie es sind, die uns über Zehntausende von Jahren ernährt haben, bis wir vor einer vergleichsweise kurzen Zeit anfingen, einige von ihnen anzubauen und ergiebigere Kultursorten zu züchten.

Doch noch sie sind da, die Wilden, haben in ihren Nischen überlebt und sich immer neue Lebensräume gesucht. Sie haben dabei die Kontinente gewechselt und dafür immer auch die modernsten Verkehrsmittel für ihre Version von Globalisierung genutzt. Einheimische und Zuwanderer, „echte“ Wilde und verwilderte Pflanzen, die irgendwo und irgendwann einmal kultiviert worden waren, wachsen auf unseren Wiesen, in unseren Gärten, in Parks und Wäldern, auf Brachen und an Flussufern, entlang unserer Spazierwege und entlang von Bahnschienen und Autobahnen.

Sie begegnen uns jeden Tag, wir müssen nur hinsehen. Wer einmal damit begonnen hat, sie wahrzunehmen und ihnen Aufmerksamkeit zu schenken, der kann nicht mehr zurück, der sieht sie überall.

Die Helden dieses Buches: die Wildkräuter

Frei nach Herbert Grönemeyer könnte man fragen: „Wann ist ein Kraut ein Kraaaut?“ Oder weniger tiefgründig: Warum nennen wir manche Pflanzen Un-Kraut? Und verorten sie damit in der Welt des Bösen, wo die Un-Geheuer und die Un-Holde ihr Un-wesen treiben? Stark vereinfacht kann man antworten: Kraut ist erwünscht, also gut, Unkraut ist unerwünscht, also böse.

Und unerwünscht ist es immer dann, wenn es an einer Stelle wächst, wo wir es nicht haben wollen.
Begonnen hat diese Unterscheidung in frühgeschichtlicher Zeit mit dem Ackerbau. Davor gab es einfach Pflanzen, essbare und nichtessbare. Sie wuchsen wild, ohne dass Arbeit nötig war. Die essbaren unter ihnen wurden gesammelt und gegessen. So einfach war das. Erst auf dem angelegten und gepflegten Getreide- oder Gemüseacker wurden diejenigen Pflanzen, die von selbst dort wuchsen, zu „Störenfrieden“, denn sie nahmen den kultivierten Pflanzen Wasser, Nahrung und Licht weg.
Zu Unkräutern werden Pflanzen also, wenn sie nicht an *ihrem* Platze wachsen, sondern auf den vermeintlich *unseren:* in unseren Gärten, unseren Gemüse- und Blumenbeeten und auf unseren Feldern.
Wachsen sie im Wald und auf den Wiesen, an den Ufern der Flüsse und Bäche, dann gönnen wir ihnen ihren Platz, ja, dann erwarten wir geradezu, dass sie uns dort eine schöne „natürliche“ Umwelt gestalten, damit wir uns dort erholen können.
Auf *unserem* Land aber müssen sie weichen, um den Ertrag nicht zu mindern oder die Optik nicht zu stören. Die Methode, mit der sie entfernt werden, ergibt sich aus der gärtnerischen, ja, aus der weltanschaulichen Grundhaltung des Balkon-, Garten- oder Landbesitzers und bewegt sich zwischen radikaler Bekämpfung und Ausrottung durch Gift – mit all ihren Folgen auch für die Täter – und dem Bemühen um friedliche Koexistenz.
Die Bewertung einer Pflanze als „wild“ oder „kultiviert“ hat sich im Laufe der Jahrtausende dabei immer wieder geändert. So werden heute manche Pflanzen als Wildpflanzen bezeichnet, die zu anderen Zeiten angebaut oder zumindest geerntet wurden, weil sie gut essbar sind. Manche von ihnen verraten sich durch ihren Namen. Das sind etwa diejenigen, die das Wort „Kohl-“ im Namen tragen, wie die Kohlgänsedistel oder die Kohldistel. Auch im botanischen Namen kann die Vergangenheit ersichtlich sein, etwa durch den Bestandteil *oleraceum*, der mit „gemüseartig“ oder „küchengebräuchlich“ übersetzt werden kann. So ist der botanische Name der Kohlgänsedistel *Sonchus oleraceus* und der der Kohldistel *Cirsium oleraceum*.
Die Bewertung einer Pflanze kann sich aber auch mit dem Ort ändern, in einem anderen, einem globaleren Sinn. So werden manche Pflanzen in einem Teil der Welt als wertvolle Nahrung betrachtet, woanders dagegen als Unkraut. Zum Beispiel dem Franzosenkraut ist es auf seiner Reise um die Welt so ergangen. In seiner Heimat Kolumbien und Peru wird es als Nahrungspflanze geschätzt, bei uns wird es meist als überaus lästiges Unkraut angesehen.

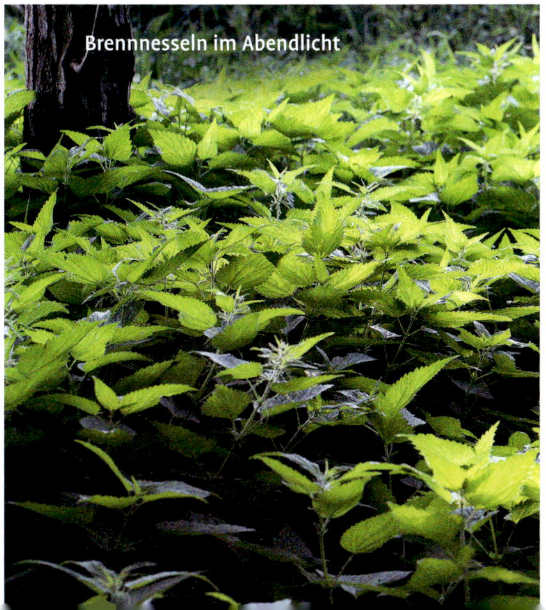
Brennnesseln im Abendlicht

Das Ringen um Worte

Um die wild wachsenden Pflanzen von ihrem Makel des Bösen und Störenden zu befreien und die Wertschätzung zum Ausdruck zu bringen, wird heute versucht, ihnen einen „schöneren“ Namen zu geben. Man nennt sie Beikraut oder Acker-Begleitkräuter oder auch Spontanvegetation. Ich persönlich nenne sie aber gerne ganz liebevoll Unkraut, denn dann weiß jeder, von was oder wem die Rede ist, und wichtiger als die Worte finde ich die Haltung, die dahintersteht.
Hier im Buch nenne ich sie „Wildkräuter“ oder „Essbare Wildpflanzen“. Beim Wort „Kräuter“ denkt man sofort an schmackhafte, würzige, gesunde Pflanzen, die unsere Küche bereichern, allerdings ist doch meist im engeren Sinn das Grün der Pflanzen gemeint.
„Essbare Wildpflanzen“ hingegen meinen die *ganzen* Pflanzen, mit all ihren über- und unterirdischen Teilen.

Warum soll ich Unkraut essen?

Auf diese Frage gibt es eine ganze Reihe guter Antworten:

– **Weil uns Unkraut gut nährt**
  Wildpflanzen entsprechen in perfekter Weise den Anforderungen einer zeitgemäßen Ernährung, die im Gegensatz zur industriellen, globalisierten Massenproduktion von denaturierten Pseudolebensmitteln steht: Sie sind bio, saisonal und regional im höchstmöglichen Maß. Sie haben eine relativ hohe Dichte an Inhaltsstoffen und decken, wenn wir ihre

Vielfalt nutzen, auch den Bedarf an selteneren Inhaltsstoffen, wie zum Beispiel dem Spurenelement Selen. Besser geht's nicht.

Dabei gilt es aber, auf die einzelnen Inhaltsstoffe zu achten, denn manche sind in größeren Mengen oder für bestimmte Gruppen von Konsumenten nicht gesund und können schaden. Hinweise dazu finden Sie im Abschnitt „Die Inhaltsstoffe der wilden Pflanzen" (Seite 277) sowie bei den einzelnen Pflanzenporträts.

HINWEIS
WILDPFLANZEN HABEN EINE HOHE NÄHRSTOFFDICHTE, AN DIE SICH UNSER KÖRPER ERST MAL GEWÖHNEN MUSS. FANGEN SIE DAHER MIT KLEINEN MENGEN AN UND STEIGERN SIE DIESE LANGSAM.

- **Weil Unkraut uns unser Umfeld wieder näherbringt**
  Wenn wir einmal auf die wild wachsenden Pflanzen aufmerksam geworden sind und von manchen sogar den Namen kennen, dann sehen wir sie überall. Wir gehen unsere täglichen Wege mit anderen Augen und entdecken die Wildpflanzen am Straßenrand, auf den Parkplätzen, um die Stadtbäume herum und neben den Glascontainern, denn sie wachsen in jeder kleinen Fuge und Ritze, auf jedem Zentimeterchen Erde, das sie finden können. Sie flankieren auch unsere Spaziergänge und Wanderungen im Urlaub und geben uns, fast egal, wo wir grad unterwegs sind, immer das Gefühl, von Vertrauten umgeben zu sein.
- **Weil Unkraut nichts kostet**
  „Was nichts kostet, ist nichts wert." Dieses Sprichwort wird hier ad absurdum geführt. Was nichts kostet, ist in diesem Fall viel wert, denn es ist erschwinglich, und zwar für jeden. Wildpflanzen sind damit auch für diejenigen, die wenig Geld haben, eine Möglichkeit, gesünder zu essen. Das Ansehen der Wilden wächst gewöhnlich in Notzeiten, um mit deren Ende leider schnell wieder auf das vorherige niedrige Niveau abzusinken. Ein wenig aber kostet es doch, möchte man die wertvollen Pflanzen nutzen: Es kostet Mühe. Einerseits die – zum Glück – meist Freude bringende Mühe des Sammelns, denn in vielen von uns steckt irgendwie noch immer der alte Sammeltrieb aus der Zeit der Vor- und Frühgeschichte. Es kostet aber auch die Mühe des Lernens. Denn wer Wildpflanzen essen möchte, muss die giftigen und ungenießbaren unter ihnen kennen und auch wissen, welche von ihnen erst durch die Verarbeitung, zum Beispiel durch Erhitzen, verträglich werden.

Wilde Warenkunde

Beim Kennenlernen der essbaren Wildpflanzen und ihrer Zubereitung zu schmackhaften Rezepten ist dieses Buch ein wertvoller Begleiter. Mehr als 60 Pflanzenarten werden in gut bebilderten Porträts beschrieben, ihre wichtigsten Kennzeichen und ihre typischen Inhaltsstoffe genannt. Weil mit den Pflanzen ja gekocht wird, sind die Charakterisierung des Geschmacks und die Möglichkeiten ihrer Verwendung in der Küche immer Teil der Beschreibung. So erfüllen die Pflanzenporträts den Zweck einer „Warenkunde". Unter dem Punkt „Leicht zu verwechseln mit" sind essbare und giftige Pflanzen genannt, die der vorgestellten Art „zum Verwechseln" ähnlich sehen. Damit eindeutig ist, welche Arten genau gemeint sind, findet sich im Serviceteil dieses Buchs eine Liste mit den botanischen Bezeichnungen aller genannten Pflanzenarten (Seite 281).

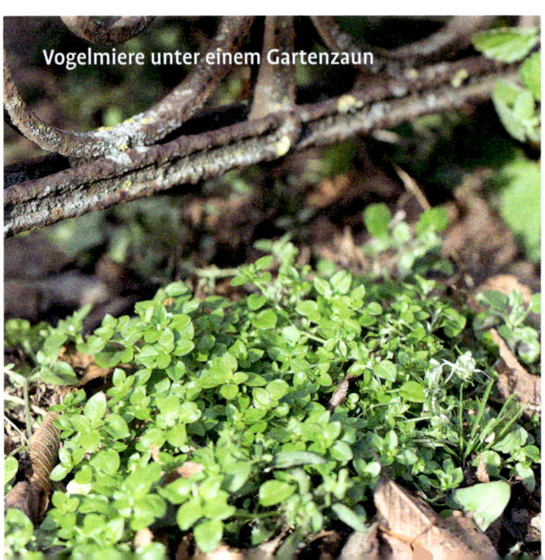
Vogelmiere unter einem Gartenzaun

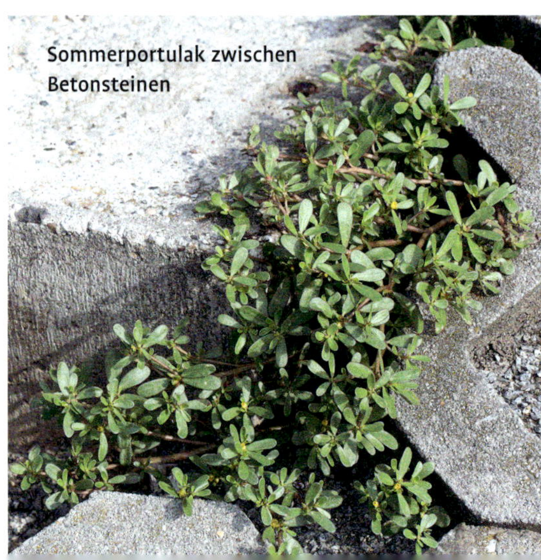
Sommerportulak zwischen Betonsteinen

Dieses Buch ist eine Kochschule

Die Große Wildkräuter-Kochschule bündelt das Wissen für die Nutzung der Wildpflanzen als Nahrungs- und Lebensmittel. Neben der „Warenkunde", also den Pflanzenporträts, werden im Kapitel „Wildpflanzen sammeln" viele Techniken und Tipps für den „Einkauf" der wilden Waren vermittelt, will sagen: für das geschickte Sammeln, den schonenden Transport und gut geeignete Methoden zum Frischhalten der Ernte. Im Kapitel „In der Küche" geht es dann um die Arbeitsschritte vor dem eigentlichen Kochen, etwa dem Putzen und Waschen des Sammelguts. Es enthält Tipps zum Schälen und Zerkleinern der Pflanzen, Methoden, um Samen zu gewinnen, und schließt ab mit verschiedenen Möglichkeiten zur Bevorratung.

Dieses Buch ist ein Kochbuch

Sind Pflanzenwissen und Küchenpraxis der „Kopf" dieses Buches, so sind die vielen Rezepte sein „Herz".
Ich habe eine Vielfalt neuer Rezepte entwickelt und vertraute Alltagsgerichte und Klassiker „verwildert".
Besonders spannend fand ich es, mich in den Kochtraditionen anderer Länder auf die Suche nach Wildkräuterrezepten zu begeben. Denn, anders als bei uns, werden die wild wachsenden Pflanzen in manchen anderen Ländern noch selbstverständlicher für die Zubereitung von Mahlzeiten genutzt. In der Türkei kommt eine Handvoll Brennnesseln in den Spinat und in Südtirol in die Knödel. Die griechische Chorta ist traditionell ein Mix aus Garten- und Wildgemüse, in Ligurien werden im Frühling wilde Hopfenspitzen für Risotto und Spaghetti gesammelt, und das Franzosenkraut kommt in seinem Heimatkontinent Südamerika, aber auch in Teilen Asiens und Afrikas, die es als Einwanderer erobert hat, ganz selbstverständlich in den Topf. Und wie bei uns gibt es auch in vielen anderen Ländern eine Rückbesinnung auf die Verwendung von Wildpflanzen in der Küche, was sich in einer Vielzahl von Internetseiten niederschlägt.
Meine Auswahl der Rezepte ist dabei undogmatisch. Es gibt vegetarische Gerichte und vegane, aber auch Gerichte mit Fleisch und Fisch, denn die wild wachsenden Pflanzen bereichern jede Art zu kochen und zu essen, und ich möchte allen die Küchentür für sie öffnen.
Dieses Buch ist jedoch *kein* „Heilkräuterbuch", daher gibt es keine Anleitungen für Tinkturen, Salben oder heilende Tees, und in den Porträts sind die heilenden Wirkungen nicht explizit beschrieben. Natürlich sind die vielen wertvollen Inhaltsstoffe der Wildpflanzen gut für unsere Gesundheit – das ist ja einer der Gründe, warum wir sie ernten – und der Übergang zur „heilenden" Pflanze ist fließend. Der Fokus der Kochschule aber liegt auf dem Zubereiten vielfältiger, schmackhafter und alltagstauglicher Gerichte mit den gesunden Wildpflanzen.

Eine Pflanze – viele Teile mit eigenem Charakter

Würde eine Pflanze sich nach Richard David Precht fragen: „Wer bin ich? Und wenn ja, wie viele?", so könnte sie sich im Geiste in die Persönlichkeiten Blätter, Stängel, Blüten, Knospen, Früchte, Samen und Wurzeln aufspalten. All diese Teile haben ganz unterschiedliche Aufgaben, die ihr Aussehen und ihre Beschaffenheit bestimmen.
Die einen sind zart und weich, andere fest und stabil, die einen grün und die anderen farbig, die einen sind wasserhaltig und saftig, die anderen trocken und hart, und sie alle verändern sich im Laufe ihres Lebens.
Jede von ihnen braucht eine Behandlung, die ihrem Charakter und ihren Eigenarten entspricht. In den Kapiteln „Wildpflanzen sammeln" und „In der Küche" wird darum immer speziell auf die verschiedenen Pflanzenteile eingegangen, auf die Besonderheiten beim Sammeln, beim Transport und Frischhalten, beim Aufbewahren und bei den Vorbereitungen in der Küche.
Auch der Rezeptteil ist in diesem Sinne nach den verschiedenen Pflanzenteilen gegliedert. So finden Sie schnell und gezielte die Rezepte für die leckere Zubereitung Ihrer wilden Ernte, wenn Sie stolz mit einem Korb voll saftigem wilden Grün, einem Strauß duftender Blüten, einem Döschen voller knackiger Knospen oder einem Beutel, gefüllt mit wilden Wurzeln, nach Hause kommen.

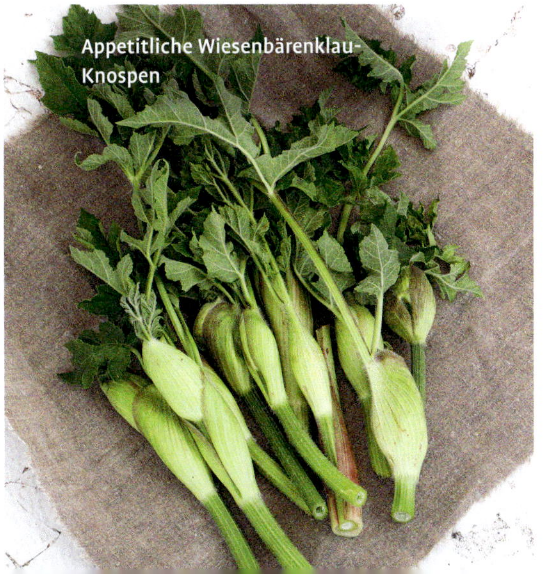
Appetitliche Wiesenbärenklau-Knospen

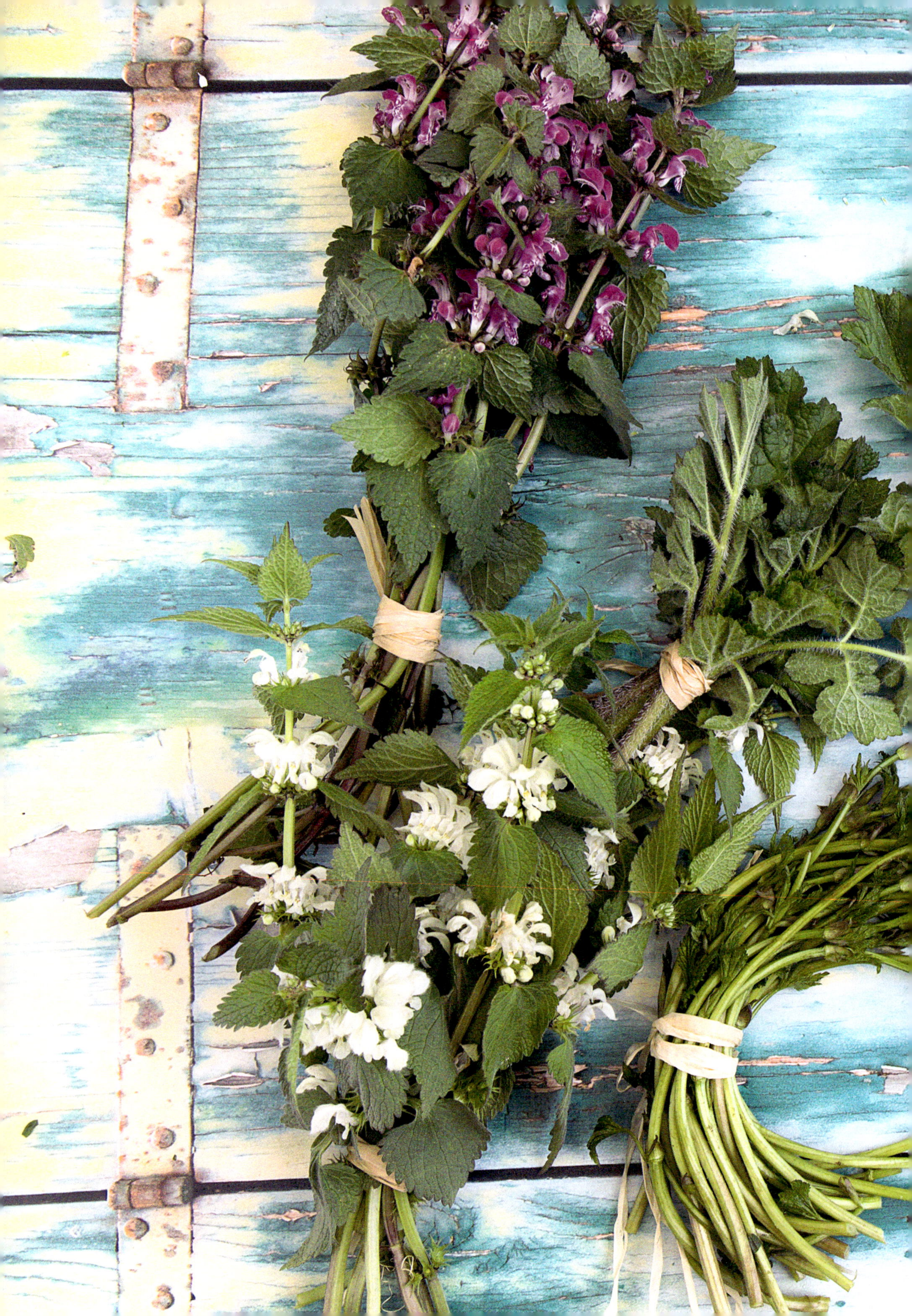

WILD-PFLANZEN SAMMELN

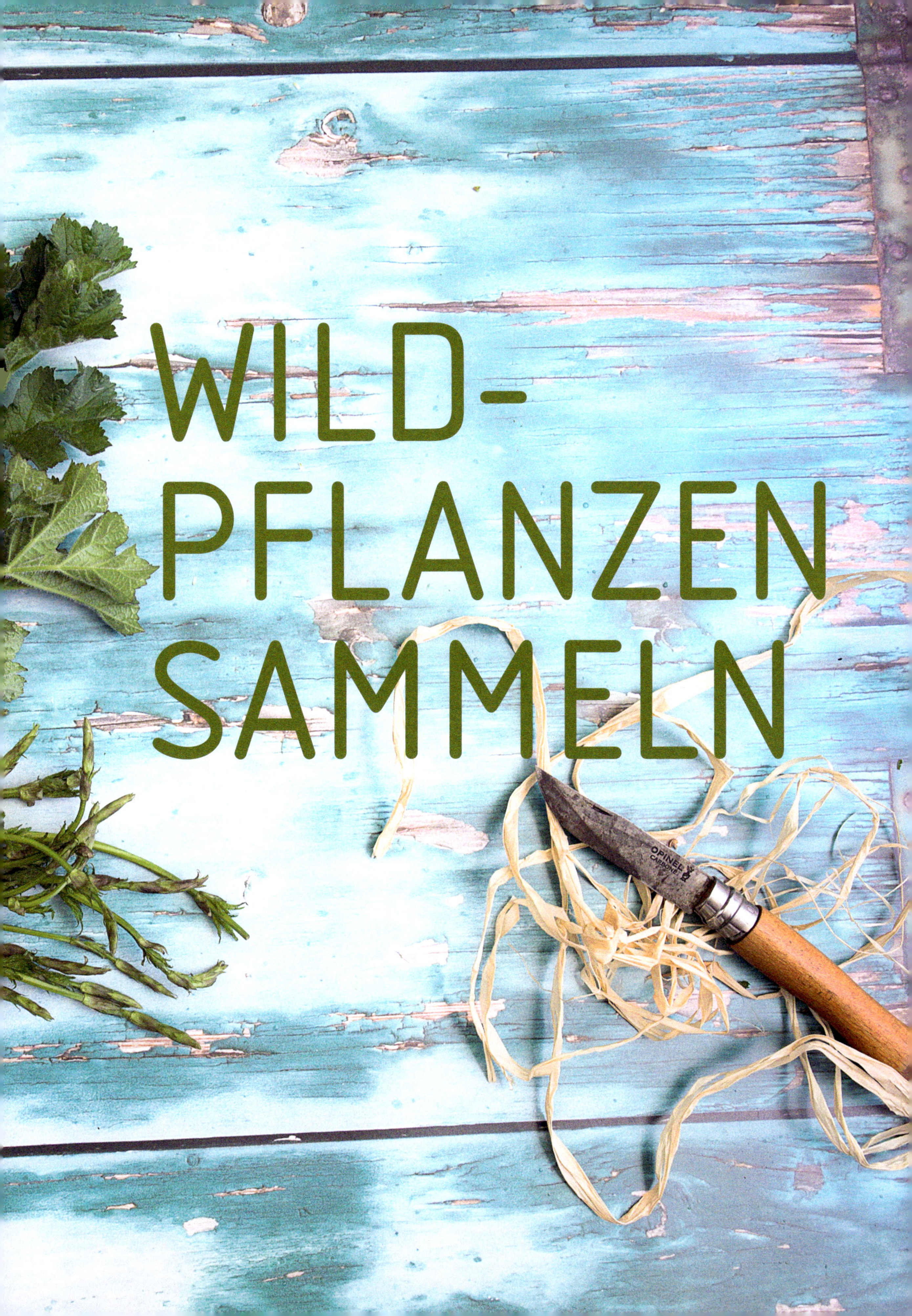

SAMMELN MIT BEDACHT

Die ersten Schritte auf dem Weg zur leckeren und gesunden Wildpflanzenküche führen uns nach draußen. Hier stellt sich die Frage, wo man sammeln darf und wo nicht und wie viel oder wenig man ernten darf oder sollte, um die Bestände der Wildpflanzen zu schonen und Nachhaltigkeit zu gewährleisten.

Lebensgrundlage für Tiere

Für uns stellen die essbaren Wildpflanzen eine wunderbare Bereicherung unserer Ernährung und unseres kulinarischen Spektrums dar. Für viele Tiere aber sind sie die Grundlage ihrer Existenz.

Viele Pflanzenarten, zum Beispiel die Brennnesseln, dienen als Futterpflanzen für die Raupen der unterschiedlichsten Schmetterlinge. Pollen und Nektar von Blüten ernähren unzählige Insekten, Samen bilden die Nahrungsgrundlage vieler Vögel und Wurzeln sind Futter für Käferlarven und so manchen Nager.

Pflanzen fungieren aber auch als Jagdrevier, etwa von Marienkäfern und Spinnen, dienen als Unterschlupf und Kinderstube. Beim Ernten ist es darum wichtig, auf Bewohner zu achten und Pflanzen auch mal stehen zu lassen. Bei Blüten hat man manchmal keine Chance, insektenfreie zu finden. In diesem Fall lässt man die Tierchen rauskrabbeln oder schüttelt sie sanft ab.

Ein Drittel ist genug

Die Haltung beim Sammeln von Wildpflanzen ist die der Nachhaltigkeit. Dieser Grundsatz, der im frühen 18. Jahrhundert in der Forstwirtschaft entstanden ist, meint, dass nicht mehr geerntet wird als nachwachsen kann. In der Welt der Wildpflanzen-Sammlerinnen und -Sammler hat sich als Richtschnur für das nachhaltige Sammeln die „Drittel-Regel“ etabliert: Geerntet wird jeweils höchstens ein Drittel, also maximal ein Drittel einer Vogelmierekolonie, ein Drittel der Blätter einer Bärlauchpflanze oder maximal ein Drittel der Blüten vom Wiesensalbei. Vereinzelt wachsende Pflanzen dürfen stehen bleiben, geerntet wird stattdessen in größeren Beständen der Art, die manchmal gleich um die nächste Wegbiegung stehen. Vor allem bei der Ernte von Wurzeln und Zwiebeln gilt es bescheiden und bedacht zu sein, denn ist die Wurzel geerntet, dann ist die Pflanze weg.

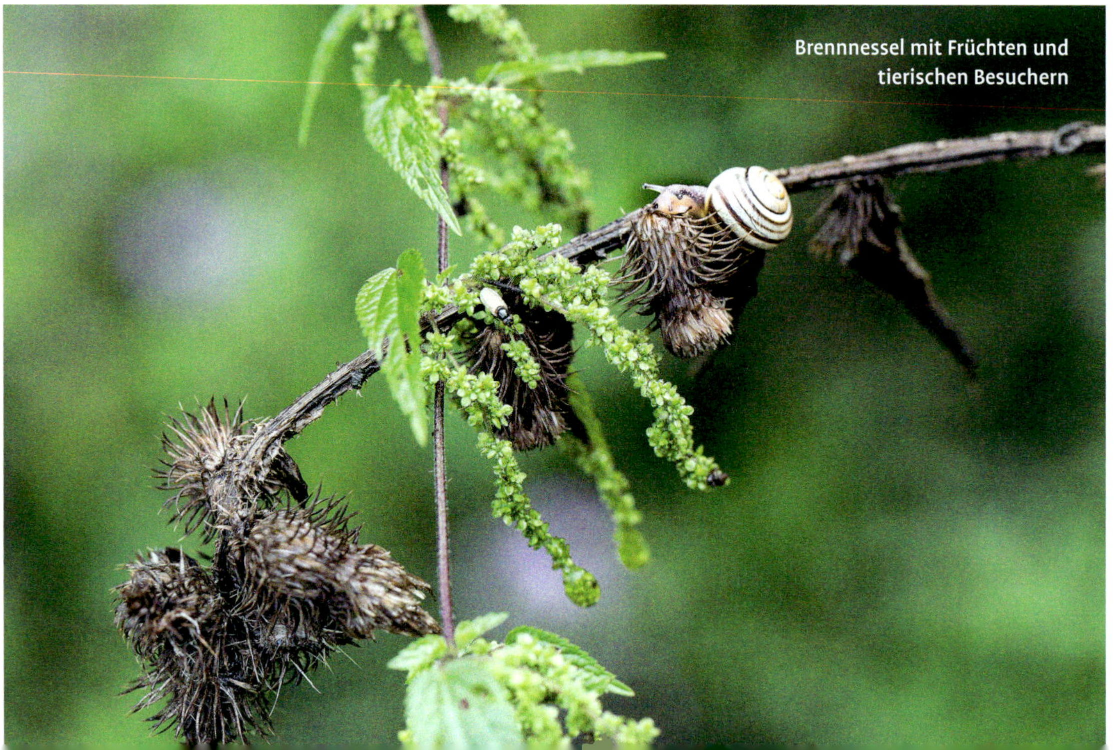

Brennnessel mit Früchten und tierischen Besuchern

Was sagt das Gesetz

Darf man Wildpflanzen in der Natur eigentlich sammeln? Zusammenfassend kann man sagen: Im Prinzip ja, allerdings mit Ausnahme geschützter Pflanzen und bestimmter Orte. Geregelt ist das Sammeln von Wildpflanzen im Bundesnaturschutzgesetz. Laut § 39, Absatz 1 Nummer 2 ist es verboten, …

„wild lebende Pflanzen ohne vernünftigen Grund von ihrem Standort zu entnehmen oder zu nutzen oder ihre Bestände niederzuschlagen oder auf sonstige Weise zu verwüsten.“

Das Sammeln von Wildpflanzen für den persönlichen Bedarf wird vom Gesetzgeber dabei als „vernünftiger Grund“ gewertet. Und so heißt es im Abschnitt 3:

„Jeder darf abweichend von Absatz 1 Nummer 2 wild lebende Blumen, Gräser, Farne, Moose, Flechten, Früchte, Pilze, Tee- und Heilkräuter sowie Zweige wild lebender Pflanzen aus der Natur an Stellen, die keinem Betretungsverbot unterliegen, in geringen Mengen für den persönlichen Bedarf pfleglich entnehmen und sich aneignen.“ (Den vollständigen Text können Sie in der einschlägigen Webseite nachlesen, siehe Seite 283.)

Die im Gesetz erwähnten „geringen Mengen“ werden oft auch mit dem Wort „Handstrauß“ umschrieben, um dem Sammler eine gewisse Vorstellung von der erlaubten Menge zu geben.

Das Sammeln auf privatem Gelände, also zum Beispiel auf Privatgrundstücken, in Gärten, Äckern und Streuobstwiesen, ist nur mit Genehmigung des Besitzers erlaubt. Auch eingezäunte Bereiche in Wäldern, sogenannte Schonungen, sind tabu.

In gesetzlich geschützten Gebieten, also Naturschutzgebieten, Landschaftsschutzgebieten oder geschützten Landschaftsbestandteilen, darf grundsätzlich nicht gesammelt werden, da das Habitat als Ganzes unter Schutz gestellt ist. Mit eingeschlossen sind hier auch die häufigen „Allerweltspflanzen“ wie Brennnessel oder Löwenzahn. Entsprechende Schilder weisen darauf hin und regeln Details.

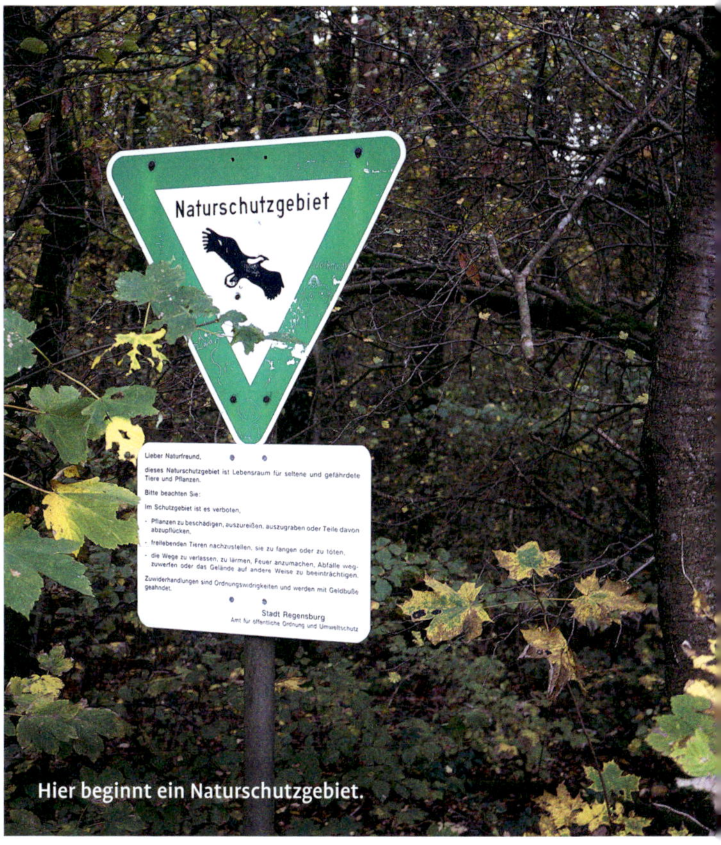

Hier beginnt ein Naturschutzgebiet.

Geschützte und bedrohte Arten

Nirgends gesammelt werden dürfen geschützte Pflanzen, die in der Bundesartenschutzverordnung gelistet sind.

Auf den „Roten Listen“ werden diejenigen Arten aufgeführt, deren Verbreitung stark rückläufig ist und die unwiederbringlich zu verschwinden drohen. Die bedrohten Arten sollten darum zum Erhalt der Artenvielfalt nicht gesammelt werden. (Die aktuellen Roten Listen können Sie im Internet einsehen, Webseite siehe Seite 283.)

Un-Orte

Orte, die potenziell durch chemische Gifte belastet sind, sollte man beim Sammeln unbedingt meiden. Das sind vor allem:

- Bahndämme (Metallabrieb, giftige Holzschutzmittel für Bahnschwellen, glyphosathaltige Pestizide)
- Ehemalige Militärgelände (Munition, Kampfstoffe, Altöl)
- Straßenränder (Abrieb von Bremsen, Niederschlag von Abgasen, Motoröl)
- Konventionell bewirtschaftete Äcker (Agrargifte)
- Industrie- und Hafenanlagen (Altöl, Schweröl und andere Gifte).

Zwar nicht giftig, aber doch unappetitlich ist das Sammeln …

- an Gassi-Wegen in Parks und vielgenutzten Spazierwegen
- auf Grünflächen um „Pinkelbäume“, auch wenn die gut gedüngte Vogelmiere hier noch so grün leuchtet.

GUTE ORTE ZUM SAMMELN

Wo kann man gut Wildkräuter sammeln? Im Grunde überall dort, wo die Pflanzen sich wohlfühlen, die richtige Temperatur haben und die richtige Menge an Wasser, Nährstoffen und Licht. Die „richtige Menge" ist dabei ganz von der Pflanzenart abhängig, denn was die einen üppig wachsen lässt, bringt die anderen um. Oder andersherum gesagt: An (fast) jedem Ort kann man essbare Wildpflanzen finden. Es gibt aber Habitate, in denen die Vielfalt der Arten und die Bestände besonders groß sind.

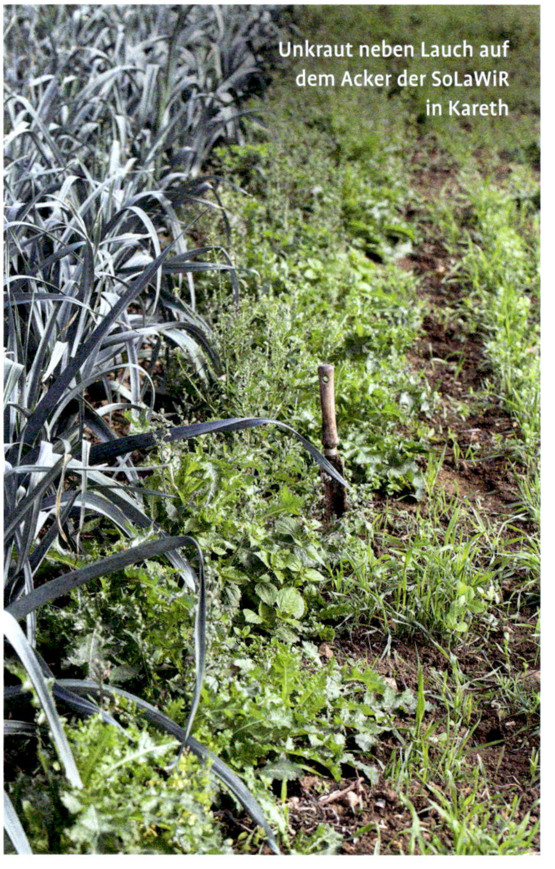

Unkraut neben Lauch auf dem Acker der SoLaWiR in Kareth

Der Garten

Ein Garten ist ein wunderbarer Ort für die Ernte von essbaren Wildpflanzen. Ganz von selbst finden sich die essbaren Wilden hier ein, man muss sie nur lassen. Schauen Sie einfach, was sich von selbst ansiedelt, und ernten Sie es zur besten Zeit. So kann man den Löwenzahn bis zur Wurzelerntezeit dort lassen, wo er nicht stört. Die Gänseblümchen sticht man erst im Laufe des Winters aus dem Rasen und die verblühten Triebe von Nachtkerze und Knoblauchsrauke schneidet man, wenn die Samenernte ansteht.

Weitere Wildpflanzenarten lassen sich durch Samen oder junge Pflanzen, sei es gesammelt oder gekauft, leicht ansiedeln. Dabei gilt es auf den richtigen Standort zu achten. Durchsetzungsstarke Pflanzen muss man im Auge behalten und auch mal durch eine größere Ernte in ihre Schranken weisen.

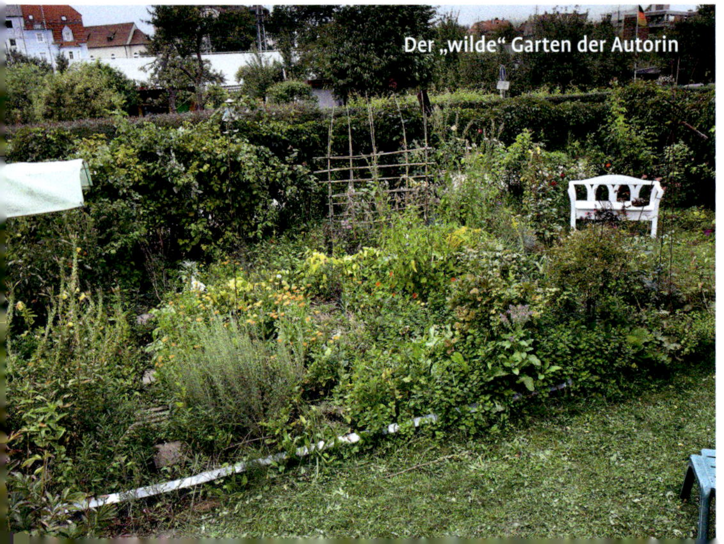

Der „wilde" Garten der Autorin

Äcker und Solawis

Viele unserer Wildkräuter sind klassische Ackerbegleitkräuter. Auf konventionell bewirtschafteten Äckern werden sie immer weniger, doch wo man sie leben lässt, ist die Vielfalt groß. Hier findet man Hirtentäschel, Ackerhellerkraut, Franzosenkraut, Fuchsschwanz, Gänsefuß, Gänsedisteln, Klatschmohn, Rotklee und Vogelmiere. Eine wahre Goldgrube für Wildkräuter sind häufig die sogenannten Solawis (Kurzwort für **So**lidarische **La**nd**wi**rtschaft), also solidarisch in Gemeinschaften bestellte Äcker und Gemüsefelder, denn hier wird aus Prinzip ökologisch und naturnah gearbeitet. Informieren Sie sich, ob es in Ihrem Heimatort eine Solawi gibt, und fragen Sie einfach, ob Sie Unkraut „ernten" dürfen – oder machen Sie einfach mit (z. B. hier: www.solidarische-landwirtschaft.org).

Auch Biogärtnereien und Biolandwirtschaften sind eine gute Adresse zum Fragen. Ein weiterer Trend, der zu mehr Lebensraum für essbare Wildpflanzen führt, sind Streuobstwiesen, die allen offenstehen.

Wiesen

Denkt man an die Wiese, denkt man – neben Gras – meist an Blumen und Blüten. Die größte Vielfalt an blühenden Pflanzen bieten die immer seltener werdenden Magerwiesen. In ihnen sind Wiesensalbei, Dost, Echtes Labkraut und der Kleine Wiesenknopf zu Hause.

Auf nährstoffreichen Wiesen, den sogenannten Fettwiesen, fühlt sich der Löwenzahn wohl, aber auch der Wiesenbärenklau.

Sieht man schon von Weitem die grünen Köpfe der Kohldistel aus der Wiese herausspitzen, dann weiß man, dass dort eine Feuchtwiese ist. In ihrer Pflanzengesellschaft wachsen Beinwell und Großer Wiesenknopf.

Am Ufer und im Wasser

Beinwell und Großer Wiesenknopf siedeln sich auch gerne an sonnigen Wasserläufen an. Hier treffen sie dann auf das Mädesüß, das entlang von Bächen und Gräben wächst und einem ganzen Habitat, der Mädesüßflur, seinen Namen gibt.

An Flussufern nimmt der hohe Japanische Riesenknöterich immer mehr Raum ein, denn er nutzt das fließende Wasser für seine Verbreitung. Er gehört zu den Neophyten, also den „neuen“ Pflanzenarten, die nach der Entdeckung Amerikas durch Kolumbus in die „Alte Welt“ eingewandert sind bzw. eingeschleppt wurden.

Bis ins Wasser hinein breitet sich das Bittere Schaumkraut aus, und dies oft teppichartig. Bei ihm ist fast das ganze Jahr über Erntezeit.

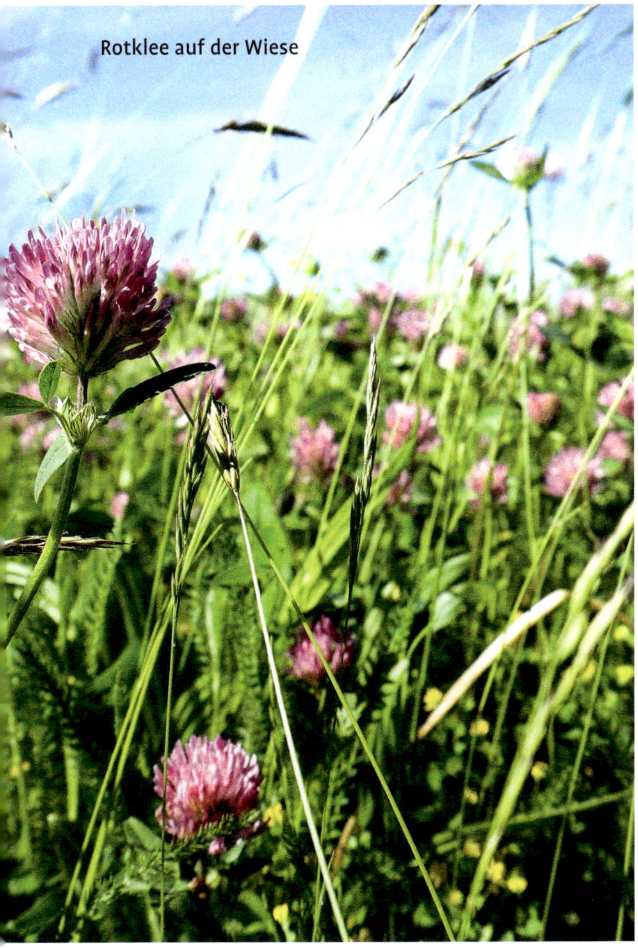

Rotklee auf der Wiese

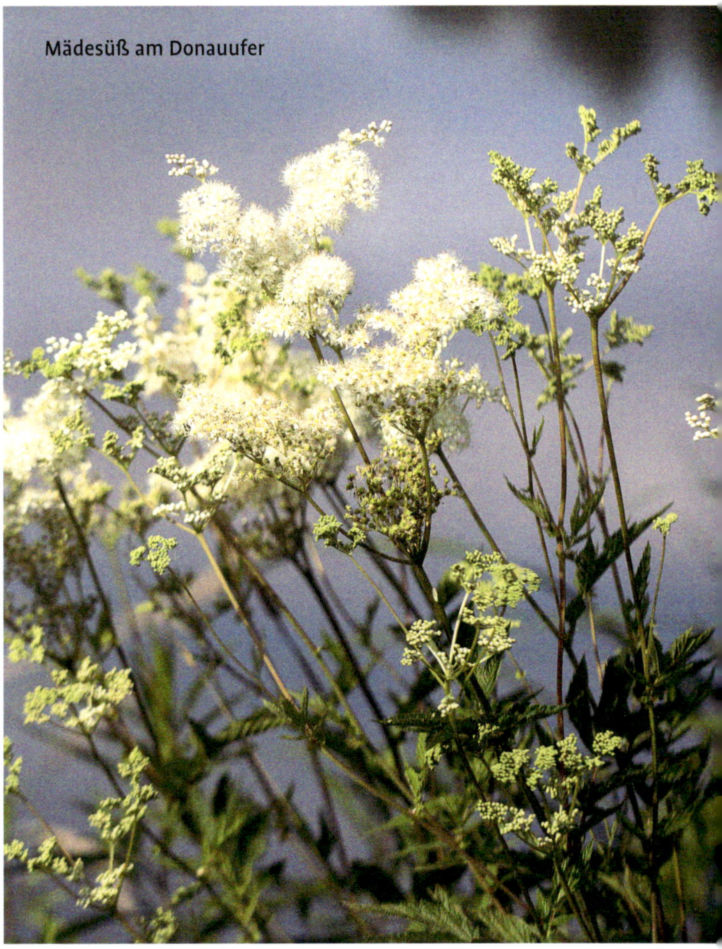

Mädesüß am Donauufer

Auwald

Im Auwald ist der Boden stets mehr oder weniger wasserdurchtränkt. Auwälder leben davon, dass das Wasser des Baches oder Flusses, an dem sie sich entlangziehen, immer wieder über die Ufer tritt und sie mit neuen Nährstoffen und Wasser versorgt. Nah am Ufer ist der Lebensraum des Bitteren Schaumkrautes, das gerne nasse Füße hat.
Standorte „in der zweiten Reihe" werden seltener überflutet, sind aber immer noch feucht und nährstoffreich. Sie stellen eines der ergiebigsten Sammelgebiete dar und weisen eine große Artenvielfalt auf. Hier wachsen Knoblauchsrauke, Giersch, Taubnesseln, Brennnesseln, Wiesenbärenklau, Scharbockskraut, Nelkenwurz, Gundermann und der Wilde Hopfen.

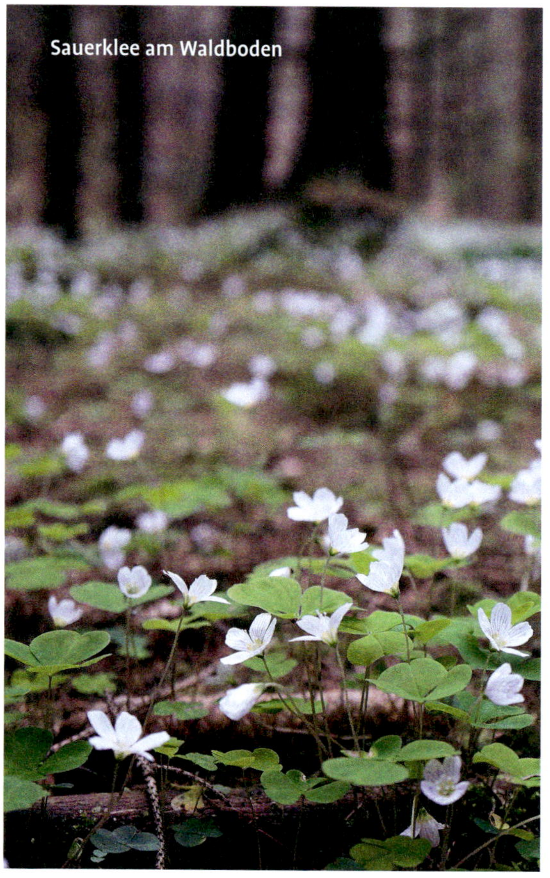

Sauerklee am Waldboden

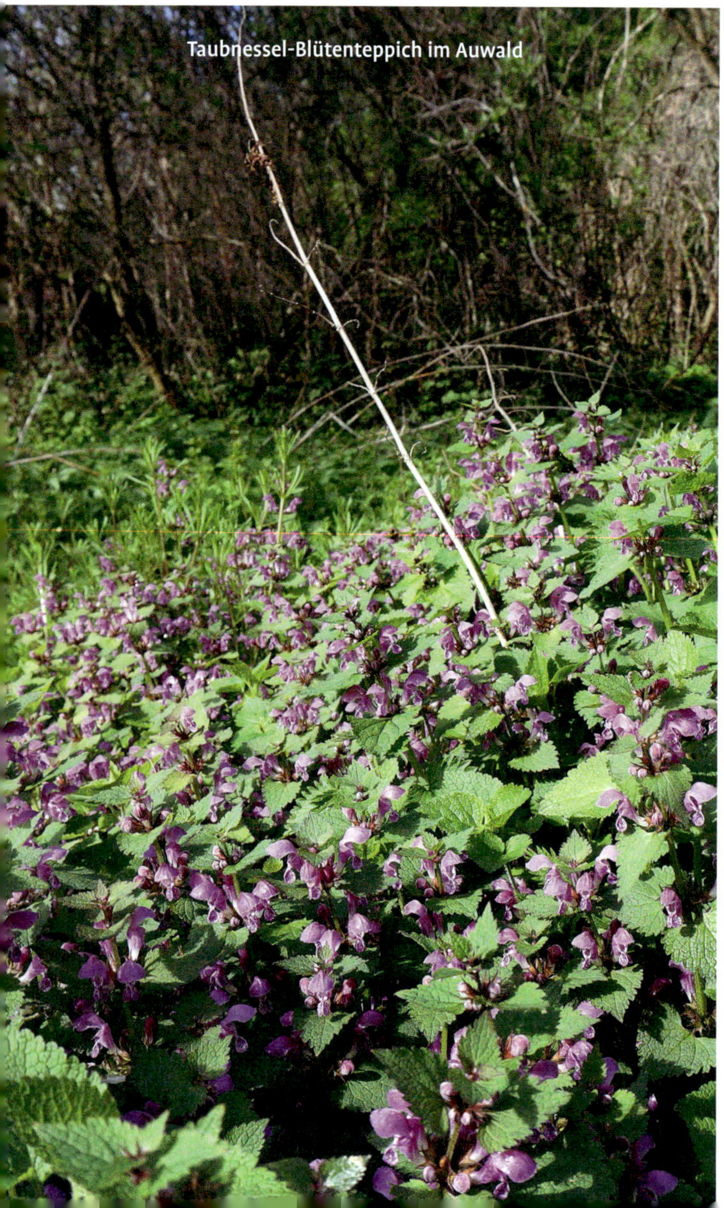

Taubnessel-Blütenteppich im Auwald

Wald und Waldrand

Im Frühling, vor dem Blattaustrieb der Bäume, findet im Wald das intensivste Wachstum in der „Krautschicht" statt. Vielerorts prägen Kolonien von weißen Buschwindröschen und hellblauen Leberblümchen das Bild – die beide für uns allerdings giftig sind. Aber auch der leckere Sauerklee hat jetzt Hochsaison. Wenn das dichte Blätterdach dann den Waldboden verdunkelt, sind Waldränder, Lichtungen, bewachsene abgelegene Wege und Wegränder hervorragende Sammelgebiete. Sie sind besiedelt von Großer Klette, Knoblauchsrauke, Taubnesseln, Brennnesseln, Rainkohl, Klettenlabkraut, Beinwell und Wiesenbärenklau. Besonders fruchtbar sind die Gräben entlang der Forstwege, denn hier hält sich die Feuchtigkeit lange. In ihnen wuchern Rossminze, Beinwell und die Kohldistel. In den tiefen Fahrspuren der schweren Forstfahrzeuge, in denen das Wasser durch den verdichteten Boden lange steht, können Waldschaumkraut, Pfefferknöterich und Vogelmiere trockene Zeiten gut überstehen.

Ruderalflächen und Brachen

Ruderalflächen, abgeleitet vom lateinischen Wort *ruderalis* für „schuttliebend", und Brachen sind Areale, die nicht mehr genutzt werden. Das können landwirtschaftliche Flächen sein, die sich regenerieren sollen, oder (ehemals) bebaute Grundstücke, die oft schnell verwahrlosen. Solch vergessene Plätze sind großartige Sammelgebiete für Wildkräuter, die hier niemanden stören. Je nach Kleinklima wachsen hier Große Klette, Brennnesseln, Guter Heinrich, Sommerportulak, Wilde Möhre, Franzosenkraut, Fuchsschwanz oder Klatschmohn. Auf brachliegenden Äckern siedeln sich schnell Wildkräuter an, wobei sich deren Zusammensetzung mit der Zeit verändert. Zu finden sind etwa Echtes Labkraut, Malven, Spitzwegerich und Wilde Möhre.

Erdhügel

Eines der interessantesten Habitate von Wildpflanzen sind Erdhügel, wie sie beispielsweise auf Baustellen aufgeschüttet werden. Hier kommen die Pionierpflanzen zum Zuge, deren Samen oft viele Jahre in der dunklen Erde geruht haben, bis sie durch Erdbewegungen ans Licht geworfen wurden. In kurzer Zeit haben Franzosenkraut und Gänsefuß, Gänsedisteln, Windenknöterich und Klatschmohn die Hügel zugewuchert. Leider verschwindet jede Baustelle früher oder später wieder, doch zum Glück entstehen auch immer wieder neue, die nicht abgesperrt und daher frei zugänglich sind.

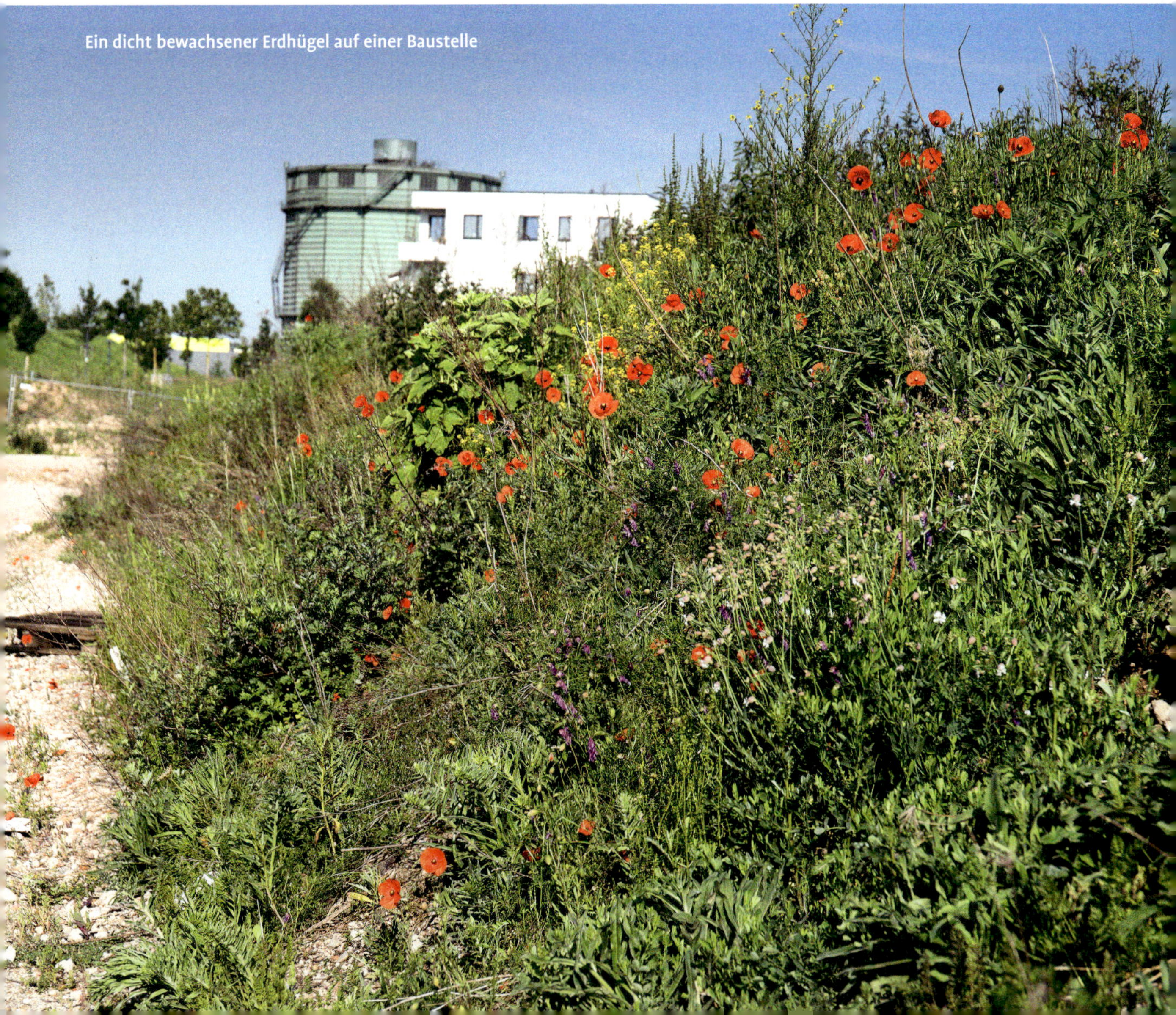

Ein dicht bewachsener Erdhügel auf einer Baustelle

GUTE ZEITEN – SCHLECHTE ZEITEN

Oft werde ich auf meinen Wildkräuterführungen gefragt, wann denn die beste Tageszeit zum Sammeln sei. Meine Antwort darauf ist: „Machen Sie es sich nicht zu kompliziert und sammeln Sie dann, wenn Sie die Zeit dafür haben. Unsere Tage sind voll mit Verpflichtungen und Terminen, wenn wir auch noch die Ernte der Pflanzen planen müssen, dann werden wir vermutlich bald wieder mit dem Sammeln aufhören."

Ein paar einfache Punkte gibt es aber doch, die es sich lohnt zu beachten, wenn man die wilden Pflanzen schonend und in guter Qualität sammeln möchte:

DIE WICHTIGSTEN SAMMEL-TIPPS

- FÜR MÖGLICHST VIEL AROMA WÜRZKRÄUTER WIE DOST ODER SALBEI BEI TROCKENEM, SONNIGEM WETTER AM SPÄTEN VORMITTAG SAMMELN, DANN SIND SIE NICHT MEHR FEUCHT VOM TAU, ABER DIE FLÜCHTIGEN ÄTHERISCHEN ÖLE WURDEN DURCH DIE MITTAGSSONNE NOCH NICHT REDUZIERT. VOR ALLEM WENN MAN FÜR DEN JAHRESVORRAT SAMMELT, LOHNT ES SICH, DAS ZU BEACHTEN.
- BLÜTEN WERDEN BRAUN UND FAULEN LEICHT, WENN SIE NASS GEERNTET WERDEN. ES FEHLT IHNEN DANN AUCH AN AROMA. DARUM NACH DEM REGEN ODER DEM MORGENTAU WARTEN, BIS SIE ABGETROCKNET SIND.
- BEI WÜRZKRÄUTERN UND BLÜTEN, DIE MAN WEGEN IHRES AROMAS SAMMELT, IDEALERWEISE NACH ZWEI BIS DREI SONNIGEN TAGEN ERNTEN, DANN SIND MEHR AROMATISCHE INHALTSSTOFFE ENTHALTEN.
- BEI GROSSER HITZE ZU SAMMELN IST PROBLEMATISCH, DA DIE PFLANZEN, SOBALD SIE ABGESCHNITTEN SIND, SEHR SCHNELL SCHLAPP MACHEN. WENN ES ZEITLICH NICHT ANDERS GEHT, DIE ERNTE RASCH IN FEUCHTE TÜCHER WICKELN.
- NITRATHALTIGE PFLANZEN WIE GÄNSEFUSS ODER BRENNNESSELN NICHT BEI LÄNGER BEDECKTEM HIMMEL ODER REGNERISCHEM WETTER SAMMELN, SONDERN AN SONNIGEN TAGEN. DANN IST IHR NITRATGEHALT GERINGER.

Das ganze Jahr ist Wildkräutersaison

Der Frühling gilt als die Hoch-Zeit der Wildkräuterernte, denn überall sprießen junge, zarte und nährstoffreiche Wildkräuter. Doch auch alle anderen Jahreszeiten haben ihre Highlights.
Noch im Frühling bilden viele Pflanzen ihre Triebe mit Knospen aus, die etwas später den Frühsommer in ein Blütenmeer verwandeln, während die frostempfindlichen Pflanzen wie Gänsefuß und Fuchsschwanz jetzt durch die zunehmende Wärme keimen und viel wildes Grün bilden. Mit dem Hochsommer reifen dann die Früchte heran und bald darauf beginnt die Samenernte. Der Herbst läutet die Erntezeit für die Wurzeln ein, die jetzt prall gefüllt sind mit Speicher- und Nährstoffen. An frostfreien Tagen ist auch der Winter Erntezeit für Wurzeln. Letzterer hat aber auch erstaunlich viel Grünes zu bieten, denn einige Arten überwintern mit grünen Blättern. Zudem erscheinen im Zuge des Klimawandels die Frühjahrsboten oft schon in den kalendarischen Wintermonaten. Im Jahr 2022 habe ich die ersten grünen Blättchen des Scharbockskrautes bei mir in der Oberpfalz, die nicht grad zu den mildesten Gegenden Deutschlands zählt, bereits im Januar gesehen. So wird der Winter wohl bald der neue Frühling sein.

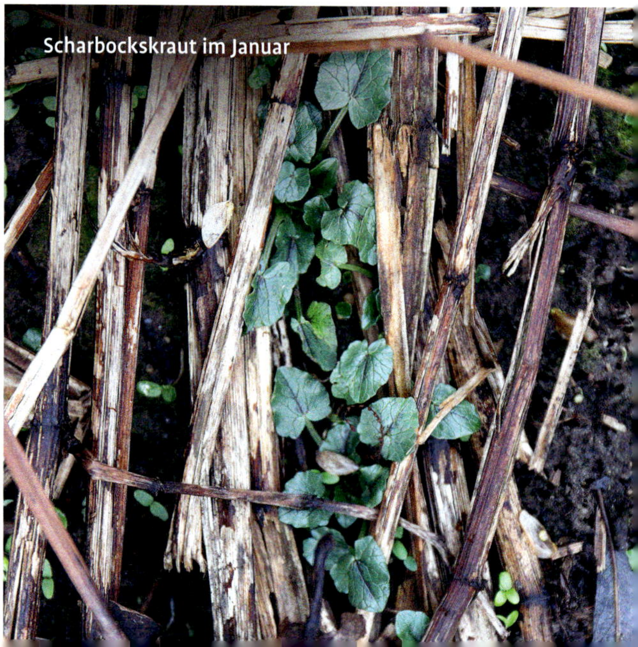
Scharbockskraut im Januar

DER SAMMELKALENDER

Jede Pflanzenart hat ihren eigenen Wachstumsrhythmus. Er ist genetisch bestimmt und wiederholt sich Jahr für Jahr. Wetter und Klima beeinflussen den Rhythmus, verlangsamen ihn oder schieben kräftig an. Und da das Klima regional sehr unterschiedlich ist, variiert auch der Zeitpunkt von Austrieb, Blüte und Samenreife entsprechend. Auch durch die globale Klimaveränderung kann es in den nächsten Jahren durchaus Schwankungen von zwei bis drei Wochen nach vorne oder hinten geben, wie wir es im Zeitraum 2018–2022 erlebt haben. Dennoch gibt der Sammelkalender auf den folgenden Seiten eine zeitliche Orientierung, was in den verschiedenen Jahreszeiten gesammelt werden kann.

Bei allen Pflanzen werden die Erntezeiten für die unterschiedlichen Pflanzenteile angegeben. Die Daten dafür stammen aus den einschlägigen Wildkräuterbüchern (siehe Literatur, Seite 283), ich habe sie noch durch Daten aus eigener Beobachtung ergänzt. Berücksichtigt habe ich auch Erntefenster, die sich durch neue Pflanzengenerationen öffnen. Dennoch erhebt diese Tabelle keinen Anspruch auf Vollständigkeit.

Es geht noch mehr

Auch außerhalb der im Kalender angegebenen Sammelzeiten kann man von vielen der dort genannten Wildpflanzen etwas ernten.
Wiesen und Parks, Weg- und Waldränder werden einmal oder mehrfach im Jahr gemäht. Nach jeder Mahd treiben viele Pflanzen neu aus. So kann man etwa von den Brennnesseln bis in den späten Herbst junge Spitzen pflücken und zur gleichen Zeit an anderer Stelle die reifen Früchte von kräftigen Stängeln abstreifen.
Bei manchen Arten, wie den Gänsedisteln, bilden sich bei blühenden Pflanzen in den Blattachseln zarte Seitentriebe, und im Spätsommer und Herbst wächst oft eine neue Generation junger Pflanzen heran. Frisch ausgetriebene Gänsedisteln, Rainkohl und Hirtentäschel stehen dann oft direkt neben den Senioren ihrer Art.

Die Sammeluhren

In den Pflanzenporträts wird eine ganze Reihe schmackhafter Wildpflanzen ausführlich vorgestellt (ab Seite 58). Für jede von ihnen werden die Sammelzeiten für die verschiedenen Pflanzenteile anschaulich in einer „Sammeluhr" dargestellt.

Legende zum Sammelkalender und zu den Sammeluhren

- Blätter und ganze Pflanzen
  T = Triebe, **S** = Blattstiele
- junge Pflanzen
- Blüten und Knospen
  K = Knospen
- Früchte und Samen
- Wurzeln und Zwiebeln

	Dez - Feb		März				April				Mai				Juni			
Ackerhellerkraut																		
Barbarakraut, Gewöhnliches							T				T							
Bärlauch																		
Beinwell							T				T							
Bibernelle, Kleine																		
Brennnessel, Große																		
Dost, Gewöhnlicher																		
Ehrenpreis, Efeublättriger																		
Fetthenne, Große																		
Franzosenkraut																		
Fuchsschwanz																		
Gänseblümchen				K														
Gänsedistel																		
Gänsefuß, Weißer																		
Giersch											T							
Gundermann																		
Guter Heinrich							T				T				T			
Hirtentäschel																		
Hopfen, Echter							T				T				T			
Klatschmohn																		
Klee																		
Klette, Große							S				T, S				T			
Knoblauchsrauke							T											
Knöterich, Ampfer-																		
Knöterich, Japanischer Riesen-							T				T							
Knöterich, Winden-																		
Kohldistel															T			
Kratzdistel, Acker-							T				T							
Kratzdistel, Gewöhnliche							T				T				T			
Labkraut, Echtes																		
Labkraut, Kletten-																		
Labkraut, Wiesen-			T				T				T							
Löwenzahn				K				K										
Luzerne																		

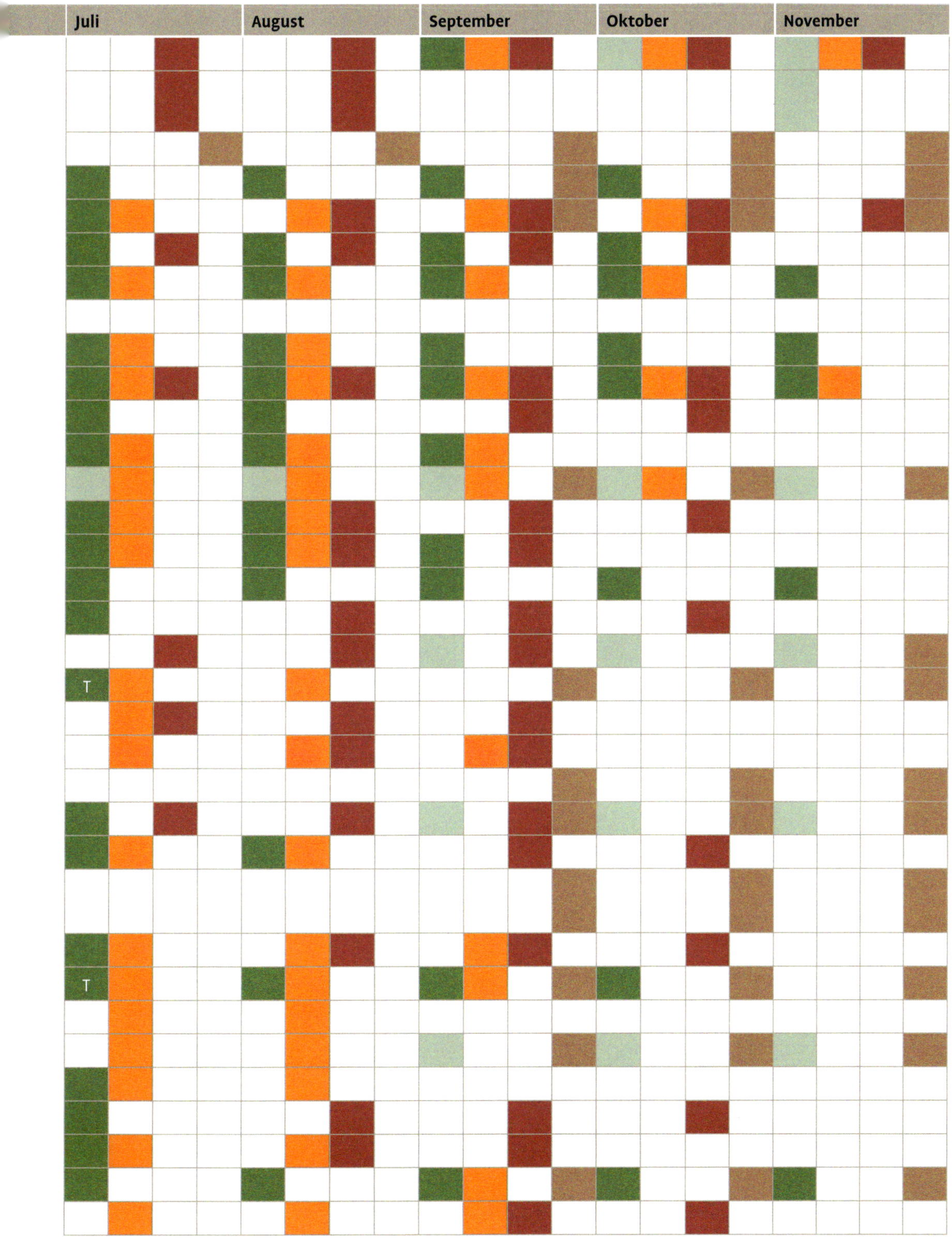

Blätter und ganze Pflanzen **T** = Triebe, **S** = Blattstiele · junge Pflanzen · Blüten und Knospen **K** = Knospen · Früchte und Samen · Wurzeln und Zwiebeln

	Dez - Feb		März				April				Mai				Juni			
Mädesüß																		
Malve, Weg-																		
Malve, Wilde																		
Meerrettich																		
Minze, Ross-																		
Möhre, Wilde											T				T			
Nachtkerze, Große																		
Nelkenwurz			T				T											
Pastinake, Gewöhnliche															T			
Pippau, Wiesen-							T				T							
Portulak, Sommer-																		
Rainkohl											T							
Sauerampfer, Wiesen-							T											
Sauerklee, Aufrechter																		
Sauerklee, Horn-																		
Sauerklee, Wald-																		
Scharbockskraut																		
Schaumkraut, Behaartes und Wald-																		
Schaumkraut, Bitteres																		
Steinklee, Echter																		
Taubnessel, Gefleckte																		
Taubnessel, Rote																		
Taubnessel, Weiße																		
Taubnessel (Goldnessel)																		
Thymiane																		
Veilchen, Echtes																		
Vogelmiere																		
Walderdbeere																		
Waldmeister																		
Wegeriche												K				K		
Wegrauke																		
Wegwarte																		
Wicken							T				T				T			
Wiesenbärenklau							S				S				T, S			
Wiesenknopf, Großer								K				K				K		
Wiesenknopf, Kleiner								K				K				K		
Wiesensalbei																		

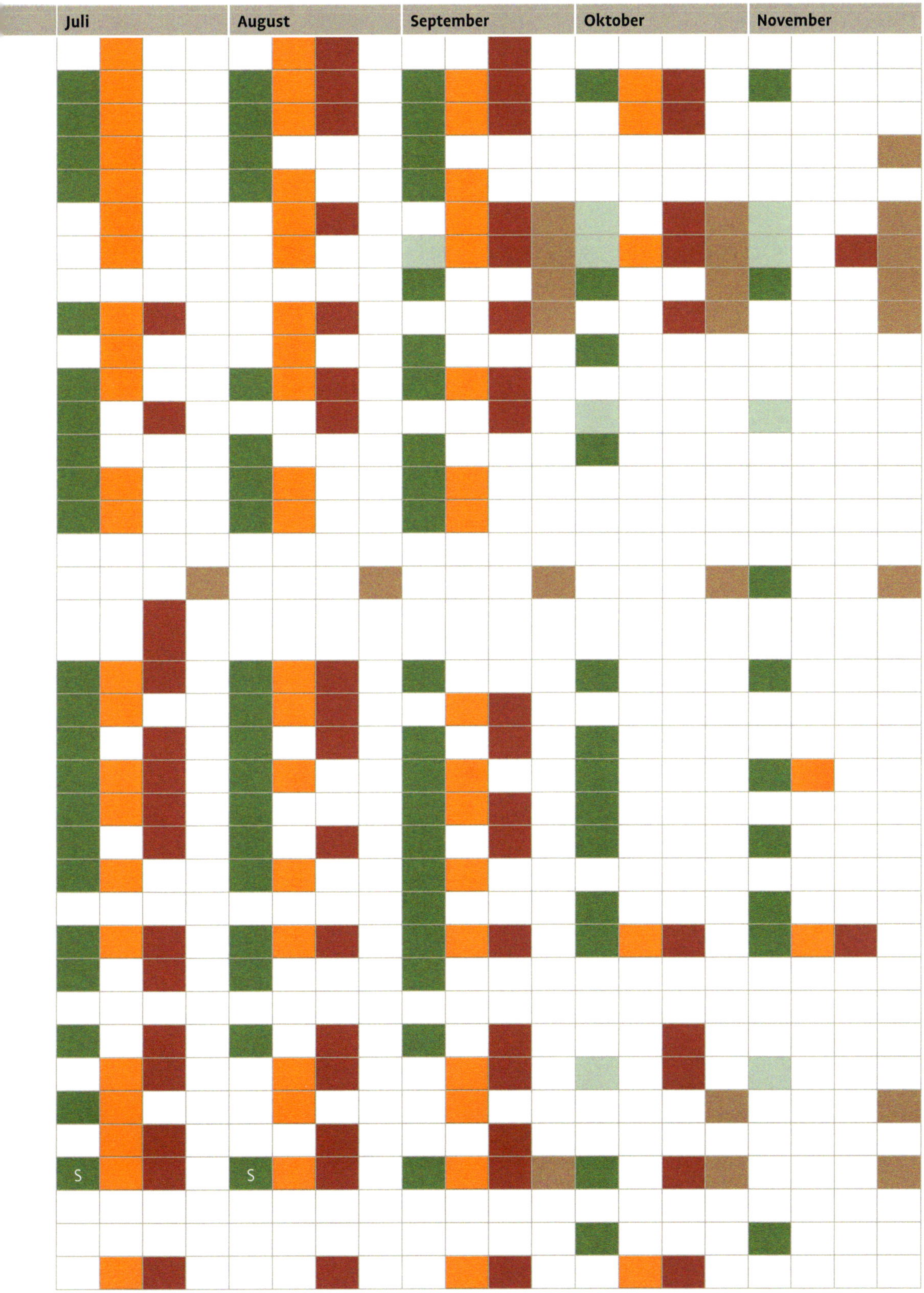

Blätter und ganze Pflanzen
T = Triebe, **S** = Blattstiele

junge Pflanzen

Blüten und Knospen
K = Knospen

Früchte und Samen

Wurzeln und Zwiebeln

MEINE LIEBSTEN WILD-KRÄUTER

Ich freue mich auf jede Jahreszeit, denn jede von ihnen hat köstliche Wildpflanzen zu bieten. Folgen Sie mir durchs Jahr. Frühling, Sommer und Herbst sind jeweils in eine Früh-, Hoch- und Spätphase unterteilt, angelehnt an den phänologischen Kalender, nach dem eine Jahreszeit beginnt, wenn bestimmte Pflanzen erscheinen. Für jede der zehn phänologischen Jahreszeiten verrate ich Ihnen meine Favoriten, dabei wechselt der Fokus im Jahreslauf von Blättern über Triebe zu Knospen und Blüten, Früchten und Samen bis letztlich zu den Wurzeln.

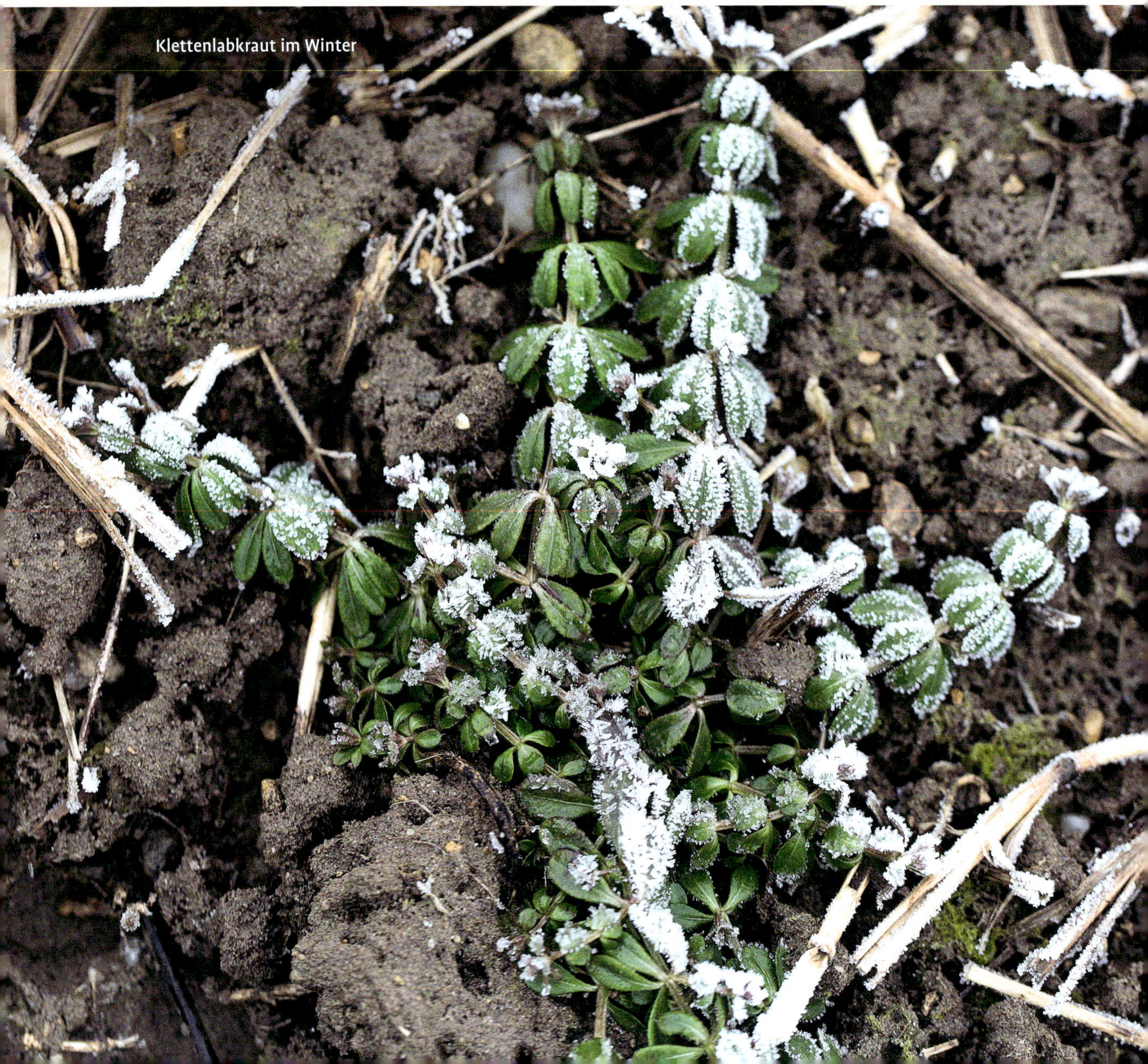

Klettenlabkraut im Winter

Winter

Unsere Winter werden immer milder. Die Pflanzen, die uns bisher den Beginn des Frühlings angezeigt haben, sind immer öfter auch schon in den Wintermonaten zu finden.

Die zarte Vogelmiere [1] ist erstaunlich robust und wächst auch im Winter. Auch die Rote Taubnessel [2] und das Gänseblümchen [3] halten der Kälte stand, ja, die Taubnessel blüht jetzt manchmal sogar schon. Ihre Verwandte, die Goldnessel [4], ist eine typische „Wintergrüne". Das Hirtentäschel [5] versorgt uns in der kalten Zeit mit Vitamin C und antibakteriellen Senfölen.

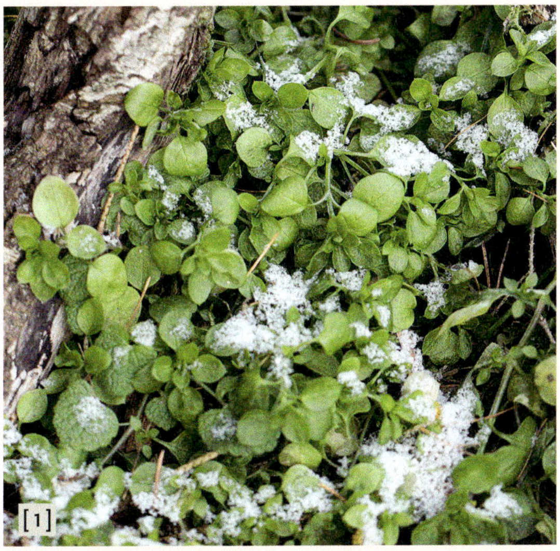
[1]

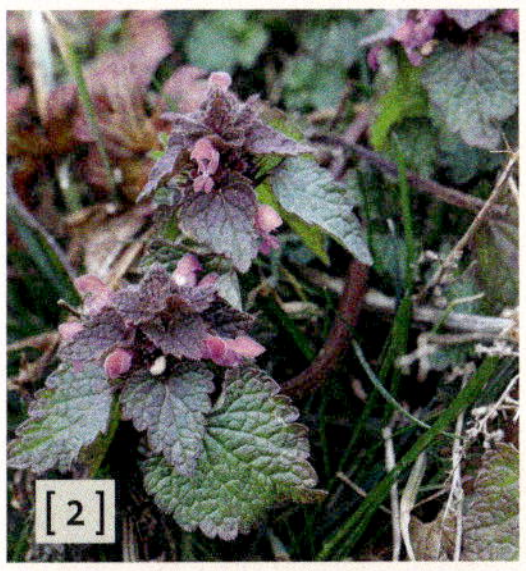
[2]

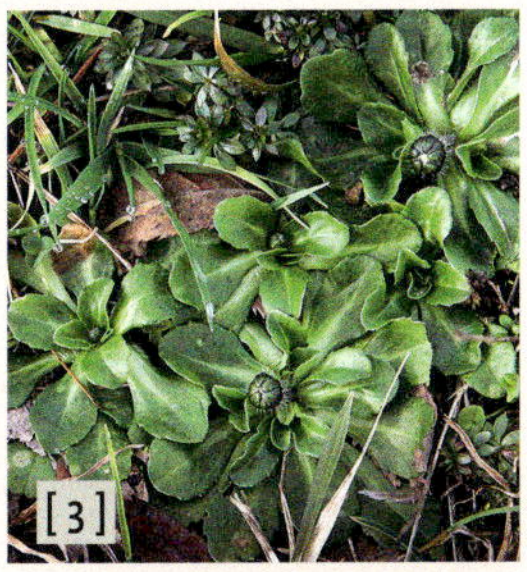
[3]

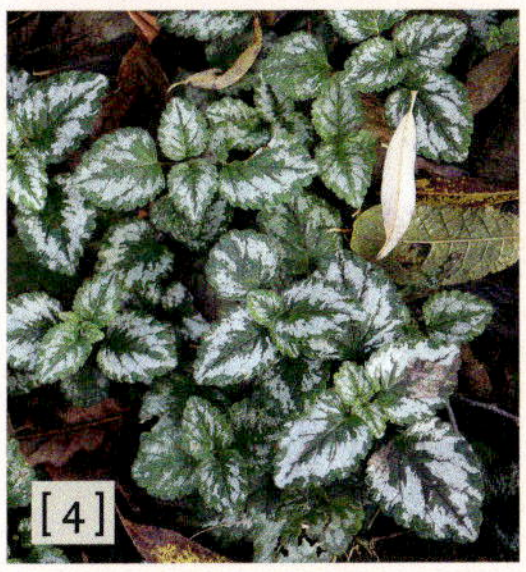
[4]

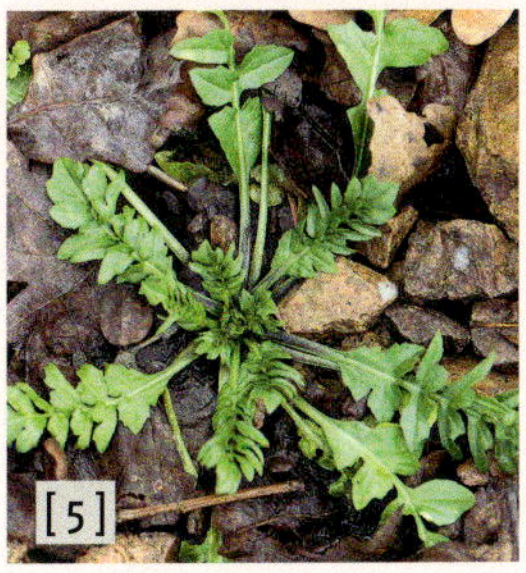
[5]

Vorfrühling

Das Scharbockskraut [1] ist für mich die typische Vorfrühlingspflanze. Inzwischen erscheint sie auch schon mal im Dezember oder Januar. Dann keimt auch der Efeublättriger Ehrenpreis [2], um offene Stellen bald völlig zu bedecken. Die Knoblauchsrauke [3] treibt nach ihrer Winterruhe frische Blätter. In milderen, frostfreien Phasen wachsen auch das Waldschaumkraut [4] und das Klettenlabkraut immer ein wenig weiter [5 und großes Bild links].

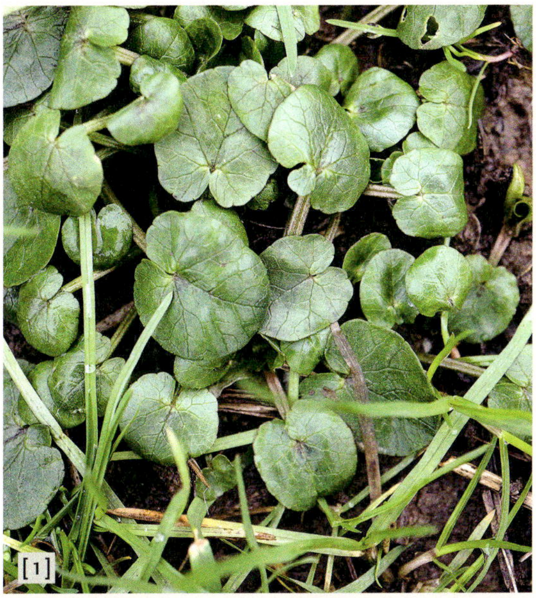
[1]

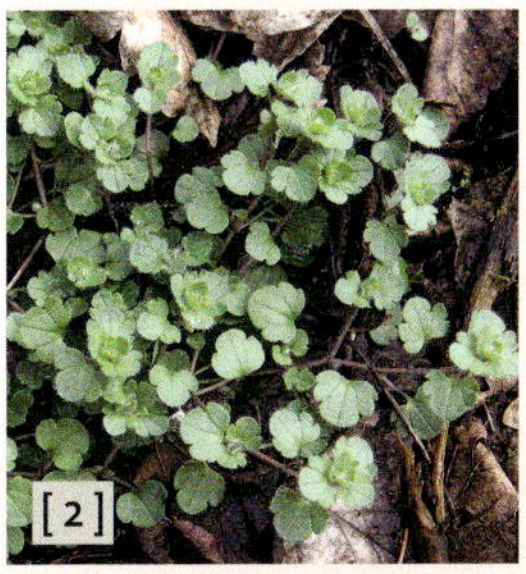
[2]

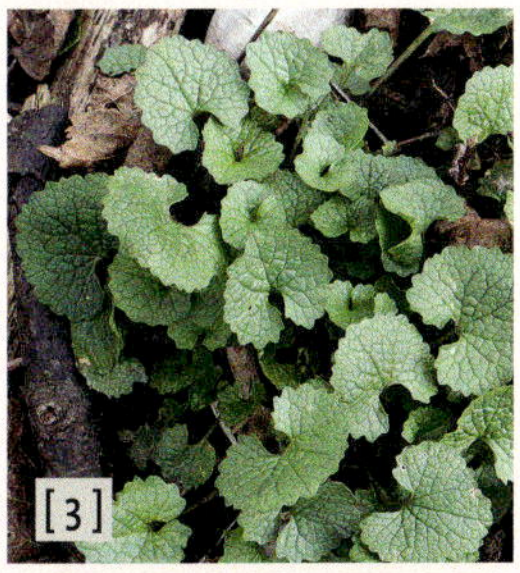
[3]

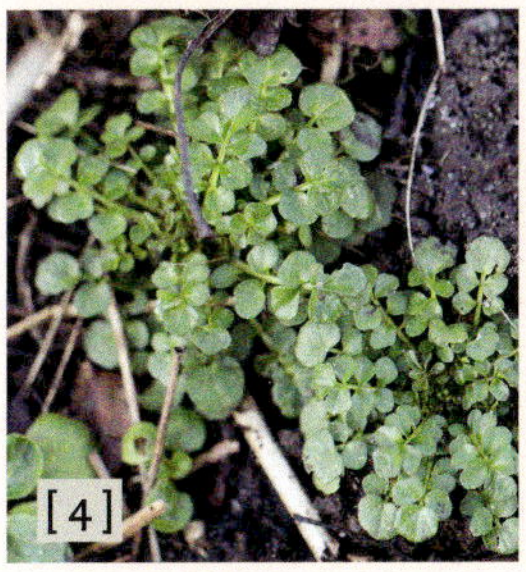
[4]

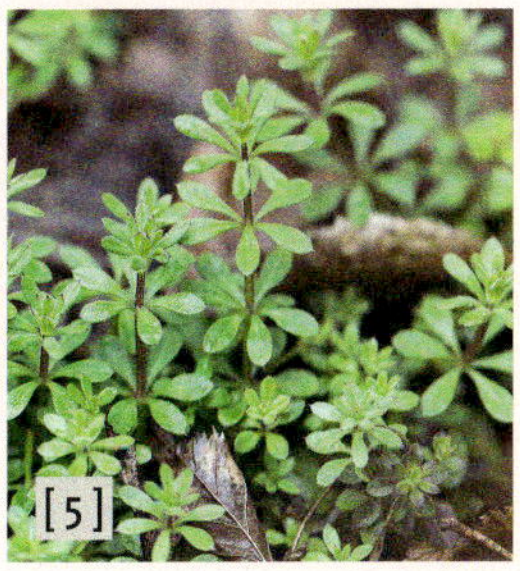
[5]

Erstfrühling

Frische Triebe und erste duftende Blüten prägen den Erstfrühling.
Wilder Hopfen [1] und Riesenknöterich [2] sind zwei der absoluten Wildpflanzen-Köstlichkeiten, der Bärlauch ist einer der bekanntesten [großes Bild rechts]. Der würzige Gundermann [3] zeigt sich von seiner bunten Seite und ähnelt in der Farbe dem Echten Veilchen [4], das uns mit seinen entzückenden Blüten, vor allem aber mit seinem wunderbaren Duft endgültig im Frühling ankommen lässt.

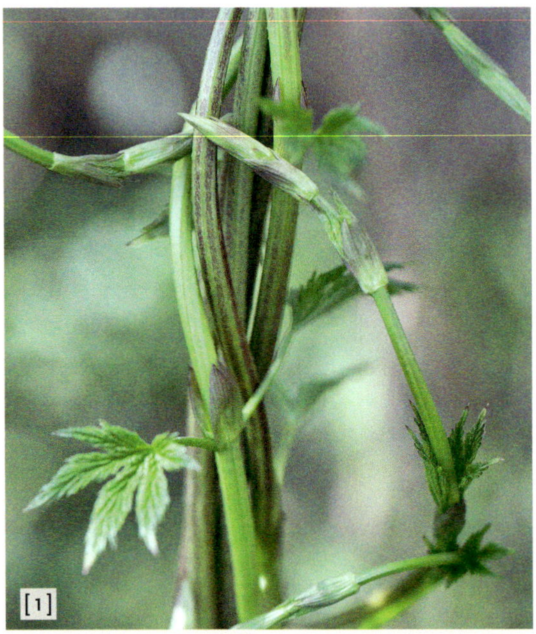
[1]

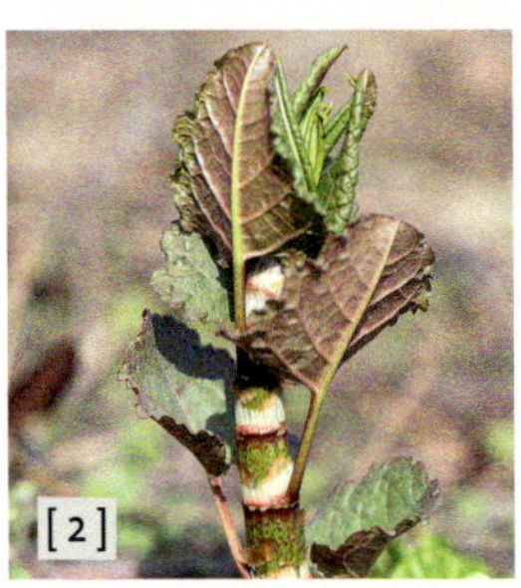
[2]

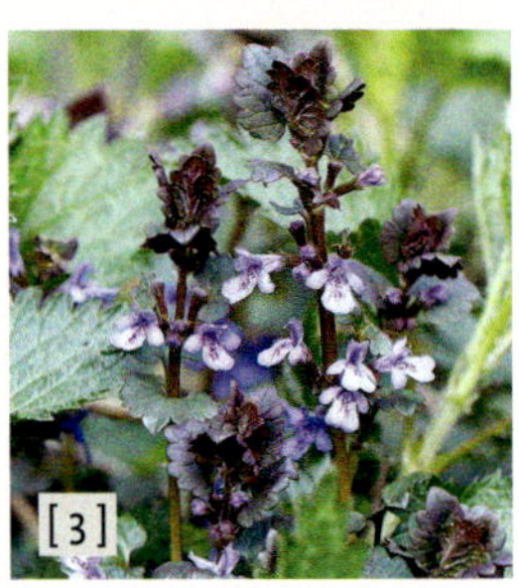
[3]

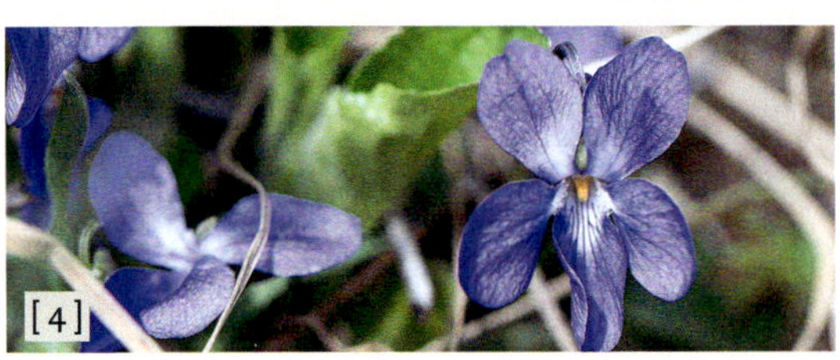
[4]

Vollfrühling

Der Höhepunkt des Frühlings, der Vollfrühling, wird deutlich markiert von den gelben Blüten des Löwenzahns [1]. Die Brennnesseln [2] sind jetzt zu stattlichen Pflanzen herangewachsen, und wie beim Giersch [3 und großes Bild rechts] beginnt nun die Haupterntezeit ihrer Blätter, während die Knoblauchsrauke [4] schon ihre knospigen Triebe Richtung Sonne schiebt. Auch der Spitzwegerich [5] lockt jetzt mit zartem, üppigem Grün. In den Buchenwäldern schickt sich der Waldmeister [6] an, in Blüte zu gehen – höchste Zeit, das aromatische Kraut zu ernten.

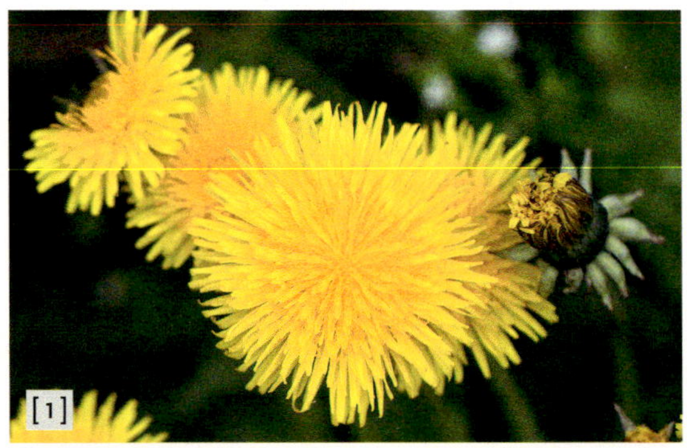
[1]

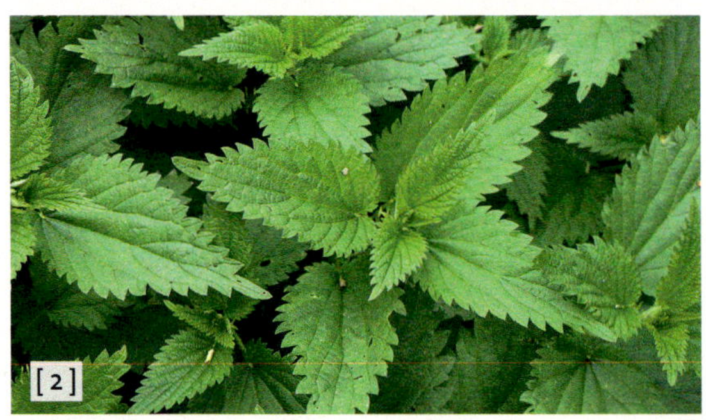
[2]

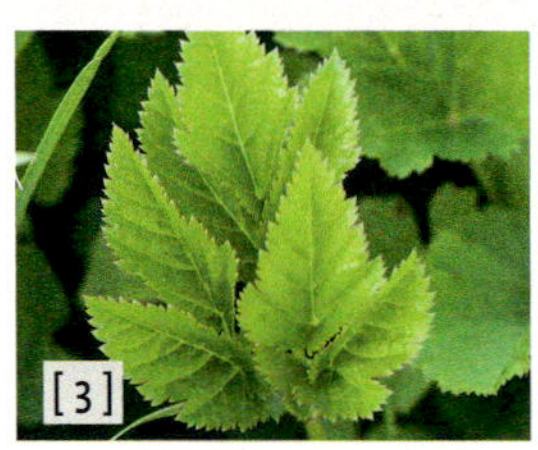
[3]

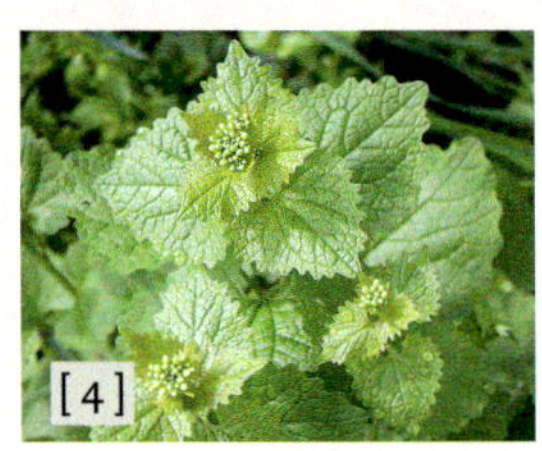
[4]

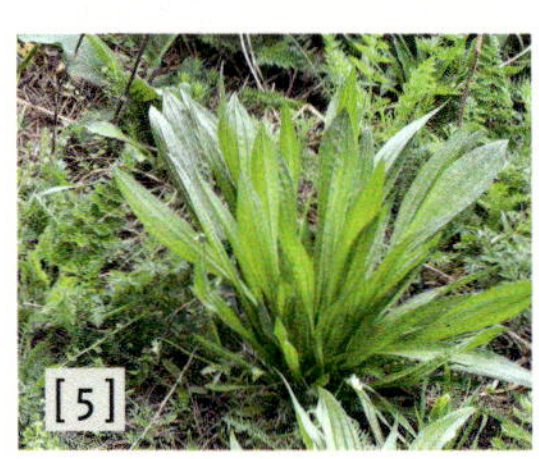
[5]

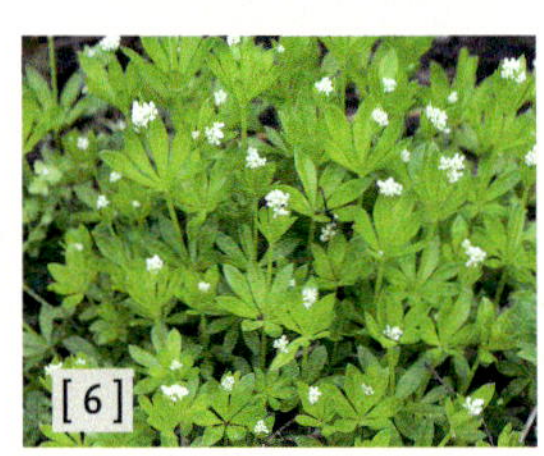
[6]

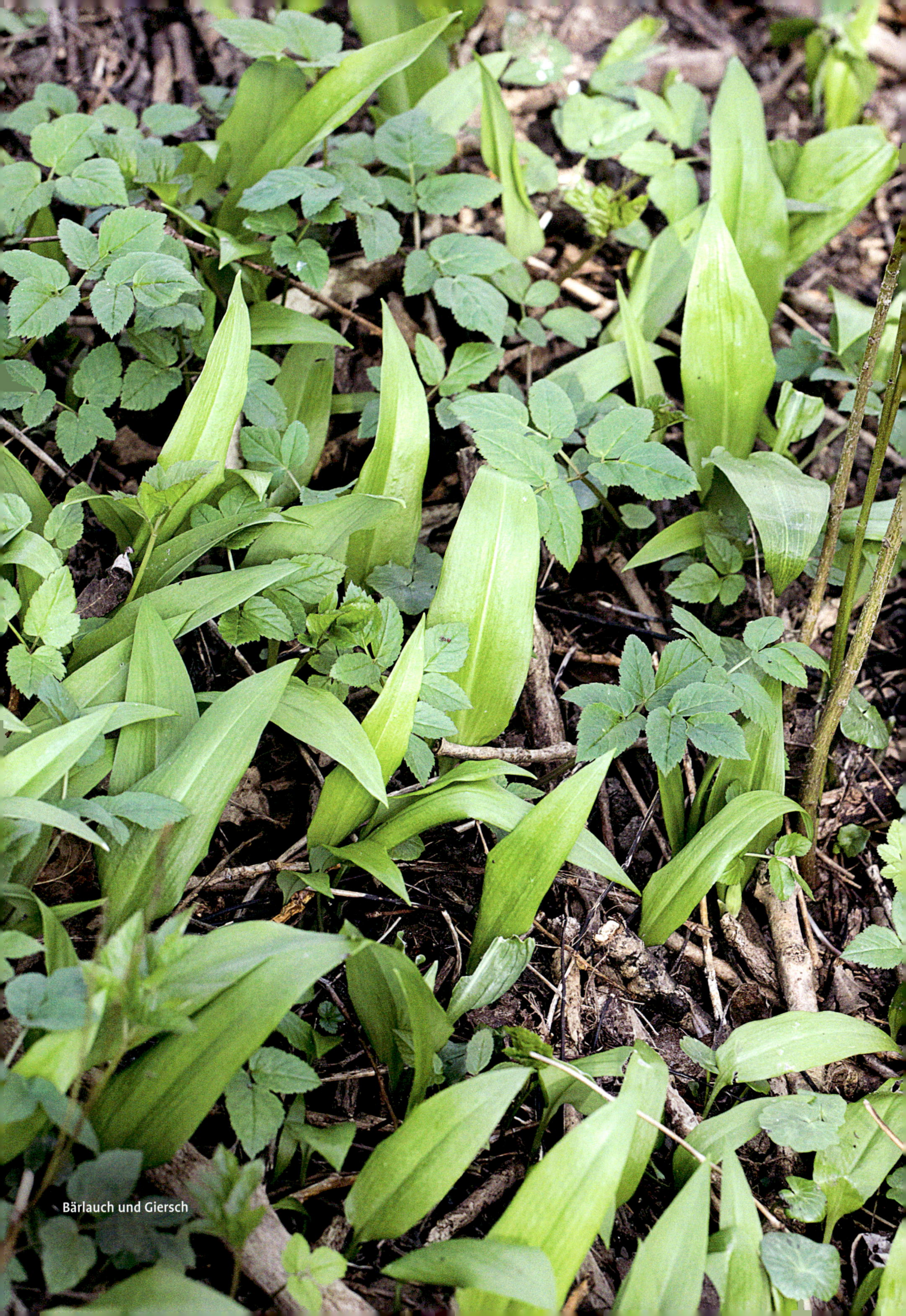

Bärlauch und Giersch

Frühsommer

Die Eisheiligen sind vorbei – oder ausgefallen – und jetzt wagen sich auch die Wärme liebenden Pflanzen ans Licht. Gänsefuß [1] und Fuchsschwanz [2] beginnen mit der Entwicklung ihrer saftigen, ergiebigen Blätter. Bei Giersch [3], Klette [4] und Wiesenbärenklau [5] hingegen ist jetzt die Zeit, Stängel und Knospen auszubilden, und die Ernte dieser Köstlichkeiten kann beginnen. Die Walderdbeere [6] ist schon ein Stück weiter, denn bei ihr sind schon die leuchtenden aromatischen Früchtchen erntereif.

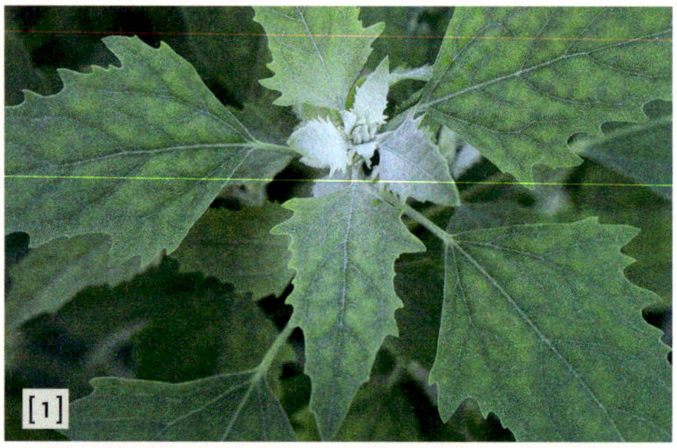
[1]

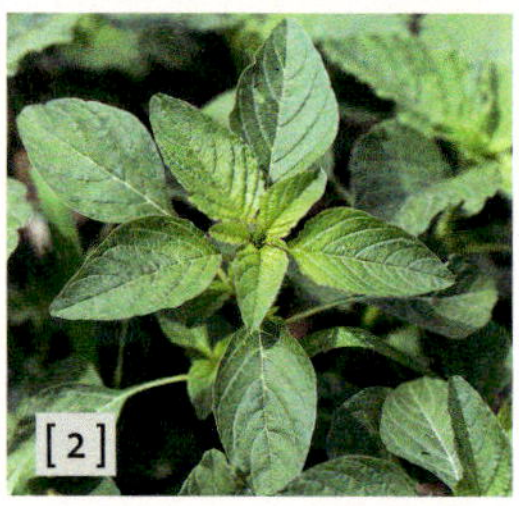
[2]

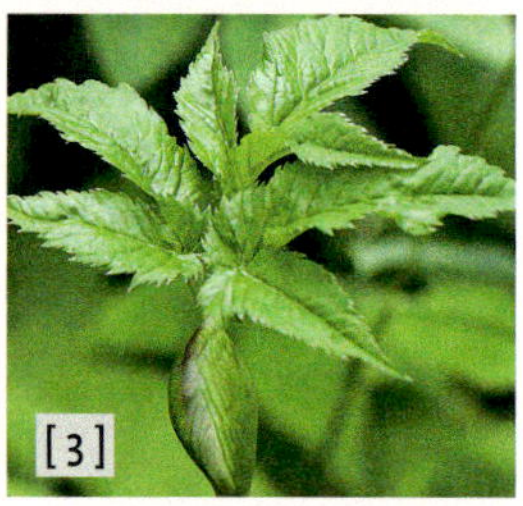
[3]

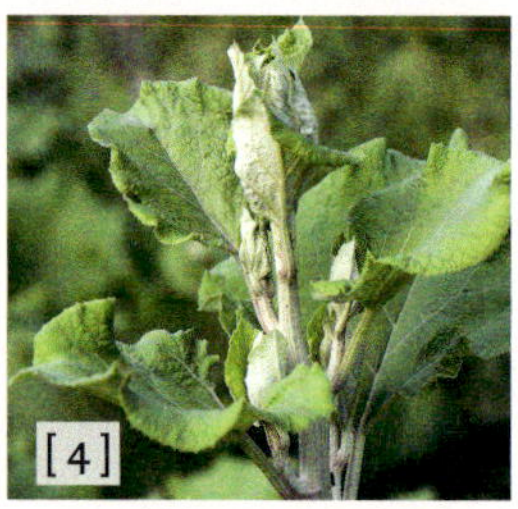
[4]

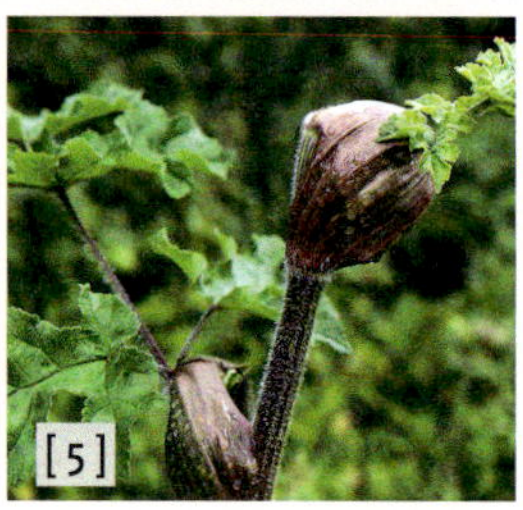
[5]

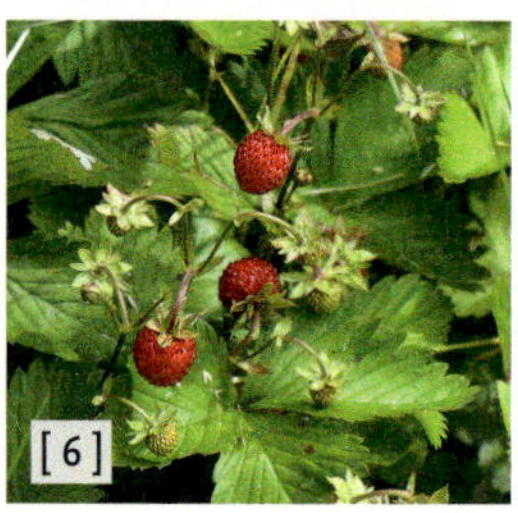
[6]

Hochsommer

Jetzt blüht es überall und in allen Farben. Der leuchtend rote Klatschmohn [1] zeigt auch dem Letzten, dass der Sommer da ist. Das Mädesüß [2] blüht entlang von Ufern und in Gräben, Dost [3], Echtes Labkraut [4] und Wilde Möhre [großes Bild rechts] blühen auf den sonnigen Magerwiesen. Auch die Nachtkerze [5] liebt es sonnig, öffnet ihre Blüten aber erst am Abend. Die Früchte der Brennnessel [6] und der Knoblauchsrauke [7] reifen nun heran. Sie stehen am Anfang der Sammelzeit für Samen, die bis in den späten Herbst dauern kann.

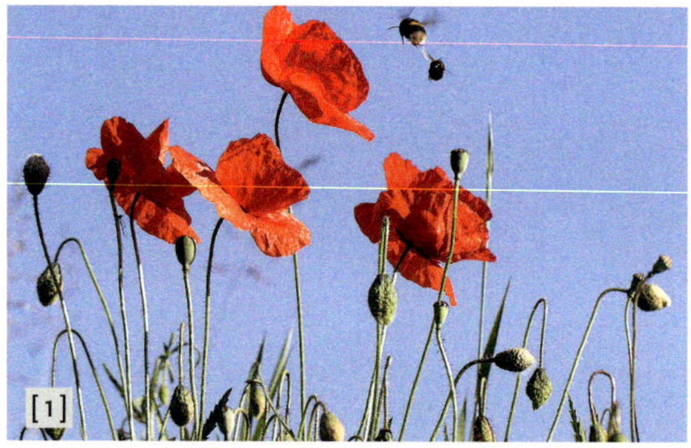
[1]

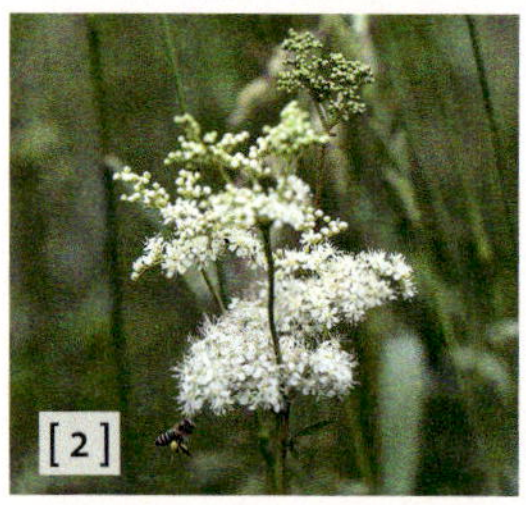
[2]

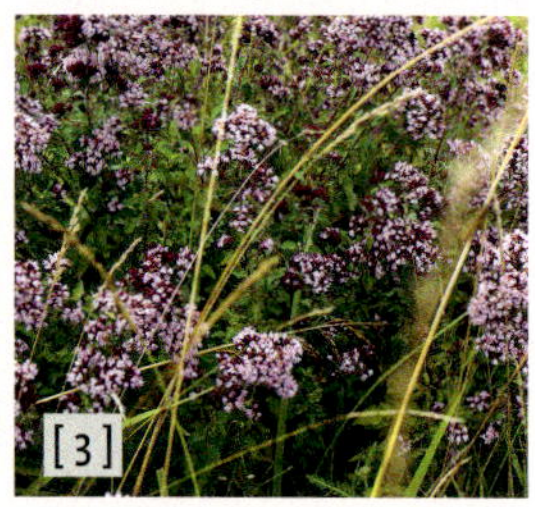
[3]

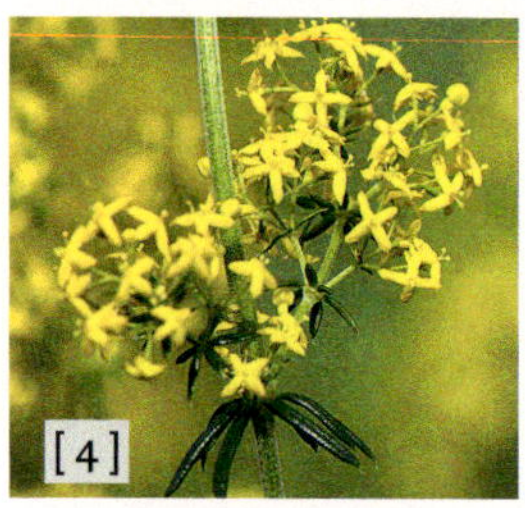
[4]

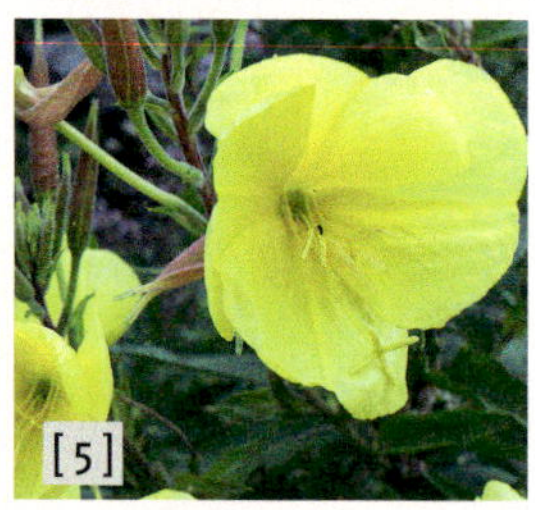
[5]

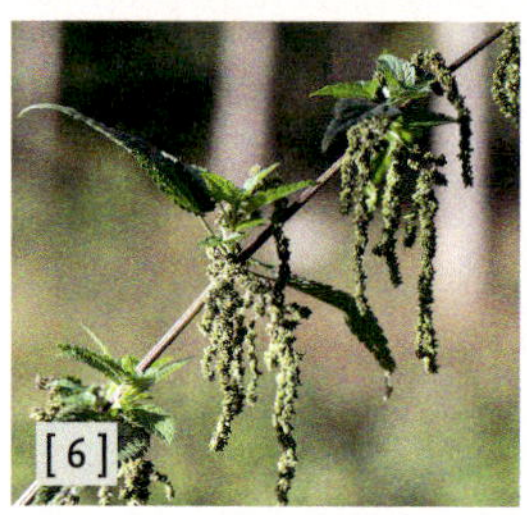
[6]

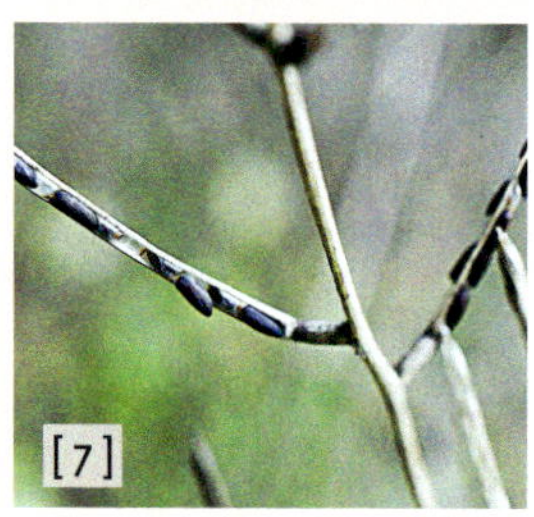
[7]

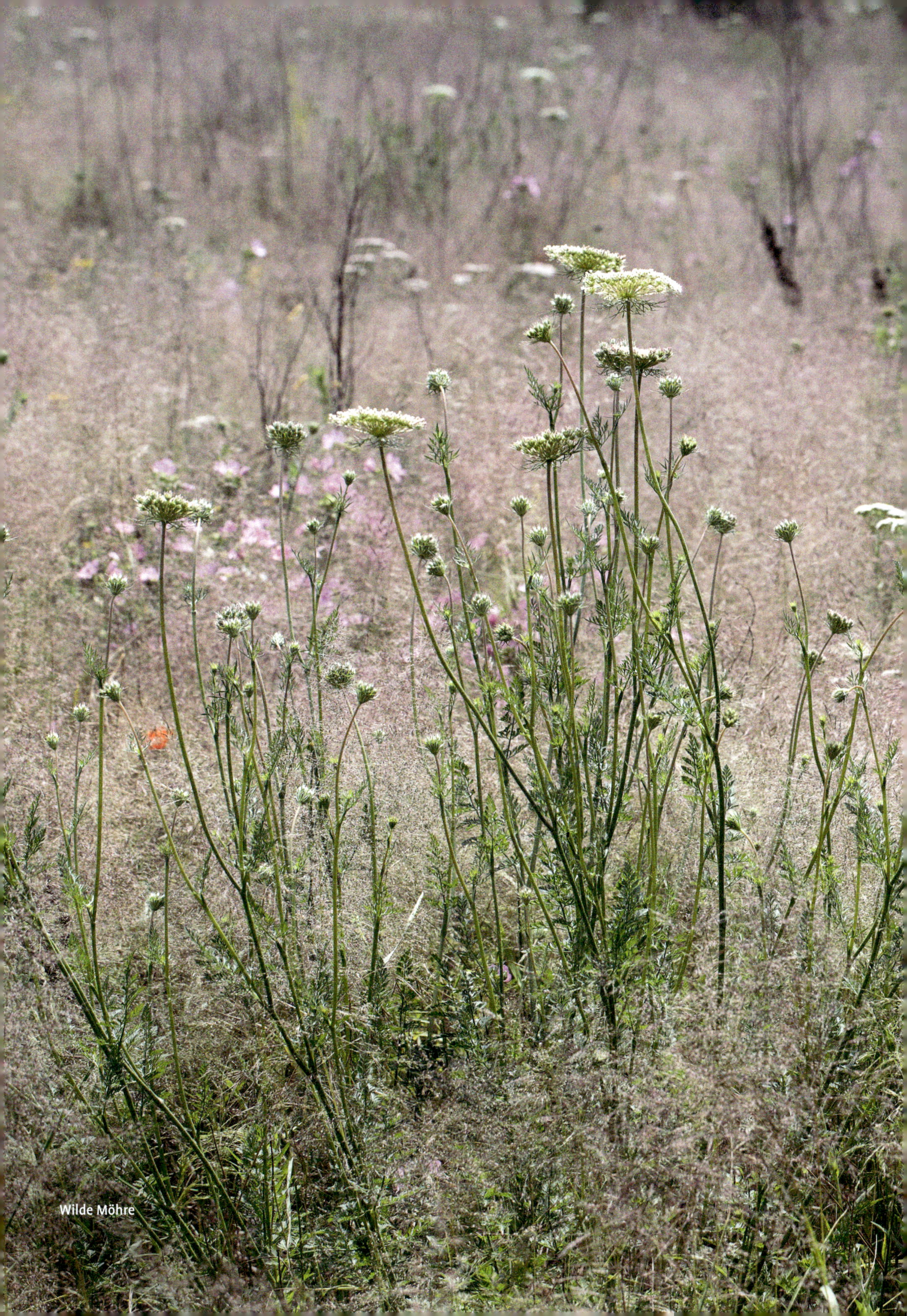

Wilde Möhre

Spätsommer

Die Samen der Wilden Möhre [1] sind mein Highlight im auslaufenden Sommer, aber auch die Samenkapseln vom Klatschmohn [2] und die Dolden der hocharomatischen Pastinake [3] kommen in den Sammelkorb. Die Wilde Malve [4] bietet noch Gelegenheiten zum Sammeln bunter Blüten. Der Sommerportulak [5] hat sich in der Sommerwärme kräftig entwickelt und sorgt zusammen mit der Wegmalve [6], die jetzt noch mal üppig wächst, für gesundes wildes Grün.

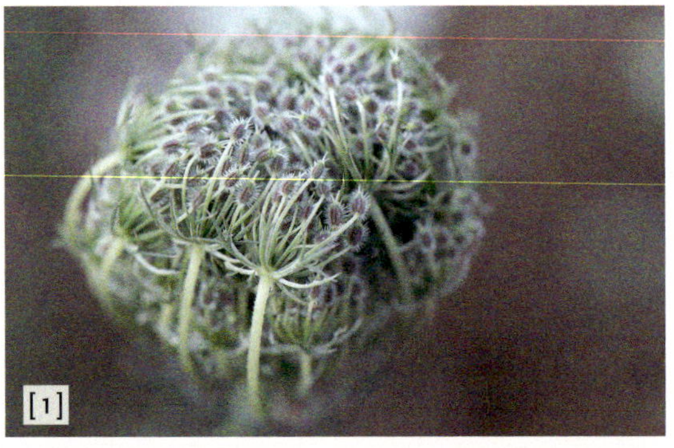
[1]

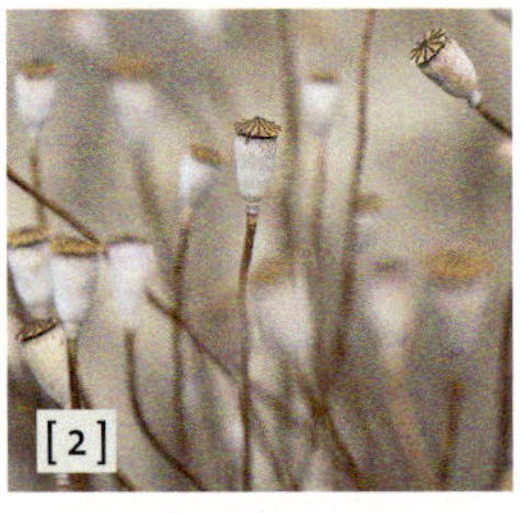
[2]

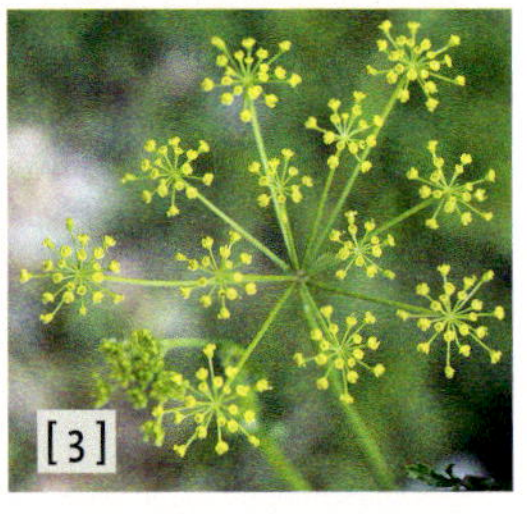
[3]

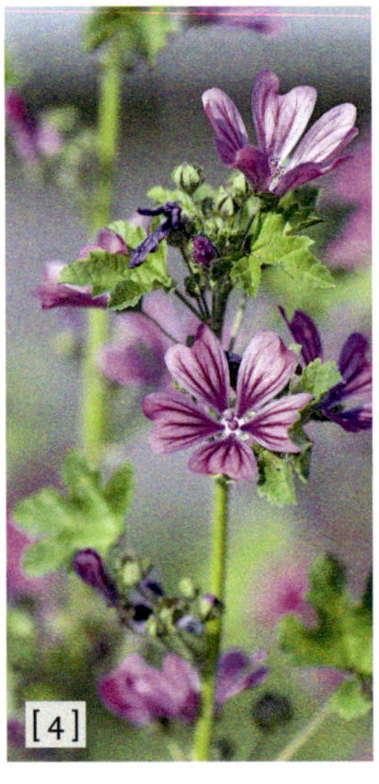
[4]

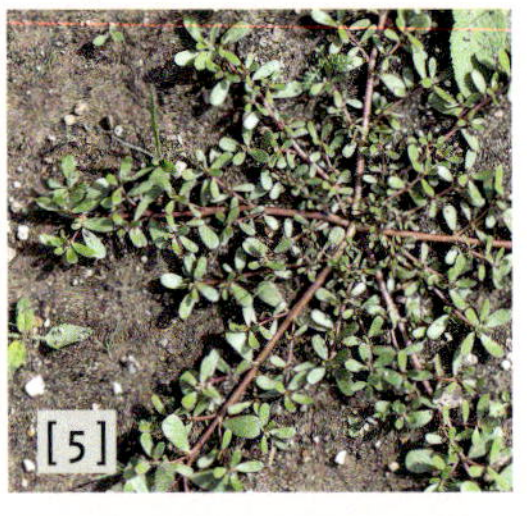
[5]

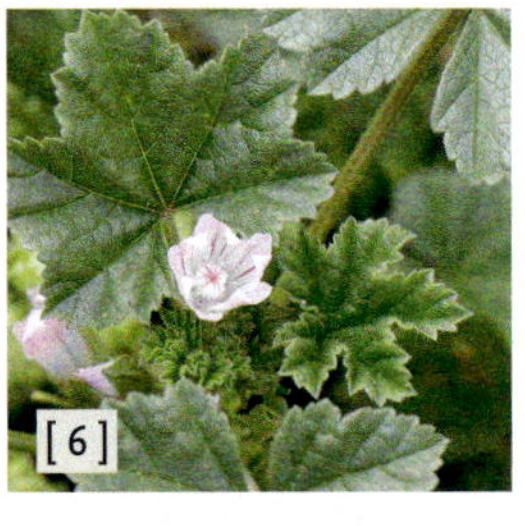
[6]

Frühherbst

Die Samenernte geht im Frühherbst mit den Samen von Breitwegerich [1] und Weißem Gänsefuß [2] weiter. Das Ackerhellerkraut [3] trägt nach dem Sommer viele saftige Schoten zum Frischessen oder zum Trocknen für die Samengewinnung. Es beginnt nun die Zeit der Wurzelernte, die bis ins Frühjahr dauern wird. Die Wilde Möhre [4] und die Gänsedisteln [5] sind gute Kandidaten, um damit zu beginnen. Bei beiden kann auch das zarte Grün geerntet und in der Küche genutzt werden.

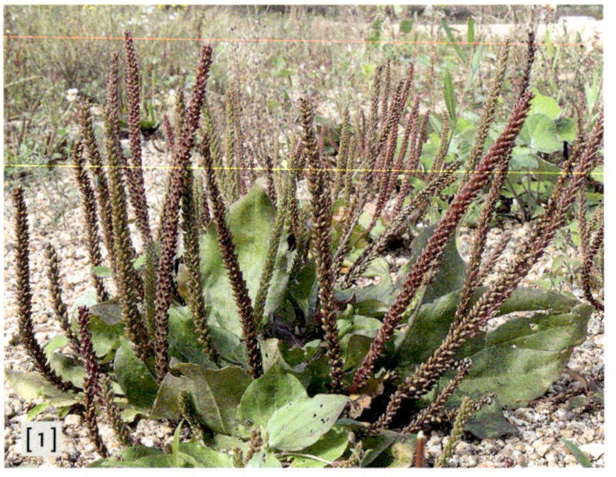
[1]

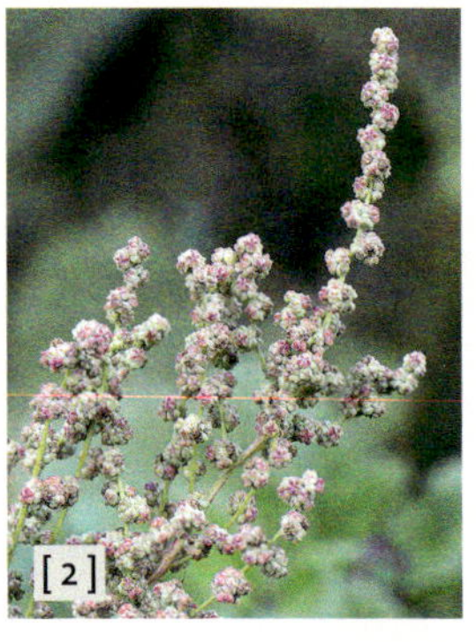
[2]

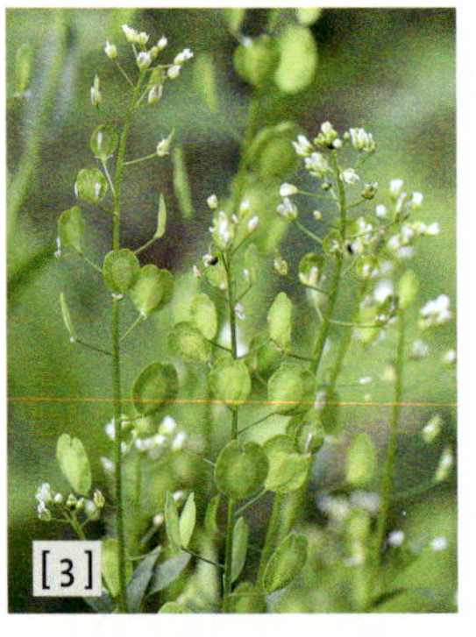
[3]

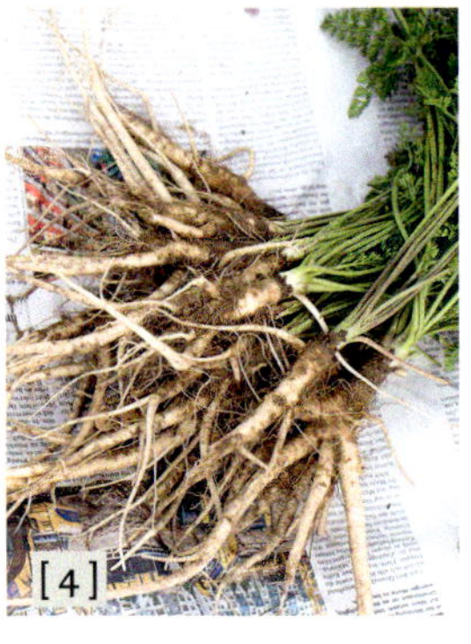
[4]

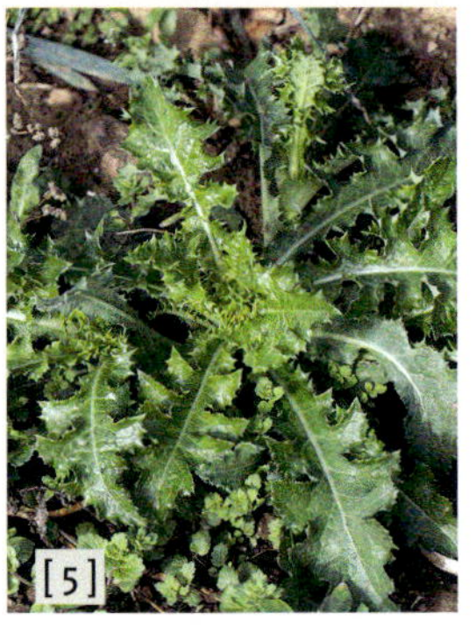
[5]

Vollherbst

Der Höhepunkt des Herbstes zeigt sich auch von seiner grünen Seite. Das Franzosenkraut [1] hat seinen letzten Wachstumsschub für dieses Jahr, seine Samen werden den Winter im Boden überdauern. Mit grünen Blättchen überwintert der Rainkohl [2 und Bild Seite 34]. Bis der harte Frost beginnt, kann man an schattigen, feuchten Stellen auch wieder die kressescharfen Rosetten des Waldschaumkrautes [3] mit nach Hause nehmen. Auch nach Samen kann man noch Ausschau halten. Luzerne [4], Fuchsschwanz [5] und Nachtkerze [6] reifen jetzt aus.

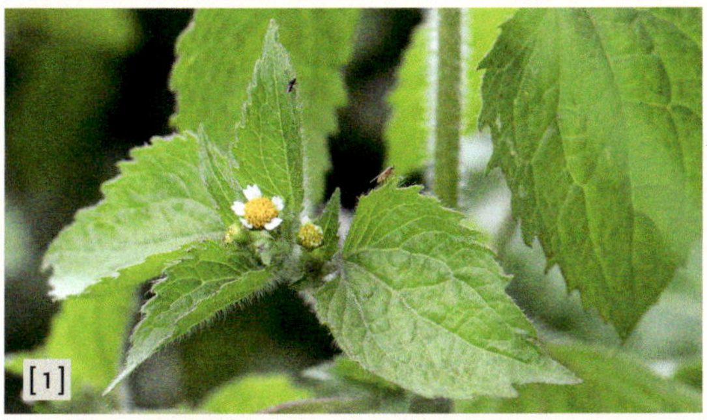
[1]

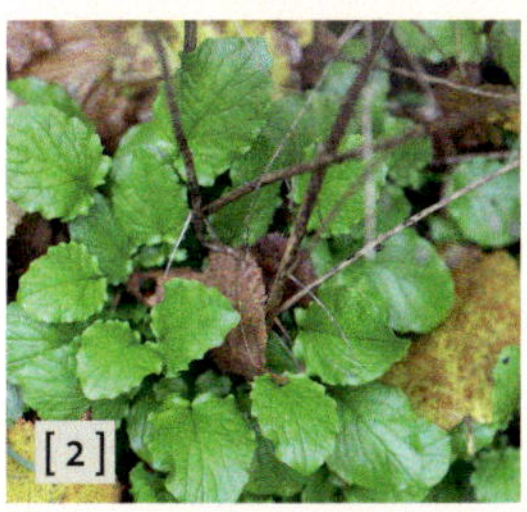
[2]

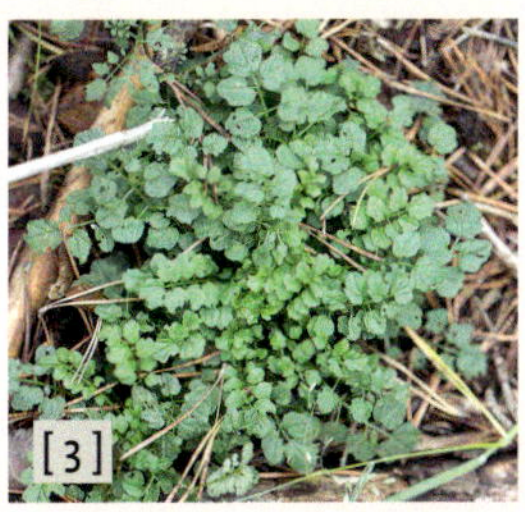
[3]

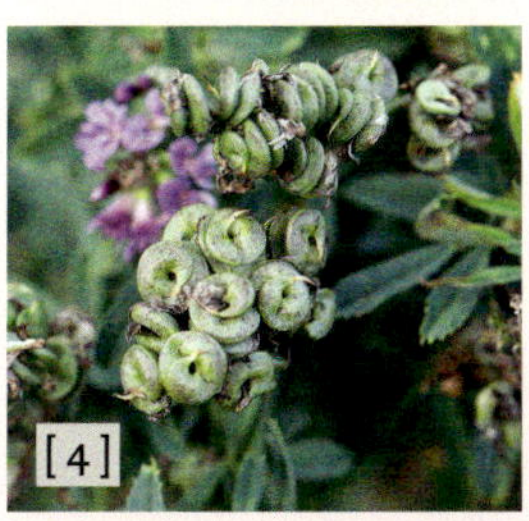
[4]

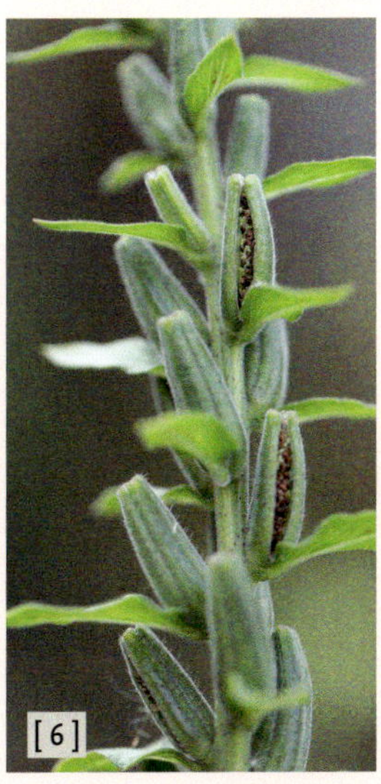
[6]

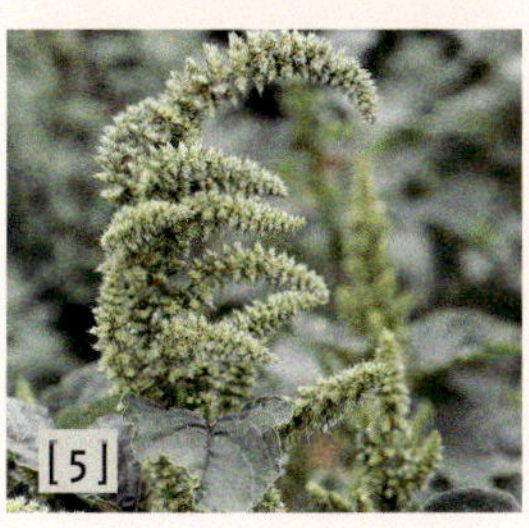
[5]

Spätherbst

Jetzt wird es kühl und feucht. Rostpilze und Mehltau zeigen an, dass die Zeit des Grüns für viele Pflanzen vorbei ist. Es ist Zeit, sich auf das Erdreich zu konzentrieren. Jetzt sind es vor allem die Wurzeln, die geerntet werden. Die Auswahl ist groß. Meine Lieblingswurzel ist die Nelkenwurz [1], von der ich immer einen Jahresvorrat ernte. Aber auch die scharfen, weißen Wurzeln der Knoblauchsrauke [2] nehme ich gerne mit. Für herbstliche Gemüsegerichte eignen sich Löwenzahn- [3], Gänsedistel- [4] und Nachtkerzenwurzeln [5]. Die „Harten" unter den Wildpflanzen bereiten sich auf das Überwintern vor. Sie schließen die Versorgungslücke mit frischem Grün zumindest an schneefreien Tagen.

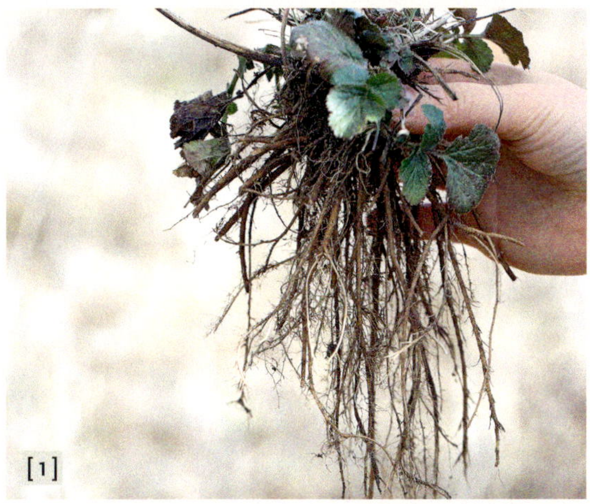
[1]

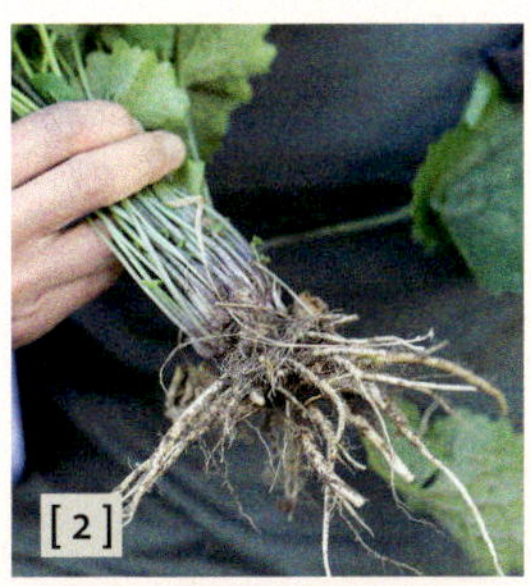
[2]

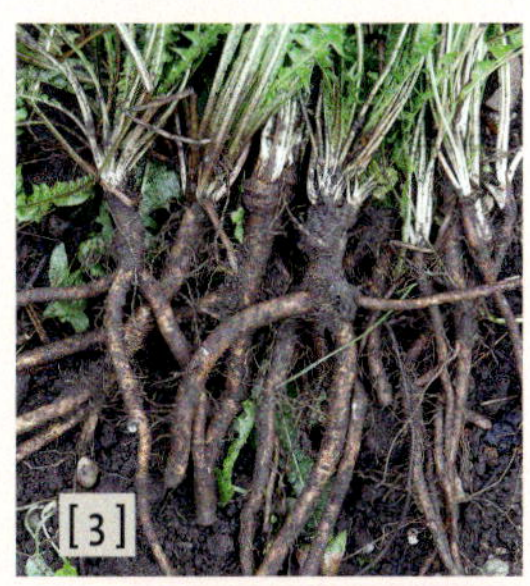
[3]

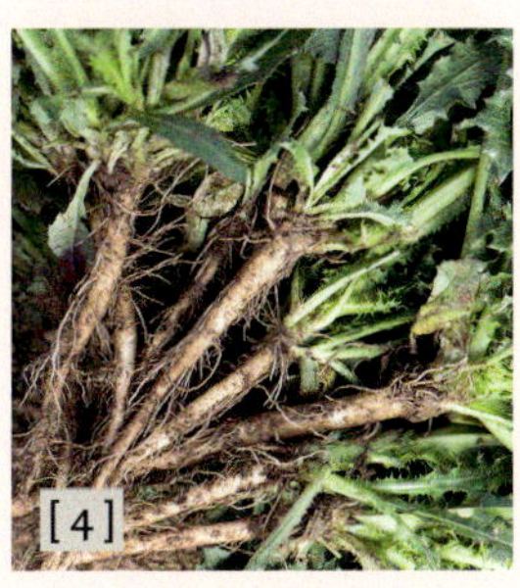
[4]

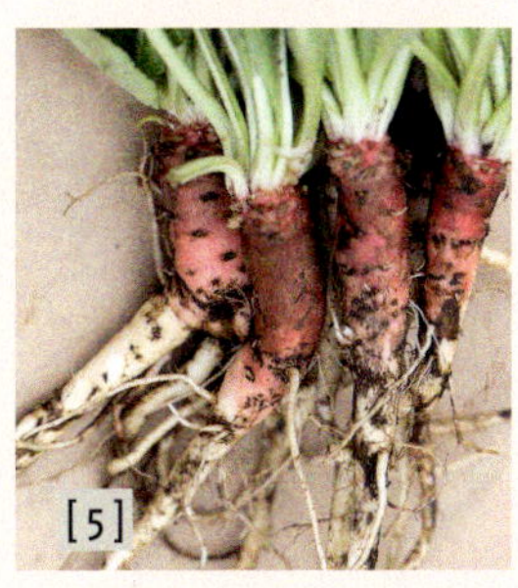
[5]

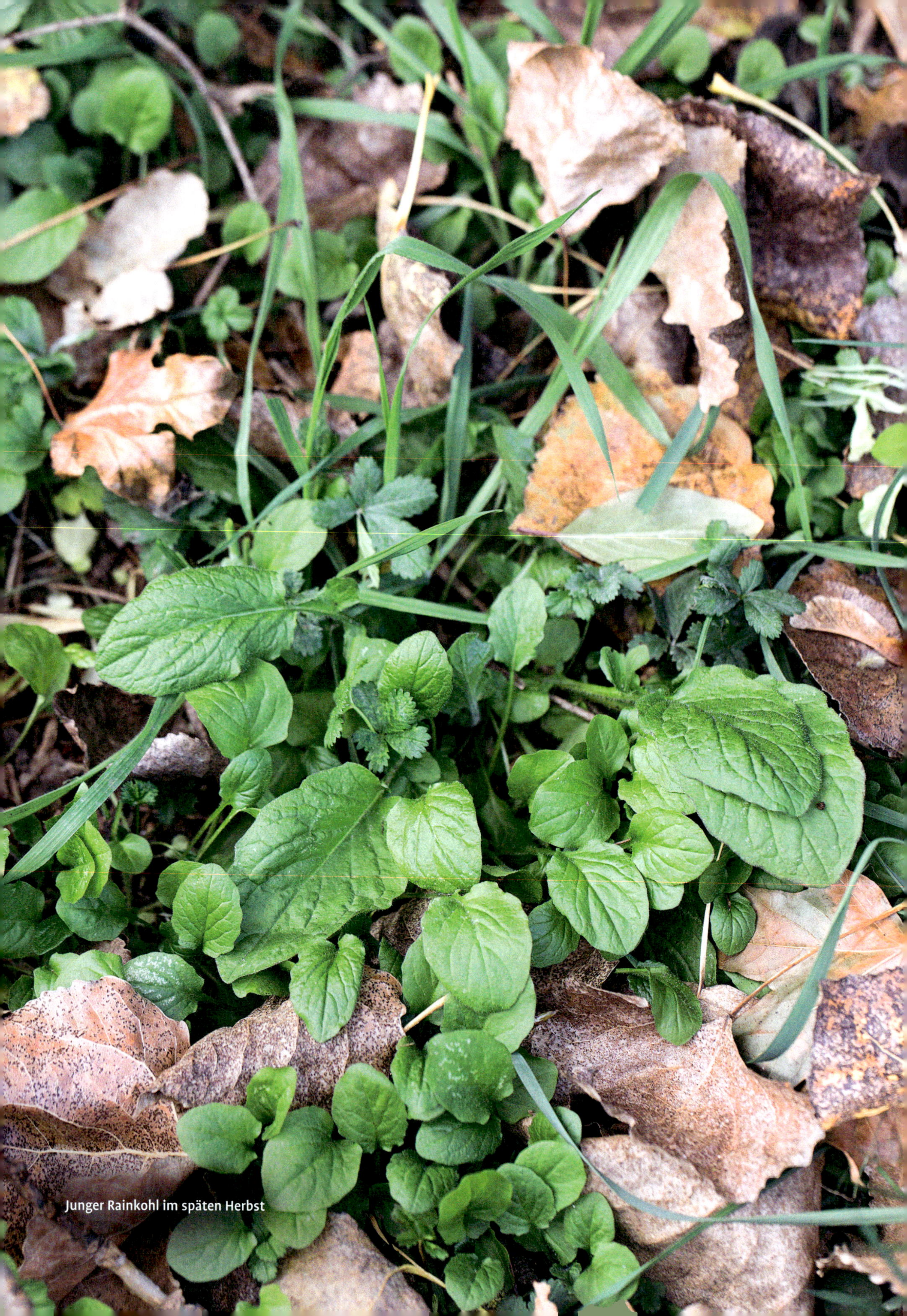

Junger Rainkohl im späten Herbst

DIE „WILDE" WERKZEUGKISTE

Für die Ernte der wilden Lebensmittel und ihren schonenden Transport in die Küche braucht man das richtige Werkzeug und geeignete Behältnisse. Je nach dem, was man sammeln möchte, wie warm es ist und wie lange er Heimweg dauert, variiert die Auswahl. Für die spontane Ernte ist es gut, immer die Minimalausstattung, eine Tüte und ein Taschenmesser, dabeizuhaben.

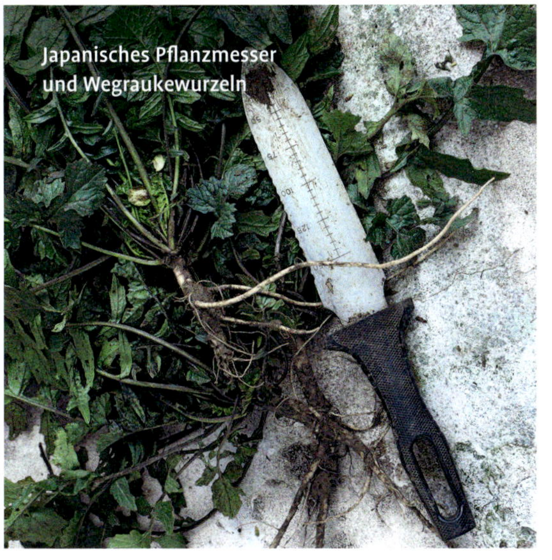

Japanisches Pflanzmesser und Wegraukewurzeln

Scharf schneiden

Meist ist ein gutes Messer zum Ernten nötig. Nur zarte Pflänzchen lassen sich pflücken, und bei Trieben, wie etwa beim Hopfen, ist das Abbrechen die bessere Methode. Was sich leicht brechen lässt, ist ohne Fasern, und somit ist das Brechen hier auch Qualitätskontrolle. Für unterwegs eignet sich ein Taschenmesser oder ein Messer mit Scheide, für die Ernte rund ums Haus genügt ein einfaches Küchenmesser. Scharf sein muss das Messer aber immer, damit arbeitet es sich einfach leichter.
Scheren sind selten gut geeignet, sie quetschen Stiele und Blätter und es tritt unnötig viel Pflanzensaft aus, der dann an der Luft oxidiert.
Wer Samen von Pflanzen ernten möchte, deren Stängel verholzt sind, wie etwa bei der Nachtkerze, tut gut daran, eine Gartenschere einzupacken. Beim Abschneiden mit einem Messer oder dem Abbrechen gibt es einen „Ruck", durch den viele Samen ausfallen können.
Mein Lieblingswerkzeug für die Ernte von Wurzeln ist das japanische Pflanzmesser, das Hori-Hori. Es ist relativ lang, hat eine scharfe Spitze, einen breiten Griff und eine gewellte, dicke Schneide, mit der man auch mal Seitenwurzeln durchtrennen kann. Das Metall ist hart und verbiegt sich nicht. Gängige Unkrautstecher sind oft aus dickerem Blech und verbiegen sich bei hartem Boden leicht. Ihnen fehlt auch die ausgeprägte Spitze, die das Ausstechen einfacher macht.
Spaten und Grabgabel eignen sich auch, sind aber eher ein Werkzeug für den Garten. Für unterwegs sind sie zu unhandlich und schwer und reißen durch ihre Breite unnötig viel Boden auf.

Der Korb verrät die Sammlerin

Der Korb ist das Erkennungszeichen aller Sammlerinnen und Sammler. Egal, ob Pilze, Beeren, Nüsse oder Wildkräuter das Objekt der Sammelbegierde sind, der Korb muss mit. Nichts lässt das Herz des wahren Sammlers und der leidenschaftlichen Sammlerin höherschlagen als ein schöner Weidenkorb, gefüllt mit selbst gesammelten Schätzen.
Für diese Liebe zum Korb gibt es natürlich auch praktische Gründe. Körbe sind stabil und schützen die Ernte gut. Gleichzeitig sind sie leicht und lassen sich an ihrem Henkel gut tragen. Beide Hände frei behält man mit Körben, die an einer Seite flach sind und einen Schultergurt zum Umhängen haben. Solche Modelle werden meist als Anglerkörbe angeboten.
Körbe sind luftig. Hat man es auf Pilze abgesehen, ist das ein großer Vorteil. Die Pilze schwitzen darin nicht, was sie leicht verderben ließe, und ihre Sporen können sich durch das lichte Flechtwerk im Wald verbreiten und sorgen so an anderer Stelle für Nachwuchs.
Für Wildkräutersammler ist die Luftigkeit von Körben jedoch eher ein Nachteil. Denn sobald die Pflanzen von ihrer Wasserversorgung getrennt werden, beginnen sie zu welken. Je zarter Blätter oder Blüten sind, umso schneller geht's dahin mit ihnen.

Wider das Welken

Um das Welken der geernteten Pflanzenteile zu verhindern, kann man den Korb mit einem feuchten Tuch auslegen, das so groß ist, dass man es auch über die Ernte schlagen kann. Alte Betttücher, in große Stücke gerissen, finden hier ihre neue Bestimmung. Das Sammelgut bleibt feucht und durch die Verdunstungskälte auch kühl. Im Sommer ist es gut, ein Fläschchen Wasser dabeizuhaben und das Tuch immer wieder anzufeuchten. Auch Plastiktüten schützen die Pflanzen gut vor dem Welken. Nach Arten getrennt in Tüten verpackt, kommt die Ernte frisch zu Hause an. Dafür können gebrauchte Obsttüten viele Male wiederverwendet werden. Bei Hitze kann man zusätzlich die Verdunstungskälte feuchter Tücher nutzen, damit die Pflanzen in den Tüten nicht schwitzen.

Allzeit bereit ist man mit faltbaren Körben aus Stoff und mit Falteimern. Sie nehmen in der Tasche oder im Rucksack wenig Platz weg und sind eine praktische Alternative zum Korb.

Gut sortiert

Sinnvoll ist es, die verschiedenen Arten und Pflanzenteile getrennt und entsprechend ihrer Beschaffenheit zu verpacken. So kommen Brennnesseln in die eine Tüte, die Löwenzahnblätter in eine andere. Zarte Blüten, wie etwa die der Malven, sind in einem aufgeblasenen Zip-Beutel gut geschützt, ebenso wie die Knospen von Gänseblümchen oder Löwenzahn in einer Dose oder einem Schraubglas. Wurzeln lassen sich, als Bündel gepackt, gut in ein Wachstuch wickeln, das die Feuchtigkeit bewahrt, und Samenstände, etwa von Fuchsschwanz oder Nachtkerze, fühlen sich in einer luftigen Papiertüte wohl.

Auf diese Weise getrennt und artgerecht verpackt, erreicht alles frisch und heil die Küche, und das zeitraubende Sortieren vor dem Kochen oder Konservieren wird überflüssig.

Soll allerdings die ganze Ernte sowieso in einen Topf oder Mixer kommen, wie bei einem grünen Smoothie oder einer Wildkräutersuppe, dann ist gegen ein schönes, wildes Durcheinander im Sammelkorb absolut nichts einzuwenden.

TIPP

WEIL MAN DIE SCHÖNSTEN PFLANZEN OFT AUSGERECHNET DANN FINDET, WENN MAN GRAD NICHT ZUM SAMMELN UNTERWEGS IST, TUT MAN GUT DARAN, IMMER DIE MINIMALAUSSTATTUNG – EINE TÜTE UND EIN TASCHENMESSER – DABEIZUHABEN.

Transportverpackungen: Für jeden was dabei

Für den Schutz des Ernteguts gibt es eine große Auswahl an Verpackungen aus verschiedensten Materialien. Alle haben ihre Vor- und Nachteile in Bezug auf den Schutz, den sie bieten, den Platz, den sie brauchen, das

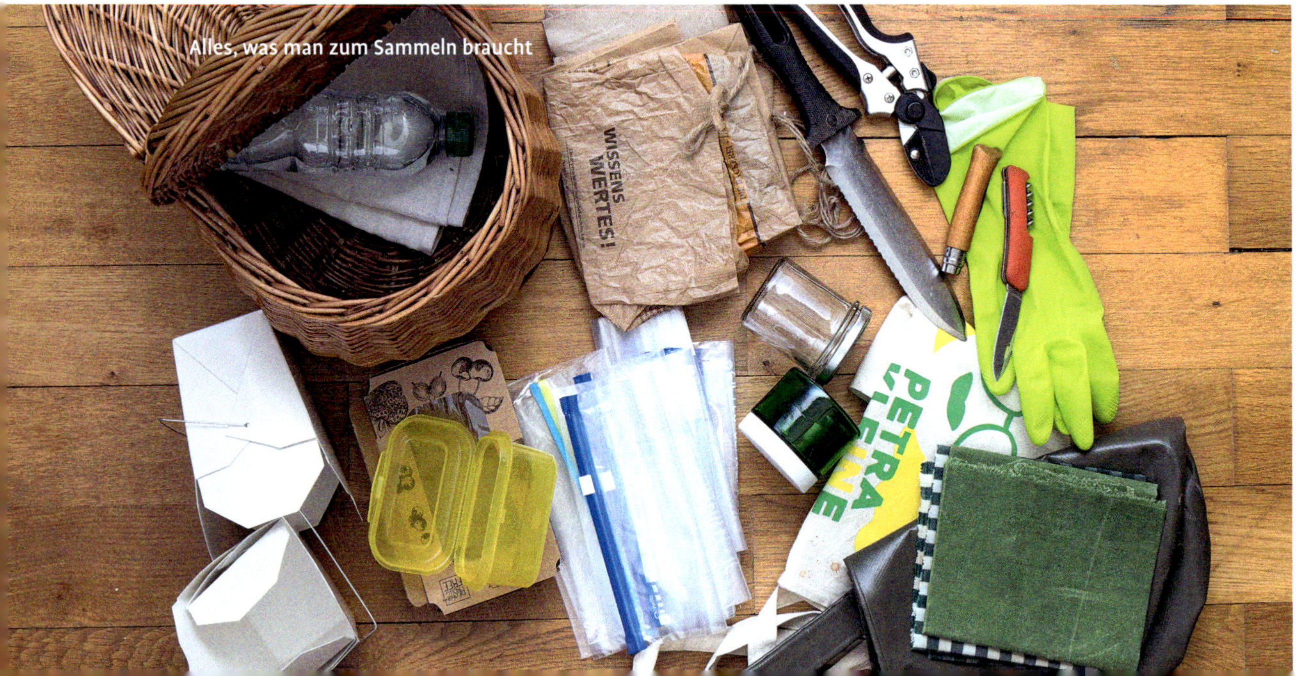

Alles, was man zum Sammeln braucht

Geld, das sie kosten, und ihre Nachhaltigkeit. Je häufiger etwas verwendet wird, umso höher ist der Faktor der Nachhaltigkeit. Wählen Sie aus:

- **Plastikbeutel** schützen gut. Sie sind leicht, und bei durchsichtigen Beuteln sieht man gut, was drin ist. Befüllte Tüten nicht der direkten Sonne aussetzen, dann schwitzt die Ernte darin. Man kann Plastiktüten gut mehrfach verwenden. Waschen Sie sie mit warmem Essigwasser aus und trocknen Sie sie gut, damit keine Mikroorganismen darin überleben. Preisgünstig oder kostenfrei.
- Für empfindliche Blätter und Blüten eignen sich **Plastikbeutel mit Zip-Verschluss,** die mit einem reißverschlussähnlichen Schieber nahezu luftdicht verschlossen werden können. Das Material ist relativ fest, und man kann die Tüten vor dem Zuziehen aufblasen und den wertvollen Inhalt so in ein Luftpolster betten. Sie sind oft wiederverwendbar. Dadurch reduzieren sich die Kosten.
- **Dosen** aus Kunststoff oder Metall, etwa leere Brotzeit- oder Konservendosen, schützen zarte Blätter und Blüten gut und sind praktisch zum Sammeln von Knospen. **Schraubgläser** erfüllen den gleichen Zweck, sind aber schwerer und können brechen. Preiswert oder kostenfrei.
- **Wachstücher,** also mit Wachs imprägnierter Stoff, schützen gut vor Verdunstung. Darin kann man Triebe, große Blätter und Wurzeln einwickeln, Gefäße kann man mit den gewachsten Tüchern gut abdecken. Nicht der Sonne und Hitze aussetzen! Wachstücher sind relativ teuer. Selbermachen aus alten Hemden, Stoffresten oder Tischdecken ist einfach, kostengünstig und macht Spaß (Anleitung auf Seite 38).
- **Zeitungen oder Füllpapier** aus Paketen eignet sich gut zum Einwickeln von Wurzeln, Blattstängeln und Trieben. Befeuchtet hält es den Inhalt gut frisch, vor allem, wenn die Ernte zusätzlich in Plastiktüten oder Wachstuch verpackt wird. Kostenfrei.
- **Brotzeittüten, Bäcker- und Obsttüten oder Tragetaschen aus Papier** eignen sich für alles, was trocken ist, zum Beispiel Samenstände oder Samen. Auch für kürzere Transporte von Wurzeln leisten sie gute Dienste. Kostenfrei.

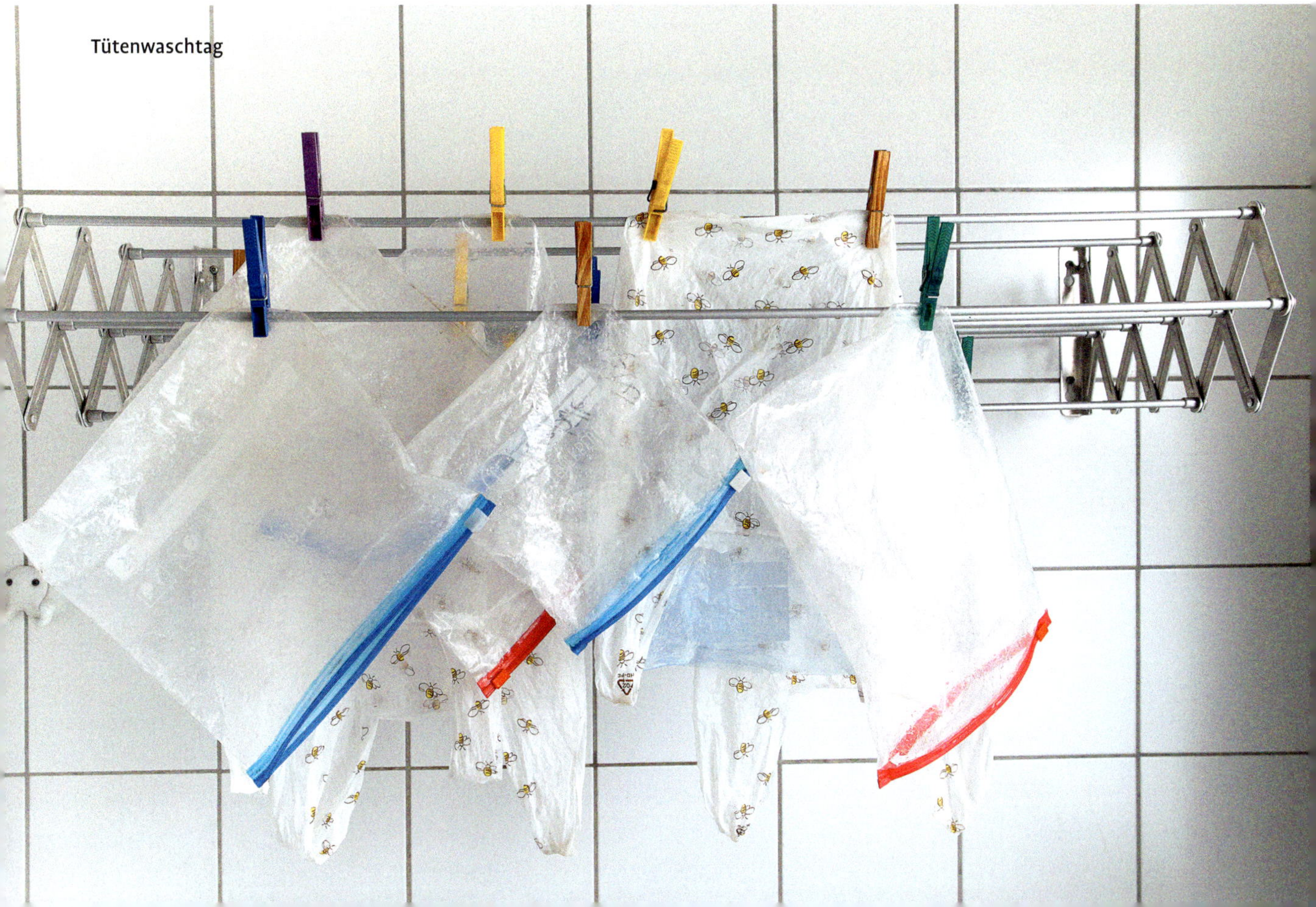

Tütenwaschtag

SELBER MACHEN: BIENENWACHSTÜCHER

Wachstücher sind oft eine gute Alternative zu Plastikfolie und -tüten. Aus Stoffresten und Wachs sind sie schnell und preisgünstig selbst herzustellen.

Das Bienenwachs kann man in Form von Wachs-Chips kaufen oder von einem Imker beziehen. Ungereinigtes Bienenwachs vom Imker im Wasserbad schmelzen und durch ein feines Tuch seihen.

Man braucht:
Dünne Stoffe aus Baumwolle oder Leinen
Bienenwachs
Backblech und Backpapier
Zwei Töpfe, die ineinanderpassen

- Den größeren Topf etwa zur Hälfte mit Wasser füllen und erhitzen.
- Das Wachs in den kleineren Topf geben und in den großen stellen. Das Wachs schmelzen lassen.
- Den Stoff in Stücke reißen (die Rissstelle zuvor am Rand etwas einschneiden, dann geht's leichter). Lose Fäden entfernen.
- Den Backofen auf 80 °C vorheizen und das Backblech mit Backpapier auslegen.
- Die Stoffe übereinander auf das Backpapier legen, große Stücke dabei falten.
- Die Stoffe gleichmäßig mit dem geschmolzenen Wachs begießen und im Ofen durchwärmen lassen. Den Tücherstapel mehrfach wenden und auch mal aufrollen, damit das Wachs sich gut verteilt. Wenn nötig, noch Wachs dazugießen.
- Die fertigen Tücher noch warm voneinander abziehen und kurz in der Luft fest werden lassen. Dann kann man sie falten.

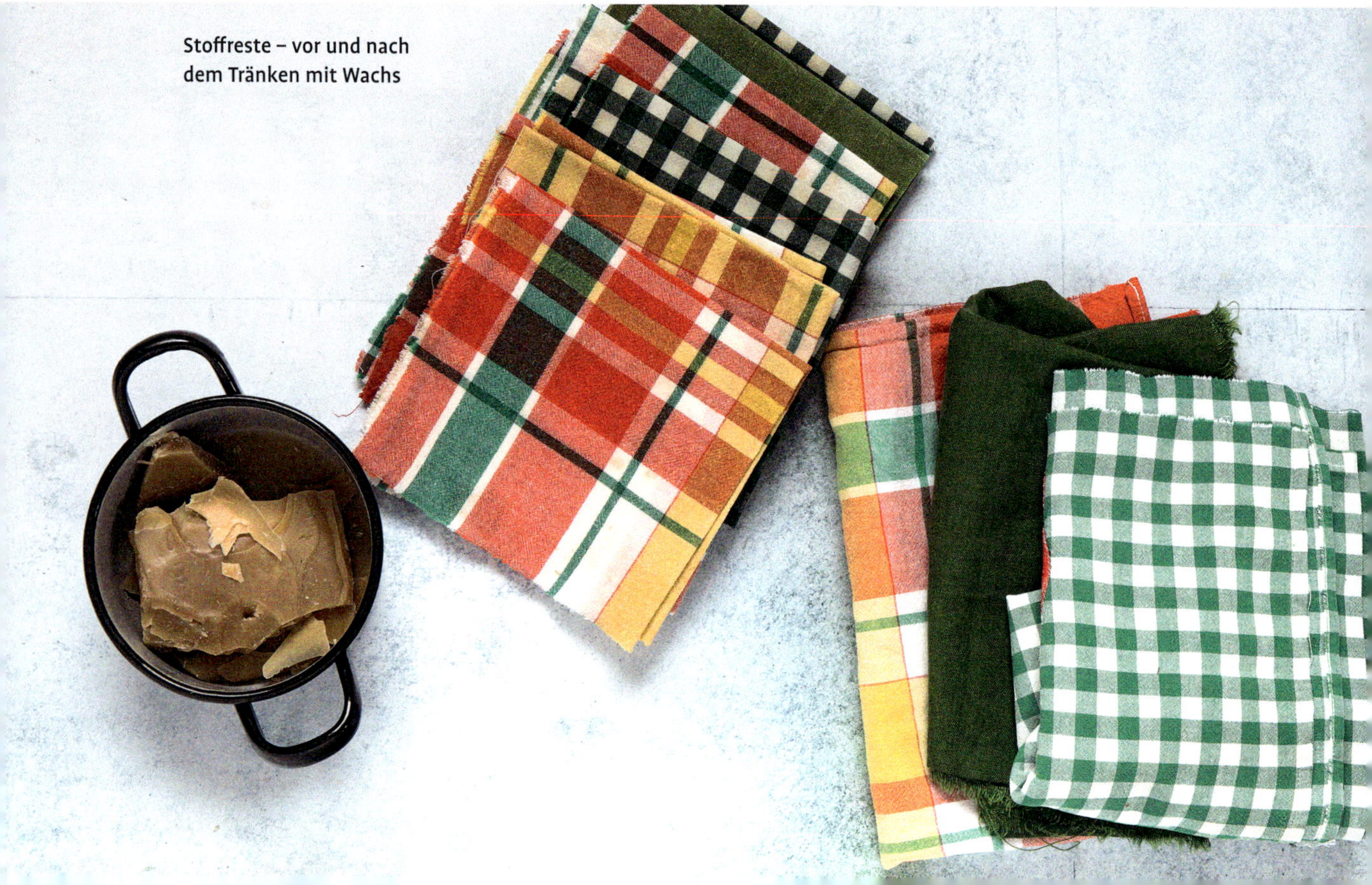

Stoffreste – vor und nach dem Tränken mit Wachs

SAMMELTIPPS

Mit den richtigen Hilfsmitteln und Handgriffen kann man Wildkräuter fast küchenfertig mit nach Hause nehmen und auch die wehrhaften unter ihnen ohne Blessuren sammeln.

Schmerzfrei und sicher sammeln

Das Sammeln von brennenden oder stechenden Pflanzen wie Brennnesseln oder Disteln kann unangenehm wehtun. Oft liest man, dass man die Brennnesseln von unten nach oben anfassen soll, um den Brennhaaren zu entgehen. Man mag auf diese Weise einer Brennnessel entkommen, die Nachbarinnen erwischen einen aber garantiert.

Darum sind Handschuhe zum Sammeln die klügste Lösung. Zum Schutz gegen Brennnesseln reichen dünne Einmalhandschuhe nicht aus, es müssen schon die haushaltsüblichen Gummihandschuhe sein, um sich vor den Brennhaaren zu schützen.

Ein praktikabler Ersatz für Handschuhe ist eine Plastiktüte, die man sich über die Sammelhand stülpt. Kleine Mengen lassen sich aber auch schon mal ungeschützt ernten.

Vor den Stichen spitzer Stacheln und Dornen schützen nur dicke Handschuhe, etwa lederne Gartenhandschuhe. Zum Schutz der Unterarme gerne auch solche mit längeren Stulpen!

Auch zum Sammeln von Pflanzen mit phototoxischen Inhaltsstoffen sind Handschuhe empfehlenswert, vor allem, wenn man weiß, dass man empfindlich darauf reagiert. Absolut verpflichtend sind Handschuhe beim Riesenbärenklau, der wie sein kleiner Bruder durchaus essbar ist. Aber sein Pflanzensaft bewirkt im Zusammenspiel mit Sonnenlicht massive und gefährliche Hautverbrennungen.

Nur gesunde Pflanzen ernten

Mit Beginn der kühlen Jahreszeit werden viele Pflanzen von Pilzen wie Mehltau oder Rost befallen. So neigen zum Beispiel Malven dazu, Malvenrost zu bekommen. Auch ungünstige Bedingungen, die die Pflanzen schwächen, können den Befall zu Folge haben. Befallene Pflanzen eignen sich nicht mehr zum Essen.

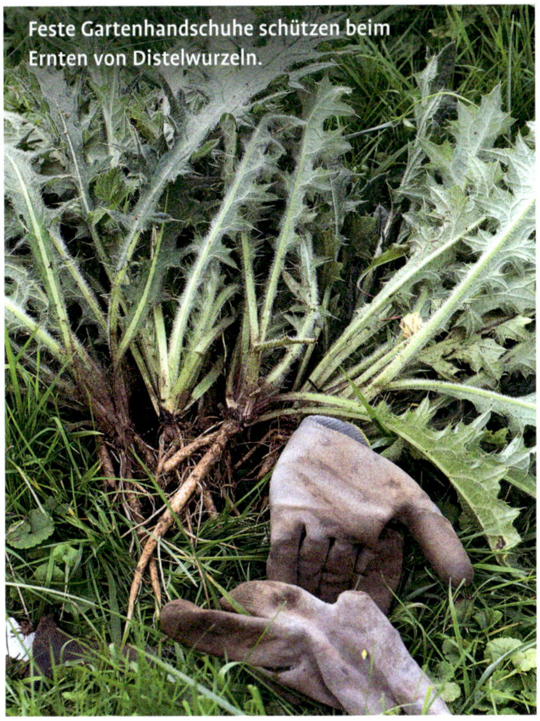

Feste Gartenhandschuhe schützen beim Ernten von Distelwurzeln.

Kreuzblütler, etwa das Hirtentäschel, sind die Lieblingsspeise von Erdflöhen, die kleine Löchlein in die Blätter hineinfressen. Solche Blätter kann man ohne Weiteres ernten.

Lassen Sie aber Pflanzen stehen, die von Blattläusen oder anderen klebrigen Tierchen befallen sind.

Achten Sie auch auf Schimmel! Samenstände, die den ganzen Winter stehen bleiben und immer wieder durchweichen, können davon befallen sein. Dunkle, durchgeweichte Samenstände daher besser nicht ernten.

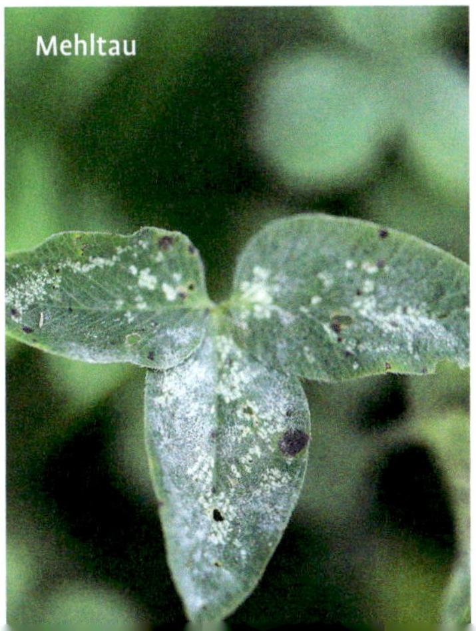

Mehltau

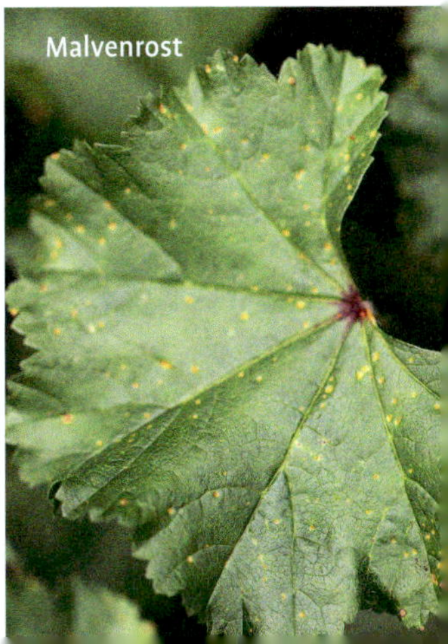

Malvenrost

Nur unbewohnte Pflanzen ernten

Pflanzen sind Lebensraum und Nahrung für viele Tiere. Lassen Sie Pflanzen, an denen Puppen von Schmetterlingen hängen oder Spinnen ihre Netze gesponnen haben, stehen. Die Tierchen leben dort. Auch Pflanzen, an denen Raupen und Schnecken fressen, sind schon vergeben. Ernten Sie einfach ein paar Meter weiter. Schütteln Sie Ameisen von Pflanzen ab, damit sie zurück zu ihrem Volk finden, und „befreien" Sie Wanzen aus den nestartigen Samenständen der Wilden Möhre, in denen sie sich gerne verstecken.

In filigranen Blüten, wie etwa denen des Mädesüß, sammeln oft Unmengen kleiner Käfer Pollen. Breiten Sie vor Ort ein Tuch aus, verteilen Sie die geernteten Blüten locker darauf und lassen Sie die Tierchen herauskrabbeln.

Sauber sammeln

Je sauberer die Ernte ist, desto zügiger geht die Verarbeitung in der Küche.

Zupfen Sie daher schon vor Ort „Beifang" wie Gräser, Ästchen und Moose aus und entfernen Sie vergilbte, abgestorbene und verfaulte Blätter und Pflanzenteile. Lösen Sie Erdklumpen von Wurzeln ab.

So kommen die organischen Stoffe wieder in den natürlichen Kreislauf. An ungemütlichen, nassen und kalten Tagen kann man das Ausputzen des Sammelguts aber durchaus auch mal in die Küche verlagern.

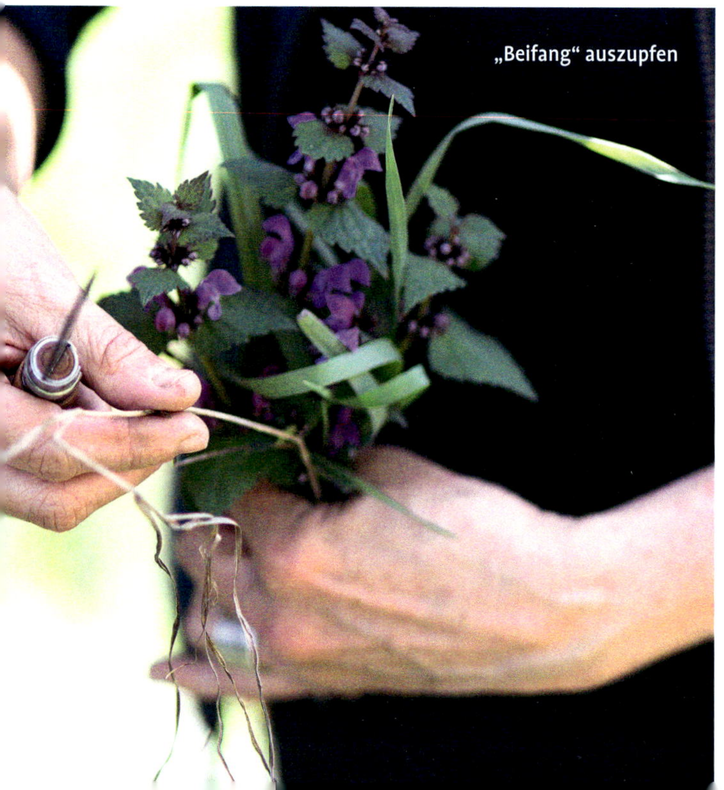
„Beifang" auszupfen

UMGANG MIT DEM FUCHSBANDWURM

IN MEINER KINDHEIT WAR DAS SAMMELN VON HEIDELBEEREN IMMER EIN GROSSES VERGNÜGEN. BIS IRGENDWANN DIE GROSSE FUCHSBANDWURM-HYSTERIE BEGANN: DAS SAMMELN SEI GEFÄHRLICH, DENN MAN KÖNNE UNGEWOLLT AUCH EIER DES FUCHSBANDWURMS AUFNEHMEN UND IN DER FOLGE AN DER GEFÄHRLICHEN, DURCH DIE LARVEN HERVORGERUFENEN ALVEOLÄREN ECHINOKOKKOSE ERKRANKEN. DAS IST PRINZIPIELL NATÜRLICH RICHTIG, DIE GEFAHR, SICH ÜBER WILDKRÄUTER ZU INFIZIEREN, WIRD ABER ALS SEHR GERING ANGESEHEN. ICH SAMMLE JETZT WIEDER HEIDELBEEREN UND AUCH PILZE UND WILDKRÄUTER. JEDER MUSS DIE RISIKEN FÜR SICH ABWÄGEN. ICH FÜR MEINEN TEIL HABE ICH MICH FÜR DEN FOLGENDEN WEG ENTSCHIEDEN:

- ICH LASSE MIR DIE FREUDE AM SAMMELN NICHT MEHR VERDERBEN.
- ICH LASSE MICH NICHT MEHR VERRÜCKT MACHEN. EIN RISIKO, SICH ZU INFIZIEREN UND ERNSTLICH ZU ERKRANKEN, BESTEHT. DOCH INFEKTIONEN SIND SEHR, SEHR SELTEN UND INZWISCHEN DEUTLICH BESSER DIAGNOSTIZIERBAR UND BEHANDELBAR.
- NACH DEM SAMMELN UND WENN ICH AUS ANDEREN GRÜNDEN MIT DEN HÄNDEN ERDKONTAKT HATTE, WASCHE ICH MIR GUT DIE HÄNDE. DAS GILT AUCH FÜR DIE GARTENARBEIT, DENN FÜCHSE KOMMEN INZWISCHEN SEHR NAH AN UNSERE HÄUSER HERAN. IM ÜBRIGEN KÖNNEN AUCH HUNDE UND KATZEN ÜBERTRÄGER SEIN.
- ICH SAMMLE NICHT DIREKT AN WEGEN UND PFADEN, SONDERN MINDESTENS EINEN HALBEN METER DAVON ENTFERNT, DENN DER FUCHS HAT ES BEI SEINEN STREIFZÜGEN AUCH GERN BEQUEM UND NUTZT DIE WEGE.
- ICH WASCHE MEIN SAMMELGUT GRÜNDLICH – MIT AUSNAHME DER BLÜTEN.

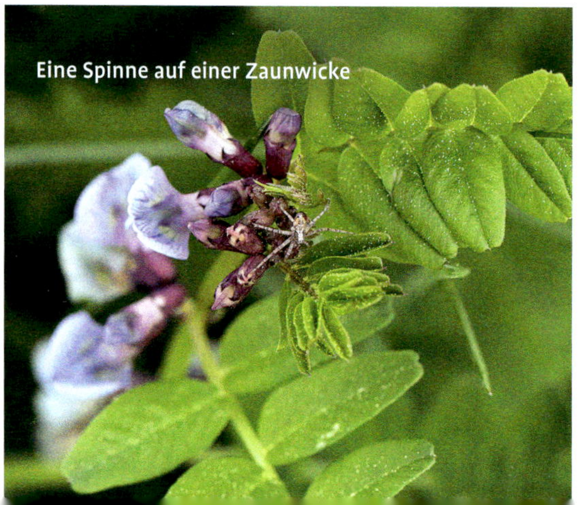
Eine Spinne auf einer Zaunwicke

VERSCHIEDENE PFLANZEN-TEILE RICHTIG ERNTEN

Die verschiedenen Teile der Pflanzen sind in ihrer Beschaffenheit und Konsistenz sehr unterschiedlich. Darum möchten sie beim Ernten und für den Transport entsprechend ihren Eigenheiten behandelt werden.

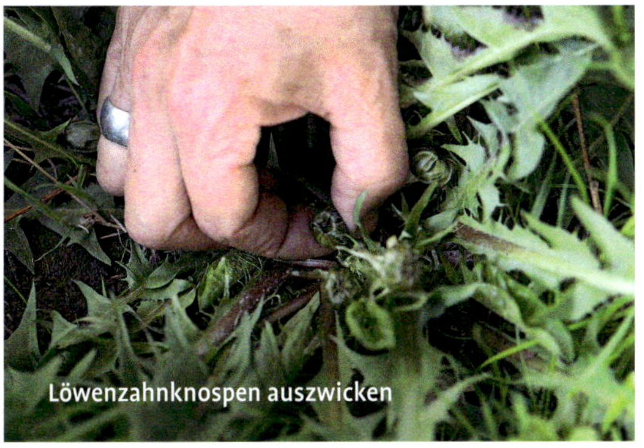

Löwenzahnknospen auszwicken

Knackige Knospen

Sammeln Sie zum Einlegen und Braten immer die jungen, oft noch tief in der Blattrosette sitzenden Knospen, etwa von Löwenzahn und Gänseblümchen. Benutzen Sie für deren Transport verschließbare Gefäße, so sind sie geschützt und gleich „kühlschrankfertig“ verpackt. Das können Brotzeitdosen aus Blech oder Kunststoff sein, Schraubgläser oder Konservendosen, die man mit gewachsten Tüchern oder passenden Deckeln, wie man sie etwa für Tierfutterdosen bekommt, verschließen kann.

Zarte Blüten

Blüten sind ein empfindliches Sammelgut. Als Gefäße eignen sich am besten Dosen oder Schachteln, die man aber nur bodenbedeckend füllt, oder auch Zip-Beutel, die man locker befüllt und vor dem Verschließen aufbläst.

Blüten dürfen bei der Ernte nicht feucht sein, sie kleben sonst zusammen und können schnell faulen. Ernten Sie darum bei trockenem Wetter, idealerweise vormittags, nachdem einerseits der Tau abgetrocknet ist, es aber andererseits noch nicht zu heiß ist, weil die Blüten dann schnell welken würden.

Für eine längere „Versorgung“ mit frischen Blüten kann man sie als „Blumenstrauß“ mit nach Hause nehmen. Ernten Sie möglichst Stängel mit noch vielen Knospen, die dann nach und nach aufgehen.

Etwas speziell sind die Blüten der Nachtkerze. Sie öffnen sich nur ein einziges Mal bei Dämmerung und schließen sich im Laufe des Vormittags für immer. Die beste Erntezeit für Nachtkerzenblüten ist daher der Abend, bevor es feucht wird.

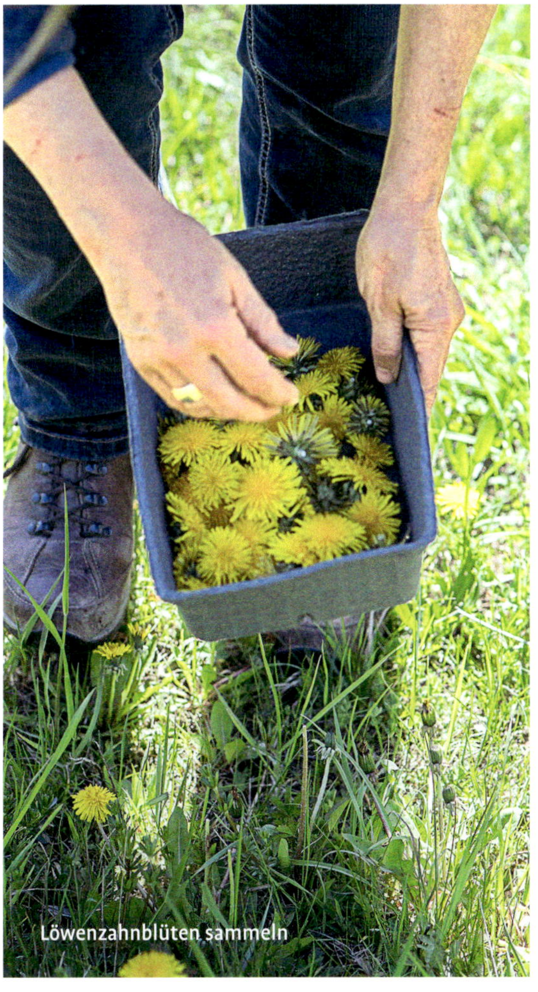

Löwenzahnblüten sammeln

Grüne Blätter

Wachsen die Wildkräuter in dichten Beständen, wie die Vogelmiere, das Klettenlabkraut oder Brennnesseln, kann man sie gut in Büscheln ernten. Umfassen Sie mit einer Hand ein Grüppchen der Pflanzen und schneiden es mit dem Messer ab. Putzen Sie das Büschelchen aus und legen dann alle Stängel in die gleiche Richtung weisend in die Tüte. So geht die Ernte schnell und beim Kochen können die Pflänzchen in Bündeln, wie man das vom Schnittlauch kennt, zügig kleingeschnitten werden.

Für zarte Pflänzchen am besten einen Zip-Verschlussbeutel verwenden, den Sie vor dem Verschließen etwas aufblasen, oder aber eine Dose. Dann werden sie nicht so leicht zerdrückt.

Sammelt man größere Blätter, wie etwa die vom Beinwell, legt man diese am besten aufeinander zu kleinen Stapeln. So schützen sie sich gegenseitig und knicken nicht so leicht. Ein großes Blatt oder ein Stück Papier, gefaltet mit in den Sammelbeutel oder das Wachstuch gelegt, schützt die Blätter zusätzlich.

Gut gebündelt

Schneiden Sie Triebe von Pflanzen, zum Beispiel die des Japanischen Riesenknöterichs oder der Knoblauchsrauke, immer mit einem scharfen Messer ab.

Entfernen Sie am Trieb sitzende Blätter, die nicht in der Küche verwendet werden sollen, und legen Sie die Stängel dann in gleicher Richtung aufeinander, sodass ein Bündel entsteht. Wer mag, kann die Bündel zusammenbinden. Achten Sie dabei aber darauf, sie nicht zu quetschen.

Dicke Dinger

Ein besonderes Erlebnis ist das Ernten von Klettentrieben. Kaum eine andere unserer essbaren Wildpflanzen hat so große, dicke und feste Triebe. Für deren Ernte benötigen Sie ein wirklich gutes Messer.

Schneiden Sie die Triebe tief unten aus der Pflanze heraus. Kappen Sie dann alle Seitenblätter nahe am Trieb. Wenn die Blattstiele noch zart sind, können Sie die Blätter abschneiden und auch die Stiele mit einpacken. Lange Triebe gleich vor Ort in Stücke schneiden, damit sie in den Sammelkorb passen.

Ein echtes Vergnügen ist das Ernten der dicken, saftigen Riesenknöterichtriebe. Deren relativ kurzes Erntefenster liegt etwa im April und endet, wenn die Stängel sich an der Spitze verzweigen, denn dann beginnen sie holzig zu werden. Geerntete Triebe bündeln und zum Frischhalten in ein Stück feuchtes Papier oder Stoff einschlagen und dann in ein Wachstuch oder eine Tüte packen. So lassen sie sich gut transportieren und auch im Kühlschrank gut aufbewahren (Fotos siehe Seite 44).

Himmelwärts

Zarte Triebe, wie die von Knoblauchsrauke oder Giersch, neigen dazu, sich immer Richtung Himmel zu strecken – sogar im dunklen Kühlschrank. Möchten Sie, dass die Triebe gerade bleiben, etwa damit sie sich später leichter schneiden lassen, dann stellen Sie die eingepackten Bündel in ein Glas mit etwas Wasser in die Kühlschranktür.

TIPP

GROSSE KLETTENBLÄTTER SIND EIN PRAKTISCHES „EINWICKELPAPIER“ FÜR DIE WILDE ERNTE UND ERSETZEN PAPIER ODER FOLIE.

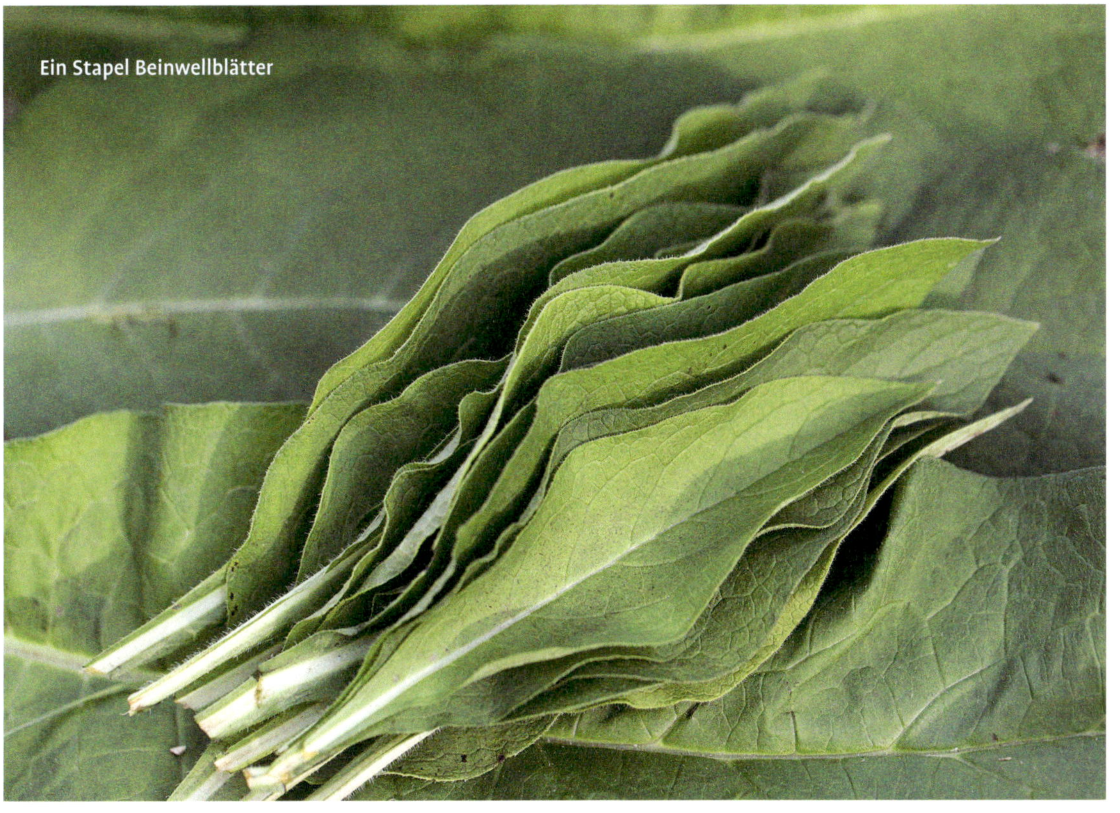

Ein Stapel Beinwellblätter

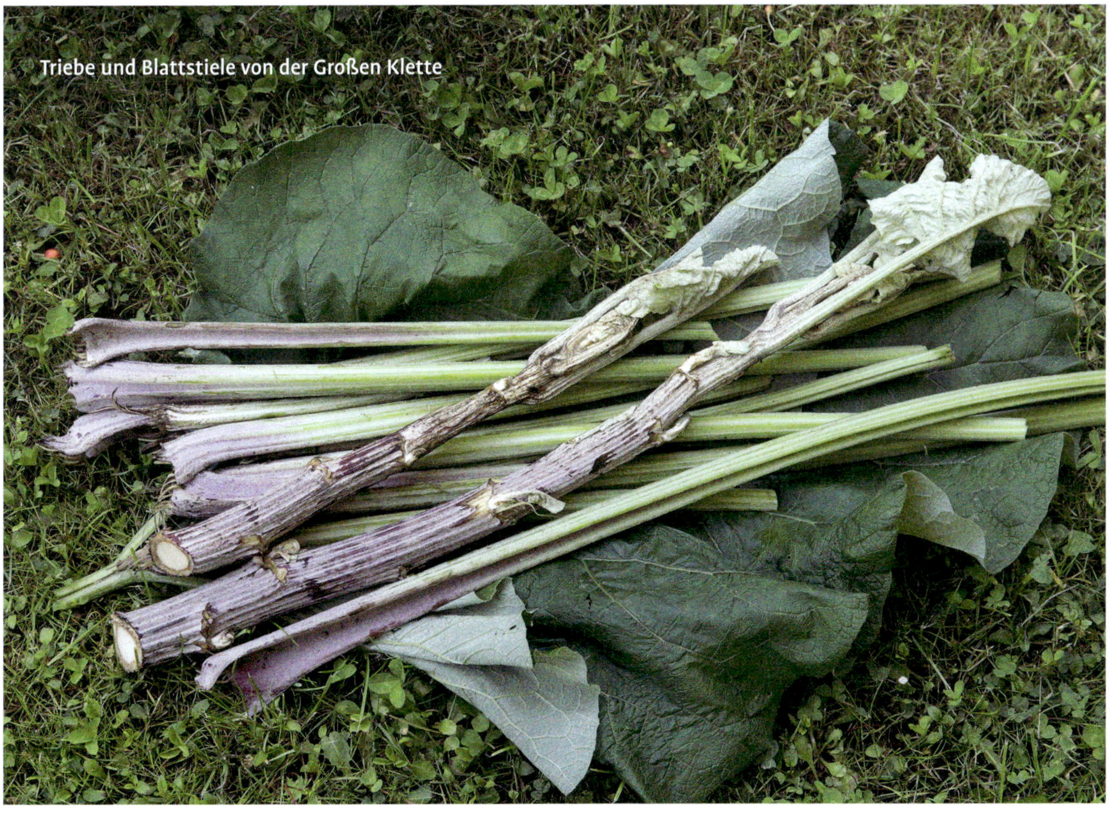

Triebe und Blattstiele von der Großen Klette

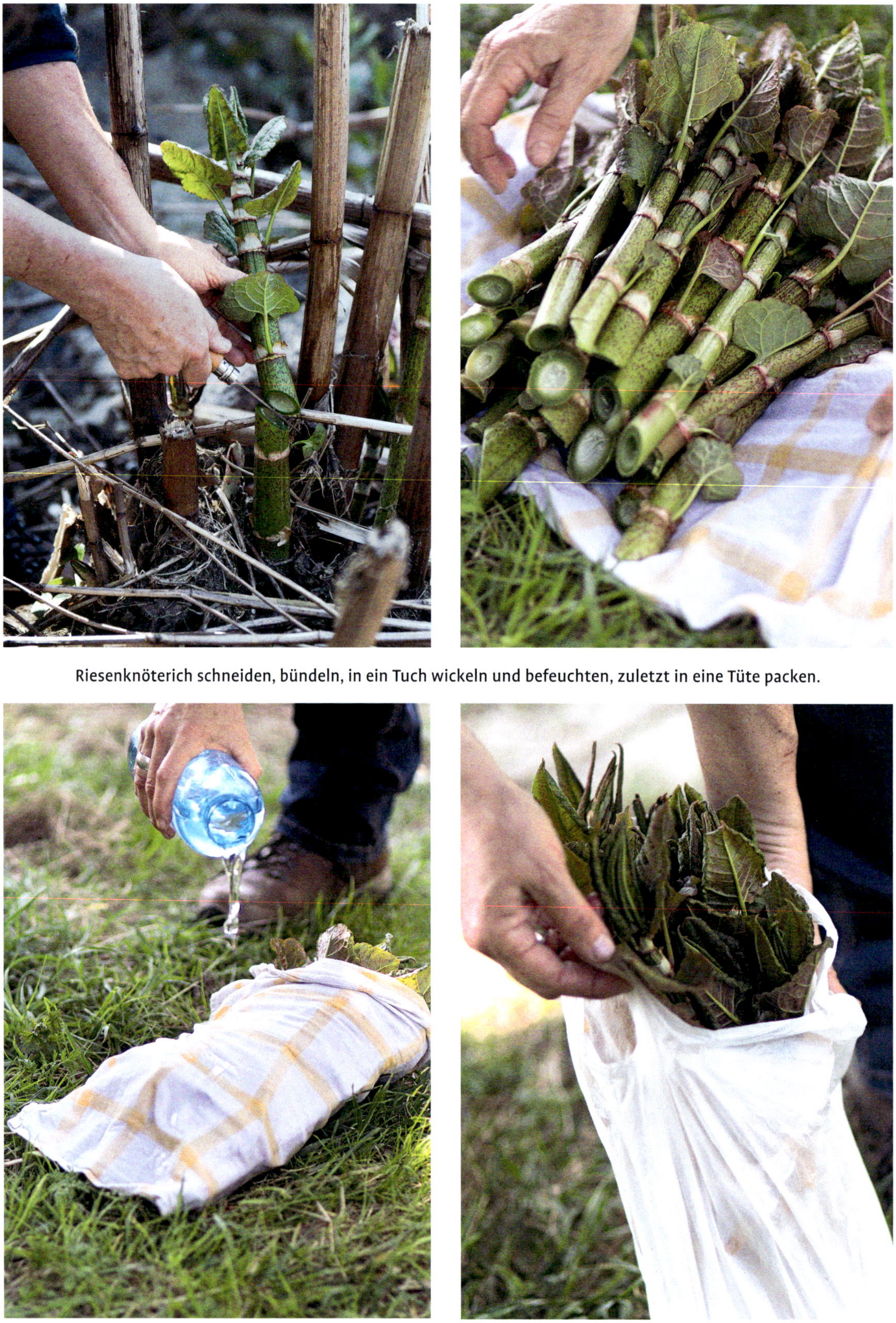

Riesenknöterich schneiden, bündeln, in ein Tuch wickeln und befeuchten, zuletzt in eine Tüte packen.

Früchte und Samen ernten

Reife Samenstände kann man gut in Papiertüten sammeln. Für kleine Mengen sind Bäckertüten oder Brotzeittüten aus Pergamentpapier perfekt. Längere Samenstände einfach kopfüber in Papier-Tragetaschen stellen. Sind die Tüten nicht zu voll, kann man die Samenstände auch gleich in den Tüten trocknen lassen. Feuchte Samenstände jedoch müssen zum Trocknen auf jeden Fall ausgebreitet werden, damit sie nicht schimmeln. Abhängig von der Art kann man die reifen Früchte mit ihren Samen auch mal gleich vor Ort vom Stängel abstreifen. Das geht bei den Schoten der Knoblauchsrauke, den Früchten von Breitwegerich und den Rispen der Brennnesseln recht leicht. Beim Fuchsschwanz etwa oder auch der Nachtkerze sitzen die Früchte aber fester. Da schneidet man besser den gesamten Trieb ab. Auch bei den Doldenblütlern ist es oft einfacher, die ganzen Schirmchen abzuschneiden, gut trocknen zu lassen und dann die Früchte abzurebeln.

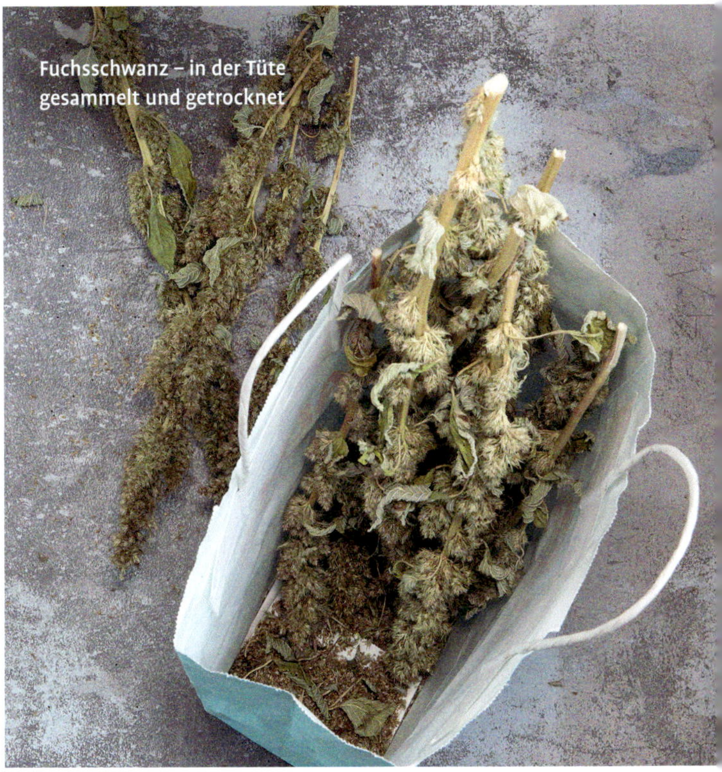
Fuchsschwanz – in der Tüte gesammelt und getrocknet

Wurzeln sammeln

Wie leicht oder mühsam das Sammeln von Wurzeln ist, hängt sehr von der Erde ab, in der sie wachsen. Bei hartem, trockenem Lehm kommt man auch mit einem guten Werkzeug kaum in die Tiefe. Suchen Sie also möglichst Stellen mit lockerem Boden, zum Beispiel am Waldrand, wo es eher humos ist, und sammeln Sie, wenn der Boden gerade feucht ist.

Stechen Sie die Wurzeln möglichst tief aus. Bei kleinen Wurzeln und Faserwurzeln, wie die der Nelkenwurz, am besten von zwei Seiten tief und leicht schräg einstechen und nach oben hebeln. Dabei die Seitenwurzeln mit den Fingern aus der Erde lösen.

Bei größeren Wurzeln sollten Sie zunächst rundherum aufgraben, um zu sehen, in welche Richtung sie wachsen. Dann in Wuchsrichtung von mehreren Seiten in die Tiefe gehen und vorsichtig aushebeln. Dabei mit Gefühl am Grün ziehen. Die Löcher hinterher wieder verschließen. Grob die Erde und trockene oder matschige Wurzelteile sowie die feinen Würzelchen entfernen. Das Grün abschneiden, was davon mit nach Hause kommt, ausputzen und extra verpacken.

Wurzeln zum Transport in ein feuchtes Tuch oder Papier oder in ein großes Blatt wickeln. Wenn nötig, das Sammelgut zusätzlich durch eine Folie oder Tüte vor Verdunstung schützen.

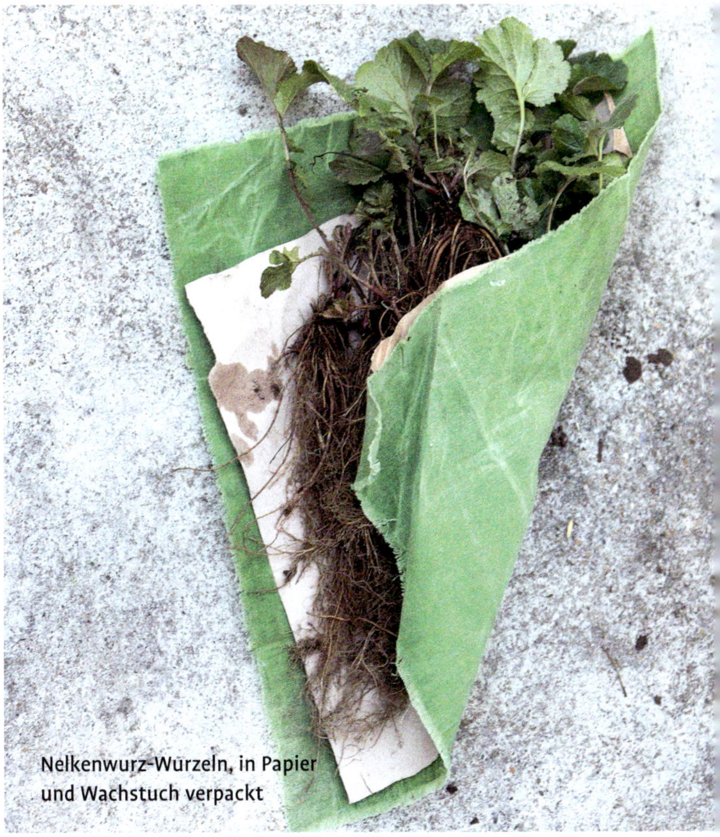
Nelkenwurz-Wurzeln, in Papier und Wachstuch verpackt

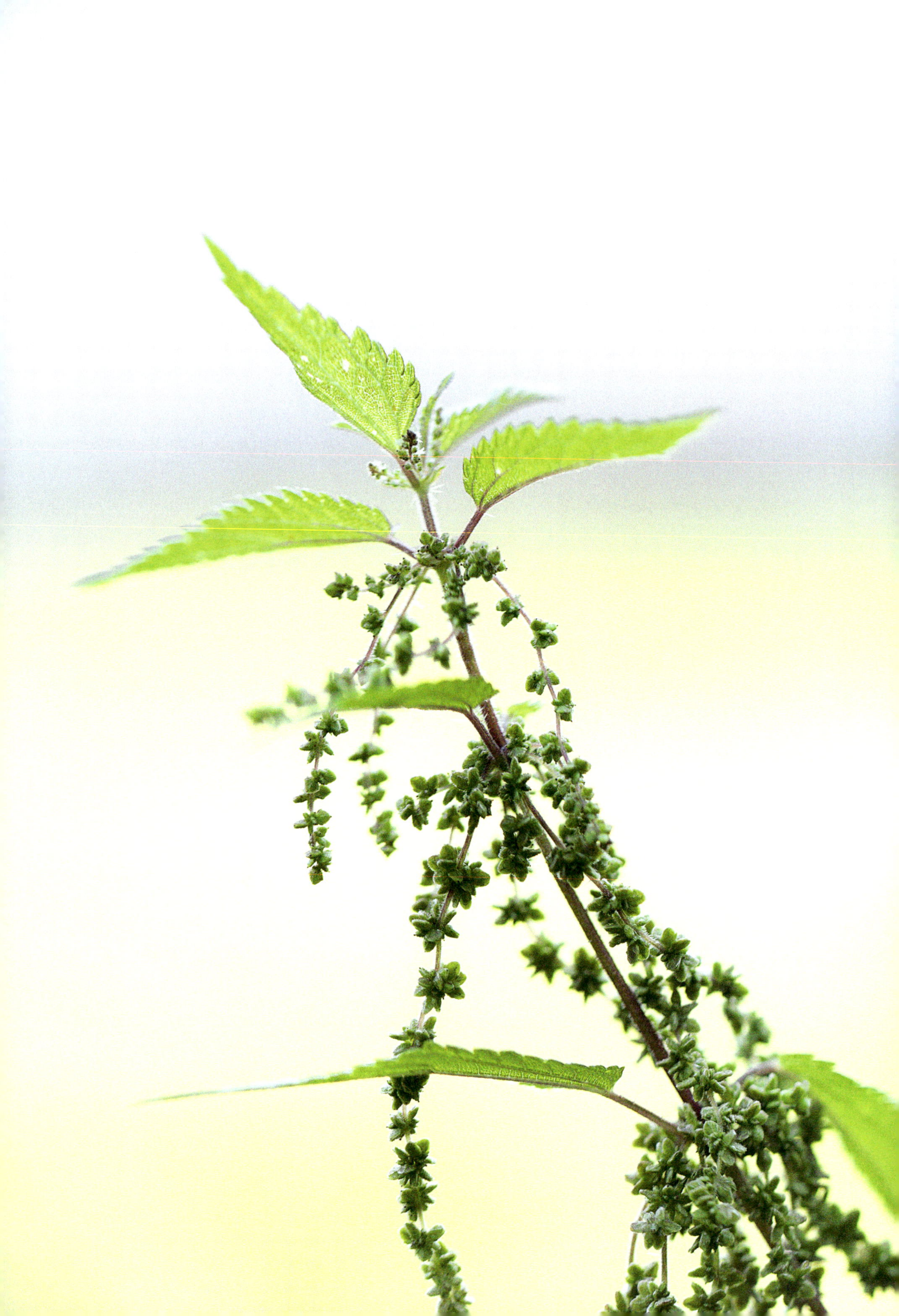

DIE WILD-KRÄUTER

AB IN DIE BOTANIK!

Die sichere Bestimmung der Pflanzenart ist für das Zubereiten und Essen von Wildkräutern die wichtigste Voraussetzung. Für die genaue Beschreibung kommt man um botanische Fachbegriffe nicht herum. Die wichtigsten, die Sie zum Verstehen und Benutzen der Pflanzenporträts kennen müssen, werden auf den nächsten Seiten verständlich erklärt.

Familie – Gattung – Art

Das Reich der Pflanzen, die sogenannte Flora, wird in eine Art „Stammbaum" gegliedert, auf dessen letzten Verzweigungsstufen die verwandtschaftlichen Gruppen Familie, Gattung und Art stehen.

Familie: Pflanzenfamilien haben gemeinsame Merkmale. Kann man eine Pflanze anhand ihrer Merkmale sicher einer bestimmten Familie zuordnen, kann man damit auch abschätzen, wie hoch – oder gering – die Gefahr ist, eine giftige Pflanze vor sich zu haben, und wie genau die Art bestimmt werden muss.

Gattung: Gattungen fassen solche Familienmitglieder zusammen, die ihrerseits wiederum ähnliche Merkmale haben. Im (stets zweiteiligen) botanischen Namen einer Pflanze wird als erstes immer die Gattung genannt.

Art: Jede einzelne Art wird einer bestimmten Gattung zugeordnet. Es kann dabei durchaus Gattungen mit nur einer oder zwei Arten geben. Die Art wird jeweils durch den zweiten Teil des botanischen Namens eindeutig festgelegt, dem sogenannten „Artepitheton".

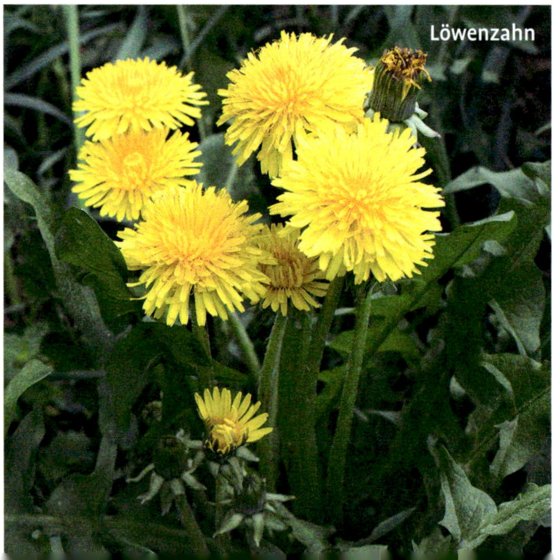
Löwenzahn

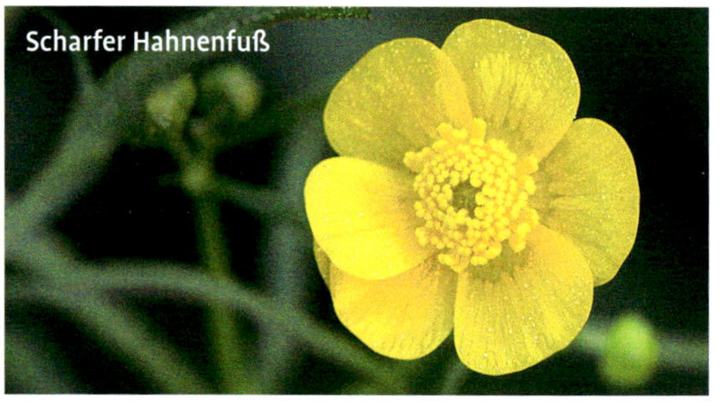
Scharfer Hahnenfuß

Der Name der Pflanze

Kennen Sie die Butterblume? Wahrscheinlich schon. Doch die einen werden damit den essbaren Löwenzahn meinen (*Taraxacum officinale*, links unten), andere den giftigen Scharfen Hahnenfuß (*Ranunculus acris*, oben).
Denn Pflanzen haben oft „von Ort zu Ort" unterschiedliche Namen, die man „Trivial-", „Dialekt-" oder „Volksnamen" nennt. So heißt zum Beispiel der Löwenzahn regional auch Kuhblume, Bettseicher, Pissnelke, Milchbusch oder Muischeckl.

DAS ARTEPITHETON ...

... GIBT UNS HINWEISE AUF DIE EIGENSCHAFTEN ODER DIE TRADITIONELLE VERWENDUNG EINER PFLANZE. SO SAGT UNS ZUM BEISPIEL „*BIENNIS*" BEI DER GROSSEN NACHTKERZE (*OENOTHERA BIENNIS*), DASS DIE PFLANZE ZWEIJÄHRIG WÄCHST (LATEINISCH: *BIENNIS* = ZWEIJÄHRIG), UND BEIM SCHARFEN HAHNENFUSS (*RANUNCULUS ACRIS*) WEIST UNS „*ACRIS*" AUF SEINE ÄTZENDE SCHÄRFE HIN (LATEINISCH: *ACER* = SCHARF).

AUF ZWEI SOLCHER ARTBEZEICHNUNGEN SOLLTE MAN BESONDERS ACHTEN:

- DER NAMENSBESTANDTEIL „*OLERACEUM*" BEDEUTET SO VIEL WIE „GEMÜSE" UND SAGT UNS, DASS DIESE ART IN DER VERGANGENHEIT ALS GEMÜSE ANGEBAUT WURDE UND SOMIT ESSBAR IST. IM DEUTSCHEN ENTSPRICHT DAS DEM „KOHL-" IM NAMEN, WIE ZUM BEISPIEL BEI DER KOHLGÄNSEDISTEL *SONCHUS OLERACEUM*.
- DAS ARTEPITHETON „*OFFICINALIS*" LÄSST DARAUF SCHLIESSEN, DASS ES SICH BEI DER ART UM EINE (ALTE) ARZNEIPFLANZE HANDELT, DENN DIE „OFFIZIN" WAR DER VERKAUFSRAUM EINER APOTHEKE.

Trivialnamen und botanische Namen

Das Beispiel der Butterblume zeigt, dass der Trivialname einer Pflanze nicht eindeutig ist, darum haben Botaniker ein Namenssystem entwickelt.
Der Botaniker Carl von Linné führte Mitte des 18. Jahrhunderts zum Zweck einer eindeutigen Pflanzenbenennung die „binäre Nomenklatur“ ein. Seitdem setzt sich der wissenschaftliche Name einer Pflanze aus zwei Bestandteilen zusammen, dem Namen der Gattung und dem „Artepitheton“. Letzteres kommt von griechisch *epítheton*, „das Hinzugefügte“, und heißt im Zusammenhang mit Pflanzen so viel wie „Beiname, der die Art bezeichnet“. Beim Löwenzahn alias *Taraxacum officinale* ist „*Taraxacum*“ der Gattungsname und „*officinale*“ das Artepitheton.

Lebenszeit der Pflanzen

Die Lebenszeit einer Pflanze – man spricht auch von ihrem Wachstumszyklus – ist die Zeitspanne von der Keimung bis zur Fruchtreife.

Einjährige Pflanzen

Einjährige Pflanzen benötigen von der Keimung bis zur Fruchtreife höchstens ein Jahr. Manche von ihnen überwintern als Samen, andere bereits mit Blättern. Aber alle sterben sie nach der Fruchtreife ab.

Zweijährige Pflanzen

Diese Pflanzen leben zwei Sommer. Sie überwintern zunächst als Same, keimen dann im ersten Jahr und überwintern nochmals als Keimpflanze oder Blattrosette. Im zweiten Frühling treiben sie dann mehr Blätter, im Sommer bilden sie einen Blütentrieb aus. Nach der Fruchtreife sterben sie schließlich ab.

Mehrjährige Pflanzen

Diese ausdauernden Pflanzen leben oft viele Jahre lang, wobei sie jedes Jahr erneut blühen und fruchten.

SAMMELTIPP

PFLANZEN, DIE ZUM ÜBERWINTERN ROSETTEN BILDEN, HABEN OFT EINE BESONDERS LANGE SAMMELSAISON. GEHT DIE SAMMELZEIT AN DEN PFLANZEN DES VORJAHRES ZU ENDE, WACHSEN BEREITS NEUE JUNGPFLANZEN NACH. BEISPIELE DAFÜR SIND DER RAINKOHL UND DIE KNOBLAUCHSRAUKE.

Aufbau einer Blühpflanze

Pflanzen sind grundsätzlich aufgebaut aus dem Spross und der Wurzel.
Der Spross, im ersten Wuchsjahr Trieb genannt, ist durch mehr oder weniger deutlich sichtbare Knoten unterteilt, aus denen Seitensprosse und Blätter wachsen.
Bei krautigen Pflanzen heißt die Sprossachse Stängel, bei Gräsern heißt sie Halm, bei Gehölzen Stamm.

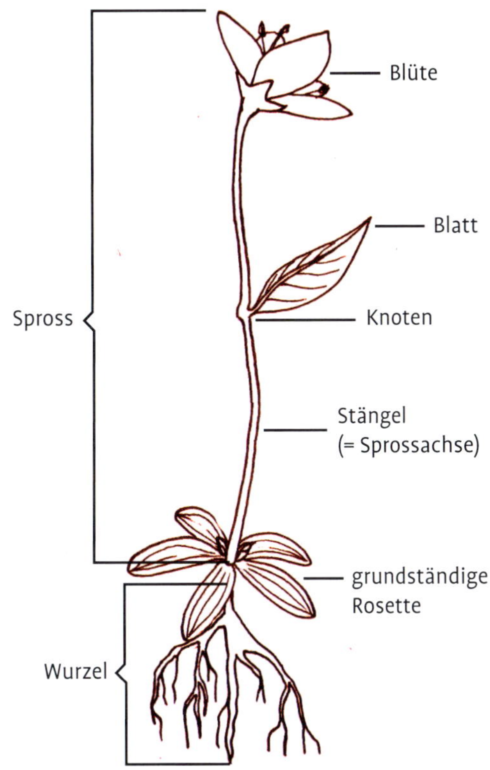

Das Blatt

Ein Blatt besteht aus der Blattspreite, dem Blattstiel sowie dem Blattgrund, mit dem es am Stängel anhaftet. Für die Bestimmung sind auch die Form von Blattspitze und Blattbasis zu beachten.

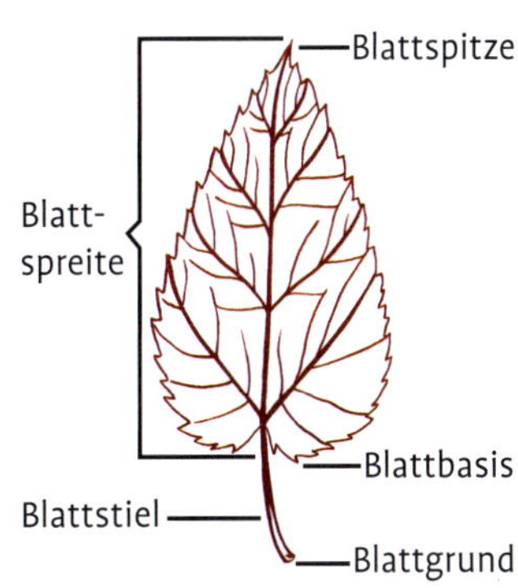

Blattnervatur

Ähnelt das Netz der Hauptnerven einer Hand, nennt man das „handnervig“. Eine Nervatur, die wie eine Feder aufgebaut ist, heißt „fiedernervig“. Ein dritter Typ sind parallel laufende Nerven.

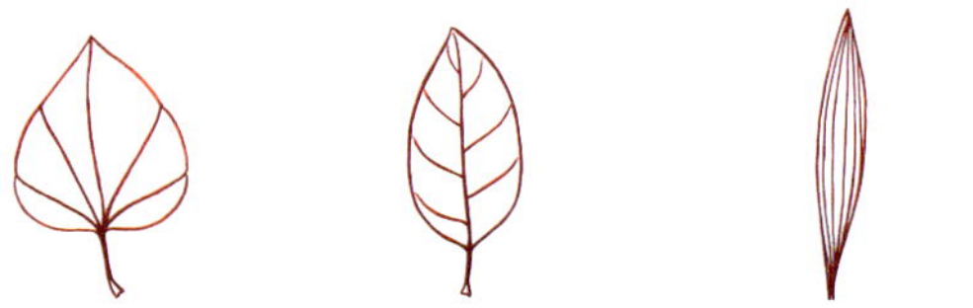

handnervig fiedernervig parallelnervig

Blattform

Wichtige Kennzeichen der **Blattspreite** sind das Verhältnis von Länge zu Breite und die Ausformung der Blattbasis.

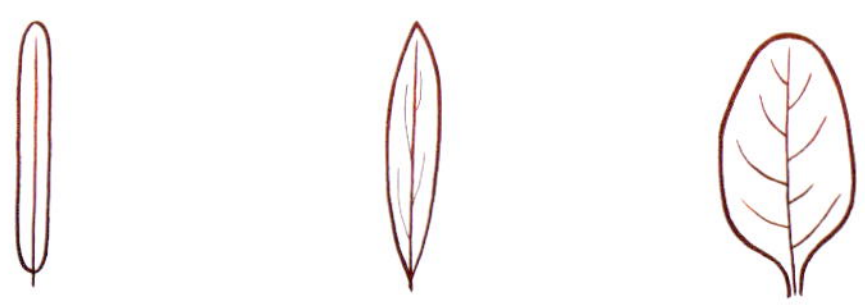

linealisch lanzettlich spatelförmig

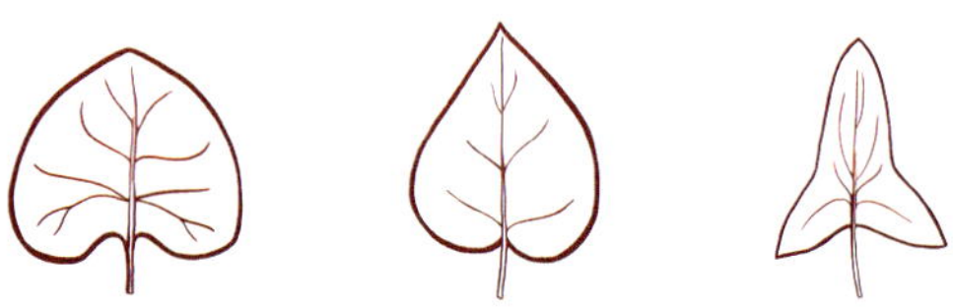

nierenförmig herzförmig pfeilförmig

Bei manchen Formen muss man auch auf die Position der breitesten Stelle achten.

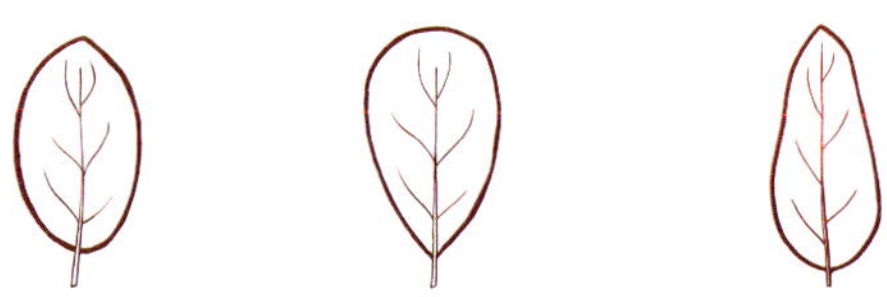

oval verkehrt eiförmig länglich eiförmig

Je nach Nervatur und Tiefe des Einschnitts werden sie „gelappt“ und „geschnitten“ genannt, die Stufen dazwischen (ohne Bild) heißen „gespalten“ und „geteilt“.

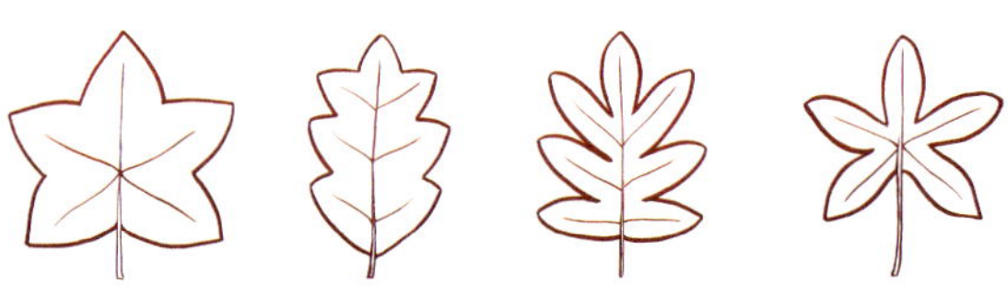

handförmig gelappt fiederlappig fiederschnittig handförmig geschnitten

Sind nur noch einzelne „Blättchen“ durch die Blattnerven verbunden, spricht man von **zusammengesetzten** Blättern, die gefingert oder gefiedert sein können.

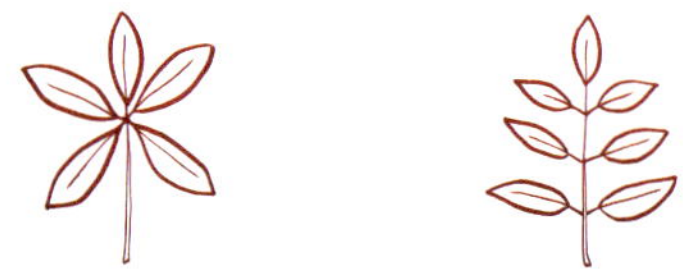

gefingert, hier 5-fingrig gefiedert

Sind die einzelnen Blättchen ganz, nennt man das „einfach gefiedert“. Sind sie ihrerseits gefiedert, spricht man von „zweifach gefiedert“, bei nochmaliger Teilung der so entstandenen Blättchen von „mehrfach gefiedert“. Darüber hinaus gibt es verschiedene Ausformungen.

einfach gefiedert zweifach gefiedert

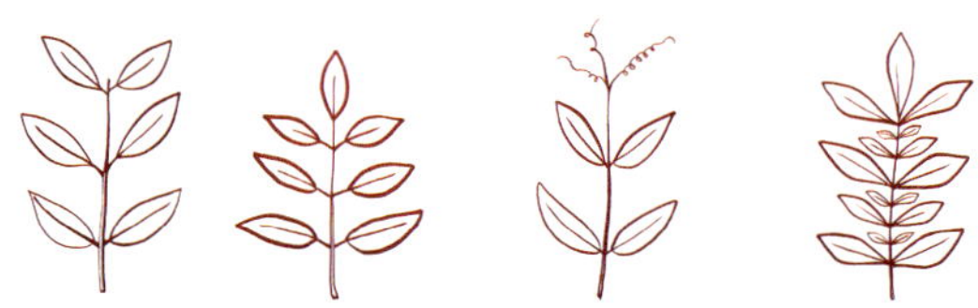

paarig gefiedert unpaarig gefiedert Endblatt zur Ranke umgebildet unterbrochen gefiedert

Blattrand

Der Blattrand ist entweder glatt oder hat ein typisches Muster von runden oder spitzen „Bergen und Tälern“:

a) ganzrandig
b) geschweift
c) gesägt: spitzer Berg, spitzes Tal
d) doppelt gesägt: die „Hänge“ nochmals gesägt
e) gekerbt: runder Berg und spitzes Tal
f) gezähnt: spitzer Berg, rundes Tal, wie bei Briefmarken
g) gebuchtet: runder Berg und rundes Tal
h) bewimpert

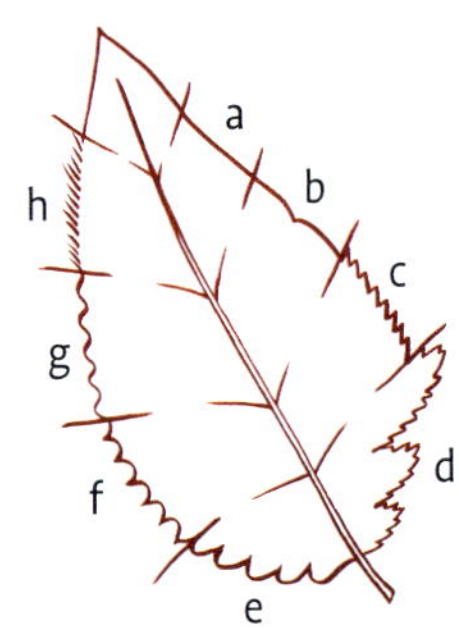

Der Stängel

Der Stängel trägt typische Merkmale einer Pflanzenart oder Pflanzenfamilie, wie etwa die Form seines Querschnitts, die Art, wie die Blätter an ihm angeordnet oder angeheftet sind, oder seine Oberfläche. Letztere kann beispielsweise rau oder weich behaart, bestachelt oder bedornt, gefleckt oder farbig überlaufen sein.

Stängelquerschnitt

Häufige Formen des Stängelquerschnittes sind:

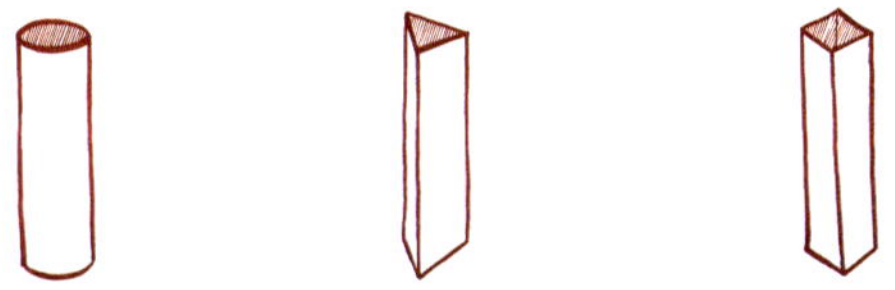

rund | dreikantig | vierkantig

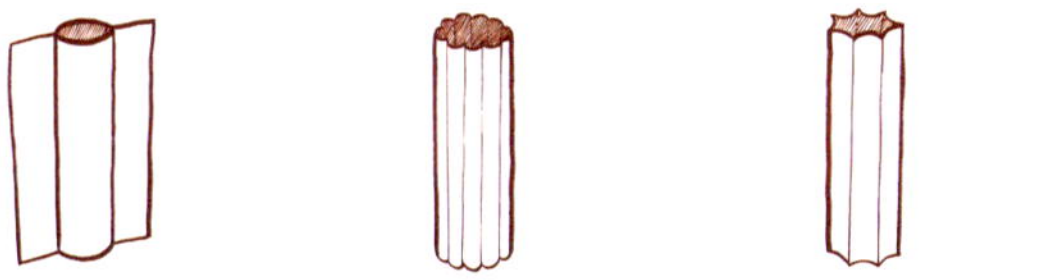

geflügelt | gerieft (feine Längsrillen) | gefurcht (breite Längsrillen)

Blattanordnung am Stängel

Kennzeichnend für eine Pflanze ist auch, nach welchem Muster ihre Blätter am Stängel angeordnet sind.

a) gegenständig: zwei Blätter stehen sich am Knoten gegenüber

b) kreuzgegenständig: gegenständig, am nächsten Knoten um 90 Grad versetzt

c) quirlständig: mehr als zwei Blätter setzen an einem Knoten rund um den Stängel herum an

d) wechselständig: pro Knoten nur ein Blatt, so versetzt, dass die Blätter spiralig übereinanderstehen

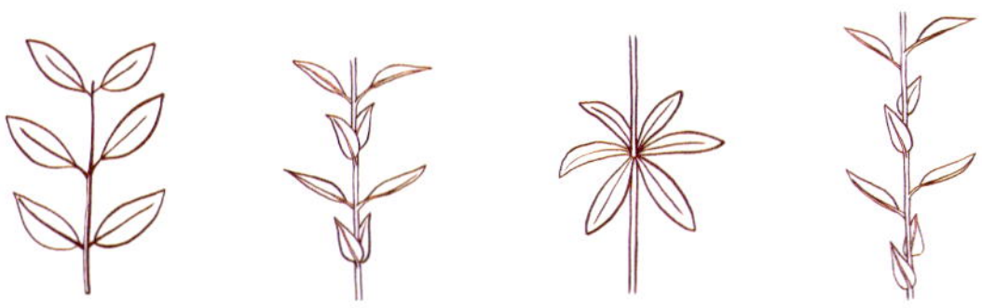

a b c d

Dicht gedrängte Blätter, die direkt aus dem Boden zu wachsen scheinen, nennt man grundständige Rosette. Es gibt sie in zwei Formen:

e) Bei der Vollrosette sind keine Blätter am Stängel

f) Hingegen bei der Halbrosette ist der Stängel beblättert. Die Blätter der Rosette und die Stängelblätter können unterschiedliche Formen haben.

Blattansatz

Die Blätter können auf unterschiedliche Art und Weise am Stängel „befestigt“ sein.

a) sitzend: direkt angeheftet

b) gestielt: mit Stiel angeheftet

c) stängelumfassend: Blattgrund wächst um den Stängel herum

d) herablaufend: Blatt wirkt, als würde es am Stängel hinunterwachsen

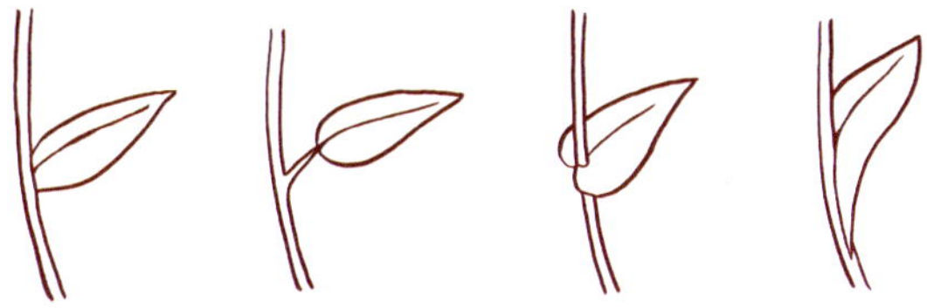

a b c d

Besonderheiten:

a) Blattscheide: eine Art Tasche, aus der der Seitentrieb herauswächst

b) Ochrea: ein Häutchen um den Seitentrieb

c) Nebenblätter an der Stelle der Blattanheftung

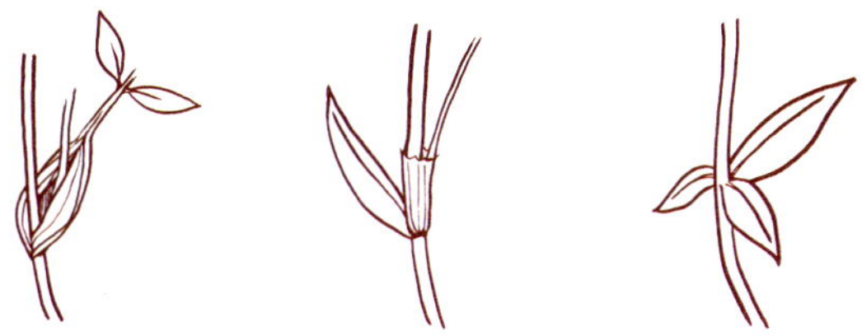

a b c

Die Blüte

Blüten dienen der geschlechtlichen Vermehrung der Pflanze. Aufbau und Aussehen einer Einzelblüte, aber auch die Art der Anordnung mehrerer Blüten zu Blütenständen sind wichtige Bestimmungsmerkmale.

Blütenaufbau

Die sogenannten Fruchtblätter sind der weibliche Part der Geschlechtsorgane. Sie bestehen aus Narbe, Griffel, und Fruchtknoten.
Die Staubblätter, die den Pollen bilden, stellen die männlichen Geschlechtsorgane dar. Sie bestehen aus Staubfaden und Staubbeutel.
Die Frucht- und Staubblätter werden von der Blütenhülle (= Kronblätter + Kelchblätter) geschützt.
Neben zwittrigen Blüten kommen auch rein männliche und rein weibliche Blüten vor. Befinden sich die männlichen und die weiblichen Blüten auf ein und derselben Pflanze, spricht man von einhäusig, sitzen sie jedoch auf getrennten Pflanzen, spricht man von zweihäusig.

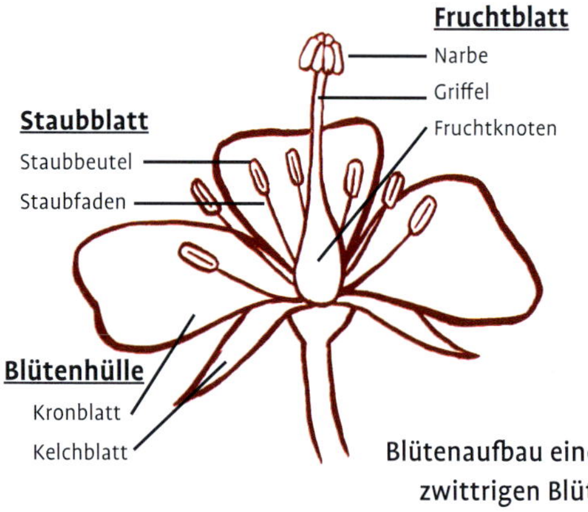

Blütenaufbau einer zwittrigen Blüte

Blütenformen

Die Kron- und Kelchblätter sind unterschiedlich ausgeprägt und angeordnet. Die Kronblätter können „frei" sein, wie hier bei den ausgebreiteten Blüten, oder miteinander verwachsen, wie zum Beispiel bei den glockigen oder trichterförmigen Blüten. Häufige Blütenformen sind:

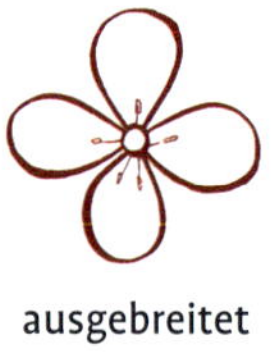

ausgebreitet
4-zählig

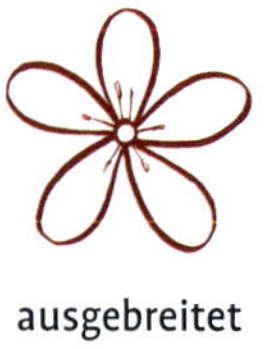

ausgebreitet
5-zählig

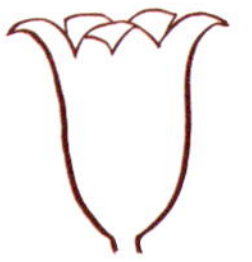

glockig

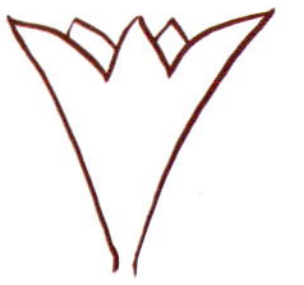

trichterförmig

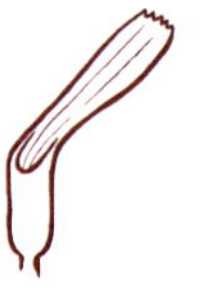

Zungenblüte

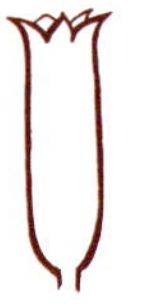

Röhrenblüte

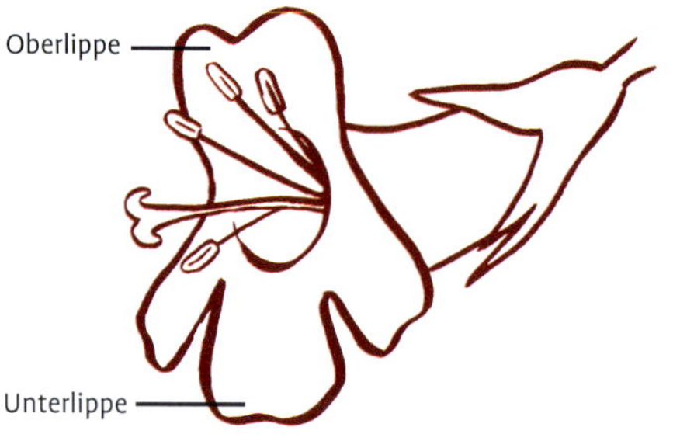

Lippenblütler-Blüte

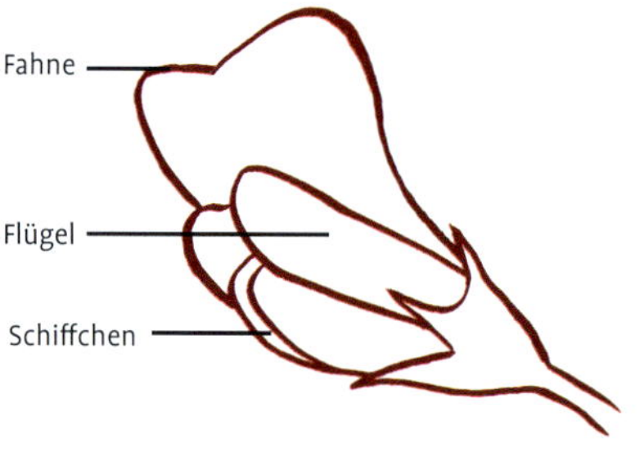

Schmetterlingsblütler-Blüte

Blütenstände – Fruchtstände

Die Blüten – und damit auch die Früchte, die sich aus ihnen entwickeln – können einzeln am Stängel stehen, sind aber meist in einem sogenannten Blütenstand organisiert. Oft bilden sie einen Schirm, der in seinem Aufbau aber ganz unterschiedlich sein kann.

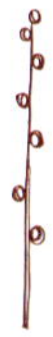

Ähre: sitzende Blüten

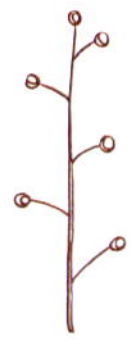

Traube: gestielte Blüten

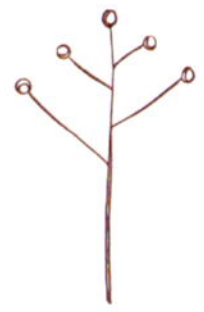

Schirmtraube/ schirmförmige Traube

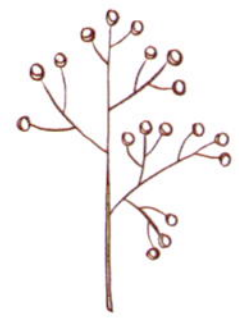

Rispe: eine mehrfach verzweigte Traube

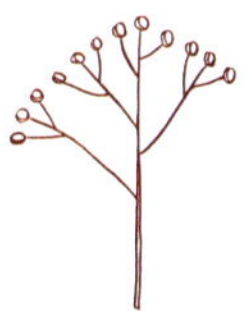

Schirmrispe: eine schirmförmige Rispe

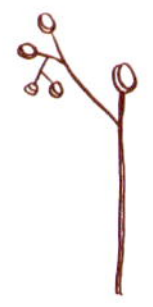

Wickel: schneckenartig eingerollt, die Endblüte öffnet sich immer zuerst

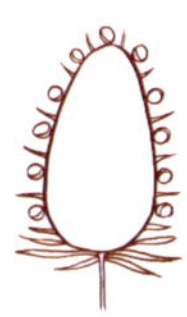

Köpfchen: Blüten sitzen an einer kugelig verdickten Sprossachse

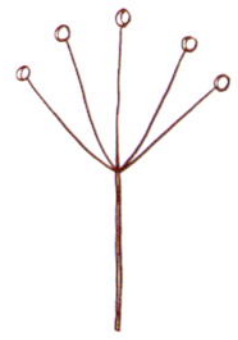

Dolde: mehrere Blüten entspringen einem Punkt

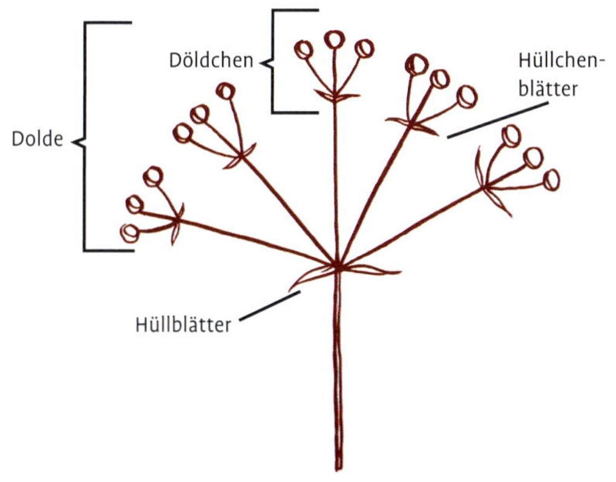

Doppeldolde: Dolde mit weiterer Dolde am Ende jedes Blütenstiels

Früchte und Samen

Nach der erfolgreichen Befruchtung entwickelt sich aus dem Fruchtknoten der Blüte die Frucht, die die Samen trägt. Der Typ der Frucht und ihre Ausprägung ist jeweils typisch für die Pflanzenfamilie und die Pflanzenart.

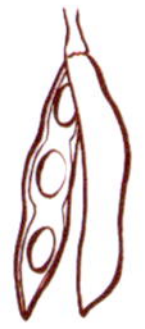

Hülse: ohne Zwischenwand

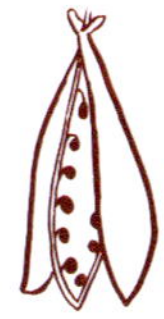

Schote: mit Zwischenwand

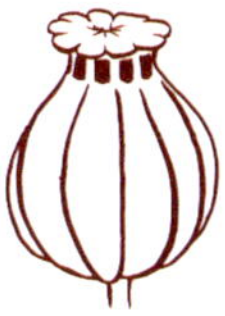

Kapsel

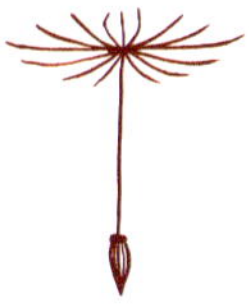

Samen mit Pappus

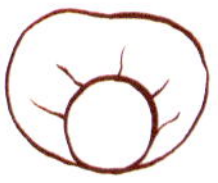

Geflügelter Samen

Wurzeln, Zwiebeln und Rhizome

Wurzeln sorgen nicht nur für eine feste Verankerung der Pflanze, sondern auch für ihre Versorgung mit Wasser und Nährstoffen sowie für die Speicherung von Energie. Rhizome und Zwiebeln sind keine Wurzeln, sie sind vielmehr unterschiedlich ausgeformte unterirdische Teile der Sprossachse. Auch sie enthalten Speicherstoffe.

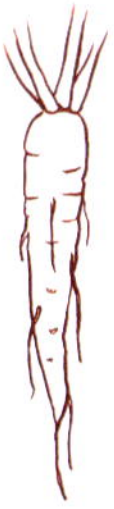

Pfahlwurzel

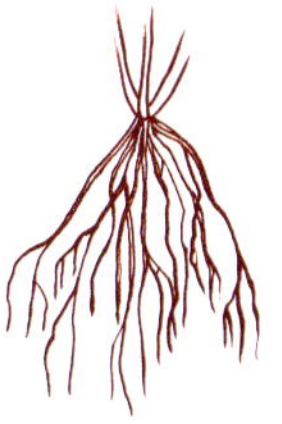

Faserwurzel

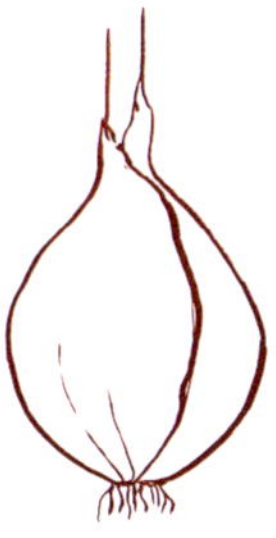

Zwiebel

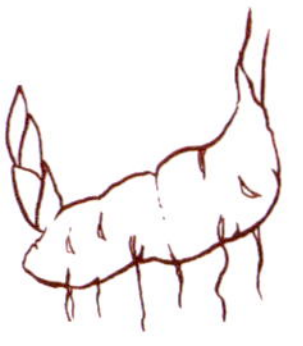

Rhizom

PFLANZEN BESTIMMEN MIT ALLEN SINNEN

Eine Pflanze nur genau anzuschauen, reicht zwar oft, aber durchaus nicht immer, um sie zweifelsfrei identifizieren zu können. Doch zum Glück haben wir nicht nur einen, sondern fünf Sinne, die uns beim Erkennen der Pflanzen helfen können.

Sehen

Schon aus einem gewissen Abstand erkennt man die Größe, die Wuchsform und den Habitus einer Pflanze. Wir nehmen wahr, ob die Pflanze mehr in die Breite oder in die Höhe wächst, ob ihr Laub eher dicht oder licht ist, die Blüten sich nur an der Spitze befinden oder über die ganze Pflanze verteilt sind, und natürlich können wir die Farbe von Blüten und Laub sehen.
Kommen wir näher, erkennen wir auch die Form der Blätter und die Beschaffenheit des Blattrands, entdecken Details wie die Farben und Zahl der Staubgefäße oder die Form von Knospen und Samen.

Fühlen

Das Fühlen vermittelt uns ganz andere Eindrücke von der Beschaffenheit einer Pflanze:
Wir spüren zum Beispiel die Festigkeit oder Zartheit der Blätter, die Dichte und Art der Behaarung oder eine klebrige Bemehlung.

Riechen

Pflanzen haben nicht selten einen sehr typischen Geruch. Häufig sind dafür ätherische Öle verantwortlich. Reibt man die Blätter etwas zwischen den Fingern, werden diese freigesetzt.
Auch bei dem Erkennen von Giftpflanzen kann der Geruch helfen. So verrät sich etwa der tödlich giftige Schierling durch seinen Geruch nach Mäuseurin, und der essbare Bärlauch riecht, anders als seine giftigen Doppelgänger Maiglöckchen und Herbstzeitlose, deutlich nach Knoblauch.

Hören

Zunächst mag es überraschen, dass auch der Hörsinn beim Erkennen wichtiger Eigenschaften helfen soll. Reibt man aber an sehr rau behaarten Blättern, entsteht dabei ein deutlich wahrnehmbares Geräusch. So kann man zum Beispiel den essbaren Beinwell (rau behaart und deutlich hörbar) vom sehr giftigen Fingerhut (weich behaart und daher lautlos) unterscheiden.

Schmecken

Der Geschmack ist sehr charakteristisch für eine Pflanze und trägt infolgedessen auch zu ihrer eindeutigen Identifizierung bei. So schmecken Blätter der Vogelmiere nach jungen Erbsen und Blätter des Gänsefußes nach Spinat.

VORSICHT!

PROBIEREN SIE PFLANZEN NUR, WENN EINE FACHKUNDIGE PERSON IHNEN DIE WILDEN KOSTPROBEN ANBIETET ODER WENN SIE SICH HUNDERTPROZENTIG SICHER SIND, DASS DIE PFLANZE NICHT GIFTIG IST.

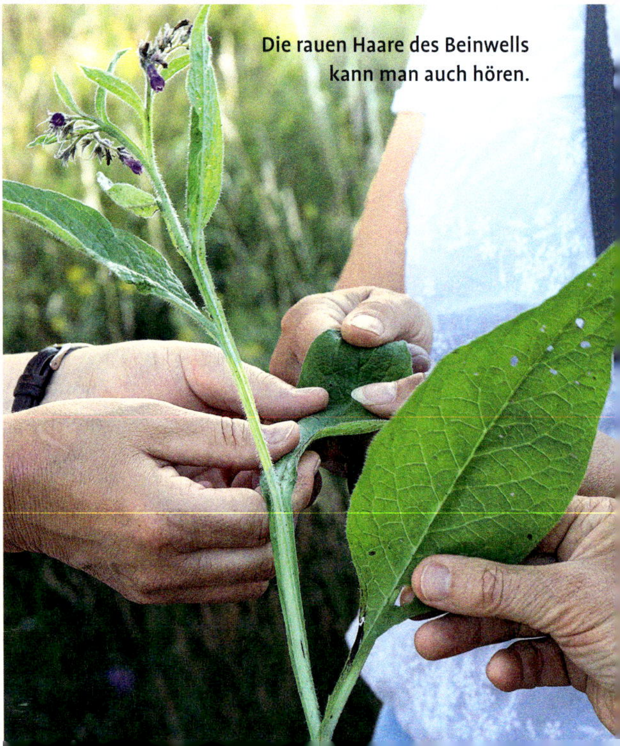

Die rauen Haare des Beinwells kann man auch hören.

DIE PFLANZENPORTRÄTS

In den Pflanzenporträts werden Ihnen viele unserer essbaren Wildpflanzen genauer vorgestellt. Aus dem reichen Fundus der Pflanzen wurden dafür diejenigen ausgewählt, die zum einen häufig vorkommen, zum andern relativ leicht zu bestimmen sind – und vor allem gut schmecken.

Zunächst werden einzelne Pflanzenarten beschrieben, dann folgen viele weitere Arten, gruppiert nach Familien, jeweils eingeleitet von einer Beschreibung der Familiengemeinsamkeiten und einer Liste verwandter Kulturgemüse. Das hilft beim Bestimmen der Pflanzen sowie bei der Einschätzung ihrer potenziellen Giftigkeit und ihres Geschmacks.
Ein Schwerpunkt der Pflanzenporträts liegt auf der Verwendung der jeweiligen Pflanze in der Küche. Fragen wie „Welche Teile der Pflanze sind essbar?“, „Wie schmeckt die Pflanze?“, „Kann ich sie roh essen?“ oder „Wie kann ich sie zubereiten?“ werden hier beantwortet.

Die Sammeluhr

Bei jedem Pflanzenporträt ist eine sogenannte Sammeluhr eingefügt. Sie stellt die Sammelzeiten aus dem Sammelkalender (Seite 22) grafisch dar.
Im Jahreskreis sind die Sammelzeiten für alle Pflanzenteile farbig gekennzeichnet: im zweiten Ring für Blätter und ganze Pflanzen, im dritten Ring für Blüten, im vierten für Früchte und Samen und im innersten Ring für die Wurzeln. Die Buchstaben S, T und K markieren den Zeitraum, in dem Blattstiele (S), Triebe (T) und Knospen (K) erntereif sind.
So sehen Sie für jede Pflanzenart auf einen Blick die Erntezeiten für alle Pflanzenteile im Jahreslauf.

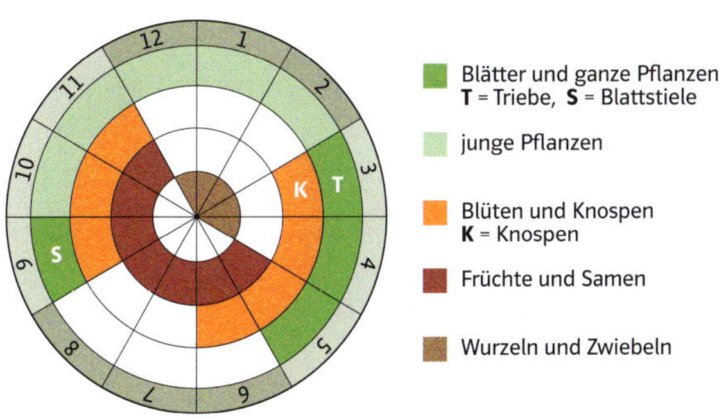

Leicht zu verwechseln mit ...

Achten Sie in den Porträts unbedingt auf die Liste der leicht zu verwechselnden Pflanzen sowie die kleinen Fotos: Leicht abgesetzte Bilder zeigen ungenießbare und giftige Arten.
Die Auswahl der aufgeführten ähnlichen und leicht zu verwechselnden Pflanzen ist allerdings subjektiv, es sind die Pflanzen, von denen ich denke, dass man sie leicht verwechseln kann, oder solche, die in der Literatur als ähnliche Pflanzen genannt werden. Doch da jeder anders wahrnimmt und daher andere Pflanzen als Doppelgänger ansieht, können die Listen niemals vollständig sein.

Erklärung der Symbole

● (grün)	Essbare Pflanze
● (braun)	Ungenießbare Pflanze
● (orange)	Leicht giftige Pflanze
● (rot)	Stark bis tödlich giftige Pflanze

Die Inhaltsstoffe

Für jede vorgestellte Pflanzenart werden auch typische Inhaltsstoffe genannt. Da aber nur wenige Pflanzenarten in dieser Hinsicht wirklich gut untersucht sind, werden wohl durchweg weniger Inhaltsstoffe aufgeführt, als tatsächlich enthalten sind.

Erklärung der Symbole

(+)	Als gut bewerteter Inhaltsstoff
(!)	Dieser Inhaltsstoff kann schädlich sein, z. B. wenn er zu oft und in zu großen Mengen aufgenommen wird. Weitere Details zu den Inhaltsstoffen ab Seite 277.

(•)	Einjährige Pflanze
(••)	Zweijährige Pflanze
(∞)	Mehrjährige Pflanze

Erklärungen dazu auf Seite 49.

TIPPS ZUM WEITERLERNEN

- Bitte beachten Sie, dass die hier zusammengestellten kurzen Porträts nicht ausreichen, um das sichere Bestimmen der Pflanzen zu erlernen, vor allem wenn Sie noch keine oder nur geringe Kenntnisse in der Pflanzenbestimmung mitbringen.
- Verwenden Sie zusätzlich Bestimmungsbücher oder -Apps. Probieren Sie beides mit Pflanzen aus, die Sie schon kennen, um den Umgang mit diesen Bestimmungshilfen zu lernen. Verlassen Sie sich nie hundertprozentig auf Apps. Diese können oft nur erste Hinweise geben, um welche Pflanze es sich handeln könnte (siehe Empfehlungen im Serviceteil).
- Nehmen Sie an geführten Wildkräuterwanderungen zu verschiedenen Jahreszeiten und in verschiedenen Habitaten teil.
- Suchen Sie sich ein oder mehrere „Reviere“, die Sie regelmäßig aufsuchen, und beobachten Sie „Ihre“ Pflanzen im Jahreslauf.
- Nehmen Sie sich nicht zu viel vor. Ernten Sie zunächst diejenigen Pflanzen, die Sie schon sicher kennen, und lernen Sie in jeder Saison nur wenige neue Pflanzen dazu. Schauen Sie einfach, welche wilde Pflanze Ihnen gerade über den Weg läuft – oder Sie ihr.

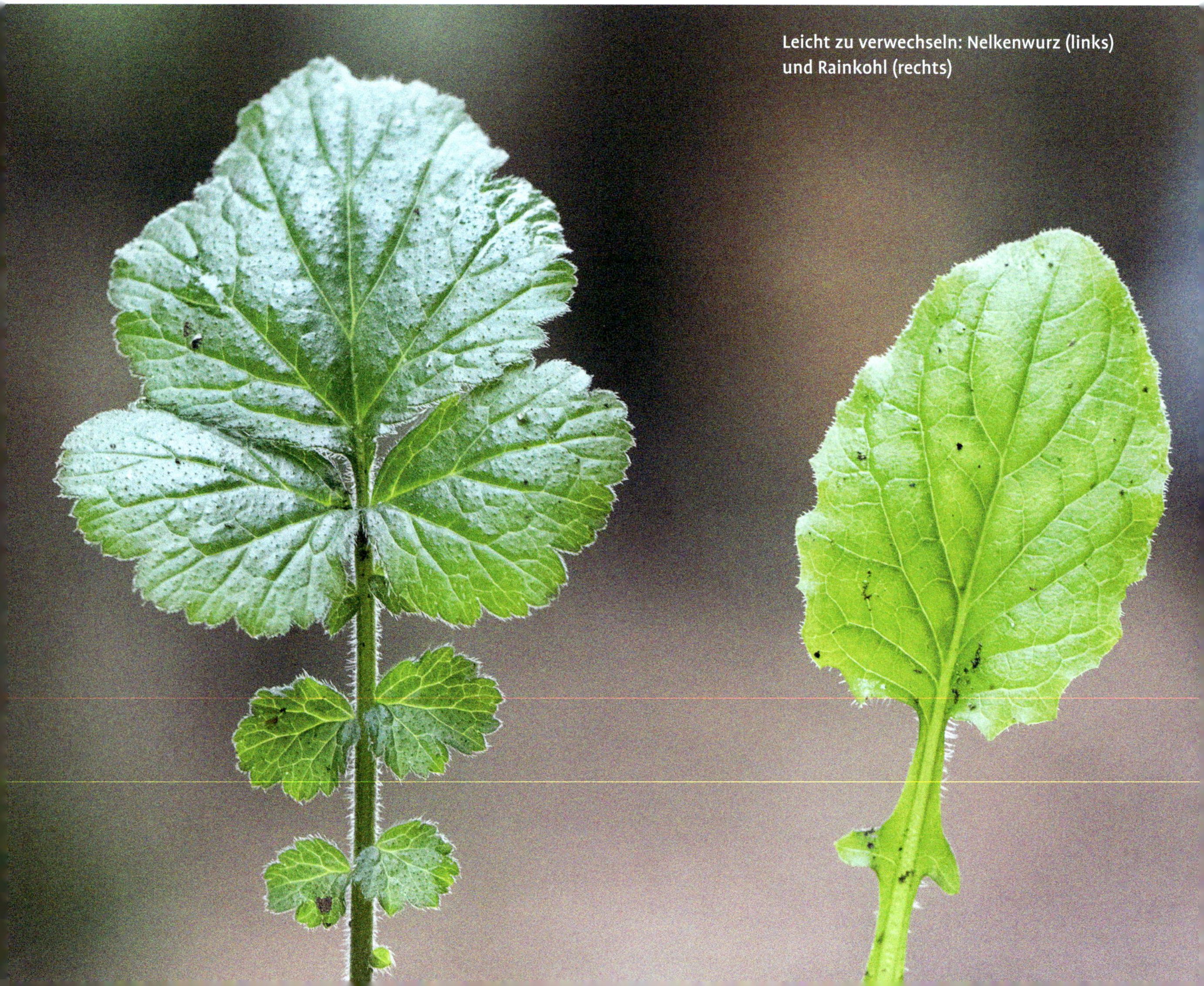

Leicht zu verwechseln: Nelkenwurz (links) und Rainkohl (rechts)

WILDPFLANZEN VON A BIS Z

aus vielen Familien

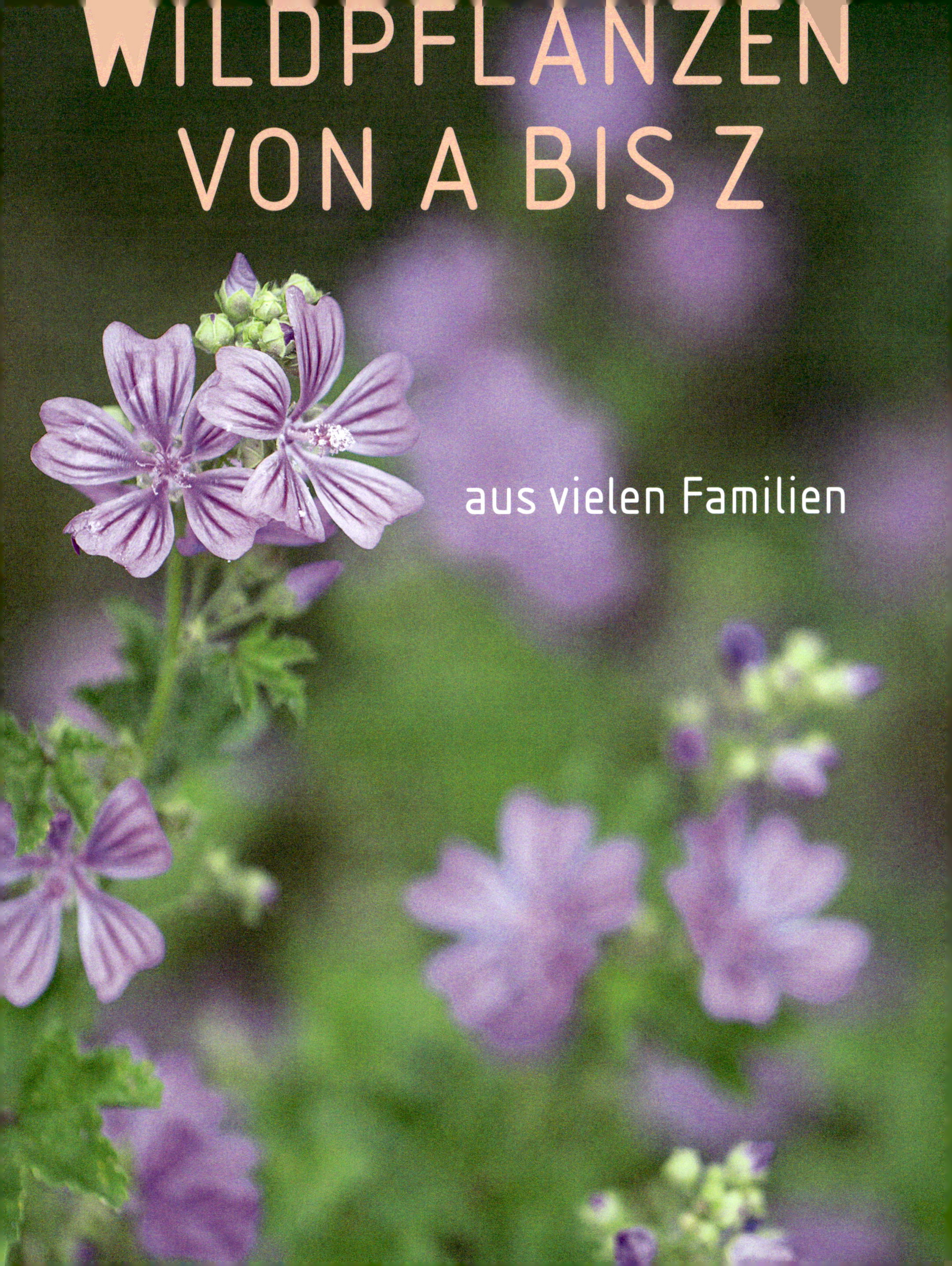

Bärlauch

Allium ursinum (Narzissengewächse)

Laub- und Auwälder, schattige Parks

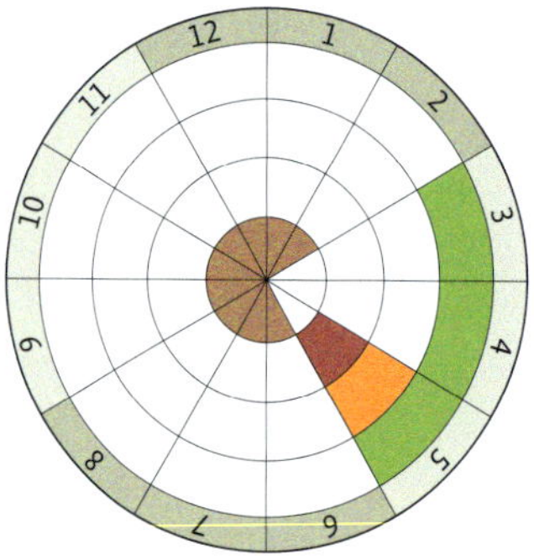

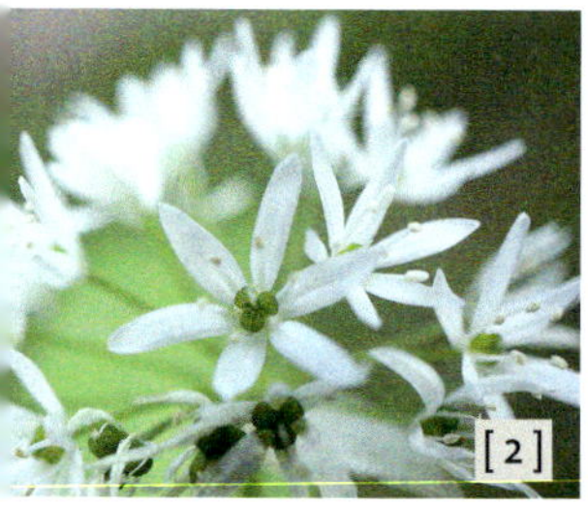
[2]

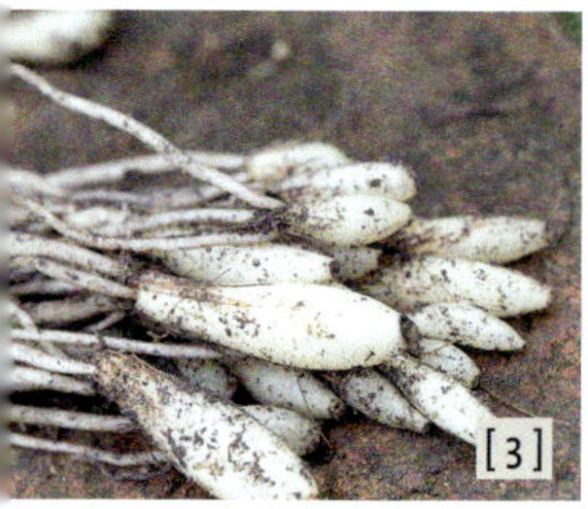
[3]

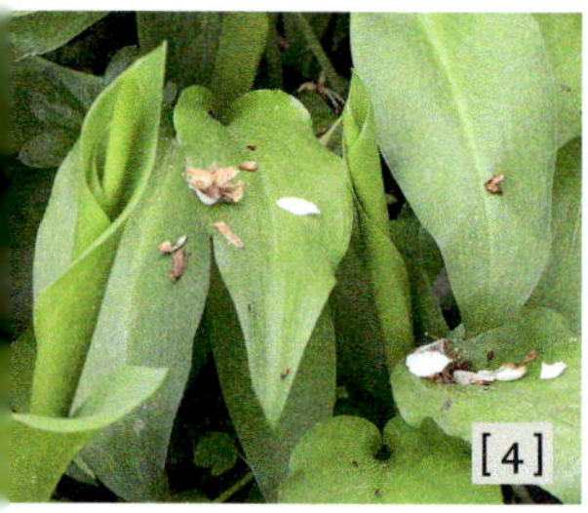
[4]

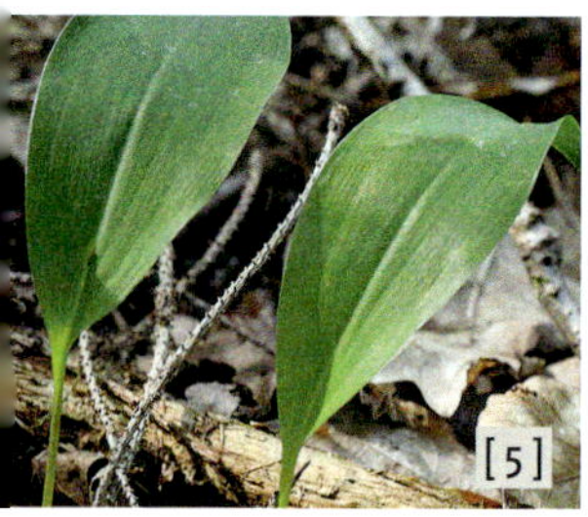
[5]

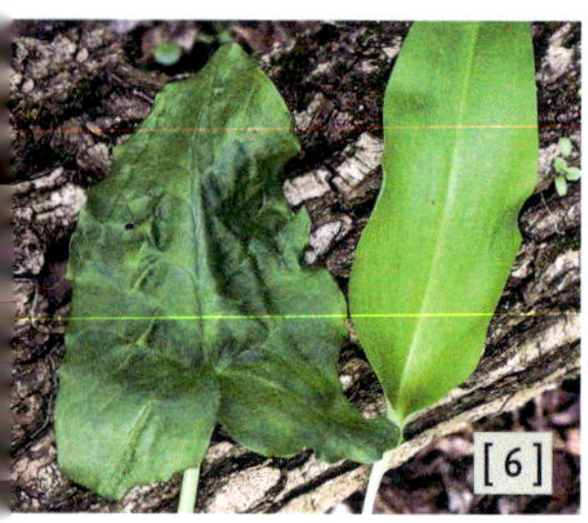
[6]

Typische Merkmale

- *Lang gestielte, lanzettförmige, weiche, manchmal wellige Blätter mit paralleler Nervatur [1, 6 rechts], die ab der Fruchtreife einziehen*
- *Blattlose Stängel mit sternförmigen, weißen Blüten in einer Dolde [2]*
- *Kugelige, grüne Früchte in Dreiergruppen [2]*
- *Eine längliche, helle Zwiebel [3]*
- *Knoblauchgeruch*

Leicht zu verwechseln mit:

- Berliner Lauch oder Wunderlauch: schmälere Blätter
- Maiglöckchen [4 links: junge, noch eingerollte Blätter]: größte Verwechslungsgefahr nach der Bärlauchzeit, wenn die Maiglöckchenblätter nicht mehr paarweise, sondern dann einzeln stehen! [5]
- Aronstab [6 links]: pfeilförmige Blätter, netzartige Nervatur; Herbstzeitlose: kein Blattstiel

Inhaltsstoffe

(+) Ätherisches Öl mit Allicin (Lauchöl), Vitamin C

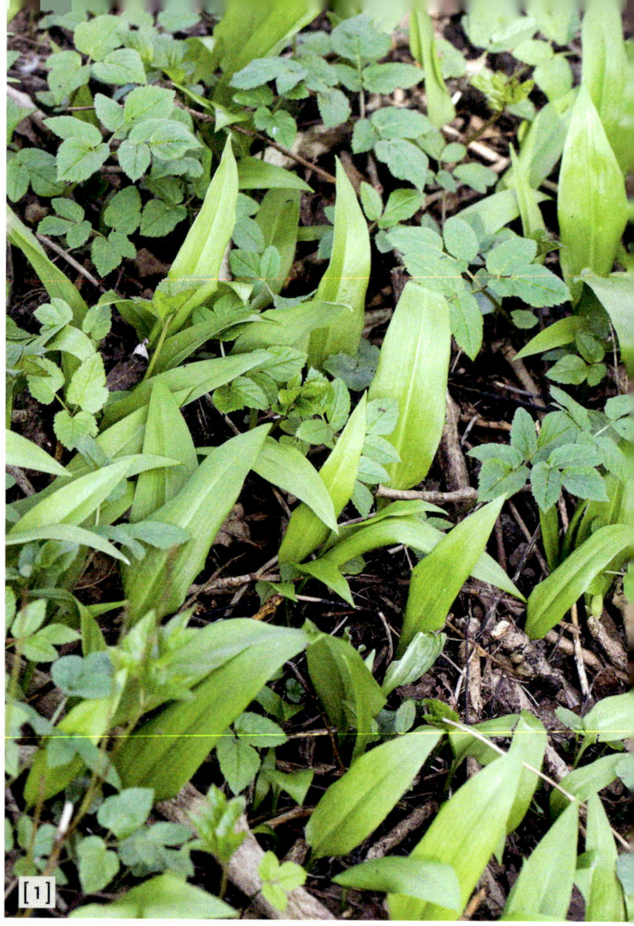
[1]

Dem Bärlauch haftet nicht mehr das Image von „Unkraut“ an. Er hat den „Aufstieg“ in die Alltagsküche geschafft – was viele andere unserer wild wachsenden Pflanzen ebenso verdienen würden. Ein deutliches Zeichen dafür ist, dass er im Frühjahr in Discountern angeboten wird und Bärlauch-Pesto ein Standardprodukt bei den Nudelsoßen ist. Der Bärlauch hat aber noch mehr zu bieten als nur seine knoblauch-würzigen Blätter. Er kann tatsächlich das ganze Jahr beerntet werden: erst die Blätter und Blütenknospen, dann die Blüten und Früchte und zuletzt auch noch seine köstlichen, kleinen Zwiebelchen. Die Mischung aus Lauch- und Knoblaucharoma macht den Bärlauch einzigartig unter den wilden Pflanzen. Den Klassiker Bärlauch-Pesto kann man auch aus den weißen Blüten zubereiten. Die Knospen wie auch die kugeligen, scharf schmeckenden Früchte sind roh, aber ebenso einlegt oder fermentiert eine kleine Überraschung im Salat. In Kartoffel- und Getreidesalaten können die knackigen, milden Stängel die Zwiebeln ersetzen. Die schwarzen, recht harten Samen eignen sich zum Würzen. Mit den Zwiebelchen lassen sich Essig und Öl aromatisieren. Man verwendet sie auch roh als milden Knoblauch. In Olivenöl gebraten sind sie ein knuspriges Topping auf Fisch, Steak oder Püree.

Beinwell

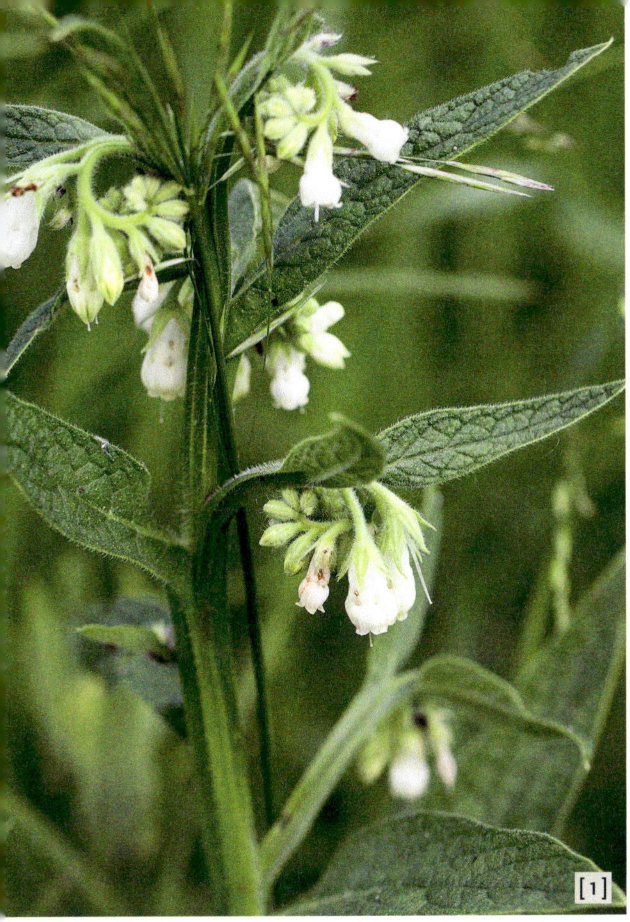
[1]

Symphytum officinale (Raublattgewächse)

Feuchte Wiesen, Gräben, Bruchwälder

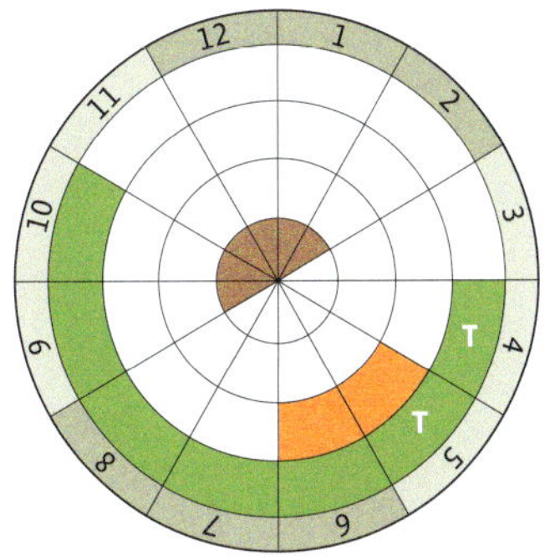

Feuchte Wiesen, Grabenränder und der Uferbereich von Flüssen und Bächen sind die Heimat des Beinwells. Mit seinen bunten Blüten, die in allen Varianten von Rosa, Pink und Violett, manchmal auch weiß blühen, erfreut er uns auf unseren Spaziergängen, noch mehr aber die Hummeln und Bienen. Seine langen Blüten fordern sie heraus, denn ihr Nektar ist schwer zu erreichen. Die Hummeln sind da rabiat und beißen einfach seitlich ein Loch in die Blüte – durch das sich dann auch die Bienen bedienen.

Für die Wildkräuterküche bietet der Beinwell wie kaum eine andere Wildpflanze sehr große Blätter an, die man zum Einwickeln und Verpacken, zum Schmoren, Frittieren und Grillen nutzen kann. Klein geschnitten sind die jungen Blätter ein schmackhaftes, mildes Grün. Wie der verwandte Borretsch, der durch das milder werdende Klima bei uns immer häufiger verwildert, schmeckt der Beinwell leicht nach Gurke. Die jungen, noch knospigen Triebe [4] gelten in Italien als Delikatesse und auch die jungen Stängel lassen sich roh und gegart vielfältig zubereiten. Der niedrigere, wenig verzweigte, gelb blühende Knotenbeinwell [5] wächst in Misch- und Laubwäldern. Er kann genauso verwendet werden wie der Echte Beinwell. Ebenfalls essbare Verwandte sind Vergissmeinnicht und Echter Natternkopf.

Typische Merkmale

- *Verzweigter, rau behaarter, geflügelter Stängel, kantig, hohl, bis 2 m hoch [1]*
- *Blätter ganzrandig [6 rechts], lanzettlich bis eiförmig, zugespitzt [1, 2], lang am Stängel hinablaufend [1], rau behaart*
- *Grundblätter lang gestielt, bis zu 50 cm lang*
- *Blütenstand ist ein Wickel [1, 3]*
- *Röhrig glockige Blüten mit fünf Kronblättern in Weiß, Rosa, Pink, Violett oder auch Gelb [1, 3, 5]*
- *Vierteilige Frucht (Klausen)*
- *Fleischiges Rhizom mit schwarzer Schale und weißem Fleisch*

Leicht zu verwechseln mit:

- Meerrettich und Stumpfblättriger Ampfer: unbehaarte Blätter
- Fingerhut: sehr weich behaarte Blätter mit gekerbtem Rand [6 links]

Inhaltsstoffe

(+) Kalium, Schleimstoffe, Gerbstoffe, Phytosterole, Allantoin, Triterpene

(!) Pyrrolizidinalkaloide

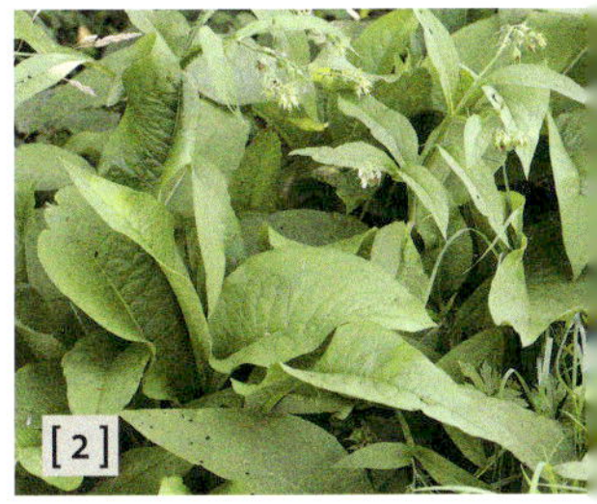
[2]

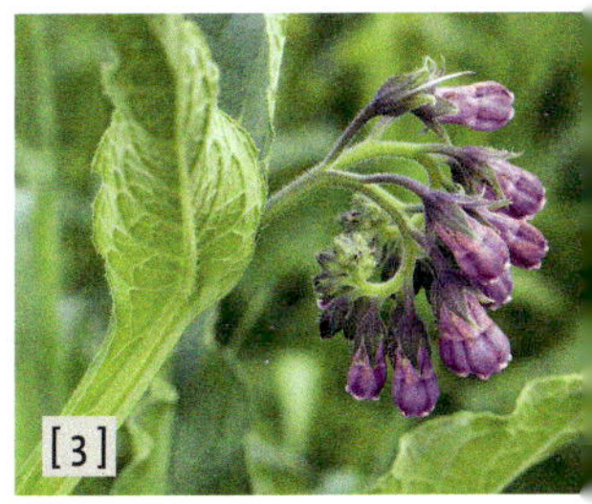
[3]

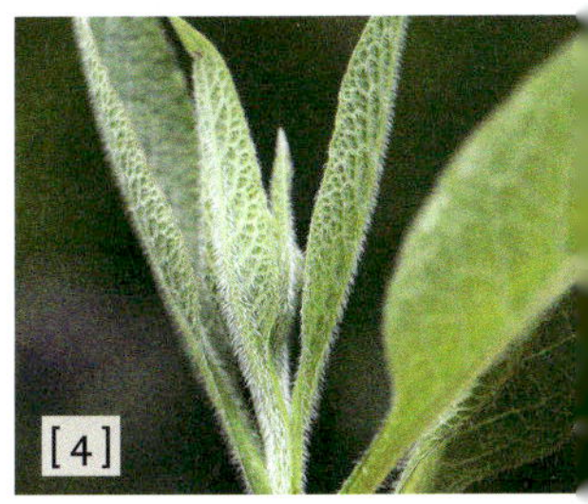
[4]

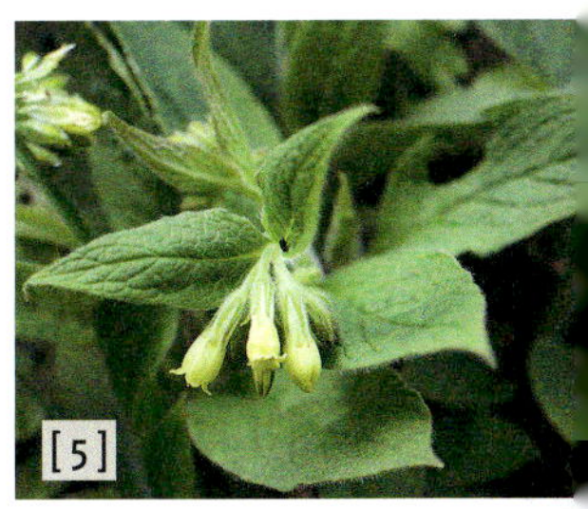
[5]

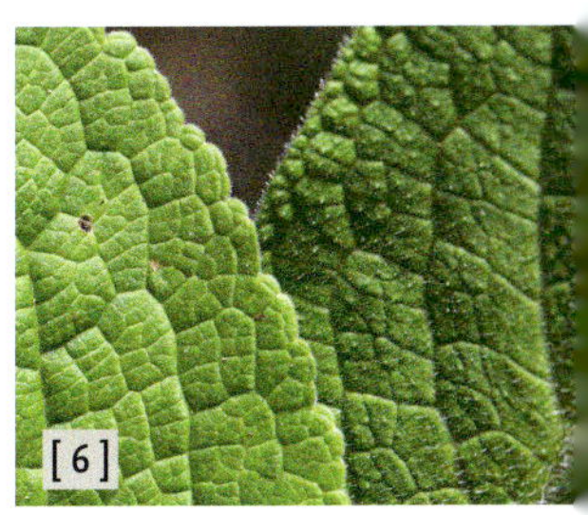
[6]

Große Brennnessel

Urtica dioica (Nesselgewächse)

Nährstoffreiche Böden, Waldränder, Waldwege, Hecken

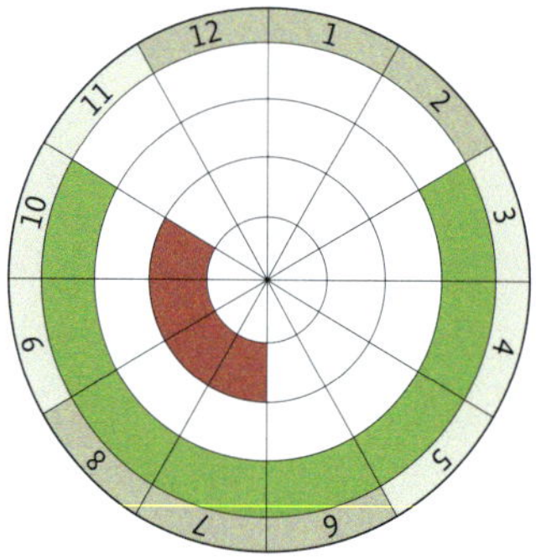

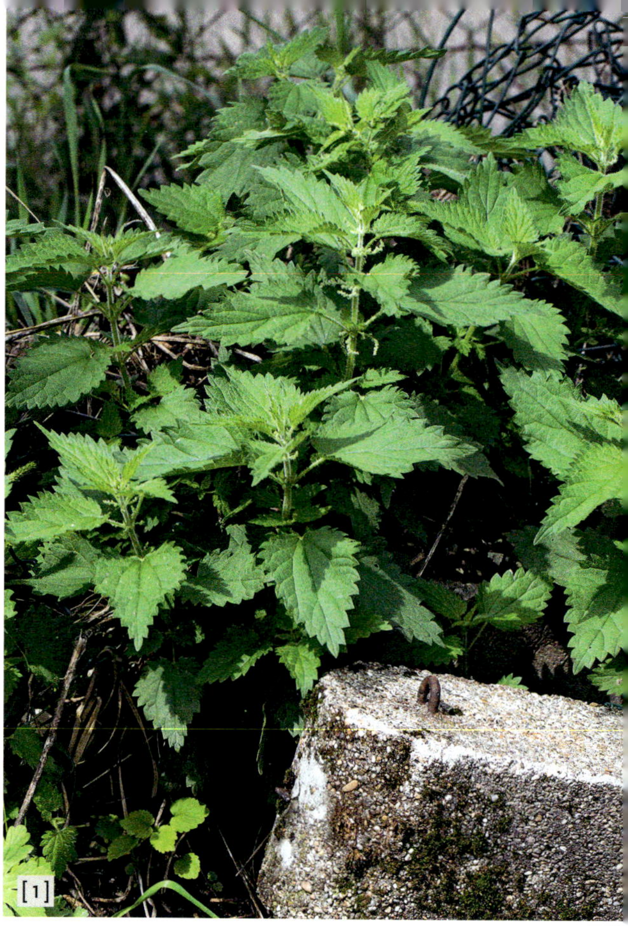
[1]

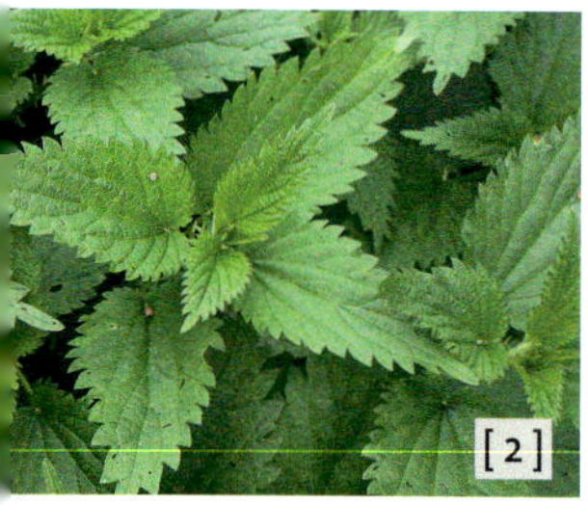
[2]

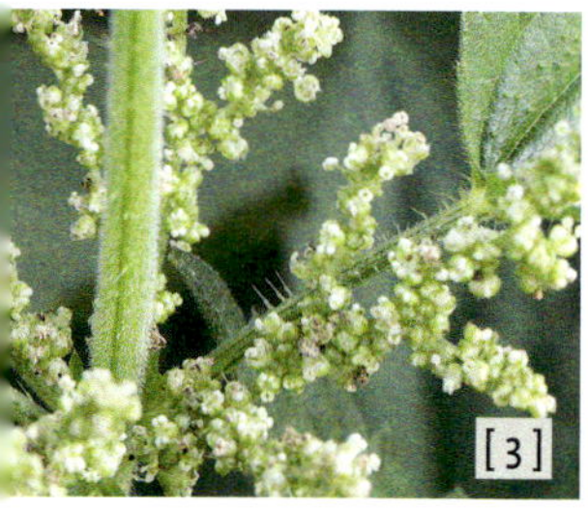
[3]

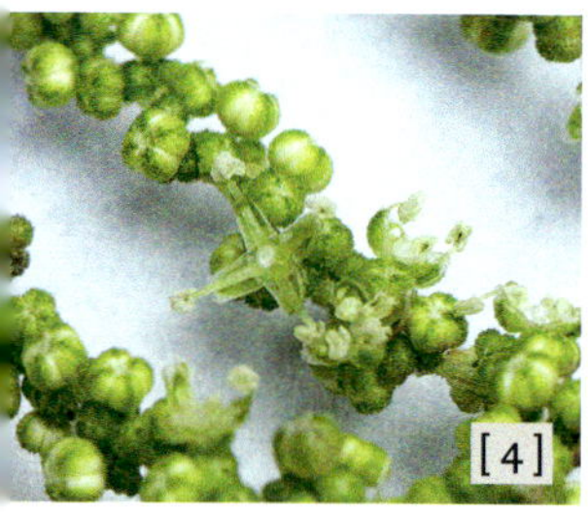
[4]

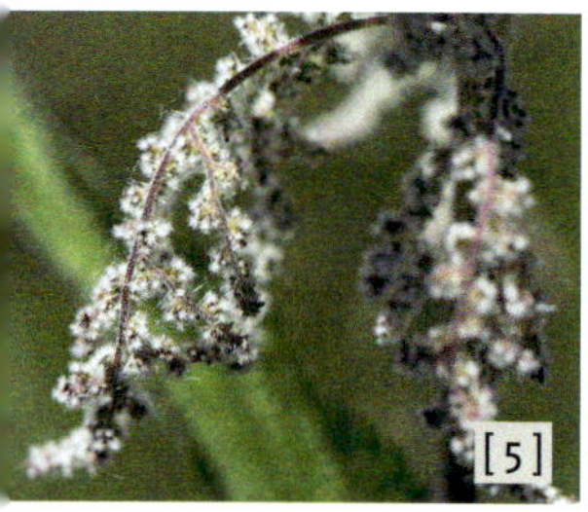
[5]

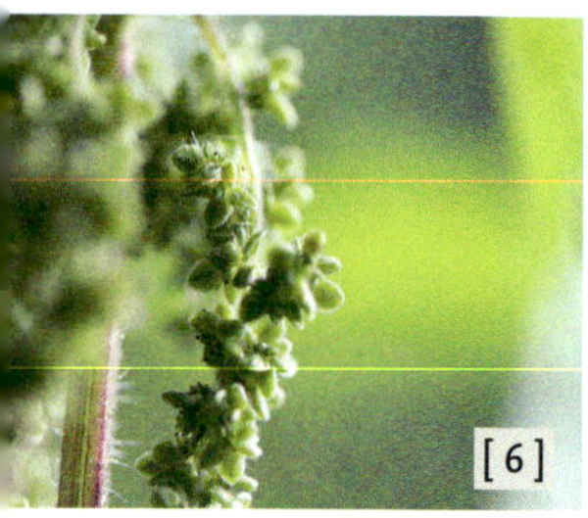
[6]

Typische Merkmale

- *Stängel vierkantig [3], Blätter kreuzgegenständig, eiförmig-länglich, Rand gesägt [2]*
- *Brennhaare an Stängeln, Blättern und Blütenrispen [3]*
- *Zweihäusig, das heißt, es gibt männliche und weibliche Pflanzen*
- *Männliche Blütenknospen gelblich und kugelig, nach dem Öffnen erscheinen vier Staubblätter [4]*
- *Weibliche Blüten mit pinselartiger Narbe [5]*
- *Die weiblichen Früchte sind kantig rautenförmig [6]*

Leicht zu verwechseln mit:

- Kleine Brennnessel
- Taubnesseln
- Schwarznessel (Seite 125, Bild [6])

Inhaltsstoffe

(+) Kalium, Magnesium, Kalzium, Phosphor, Eisen, Provitamin A und Vitamin C, Aminosäuren; in den Samen fette Öle; im brennenden Zellsaft Acetylcholin und Histamin

(!) Nitrat

Müsste ich mich unter Zwang für *eine* Wildpflanze entscheiden, es wäre die Brennnessel. Sie ist einfach perfekt: nährstoffreich, basisch, schmackhaft, in der Küche ein Multitalent, sehr häufig vorkommend und für die Ernte ergiebig. Bis spät in den Herbst kann man ihre Triebspitzen ernten und im Vorfrühling treibt sie schon wieder aus.

Brennnesselblätter schmecken kräftig „grün". Blätter und junge Triebe sind ideal für einen belebenden grünen Smoothie am Morgen. Sie sind die Grundlage für Suppen, Eintöpfe und Spinatgerichte, eignen sich als Füllung und Belag. Pulver aus getrockneten Blättern gibt man in Nudel- und Pfannkuchenteige, in Dressings und Smoothies. Eine vitalisierende Nährstoffbombe sind die Früchte der weiblichen Brennnessel, die man frisch und getrocknet für fast alles verwenden kann. Man gibt sie in Salate, aufs Brot, ins Müsli, in Eintöpfe und Suppen. Geröstet ergeben sie ein würziges Gomasio und ersetzen die kohlenhydratreichen Semmelbrösel als Panade. Schauen Sie beim Sammeln aber genau hin: Rundlich und eher gelblich sind die knospigen männlichen Blüten [4]. Von ihnen bleibt nach dem Trocknen nur Staub übrig. Die weiblichen Früchte hingegen sind eher rautenförmig kantig und grün [6].

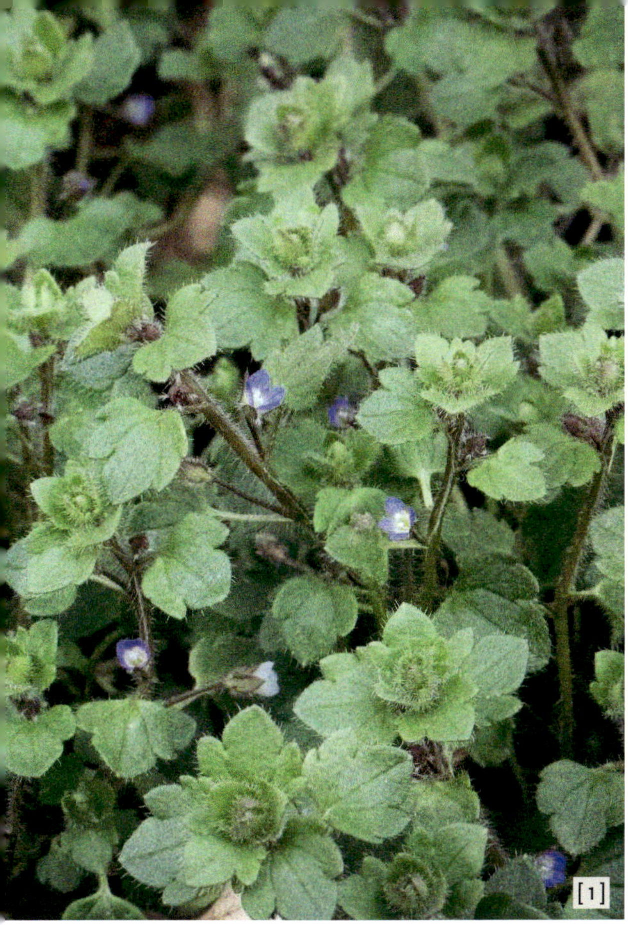
[1]

Efeublättriger Ehrenpreis

Veronica hederifolia (Wegerichgewächse)

Nährstoffreiche Wegränder, Hecken- und Waldsäume, Gärten

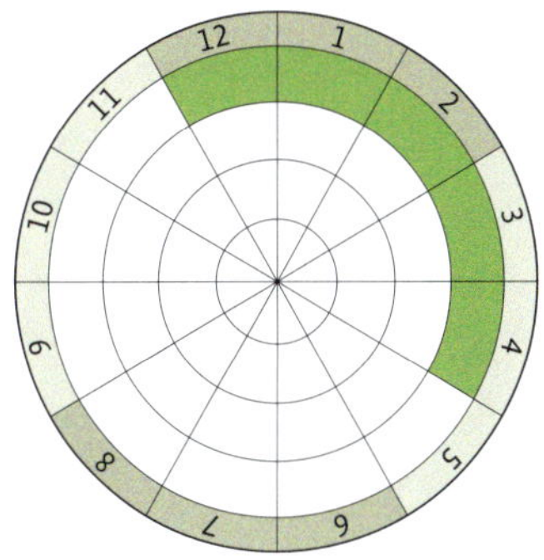

In milden Wintern zeigen sich an Hecken- und Waldrändern, in Parks und Gärten, die kleinen, grünen Keimblättchen [2] des Efeublättrigen Ehrenpreises. Bald entwickelt er die ersten Blättchen mit ihrer namensgebenden efeuähnlichen Form, an denen man ihn gut erkennt. Diese kleine, unscheinbare Pflanze bedeckt schnell den Boden und beeilt sich, ihre zarten, blauen Blüten zu öffnen.

In der Wildkräuterküche ist der Efeublättrige Ehrenpreis zusammen mit dem Scharbockskraut eine der ersten Salatpflanzen. Sein Geschmack ist mild, die Blätter sind zart, mehr kann man nicht wollen. Im Gegensatz zu seinem Verwandten, dem Persischen Ehrenpreis [6] fehlt ihm dessen leicht muffige Note, darum ziehe ich ihn vor. Seine Verwendung ist schnell erklärt: Einfach in alle Arten von Salaten mischen. Er stellt aber auch eine wertvolle Bereicherung der ersten grünen Frühlingssmoothies dar, ebenso von Suppen und Eintöpfen.

Typische Merkmale

- *Stängel verzweigt, niederliegend oder aufsteigend [1, 4]*
- *Blätter efeuähnlich, drei- bis fünflappig, Endlappen breiter als die seitlichen Blattabschnitte [3]*
- *Kelchblätter bewimpert, dreieckig bis herzförmig [5]*
- *Blüten wachsen einzeln aus Blattachseln heraus [4]*
- *Trichterförmige, kleine, hellblaue bis helllila Blüten mit weißem Zentrum und dunkler Aderung [5]*

Leicht zu verwechseln mit:

- Andere Ehrenpreisarten (z. B. Persischer Ehrenpreis [6])
- Vogelmiere

Inhaltsstoffe

Hierzu gibt es keine Informationen.

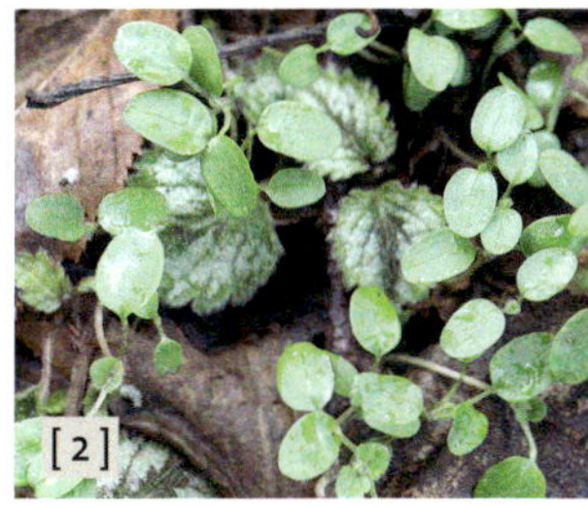
[2]

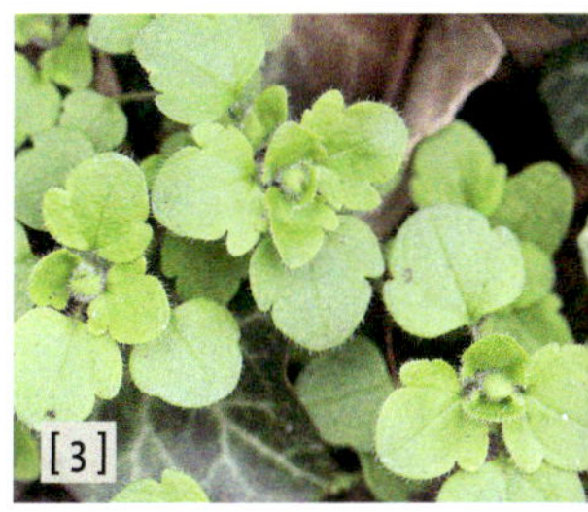
[3]

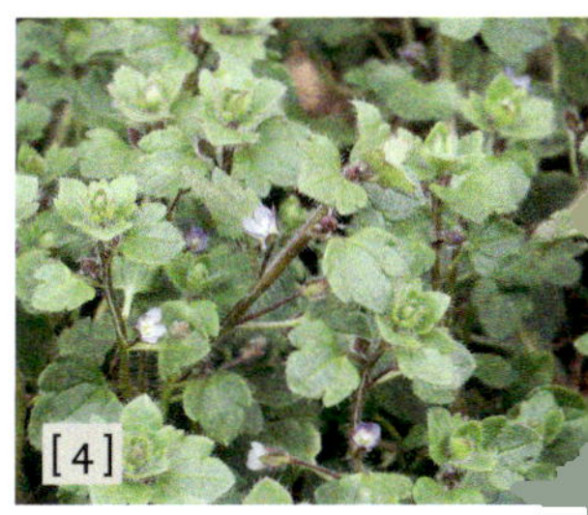
[4]

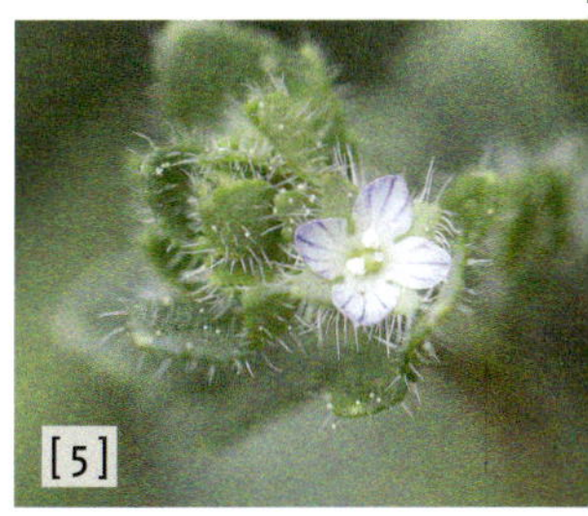
[5]

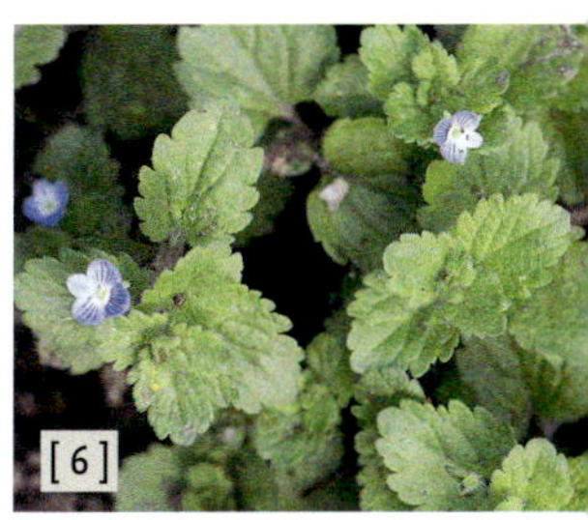
[6]

Große Fetthenne

Hylotelephium telephium (Dickblattgewächse)

Trockene, sonnige Standorte, Steinwälle, Wege, Lichtungen

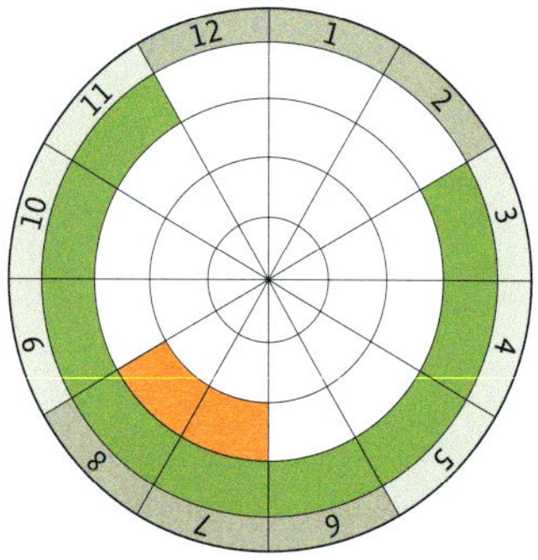

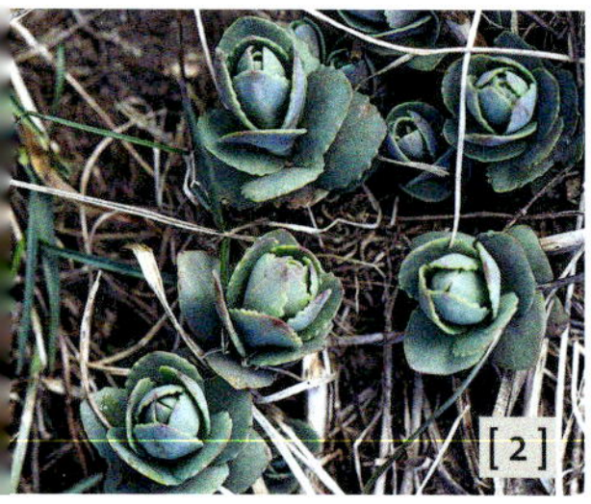
[2]

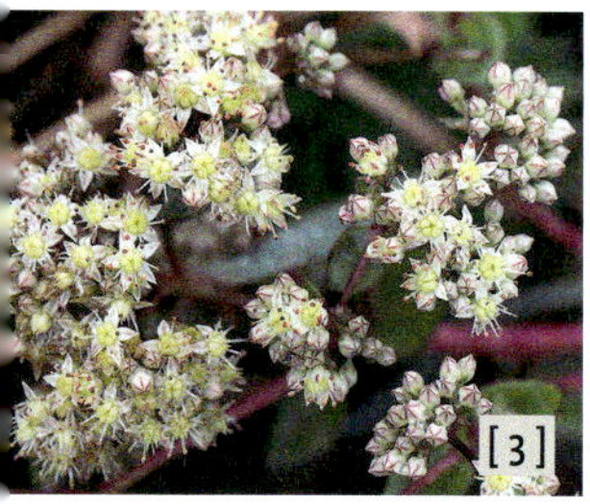
[3]

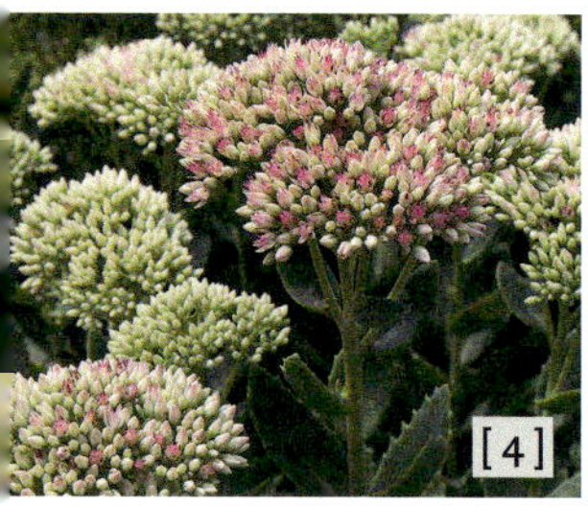
[4]

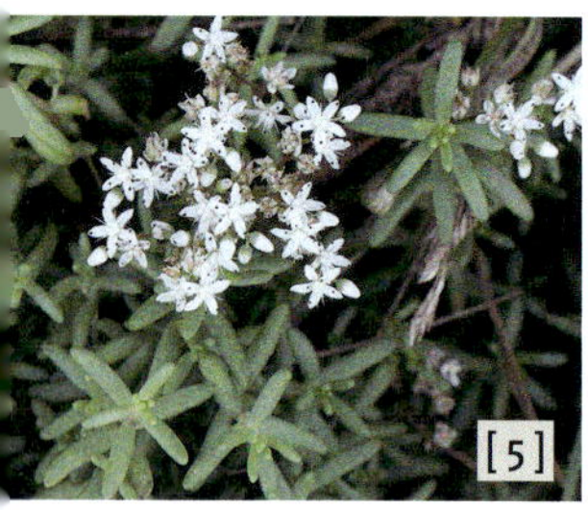
[5]

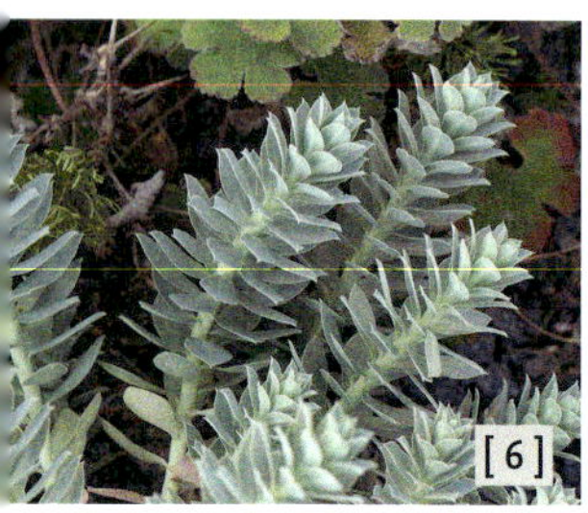
[6]

Typische Merkmale

- *Dickfleischige, bläulich grüne, stumpf gezähnte Blätter, am Rand manchmal rötlich [1]*
- *Junge Blattrosetten kugelig [2]*
- *Stängelblätter wechselständig, Stängel kann rötlich sein [3]*
- *Der Blütenstand ist eine Schirmrispe*
- *Weißlich rosafarbene Blüten mit fünf spitz zulaufenden Kronblättern*

Leicht zu verwechseln mit:

- Purpurfetthenne [4]: größere, purpurrote Blütenstände
- Weiße Fetthenne [5]: kleinere, walzenförmige Blätter, ähnliche, aber kleinere Blütenstände
- Walzenwolfsmilch [6]: walzenförmig, spitze Blätter, weiße Milch

Inhaltsstoffe

(+) Vitamin C, Schleimstoffe, Gerbstoffe, organische Säuren, Flavonoide

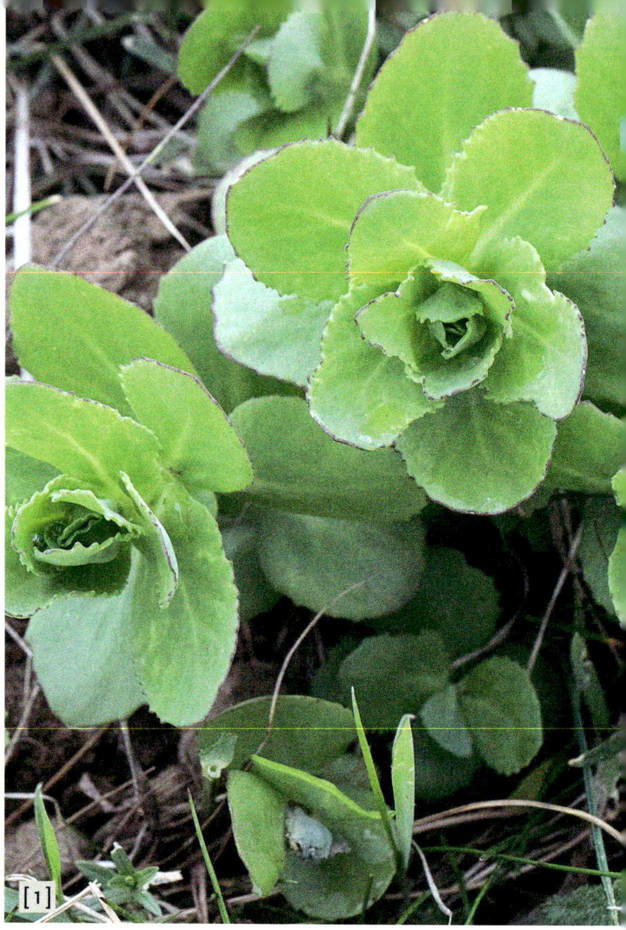
[1]

An sonnigen Hängen und Böschungen ist die Große Fetthenne oft eine der ersten Pflanzen, die zu Frühlingsbeginn saftige junge Blätter bildet. Ihre Blüten, die im Sommer erscheinen, sind rosa bis cremefarben. Sie ist eine enge Verwandte der Purpurfetthenne einer beliebten Gartenstaude, die im Herbst mit ihren purpurroten Blüten Farbe in den Garten bringt und genauso essbar ist. Die Große Fetthenne begleitet uns bis weit in den Herbst hinein. Ihre Blätter sind knackig und saftig, geradezu perfekt für kleine Salate. Meret Bissegger (siehe Literatur, Seite 283) zaubert aus den Blättern feine Spießchen zum Aperitif.

Die dickfleischigen Blätter der Großen Fetthenne schmecken fruchtig und leicht säuerlich. Sie erinnern ein wenig an grüne Paprika und Aloe Vera. Wenn man möchte, kann man die dünne Haut abziehen. Die Blätter schmecken nicht nur roh, sondern auch kurz gebraten und leicht gewürzt. Sie können auch noch gegessen werden, wenn sie von der blühenden Pflanze gepflückt wurden.

Essbar sind auch die Wurzelknöllchen dieser Pflanze, die man von September bis Frühling erntet.

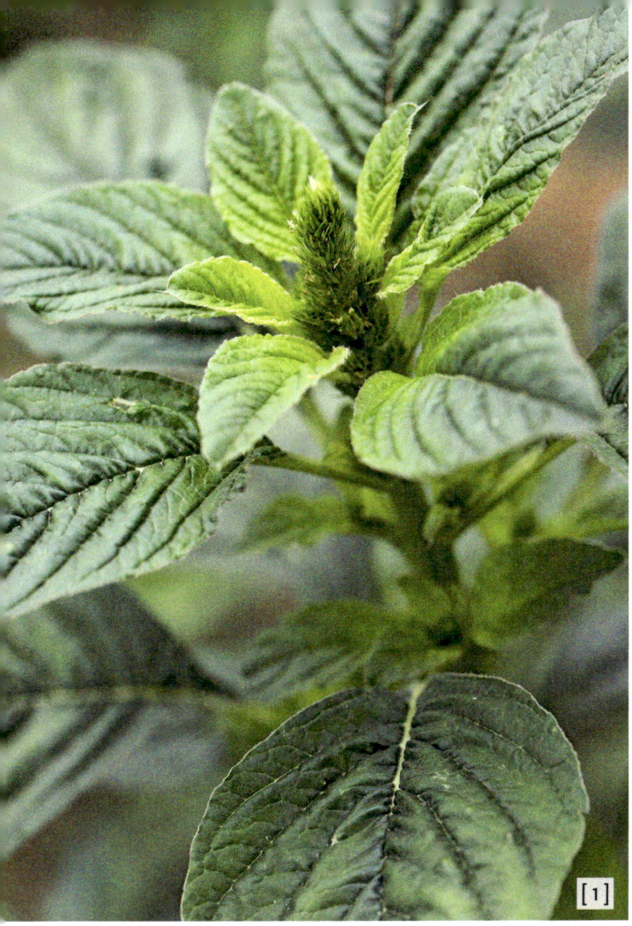
[1]

Fuchsschwanz

(Fuchsschwanzgewächse)
Aufrechter Fuchsschwanz (Amaranthus blitum)
Zurückgekrümmter Fuchsschwanz (A. retroflexus)

Äcker, Gemüsefelder, Brachen und Ruderalflächen

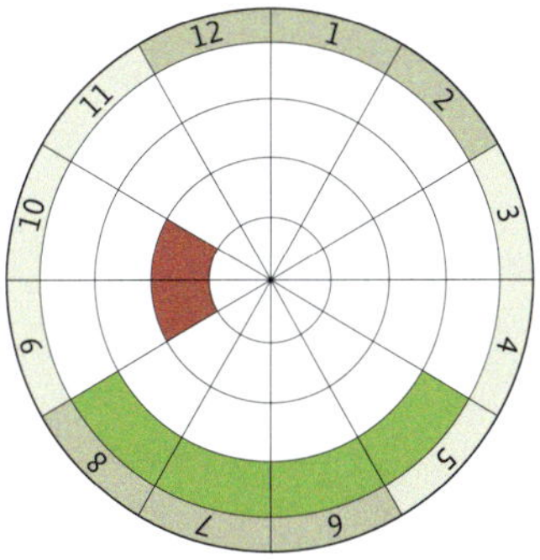

Von den weltweit fast 100 Fuchsschwanzarten sind bei uns zwei am häufigsten: der Zurückgekrümmte Fuchsschwanz, auch Rauer Fuchsschwanz genannt, der aus Nordamerika kommend bei uns eingewandert ist, und der Aufrechte Fuchsschwanz, dessen Samen schon in Pfahlbausiedlungen gefunden wurden, was auf eine lange Tradition als einheimische Nahrungspflanze schließen lässt. Seite an Seite stehen die beiden oft als Ackerwildkraut einträchtig nebeneinander.
Mit ihren großen Blättern, Tausenden Samen und wertvollen Inhaltsstoffen zählen die Fuchsschwänze zu den ergiebigsten essbaren Wildpflanzen. Wenn die Zeit der Frühlingskräuter vorbei ist, kommen sie ins Spiel. Die mild schmeckenden Blätter kann man für alle Arten von Spinatgerichten ernten. Ein feines Gemüse sind auch die jungen Stängel. Ab dem Spätsommer produzieren die Fuchsschwänze Tausende von kleinen, schwarzen Samen. Ihre südamerikanische Verwandtschaft hat jahrtausendelang die dortige indigene Bevölkerung ernährt und wird heute als „Pseudogetreide" gehandelt. Wie Reis lassen sich die Samen kochen, rösten oder zu Mehl mahlen und, gemischt mit Getreiden wie Mais oder Weizen, zu Fladen oder Brot backen. Im Winter kann man die Samen für junges frisches Grün keimen lassen.

Typische Merkmale

- *Aufrechter, gefurchter Stängel, beim Aufrechten F. oft rötlich überlaufen [2]*
- *Blätter rautenförmig, eiförmig bis zugespitzt eiförmig, lang gestielt, wechselständig [1, 3]*
- *Ährenartige Blütenstände mit kugeligen Blütenknäueln, beim Zurückgekrümmten F. manchmal gekrümmt [4], rötliche Varianten sind möglich*
- *Unscheinbare weiße Blüten [5], weibliche mit einem festen, spitzen Blatt (stechend)*
- *Schwarze, glänzende Samen*

Leicht zu verwechseln mit:

- Bingelkraut [6]: Blüten in Knäueln, Blätter nicht lang gestielt

Inhaltsstoffe

(+) Vitamin C, Vitamin B_1, Betacarotin, Kalzium, Magnesium, Eisen, Zink, essenzielle Aminosäuren (z. B. Lysin), Gerbstoffe, in den Samen Alpha-Linolensäure und Linolsäure.

(!) Oxalsäure, Nitrat

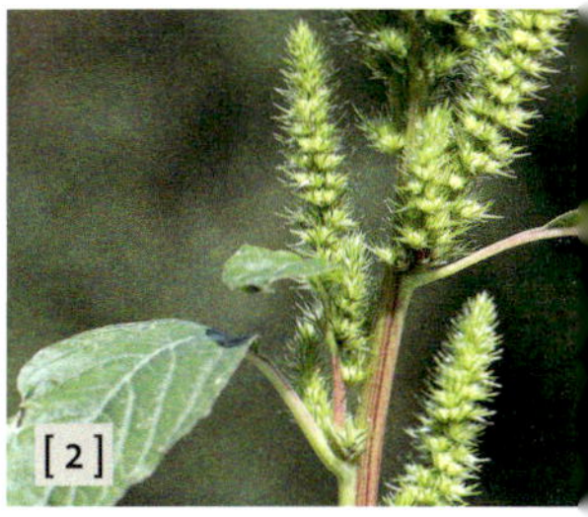
[2]

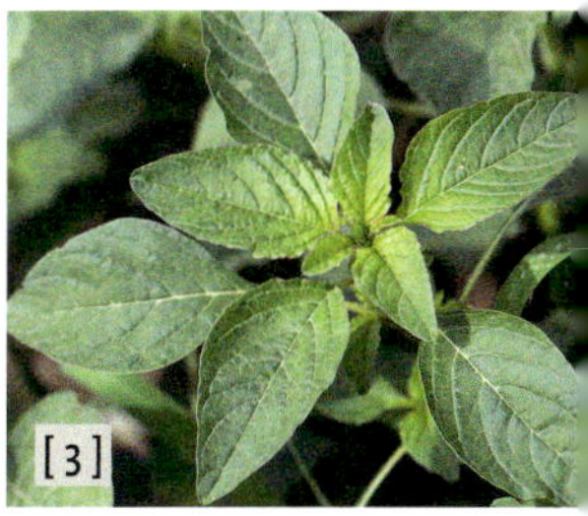
[3]

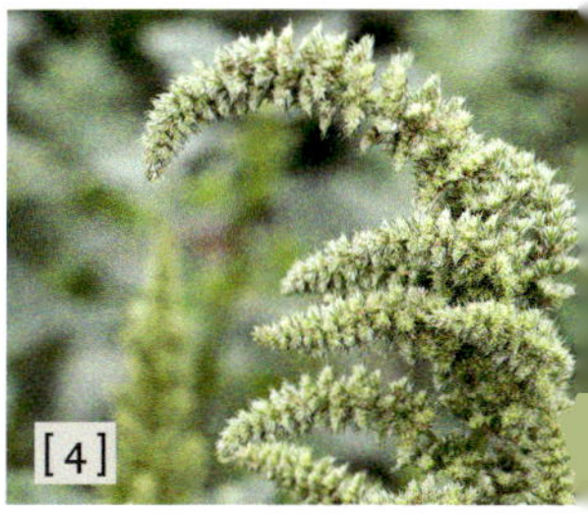
[4]

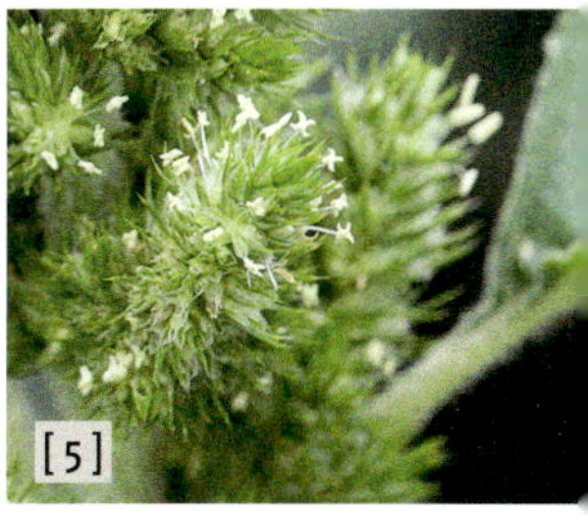
[5]

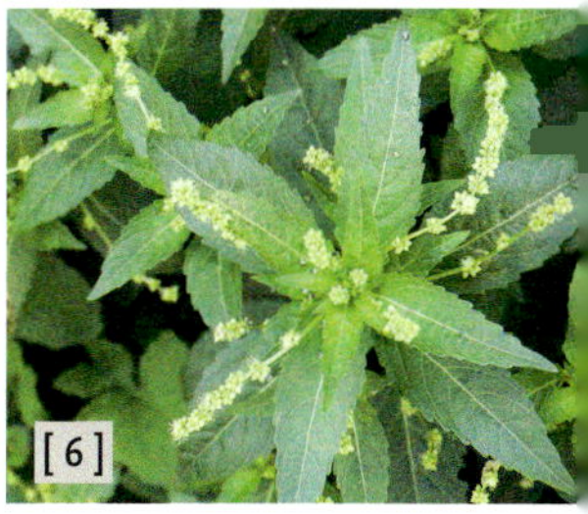
[6]

Weißer Gänsefuß

Chenopodium album (Fuchsschwanzgewächse)

Äcker, Wege, Schuttplätze, Ruderalflächen, Äcker, Gärten

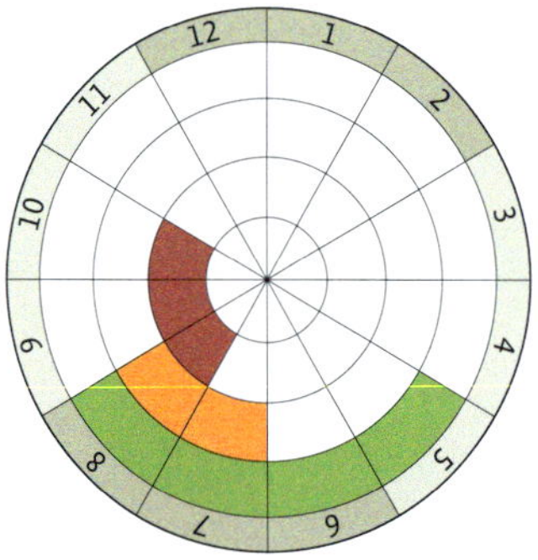

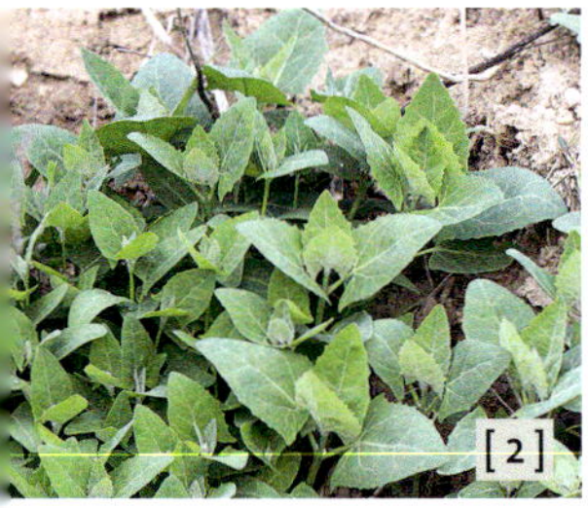
[2]

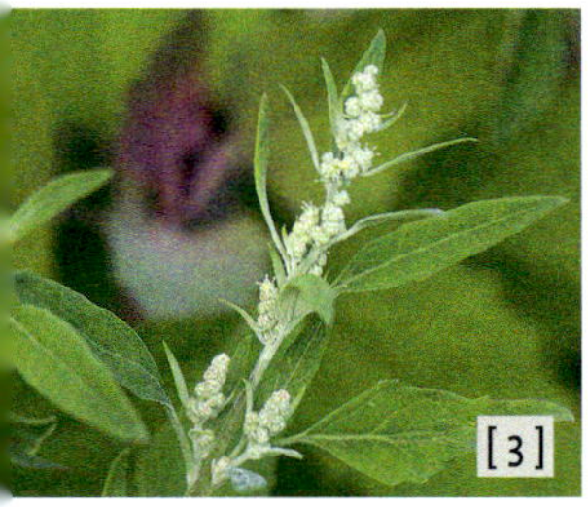
[3]

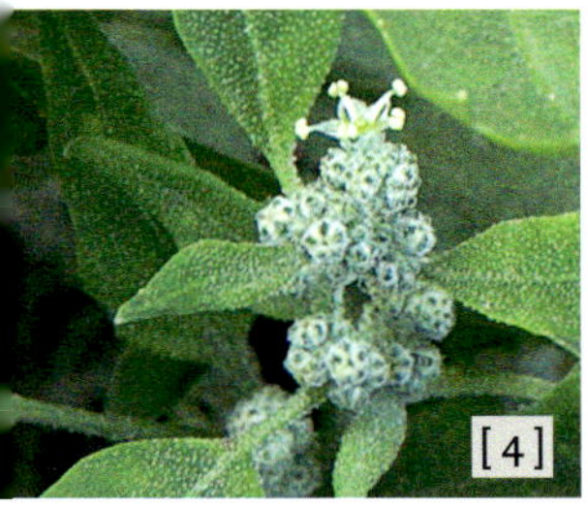
[4]

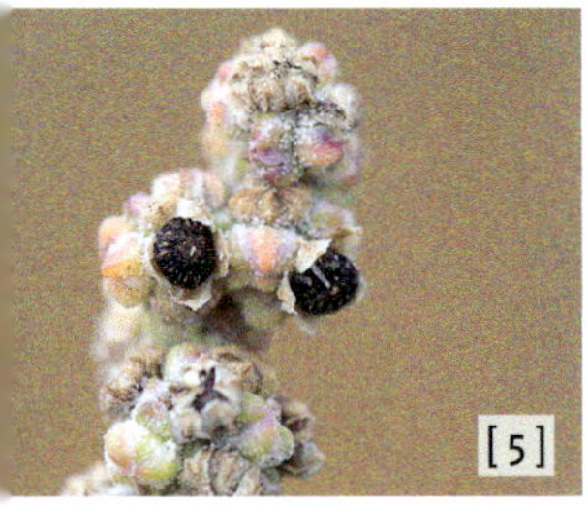
[5]

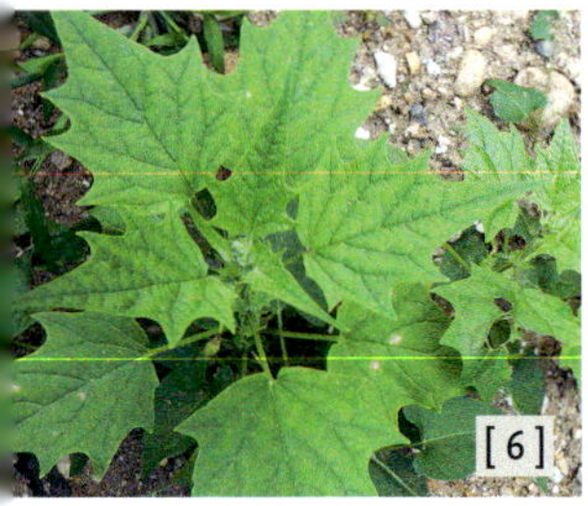
[6]

Typische Merkmale

- *Aufrechter, verzweigter Wuchs [1], Stängel manchmal rot überlaufen*
- *Blätter rautenförmig bis dreieckig, ähneln den Füßen von Gänsen, gezahnt meist wechselständig [1]*
- *Blattfarbe blaugrün bis weißlich grün, wirken mehlartig bestaubt [1]*
- *Verzweigte, ährenartige Blütenstände mit kugeligen Blütenknäueln [3, 4]*
- *Flachrunde, dunkle Samen [5]*

Leicht zu verwechseln mit:

- Spreizende Melde: sparrig abstehende Verzweigungen, kleinere Blätter
- Bastard-Gänsefuß [6]: größere, längere und spitzere Zähne
- Bingelkraut (Seite 63, Bild [6])

Inhaltsstoffe

(+) Kalium, Kalzium, Mangan, Eisen, Zink, Phosphor, Phytosterine, Cumarine, Phytohormone, Aminosäuren, Vitamin A, Vitamin C, Vitamine B_1, B_2, B_3, Saponine

(!) Oxalsäure, Nitrat

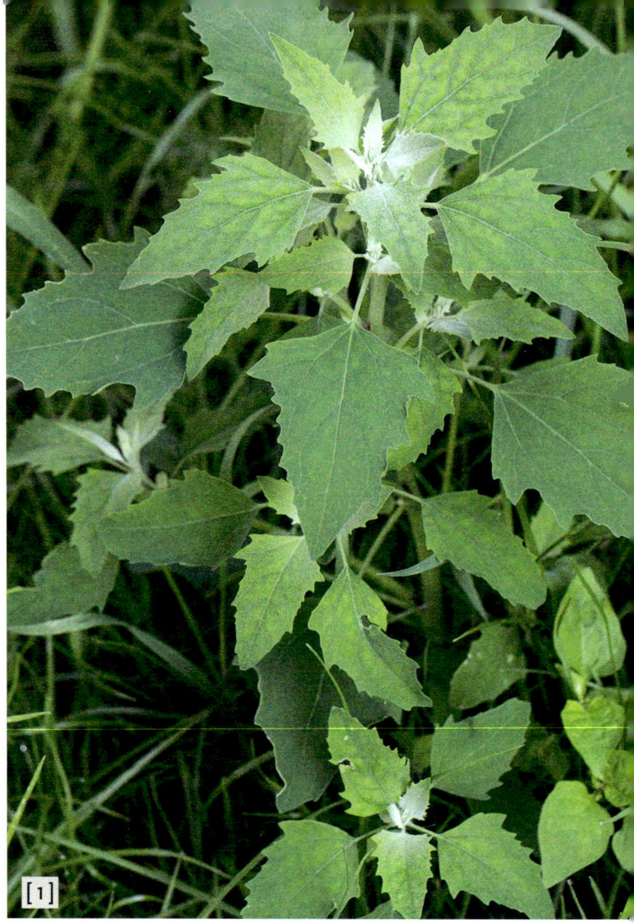
[1]

Der Weiße Gänsefuß ist einheimisch, seine Samen wurden schon von steinzeitlichen Pfahlbauern gesammelt. Sein Name kommt von einer Art Bemehlung, die vor allem die jungen Blätter überzieht. (Das Wort „Mehl" steckt übrigens auch im Namen der nah verwandten „Melden".) Die einjährige Pionierpflanze wächst auf frisch bearbeitetem oder aufgeschüttetem Boden und treibt dort ihre Wurzeln in bis zu 2 m Tiefe. Sie holt ausgewaschene Nährstoffe wieder in die Höhe, ist daher – in begrenzter Zahl – ein durchaus willkommenes Beikraut im Garten. Der Gänsefuß sollte dort aber unbedingt noch vor der Samenreife gejätet werden, sonst überwuchert er bald alles. Seine Samen überleben im Boden bis zu sechs Jahren.

Im Geschmack ähnelt der Gänsefuß dem verwandten Kulturspinat, der die ehemalige Gemüsepflanze seit dem 16. Jahrhundert aus den Gärten verdrängt hat, schmeckt aber kräftiger, seine Blätter sind fester.

Die jungen Blätter [2] lassen sich als Salat zubereiten, gegart sind sie prädestiniert für Spinatgerichte in allen Varianten. Bei den Samen zeigt sich die Verwandtschaft des Gänsefußes zu Quinoa, der Reismelde. Wie diese lassen sie sich kochen und als Beilage zubereiten. Vor der Verwendung sollten Sie sie waschen, um die Saponine zu reduzieren, die bitter schmecken. Die Samen lassen sich auch gut keimen.

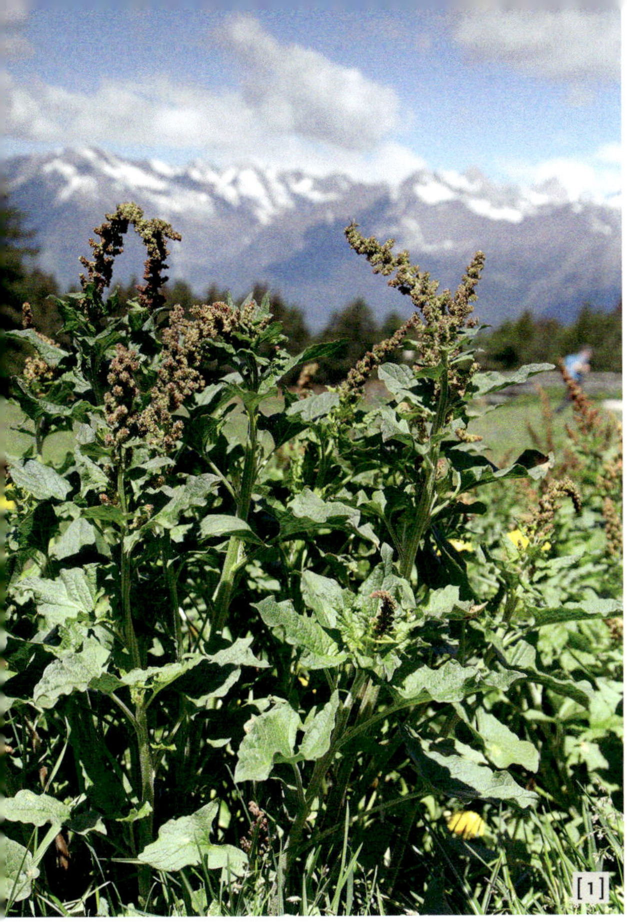
[1]

Guter Heinrich

(∞) *Chenopodium bonus-henricus (Fuchsschwanzgewächse)*

Im Umfeld bäuerlicher Siedlungen, auf Weiden, an nährstoffreichen Wegrändern

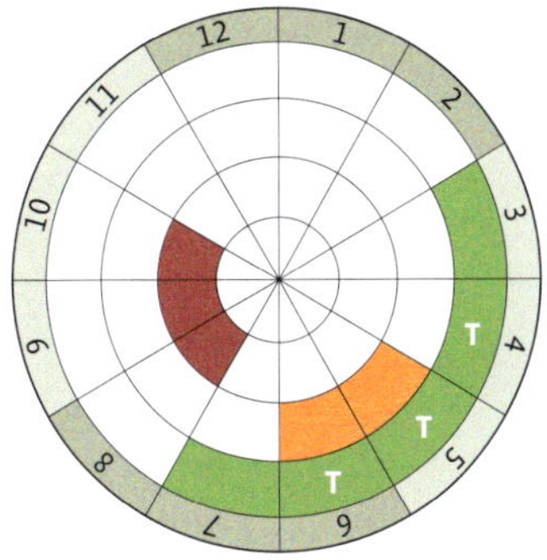

Der Gute Heinrich ist eine „Römerpflanze". Er wurde von den Römern als Begleitunkraut von Weinreben mitgebracht. Noch in den 70er-Jahren wuchs der „Dorfgänsefuß" bei uns häufig im Umfeld bäuerlicher Siedlungen an Straßen, Wegen, Zäunen und Dungstätten. Das steckt auch in seinem althochdeutschen Namen „Heimrich", wobei „Heim" Hofstatt bedeutet und „rich" für „häufig und gut essbar" steht.

Die Modernisierung seit den 70er-Jahren, die mit Flächenversiegelungen und einer Ordnungs- und Sauberkeitsbewegung unter dem Motto „Unser Dorf soll schöner werden" einherging, hat ihm weitestgehend den Lebensraum entzogen, sodass er heute zu den gefährdeten Pflanzen zählt. Nur in alpinen Regionen wie etwa in Südtirol prägt er noch die Bereiche um Höfe, Ställe und bewirtschafteten Hütten, wo er auch auf den Speisekarten zu finden ist.

Zubereiten kann man ihn wie seinem Vetter, den Weißen Gänsefuß. Die knospigen Blütenstände, die man kurz gegart einfach mit Butter oder mit leichten Soßen zubereiten kann, sind sein besonderes Geschenk an uns. Es lohnt sich, den Guten Heinrich wieder in den Garten zu holen, aus dem der Kulturspinat ihn und seinen Vetter vertrieben hat. Er wächst mehrjährig und lässt sich einfach aus Samen heranziehen.

Typische Merkmale

- *Aufrechter Wuchs, bis 80 cm hoch [1], mehlig bestäubt, leicht klebrig [3]*
- *Hohle und gefurchte Stängel [4]*
- *Lang gestielte, dreieckige bis spießförmige Blätter, manchmal gewellt, Blattrand ganzrandig [3, 4, 5]*
- *Ährenförmige, grünliche bis rötliche Blütenstände [1, 2, 3]*
- *Unscheinbare Blüten [3], schwarze, linsenförmige Samen*

Leicht zu verwechseln mit:

- Sauerampfer: nicht bemehlt
- Bingelkraut: Blüten in Knäueln, Blätter nicht lang gestielt (Seite 63, Bild [6])
- Aronstab [6]: nicht bemehlt, schattig-feuchte Standorte

Inhaltsstoffe

(+) Eiweiß, Vitamin A, Vitamin C, Eisen, Saponine

(!) Oxalsäure

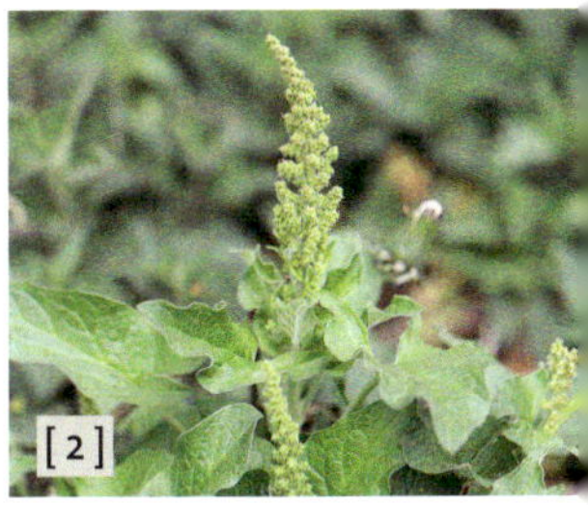
[2]

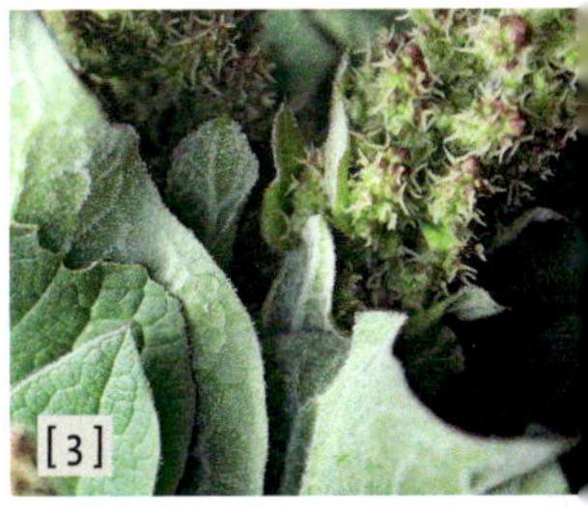
[3]

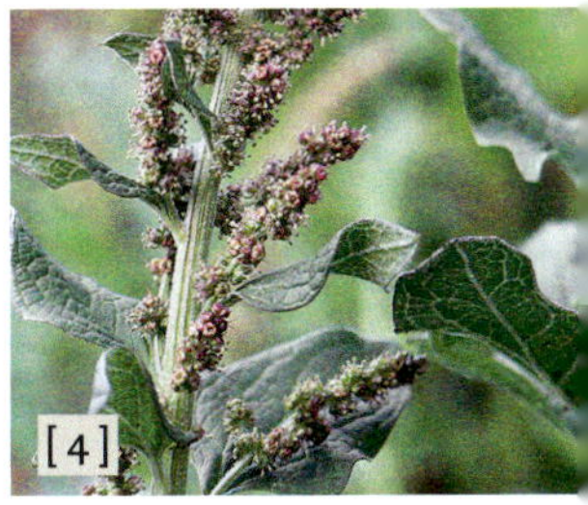
[4]

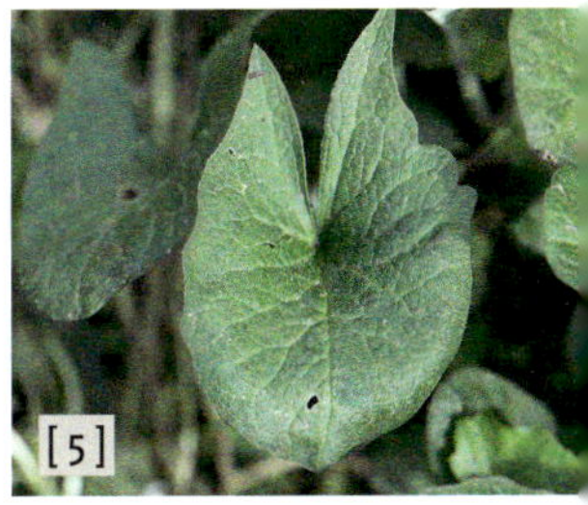
[5]

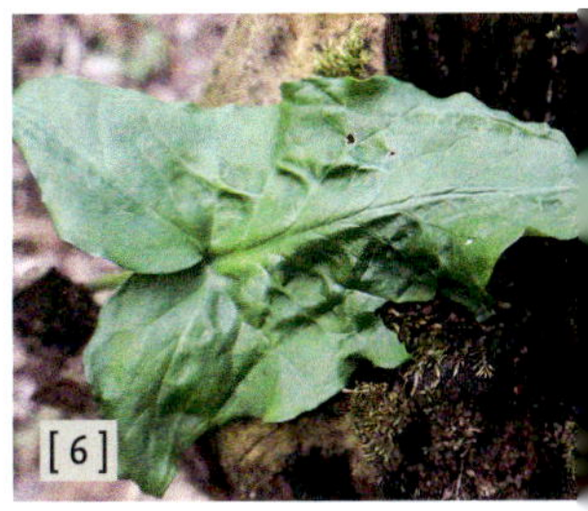
[6]

Echter Hopfen

Humulus lupulus (Hanfgewächse)

Feuchter Untergrund, Flussufer, Auwälder, Waldränder

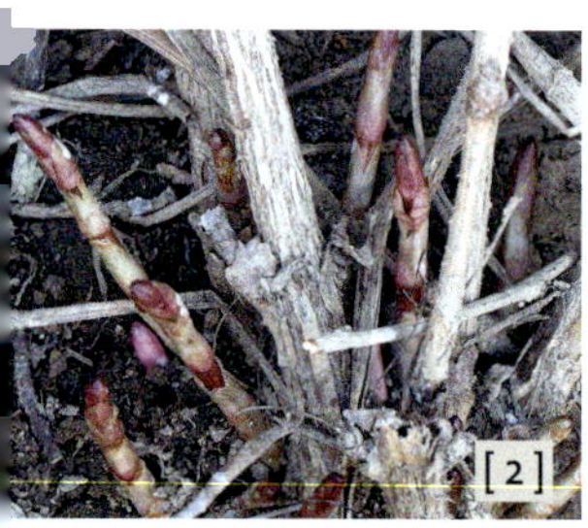
[2]

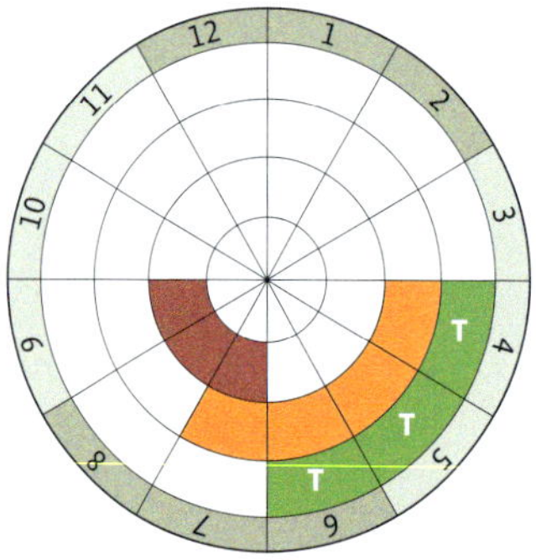

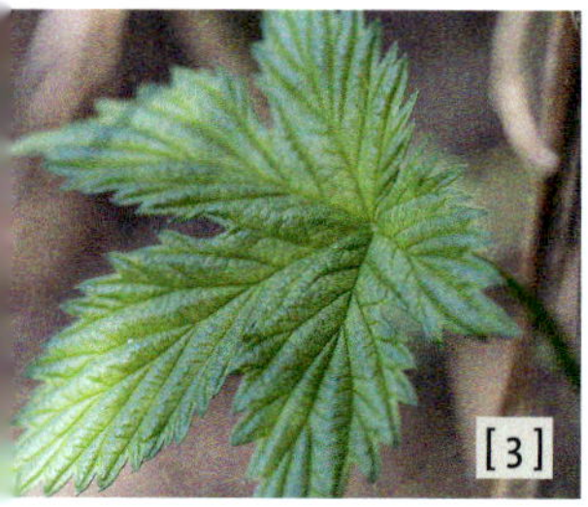
[3]

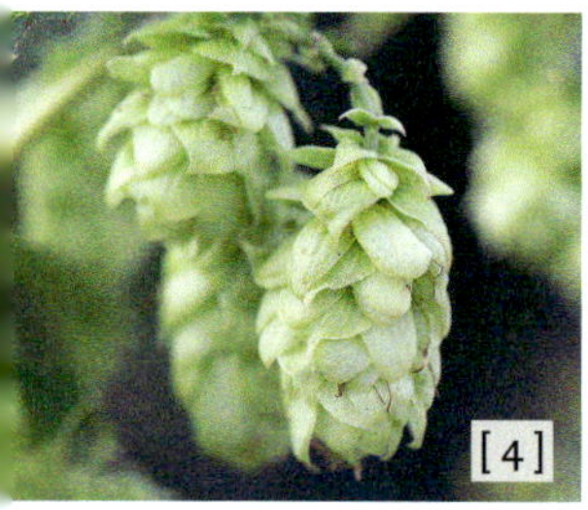
[4]

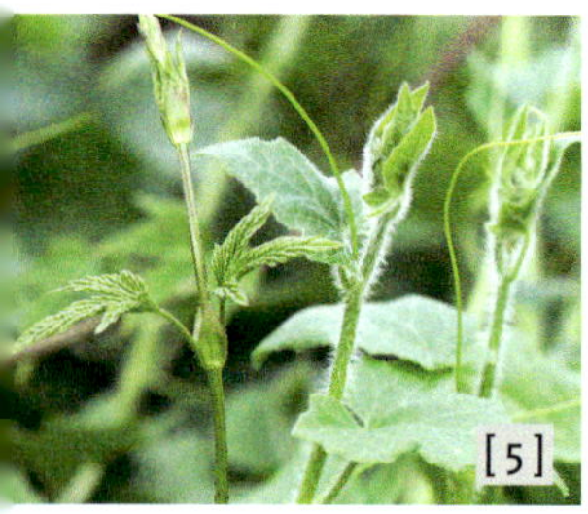
[5]

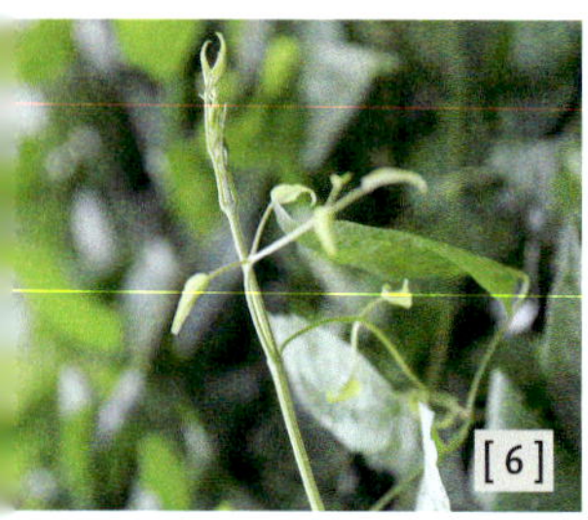
[6]

Typische Merkmale

- *Lange, vierkantige Triebspitzen mit feinen Widerhaken spitz zulaufend, die ersten Blattpaare anliegend [1 und 5 links]*
- *Triebe im jungen Stadium durch Anthocyane rötlich gefärbt [2]*
- *Blätter handförmig geteilt, mit gezähntem Rand und Widerhaken [3]*
- *Zweihäusig, weibliche Blüten zapfenähnlich [4], männliche Blüten rispenförmig*
- *Typischer, harziger Geruch der Blätter und vor allem der weiblichen Blütendolden*

Leicht zu verwechseln mit:

- Zaunrübe [5 rechts]: keine Widerhaken, behaarte Triebe, Halteorgane
- Waldrebe [6]: keine Widerhaken, linkswindend, Blätter gefiedert

Inhaltsstoffe

(+) Bitterstoffe (Humulon, Lupulon), ätherische Öle, Phytoöstrogene, Flavonoide, Gerbstoffe

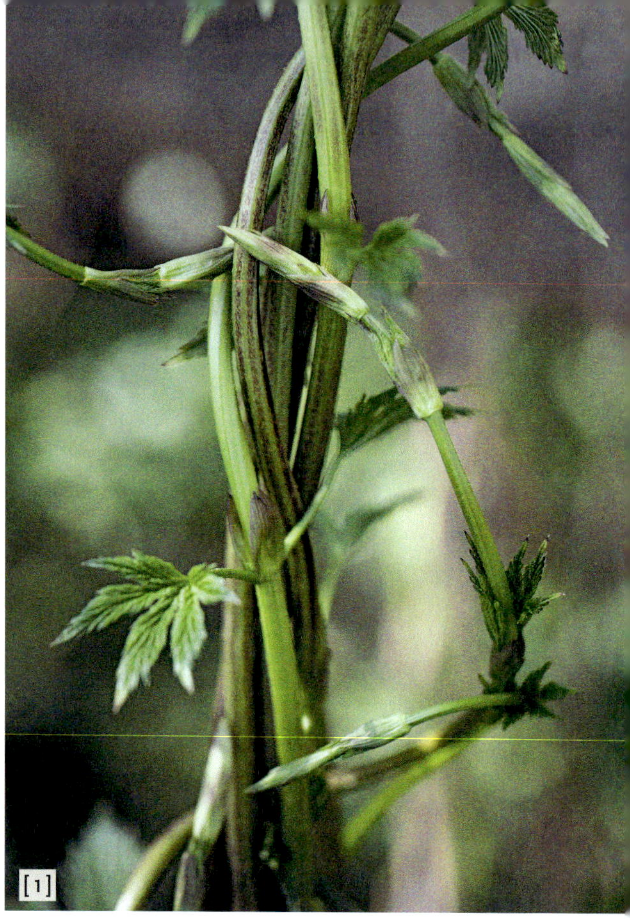
[1]

In Hopfenanbaugebieten, wie etwa der Hallertau, werden die unterirdischen Sprosse des Kulturhopfens zunehmend als „Hopfenspargel" vermarktet, das Kilo für gut 50 Euro. Noch im 16. Jahrhundert wurde ihm eine ebenso hohe Wertschätzung entgegengebracht, danach wurde er ein Essen für die einfache Landbevölkerung – bis zu seinem heutigen „Revival".
Bei der Wildform des Echten Hopfens werden vor allem die oberirdischen grünen Triebe geerntet, die etwas intensiver „harzig-hopfig" schmecken. Mitte bis Ende März beginnt der Austrieb, die Hopfenranken schlingen sich rechtswindend dem Licht entgegen. Am besten schmecken sie in der ersten Zeit, man kann die Spitzen aber essen, solange sie bei der Ernte von selbst brechen. Dies ist ein Zeichen dafür, dass sie noch nicht faserig sind, und das kann auch noch im Juni sein. Junge Blätter werden ebenfalls geerntet.
In Ligurien werden die „Bruscandoli", was übersetzt „Pinselchen" bedeutet, traditionell als Pasta und Risotto zubereitet. Auch Quiches oder gefüllte Crêpes sind köstlich. Ganz puristisch in Olivenöl gebraten, sind die Hopfentriebe eine echte Frühlingsdelikatesse. Die jungen, leicht rötlichen Spitzen tragen noch keine Widerhaken und können gut als Salat zubereitet werden. Die Wurzeln des Hopfens kann man von Herbst bis zum Austrieb im Frühjahr sammeln und dann braten oder kochen.

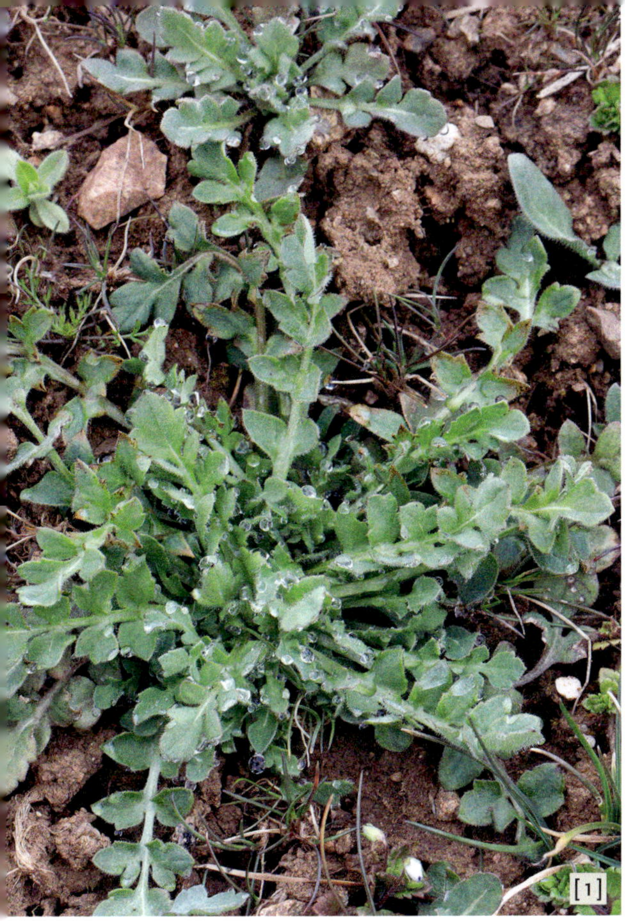
[1]

Klatschmohn

Papaver rhoeas (Mohngewächse)

Brachflächen, Getreidefelder, Wegränder

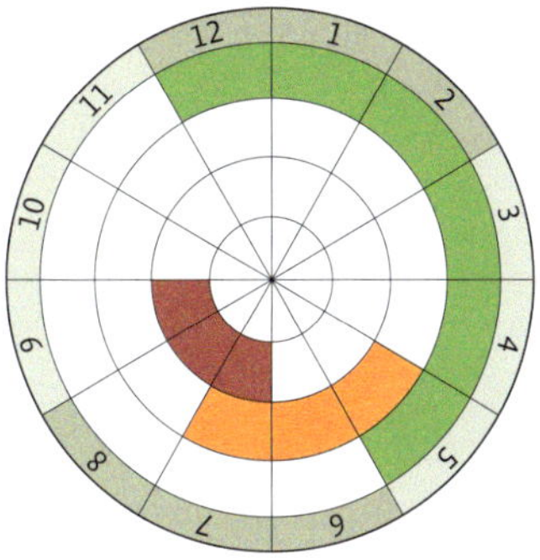

An was denken Sie, wenn Sie das Wort Mohn hören? An sommerliche Felder knallroter Blüten oder an leckeren Mohnkuchen? Vermutlich eher nicht an die jungen Blattrosetten des Klatschmohns, die essbar sind und ganz köstlich schmecken. Sie werden im Frühling oder bei milder Witterung auch schon mal im Winter geerntet, bevor sich der Blütentrieb bildet.

Die Mohnrosetten haben einen milden, leicht nussigen Geschmack und eignen sich als Salat, aber auch als gegartes Gemüse in allen Variationen. Wieder mal zeigen uns die Italiener, diesmal in der Emilia Romagna, dass Wildpflanzen einen Stammplatz in der Küche verdienen. Sie bereiten flache „Cassole", also „Kissen", mit dem jungen Mohngrün zu. Weiter im Süden, im Salento, weiß man die grünen Rosetten des Mohns mit schwarzen Oliven zu einem würzigen Gemüse zu verarbeiten, das ganz schlicht mit Weißbrot serviert wird.

Die großen Blüten lassen sich mit etwas Geschick würzig oder süß füllen und bringen farbige Akzente in zarte Blatt- und Obstsalate. Und natürlich sind auch die Samen des wilden Mohns essbar, wenn auch deutlich kleiner als die des kultivierten Blaumohns. Sie kommen in süße und herzhafte Brote, Kuchen und Gebäcke, aber auch in Senf oder Chutneys.

Typische Merkmale

- *Aufrechter Wuchs, Stängel mit waagrecht abstehender Behaarung [4]*
- *Blattrosetten aus gestielten, behaarten, länglichen, fiederschnittigen Blättern [1, 3], die einzelnen Abschnitte rundlicher als bei den Stängelblättern*
- *Längliche Knospen, borstig behaart und hängend [4]*
- *Blüten mit vier leuchtend roten, sich überlappenden Kronblättern, schwarze Flecken am Grund, schwarze Staubblätter [5]*
- *Feiner, dunkler Samen in länglicher Kapselfrucht [6]*
- *Weißer Milchsaft*

Leicht zu verwechseln mit:

- Saatmohn: ohne schwarze Flecken im Blütengrund

Inhaltsstoffe

(+) Schleimstoffe. Im Gegensatz zum Schlafmohn enthält der Klatschmohn keine Opiate.

(!) Alkaloide (vor allem Rhoeadin). Der Milchsaft kann in größeren Mengen Magenreizungen hervorrufen.

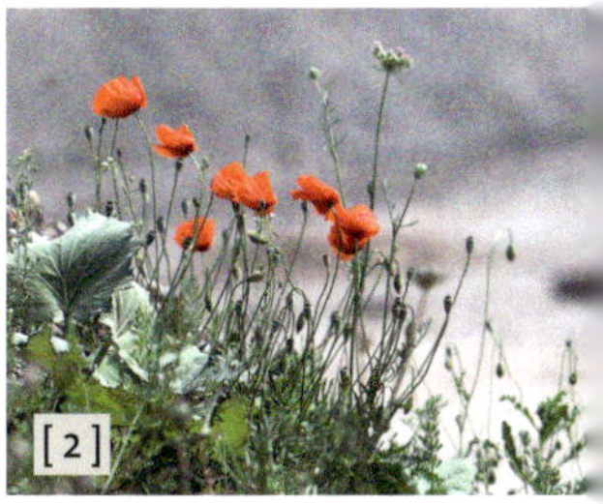
[2]

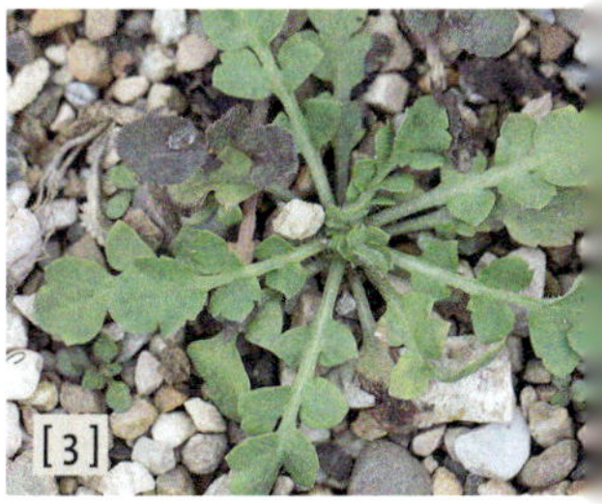
[3]

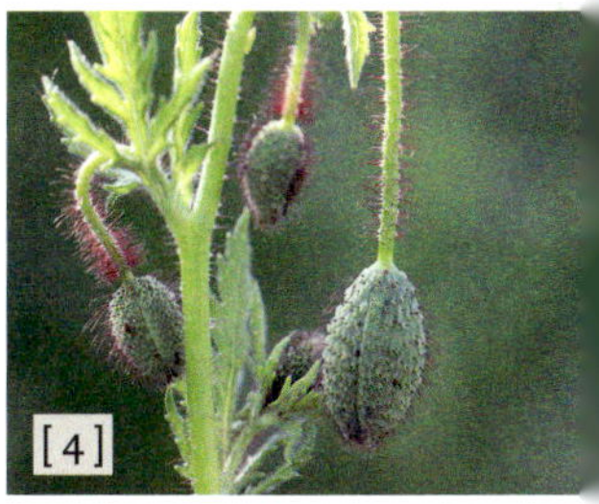
[4]

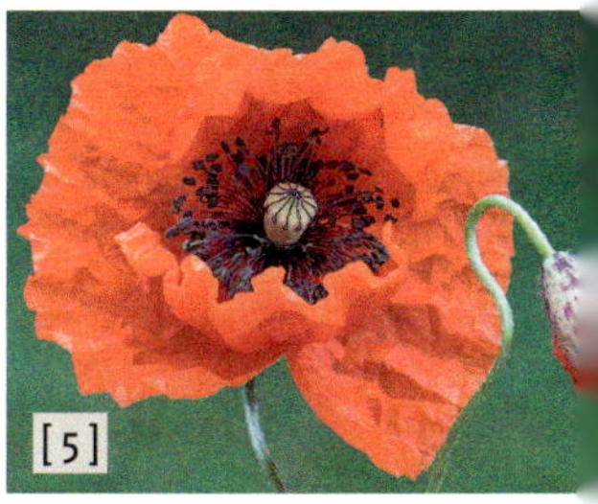
[5]

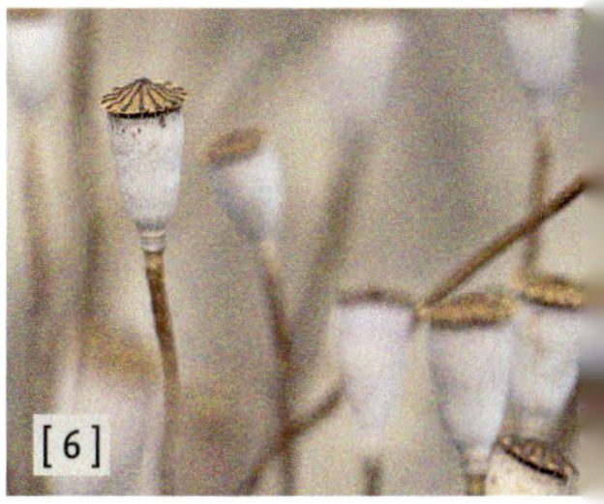
[6]

Echtes Labkraut

Galium verum (Rötegewächse)

Magerwiesen und -rasen, Wegraine, Gebüschsäume

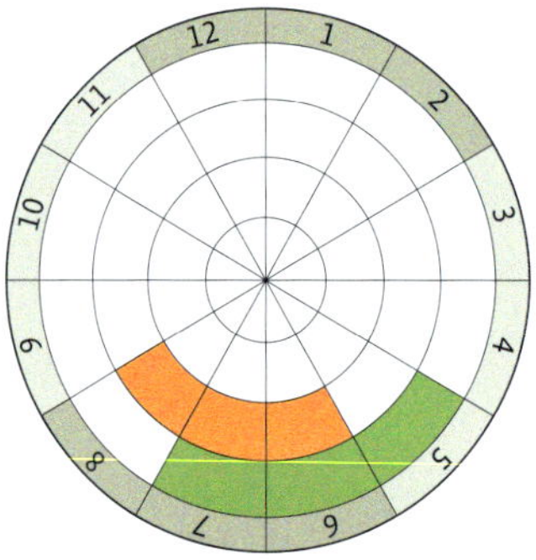

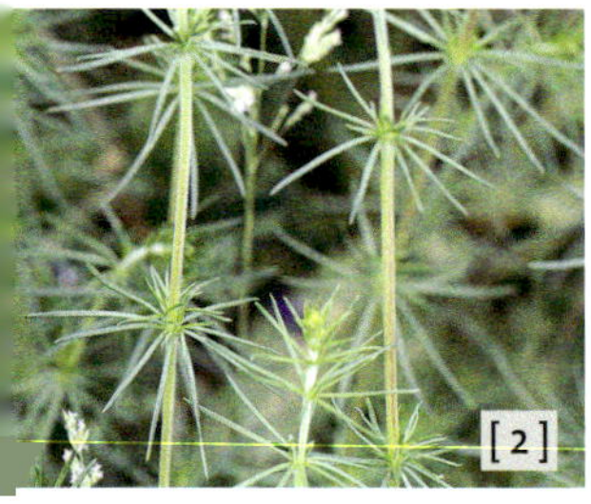

[2]

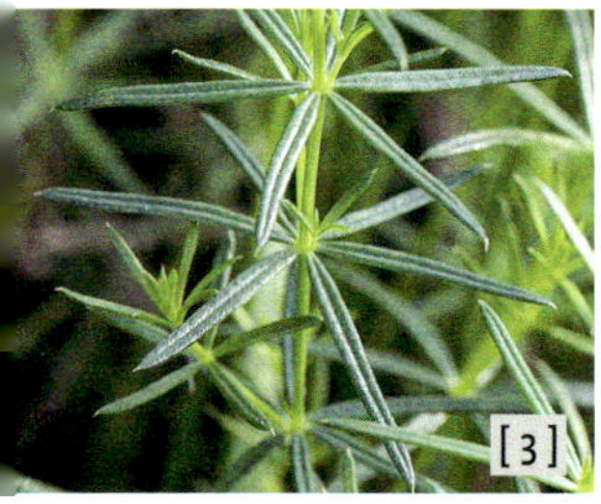

[3]

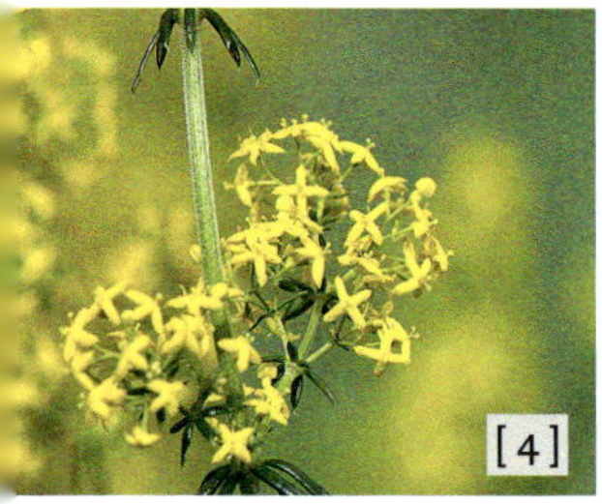

[4]

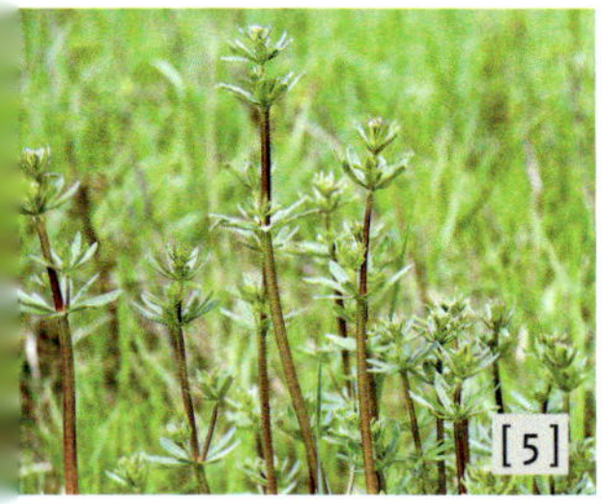

[5]

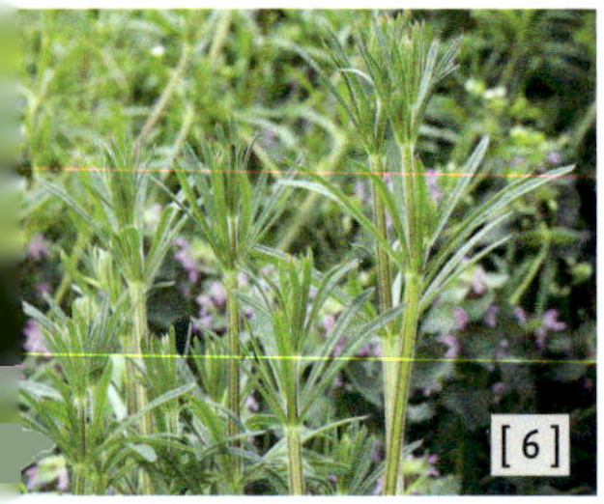

[6]

Typische Merkmale

- *Bis zu 80 cm hoher, aufsteigender Stängel, vierkantig [2]*
- *Blätter linealisch bis nadelförmig zugespitzt, bis 2,5 cm lang [3]*
- *Jeweils acht bis zwölf Blätter in Quirlen angeordnet [2, 3]*
- *Zahlreiche kleine Blüten in langen Rispen [1, 4]*
- *vier leuchtend gelbe Kronblätter, vier Staubblätter*
- *Intensiver honigartiger Duft*

Leicht zu verwechseln mit:

- Wiesenlabkraut [5]: rundlichere Blätter, weiße Blüten
- Klettenlabkraut [6]: klettende Behaarung, wintergrün

Inhaltsstoffe

(+) Asperulosid, Alkaloide, Gerbstoffe, ätherische Öle

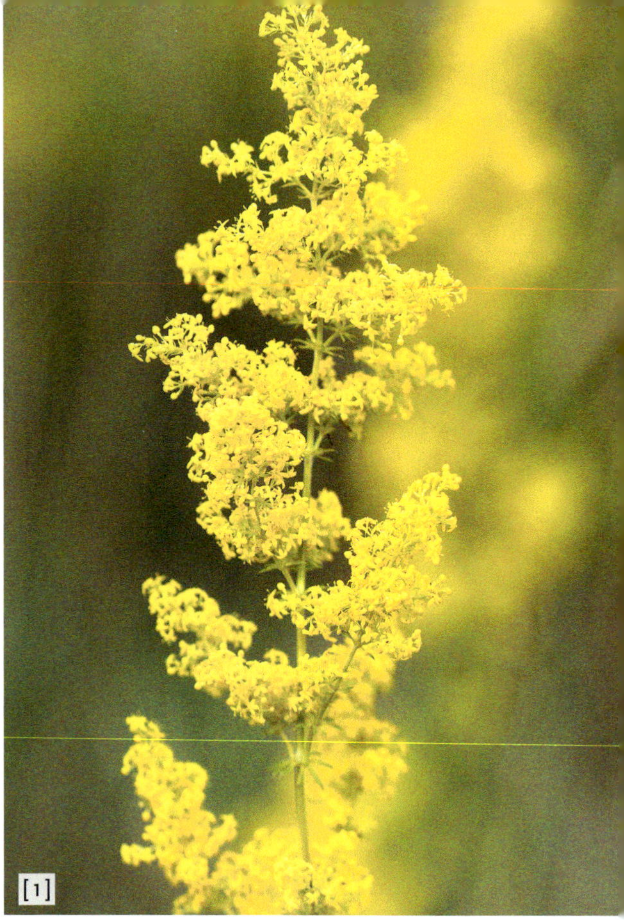

[1]

Im Sommer bringt das Echte Labkraut sonnige Wiesen zum Leuchten. Über 1 m hoch wachsen seine üppigen, gelben Blütenrispen. Nähert man sich den gelben Wolken, dann beeindruckt uns das Echte Labkraut ein zweites Mal, nämlich mit seinem süßen, honigartigen Duft. Dieser Duft macht es für die Wildkräuterküche interessant. Aus den Blüten lassen sich köstlicher Sirup und Gelee herstellen, Sahne und Milch mit ihnen aromatisieren. Der Name Labkraut ist darauf zurückführen, dass die Pflanze in Europa früher zur Käseherstellung genutzt wurde. Für England gibt es Hinweise, dass es dort bis Ende des 18. Jahrhunderts, gemischt mit Brennnesseln, für die Gerinnung der Milch eingesetzt wurde. Zwei andere Labkräuter spielen in der Wildkräuterküche noch eine Rolle: das weiß blühende Wiesen- und das Klettenlabkraut, das gleichfalls weiße Blüten hervorbringt. Das Wiesenlabkraut [5] hat im Frühling knackige Triebe mit spargelähnlichem Geschmack, die sich wunderbar als Salat, kurz gegartes Gemüse oder Antipasti eignen.

Das wintergrüne Klettenlabkraut ([6] und Seite 26, 27) hingegen kann man nur ganz jung roh essen, denn seine namensgebenden klettenden Haare sind im Mund unangenehm. Gegart hingegen lässt es sich vielfältig zubereiten als Suppe und Gemüse, Belag oder Füllung.

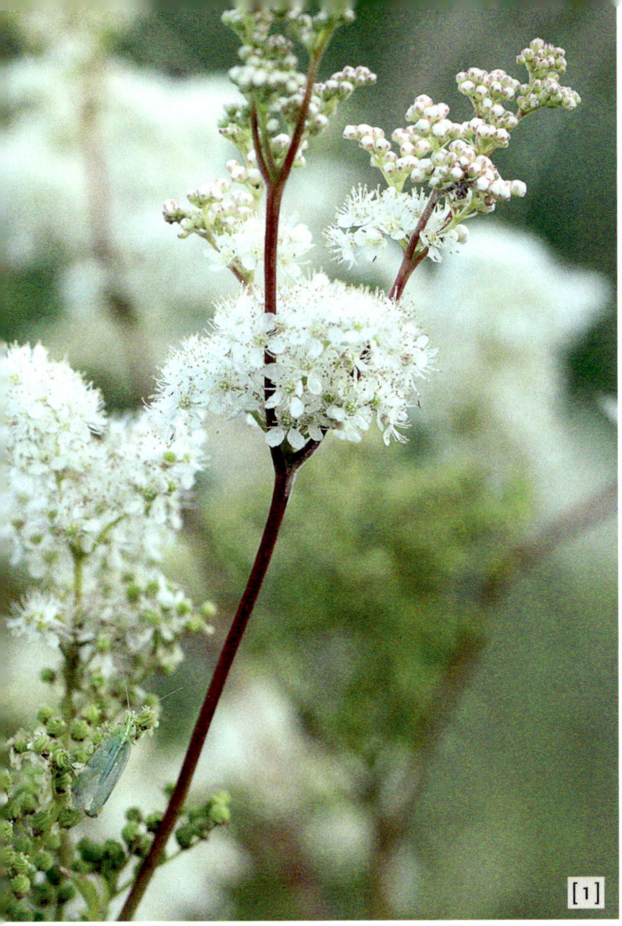

[1]

Mädesüß

(∞) *Filipendula ulmaria (Rosengewächse)*

Feuchte Wiesen, Gräben, Flussufer

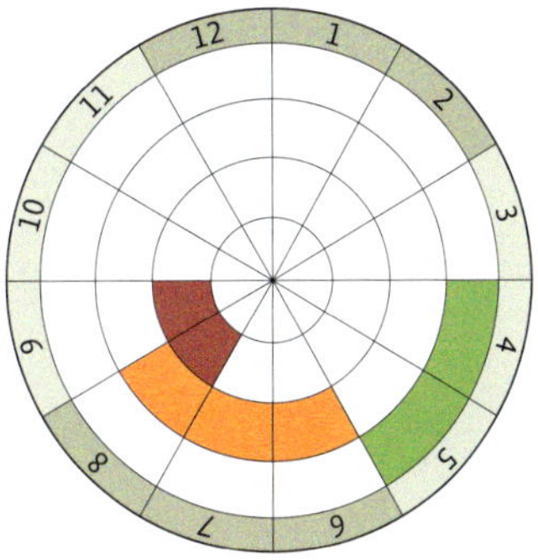

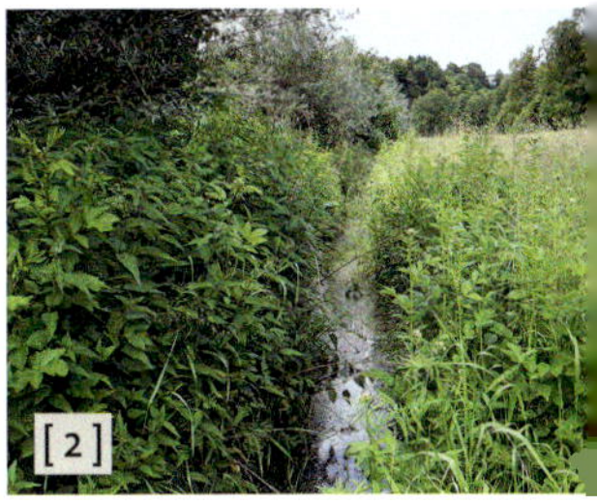

[2]

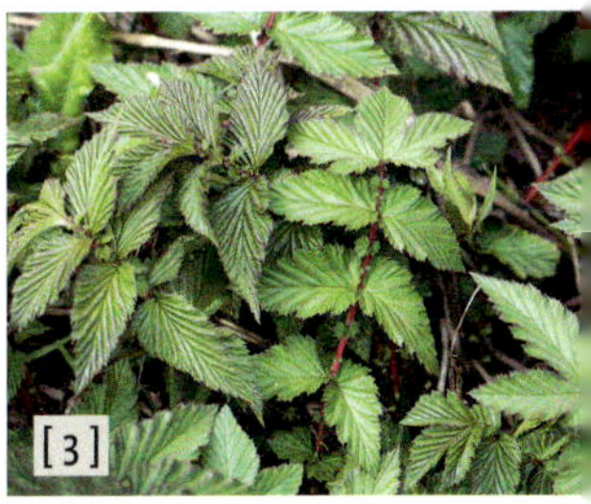

[3]

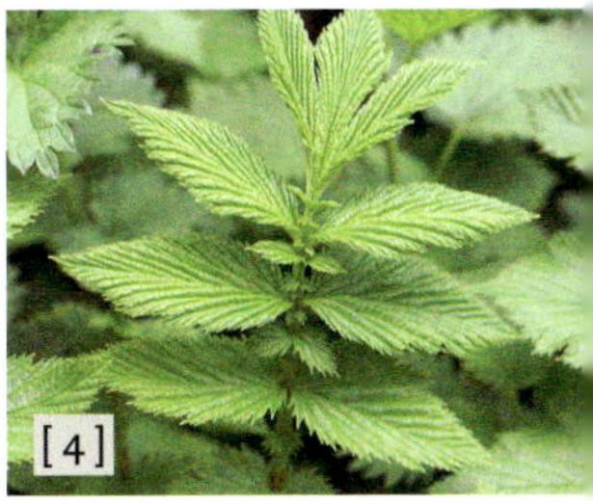

[4]

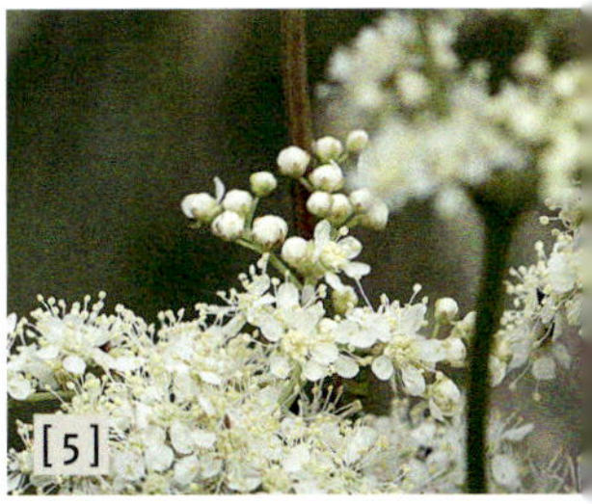

[5]

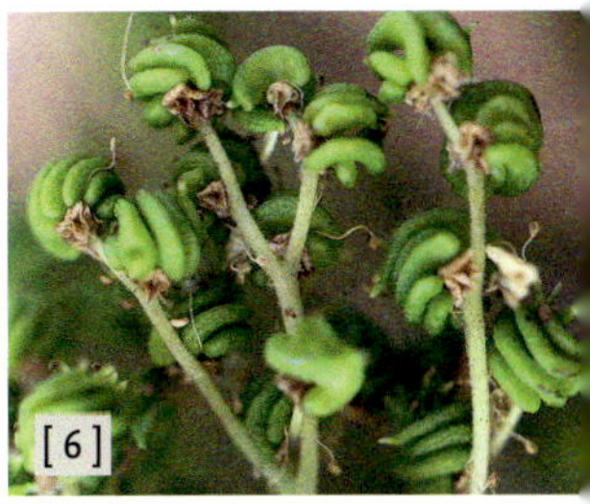

[6]

Typische Merkmale

- *Aufrechter, verzweigter Stängel, rötlich überlaufen, bis 1,80 m hoch*
- *Blätter unterbrochen gefiedert, das heißt, an der Blattachse sitzen abwechselnd größere und sehr kleine Teilblätter, Endblatt dreilappig, [3, 4], runzelig wirkend*
- *Doppelt gesägter Blattrand und rötlicher Blattstiel [3, 4]*
- *Trichterförmiger Blütenstand (Spirre) [1]*
- *Blüten mit fünf bis sechs weißen, ausgebreiteten Blütenblättern, zahlreiche Staubblätter [5]*
- *Früchte spiralförmig [6], daher der alte Name „Spiraea", von dem auch der Markenname Aspirin® abgeleitet ist*

Leicht zu verwechseln mit:

- Kleiner und Großer Wiesenknopf

Inhaltsstoffe

(+) Gerbstoffe, Schleimstoffe, Flavonoide, ätherische Öle

(!) Salicylaldehyd (Hinweise auf Seite 280 beachten!)

Das Mädesüß ist eine bezaubernde Pflanze. Schon ihr Name, „Mädesüß", klingt so lieblich, auch wenn er nicht, wie man vermuten könnte, von „süßen Mädchen" kommt, sondern von „Met-Süße", denn unsere germanischen Vorfahren aromatisierten damit den Honigwein. Es half auch – beabsichtigt oder nicht – gegen die unangenehmen Folgen des Alkohols. Mit ihren Salicylsäure-Verbindungen ist es auch heute noch eine anerkannte Heilpflanze, die ein Wegbereiter bei der Entwicklung des Medikamentes Aspirin® war.

Oft ragt die „Wiesenkönigin", wie die Pflanze auch oft genannt wird, aus den umliegenden Gewächsen heraus und markiert so den Verlauf kleiner Gräben und Bächlein. Denn gerne wächst das Mädesüß dort, wo es feucht ist. Ein eigenes Habitat ist nach ihm benannt, die Mädesüßflur, die vielen kleinen Tieren ein geschütztes Weiterkommen entlang von Wasserläufen bietet [2].

Mit Worten kaum zu beschreiben ist der köstliche Duft der Blüten. Da mischen sich Bittermandel- und Vanillearoma mit dem medizinisch anmutenden Geruch der Salicylsäure-Verbindungen. Man bereitet aus den Blüten köstlichen Sirup und Blütenzucker zu. Wenige junge Blättchen mischt man für eine raffinierte Geschmackskomponente in Kräutersalz und andere Zubereitungen mit Wildkräutermischungen. Auch die Früchte verwendet man zum Aromatisieren.

Wilde Malve

Malva sylvestris (Malvengewächse)

Sonnige, trockene, nährstoffreiche Standorte, Ruderalfluren, Weg- und Ackerränder

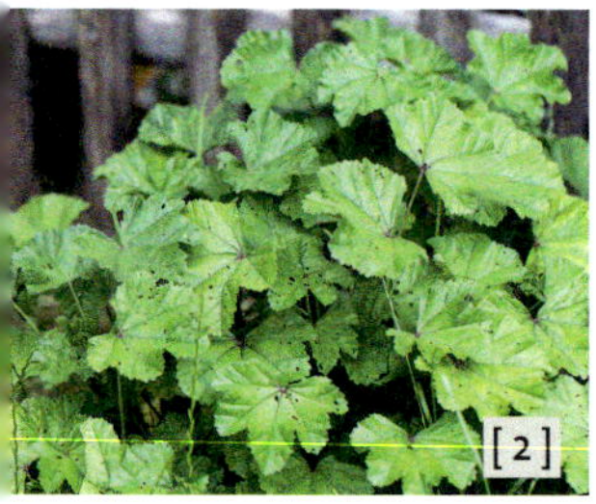
[2]

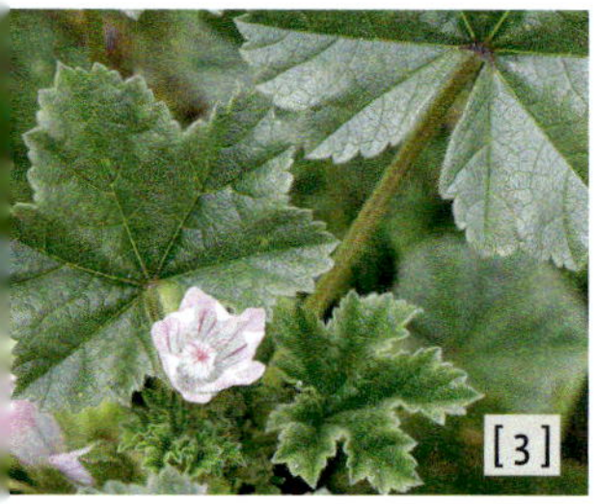
[3]

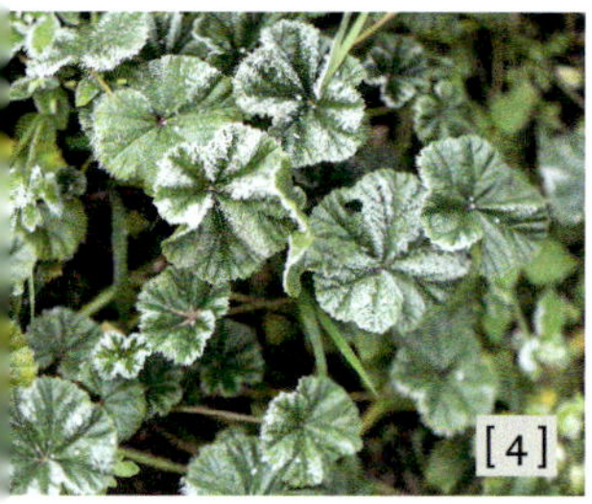
[4]

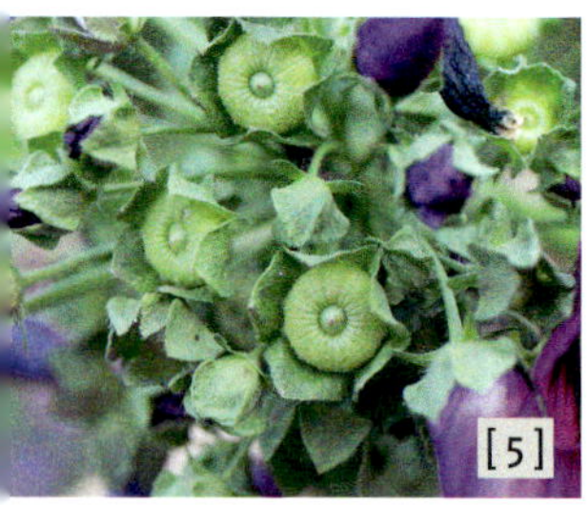
[5]

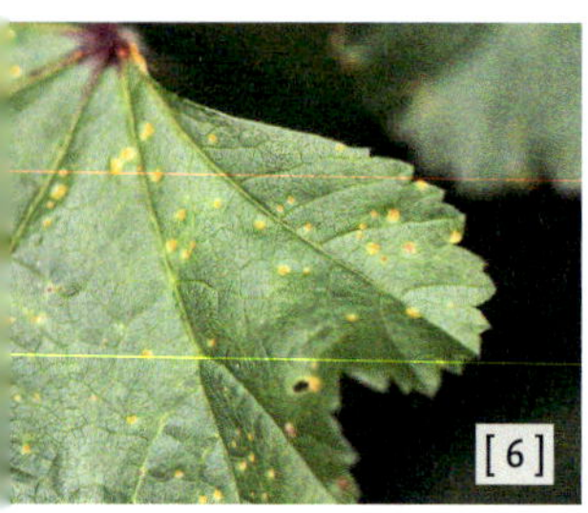
[6]

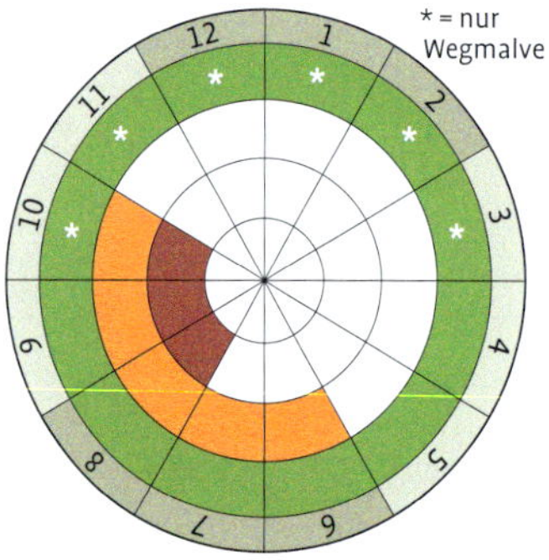

Typische Merkmale

- *Aufrechter, verzweigter Wuchs [1] mit behaartem Stängel*
- *Fünf- bis siebenlappige, rundliche Blätter mit gekerbtem Blattrand [2]*
- *Zwei bis sechs Blüten in den Blattachseln, fünfzählig, rosalila mit dunklen Streifen [1]*
- *Die Staubfäden sind zu einer Röhre verwachsen*
- *Flachrunde Zerfallfrüchte, die reif in einzelne Früchte zerfallen [5]*

Leicht zu verwechseln mit:

- Storchschnabelarten: Blätter riechen aromatisch
- Hahnenfußarten: eher dreieckige Grundform der Blätter, oft tief eingeschnitten, nicht schleimig

Inhaltsstoffe

(+) Schleimstoffe, Anthocyane (in den Blüten), Gerbstoffe

HINWEIS:

MALVEN NEIGEN ZU MALVENROST [6]. BEFALLENE BLÄTTER KÖNNEN NICHT GEGESSEN WERDEN.

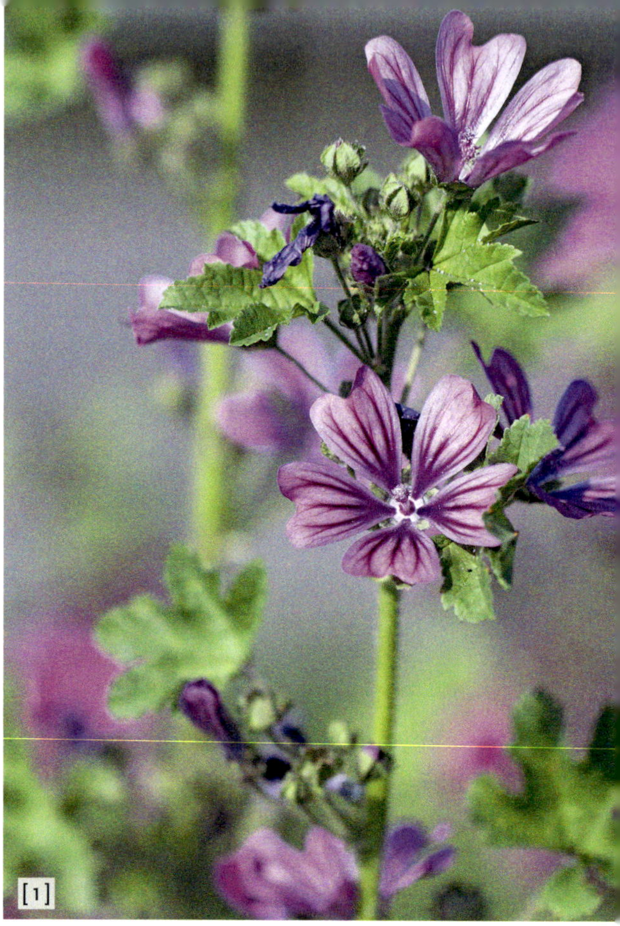
[1]

Im Sommer leuchten uns die lilafarbenen Blüten der hohen Wilden Malve von Weitem entgegen. Ihr zweiter Name „Käsepappel" weist darauf hin, dass früher ein Brei, der „Papp", aus ihren Blättern zubereitet wurde. Diese Bezeichnung kommt von der typischen Konsistenz der Malvengerichte, verursacht von den Schleimstoffen, die in den Malven enthalten sind. Der „Käse" ist in das Wort geraten, weil die scheibenförmigen Malvenfrüchte an Käselaibe erinnern.

Im arabischen Raum zählen Malven auch heute noch zu den Gemüsepflanzen. So kann man in arabischen Geschäften „Molokhiyeh", die Blätter einer Malvenverwandten, nämlich der Langkapseligen Jute, getrocknet in großen Schachteln kaufen. Die Blätter unserer Wilden Malve eignen sich für vielfältige Spinatgerichte und Salate. In Salate passen ebenso ihre milden Blüten. Diese machen auch Blütenbutter und Desserts bunter. Die Schleimstoffe aus der Pflanze sind wohltuend für den Magen.

Im Herbst und in milden Wintern bedeckt die niedrig wachsende, rosa blühende Wegmalve [3, 4] oft große Flächen auf Äckern, Brachen und an Wegrändern. Sie verlängert die Sammelzeit für Malvenblätter um mehrere Monate (Sammeluhr: Felder mit Sternchen). Auch die anderen Malvenarten wie die Rosenmalve, die Moschusmalve und die als Gartenpflanze gezüchtete Mauretanische Malve [5] sind essbar.

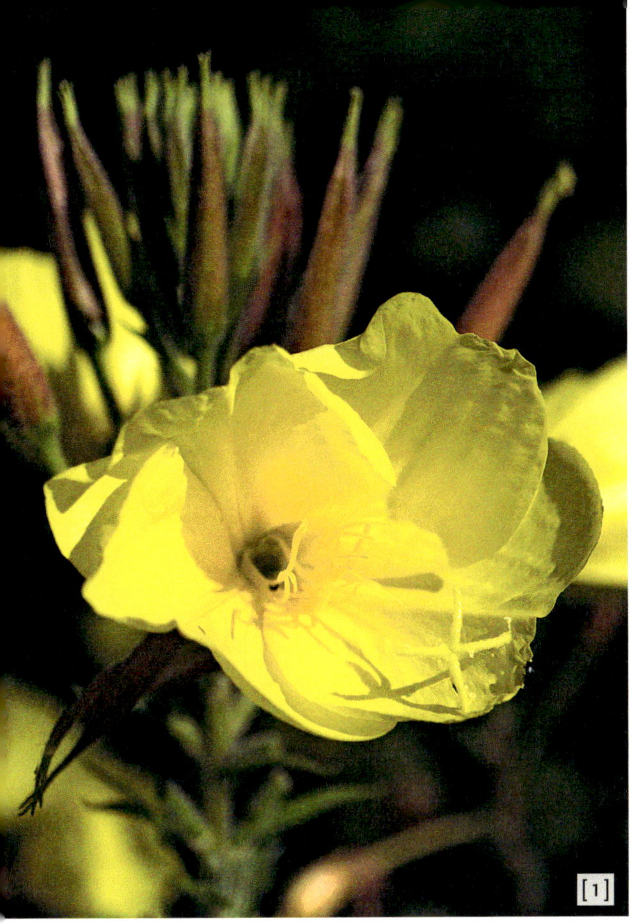
[1]

Große Nachtkerze

Oenothera biennis (Nachtkerzengewächse)

Sonnige und trockene Standorte, Wegränder, Böschungen, Ruderalflächen

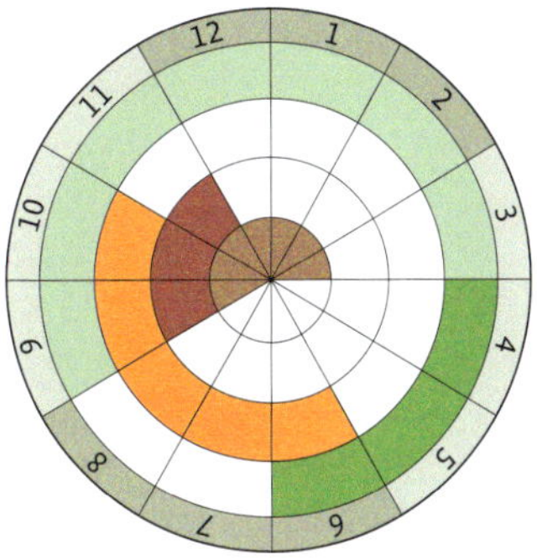

An den Sommerabenden öffnen sich die großen, schwefelgelben Blüten der Nachtkerzen in einem wunderbaren Schauspiel, das vom betörenden Duft der Blüten und dem Schwirren der Nachtfalter begleitet wird. Am nächsten Vormittag vergeht die gelbe Pracht dann schon wieder – bis sich am Abend die nächsten Knospen öffnen. Die Nachtkerze hat den Ruf eines vergessenen Gemüses. Der Neophyt, der im 17. Jahrhundert als Zierpflanze nach Europa kam, eroberte sich etwa 100 Jahre später einen Platz in den Küchen, denn seine kräftigen Wurzeln sind nahrhaft, schmecken gut und galten als stärkend. In ihrem Heimatland Nordamerika war die Nachtkerze ein Grundnahrungsmittel der indigenen Bevölkerung.
Die Wurzeln lassen sich roh ebenso wie gekocht oder gebraten essen und schmecken im Abgang leicht pfeffrig. Die zarten Rosettenblätter kann man wie Spinat zubereiten oder fein geschnitten in Salate mischen. Die Blüten bieten sich für süße oder salzige Füllungen an, sind aber auch für Blütenzucker oder -sirup ideal. Die zarten Knospen [4] passen in Pfannengemüse, Nudelgerichte und Salate und lassen sich gut in Öl oder sauer einlegen. Die nussigen Samen sind eine sehr gesunde Zutat für Brot und Cracker oder in Müsli oder Gomasio. Die Kleine Nachtkerze kann genauso verwendet werden.

Typische Merkmale

- *Bodennahe Blattrosette [2, 3], behaarter Stängel*
- *Blätter lang, schmal und spitz, mit deutlich weißer Mittelader, vor allem im Winter rötlich überlaufen [3]*
- *Große, ausgebreitete, vierzählige Blüten, langer Griffel mit vier Narben [1]*
- *Längliche, aufrechte Kapselfrüchte mit vielen kleinen Samen [5]*
- *Rübenförmige, purpurrot überlaufene und teils rotfleischige Wurzel [6]*

Leicht zu verwechseln mit:

- Große Königskerze: weiche, stark behaarte Blätter, kleine Blüten am gesamten Blütenstand
- Roter Fingerhut: weiche, stark behaarte Rosettenblätter, gekerbter Blattrand (Bild Seite 59 [6 links])

Inhaltsstoffe

(+) Schleimstoffe, Gerbstoffe, Phytosterole, Oenotherin, Linolen- und Gamma-Linolensäure in den Samen

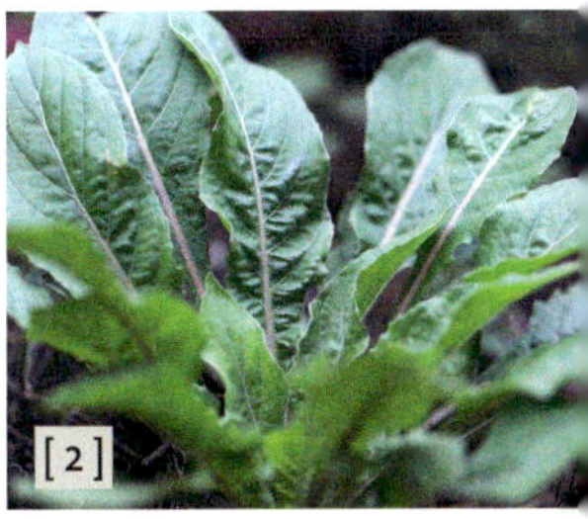
[2]

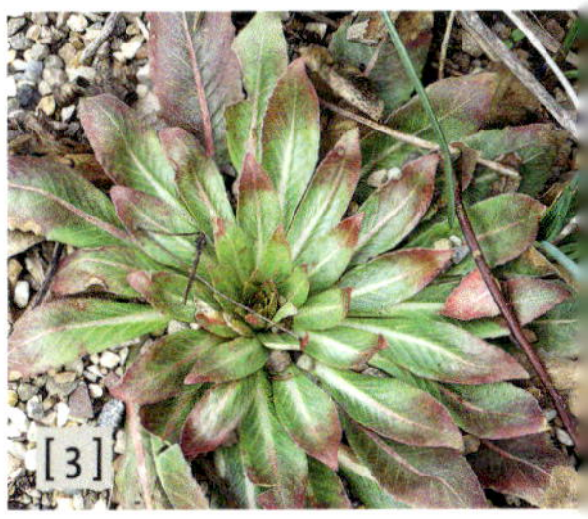
[3]

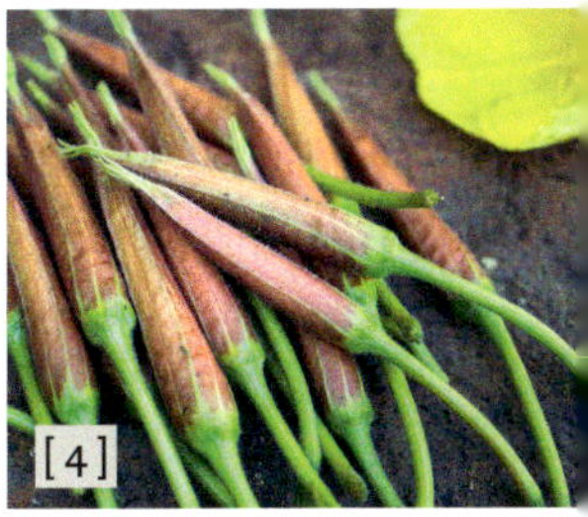
[4]

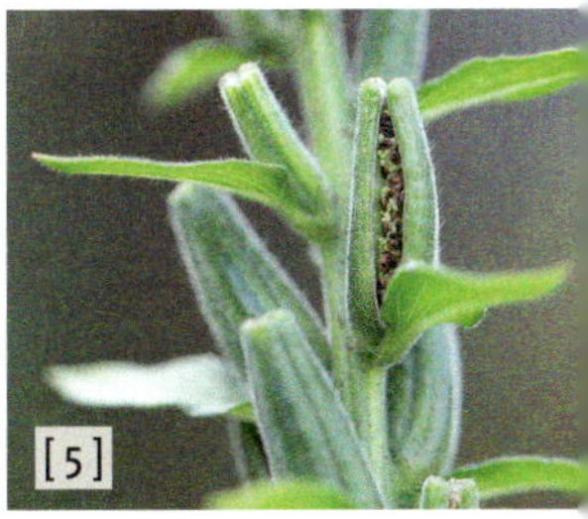
[5]

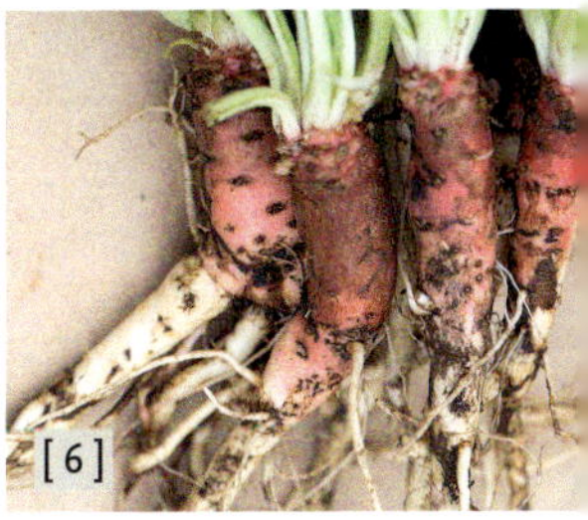
[6]

Nelkenwurz

Geum urbanum (Rosengewächse)

Schattige bis halbschattige, meist feuchte Standorte in Hecken, Wäldern und Gärten

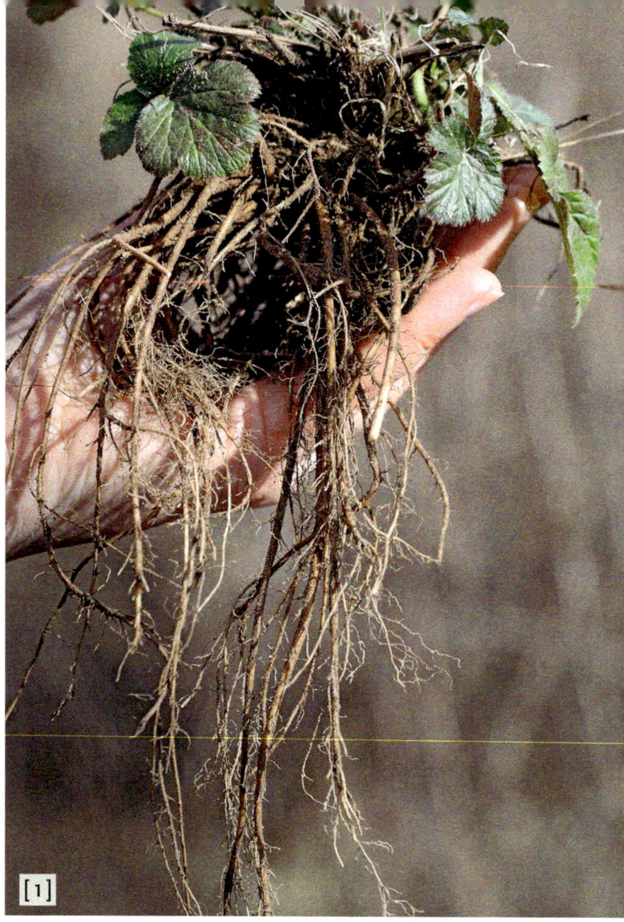

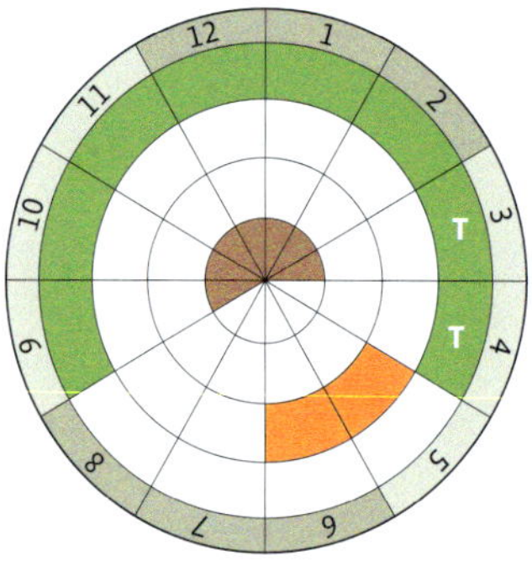

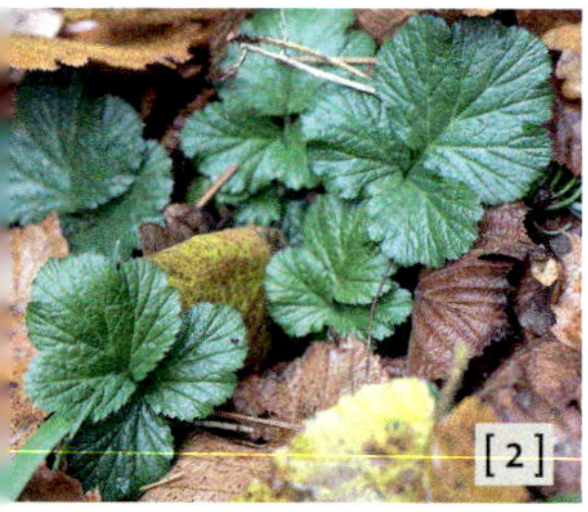
[2]

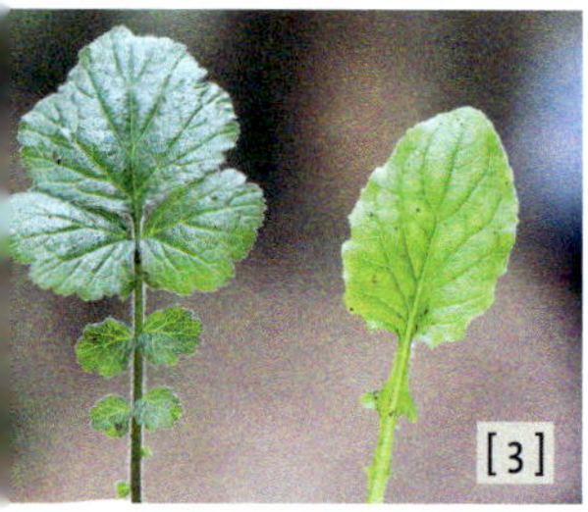
[3]

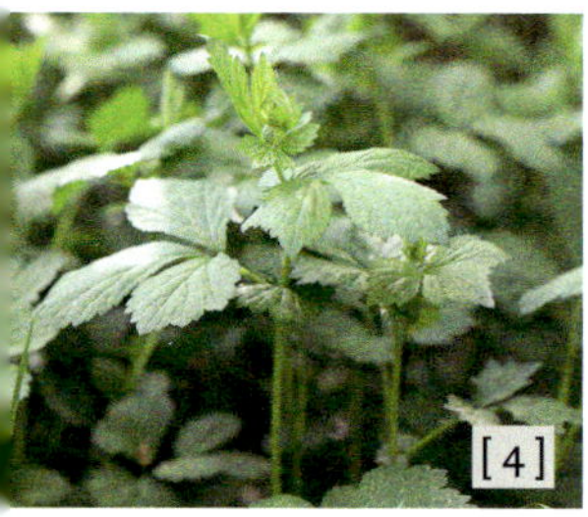
[4]

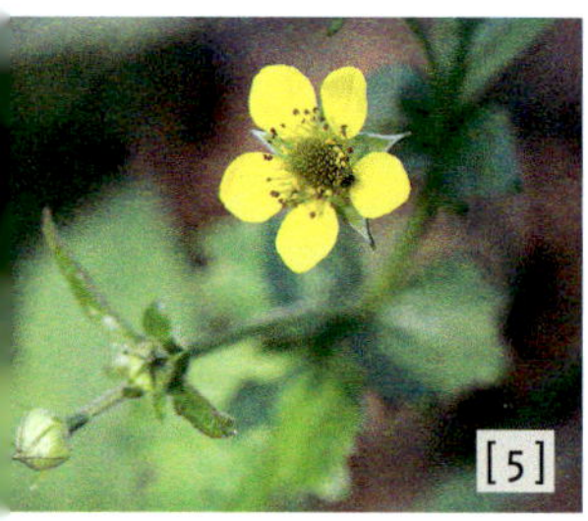
[5]

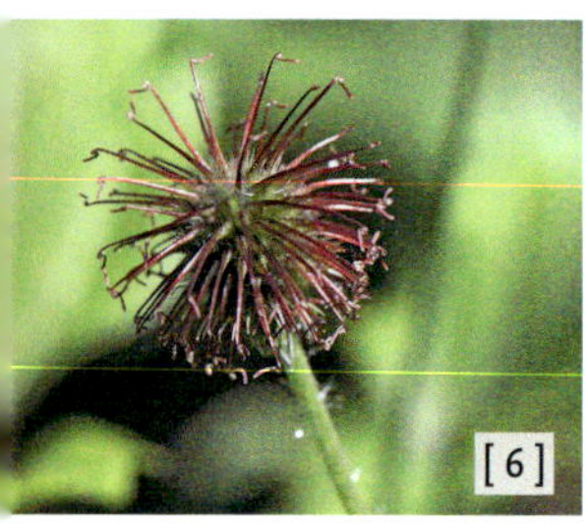
[6]

Typische Merkmale

- *Blätter lang gestielt, gefiedert, mit dreiteiligem, großem Endblatt [2, 3 links]*
- *Blätter behaart, etwas „warzig" wirkend und mit gezähntem Blattrand [3 links]*
- *Langer, dünner, aufrechter Stängel, ästig verzweigt [4, junger Trieb]*
- *Gelbe, fünfzähligen Blüten, lückig ausgebreitet, Kelchblätter in den Lücken stehend [5]*
- *Klettenartig behaarter Früchtchenkopf [6], Sammelfrucht*
- *Rhizom mit Faserwurzeln [1]*

Leicht zu verwechseln mit:

- Bachnelkenwurz: weniger Aroma, Blüten rostrot, seltener
- Rainkohl [3 rechts]: Endblatt nicht dreilappig

Inhaltsstoffe

(+) Gerbstoffe, Bitterstoffe, ätherische Öle (vor allem Eugenol), Zucker

[1]

Die unscheinbare Nelkenwurz überrascht mit einem unterirdischen Schatz. Reibt man ihre Wurzeln zwischen den Fingern, kommt Weihnachtsstimmung auf, ausgelöst durch einen Hauch von Gewürznelke. Wie diese enthält auch die Nelkenwurz das ätherische Öl Eugenol. Wo die Gewürznelke passt, ist auch die Nelkenwurz richtig. Sie aromatisiert Reis und Porridge, Suppen und Eintöpfe, heiße Getränke und Gebäck. Eingemachtem verleiht sie ein feines Aroma, ihre antibakteriell wirkenden Gerbstoffe verlängern außerdem die Haltbarkeit. Die Gerbstoffe sind vor allem im harten Rhizom enthalten, die fleischigen Faserwurzeln sind dafür reicher an Eugenol und deshalb aromatischer. Beide Teile können frisch und getrocknet verwendet werden. Einen getrockneten Jahresvorrat sollte man unbedingt anlegen, wer mag, kann Rhizom und Faserwurzeln gesondert trocknen und aufbewahren. Bei Bedarf werden dann kleine Mengen zu Würzpulver gemahlen. Junge Blätter und Triebe können roh fein geschnitten Wintersalaten beigegeben und über Suppen und Eintöpfe gestreut werden. Gegart passen sie in Spinatgerichte, Knödel und Füllungen oder in grüne Smoothies. Auch die Blüten und Knospen sind essbar.

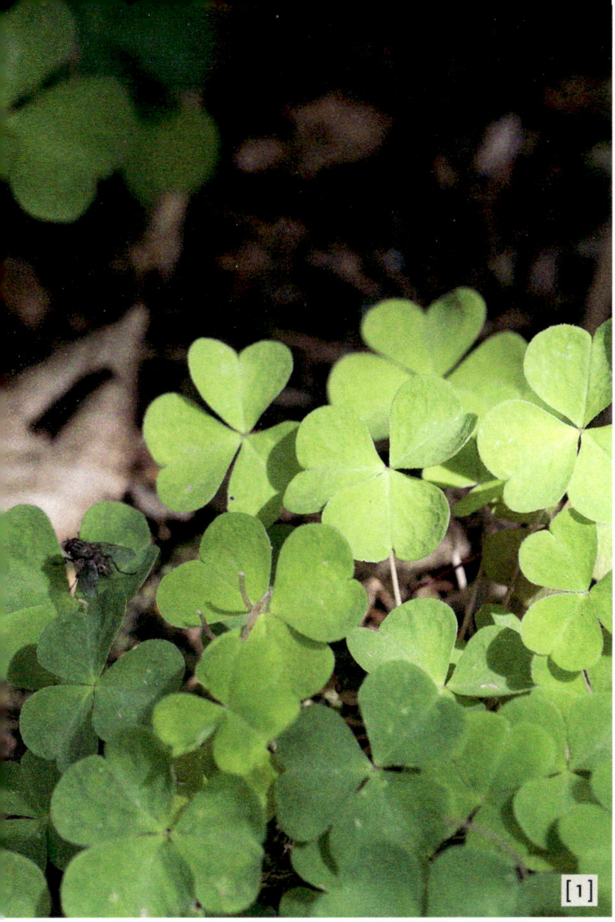
[1]

Sauerklee

(Sauerkleegewächse)
Waldsauerklee (Oxalis acetosella)

Im Mischwald, auf saurem Boden

Aufrechter Sauerklee (O. stricta) und Hornsauerklee (O. corniculata)

Auf Äckern, in Gärten

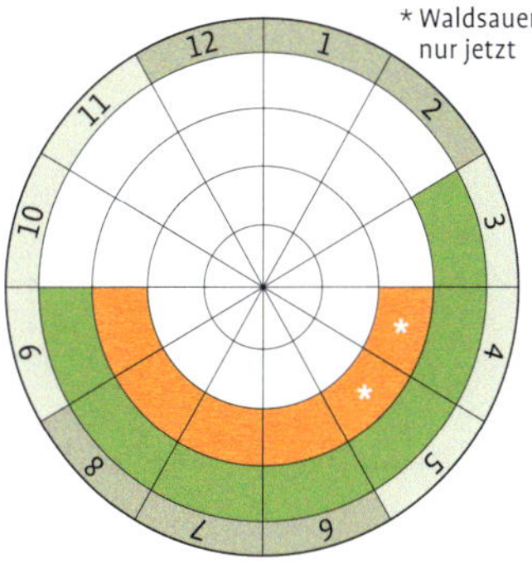

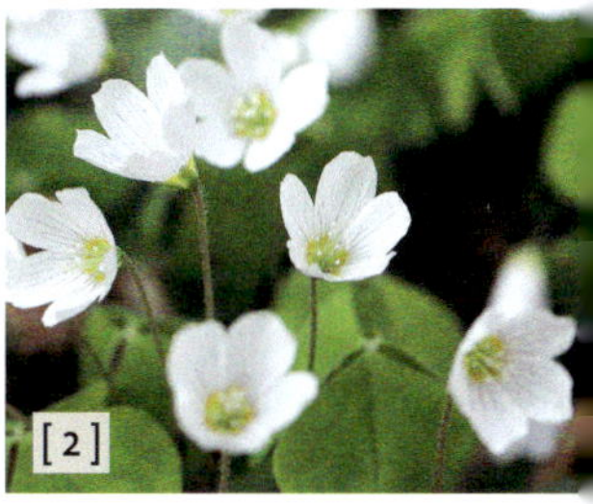
[2]

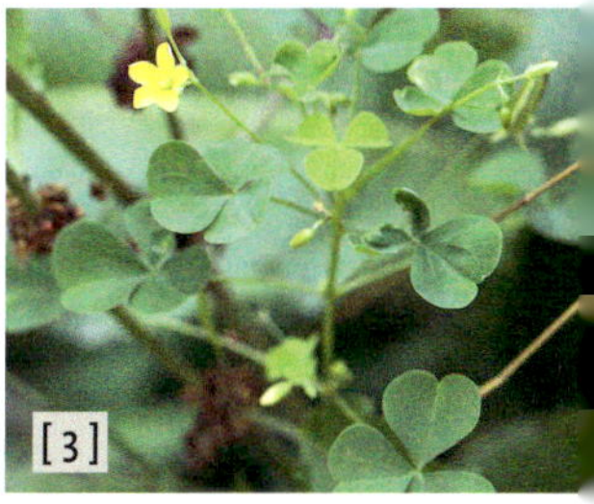
[3]

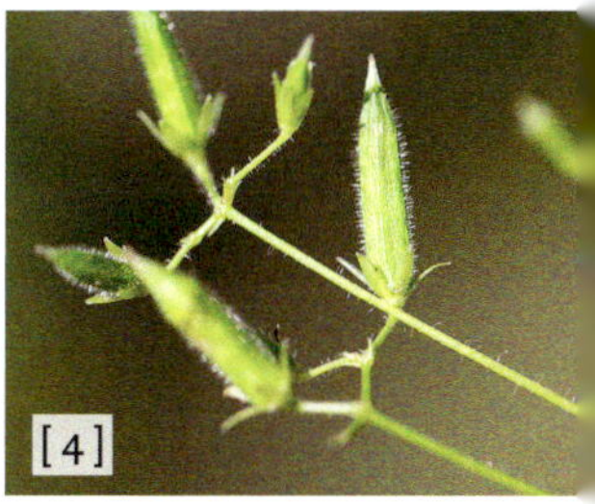
[4]

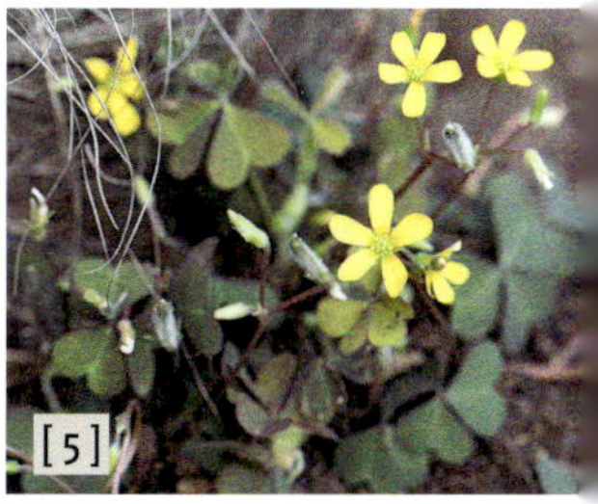
[5]

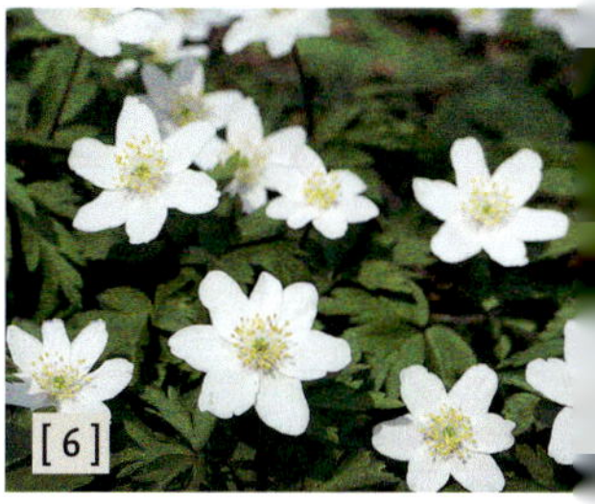
[6]

Alle drei bei uns häufigen Sauerkleearten sind eine zitronig-frische Zutat für die Wildkräuterküche. Hat man diese drei Arten im Blick, dann kann man an vielen Orten Sauerklee sammeln. Der weiß blühende Waldsauerklee fühlt sich im Wald wohl und wächst dort oft bodenbedeckend. Er braucht nur wenig Licht und ist eines der wenigen Wildkräuter, die man im schattigen Wald ernten kann. Scheint einmal zu viel Sonne durch das Blätterdach, faltet er seine Blätter zusammen. Der höhere Aufrechte Sauerklee fühlt sich entlang lichter Wege wohl, ist aber auch ein häufiges Gartenunkraut. Dieses Habitat teilt er sich mit seinem kriechend wachsenden Bruder, dem Hornsauerklee. Der gilt als lästiges Gartenunkraut, ja, in manchen Botanischen Gärten ist er regelrecht berüchtigt. Er übersteht Trockenphasen gut und ist eine der Pflanzen, die mit der Klimaerwärmung gut zurechtkommen werden.
Die säuerlich schmeckenden Blätter und Blüten alle drei Arten eignen sich roh für Salate und für alles, wozu eine zitronige Frische passt, also Dips, Mayonnaisen, Kräuterbutter, Avocadocremes und leichte Suppen.

Typische Merkmale

- *Dreifingerige Blätter, Einzelblätter umgekehrt herzförmig [1]*
- *Fünfzählige Blüten, beim Wald-S. weiß mit lila Aderung [2], bei den beiden anderen Arten gelb [3, 5]*
- *Längliche Früchte bei Aufrechtem S. [4] und Horn-S. [5]*
- *Horn-S. flach kriechend, bei Bodenkontakt wurzelnd, oft rötlich [5]*

Leicht zu verwechseln mit:

- Klee, zum Beispiel dem Rot- und Weißklee: schmecken nicht sauer
- Buschwindröschen [6] mit dem Waldsauerklee: keine kleeartigen Blätter

Inhaltsstoffe

(+) Vitamin C, Schleimstoffe, Kalzium, Carotin (beim Horn-S.)
(!) Oxalsäure

Scharbockskraut

Ranunculus ficaria (Hahnenfußgewächse)

Auwälder, feuchte Wiesen, Gärten, Parks

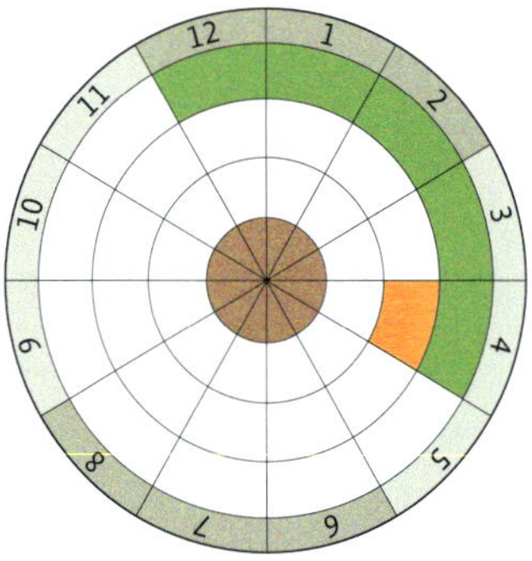

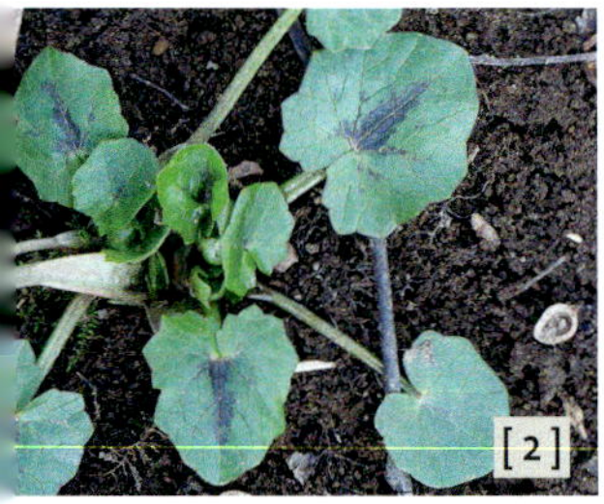
[2]

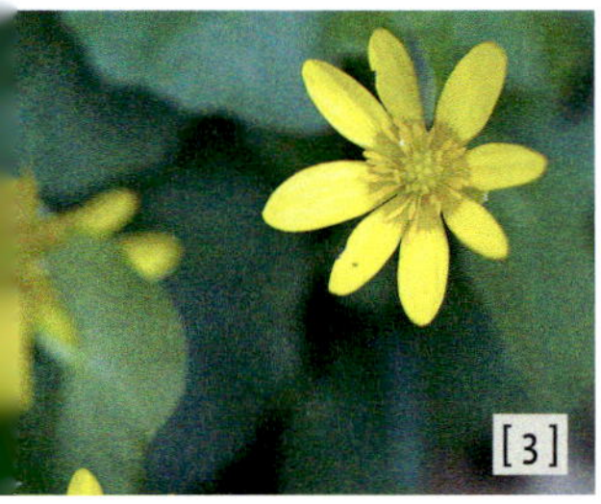
[3]

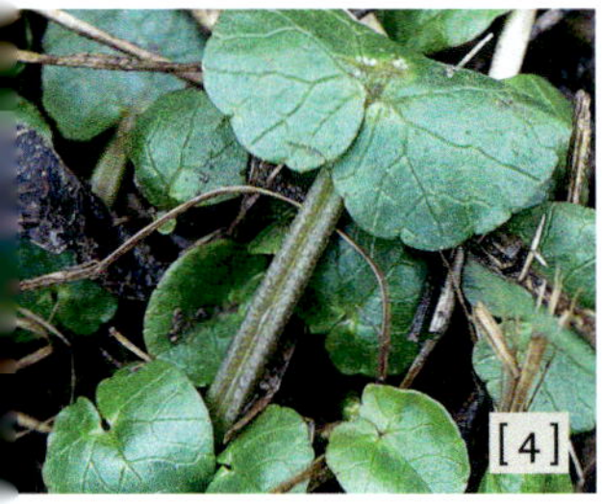
[4]

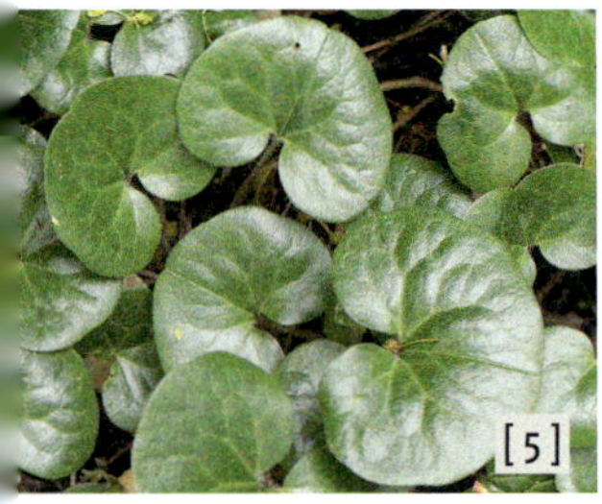
[5]

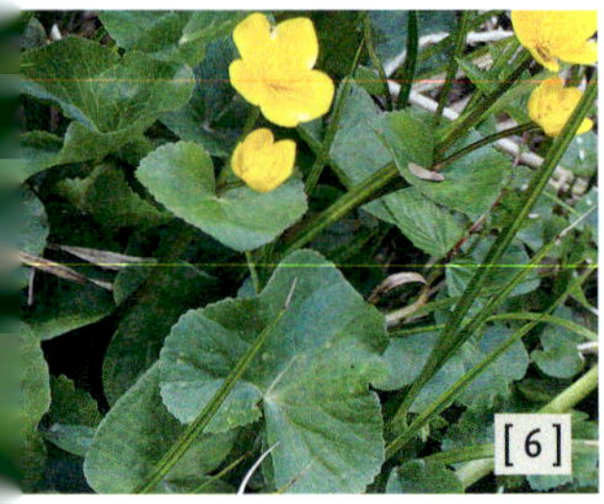
[6]

Typische Merkmale

- *Herz- bis nierenförmige Blätter, manchmal mit dunklem Fleck [2]*
- *Blätter fleischig und glänzend, mit gekerbtem Rand*
- *Flach gedrückte, lange Blattstiele mit Furche [4]*
- *Sternförmige, gelbe, speckig glänzende Blüten mit sechs bis zwölf Kronblättern [3]*
- *Brutknöllchen in den Blattachseln*
- *Rundliche bis längliche Speicherknöllchen an den Wurzeln [1]*

Leicht zu verwechseln mit:

- Knoblauchsrauke, Veilchen
- Haselwurz [5]: größere, ledrige, stark glänzende Blätter
- Sumpfdotterblume [6]: deutlich größere Blätter, gebuchteter Blattrand, Kronblätter rundlich

Inhaltsstoffe

(+) Vitamin C, Saponine, Gerbstoffe, Asparagin (eine Aminosäure), Urease (ein Enzym)

(!) Protoanemonin: Es wird durch Erhitzen und Trocknen zerstört. (Hinweis auf Seite 280 beachten!)

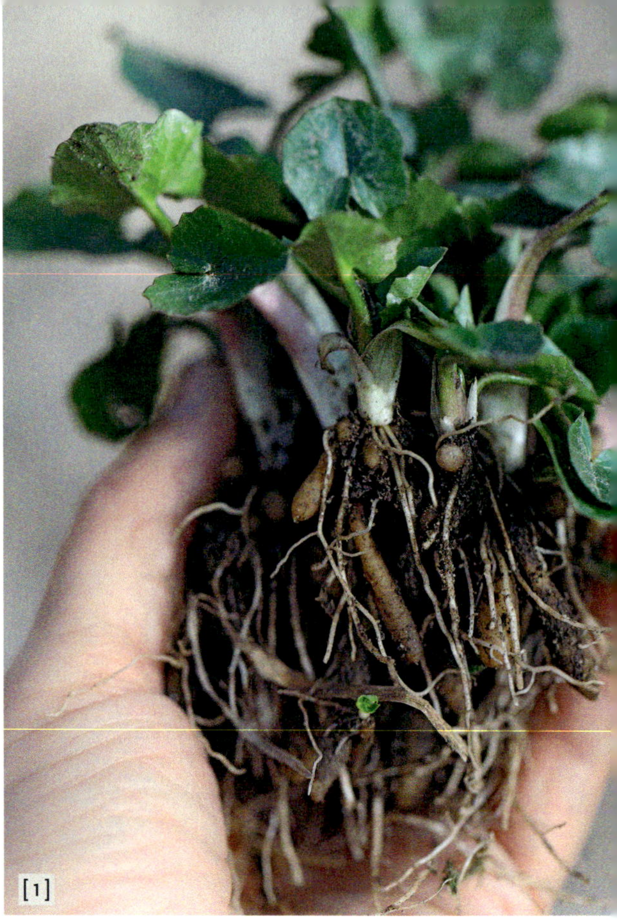
[1]

Das Scharbockskraut ist sozusagen das „Weiße Schaf" seiner Familie, der Hahnenfußgewächse, denn seine gesamte übrige Verwandtschaft ist giftig. (Zu ihr gehört auch unsere giftigste einheimische Wildpflanze, der Blaue Eisenhut.) Sobald sich aber die leuchtend gelben Blütensterne des Scharbockskrauts geöffnet haben, ist es vorbei mit der Unschuld, dann werden die Blätter ungenießbar, weil dann ihr Gehalt am giftigen Alkaloid Protoanemonin zu hoch wird. Die Blüten selbst bleiben jedoch essbar.

Das Scharbockskraut ist im Vorfrühling eine der ersten wilden Quellen für Vitamin C. Es wurde früher auf Schiffsreisen mitgenommen, um die Seeleute vor der Vitamin-C-Mangelkrankheit Skorbut zu schützen, bis schließlich das Sauerkraut es in dieser Funktion ablöste. Daher stammt auch sein Name, ist „Scharbock" doch die ältere Bezeichnung für Skorbut.

Die Blätter des Scharbockskrauts schmecken leicht säuerlich und ein wenig scharf. Sie sind roh perfekt für die ersten Frühlingssalate, können aber auch gekocht wie Spinat gegessen werden. Die geschlossenen Blütenknospen lassen sich in der Art von Kapern einlegen. Die stärkehaltigen Wurzelknöllchen müssen erhitzt werden, um bekömmlich zu werden. In Italien werden sie gekocht und dann mit Öl und Gewürzen mariniert.

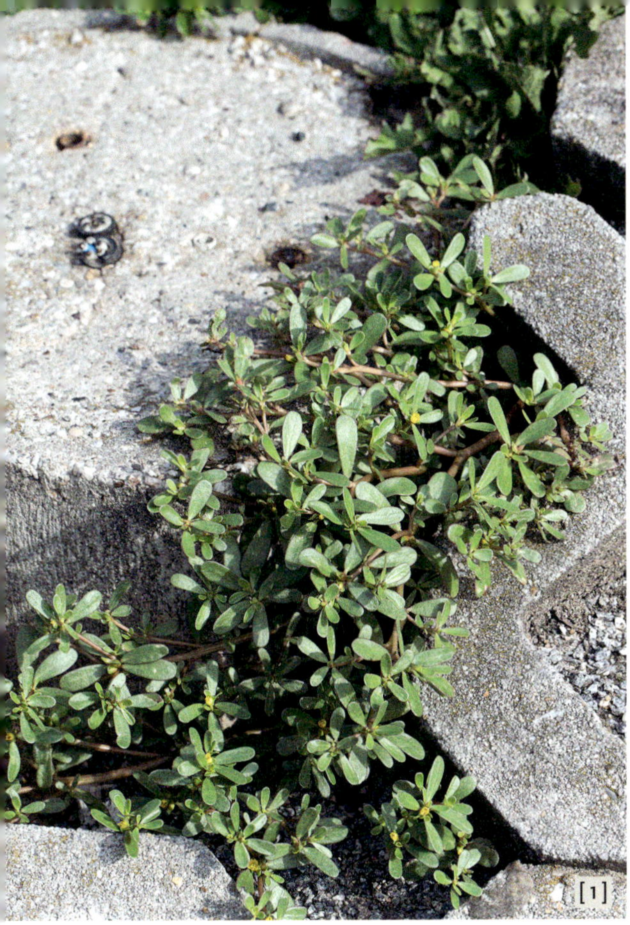
[1]

Sommerportulak

Portulaca oleracea (Portulakgewächse)

Fugen der Gehwege, auf geschotterten Flächen und Brachen

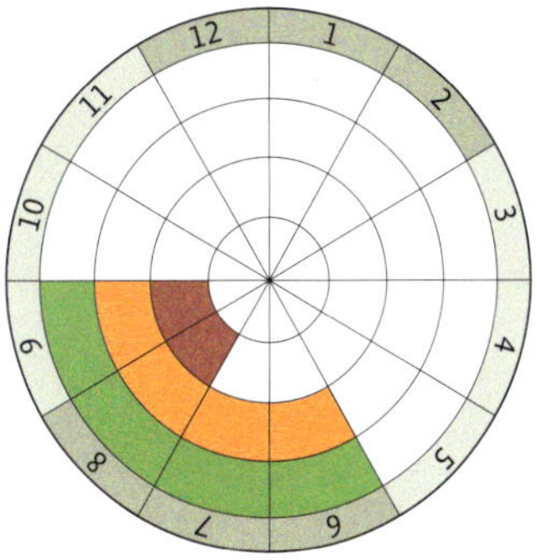

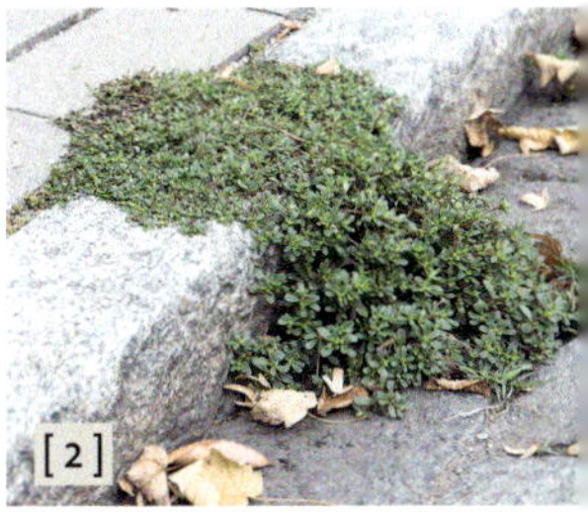
[2]

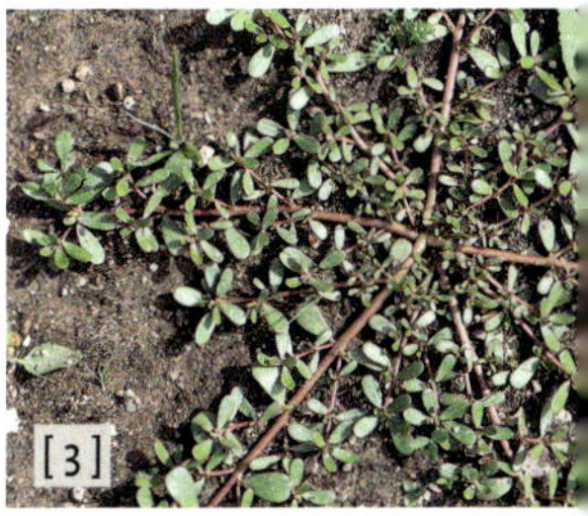
[3]

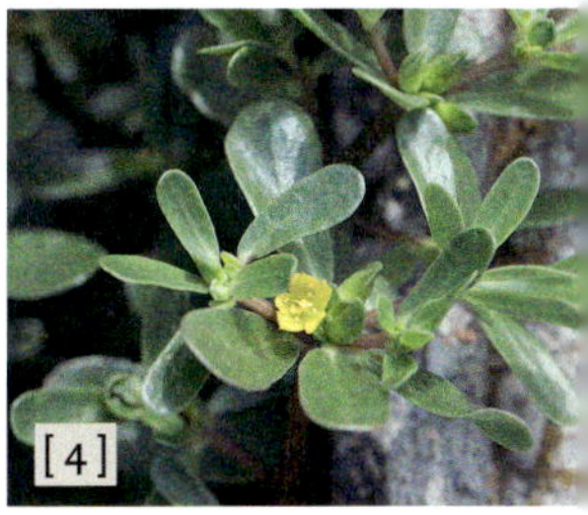
[4]

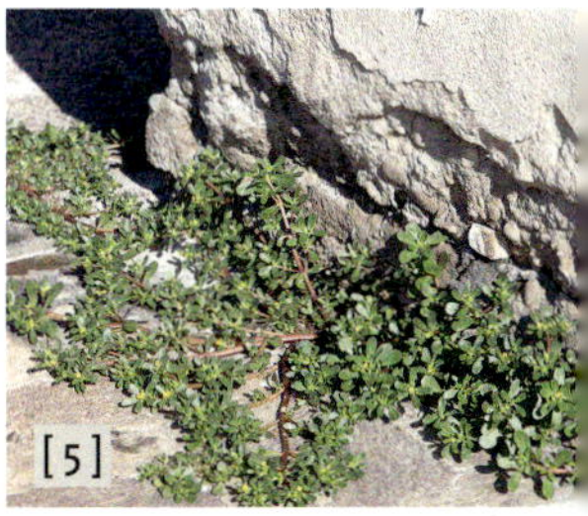
[5]

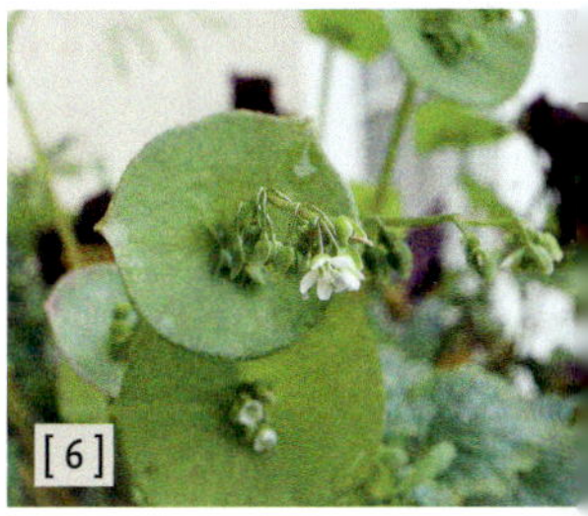
[6]

Typische Merkmale

- *Niederliegend wachsend, stark verzweigte, glatte, teils rötliche Stängel [1, 3, 5]*
- *Fleischige, längliche Blätter, zum Ansatz hin verschmälert [4]*
- *Fünfzählige, gelbe Blüten in den Blattachseln [4]*
- *Frucht ist eine Kapsel*

Leicht zu verwechseln mit:

- Weiße Fetthenne (Seite 62, Bild [5])

Inhaltsstoffe

(+) Vitamin C, Magnesium, Kalzium, Kalium, Eisen, Schleimstoffe, Omega-3-Fettsäuren

(!) Oxalsäure

Kennengelernt habe ich den Sommerportulak in den 80er-Jahren in den türkischen Gemüseläden von Regensburg, wiederbegegnet ist er mir wild wachsend in den Pflasterfugen von Venedig und Lissabon. Seit einigen Jahren wächst die Wärme liebende Pflanze, die schon mit den Römern über die Alpen kam, bei uns immer öfter und erobert sich Straßenränder und Gehwege [1, 2], beides leider ungeeignete Sammelorte. Doch sie fühlt sich auch auf Brachen und trockenen Ruderalflächen wohl.

Die leicht salzig schmeckenden Stängel und Blätter sind saftig und knackig. Am besten entfaltet sich der mediterrane Charakter in Sommersalaten mit Gurken, Tomaten und Paprika. Der Gemüse-Portulak, wie er auch genannt wird, kann auch wie Spinat zubereitet werden. Die Samen eignen sich zum Keimen, die Knospen lassen sich roh essen oder einlegen.

Der verwandte Winterportulak [6], auch oft Tellerkraut genannt, stammt aus Nordamerika, wo er *miners lettuce*, also „Bergarbeiter-Salat" heißt. Dieser zarte Wintersalat, der viel Vitamin C und ebenfalls Schleimstoffe enthält, lässt sich leicht anbauen. Für den wilden ist April/Mai die Erntezeit. Im Gegensatz zum Sommerportulak liebt er die Kälte, keimt erst bei unter 12 °C und ist bis -20 °C winterhart.

Echtes Veilchen

Viola odorata (Veilchengewächse)

Laubwälder, Parks, Wegraine

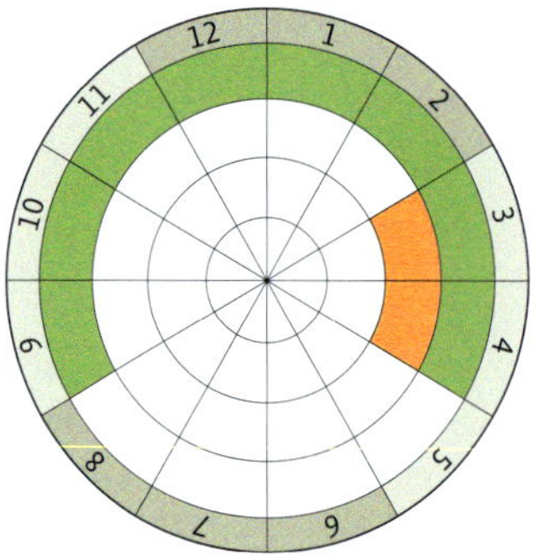

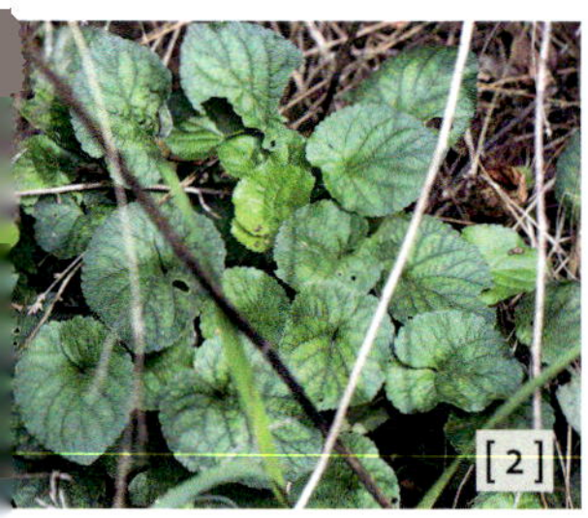
[2]

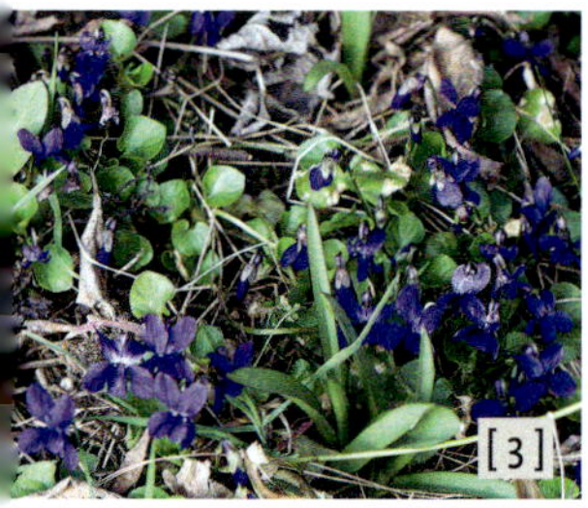
[3]

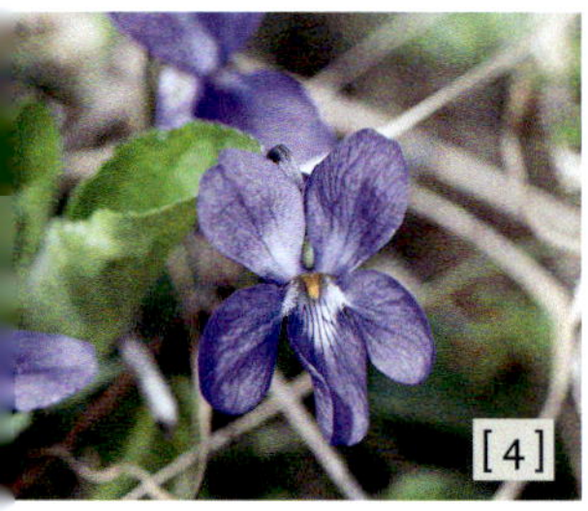
[4]

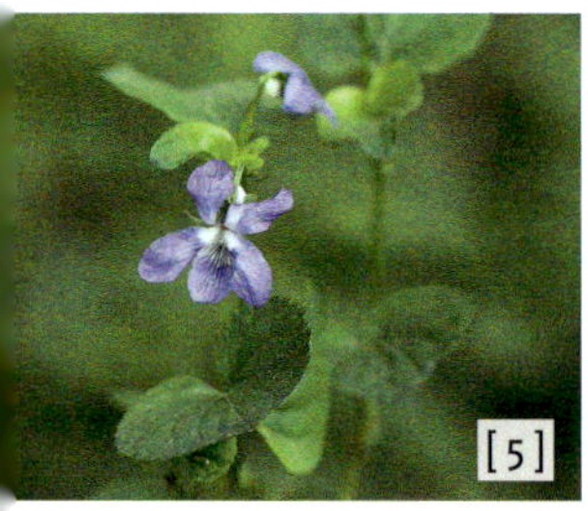
[5]

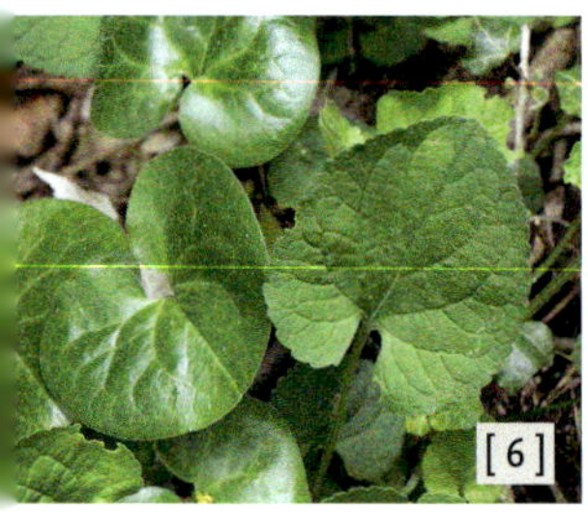
[6]

Typische Merkmale

- *Bodennahe Rosette [1, 2] mit gestielten Blättern*
- *Blattspreite herzförmig und fein behaart, Blattrand gekerbt [2, 6 rechts]*
- *Die Stängel wachsen direkt aus dem Wurzelstock [1, 3], sie tragen zwei kleine, schuppenartig anliegende Blätter*
- *Fünf violette Kronblätter, am Grund weiß [4]*
- *Intensiver Veilchenduft*

Leicht zu verwechseln mit:

- Hainveilchen: hellblau, nicht duftend [5]
- Knoblauchsrauke (Seite 115): gebuchteter Blattrand, Knoblauchgeruch
- Scharbockskraut (Seite 74): glänzende Blätter, flacher Blattstiel
- Haselwurz: ledrige, glänzende Blätter [6 links]

Inhaltsstoffe

(+) Saponine, Bitterstoffe, Schleimstoffe, Alkaloide (Violin), Flavonoide, Salicylsäuremethylester, ätherische Öle (z. B. Eugenol)

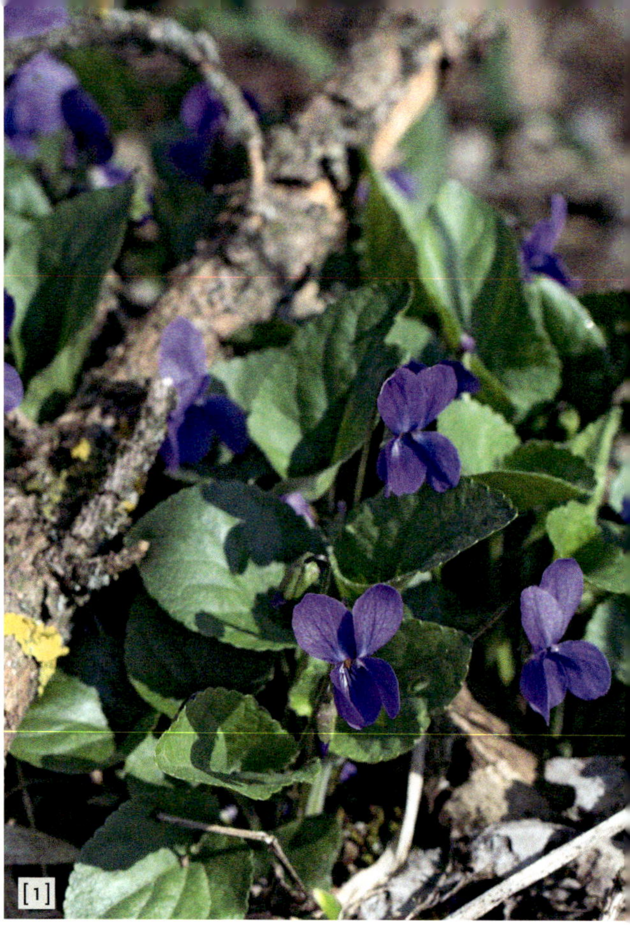
[1]

Das Veilchen ist ein echter Frühlingsbote. Nicht nur gefühlt beginnt für uns der Frühling, wenn wir die ersten violetten Blüten sehen und uns an ihrem Duft freuen. Zusammen mit der Forsythie und den Buschwindröschen ist das Echte Veilchen Zeigerpflanze für den Beginn des Erstfrühlings. Sein botanischer Name ist wie so oft ein Hinweis auf eine zentrale Eigenschaft: *Odorata* bedeutet „duftend", das kommt auch im deutschen Namen Duftveilchen zum Ausdruck.

Die herzförmigen Veilchenblätter sind fast das ganze Jahr grün, und so gehört das Veilchen zu den Pflanzen, die uns auch in milden Wintern mit grünen Blättern für Salate oder Smoothies versorgen. Weil sie gegart Flüssigkeiten andicken, empfehlen sie sich für Suppen und Soßen.

Fühlt sich das kleine Veilchen an einem Ort wohl, dann bedeckt es bald große Flächen, was die Ernte der kleinen Blüten erleichtert. Die Blüten ergeben einen hocharomatischen, violetten Sirup und bunten Blütenzucker, auch in Essig kann man seine Farbe und den Duft eine Zeit lang einfangen. Obstsalaten geben die kleinen Blüten das gewisse Extra und zum Dekorieren von Desserts und Torten sind sie einfach nur schön. Werden die Blüten zuvor kandiert, werden sie zu einer weniger leicht vergänglichen süßen Köstlichkeit.

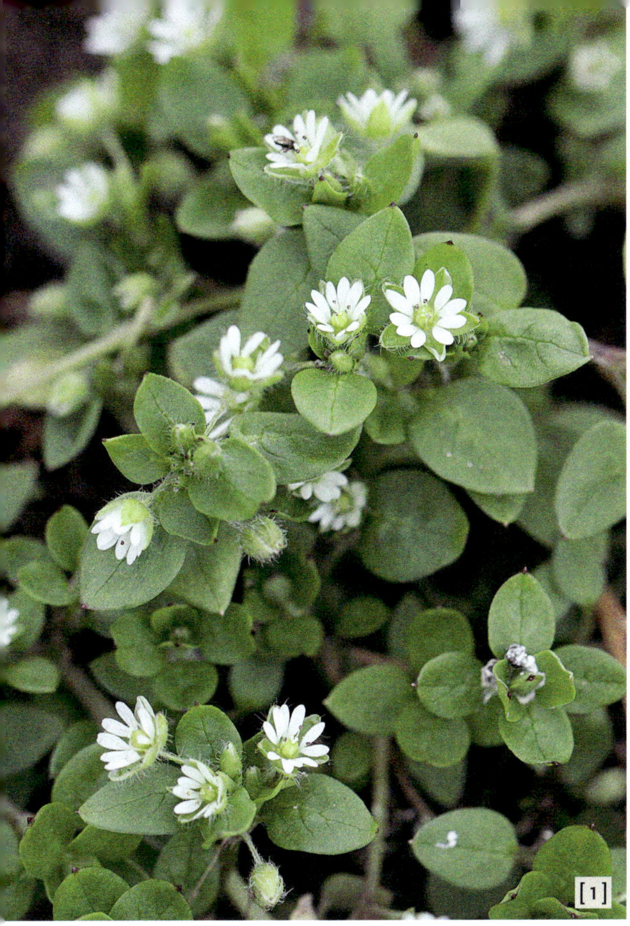

Gewöhnliche Vogelmiere

Stellaria media (Nelkengewächse)

Garten, Hecken, Wald- und Wegränder

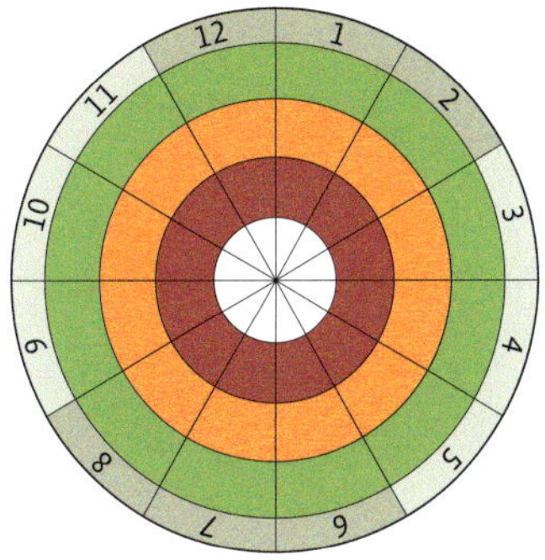

Die Vogelmiere ist eine europäische Pflanze, die es geschafft hat, sich auf allen Erdteilen auszubreiten. Sie mag es nährstoffreich, halbschattig und feucht, kommt aber auch an anderen Standorten vor. Wo es ihr gefällt, bildet sie große Teppiche. Die Vogelmiere erweckt den Eindruck eines zarten, verletzlichen Pflänzchens, tatsächlich ist sie aber erstaunlich robust und übersteht auch frostige Zeiten. Mit Trockenheit einhergehende Hitze hingegen liebt sie nicht. Sie ist vollgepackt mit wertvollen Inhaltsstoffen, auch solchen, die bei Pflanzen eher selten sind, etwa Selen und verschiedene B-Vitamine.

Für die Wildkräuterküche ist die Vogelmiere ein echter Gewinn. Sie lässt sich schnell ernten und muss nicht aufwendig geputzt werden. Nur „Beifang" und Welkes entfernen, waschen – und dann kann sie auch schon zubereitet werden. Vogelmiere schmeckt unverwechselbar nach jungem Mais oder Erbsen und ist sowohl roh als auch gekocht ein Gaumenvergnügen. Ihre Verwendung ist vielfältig: Die ganzen Pflänzchen gibt man mit oder ohne Blüten roh in Salate, kurz gegart in Suppen und Gemüsegerichte. Sie schmeckt in Frittata und Tortilla, auf Quiches und in Ravioli. Ihre hellgrüne Farbe färbt Kuchen und Brote und bringt jeden grünen Smoothie zum Leuchten.

Typische Merkmale

- *Flach kriechender Wuchs [1]*
- *Stängel mit rundem Querschnitt, einreihig behaart [3]*
- *Blätter gegenständig, rundliche bis eiförmige, ganzrandige Blättchen mit kurzer Spitze [1, 2]*
- *Blütenstände entspringen den Blattachseln. Es öffnen sich immer die obersten Blüten.*
- *Fünf weiße Kronblätter, fast bis zum Grund geschlitzt, wirken daher wie zehn [1, 4]*

Leicht zu verwechseln mit:

- Andere Mieren, wie zum Beispiel die Waldsternmiere und der Wasserdarm [5]
- Hornkrautarten, wie das Gewöhnliche Hornkraut
- Ackergauchheil vor der Blüte [6]: kantiger Stängel, keine Haarreihe

Inhaltsstoffe

(+) B-Vitamine (B_1, B_2, B_3), Eisen, Kalzium, Kalium, Magnesium, Zink, Spurenelement Selen, Rutin (Flavonoid), Kieselsäure, Gamma-Linolensäure

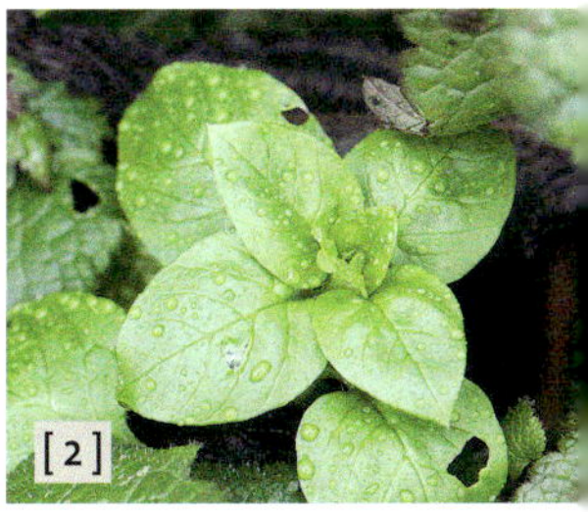

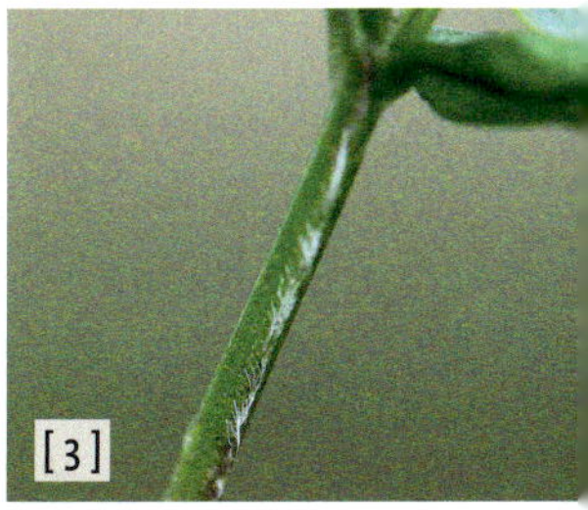

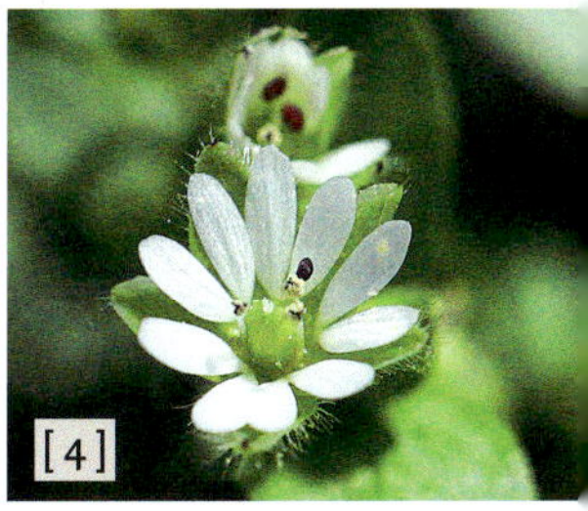

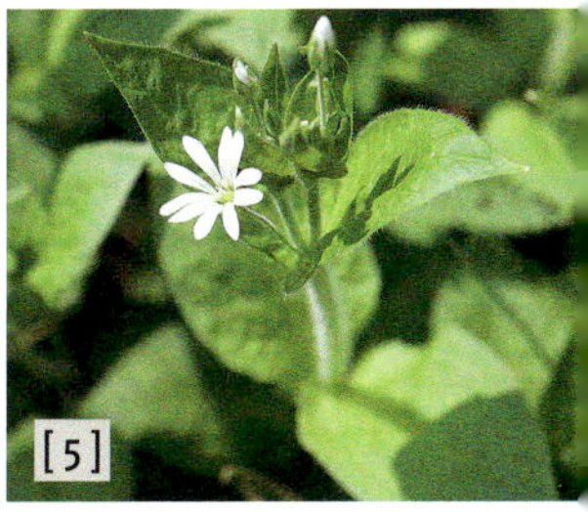

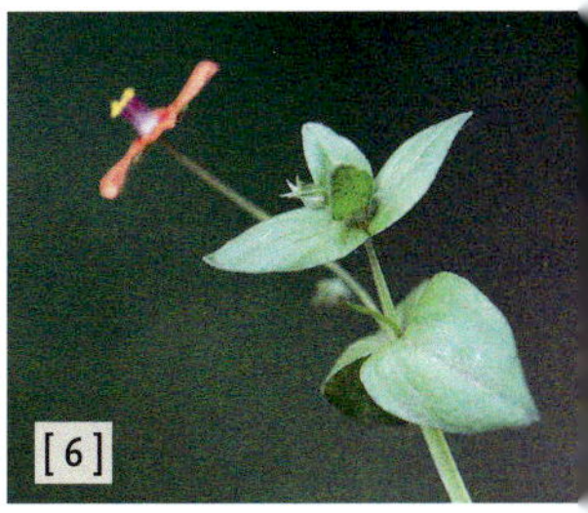

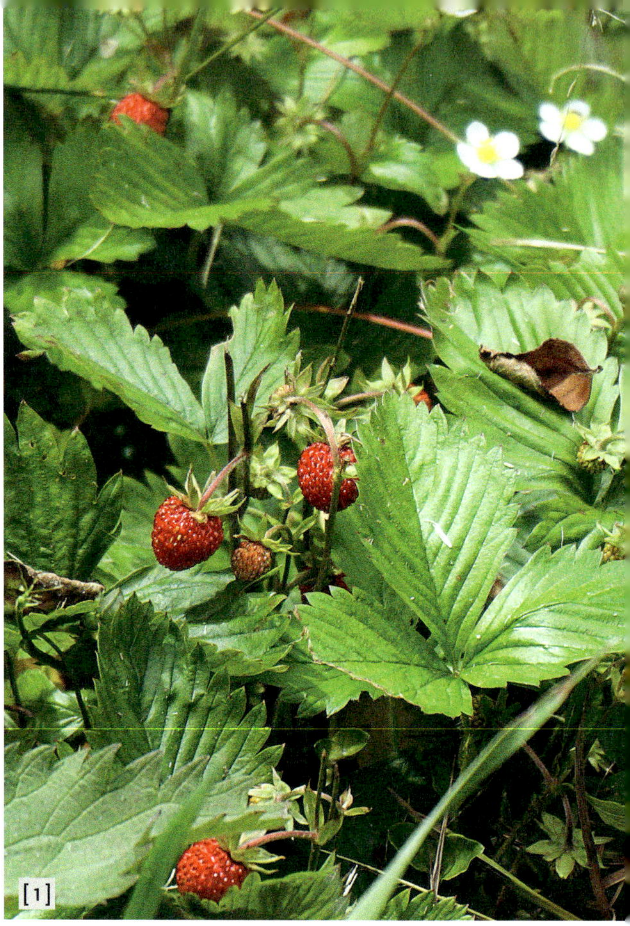
[1]

Walderdbeere

(∞) *Fragaria vesca (Rosengewächse)*

Waldlichtungen und Waldränder, naturnahe Gärten

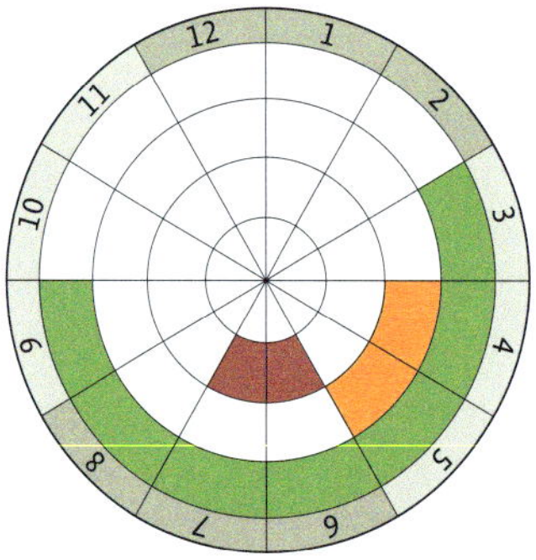

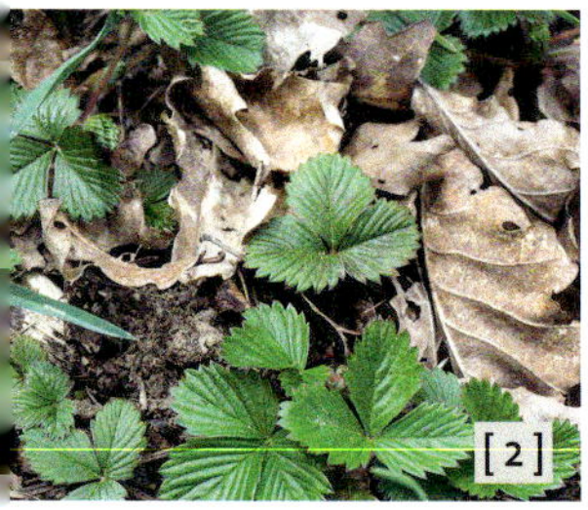
[2]

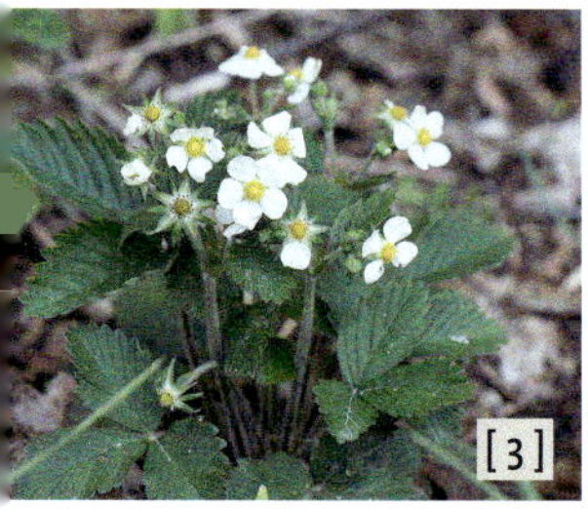
[3]

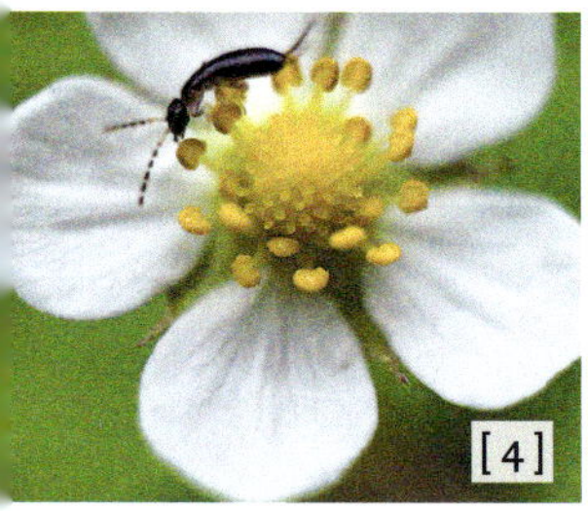
[4]

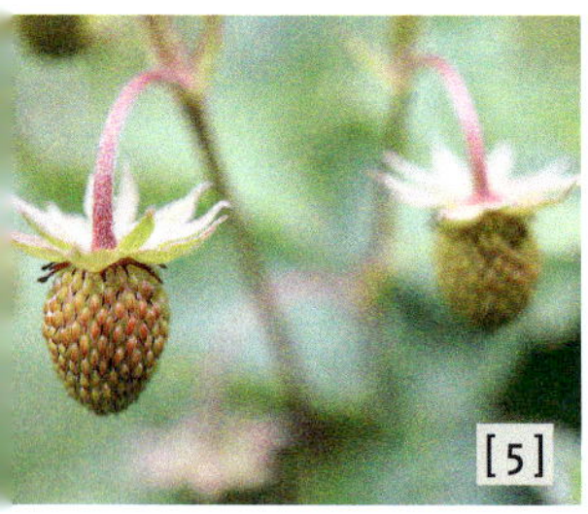
[5]

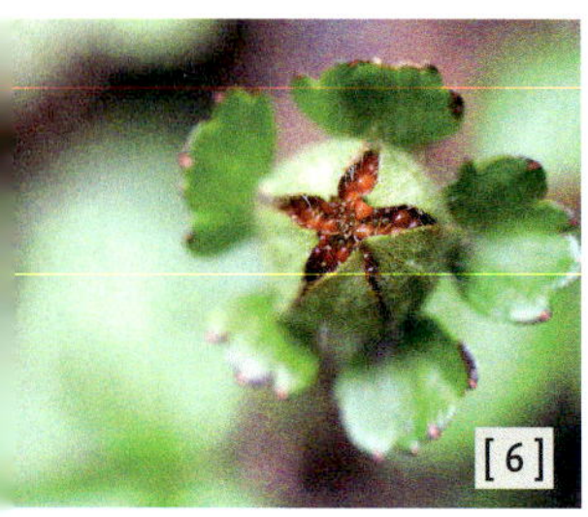
[6]

Typische Merkmale

- *Behaarte Stängel, Ausläufer bildend [1, 3]*
- *Dreifingerige Blätter, gezähnter Rand, lang gestielt [1, 2], auf der Unterseite behaart*
- *Fünfzählige Blüten mit weißen, rundlichen Kronblättern, viele gelbe Staubblätter [4]*
- *Rote, tropfenförmige Früchte, hängen nickend am Stängel, außen von grünlichen Samen besetzt (Sammelnussfrucht) [1, 5 noch unreif]*

Leicht zu verwechseln mit:

- Indische Scheinerdbeere [6: noch knospig]: runde Früchte, nicht nickend

Inhaltsstoffe

(+) Zucker, Fruchtsäure, Gerbstoffe, Salicylsäure, Zimtsäure, Chlorogensäure, Flavonoide (Quercetin, Quercitrin, Rutin, Catechin)

HINWEIS

WER ALLERGISCH AUF ERDBEEREN IST, SOLLTE AUCH WALDERDBEEREN MEIDEN.

Wer kennt sie nicht aus der Kindheit, die intensiv nach Erdbeere schmeckende, kleine, rote Walderdbeere? Keine ihre großen Schwestern kann es mit ihr an Geschmack aufnehmen, trotz unendlich vieler Züchtungen.

Unter den Wildkräutern der Krautschicht gibt es nicht viele, die beerenartige süße Früchte tragen. Neben der Walderdbeere sind Preiselbeere und Heidelbeere die häufigsten.

Zugegeben, es ist schon mühsam, ein Körbchen mit den kleinen, roten Früchten zu füllen. Doch die Mühe lohnt sich. Was gibt es Köstlicheres als Walderdbeeren mit frischer Schlagsahne, Joghurt oder Vanilleeis? Besonders geduldige Sammler können sich mit einigen Gläschen Marmelade für ihre Mühe belohnen.

Holt man sie in den Garten, breitet sich die Walderdbeere an passenden Standorten willig aus. Die aromalose Scheinerdbeere siedelt sich hier gerne von selbst an. Ihre Früchte sind kugelig, nicht gestielt und nicht nickend [6].

Die Erdbeerblätter können, solange sie noch jung sind, fein geschnitten Salaten, Gemüse- und Getreidegerichten beigemengt werden und natürlich auch grüne Smoothies bereichern. Klassisch ist die Verwendung der Blätter zusammen mit Himbeer- und Brombeerblättern als Basis von Kräutertees.

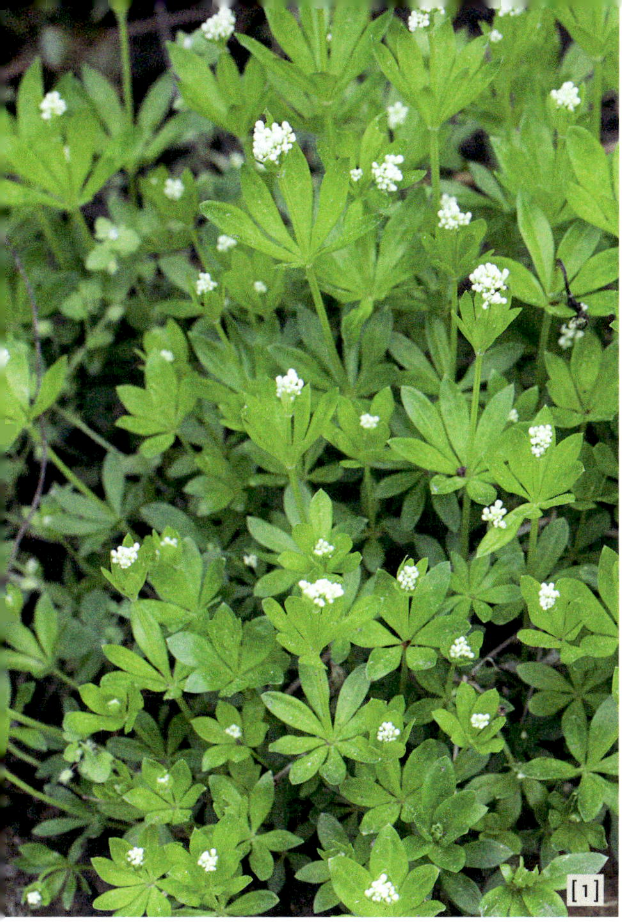
[1]

Waldmeister

Ⓞ *Galium odoratum (Rötegewächse)*

Laub- und Mischwälder

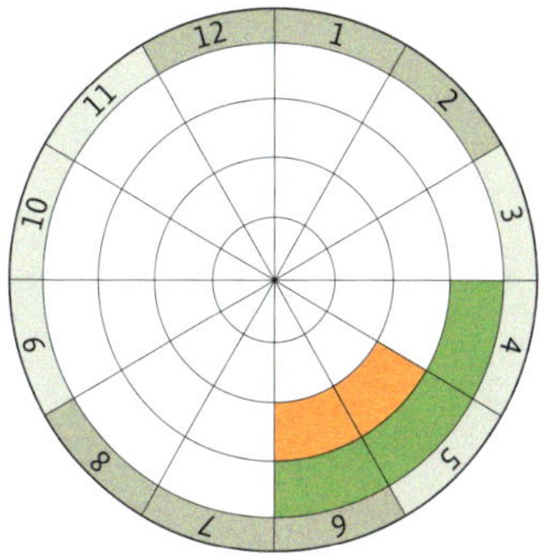

Der Rotbuchenwald ist der Lieblingsplatz des Waldmeisters. Diese Freundschaft gibt einem bestimmten Waldtyp, dem Waldmeister-Buchenwald seinen Namen. Seine botanische Artbezeichnung *odoratum* (= wohlriechend) und auch Trivialnamen wie „Wohlriechendes Labkraut“ und „Duftlabkraut“ weisen auf seine schönste Eigenschaft hin: seinen Duft. Schön wäre es, man könnte ihn einfach „der Nase nach“ zwischen den Buchen aufspüren. Doch das duftende Cumarin entsteht erst beim Trocknen. Dabei lösen Enzyme es aus dem geruchlosen Cumarin-Glykosid, dessen Gehalt vor der Blüte am höchsten ist. Aus diesem Grund erntet man Waldmeister, bevor seine Knospen sich öffnen. Legt man die Pflanzen in gleicher Richtung ins Sammelgefäß, lassen sie sich später schneller zu kleinen Sträußchen aus drei bis fünf Stielen binden und an einem warmen, luftigen Ort zum Trocknen aufhängen. Mindestens ein paar Stunden lässt man sie vor der Verwendung welken. Zum Aufbewahren muss man sie ganz durchtrocknen lassen. Die Sträußchen hängt man dann mit den Blättern zum Aromatisieren in Sahne für Desserts und Torten, in Milch für Puddings und Milchreis, in Zuckerwasser für Sorbets oder in Weißwein für eine Maibowle. Die Stängel müssen dabei jeweils draußen bleiben.

Typische Merkmale

- *Stängel vierkantig [2], nur an den Knoten kurz und steif behaart, 10–30 cm lang*
- *Blätter lanzettlich, jeweils sechs bis acht Blätter sind in Quirlen an den Blattknoten angeordnet [1, 2], rauer Blattrand*
- *Blütenstand verzweigt, eine Schirmrispe [3, 4]*
- *Vierzählige, trichterförmige, weiße Blüten, Kronblätter spitz zulaufend [3]*
- *Kugelige Spaltfrüchte, borstig behaart*

Leicht zu verwechseln mit:

- Klettenlabkraut [5: hier im Winter]
- Waldlabkraut: viel höher und verzweigt
- Lupine [6]: nicht mehrere Blattquirle übereinander am Stängel

Inhaltsstoffe

(+) Gerbstoffe, Bitterstoffe, Flavonoide, Asperulosid

(!) Cumarin

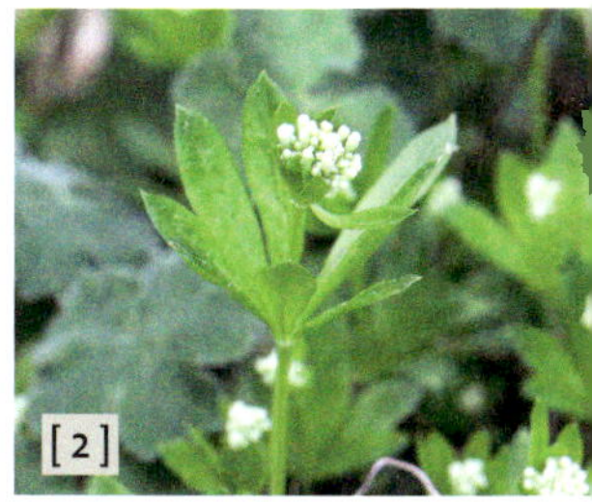
[2]

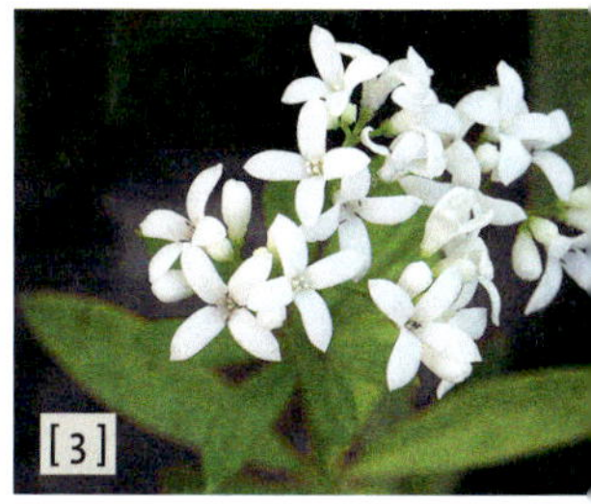
[3]

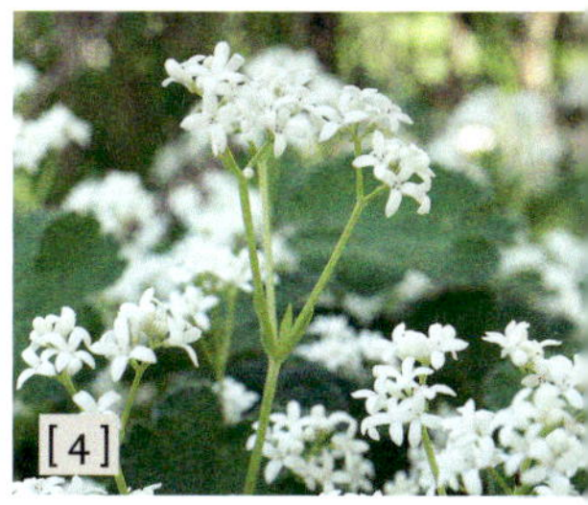
[4]

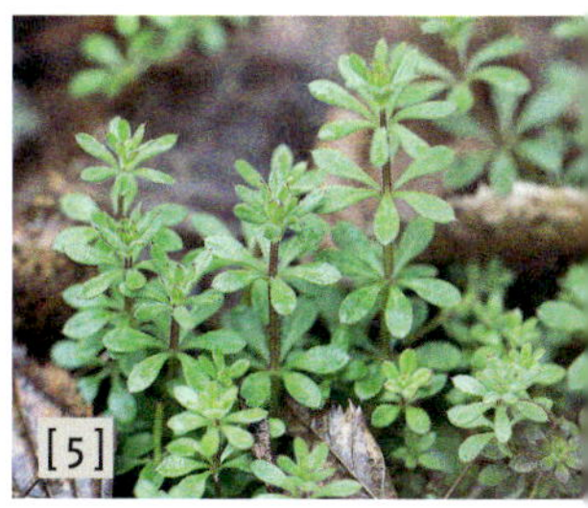
[5]

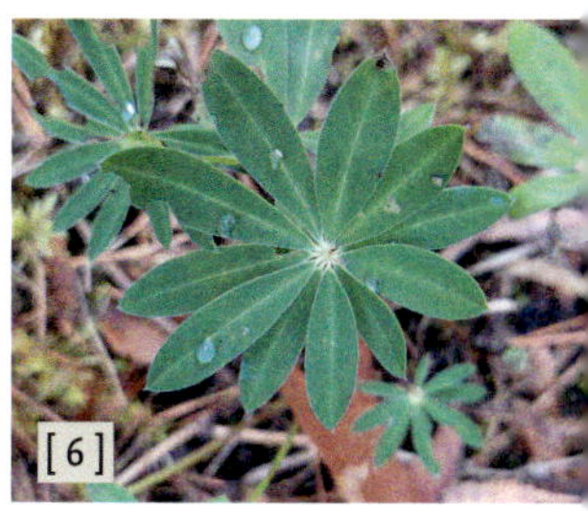
[6]

Wegerich

Wegerichgewächse

Spitzwegerich (Plantago lanceolata): Wiesen, Grünland-Gesellschaften
Breitwegerich (P. major): verdichtete Böden, Rasenwege
Mittlerer Wegerich (P. media): Kalk-Magerrasen

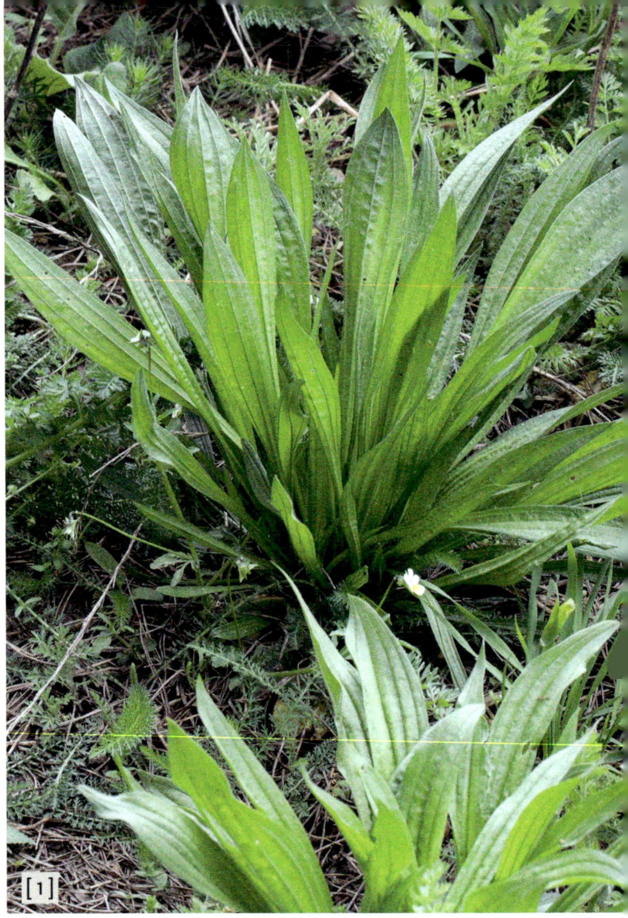
[1]

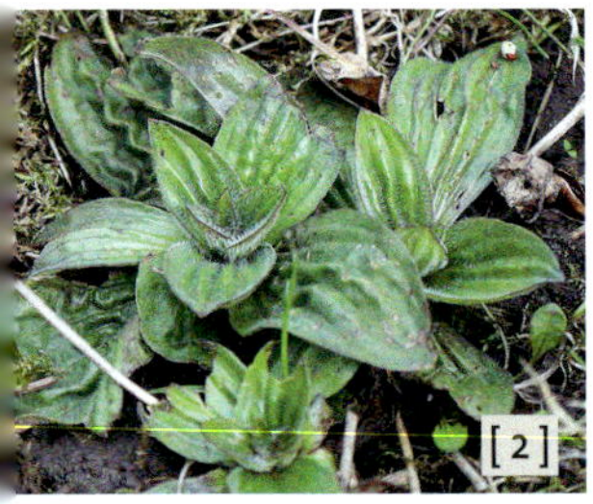
[2]

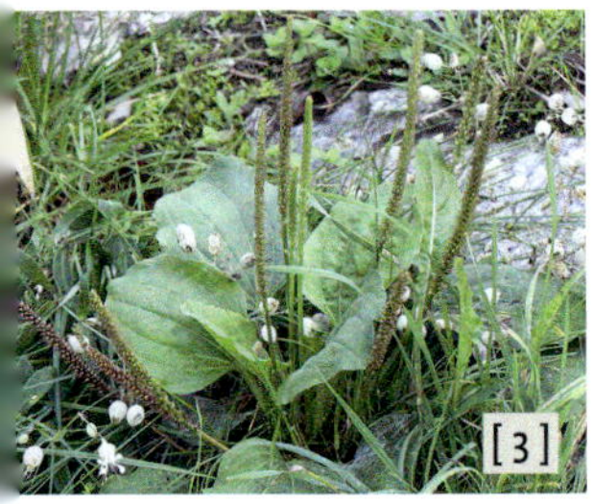
[3]

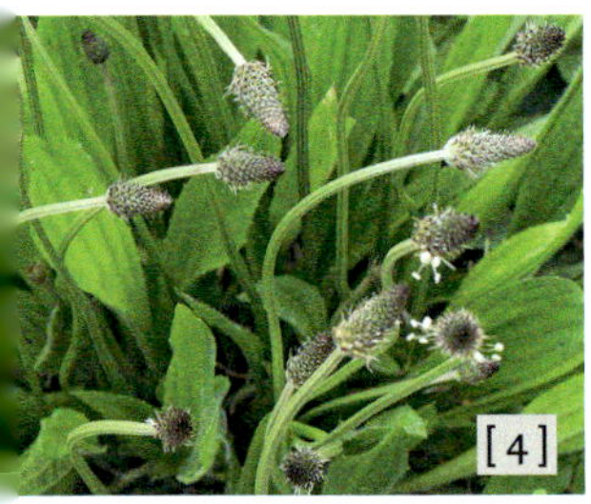
[4]

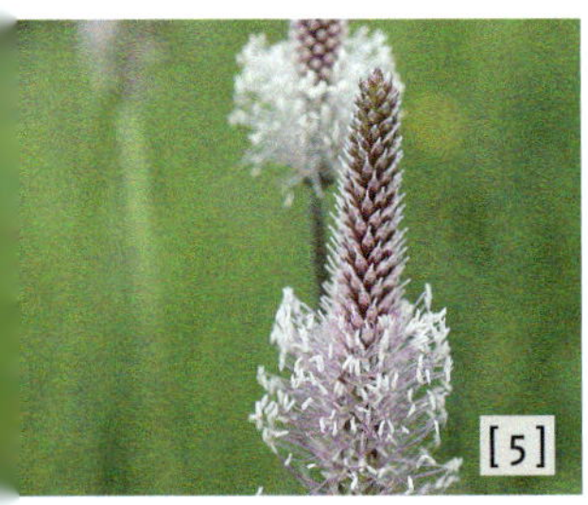
[5]

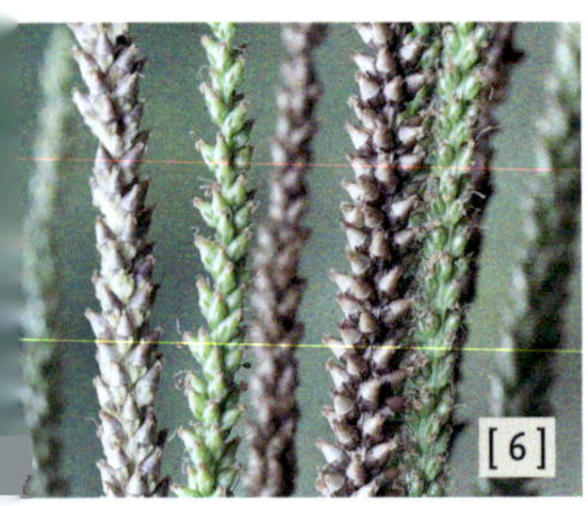
[6]

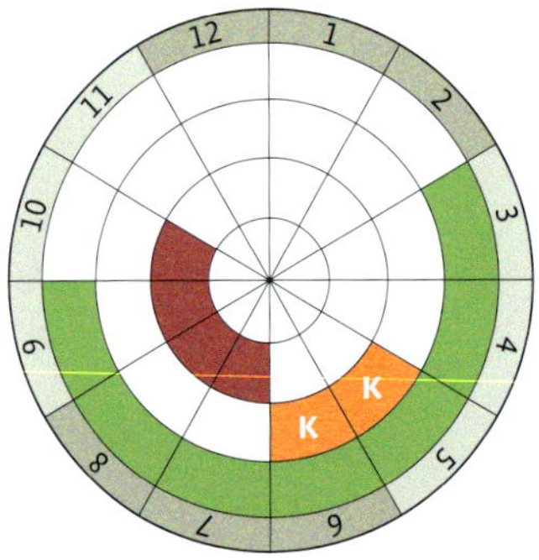

Typische Merkmale

- *Grundständige Blattrosette, blattloser Stängel [1: Spitz-W.; 2: Mittlerer W. 3: Breit-W.]*
- *Fünf bis neun parallel wirkende, kräftige Blattnerven*
- *Spitz-W.: längliche Blätter, spitz, sich zum Blattgrund verjüngend [1]; Mittlerer W.: eiförmig schmale Blätter, spitz, ungestielt, am Boden anliegend [2]; Breit-W.: breite, löffelförmige Blätter mit langem Stiel [3]*
- *Blütenstände sind lang gestielte Ähren, beim Spitz-W. kurz walzlich [4], beim Mittleren W. länglich [5], beim Breit-W. lang [6]*
- *Staubblätter grünlich, gelblich [4: Spitz-W.] oder lila [5: Mittlerer W.]*
- *Frucht ist eine eiförmige, mehrsamige Kapsel [6: Breit-W.]*

Inhaltsstoffe

(+) Kieselsäure (Silizium), Zink, Kalium, Vitamin C und Vitamin B (>1 %), Saponine, Flavonoide (Apigenin, Luteolin), Aucubin, Schleimstoffe

Die Wegeriche sind leicht zu bestimmen, denn ihre dicken, parallelen Blattadern machen sie unverwechselbar. Einen uns ungemütlich erscheinenden Standort liebt der Breitwegerich, denn er bevorzugt festgetretene Wege. Dabei nimmt er Tritte in Kauf, denn er plant, seine Samen durch die Pfoten und Hufe, die Schuhe, Reifen und Räder der Passanten weitertragen zu lassen. Bei Feuchtigkeit werden sie schleimig und haften noch besser. So markiert der Breitwegerich Wege und Trampelpfade, was in Zeiten vor Teer und Schotter oft ausgesprochen hilfreich war.

Die Samen aller Wegeriche stellen frisch eine knackige kleine Zutat dar. Getrocknet sind sie ein nahrhafter Vorrat und werden Gebäck, Brot und Müsli beigegeben. Die ausgesiebten Samenschalen verwendet man wie Flohsamenschalen (die ihrerseits übrigens auch von einer Wegerichart kommen). Das Keimen von Wegerichsamen gelingt leicht.

Der Geschmack der Blätter ist kräftig „grün" und pilzartig. Zum Rohessen pflückt man die jungen Blätter aus der Mitte der Rosetten. Sie schmecken auf dem Butterbrot, in Salaten oder als Pesto. Geschnitten werden sie quer zu den Blattadern. Gegart sind sie Allrounder für Gemüsegerichte, Füllungen oder Nudeln. Die jungen Knospen schmecken roh, man kann sie aber auch anbraten oder einlegen.

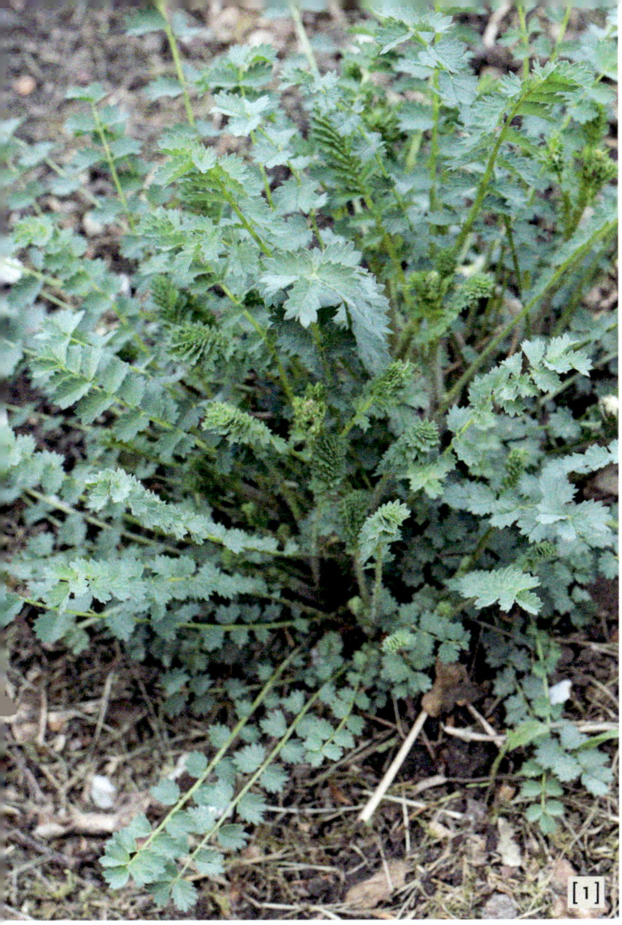
[1]

Wiesenknopf

Rosengewächse

Kleiner Wiesenknopf (Sanguisorba minor): Trockene Wiesen, Gärten
Großer Wiesenknopf (S. officinalis): Nasse, nährstoffreiche Wiesen

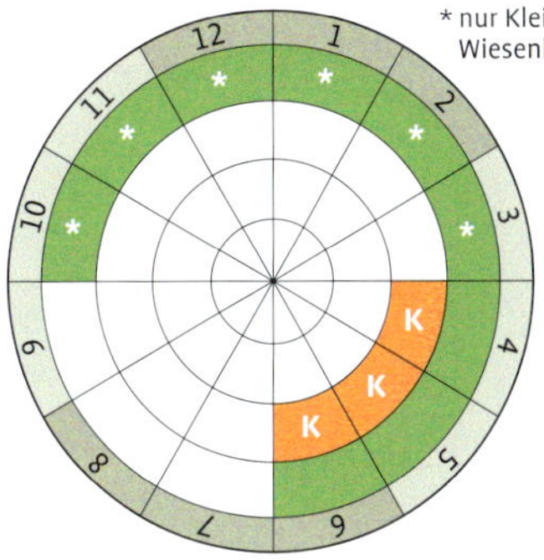

* nur Kleiner Wiesenknopf

Der Kleine Wiesenknopf ist ein moderner Wanderer zwischen Gärten und der freien Natur. Er wächst häufig auf sonnigen Wiesen. Man kann ihn aber auch im Topf gezähmt in Gärtnereien kaufen, hier unter dem Namen „Pimpinelle". Ja, Sie haben richtig gelesen: Es ist *die* Pimpinelle, die zum Reigen der Kräuter für die berühmte Frankfurter Soße gehört.
Im Garten ist die Pimpinelle eine genügsame und dankbare Bewohnerin. Hat sie sich einmal angesiedelt, kommt sie zuverlässig wieder und sät sich auch gerne aus. Im späten Herbst und milden Winter ist die Pflanze ein zuverlässiges Würzkraut. Der Große Wiesenknopf hingegen hat keine Karriere als Küchenkraut gemacht, auch wenn er ebenso gut schmeckt. Vielleicht liegt es an seinem Wunsch nach einem feuchten Standort, dass er seltener in den Garten darf.
Die Verwendung der Wiesenknöpfe ist einfach, ihr Geschmack ist sehr typisch, leicht herb und etwas nach Gurke. Fein gehackt kommen die Blätter in alle Arten von Dips und Soßen, in Kräutersalz, in Kräuteröl und -essig. Die knospigen Blütenstände können ebenso verwendet werden.

Typische Merkmale

- *Unpaarig gefiederte Blätter mit bis zu sieben Blattpaaren beim Kleinen W. [1, 2], mit bis zu acht Blattpaaren beim Großen W. [3]*
- *Rundliche, gezähnte, bis 1 cm lange Blätter beim Kleinen W. [1, 2], beim Großen W. sind sie gestielt, bis zu 3 cm lang und gesägt [3, 4]*
- *Beim Großen W. teils gezähnte Nebenblätter am Ansatz der Fiederblätter [4]*
- *Der grünliche Blütenstand des Kleinen W. enthält sowohl weibliche als auch männliche Blüten [5]*
- *Beim Großer W. dunkelrote, ovale Blütenköpfe auf langen, dünnen Stängeln [6]*

Leicht zu verwechseln mit:

- Kleine Bibernelle (Seite 85)
- Mädesüß (Seite 69)

Inhaltsstoffe

(+) Gerbstoffe, Saponine, Flavonoide (Rutin), Vitamin C

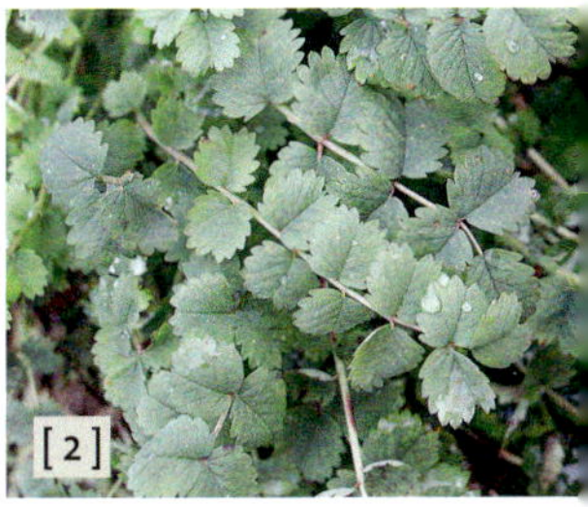
[2]

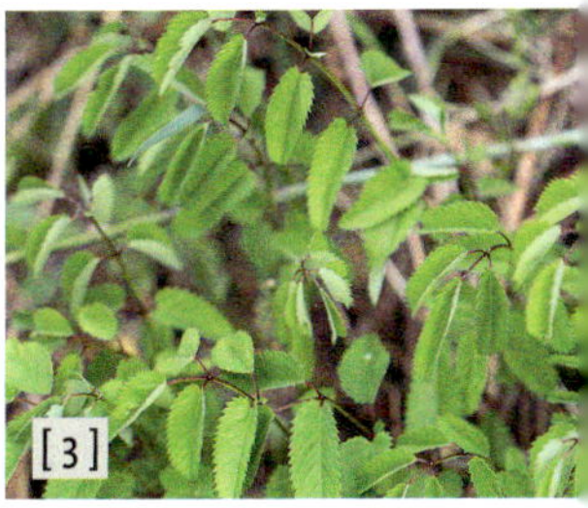
[3]

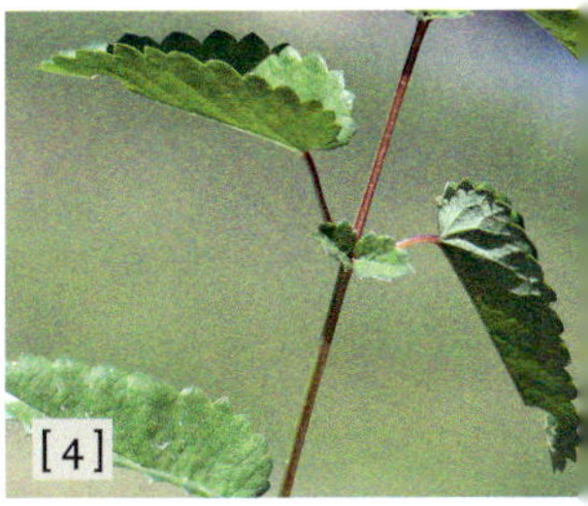
[4]

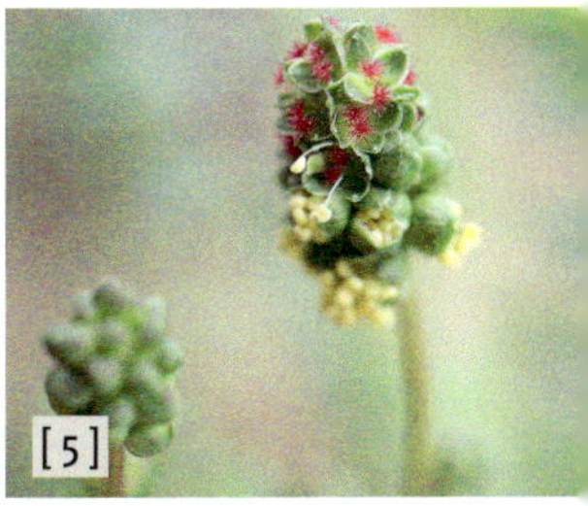
[5]

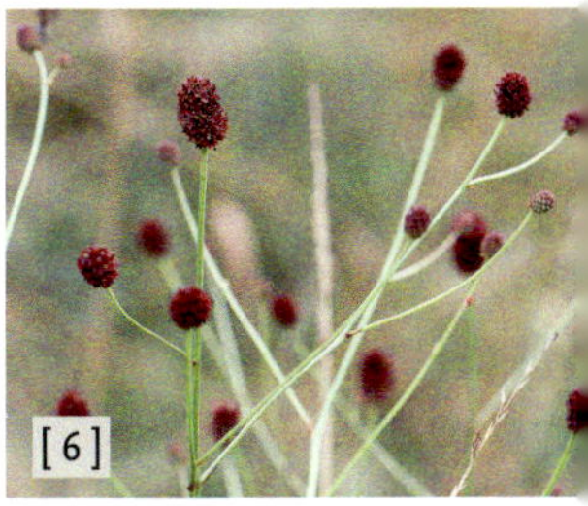
[6]

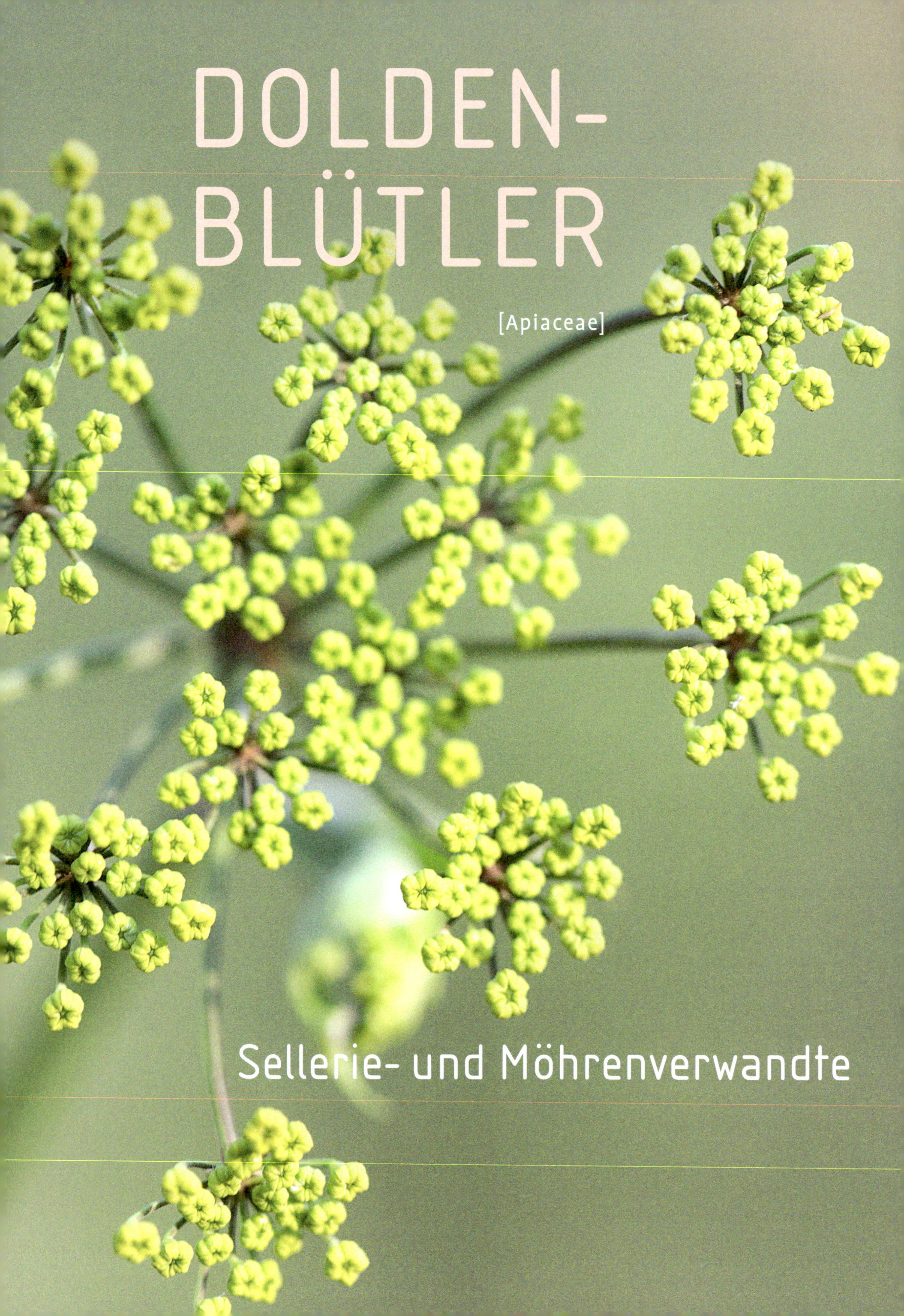

DOLDEN-BLÜTLER

[Apiaceae]

Sellerie- und Möhrenverwandte

Die Doldenblütler sind eine große Familie mit unterschiedlichen Charakteren, die vielfältige würzige Aromen in unsere Küche bringen. Das Spektrum reicht von zarten, filigranen Arten bis zu übermannshohen, robusten Vertretern [1].
Neben köstlichen aromatischen Gewürzpflanzen gibt es in dieser Familie aber auch tödlich giftige Pflanzen, etwa den Gefleckten Schierling und die Hundspetersilie. Die Grundblätter aller drei auf Seite 84 genannten Giftpflanzenarten ähneln dem Laub der Möhre. Wer das nicht kennt, sollte es sich auf dem Markt oder im Gemüseregal anschauen.
Zum Glück gibt es bei den Doldenblütlern auch essbare Arten, die ein deutlich anderes Laub haben und leicht bestimmbar sind, zum Beispiel den Giersch, die Pastinake, die Bibernelle und den Wiesenbärenklau.

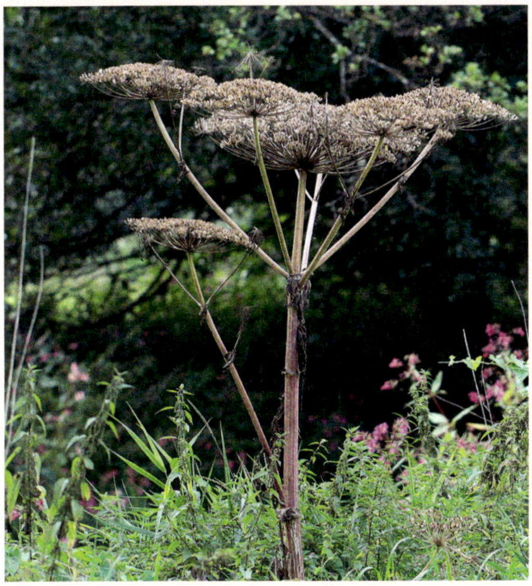
[1] Riesenbärenklau

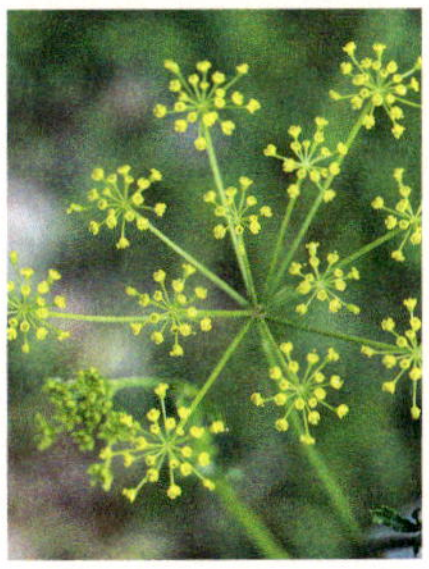
[2] Pastinake

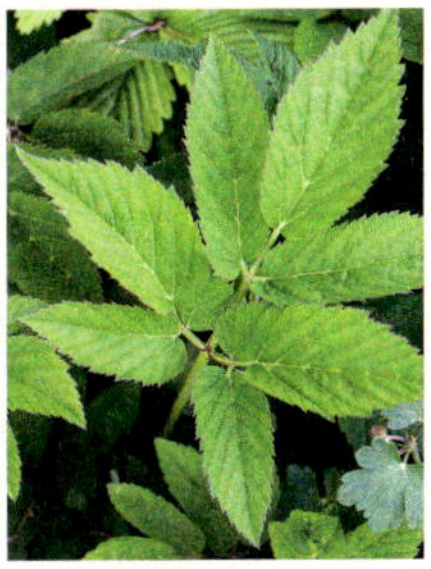
[3] Giersch

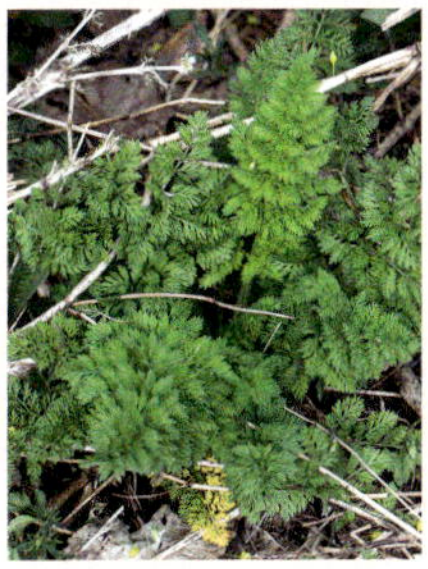
[4] Wilde Möhre

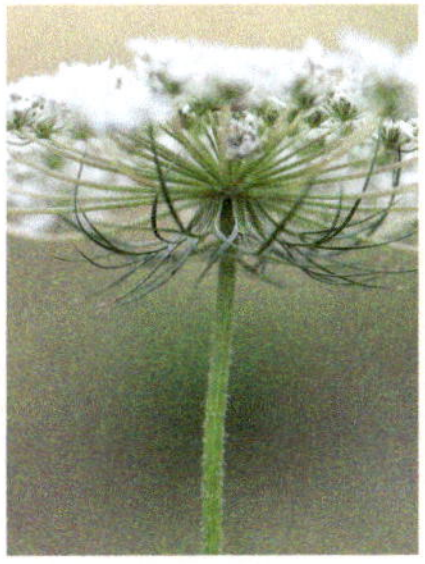
[5] Wilde Möhre

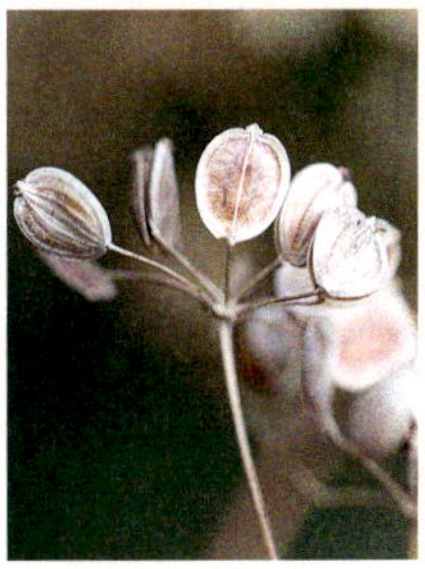
[6] Pastinake

DIE DOLDENBLÜTLER-REGEL FÜR SICHERES ERNTEN:

KEINE TEILE VON PFLANZEN ERNTEN, DEREN LAUB DEM DER MÖHRE ÄHNELT, WENN MAN DIE PFLANZE NICHT HUNDERTPROZENTIG SICHER ALS ESSBARE ART BESTIMMT HAT.

Kulturpflanzen der Familie

Gemüse wie Pastinake, Möhre und Sellerie. Würzkräuter und -samen wie Petersilie, Dill, Liebstöckel, Anis und Kümmel.

Gemeinsame Kennzeichen

- *Die Blütenstände sind Doppeldolden (Seite 53) mit 5-zähligen Blüten in Weiß, Rosa oder Gelb [2, 5]*
- *Blätter einfach gefiedert [3] oder mehrfach gefiedert [4]*
- *Hüll- und Hüllchenblätter meist (aber nicht immer) vorhanden, artspezifisch [5]*
- *Spaltfrüchte, die bei der Reife in zwei Teilfrüchte zerfallen [6]*
- *Typische Inhaltsstoffe sind ätherische Öle und Furanocumarine in unterschiedlichen Konzentrationen*

Geschmack und Zubereitung

Die ätherischen Öle prägen den typischen Geschmack der Doldenblütler, der oft an Petersilie, Sellerie, Anis oder Möhre erinnert.
Die Blätter bereichern Salate, Gemüsegerichte, Getreide- und Fleisch-Frikadellen, Pestos und Aufstriche. Junge Triebe und Knospen stehen Feinschmeckergemüsen in nichts nach. Die intensiv schmeckenden Samen sind frisch und getrocknet spannende Gewürze. Die Wurzeln kann man genauso wie diejenigen ihrer kultivierten Schwestern roh oder gegart zubereiten, die schärferen unter ihnen kann man wie Meerrettich verwenden.

Giftpflanzen unter den Doldenblütlern

Gefleckter Schierling (Conium maculatum)

Der Schierling ist eine der giftigsten Pflanzen, die bei uns wachsen. Er hat die typischen fein gefiederten Blätter vieler Doldenblütler, verrät sich aber Gott sei Dank durch seinen Geruch nach Mäuseurin, der bei größeren Beständen penetrant sein kann. Die Pflanze enthält die giftigen Alkaloide Coniin und Conicein. Nach anfänglichem Brennen im Mund kommt es zu Erbrechen und Lähmungserscheinungen – bis hin zur Atemlähmung!

Erkennungsmerkmale:

- *Geriefter Stängel, bläulich überreift, im unteren Teil (meist) rote Flecken*
- *Hüll- und Hüllchenblätter*
- *Die ganze Pflanze riecht stark nach Mäuseurin.*

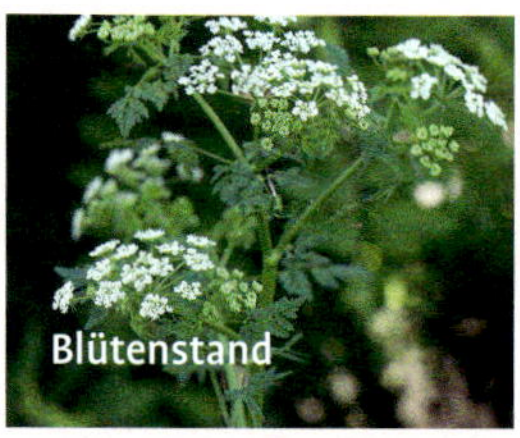
Blütenstand

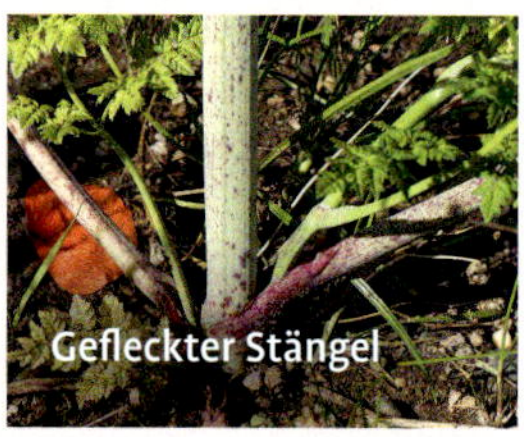
Gefleckter Stängel

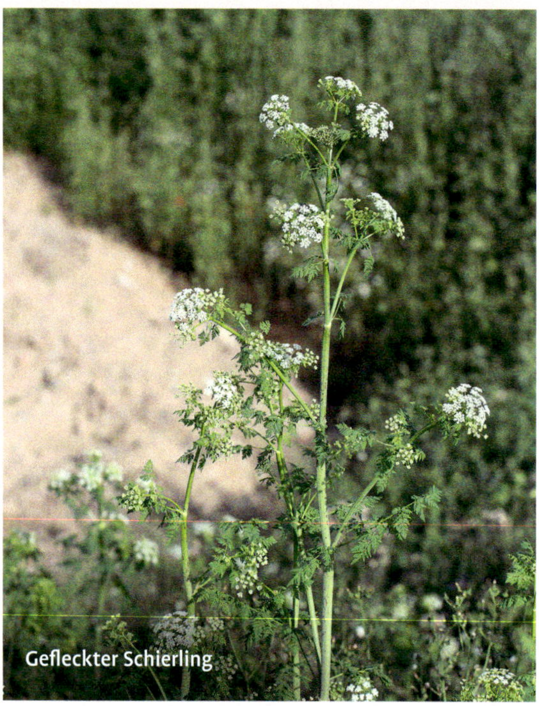
Gefleckter Schierling

Heckenkälberkropf (Chaerophyllum temulum)

Der bis 1 m hohe, eher filigrane Doldenblütler ist für Menschen schwach giftig. Er wächst in Hecken, Gärten und an Waldrändern. Seinen Namen hat er von den kropfartigen Verdickungen des Stängels.
Für Rinder ist er giftig und bewirkt einen unsicheren, taumelnden Gang, darum wird er auch Taumelkälberkropf genannt.

Erkennungsmerkmale:

- *Stängel unter den Blattansätzen deutlich verdickt („Kropf"), rötlich gefleckt, borstig behaart*
- *Zipfel der gefiederten Blätter gerundet*
- *4–8 bewimperte Hüllchenblätter; knospige Blütenstände sind nickend*

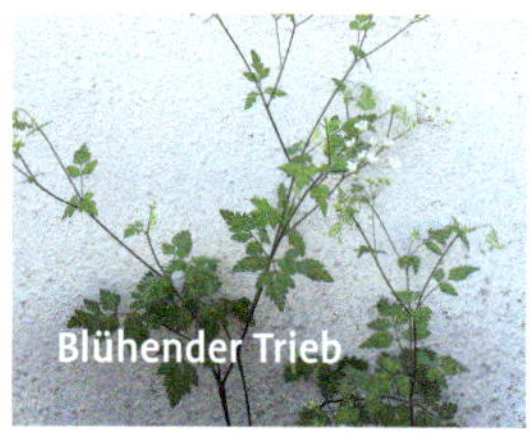
Blühender Trieb

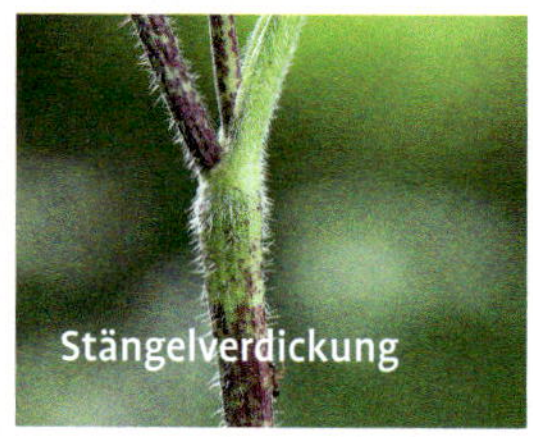
Stängelverdickung

Hundspetersilie (Aethusa cynapium)

Das „Hund" im Wort deutet an, dass es sich hier um eine „falsche" Petersilie handelt. Bevor die krausblättrige Petersilie gezüchtet wurde, soll es häufig Vergiftungen wegen der Verwechslung mit der glatten Petersilie gegeben haben. Giftige Inhaltsstoffe sind Coniin (weniger als im Gefleckten Schierling) und Aethusin. Ein weiterer Name für die Pflanze ist „Kleiner Schierling".

Erkennungsmerkmale:

- *Drei lange Hüllchenblätter, die alle zu einer Seite zeigen*
- *Stängel rötlich überlaufen, nicht behaart*
- *Geruch nach Mäuseurin*

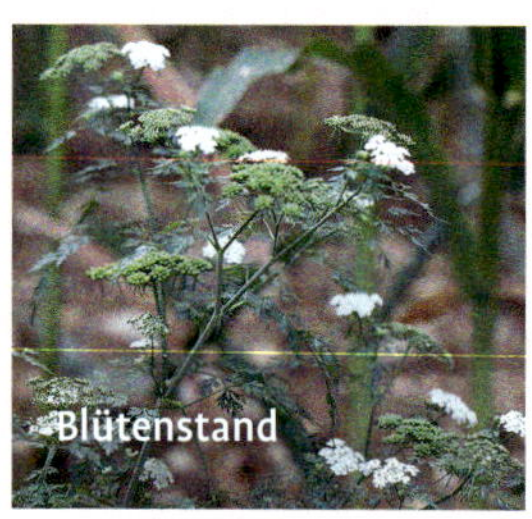
Blütenstand

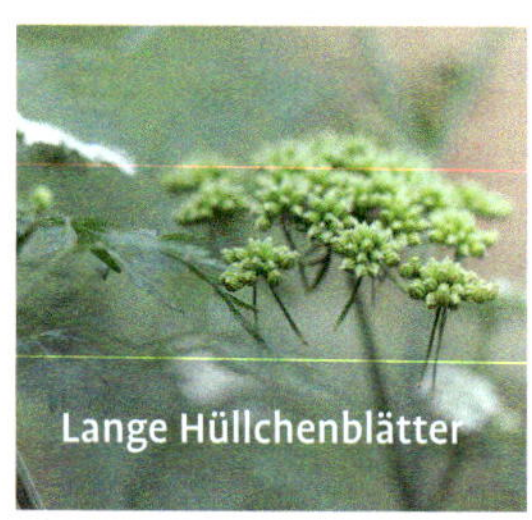
Lange Hüllchenblätter

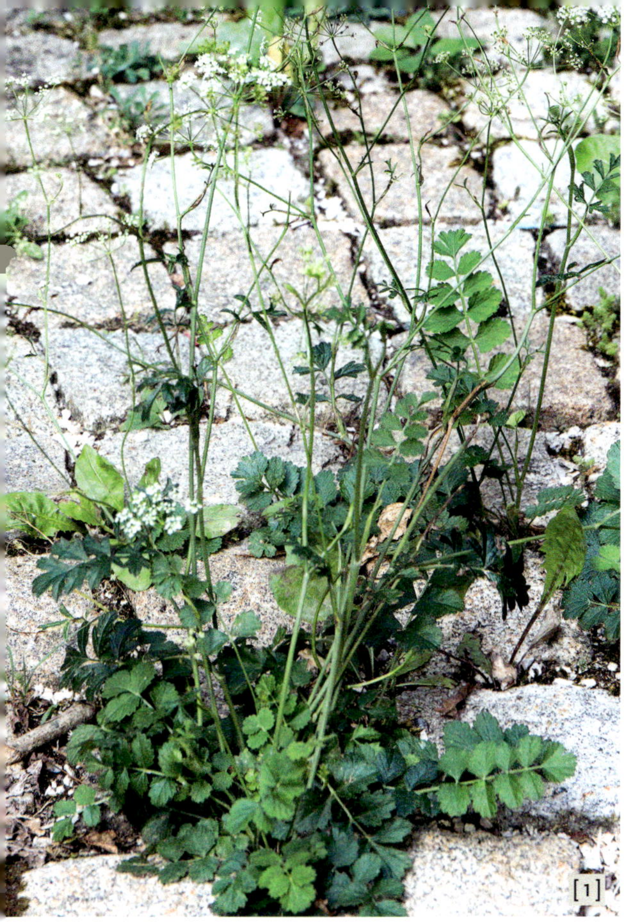
[1]

Kleine Bibernelle

Pimpinella saxifraga

Sonnige, trockene und magere Standorte, magere Wiesen, Böschungen, Wegränder

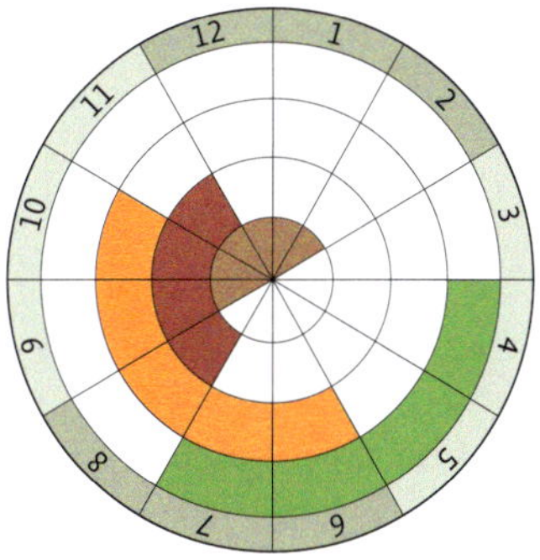

Die Kleine Bibernelle ist ein zarter Doldenblütler, deren filigrane Blüten in den Wiesen nicht leicht zu sehen sind. Einfacher entdeckt man sie an trockenen Wegrändern und in Pflasterfugen [1]. Ihre Vorliebe für steinige Areale hat ihr den schönen Namen „Steinpetersilie" eingebracht, in dem auch ihre Bedeutung als Küchenkraut deutlich wird. Ihre grundständigen Blätter ähneln in Aussehen, Geschmack und Namen dem Kleinen Wiesenknopf alias „Pimpinelle" (Seite 81). Beide haben etwas Gurkenartiges. Die Kleine Bibernelle schmeckt aber würziger und aromatischer, eben ein echter Doldenblütler. Die Blätter passen roh in Soßen und Dips, Aufstriche und Kräuterbutter. Sie eignen sich auch als Suppengrün, so gelesen in einer „Handreichung für die Kriegszeit" von 1915. Kurz blanchiert und dann in Olivenöl gedünstet, mit Knoblauch und Chili abgeschmeckt kann sie auch Italienisch. Einen korianderähnlichen scharfen Geschmack haben die Früchte und auch die getrockneten Samen.

Die scharfen Wurzeln des „Pfefferkrautes", wie die Bibernelle auch manchmal genannt wird, sind in manchen Magenbittern enthalten, können aber auch in Salaten, Soßen, Fleisch- und Gemüsegerichten sowie in sauer eingelegtem Gemüse anisartige pfeffrige Akzente setzen.

Typische Merkmale

- *Runde, fein gerillte Stängel, weich behaart, 15–50 cm hoch [1]*
- *Nur wenige filigrane Blätter am Stängel [2], lange, zarte Blattscheiden [3]*
- *Grundständige Blätter rundlich mit gezähntem Blattrand, unpaarig gefiedert angeordnet [1]*
- *Blüten gelblich weiß bis rosa [4], die Knospen sind leicht nickend [3], keine Hüll- und Hüllchenblätter*
- *Früchte kahl und rundlich [5]*
- *Helle Pfahlwurzel [6]*

Leicht zu verwechseln mit:

- Große Bibernelle
- Kleiner Wiesenknopf (Seite 81)
- Die Blüten der Bibernelle ähneln denen der sehr giftigen Doldenblütler (Seite 84). Die typische Form der Blätter ist aber ein gutes Unterscheidungsmerkmal.

Inhaltsstoffe

(+) Ätherische Öle, Cumarine, Gerbstoffe, Flavonoide, Saponine, Bitterstoffe (z. B. Pimpinellin)

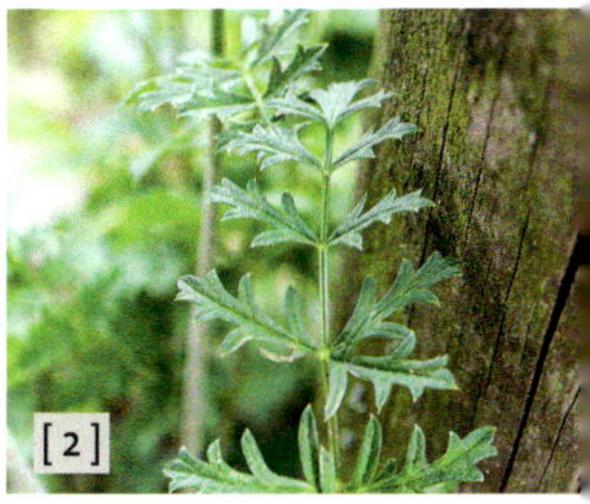
[2]

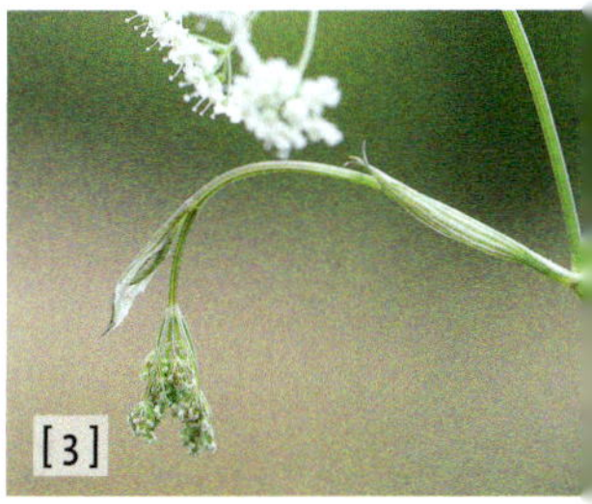
[3]

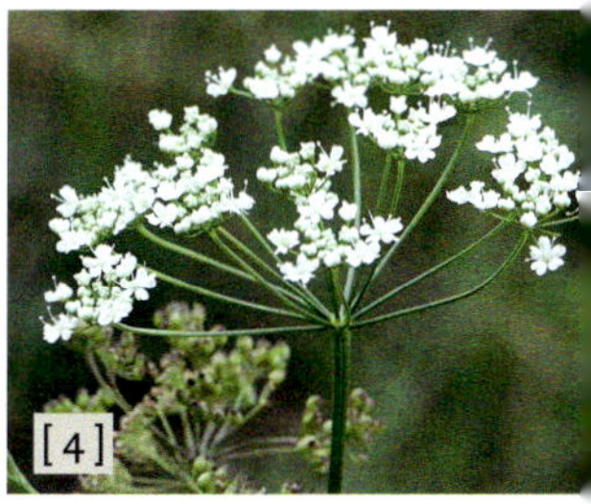
[4]

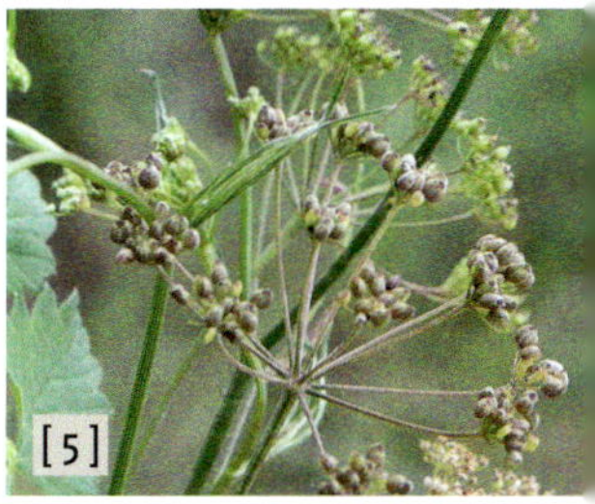
[5]

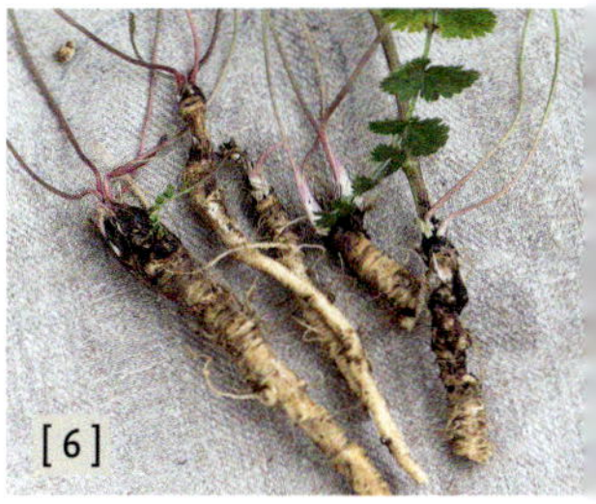
[6]

Giersch

Aegopodium podagraria

Feucht-schattige Böden, Waldrand, Auwald, Parks, Gärten

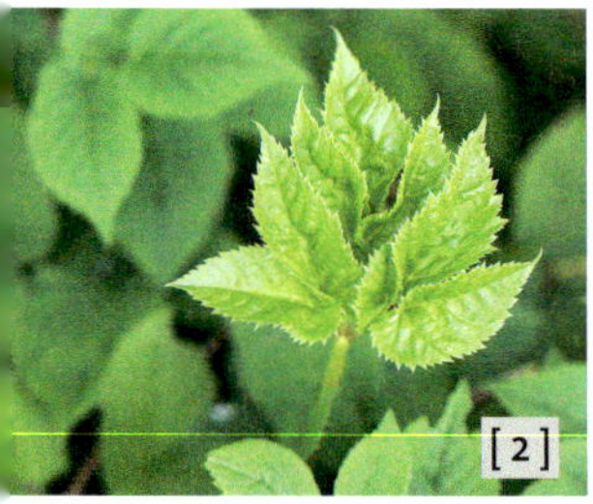
[2]

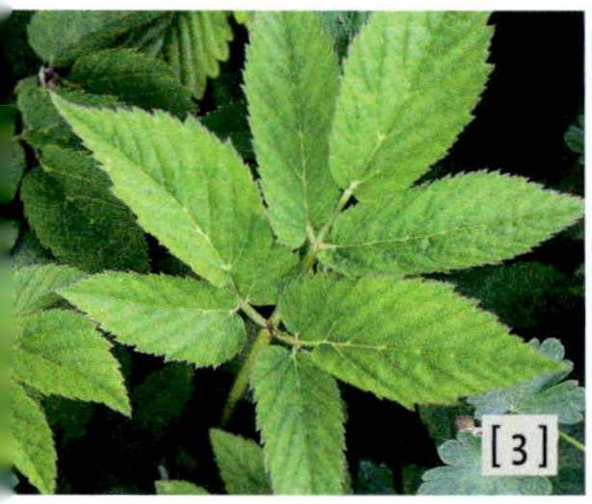
[3]

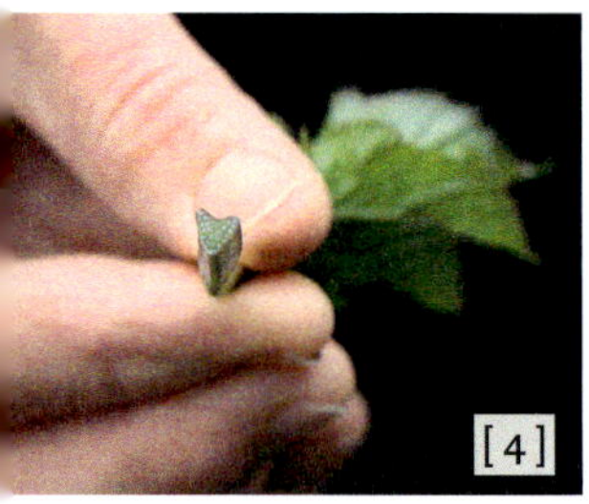
[4]

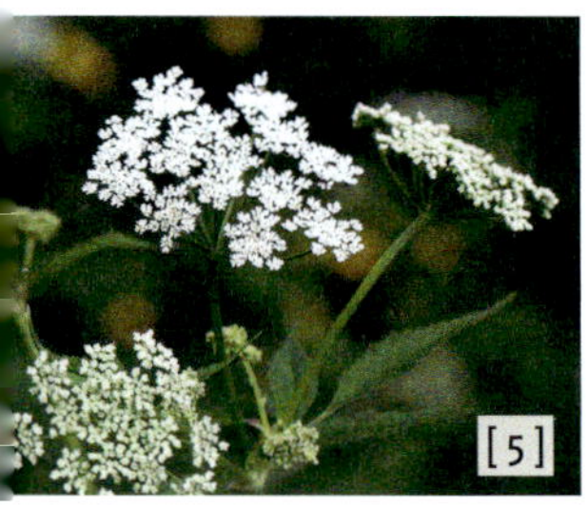
[5]

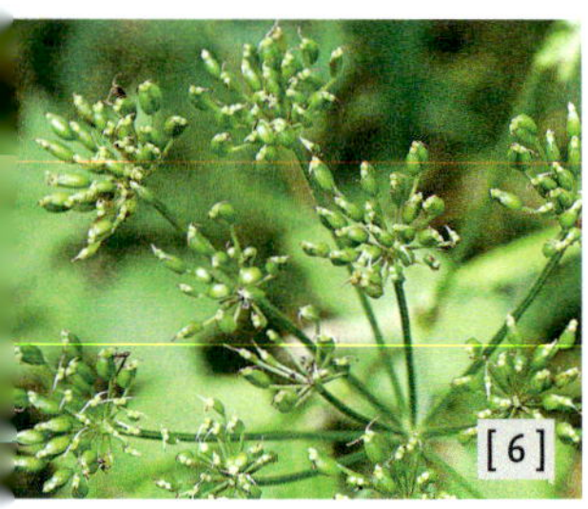
[6]

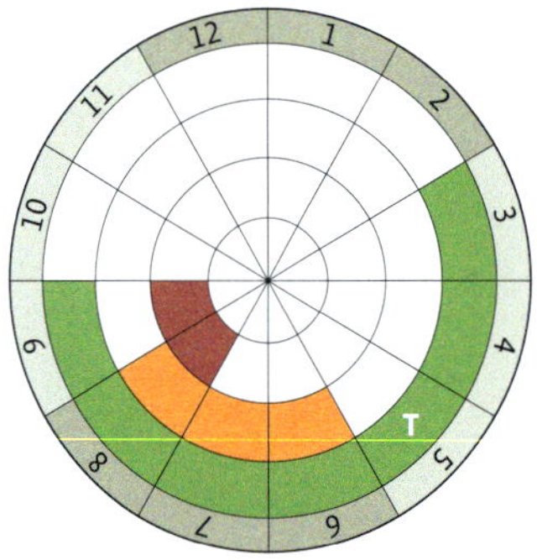

Typische Merkmale

- *Dreieckige Blattfläche aus drei Fiederblättern mit je drei Blättern; oft ist eines der seitlichen Blätter mit dem mittleren Blatt verwachsen [2, 3]*
- *Blätter länglich eiförmig, gesägt und unbehaart*
- *Blattstiel mit dreieckigem Querschnitt [4]*
- *Stängel mit rundem Querschnitt, Blattscheide [1]*
- *Blüten in einer Doppeldolde stehend, Einzelblüten weiß bis rosa, ohne Hülle und Hüllchen [5]*
- *Rundliche, abgeflachte, kahle Früchte [6]*

Leicht zu verwechseln mit:

- Die Blüten ähneln den sehr giftigen Doldenblütlern (Seite 84). Wenn man jedoch auf die typische Form der Blätter achtet, kann der Giersch gut von den giftigen Arten unterschieden werden.

Inhaltsstoffe

(+) Eiweiß, Eisen, Mangan, Kupfer, Titan, Bor, Provitamin A und Vitamin C, ätherische Öle, Cumarine

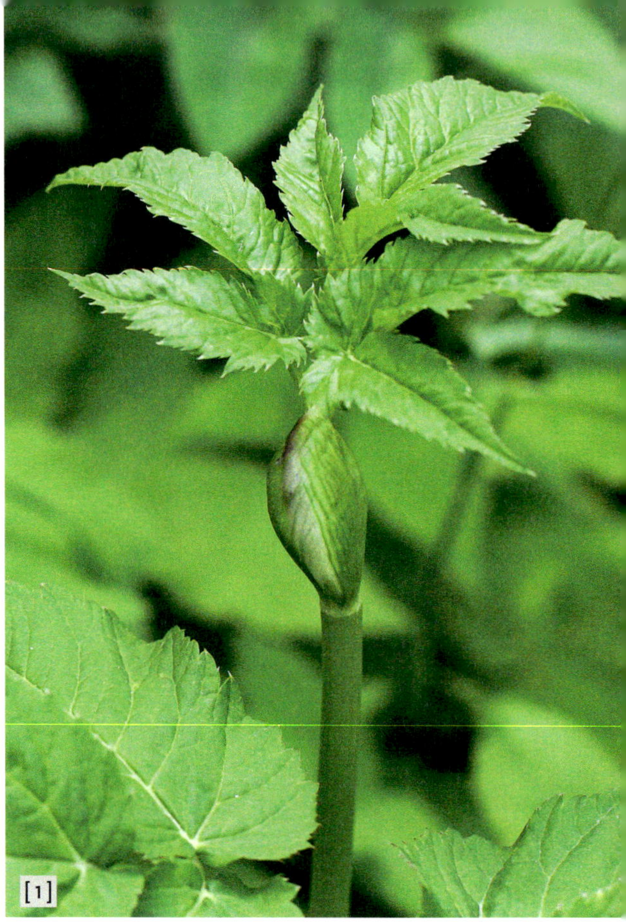
[1]

Janusköpfig ist er, der Giersch. Lästig auf der einen, köstlich und gesund auf der anderen Seite. Seine frisch geernteten jungen Blättchen erinnern an Petersilie, vielleicht mit einem Hauch Sellerie, und so kann man sie ganz einfach nach dem Prinzip Petersilie verwenden und über Suppen, Eintöpfe und Salate streuen. Am besten sind sie jung, noch gefaltet und glänzend [2], ältere Blätter [3] können vor allem gegart etwas streng schmecken. Man lässt den Giersch überall dort mitmischen, wo Kräuter zusammenspielen, wie in Kräuterquark oder -butter. Meine absoluten Giersch-Favoriten sind die weltweit beliebten „grünen" Klassiker, die Pestos und Salsas, Sambols und Gremolatas. Das zweite kulinarische Geschenk des Gierschs sind seine knospigen Blütentriebe [1]. Sie sind knackig, zart, aromatisch und hübsch anzusehen, ob roh oder blanchiert, mariniert oder mit leichten Soßen serviert. Die Blattstiele können in gleicher Weise zubereitet werden oder kommen fein geschnitten in Getreidesalate oder Füllungen. Auch die blühenden Schirmchen des Gierschs kann man vielfältig zubereiten. Sie lassen sich ausbacken wie Holunderblüten, mit Nüssen und Käse zu Pestos mischen und sind ein hübsches Topping für Salate und Antipasti.

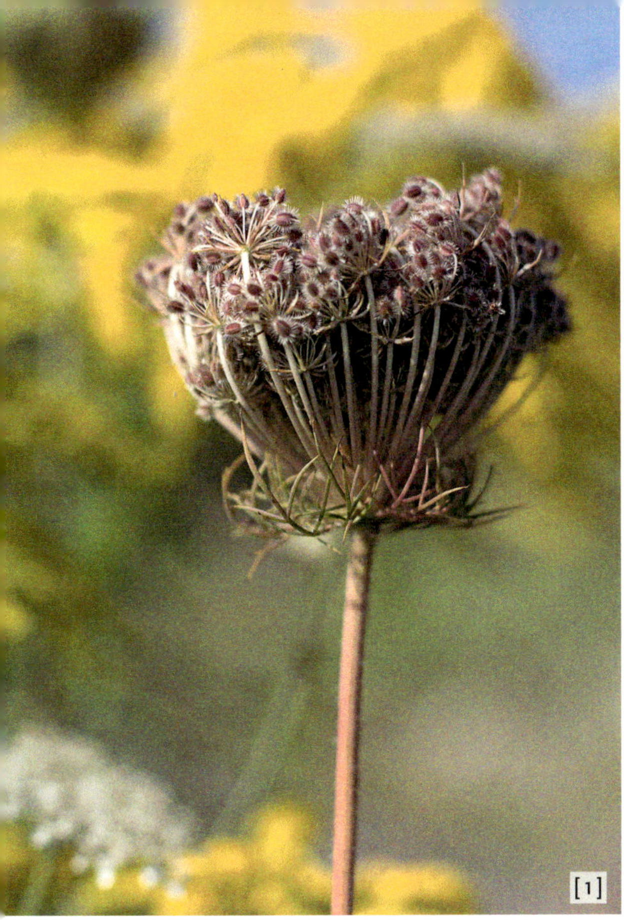

[1]

Wilde Möhre

Daucus carota

Magere und trockene Wiesen, Brachen, Wegränder

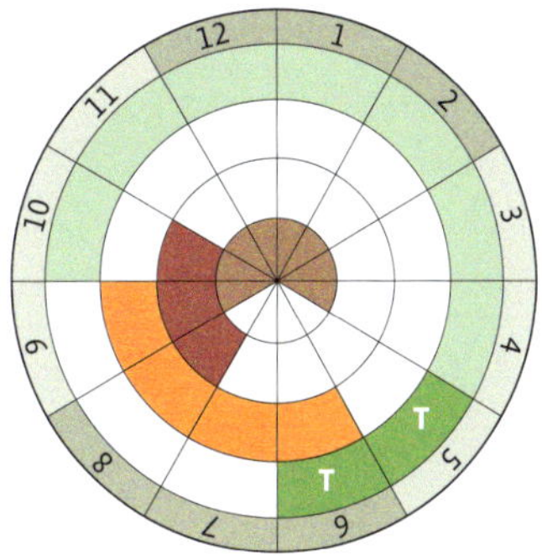

Der Geschmack der Wilden Möhre ist uns vertraut, ist sie doch eine der Vorfahrinnen unserer orangefarbenen Speisemöhre. Von Herbst bis ins Frühjahr kann man die kräftig nach Möhre schmeckenden Wurzeln ausgraben. Man muss nur in der Umgebung der oft schon von Weitem sichtbaren Samenstände nach den Blattrosetten suchen. Doch hierbei ist Vorsicht geboten, denn die Blätter ähneln denen sehr giftiger Vertreter der Doldenblütler sehr. Allerdings riechen deren Blätter beim Reiben nicht nach Möhre.

Für die Zubereitung gilt: Alles, was mit Möhre geht, schmeckt auch mit Wilder Möhre. Laub und Blüten können als Pesto zubereitet werden oder kommen in Kräutersalz, Dips und Aufstriche aller Art. Fein geschnitten passen sie gut zum Beispiel in Kartoffel-, Nudel- oder Reissalat. Vor der Blüte können die jungen Triebe als Gemüse oder Antipasti zubereitet werden oder in der Art des japanischen Tempura frittiert werden. Die intensiv schmeckenden Samen würzen Gemüse, Gemüsestampf, salziges Gebäck, Kräutersalz, -essig und -öl sowie Gomasio.

VORSICHT!

DIE SAMEN DER WILDEN MÖHRE ENTHALTEN INHALTSSTOFFE, DIE WEHEN AUSLÖSEN KÖNNEN.

Typische Merkmale

- *Zwei- bis dreifach gefiederte Blätter mit spitz dreieckigem Umriss [2]*
- *Blattstiele und Stängel behaart, Stängel fein gerieft*
- *Flache Doppeldolde, oft (aber nicht immer) eine dunkelrote Blüte in der Mitte („Mohrenblüte“) [3]*
- *Lange, filigrane Hüllblätter [1, 4]*
- *Blütenstand schließt sich zur Fruchtzeit nestartig [1, 5]*
- *Früchte länglich und mit vielen borstigen Härchen besetzt [1, 5]*
- *Gelblich weiße Pfahlwurzel mit kräftigem Möhrengeschmack [6]*

Leicht zu verwechseln mit:

- Gefleckter Schierling
- Hundspetersilie

Die beiden giftigen Arten (Seite 84) riechen nicht nach Möhre, haben keinen nestartiger Samenstand und keine borstigen Samen.

Inhaltsstoffe

(+) Ätherische Öle, viele Mineralstoffe, vor allem Kalium; Provitamin A und Vitamin B, Carotinoide

(!) Furanocumarine

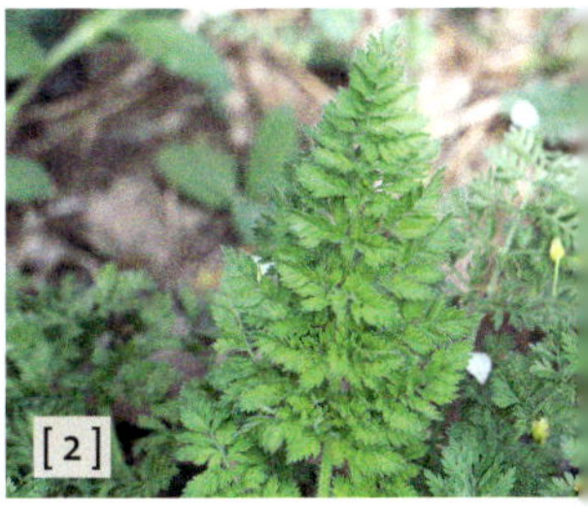

[2]

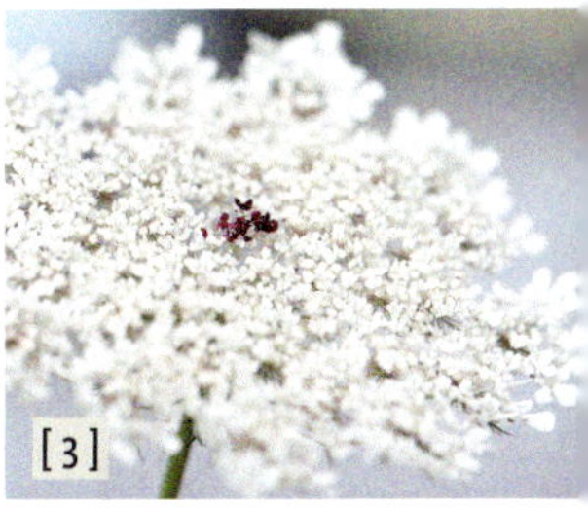

[3]

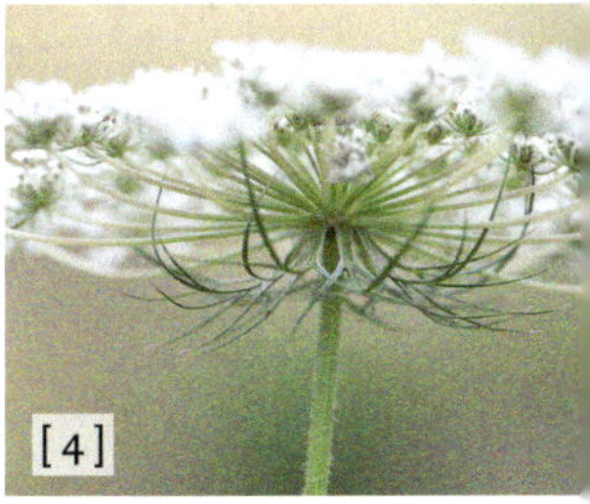

[4]

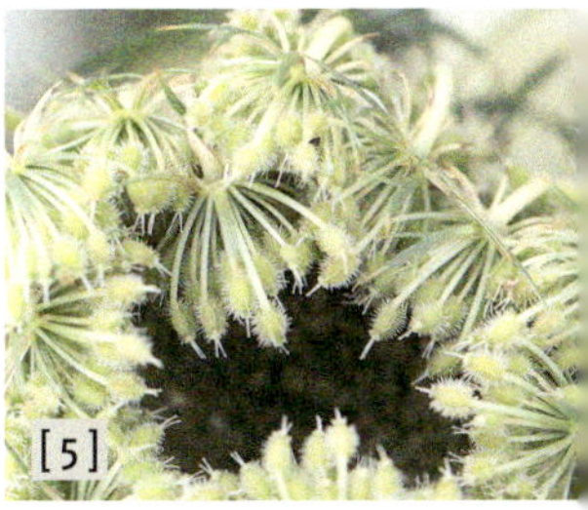

[5]

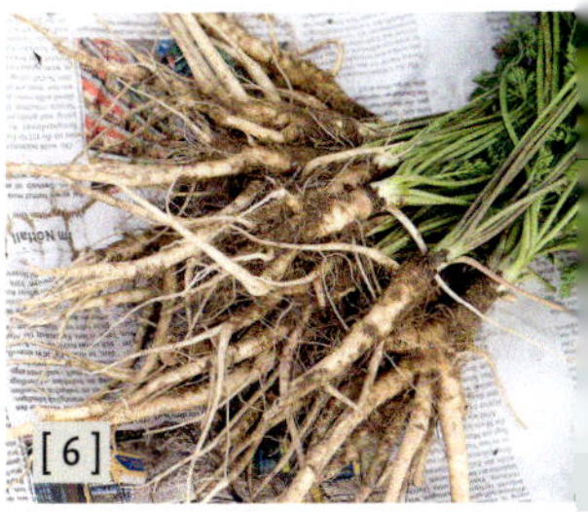

[6]

Gewöhnliche Pastinake

Pastinaca sativa

Trockene, kalkhaltige Wiesen, Ruderalflächen, Wegränder

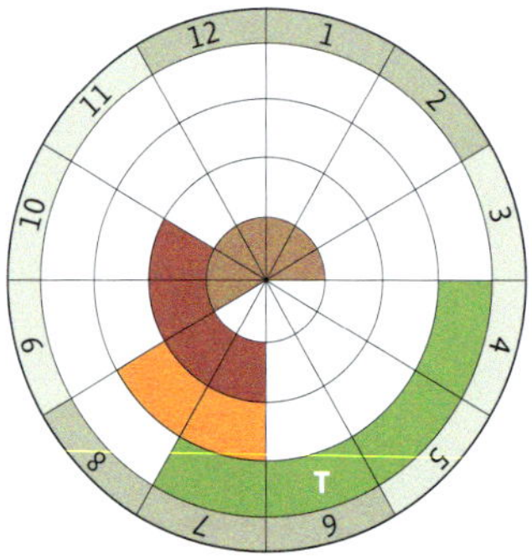

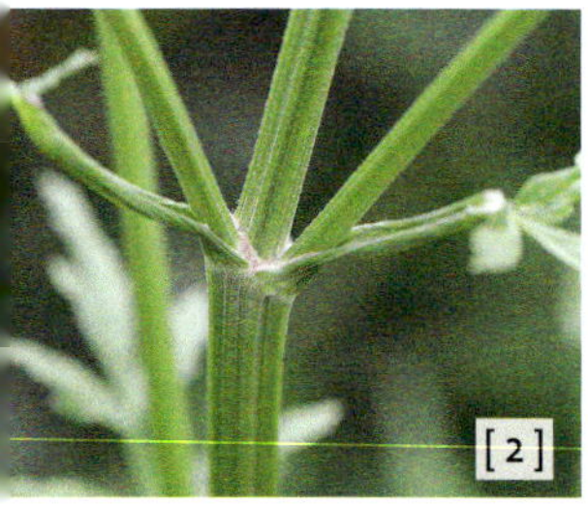
[2]

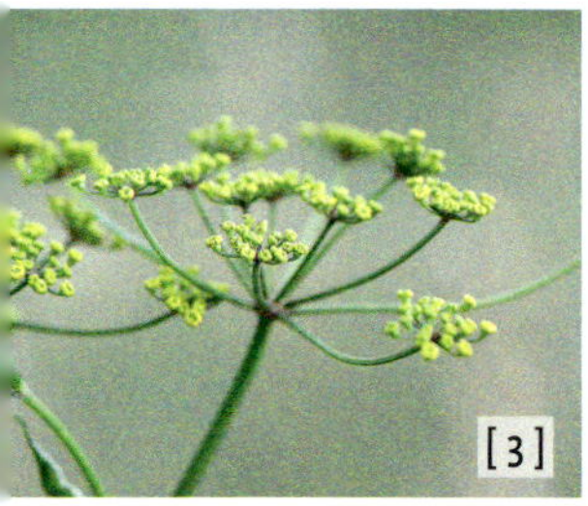
[3]

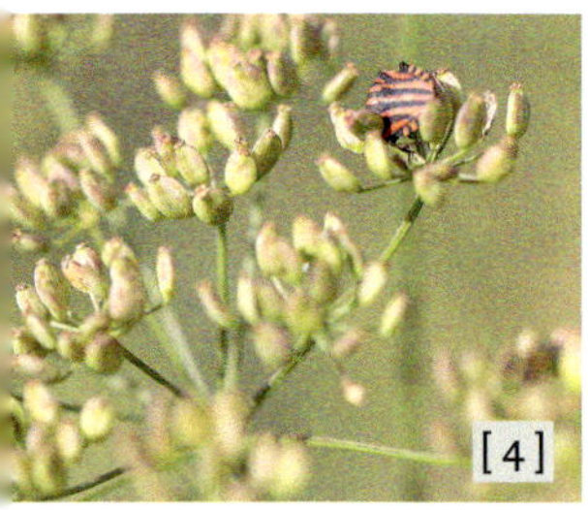
[4]

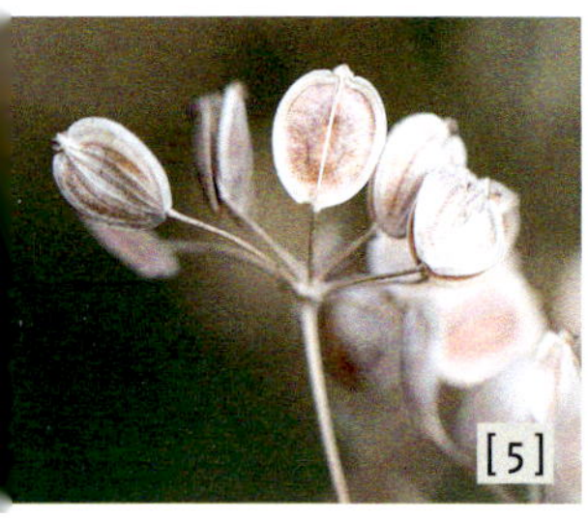
[5]

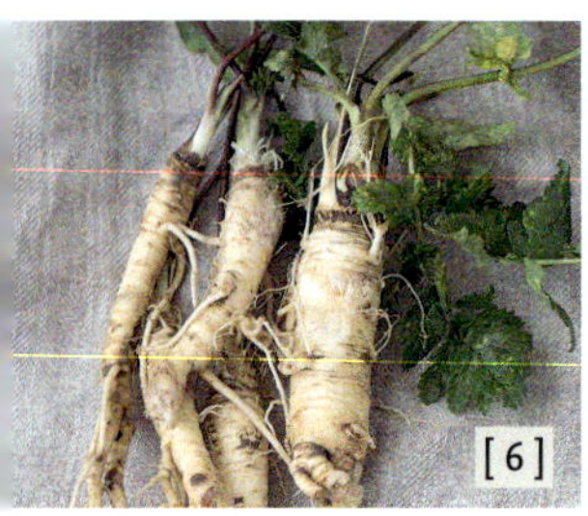
[6]

Typische Merkmale

- *Einfach gefiederte Blätter mit bis zu sieben gegenständigen Blattpaaren [1], die leicht nach hinten gekippt sind*
- *Stängel deutlich kantig gefurcht und an den Verzweigungen hell behaart [2]*
- *Blüten in einer Doppeldolde stehend, Einzelblüten gelbgrünlichen, Kronblätter wirken eingerollt [3]*
- *Ovale Frucht mit flachen Flügeln [4, 5: ausgereift]*
- *Helle, kräftige Pfahlwurzel [6]*

Leicht zu verwechseln mit:

- Mädesüß (Seite 69): rötlicher Stiel, anderer Geruch

Inhaltsstoffe

(+) Mineralstoffe, Vitamin A, B-Vitamine, Vitamin C, fette Öle, ätherische Öle, Eiweiß, Inulin

(!) Furanocumarine

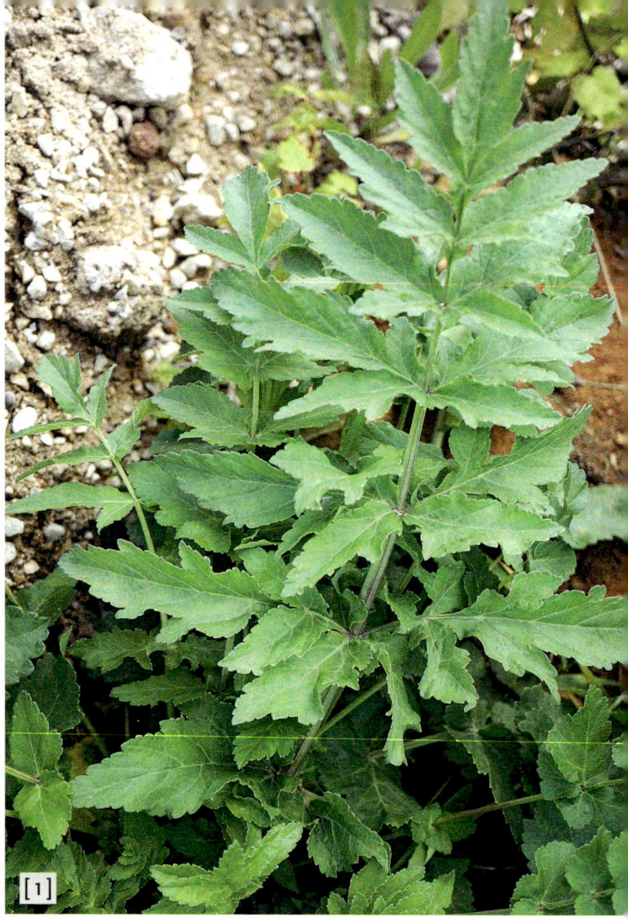
[1]

Von vorgeschichtlichen Zeiten bis ins 18. Jahrhundert gehörte die Pastinake – auch richtig: der Pastinak – zu den Alltagsgemüsen, kam dann aber irgendwie aus der Mode. Seit einigen Jahren zählt sie zu den wiederentdeckten vergessenen Gemüsen und wird auf den Märkten und in den Geschäften wieder angeboten. Ihre Wurzeln sind natürlich kleiner als die der gezüchteten Sorten, dennoch lohnt es sich, die recht süße, aromatische Wurzel zu ernten.

Die Blätter der Pastinake schmecken würzig, ähnlich wie Möhrenkraut. Sie eignen sich als Streugrün, für Pesto, Salsa und alle anderen Gerichte aus fein geschnittenen Kräutern. Sie passen aber auch in Spinat- und Gemüsegerichte und Füllungen aller Art. Die jungen Triebe können roh oder blanchiert zubereitet werden. Die Wurzeln schmecken roh in Salaten, aber auch gekocht, geschmort und gebraten. Mit den aromatischen, gelbgrünen Blüten kann man wunderbar würzen oder sie in Backteig ausbacken. Die sehr intensiv schmeckenden Samen aromatisieren Essig und Öl, sie geben aber auch salzigen und süßen Gebäcken eine besondere wilde Note.

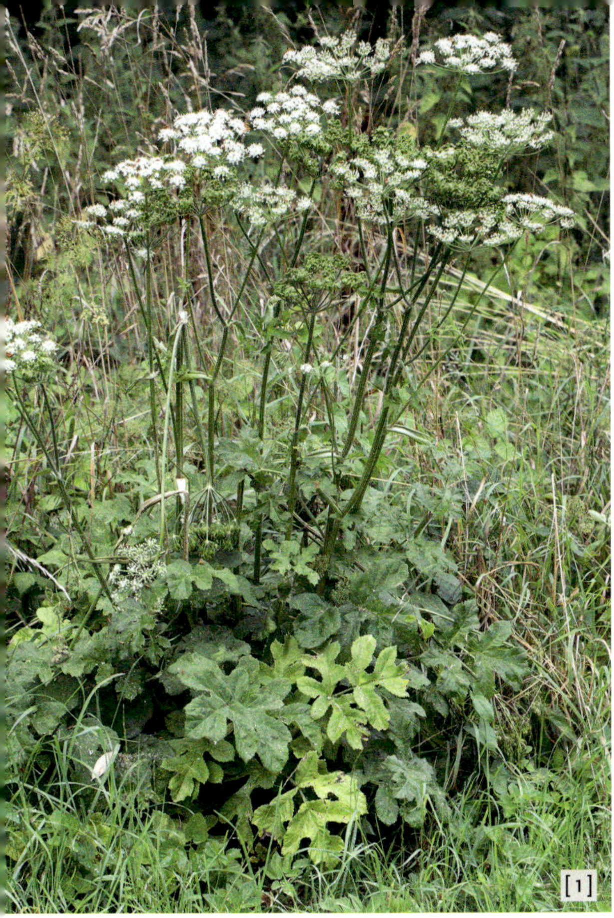

Wiesenbärenklau

●● ∞ *Heracleum spondylium*

Nährstoffreiche Wiesen, Wald- und Wegränder, Gräben

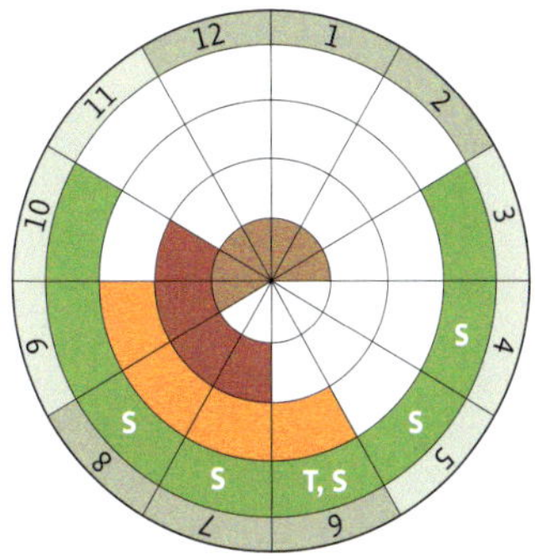

Die weißen Blüten des stattlichen Wiesenbärenklaus ragen im Sommer aus den Wiesen und den Staudenfluren der Waldränder heraus. Kühe, Hasen und Kaninchen lieben ihn und sie liegen damit nicht verkehrt. Denn die Blätter des Bärenklaus, seine Triebe und Knospen sind köstlich und nahrhaft. Sein Geschmack ist eine Mischung aus Anis, Fenchel und Süßholz.
Kulinarisches Highlight sind im Juni die jungen, noch eingehüllten Blütenknospen und die hellgrünen, noch gefalteten Blätter. Man kann sie roh als Salat genießen, ihr volles Aroma entfalten sie aber kurz gegart mit Butter, nussigem Öl oder leichten Soßen. Ältere Blätter eignen sich fein gehackt für Suppen, Eintöpfe und Füllungen oder als Beimischung zu Reis-, Grünkern- oder anderen Getreidegerichten. Die Blattstiele und jungen Triebstängel lassen sich vielfältig zubereiten, Spargelrezepte sind hier eine gute Orientierung. Die Wurzeln ähneln im Geschmack dem Meerrettich und werden ebenso verwendet. Die kräftig würzigen Samen aromatisieren Gebäck, Süßspeisen, Kräutersalz, Öle und Essige.

VORSICHT!

EINE FOTOTOXISCHE HAUTREAKTION WIE RÖTUNG IST AUCH BEIM WIESENBÄRENKLAU MÖGLICH, WENN AUCH GERINGER ALS BEIM RIESENBÄRENKLAU.

Typische Merkmale

- *Bis zu 1,50 m hoch, Stängel borstig behaart, kantig gefurcht [2]*
- *Große, mattgrüne Blätter, einfach gefiedert, gebuchtet und behaart [1]*
- *Große, bauchige Blattscheiden [2], Stiel behaart, oft dunkelrot überlaufen [3]*
- *Blüten in einer Doppeldolde bis 20 cm Durchmesser; Randblüten im Döldchen größer als die mittigen Blüten [4]*
- *Flache, breit geflügelte Früchte [5]*
- *Kräftige Pfahlwurzeln [6]*

Leicht zu verwechseln mit:

● Riesenbärenklau (Bild Seite 83): bis 3 m hoch, Durchmesser des Blütenstands bis 50 cm, behaarte Stängel mit roten Flecken, sehr große, spitz gezahnte Blattränder; stark fototoxisch! (Hinweise auf Seite 278 beachten!)

Inhaltsstoffe

(+) Eisen, Kalium, Magnesium, Kalzium, Provitamin A, Vitamin C, Fettsäuren

(!) Furanocumarine

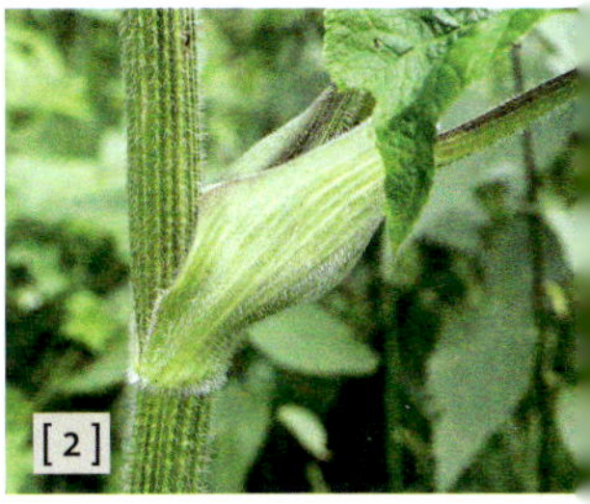

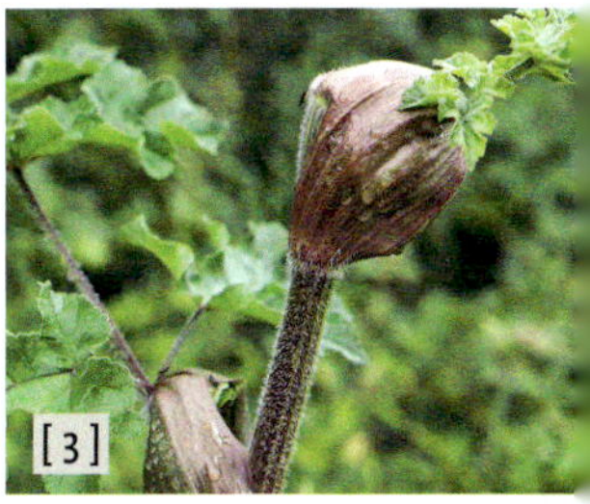

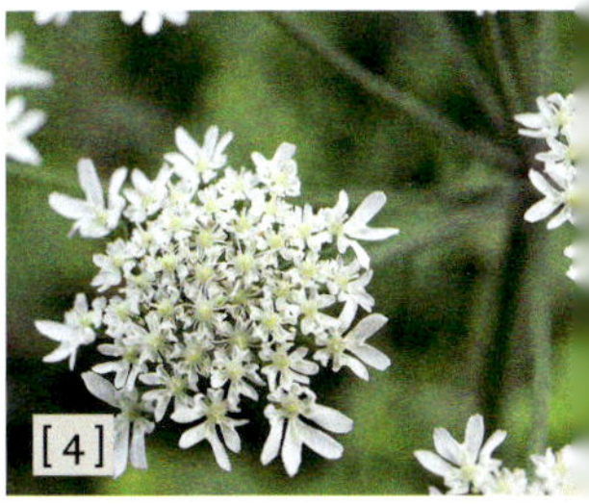

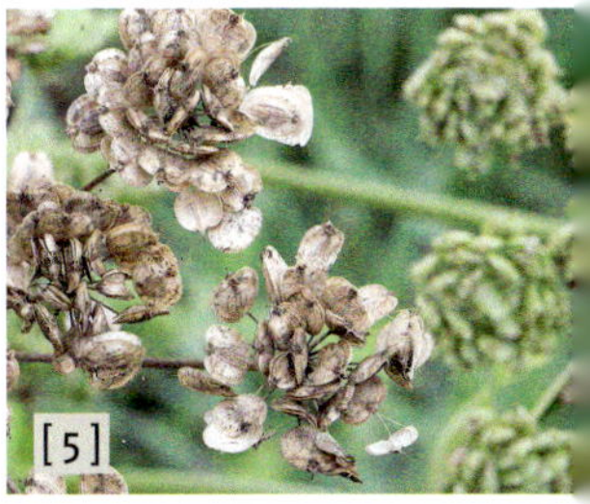

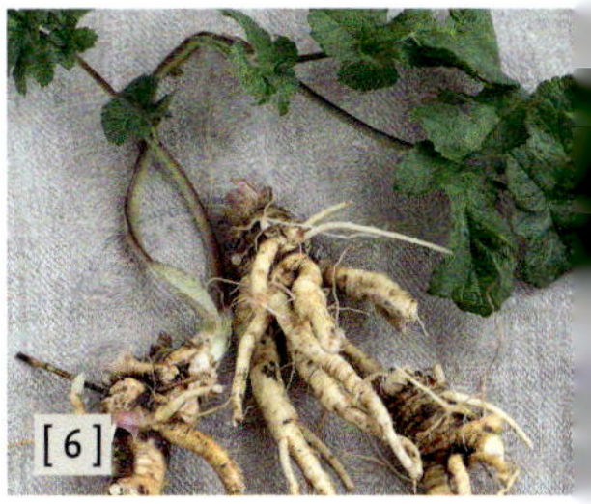

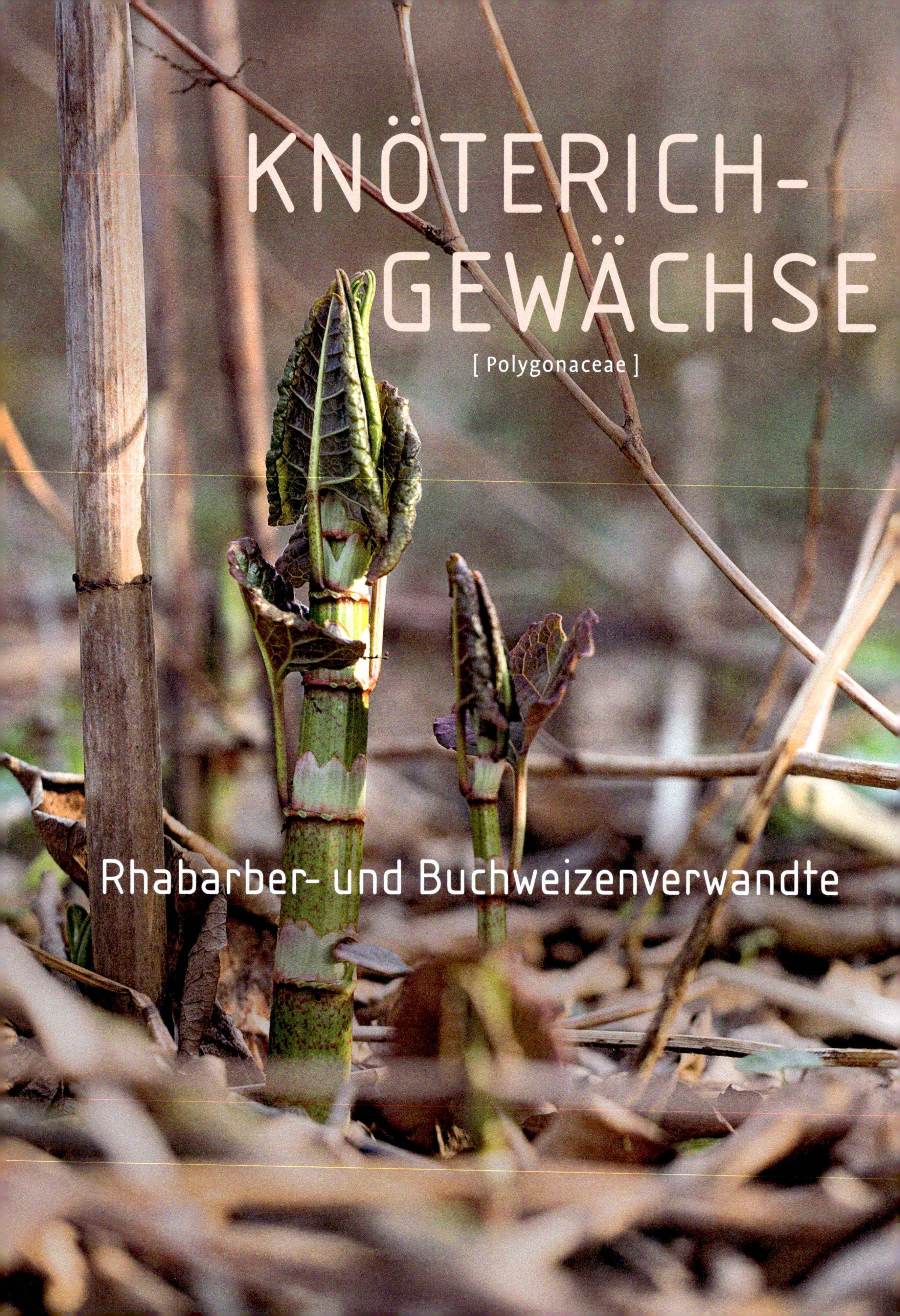

KNÖTERICH-GEWÄCHSE

[Polygonaceae]

Rhabarber- und Buchweizenverwandte

Der Sauerampfer und der Rhabarber sind zwei Arten dieser Familie, die vielen bekannt sind. Der erste, ein Vertreter der Gattung Ampfer, als kleiner, saurer Snack von der Wiese, der zweite, er gehört zur Gattung Knöteriche, von köstlichen Kuchen her. Viele andere Knöterichgewächse sind den meisten unbekannt, wie einige Ackerbegleitkräuter, die – zum Verdruss der Landwirte - immer häufiger eine Resistenz gegen Pestizide entwickeln. Giftige Knötericharten gibt es bei uns nicht. Beachten muss man aber die Oxalsäure, die dem Körper Kalzium entzieht. Mit kalziumhaltigen Zutaten wie Milchprodukten kann man dies jedoch ausgleichen. Menschen mit Osteoporose müssen dies besonders beachten. Ein übermäßiger Genuss von Oxalsäure kann auch Nierensteine verursachen. In den jungen Pflanzenteilen ist der Gehalt tendenziell geringer als in älteren. Das ist ein Grund, warum man nach dem Johannistag, dem 20. Juni, keinen Rhabarber mehr ernten soll.

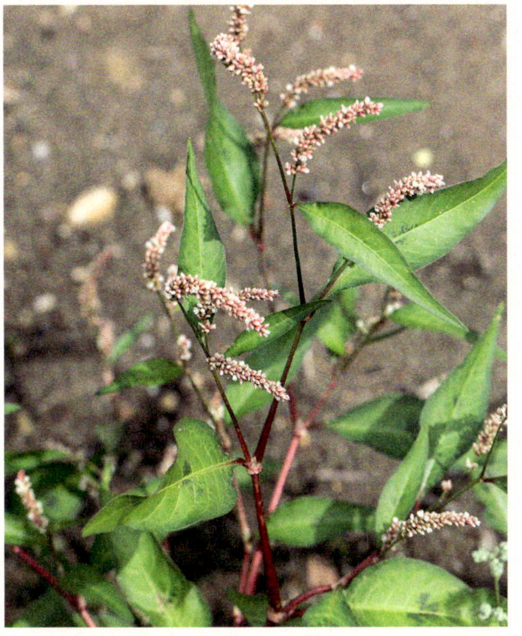

[1] Ampferknöterich

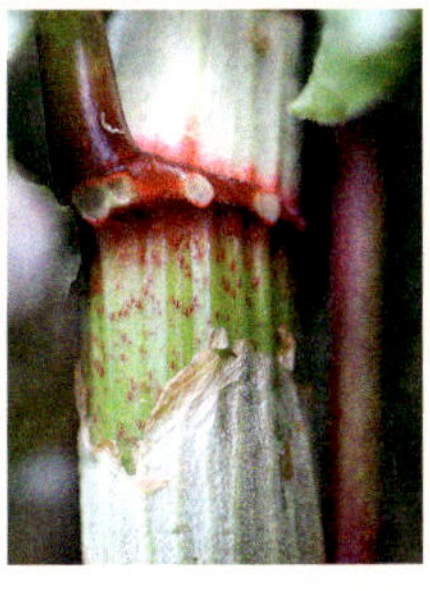

[2] Riesenknöterich

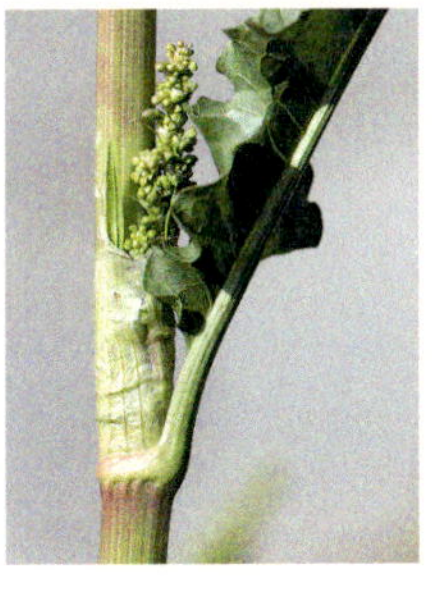

[3] Krauser Ampfer

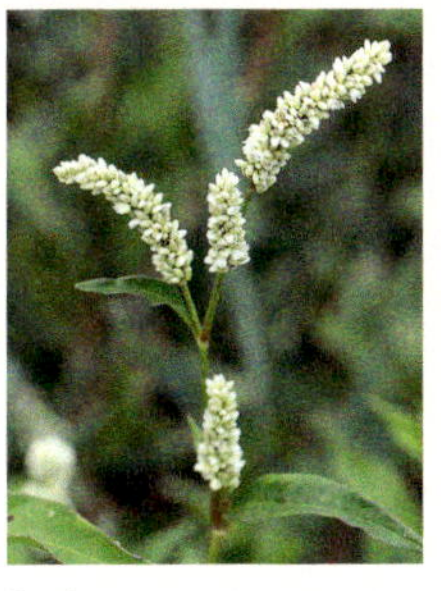

[4] Ampferknöterich

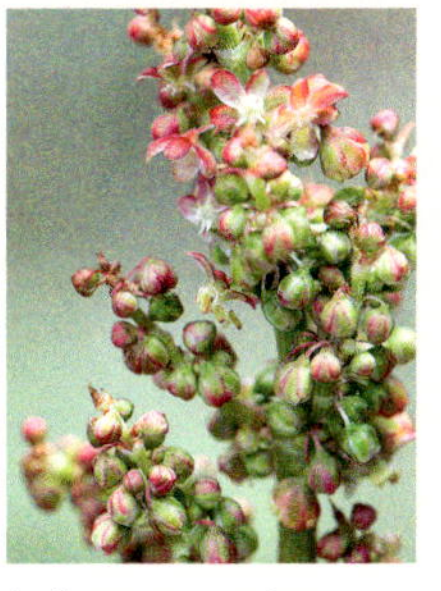

[5] Sauerampfer

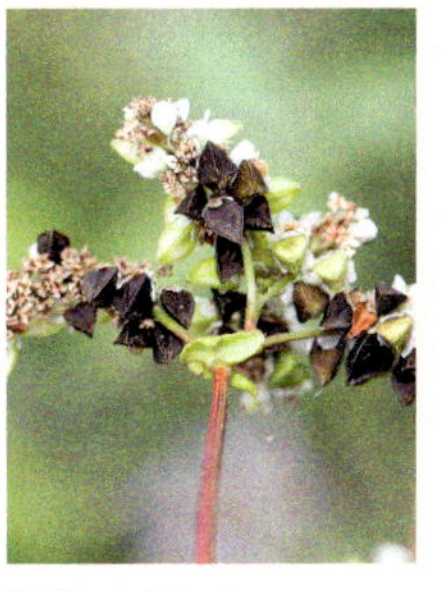

[6] Buchweizen

Kulturpflanzen der Familie

Buchweizen, Rhabarber, Garten-Sauerampfer, Blut-Ampfer

Gemeinsame Kennzeichen

- *Blätter wechselständig, einfach und meist ganzrandig [1]*
- *Oft verdickte Knoten am Stängel [2]*
- *Häutchenartige Nebenblattscheide (Ochrea) [3]*
- *Kleine Blüten in zusammengesetzten Blütenständen, bei den Ampferarten meist grün mit Rot, bei den Knöterichen weiß bis rosa [4, 5]*
- *Kron- und Kelchblätter sehen gleich aus*
- *Dreikantige Nussfrüchte [6]*
- *Alle Arten enthalten Oxalsäure*

Geschmack und Zubereitung

Die Blätter und Triebe der meisten Knöterichgewächse können jung roh gegessen werden oder man gart sie. Verwenden kann man sie für alle Spinatrezepte. Die Blätter des Pfefferknöterichs eignen sich als scharfes Gewürz. Die knackigen Triebe können blanchiert und mariniert, aber auch eingelegt und fermentiert werden. Die Samen der Knöteriche können wie Buchweizen verwendet werden. Sie eignen sich auch zum Keimen.

KÜCHENTIPP

UM DIE OXALSÄURE ZU REDUZIEREN, DIE PFLANZENTEILE EINFACH VOR DER WEITEREN ZUBEREITUNG KURZ BLANCHIEREN. DAS BLANCHIERWASSER NICHT VERWENDEN, DENN DARIN IST DIE OXALSÄURE GELÖST.

Ampferknöterich

⊙ *Persicaria lapathifolium*
(früher: Polygonum lapathifolium)

Nährstoffreiche Standorte, Äcker, Gräben, Gärten

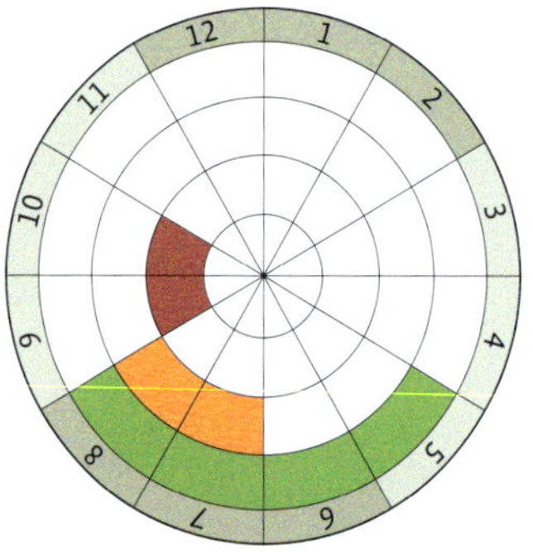

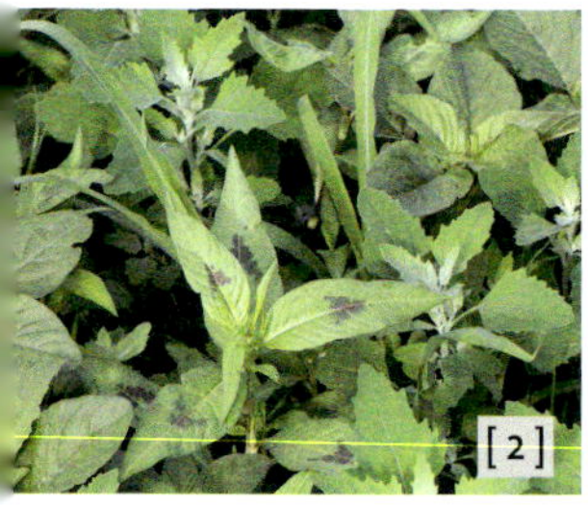
[2]

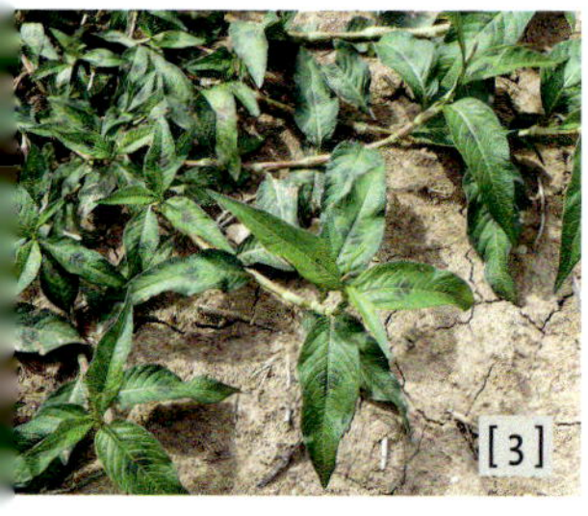
[3]

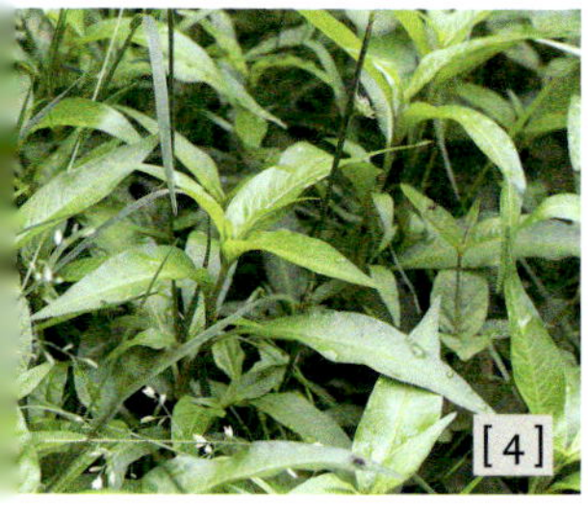
[4]

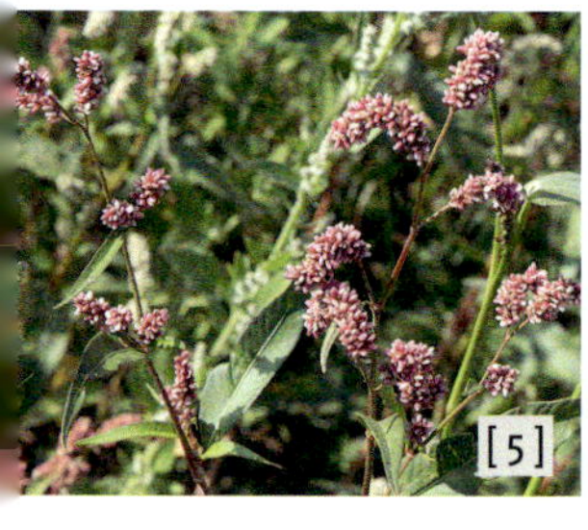
[5]

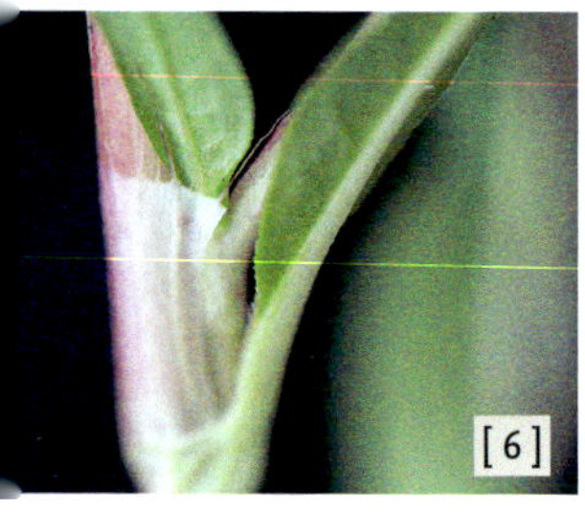
[6]

Typische Merkmale

- *Stängel aufrecht [1, 2] oder niederliegend [3], kann rötlich sein*
- *Lange, bestielte, schmale Blätter [1], größte Breite der Blattspreite ist unterhalb der Mitte*
- *Häufig ein dunkler Fleck auf der Blattoberseite [1, 3]*
- *Blütenähren mit weißen bis rosafarbenen Blüten [5]*

Leicht zu verwechseln mit:

- Pfefferknöterich [4]: filigranere Wuchsform, keine Flecken, nasser Standort, scharf
- Flohknöterich: Ochrea lang bewimpert [6], Blüten auch grünlich weiß, Blattstiele kurz oder fehlend, scharfer Geschmack (Kostprobe möglich)

Inhaltsstoffe

(+) Magnesium, Kalzium, Kalium, Vitamin A, Vitamin B_6, Vitamin C, Gerbstoffe, Eisen, Proteine

(!) Oxalsäure

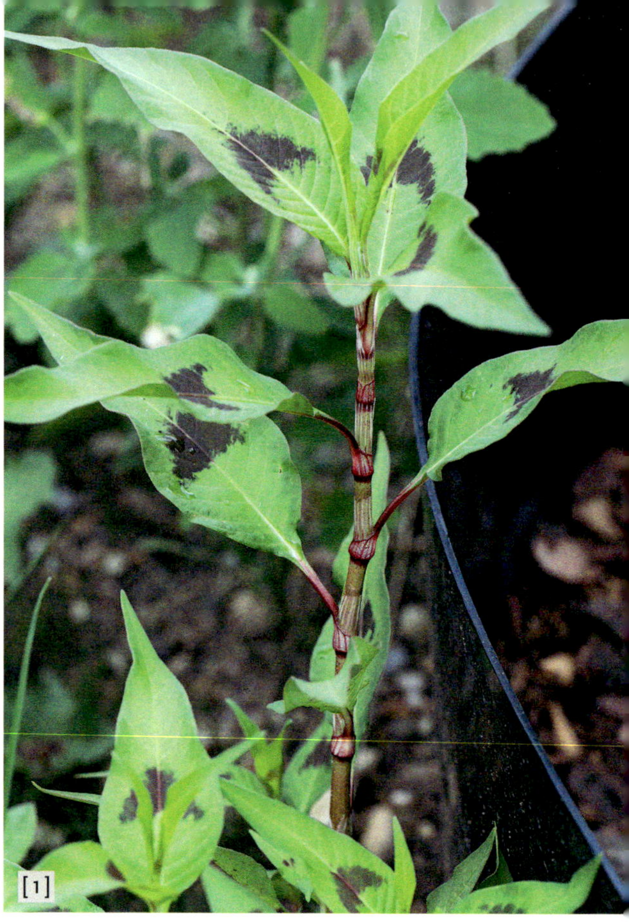
[1]

Der Ampferknöterich mag nährstoffreichen Boden und kann Teil von Unkrautfluren sein, gerne zusammen mit Gänsefuß und Fuchsschwanz [2]. Dabei mag er es gerne auch mal recht feucht. Stehen die Pflanzen ganz im Wasser, dann sollte man sie vorsichtig probieren, es könnte sich um den scharfen Pfefferknöterich handeln, den man in kleinen Mengen als Gewürz nutzen kann. In Japan wird er als „Japanischer Wasserpfeffer" als Gewürzpflanze kultiviert. Der recht mild schmeckende Ampferknöterich kann roh im Smoothie und in Salaten genutzt werden. Er eignet sich aber auch für Suppen, Eintöpfe und Spinat. Wegen der Oxalsäure muss man aber darauf achten, ihn nicht zu oft zu essen.
Die kleinen, dem verwandten Buchweizen ähnlichen Samen können zu Grütze gekocht werden, die man als Beilage oder in verschiedensten Geschmacksrichtungen als Füllung, zum Beispiel für Gemüse wie Paprika oder Zwiebeln, nutzen kann. Geröstet sind sie ein knuspriges Topping für Salate, Brote und vegane Bowls, und natürlich eignen sich die gemahlenen Samen als Mischmehl zum Backen von Broten, salzigem und süßem Gebäck.

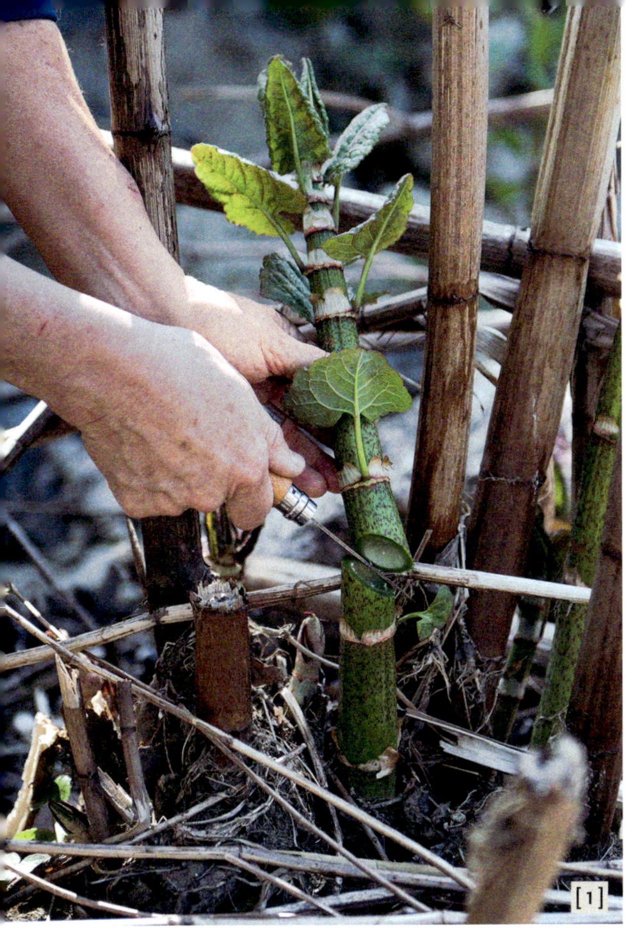

[1]

Japanischer Riesenknöterich

Fallopia japonica

Fluss- und Bachufer, Schuttplätze, Straßenränder, Bahndämme, Waldränder

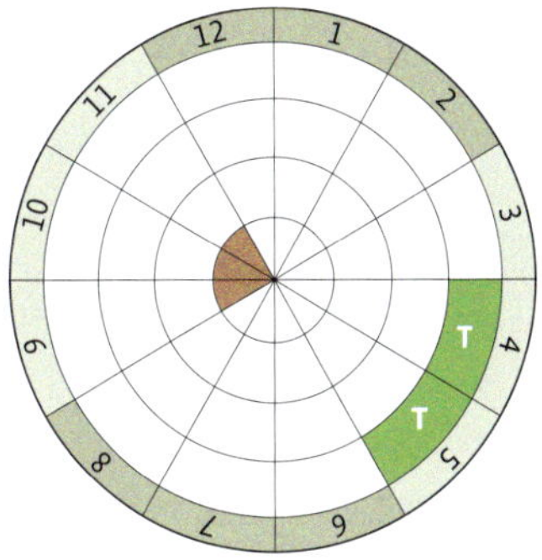

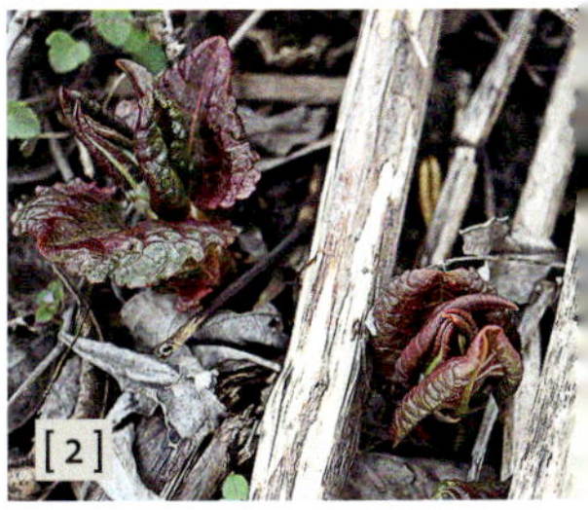

[2]

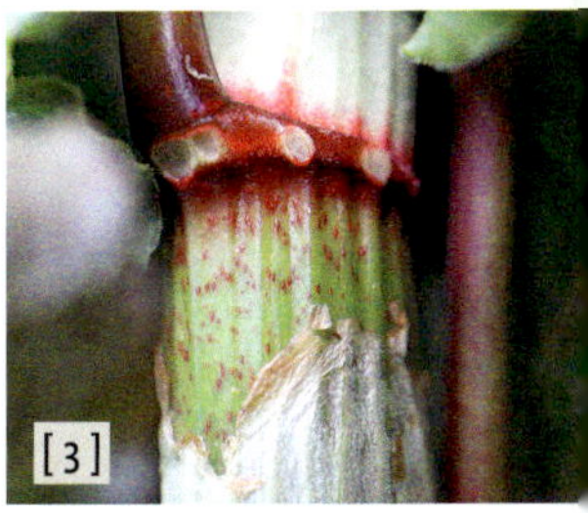

[3]

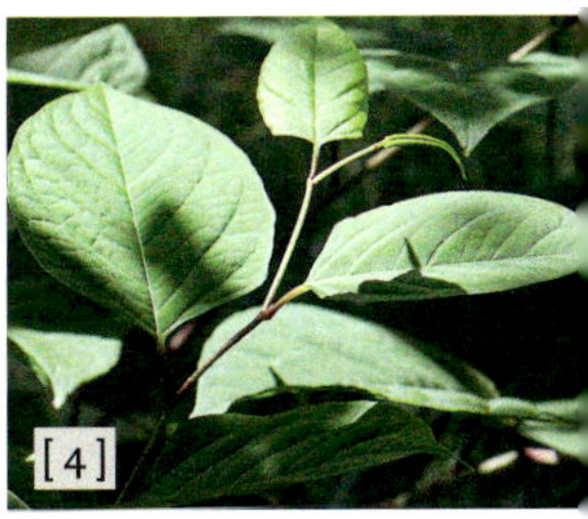

[4]

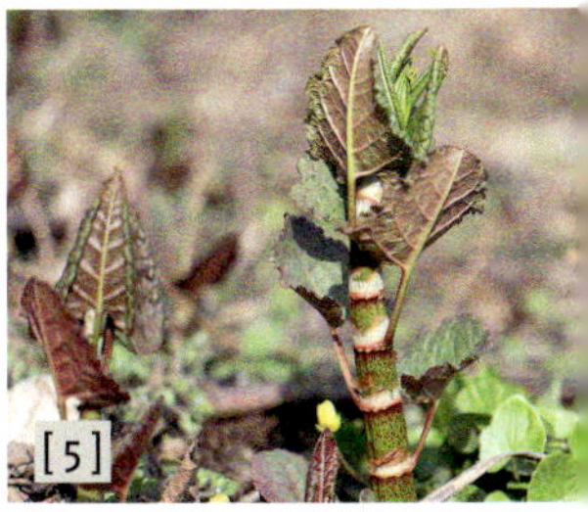

[5]

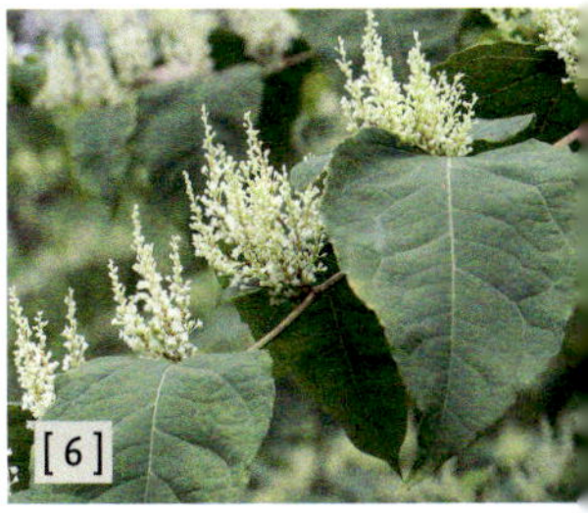

[6]

Der eindrucksvolle Japanische Riesenknöterich hat einen schlechten Ruf. Anfang des 19. Jahrhunderts als Zier- und Futterpflanze eingeführt, breitet er nun sich invasiv aus. Fluss- und Bachufer, sogar die Ränder ganzer Autobahnen wuchert er zu, was ihm den Namen „Ruhrpott-Bambus" eingebracht hat. Seine dichten Kolonien rauben anderen Pflanzen Licht und Nährstoffe. Doch es gibt auch eine gute Seite, die ihm einen Platz in diesem Buch verschafft hat: Im Frühling erscheinen zwischen den holzigen Stängeln des letzten Jahres neue Sprosse [2], die täglich bis zu 30 cm wachsen können. Bevor sie sich verzweigen und die Blätter sich entfalten, sind sie das Objekt der Begierde kundiger Wildpflanzensammler.

Die dicken, hohlen Stängel schmecken wie der verwandte Rhabarber. Aus ihnen kann man Kuchen, Konfitüren und Kompott, aber auch süß-saure Chutneys und Antipasti zubereiten. Ein legendäres Knöterich-Chutney kann man beim Knöterich-„Papst" Peter Becker beziehen (http://www.newtritionink.de). Die dicken, hohlen Stängel bieten sich für Füllungen geradezu an. In Japan werden sie auch fermentiert. Seine dicken Rhizome, die stark genug sind, Mauerwerk zu zerstören, können ebenso als Gemüse zubereitet werden.

Typische Merkmale

- *Dicke, hohle, bis zu 4 m hohe Sprosse, Stängel rötlich überlaufen und gefleckt, mit verdickten Knoten [1, 3, 5]*
- *Große, breit eiförmige, zugespitzte Blätter [4, 6]*
- *Blütenstände ährenähnlich, mit cremeweißen Blüten [6]*
- *Geflügelte Früchte*

Leicht zu verwechseln mit:

- Sachalinknöterich: herzförmige Blätter, ebenso verwendbar

Inhaltsstoffe

(+) Vitamin C, Mineralstoffe und Spurenelemente, Flavonoid Reservatrol

(!) Oxalsäure

VORSICHT!

DER RIESENKNÖTERICH REICHERT SCHWERMETALLE WIE ZINK, BLEI UND CADMIUM AN. ACHTEN SIE DARUM BESONDERS AUF DEN SAMMELORT. MEIDEN SIE STRASSENRÄNDER, BAHNDÄMME UND EHEMALIGE MILITÄRGEBIETE KONSEQUENT.

Wiesensauerampfer

(∞) *Rumex acetosa*

Nährstoffreiche Wiesen und Weiden

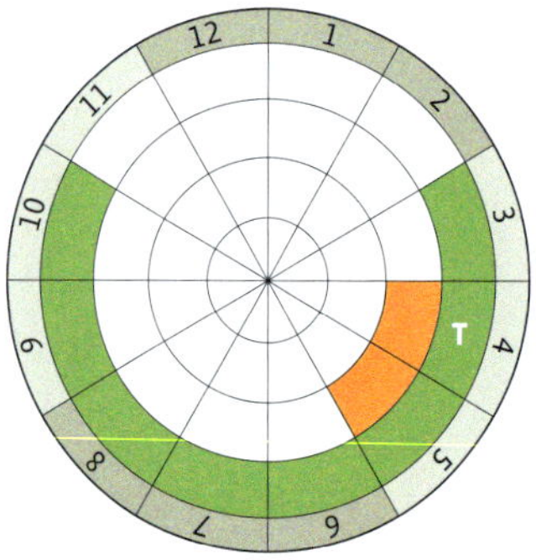

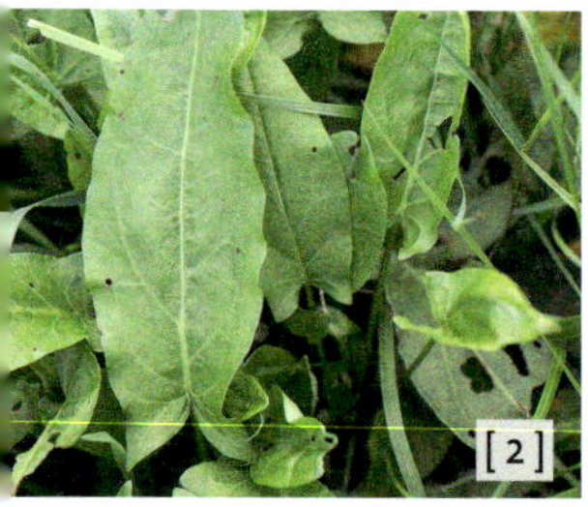
[2]

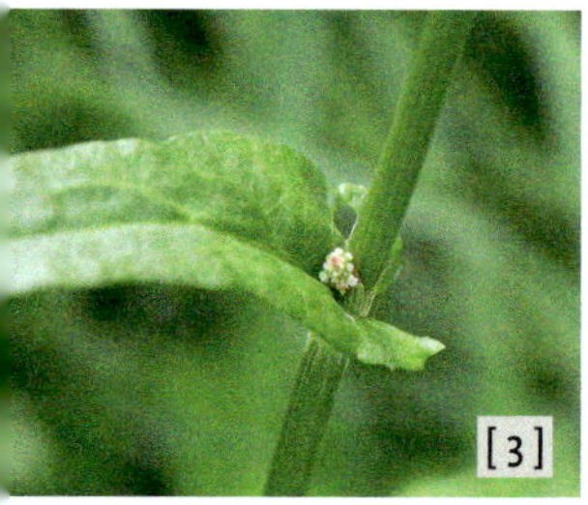
[3]

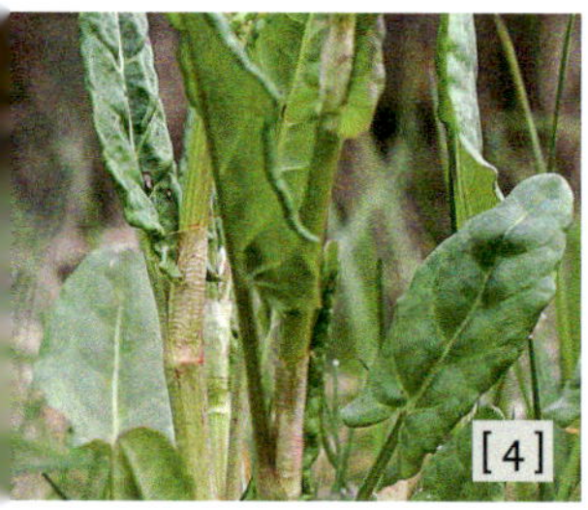
[4]

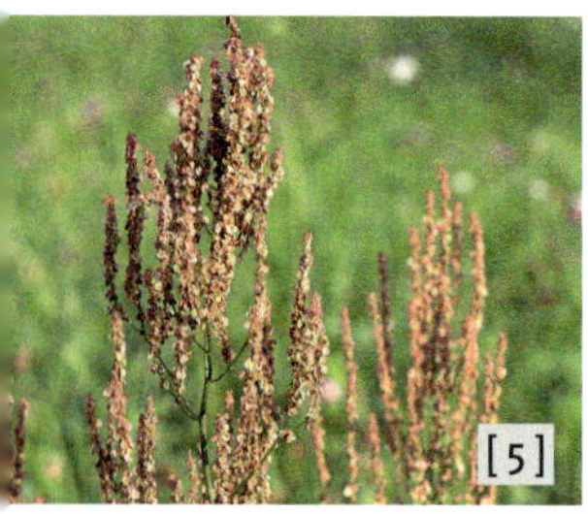
[5]

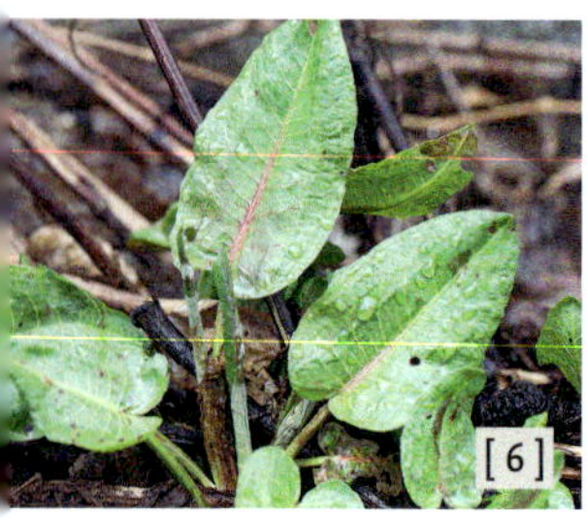
[6]

Typische Merkmale

- *Stängel gerieft [3] und rötlich überlaufen*
- *Lang gestielte, pfeilförmige, grasgrüne Blätter, ganzrandig, manchmal leicht gewellt [1, 2, 4]*
- *Blätter am Trieb stängelumfassend [3]*
- *Ochrea (Häutchen) am Ansatz neuer Blätter [4]*
- *Lockere, rispige Blütenstände mit grünlichen oder rötlichen Blüten [5]*

Leicht zu verwechseln mit:

- Schlangenknöterich: keine Zipfel am Blattgrund, nicht sauer
- Kleiner Sauerampfer: deutlich kleinere Blätter
- Rundblättriger Ampfer [6]: nur jung mild, sonst bitter

Inhaltsstoffe

(+) Eiweiß, Vitamin C, Flavonoide, Hyperosid, Carotin, Eisen, Gerbstoffe

(!) Oxalsäure

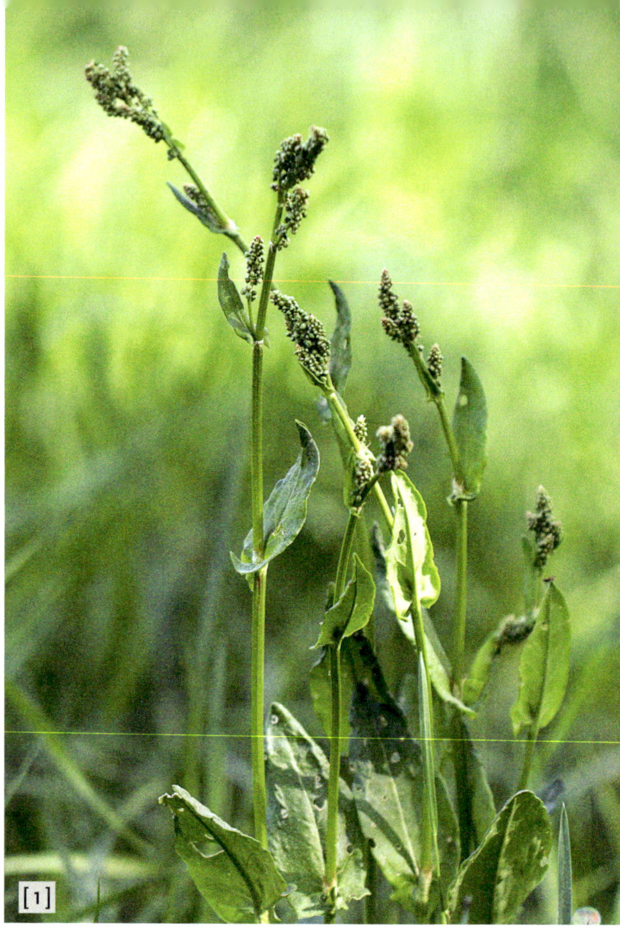
[1]

Der Wiesensauerampfer, meist einfach Sauerampfer genannt, zählt zu den essbaren Wildpflanzen, die die meisten schon einmal probiert haben oder doch wenigstens kennen. Seine lockeren, oft rötlichen Blütenstände prägen im Sommer das Erscheinungsbild vieler Wiesen. Bevor die knackigen Triebe in die Höhe schießen, muss man schon genau hinschauen, um die grasgrünen Blätter in der Wiese zu entdecken. Manchmal werden sie mit denen des Rundblättrigen Ampfers [6] verwechselt. Dessen festen, dunkelgrünen, oft rötlich überlaufenen Blättern fehlen aber die zwei „Frackzipfel" am Blattgrund und vor allem der säuerliche Geschmack. Vor der Triebbildung schmecken die Blättchen des Sauerampfers am feinsten, aber auch nach jeder Mahd kann man bis in den Herbst neu ausgetriebene Blätter ernten.
Die zitronig sauren Blättchen sind wunderbar im Salat, schmecken feingehackt aber auch in allen Arten von Dips, Cremes und Soßen. In Frankreich ist die Sauerampfersuppe ein Klassiker, und im Frühling gehört der Sauerampfer vielerorts in die traditionellen Neun-Kräuter-Suppen. Frisch gehackt oder zum Schluss mitpüriert, lässt er Suppen frischer schmecken. Köstlich sind auch die jungen Triebe im Salat. Sie lassen sich zudem gut einlegen und fermentieren.

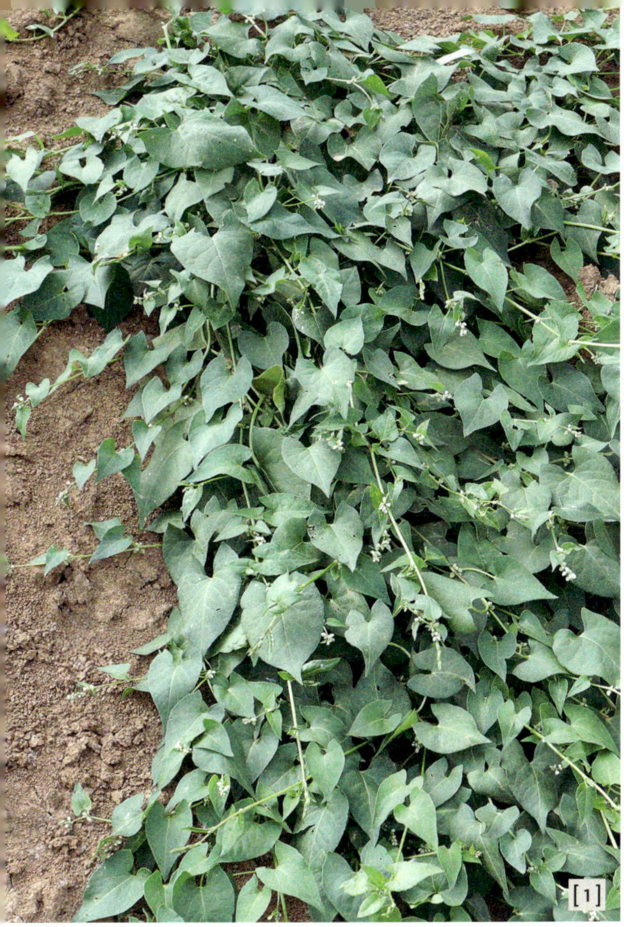
[1]

Windenknöterich

Fallopia convolvulus
(Synonym: Polygonum convolvulus)

Äcker, Felder, Baustellen, Schuttplätze, Böschungen

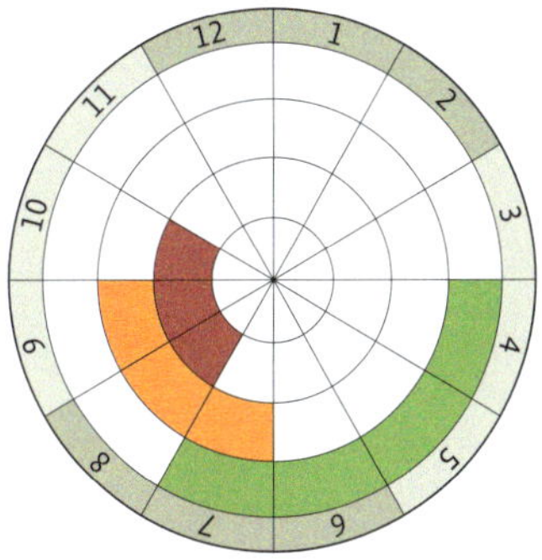

Zu den wenig bekannten Wildkräutern zählt der Winden- oder Ackerflügelknöterich. Das war nicht immer so. Wie Wikipedia uns wissen lässt, wurden seine buchweizenähnlichen Samen bei Ausgrabungen in einem jungsteinzeitlichen Dorf gefunden und man vermutet seine Nutzung als Mehlfrucht. Darauf deutet auch sein englischer Name *wild buckwheat*, also „Wilder Buchweizen", hin. Eine Pflanze trägt bis zu 200 Samen, die mindestens 20 Jahre keimfähig bleiben.

Der Windenknöterich zählt zu den häufigsten Begleitkräutern auf unseren Äckern. Er keimt im Frühjahr und treibt seine Wurzeln metertief in den Boden. Das macht ihn recht unempfindlich gegen Trockenheit und ziemlich unbeliebt bei den Landwirten und Gemüsebauern, denn er entzieht den Nutzpflanzen Wasser und erschwert die Ernte, da er sich um die Feldfrüchte windet. Der Windenknöterich ist ein Pionier und breitet sich, im wahrsten Sinne des Wortes, gerne auf gestörtem Boden, etwa frisch aufgeschütteten Erdhaufen, aus.

In der Küche sind die jungen Blätter gut als milder Salat nutzbar. Die älteren kocht man als Spinat oder mischt sie in Getreidefüllungen oder Beläge von Gemüsekuchen. Die Samen eignen sich wie Buchweizen zum Backen, für Grützen und zum Keimen.

Typische Merkmale

- *Stängel dünn, kantig und rau, am Boden liegend [1] oder windend, oft rot überlaufen, 20–150 cm lang*
- *Laubblätter pfeil- oder spießförmig, spitz zulaufend, gestielt [4]*
- *Ochrea (Häutchen) vorhanden [3]*
- *Ährenförmige Blütenstände oder Scheinähren in den Blattachseln [2, 3]*
- *Blüten unscheinbar weißgrün [2, 3]*
- *Dreikantige, mattschwarze Früchte*

Leicht zu verwechseln mit:

- Zaunwinde [5] und Ackerwinde [6]: beide mit großen, trichterförmigen Blüten, keine Ochrea

Inhaltsstoffe

(+) Gerbstoffe, Flavonoide, Polyphenole
(!) Oxalsäure

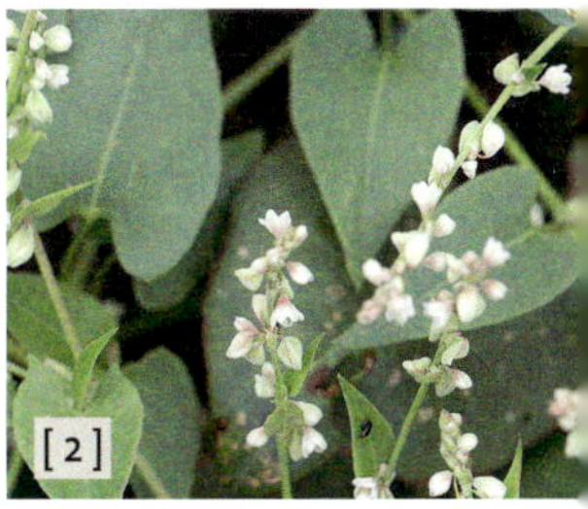
[2]

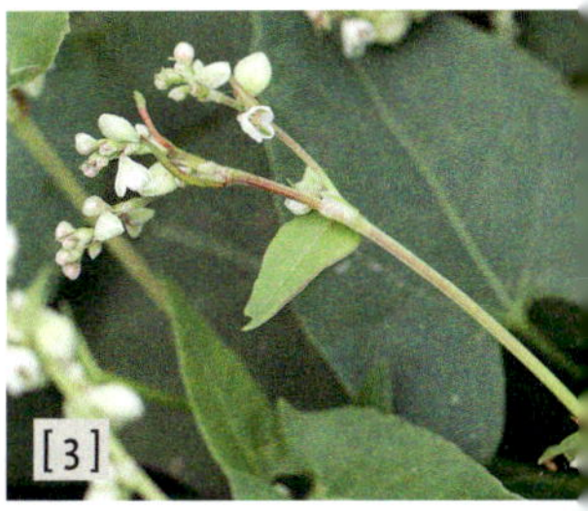
[3]

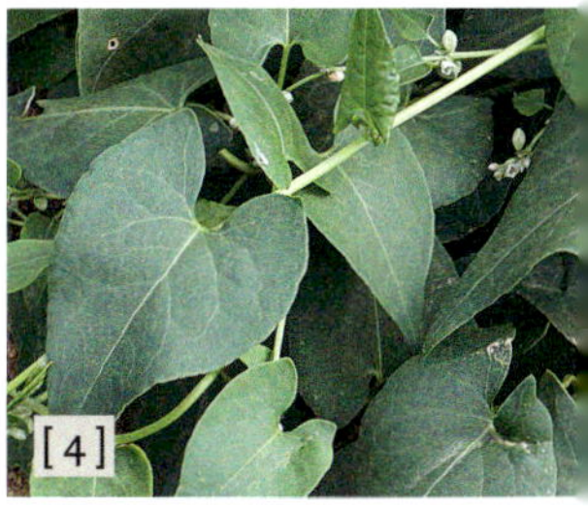
[4]

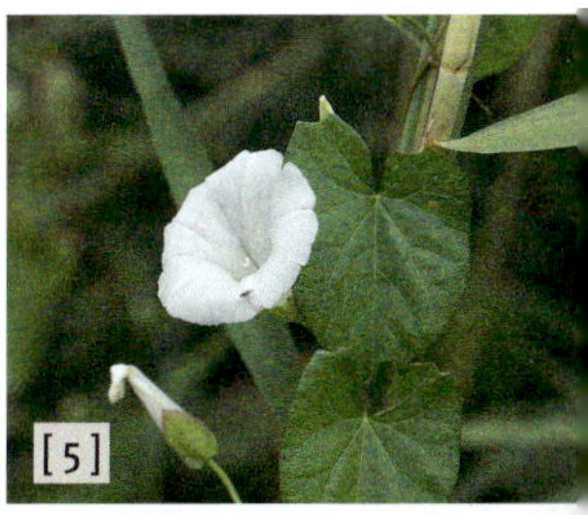
[5]

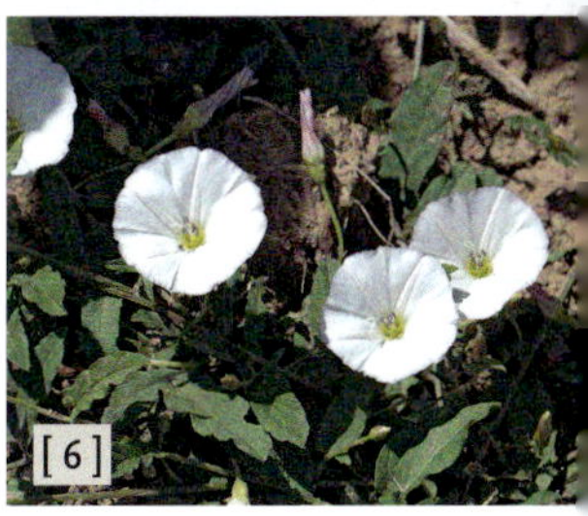
[6]

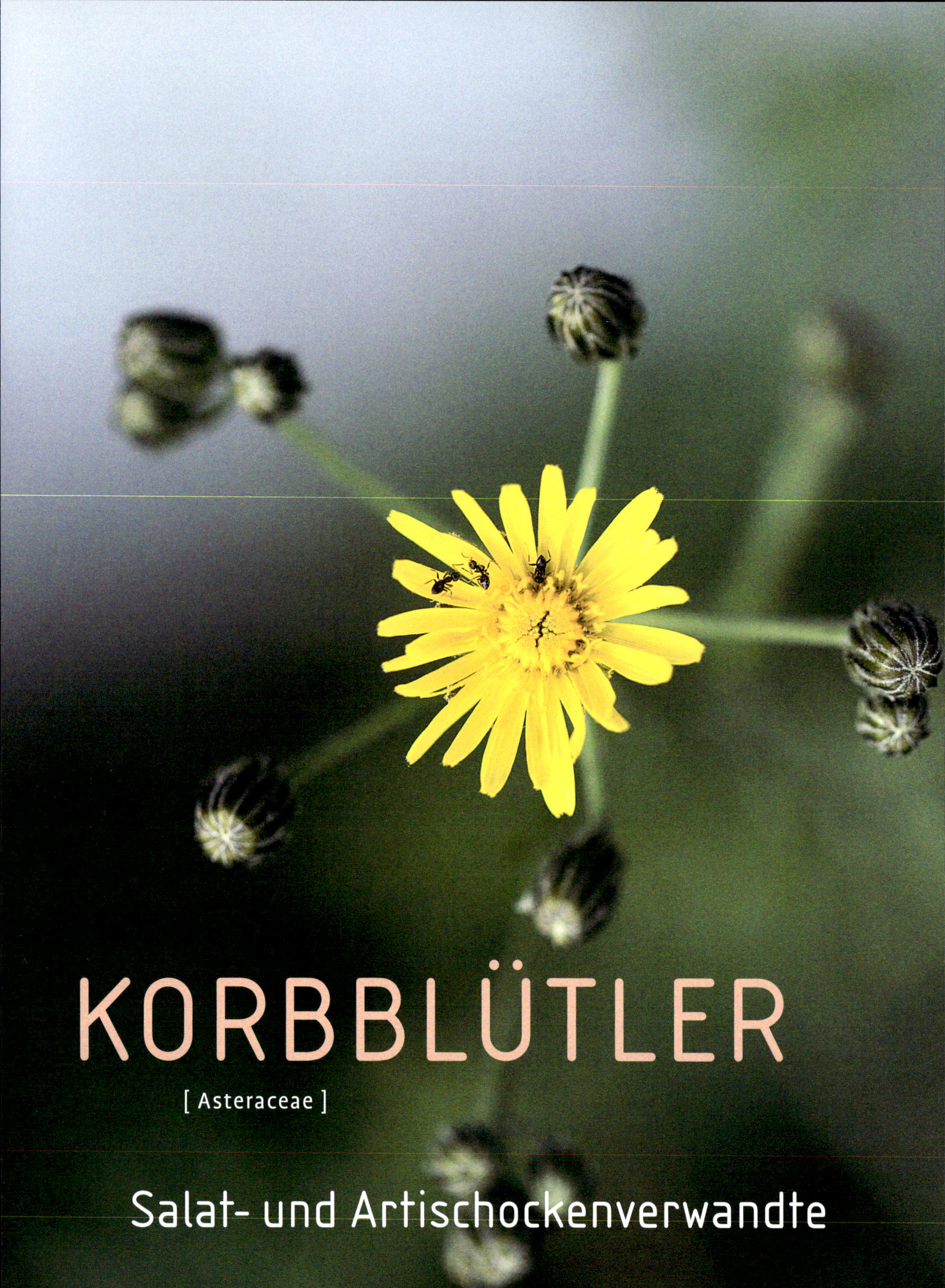

KORBBLÜTLER

[Asteraceae]

Salat- und Artischockenverwandte

Die Familie der Korbblütler ist mit fast 500 Arten die artenreichste Pflanzenfamilie Mitteleuropas. Sehr viele Arten sind essbar und ein Grundpfeiler der Wildkräuterküche. Geerntet werden die Blätter, die oft im ersten Jahr des Wachstumszyklus in Rosetten wachsen, die Knospen sowie die Blüten. Einige Arten haben auch schmackhafte Triebe, so die Große Klette und die Kratzdisteln. Vom Herbst bis zum beginnenden Frühjahr kann man von manchen Arten auch die kräftigen, inulinhaltigen Pfahlwurzeln ernten. Neben dem probiotisch wirksamen Inulin sind Bitterstoffe typisch für diese Familie, sie sind elementar für einen guten Stoffwechsel. Korbblütler können die Lücke füllen, die durch die Züchtung bitterstoffarmer Kulturgemüse entstanden ist. Damit es nicht allzu bitter wird, gilt es auf den Erntezeitpunkt und auf das Alter der Pflanzen zu achten.

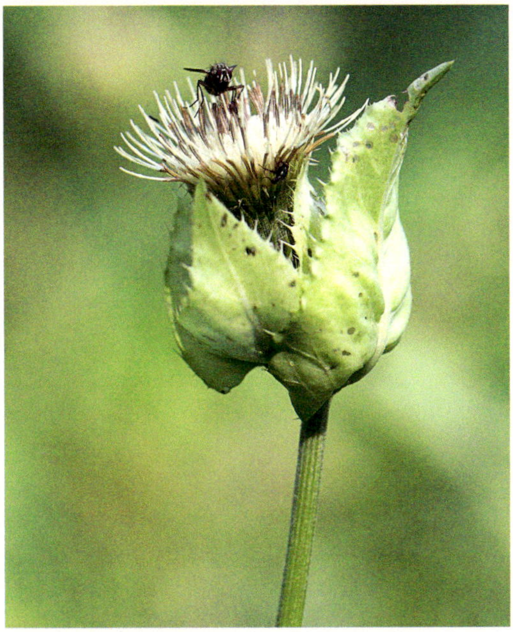

[1] Kohldistel

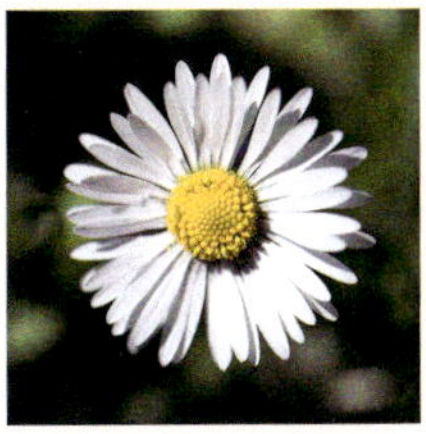

[2] Gänseblümchen

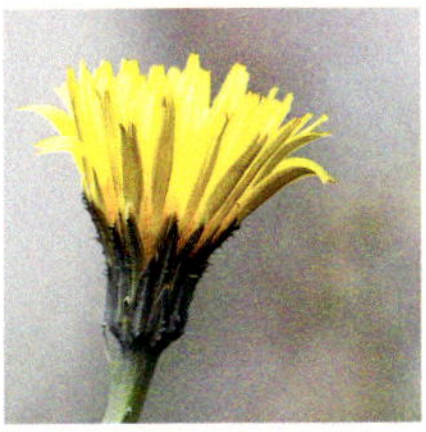

[3] Herbst-Löwenzahn

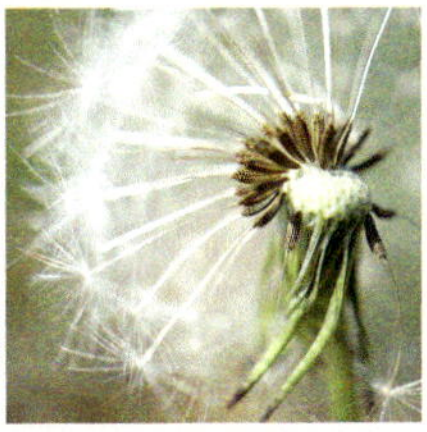

[4] Löwenzahn

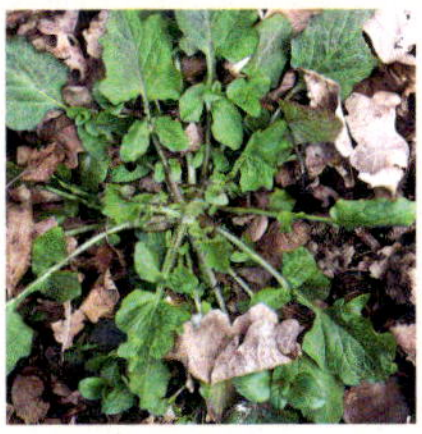

[5] Rainkohl

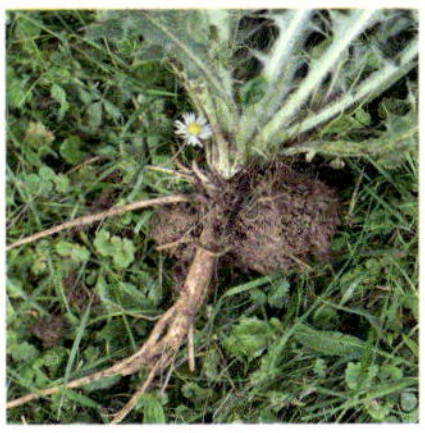

[6] Gewöhnliche Kratzdistel

HINWEIS

DISTELN HABEN – BOTANISCH GESEHEN – DORNEN UND KEINE STACHELN. DER VERTRAUTHEIT HALBER WIRD IN DIESEM BUCH DENNOCH DER BEGRIFF „STACHELN“ VERWENDET.

Kulturpflanzen der Familie

Milde Salate wie Kopfsalat, bittere Salate wie Endivie und Radicchio, Gemüse wie Artischocke, Topinambur und Schwarzwurzel.

Gemeinsame Kennzeichen

- *Die Blütenköpfe bestehen aus Zungen- [3] oder Röhrenblüten [1] oder beidem [2] (siehe auch Zeichnungen Seite 52)*
- *Die Einzelblüten stecken in einem Blütenboden*
- *Ein „Körbchen“ aus Hüllblättern, umgibt die Blüten [3]*
- *Samen häufig mit Flugschirmchen, dem sogenannten Pappus [4]*
- *Häufig eine Blattrosette im ersten Jahr [5]*
- *Häufig eine Pfahlwurzel [6]*
- *Oft mit ungiftigem, weißem Milchsaft*
- *Gemeinsame Inhaltsstoffe sind Bitterstoffe, ätherische Öle und Inulin in den Wurzeln*

Verwendung in der Küche

Junge Rosettenblätter sind ein feiner Salat und auch als Gemüse lecker. Die jungen Triebe und auch Blattstiele eignen sich hervorragend als wildes Gemüse. Die Knospen können gebraten oder sauer und salzig eingelegt werden. Bei den Blüten ist Sirup aus Löwenzahnblüten ein Klassiker, aber auch die Blüten der anderen Arten sind essbar. Die Wurzeln der Korbblütler können roh gegessen, gebraten und gekocht werden. Das Inulin gibt ihnen einen typischen Geschmack. Manche werden traditionell geröstet und wie Kaffee zubereitet.

Giftpflanzen unter den Korbblütlern

Greiskräuter und Jakobsgreiskraut

Es gibt nur wenige giftige Arten unter den Korbblütlern. Die meisten davon gehören zu den Gattungen Greiskräuter und *Jacobaea*. Sie enthalten große Mengen des Alkaloides Pyrrolizidin, das ab gewissen Mengen unsere Leber schädigt. Berühmt-berüchtigt ist das Jakobsgreiskraut, das für Pferde tödlich ist. Sie meiden es auf der Weide für gewöhnlich, aber in getrocknetem Heu können sie es nicht erkennen und fressen es. In den letzten Jahren breitet sich das Schmalblättrige Greiskraut [4] immer weiter aus. Seine Samen hingen in importierter Schafwolle aus Südafrika. Ein Startpunkt der Ausbreitung in Europa war eine Bremerhafener Wollimportfirma. Häufig bei uns sind auch das Fuchssche Greiskraut [5] und das kleinblütige Gewöhnliche Greiskraut [6].

Erkennungsmerkmale:

- *Hüllblätter haben dunkle Spitze [2]*
- *Zungen- und Röhrenblüten gelb [1, 2]*
- *Blütenstand verzweigt, mit vielen Blütenköpfen [1]*

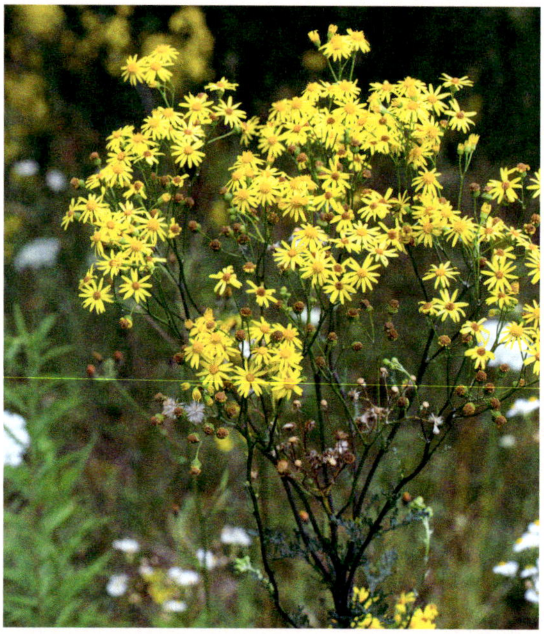

[1] Jakobsgreiskraut

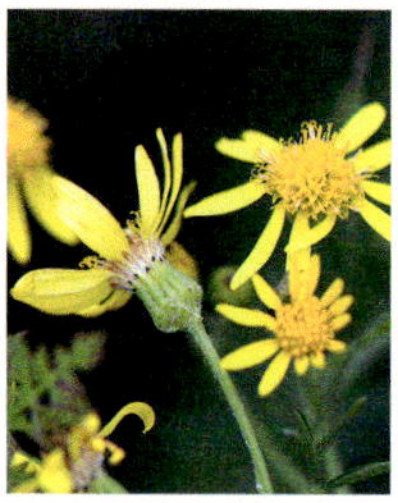

[2] Jakobsgreiskraut

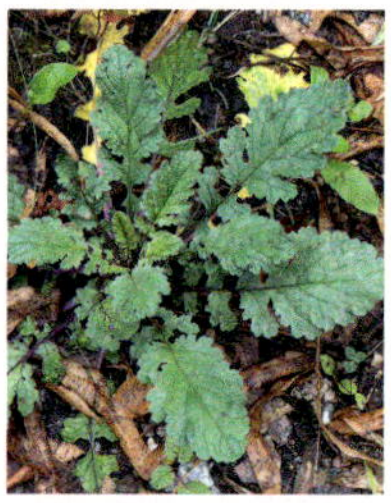

[3] Jakobsgreiskraut

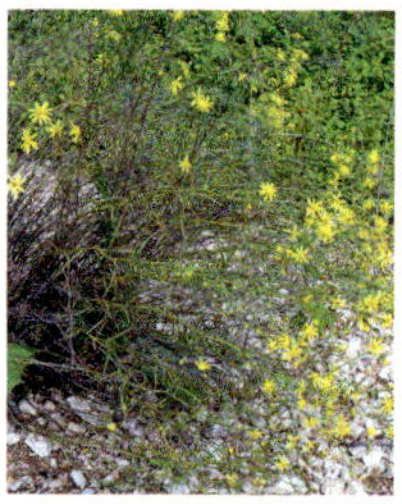

[4] Schmalblättriges Greiskraut

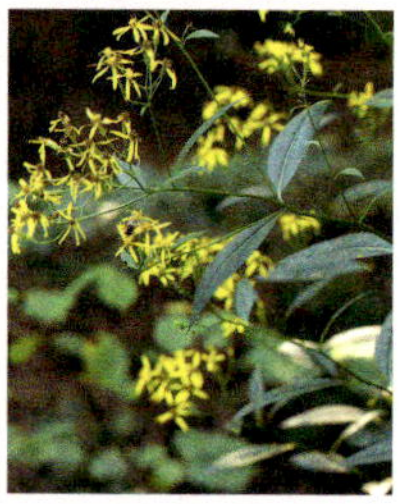

[5] Fuchssches Greiskraut

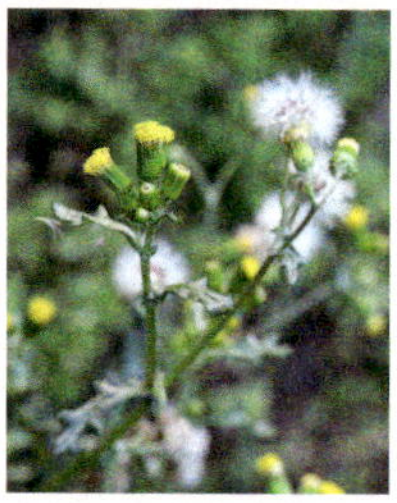

[6] Gewöhnliches Greiskraut

Thujonhaltige Korbblütler

Einige Korbblütler wie der Rainfarn [7] enthalten den Stoff Thujon. Thujon ist auch im Wermut enthalten, einer Zutat der Modespirituose der zweiten Hälfte des 19. Jahrhunderts, des Absinths. Er war in Künstlerkreisen fest etabliert und man schrieb dem Thujon die zerstörerische Wirkung auf seine Konsumenten zu. Heute geht man davon aus, dass eher die schlechte Qualität und die Menge des Alkohols der Grund für die schwerwiegenden gesundheitlichen Schäden der Trinker war. Auch wenn der Absinth inzwischen rehabilitiert ist, wird von der Verwendung thujonhaltiger Pflanzen für Speisezwecke abgeraten.

HEILEND, ABER NICHT ESSBAR

DIE GELB BLÜHENDE **ARNIKA** IST EINE TRADITIONELLE HEILPFLANZE. ESSBAR IST DIE GESCHÜTZTE PFLANZE JEDOCH NICHT. SIE GILT ALS GIFTPFLANZE.

[7] Rainfarn

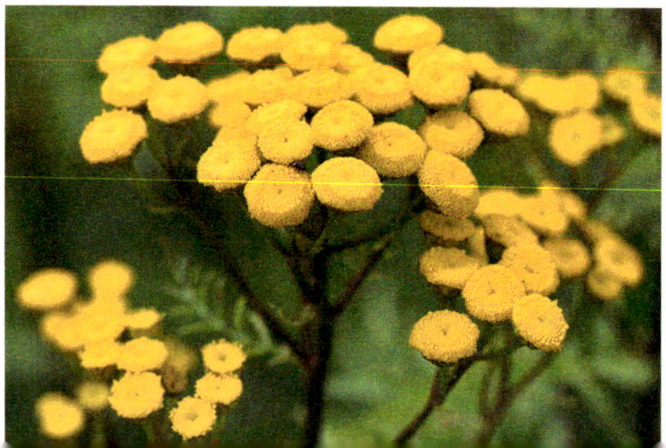

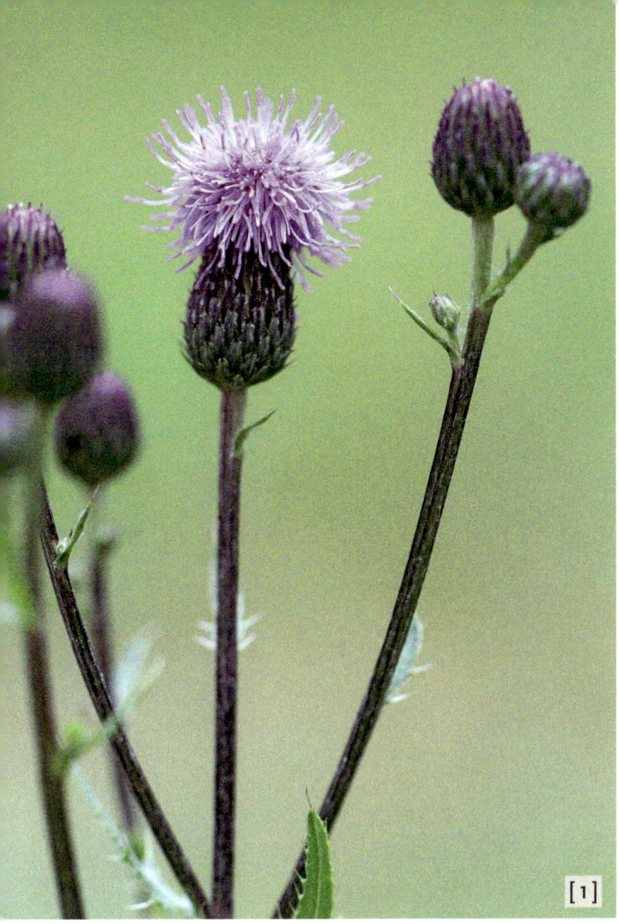
[1]

Ackerkratzdistel

Cirsium arvense

Acker- und Wegränder, Ruderalflächen, gestörte Böden

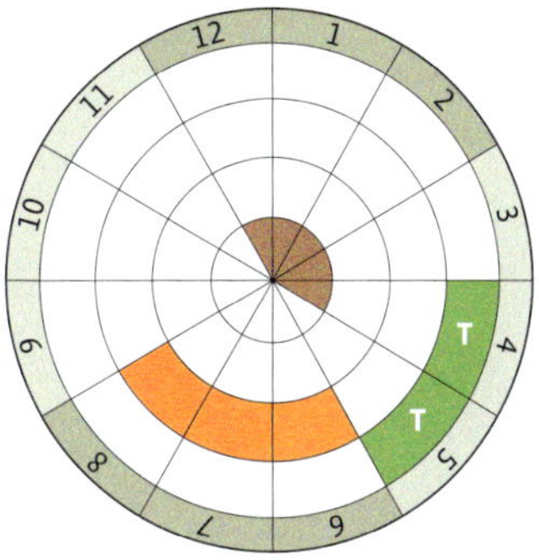

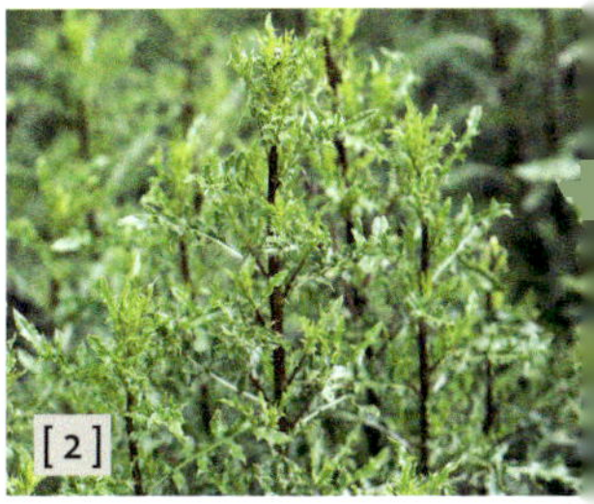
[2]

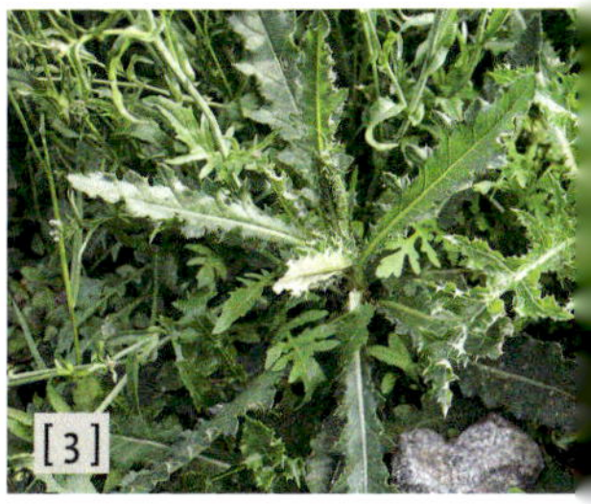
[3]

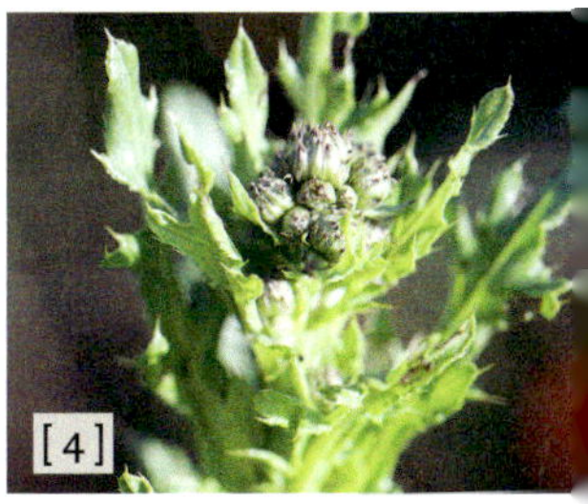
[4]

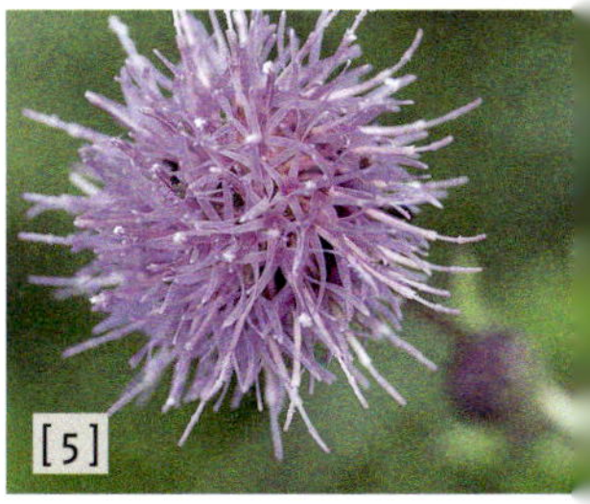
[5]

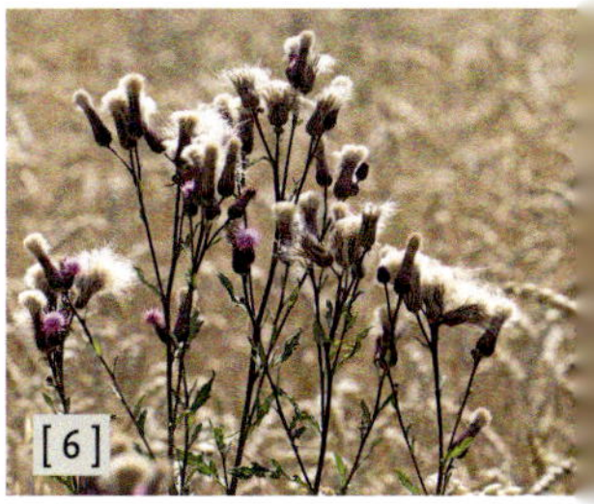
[6]

Typische Merkmale

- *Aufrechter Wuchs bis 1,50 m Höhe [2], Stängel verzweigt, nicht stachelig [1]*
- *Lanzettliche Blätter, am Stängel sitzend, einfach bis fiederspaltig, wellig kraus, stachelig [3]*
- *Längliche Blütenkörbchen mit 1–1,5 cm Durchmesser, mit violetten Röhrenblüten [1, 5]*
- *Längliche Samen mit Pappus [6]*
- *Tiefe Wurzeln mit waagerecht kriechenden Rhizomen*

Leicht zu verwechseln mit:

- Andere Disteln

Inhaltsstoffe

(+) Eiweiß, Bitterstoffe, Kalzium, Kieselsäure, Flavonoide, Cynarin, ätherische Öle, Inulin

Dies sei die „normale Distel", höre ich oft auf meinen Wildkräuterführungen, wenn wir vor Ackerkratzdisteln stehen. Das ist ein klarer Hinweis auf ihre weite Verbreitung: Jeder kennt sie. Dort, wo es warm ist, ist sie allgegenwärtig, gerne in Äckern und auf deren Randstreifen. Ein Gewächs, das allzu häufig ist, dazu noch schwer im Zaum zu halten und stachelig ist, erfreut sich keiner großen Beliebtheit. Wer jedoch klug ist und sich auskennt, kann sich über dieses Vorurteil hinwegsetzen und im Frühjahr ihre jungen, zarten Triebe ernten. Gleich vor Ort kann man die Schale abziehen und die zarten Stängel snacken. In der Küche lassen sich aus der Ernte knackige Salate und feine Gemüse zubereiten. Die Erntezeit endet, wenn die Triebe holzig werden. Wie bei allen Disteln sind auch die Blätter essbar, die jungen sind wie üblich zarter und milder als die älteren und eignen sich für Suppen und leicht bittere Smoothies, ganz zarte auch für Gemüse. Die jungen Wurzeltriebe, die zweite Köstlichkeit der Kratzbürste, schmecken roh als Salat ebenso wie als kurz gegartes Gemüse. Die Ernte der jungen festen Knospen [4] ist ergiebig und bequem, denn sie wachsen in angenehmer Pflückhöhe. Sie lassen sich wie Löwenzahnknospen braten oder sauer einlegen.

Franzosenkraut

Behaartes Franzosenkraut (Galinsoga ciliata)
Kleinblütiges Franzosenkraut (G. parviflora)

Äcker, Gärten, Wege, Weinberge, Treibhäuser

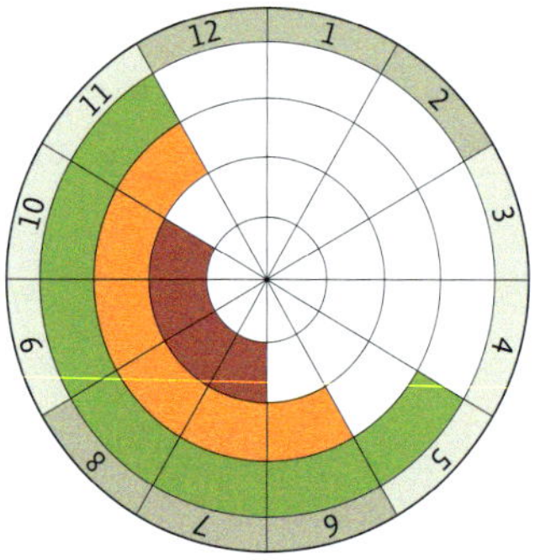

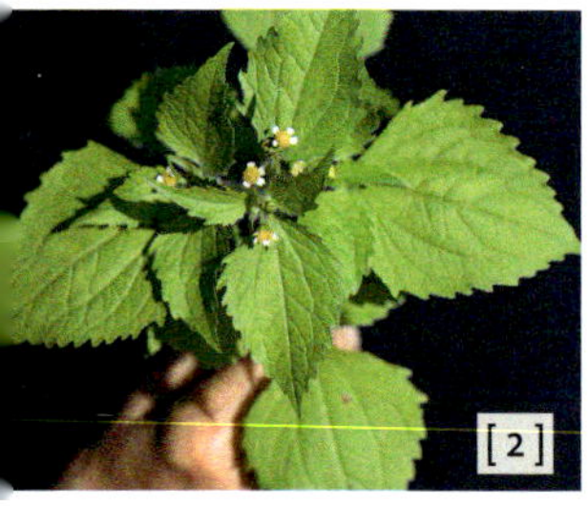
[2]

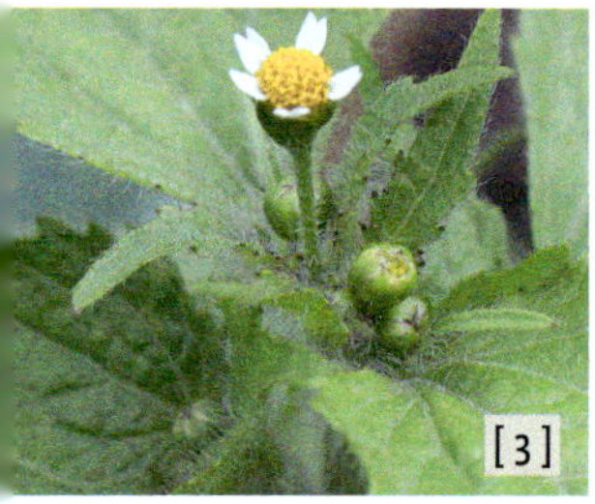
[3]

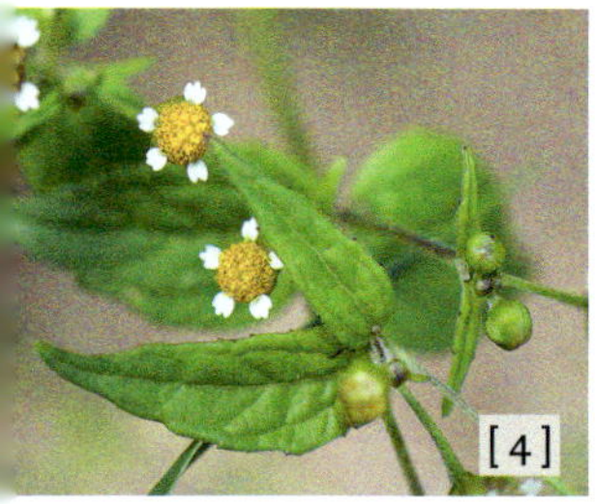
[4]

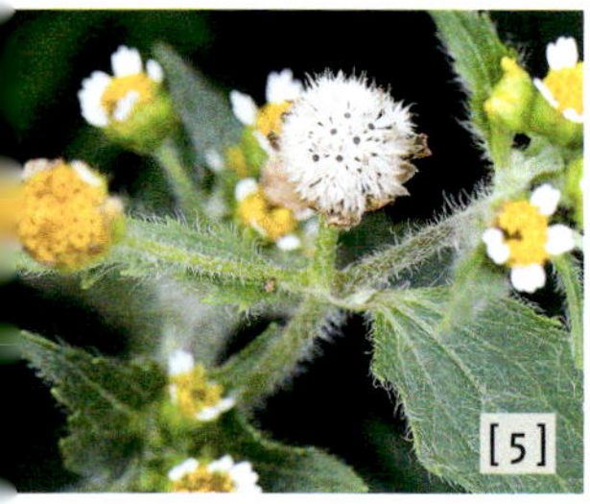
[5]

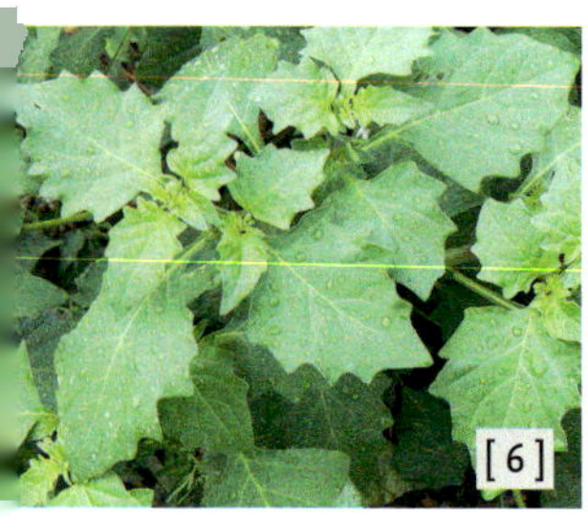
[6]

Typische Merkmale

- *Stängel aufrecht und verzweigt [1]*
- *Blätter gegenständig, eiförmig zugespitzt, gesägter Rand [2]*
- *Stängel drüsig behaart (Behaartes F.) [3] oder meist kahl (Kleinblütiges F.)*
- *5 kurze, weiße Zungenblüten, beim Kleinblütigen F. kürzer als 1 mm [4], große Abstände dazwischen*
- *Früchte mit Pappus [5]*

Leicht zu verwechseln mit:

- Schwarzer Nachtschatten vor der Blüte: unbehaarte Blätter [6]

Inhaltsstoffe

(+) Vitamin A und C, Eisen, Kalzium, Kalium, Magnesium, Mangan

NEBENBEI BEMERKT

ÜBER DAS FRANZOSENKRAUT GIBT ES EIN HERVORRAGENDES BUCH VON MICHAEL MACHATSCHEK UND ELISABETH MAUTHNER, DAS DESSEN BOTANIK UND KULTURGESCHICHTE BESCHREIBT UND AUCH VIELE REZEPTE ENTHÄLT (SIEHE LITERATURVERZEICHNIS, SEITE 283).

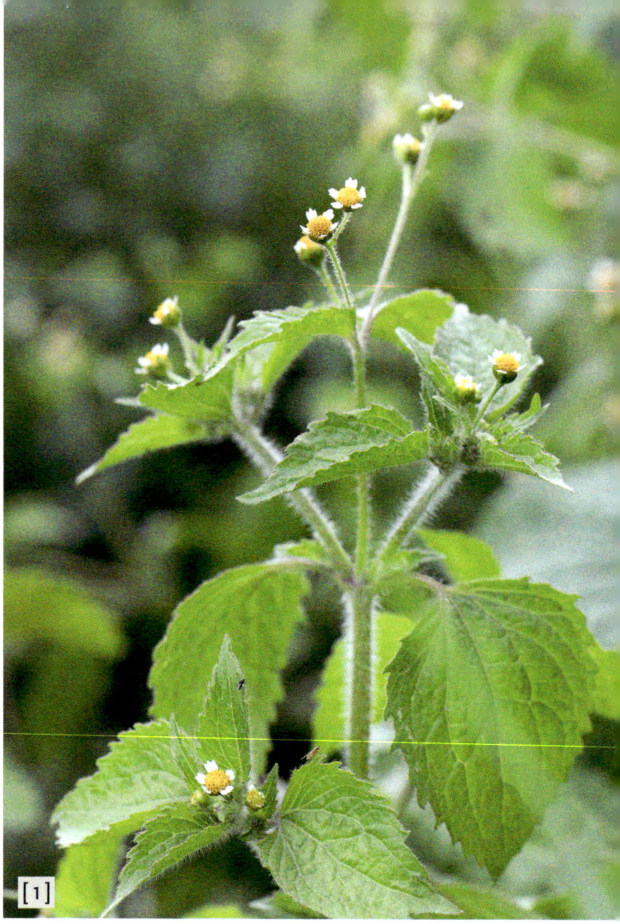
[1]

Das hübsche Franzosen- oder Knopfkraut stammt aus Südamerika und wurden im 18. Jahrhundert nach Frankreich eingeführt – interessanterweise mit der Absicht, es anzubauen. Inzwischen hat es viele Kontinente erreicht und ist zum typischen Ackerbegleitkraut geworden. Von afrikanischen und asiatischen Ländern weiß man, dass es zur Verwendung in der Küche einfach mitgeerntet wird. Wo es sich einmal angesiedelt hat, breitet es sich schnell und flächendeckend aus. Jede Pflanze bildet bis zu 30 000 Samen, die im Boden mehr als 10 Jahre lang keimfähig bleiben. Bis zu vier Generationen im Jahr sorgen bis in den Herbst für immer neue junge Pflanzen.

Franzosenkraut schmeckt ausgesprochen gut. Sein Geschmack erinnert an Sonnenblumenkerne. Vor der Blüte hat die Pflanze am meisten Blattmasse und zarte Stängel. Beim Behaarten Franzosenkraut kann man die stark behaarten Stängelchen mit den Blüten und Knospen vor der Zubereitung entfernen. Die jungen Pflanzen sowie die Blätter eignen sich für alle Arten von gegarten Gerichten und Salaten. Sie lassen sich hervorragend trocknen und später ganz oder als Pulver verwenden, die Samen kann man keimen. Das Franzosenkraut ist die Wildpflanze mit dem höchsten Eisengehalt.

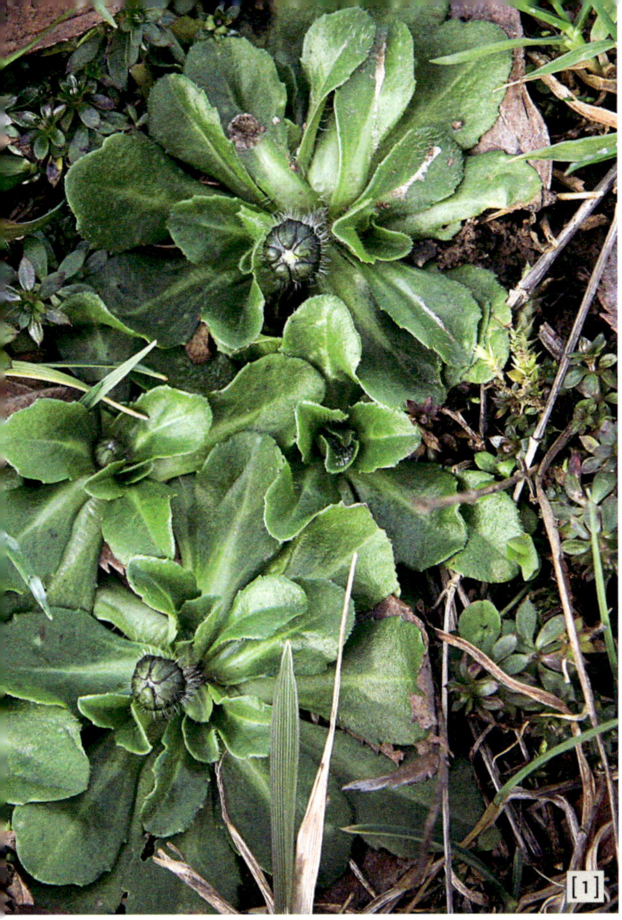
[1]

Gänseblümchen

Bellis perennis

Wiesen, Rasen, Weiden

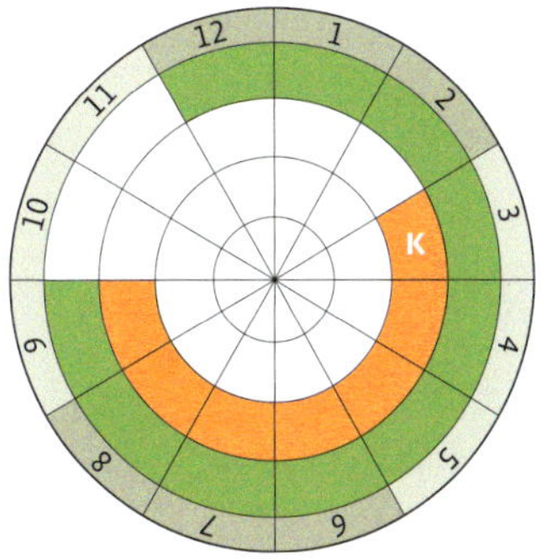

Typische Merkmale

- *Blattrosetten mit spatelförmigen Blättern [1]*
- *Dünne, behaarte, blattlose Stängel mit je einer Blüte [5]*
- *Weiße, manchmal pinkfarben überlaufene Zungen- und gelbe Röhrenblüten [3, 5]*
- *Dunkelgrüne, behaarte Knospen [4]*

Leicht zu verwechseln mit:

- Wiesenmargerite: größere Blüten, Stängel beblättert

Inhaltsstoffe

(+) Kalium, Kalzium, Magnesium, Eisen, Vitamin A, Vitamin C, ätherische Öle, Gerbstoffe, Bitterstoffe, Saponine, fettes Öl

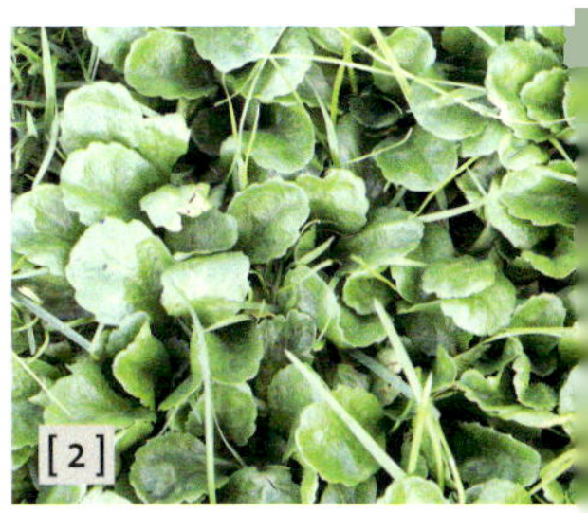
[2]

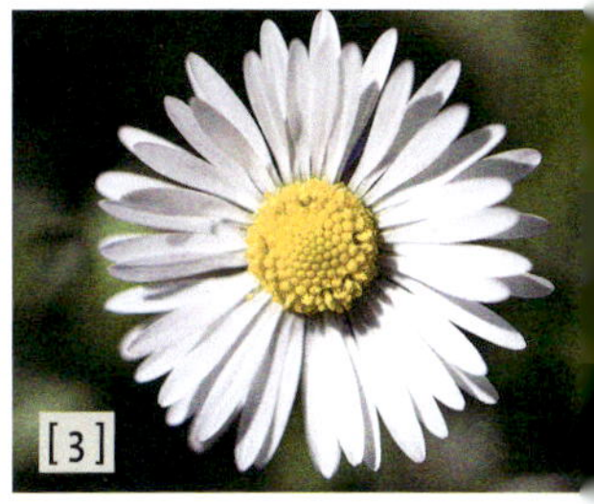
[3]

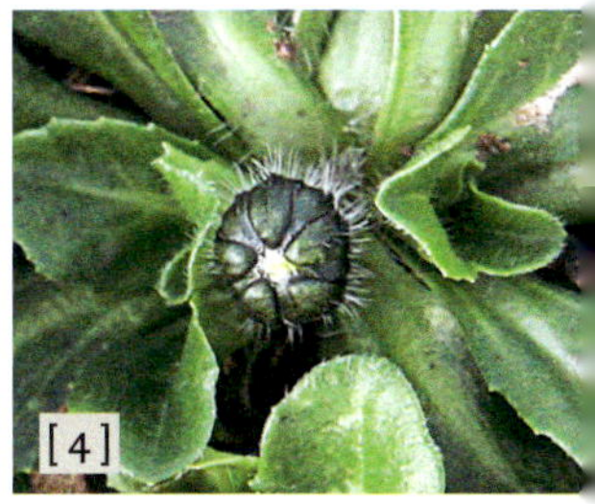
[4]

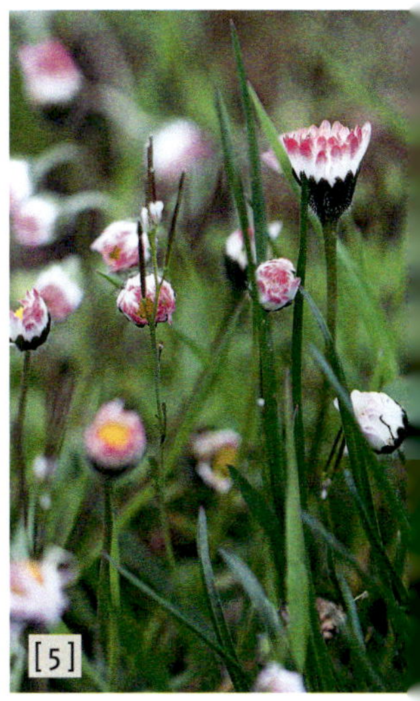
[5]

Mit „immerwährende Schöne" kann man den botanischen Namen dieser hübschen, weit verbreiteten Pflanze übersetzen. Schön ist es wirklich, das kleine Blümchen mit seinen weiß-gelben Blüten, die uns anzulächeln scheinen. Und immerwährend ist auch sehr passend. Denn das Gänseblümchen ist das ganze Jahr präsent, selbst im Winter. Das ist die Zeit der Blattrosetten, die während des übrigen Jahres nur eine Nebenrolle spielen. Im Winter kann man den Rasen, wo sich die Gänseblümchen gerne flächig ausbreiten, von ihnen „befreien". Stehen die Rosetten sehr dicht, bilden sie sogar kleine „Salatwiesen" [2].

Die milden Blätter ähneln im Geschmack dem Feldsalat und passen in Salate oder in Spinatgerichte, auch für grüne Winter-Smoothies sind sie perfekt. Schon früh im Jahr erscheinen die ersten Knospen und Blüten, ja, in milden Wintern öffnen sich einzelne Blüten auch schon mal zu Weihnachten oder Neujahr.

Die Blüten haben einen leicht würzigen, etwas bitteren Geschmack und sind willkommen in Salaten und auf belegten Broten. Die jungen Knospen sind milder und passen gut in Getreidesalate und -füllungen, in Risottos oder Gemüsegerichte. Wie Kapern in Essigsud eingelegt sind sie ein Klassiker der Wildkräuterküche.

Gänsedistel

Kohlgänsedistel (Sonchus oleraceus)
Raue Gänsedistel (S. asper)

Äcker, Gärten, Ruderalflächen

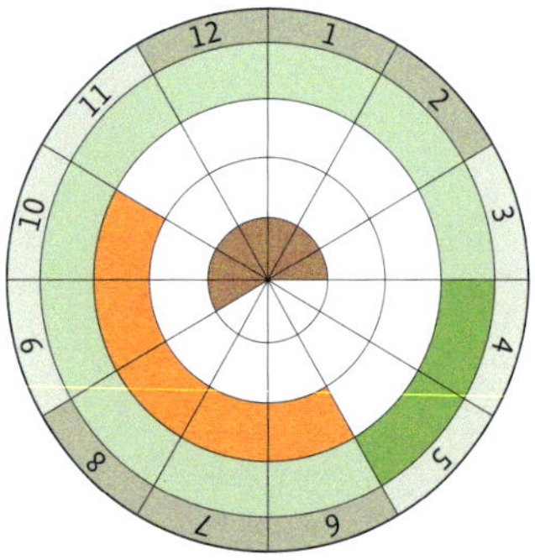

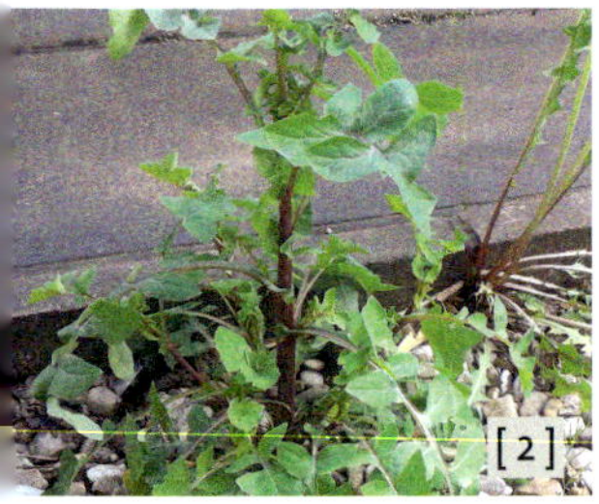
[2]

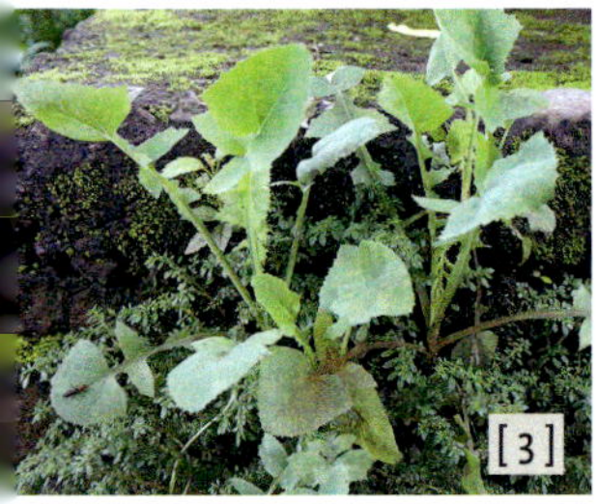
[3]

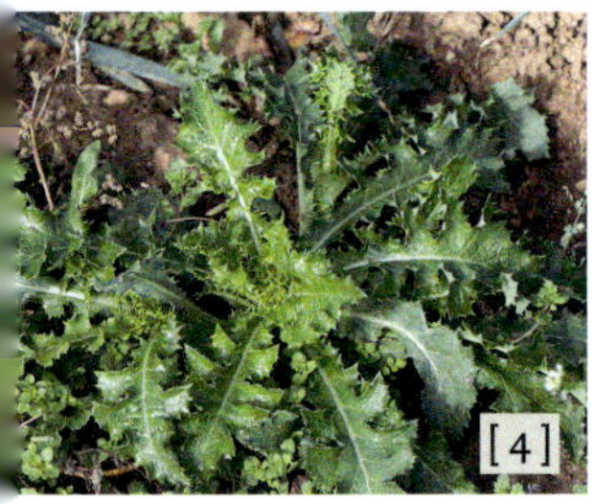
[4]

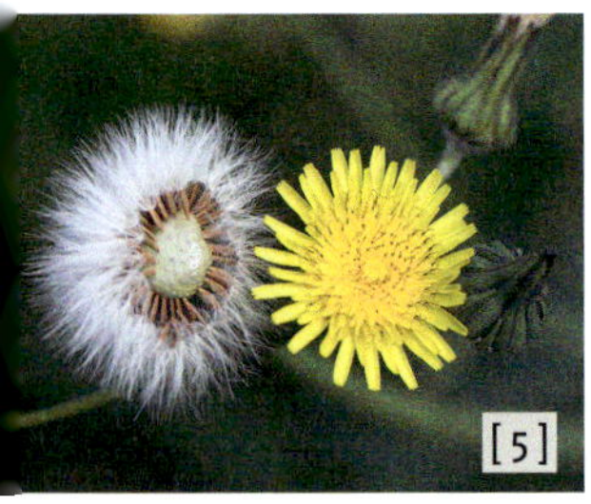
[5]

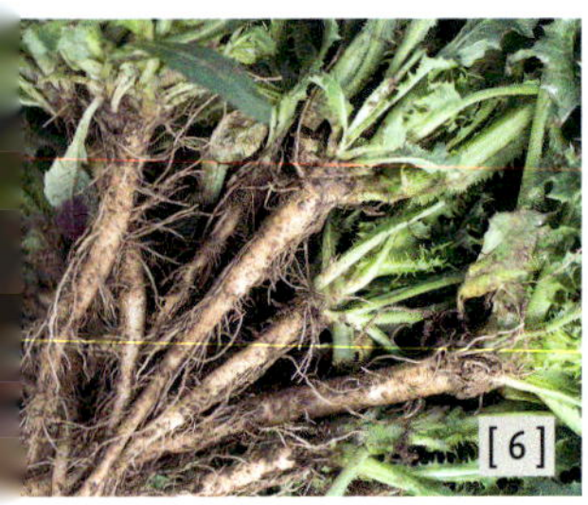
[6]

Typische Merkmale

- *Aufrechter, geriefter, hohler Stängel [1, 2] mit weißem Milchsaft*
- *Blätter bei der Rauen G. glänzend [1, 4], bei der Kohlg. matt grün [2, 3]*
- *Blattränder mit weichen Stacheln, die im Alter fester werden [1]*
- *Stängelumfassende Blätter, bei der Rauen G. deutlich ausgeprägt [1]*
- *Gelbe Zungenblüten [1, 5], reife Samen mit Pappus [5]*
- *Helle Pfahlwurzeln [6]*

Leicht zu verwechseln mit:

- Ackergänsedistel: Blätter stacheliger, mehrjährig
- Kompasslattich: Stacheln auf der Unterseite der Mittelader
- Giftlattich: Stacheln auf der Unterseite der Mittelader, keine eingebuchteten Blätter wie beim Kompasslattich

Inhaltsstoffe

(+) Bitterstoffe, Eisen, Vitamin C, Mineralstoffe und Spurenelemente

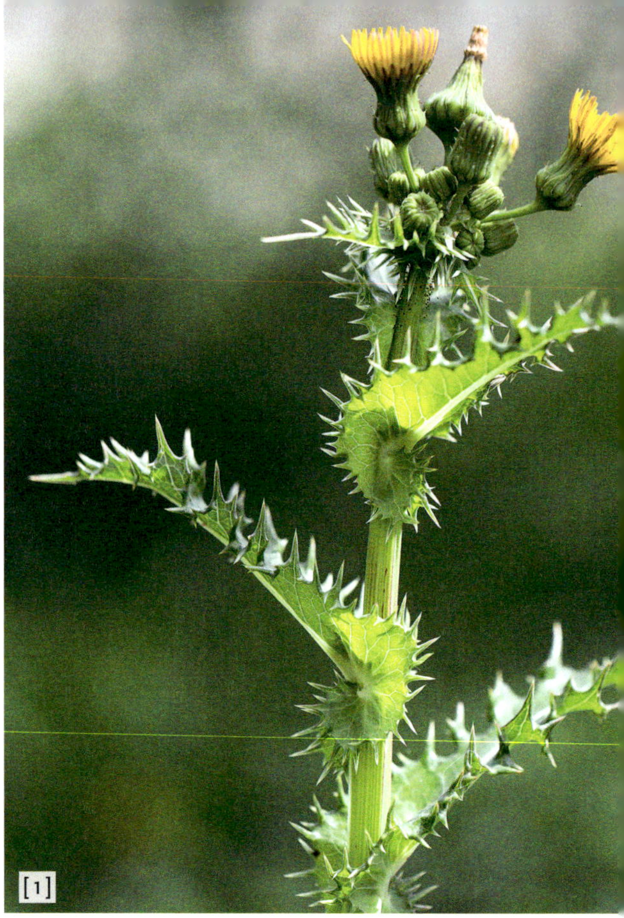
[1]

Der botanische Name *Sonchus oleraceus* weist uns auf die Vergangenheit der Kohlgänsedistel als Kulturgemüse hin, denn *oleraceus* bedeutet „Gemüse". Die Gemüsegänsedistel, wie sie auch heißt, überschreitet immer mal wieder die Grenze zwischen Garten und Wildnis in beide Richtungen. Die Raue Gänsedistel mit ihren glänzenden Blättern steht ihr als Gemüse in nichts nach.

Die Gänsedisteln sind wahre Allrounder: Ihre Blätter sind nach dem Garen noch knackig, die Stacheln junger Blätter sind weich. Die Blattrosetten des ersten Jahres wie auch die Blatttriebe in den Blattachseln ausgewachsener Pflanzen lassen sich als Salat oder Gemüsegerichte sowie als Füllung und Belag aller Variationen von Gemüsekuchen zubereiten. Ältere Blätter werden fein geschnitten. Der Geschmack der Gänsedisteln erinnert an Artischocke. Sind sie bitter, kann ein Bad in lauwarmem Wasser die Bitterstoffe reduzieren.

Die jungen Blütentriebe kann man kurz blanchieren und dann mit Butter, einer milden Soße oder mariniert als Gemüse oder Antipasti servieren. Die Wurzeln haben im ersten Jahr eine zarte Konsistenz und schmecken nur leicht bitter. Sie lassen sich roh ebenso wie gegart verwenden und erinnern im Geschmack an Schwarzwurzeln.

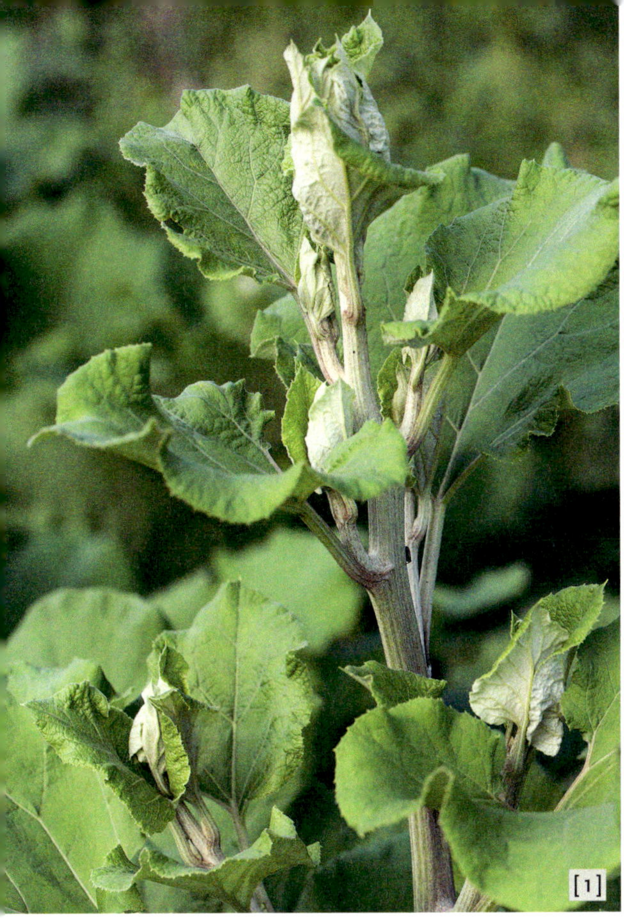
[1]

Große Klette

●● *Arctium lappa*

Wildkrautgesellschaften, nährstoffreiches Brachland, Wald- und Feldwege

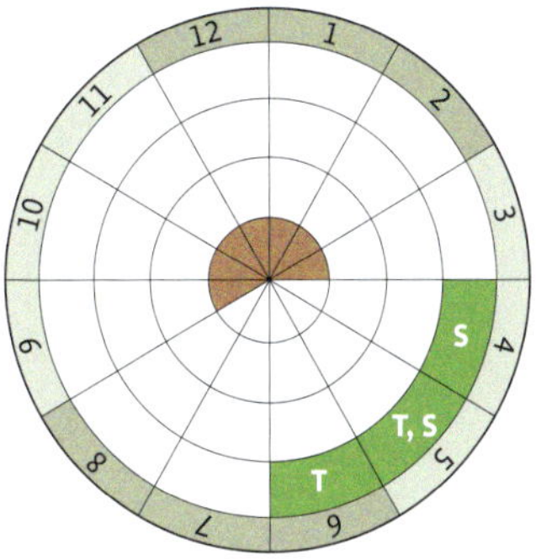

Der berühmteste Teil der Klette sind ihre „anhänglichen" Fruchtstände, die sich mit kleinen Widerhaken nur schwer lösbar in Haar und Fell hängen. Es gehört inzwischen zum Allgemeinwissen, dass der Klettverschluss dieses Prinzip nachahmt. Weniger bekannt ist, dass vor seiner Erfindung schon französische Soldaten die Klettenköpfchen als Ersatz für verlorene Uniformknöpfe genutzt haben, was der Klette im Französischen den Namen *Bouton de Soldat* einbrachte, also „Soldatenknopf".

Kulinarisch betrachtet hat die Klette viel zu bieten. Ihre Wurzeln sind ein köstliches und gesundes Gemüse, das früher auch bei uns oft gegessen wurde. In Japan, wo die Klette „Gobo" heißt, wird sie als Alltagsgemüse kultiviert. Die Wurzeln kann man roh essen, kochen, braten oder fermentieren. Man kann sich dabei an Schwarzwurzel-Rezepten orientieren. Die Blätter sind zum Essen zu bitter, aber die dicken Blattstiele können, solange sie noch nicht faserig sind, geschält und als Gemüse und marinierte Antipasti serviert werden. Ebenso köstlich ist das Mark der jungen Triebe. Hat man die feste Schale entfernt, bleibt ein zartes Feingemüse, das in Konsistenz und Geschmack an Artischockenböden erinnert. Rezepte für Artischockenböden können Inspiration für die Zubereitung sein.

Typische Merkmale

- *Große, lang gestielte, herzförmige Blätter mit filzig-weißer Unterseite [2]*
- *Blattstiele mit tiefer, breiter Furche, zur Wurzel hin oft purpurrot [3 rechts]*
- *Bis zu 2 m hohe, gefurchte, runde Triebe, die mit Mark gefüllt sind [1, 3 links]*
- *Lilafarbenen Röhrenblüten [4], Hüllblätter mit Widerhaken [4, 5]*
- *Kräftige Pfahlwurzel mit brauner Schale [6]*

Leicht zu verwechseln mit:

- Andere Klettenarten
- Beinwell: Blätter länglicher, rau behaart (Bilder Seite 59)
- Große Pestwurz: eher runde Blätter, strenger, korianderähnlicher Geruch

Inhaltsstoffe

(+) Ätherische Öle, Bitterstoffe, Schleimstoffe, Glykoside, Gerbstoffe, Flavonoide, Lignane, Inulin

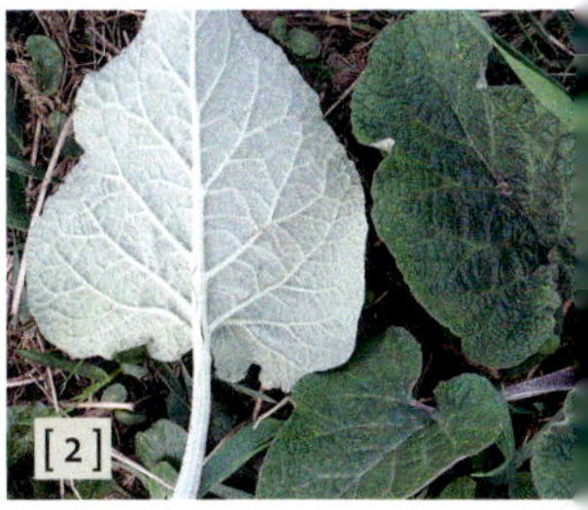
[2]

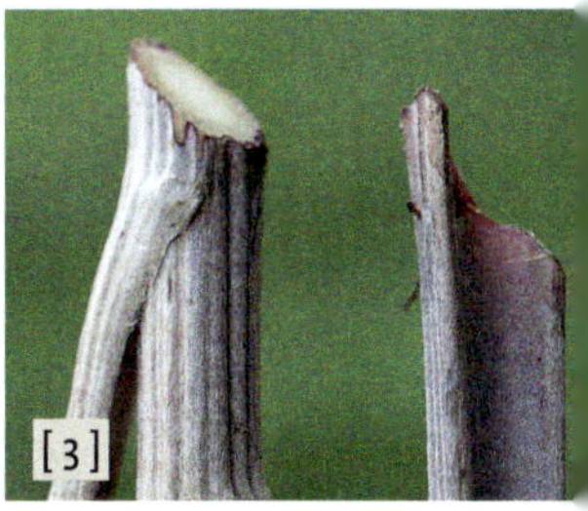
[3]

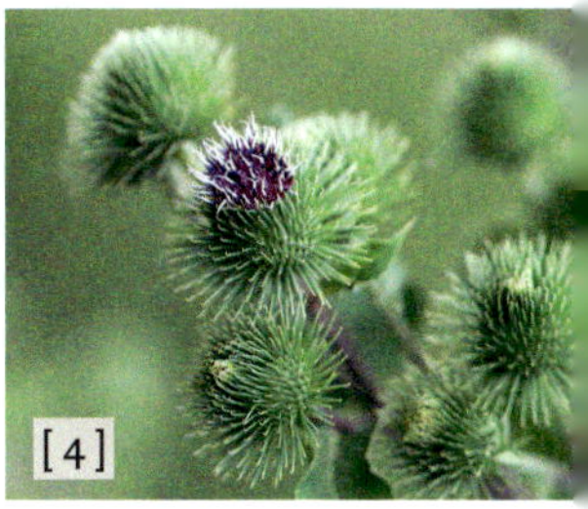
[4]

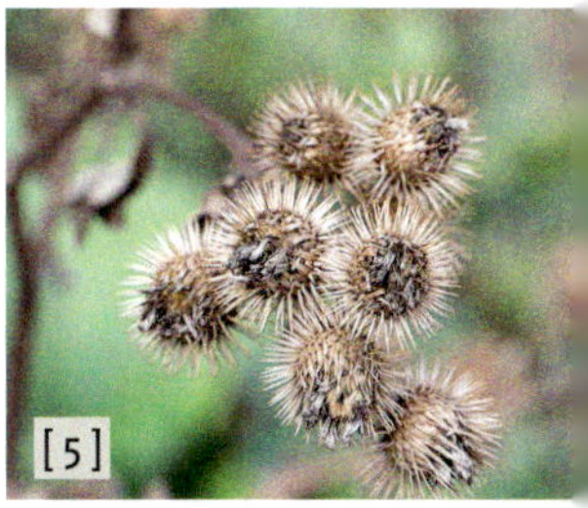
[5]

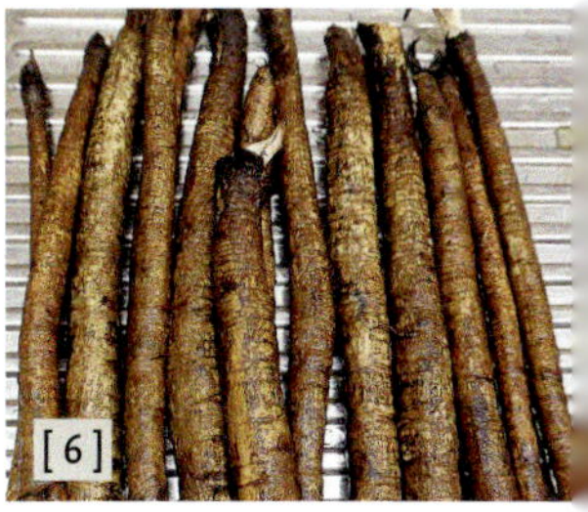
[6]

Kohldistel

(∞) *Cirsium oleraceum*

Feuchte Gräben und Wiesen, Bachufer, Auwälder

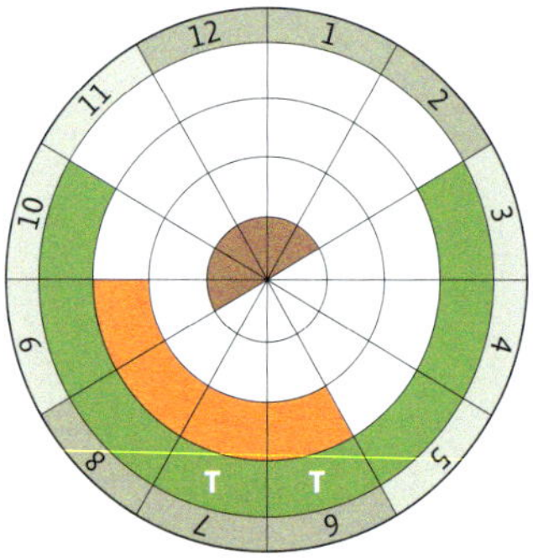

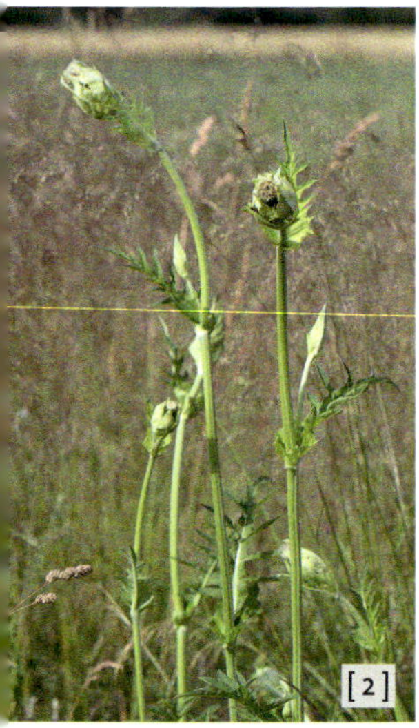
[2]

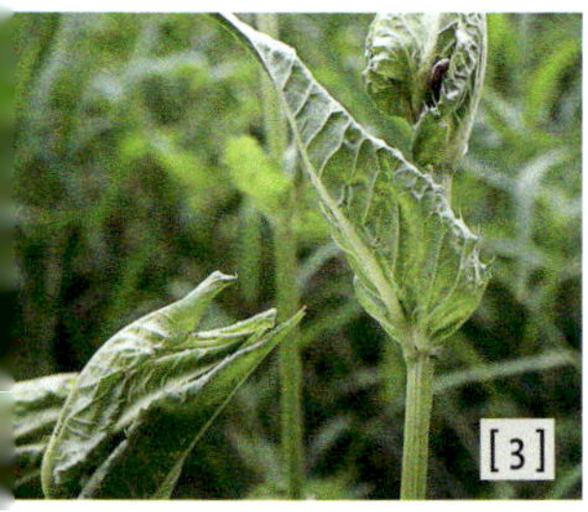
[3]

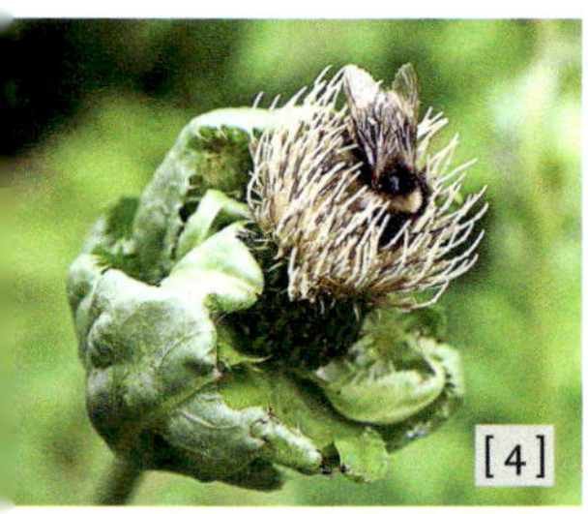
[4]

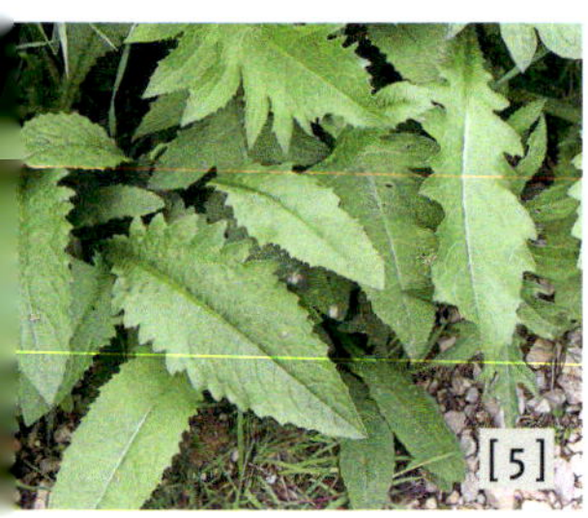
[5]

Typische Merkmale

- *Aufrechter Wuchs bis 1,50 m Höhe [2]*
- *Stängel gefurcht, unbestachelt, nur wenige Stängelblätter [2, 3]*
- *Grundständige Rosette, lanzettliche Blätter, bis rund 50 cm lang, gezähnt, weich bestachelt; typisch ist das Nebeneinander von ganzen und oft tief fiederschnittigen Blättern [1, 5]*
- *Bleiche Hochblätter umhüllen die Blütenkörbchen [4]*
- *Blüten aus unscheinbaren, blassgelben Röhrenblüten [4 und Seite 97, Bild 1]*
- *Große Pfahlwurzeln*

Leicht zu verwechseln mit:

- Meerrettich: glatte Blätter, nicht bestachelt (Bilder Seite 116)

Inhaltsstoffe

(+) Gerbstoffe, Flavonoide, Inulin

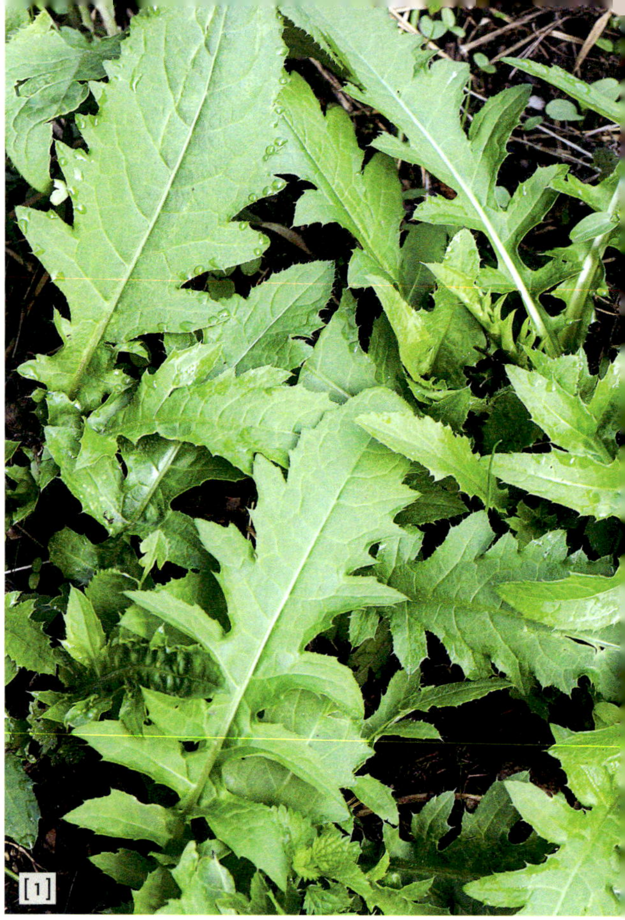
[1]

Die Kohldistel trägt ihre Bestimmung als Gemüse im Namen. Wie auch bei der Kohlgänsedistel weisen *oleraceum* im botanischen Namen und „Kohl-" im deutschen Namen auf eine frühere Verwendung als Gemüse hin. So überrascht es nicht, dass sie noch heute, zum Beispiel in Osteuropa, Sibirien und in Japan, gegessen wird. Mit ihren großen Blättern ist sie sehr ergiebig und schnell geerntet, ihre Triebe sind knackig und die Wurzeln fleischig. Der Geschmack ist exquisit, frisch grün und fein bitter. Ihre Stacheln verdienen den Namen fast nicht, so weich sind sie.

Die jungen Blätter ergeben einen endivienähnlichen Salat. Für die großen Blätter kann man die weltweit üblichen Rezepte für Blattgemüse verwenden, von italienischen über afrikanischen bis russischen oder mexikanischen.

Die jungen Triebe vor der Blüte sind Grundlage für köstliche Antipasti und kurz gegarte Gemüse. Die fleischigen Böden der Korbblüten stellen eine im wahrsten Sinne des Wortes „kleine" Delikatesse dar, die im Geschmack Artischockenböden ähnelt. Die Wurzeln, die in Japan ein Grund für den Anbau sind, können im ersten Jahr des Wachstums nach Rezepten für Schwarzwurzeln oder Topinambur roh, gekocht oder gebraten zubereitet werden.

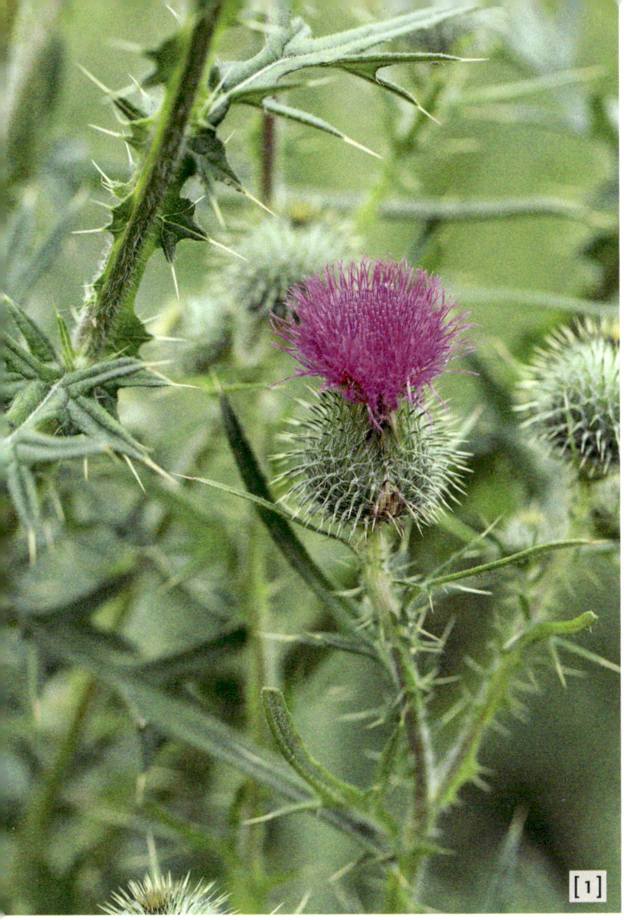
[1]

Gewöhnliche Kratzdistel

Cirsium vulgare

Unkrautgesellschaften an Wegen, auf Schuttplätzen, in Waldschlägen

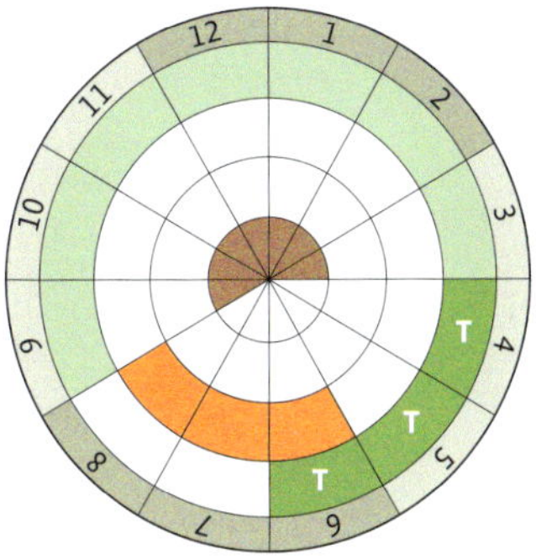

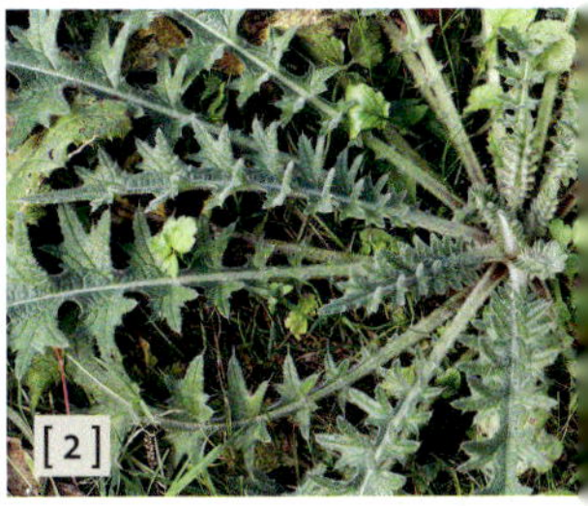
[2]

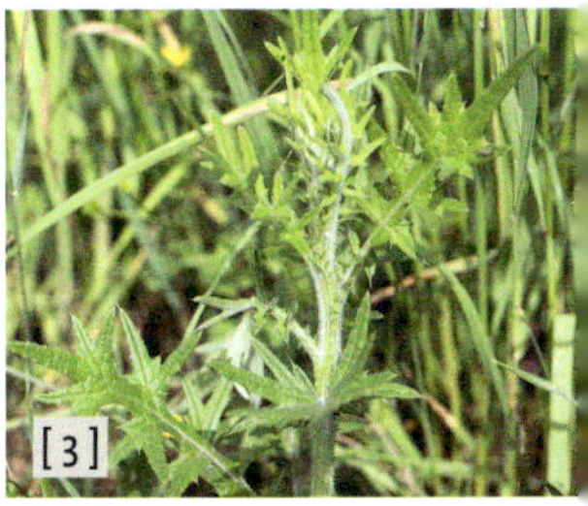
[3]

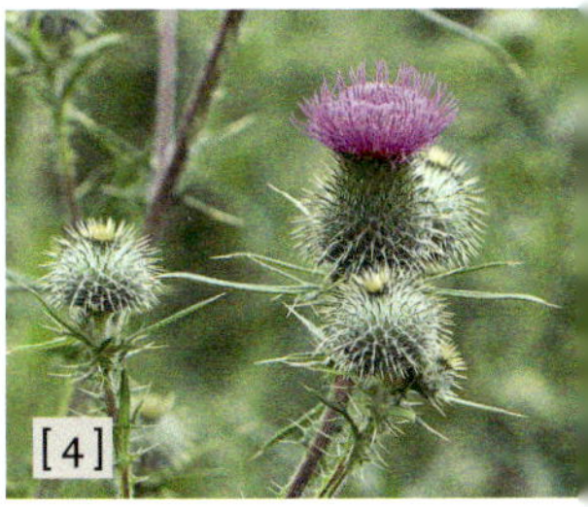
[4]

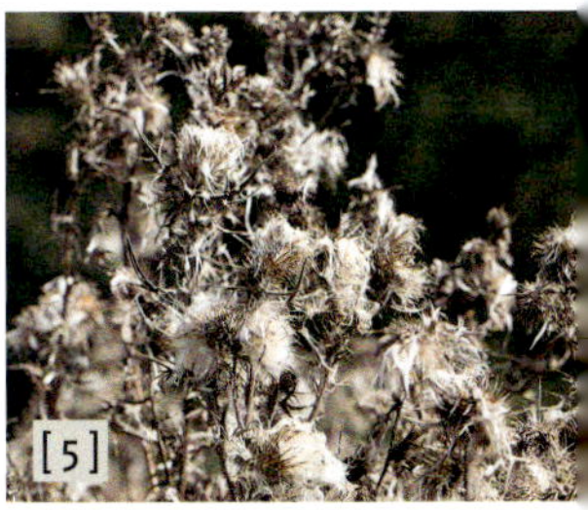
[5]

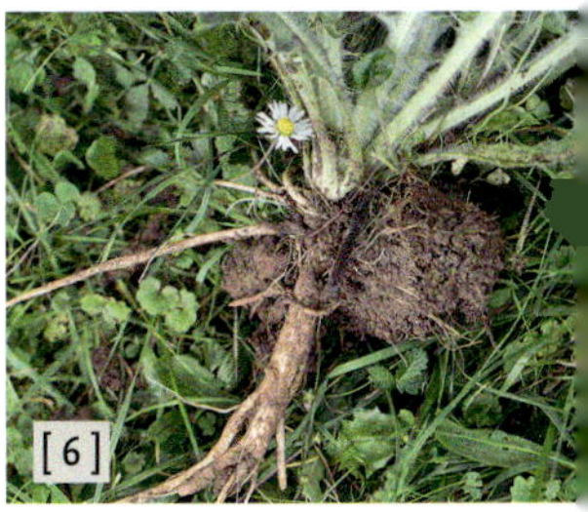
[6]

Typische Merkmale

- *Regelmäßig aufgebaute, grundständige Rosette mit bis zu 80 cm Durchmesser [2]*
- *Blätter fiederspaltig, am Stängel herablaufend [1]*
- *Kräftige, gelbe Stacheln an den Enden der Abschnitte [1],*
- *Blattoberseite stachelig-steifhaarig [1], Blattunterseite weißfilzig*
- *Aufrecht wachsender Trieb, bis 2,50 m Höhe*
- *Große Blütenköpfe, bis 5 cm lang, leuchtend purpurrote Röhrenblüten, Hüllblätter enden in gelbem Stachel [1, 4]*
- *Samen mit federhaarigem Pappus [5]*
- *Tiefreichende Pfahlwurzel [6]*

Leicht zu verwechseln mit:

- Anderen Disteln

Inhaltsstoffe

(+) Ätherische Öle, Bitterstoffe, Harz, Kalzium, Kieselsäure, Inulin

Die großen Blattrosetten der Gewöhnlichen Kratzdistel begegnen uns beim Waldspaziergang an den Seiten der Wege und auf frisch eingeschlagenen Waldstücken. Bei guter Versorgung mit Nährstoffen werden sie hier so groß, dass man sie mit den Armen nicht umfassen kann. Zum Essen laden die wehrhaften Pflanzen nicht gerade ein. Doch wie alle Distelarten ist auch diese prächtige Art essbar. Dabei gibt es jedoch zwei Aufgaben zu bewältigen: ihre Stacheligkeit und die mögliche Bitterkeit. Bei der Ernte helfen kräftige Handschuhe und für das Mildern des Bitteren hilft warmes Wasser, in das man Blätter und Wurzel legt.
Der Lohn sind ergiebige grüne Blätter, die sich gut für pürierte Suppen eignen und geschmacklich an Artischocken erinnern. Ein leistungsstarker Mixer ist hier nötig. Die jungen Triebe [3] können entweder roh als Salat gegessen werden oder gegart mit leichten Soßen oder Marinaden. Die Wurzeln, die man wie immer vor dem Austrieb des Stängels erntet, damit sie zart und nicht holzig sind, enthalten Inulin, ebenso wie die verwandten Schwarzwurzeln oder Topinambur. Sie lassen sich gut als Suppe oder als Gemüse zubereiten, auch roh im Salat sind sie eine knackige Zutat.

Löwenzahn

∞ *Taraxacum officinale*

Nährstoffreiche Wiesen, Äcker und Gärten

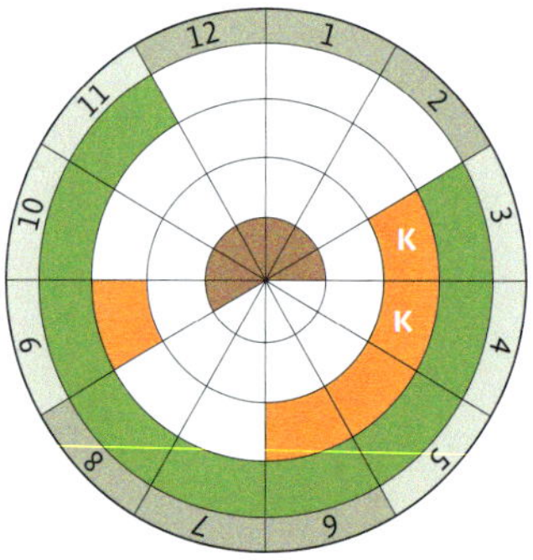

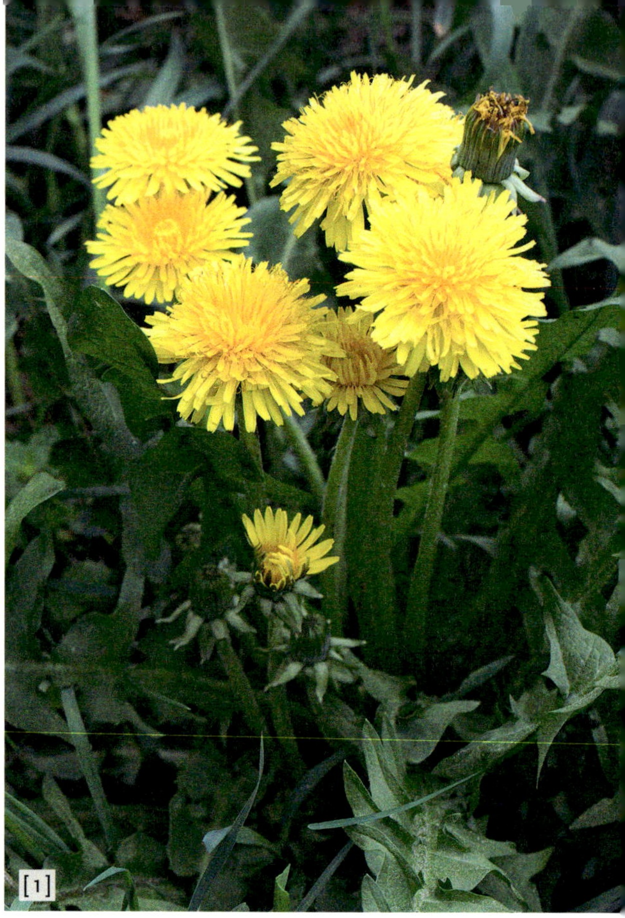
[1]

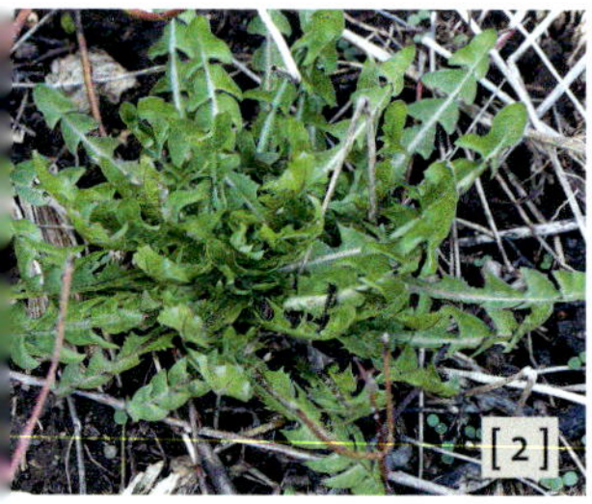
[2]

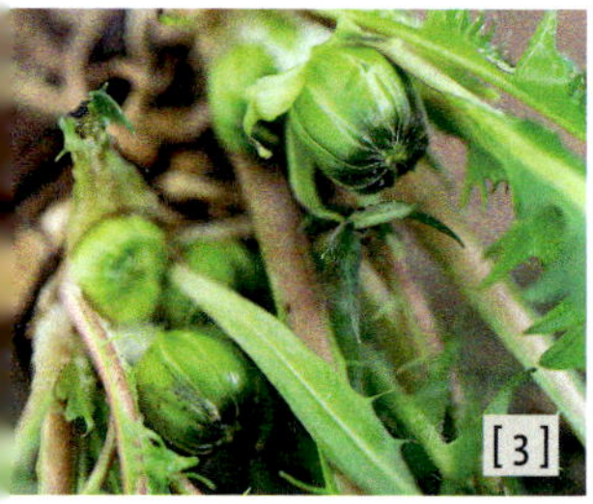
[3]

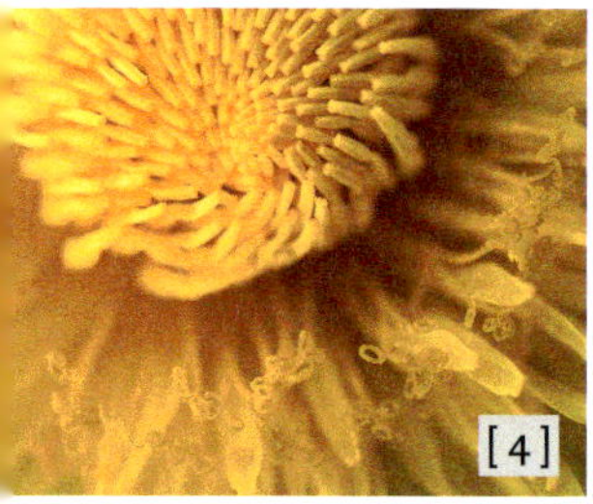
[4]

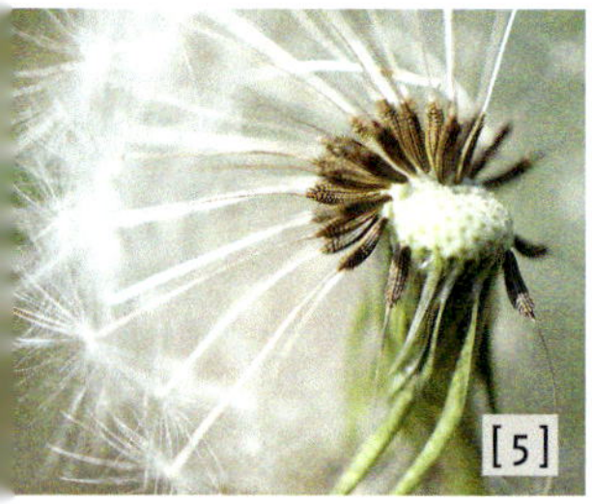
[5]

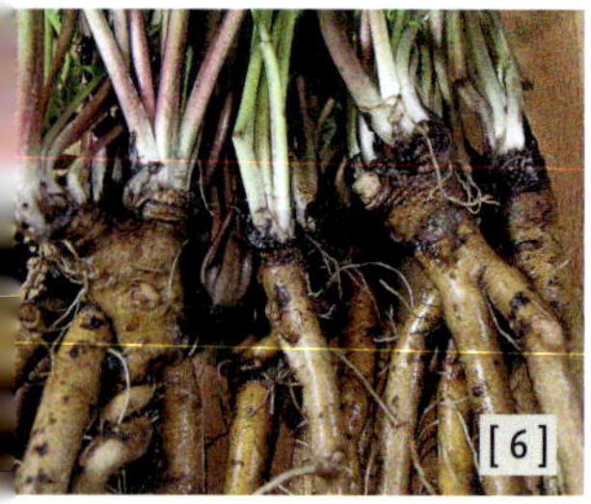
[6]

Typische Merkmale

- *Blätter in grundständiger Rosette, aufrecht oder niederliegend [2]*
- *Blätter lanzettlich, unregelmäßig sägezahnartig gelappt, fiederschnittig, Endblatt dreieckig [2]*
- *Hohle, blattlose Stiele mit jeweils einem einzigen Blütenkopf, der nur aus gelben Zungenblüten besteht [1, 4]*
- *Weißer Milchsaft in allen Pflanzenteilen*
- *Kugelig angeordnete Samen mit Pappus („Pusteblume") [5]*
- *Bis zu 2 m tief reichende Pfahlwurzeln [6]*

Leicht zu verwechseln mit:

- Wegwarte vor der Triebbildung: Blätter behaart (Seite 108)
- Gelb blühende Korbblütler wie Wiesenpippau und Habichtskräuter
- Jakobsgreiskraut und Greiskräuter (Seite 98)

Inhaltsstoffe

(+) Bitterstoffe, Kalium, Magnesium, Phosphor, Vitamin C und D, Flavonoide, Eiweiß, Inulin

(!) Cumarine

Unsere Mütter haben uns vor dem giftigen Milchsaft des Löwenzahns gewarnt. Doch der weiße Milchsaft ist tatsächlich nicht giftig, hinterlässt allerdings hartnäckige Flecken auf der Wäsche. So ersparte diese Mär Generationen von Müttern viel Arbeit.

Der weit verbreitete Löwenzahn ist leicht zu erkennen und eine gute Einsteigerpflanze in die Wildpflanzenküche. Alle seine Teile sind essbar. Man muss sie nur zum richtigen Zeitpunkt ernten. Wie alle Korbblütler enthält auch der Löwenzahn Bitterstoffe. Die Blätter sind vor der Blüte am mildesten, danach erntet man vor allem die jungen Blätter für endivienähnlichen Salat. Die ganzen Frühjahrspflanzen ergeben blanchiert ein köstliches Gemüse. Die Löwenzahnknospen [3] werden geerntet, solange sie kurzstielig und ganz fest sind. Sie schmecken roh und gebraten und können auch eingelegt werden. Zur Hauptblüte sammelt man gerade geöffnete Blüten für Löwenzahnhonig. Dieser dickflüssige Sirup ist eine perfekte, karamellartige Süße für die Küche. Die bittersüßlichen Wurzeln werden gekocht, schmecken aber auch als Rohkost. Zu Beginn der Erntezeit im September sind sie am mildesten und enthalten bis zu 40 % Inulin, zum Frühjahr hin werden sie bitterer. Im Winter kann man sie in der Wohnung für frisches Wintergrün austreiben lassen.

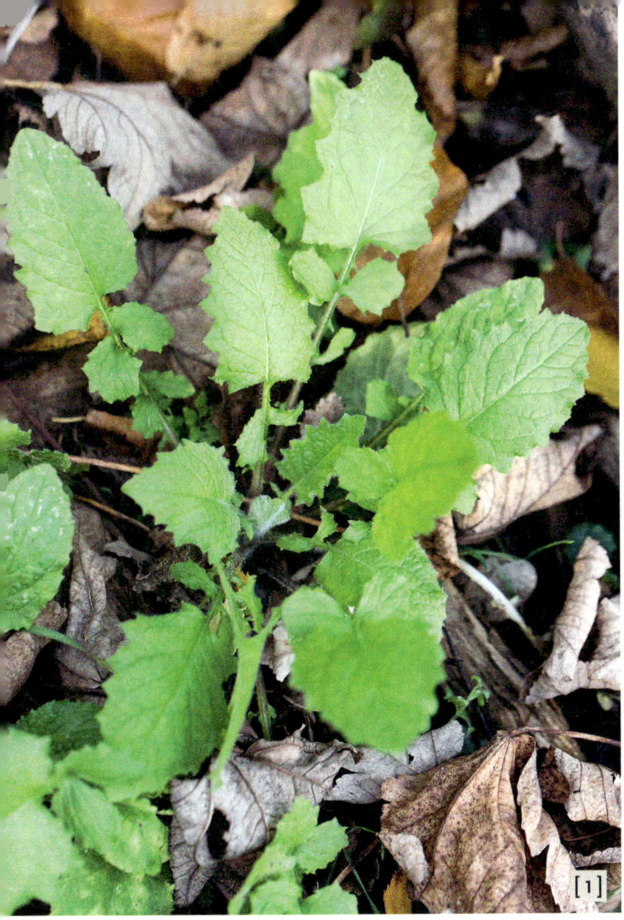

[1]

Rainkohl

Lapsana communis

Schattige Weg- und Waldränder, Gärten, Äcker

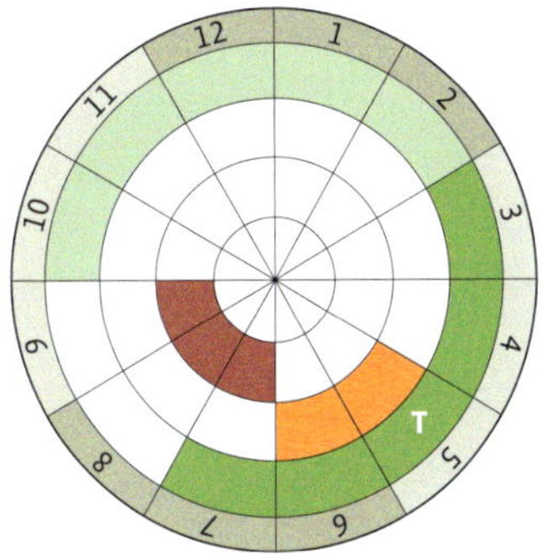

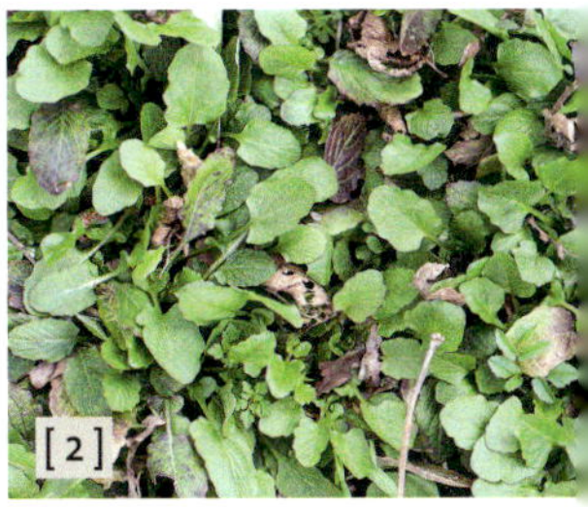

[2]

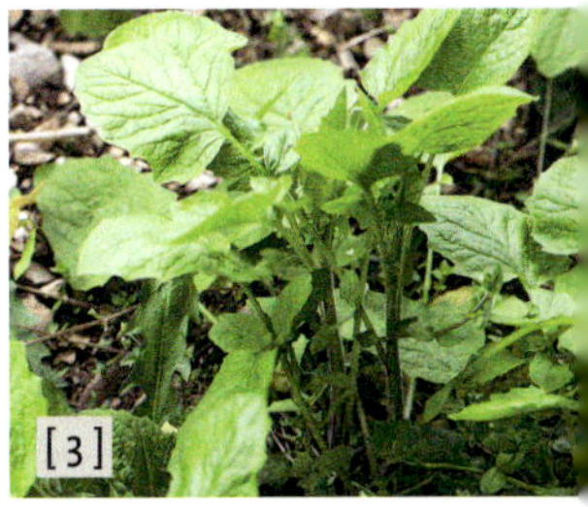

[3]

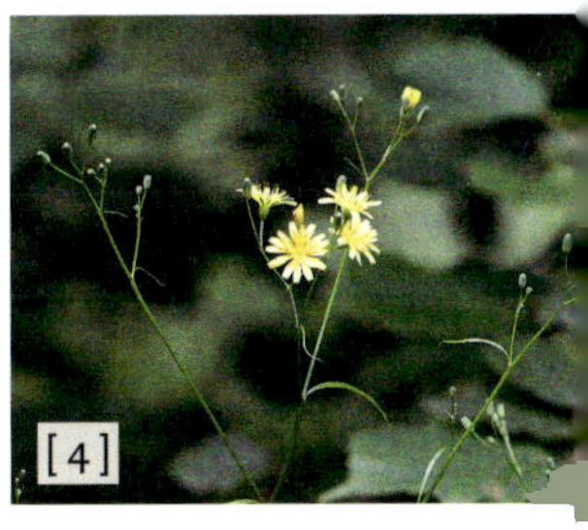

[4]

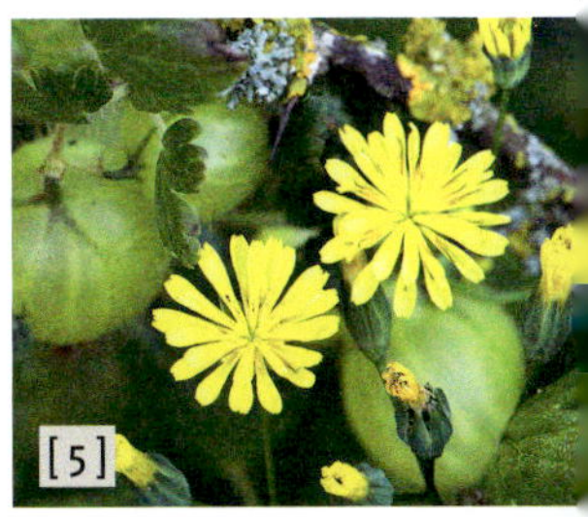

[5]

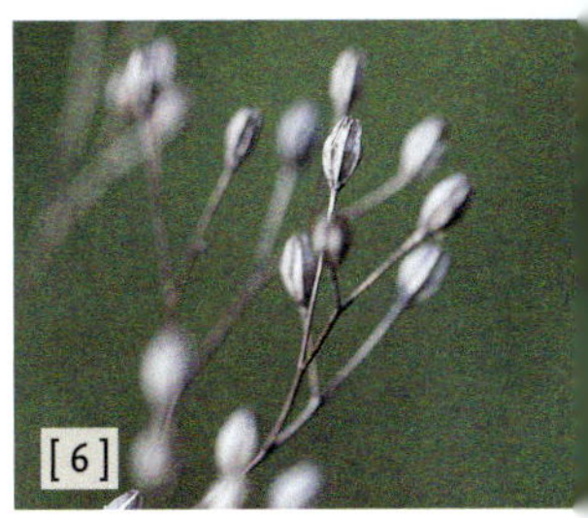

[6]

Vom Herbst bis in den Frühling kann man die hellgrünen Blättchen des Rainkohls vor allem an halbschattigen Standorten finden, sei es dicht gedrängt in kleinen „Salatwiesen“ [2] oder, bei ausreichend Platz, als ausgebreitete Rosetten. Im Vollfrühling wachsen dann die Blütentriebe in die Höhe. Der Rainkohl zählt zu den Wildpflanzen, die alle Kriterien für die Top 10 erfüllen: Er ist häufig, leicht zu bestimmen, schnell geerntet, schmackhaft und vielfältig nutzbar. Außerdem stellt er eine Empfehlung für alle Gartenbesitzer dar. Hat er sich einmal im Garten angesiedelt, sorgt er zuverlässig für Jungpflanzen-Nachschub, vorausgesetzt, man lässt einige von ihnen zur Samenreife kommen. Es überrascht nicht, dass er einst zu den Nahrungspflanzen zählte, worauf das Wort „Kohl“ in seinem Namen hinweist. Die jungen, nur wenig bitteren Blätter sind ein zarter Salat. Die Blätter und ganzen Rosetten passen auch in gekochte Gerichte wie die griechische Chorta oder in Gemüsekuchen wie den Schwäbischen Salzkuchen. Sie bereichern ganz, gehackt oder püriert Suppen und Gemüsegerichte. Zarte Wurzeln an den Rosetten können einfach mitverwendet werden. Die jungen Triebe [3] bereitet man roh oder gegart zu. Auch die kleinen Blüten und die Samen sind essbar.

Typische Merkmale

- *Rosettenblätter mit kleinen, paarigen Blattlappen und großem Endabschnitt [1], leicht gezähnter Blattrand*
- *Am Stängel sitzende Blätter ei- bis lanzettförmig*
- *Weißer Milchsaft in Blättern und Stängel*
- *Stängel behaart und in der oberen Hälfte verzweigt [4]*
- *Lockere, rispige Blütenstände mit vielen sehr kleinen, gelben Blütenköpfchen, die nur aus Zungenblüten bestehen [4, 5]*
- *Früchte etwa 4 mm groß [6]*

Leicht zu verwechseln mit:

- Gewöhnliches Barbarakraut: Blatt dunkelgrün und glatt, scharf schmeckend (Seite 113)
- Nelkenwurz: Blatt deutlich behaart, größeres Endblatt (Seite 72)

Inhaltsstoffe

(+) Mineralstoffe, Schleimstoffe, Bitterstoffe, Inulin

Wegwarte

Cichorium intybus

Trockene, nährstoffreiche Wegränder, Ackerrandstreifen, Ruderalflächen

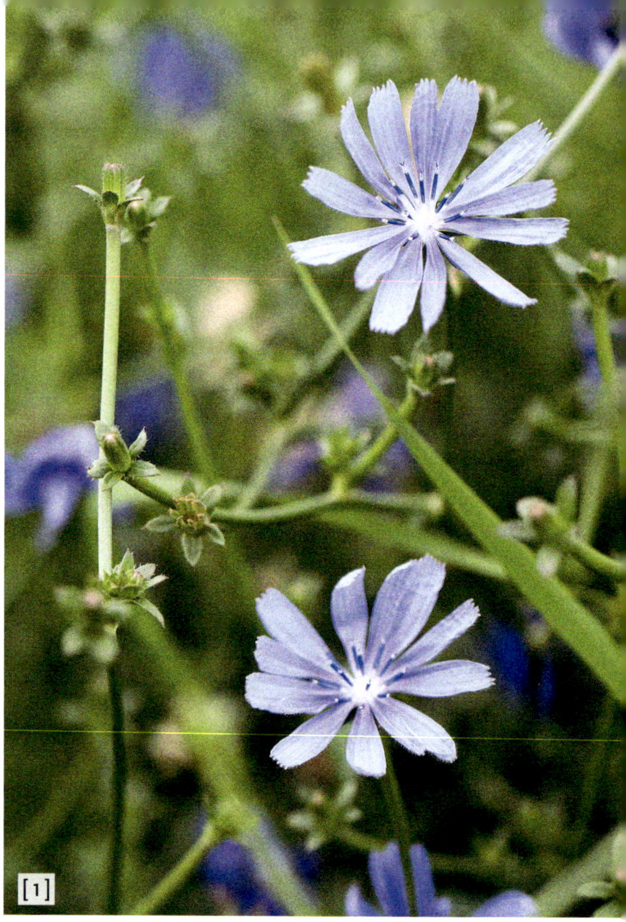
[1]

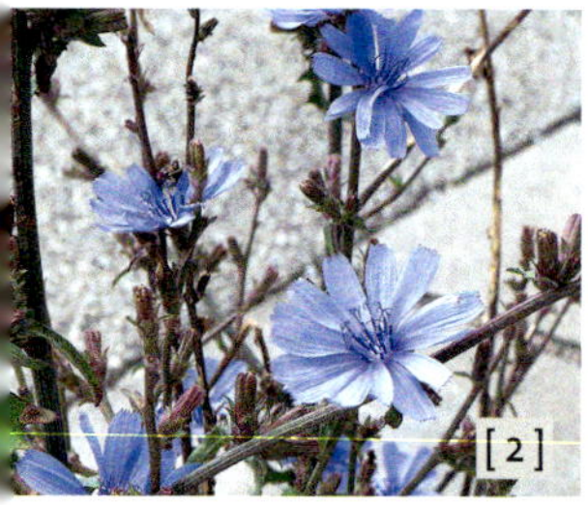
[2]

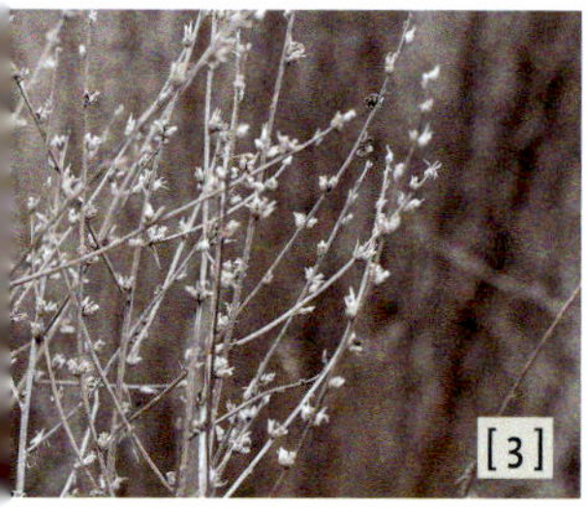
[3]

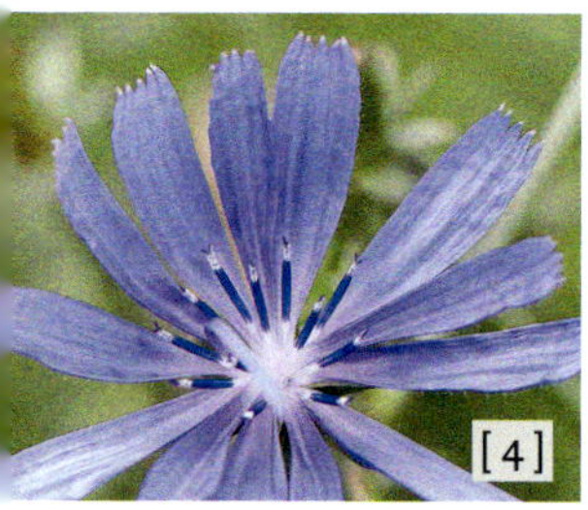
[4]

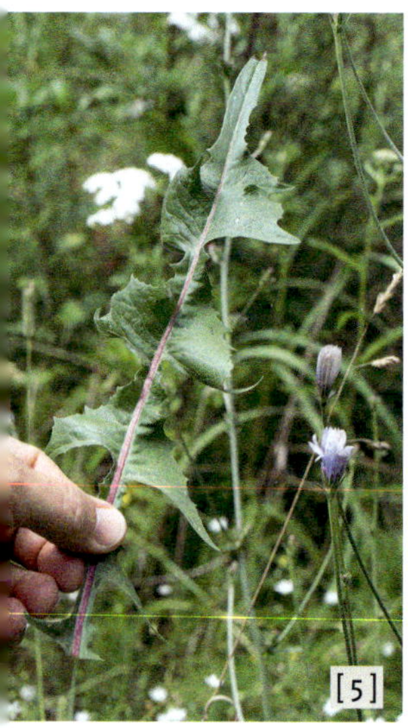
[5]

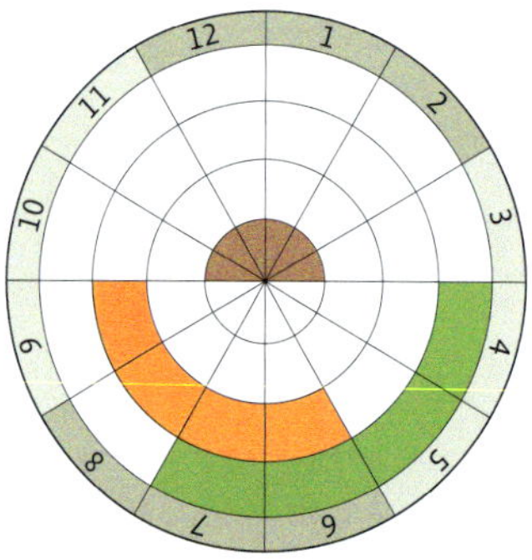

Typische Merkmale

- *Stängel sparrig-ästig, ab der oberen Mitte verzweigt [2, 3]*
- *Längliche, bis 25 cm lange, fiederschnittige Blätter [5], auf der Unterseite behaart*
- *Hellblaue, bis zu 5 cm große Blüten [1, 3, 4]*
- *Kräftige, tief wachsende Pfahlwurzeln*

Leicht zu verwechseln mit:

- Löwenzahn: nicht so stark behaart (Seite 106)

Inhaltsstoffe

(+) Kalium, Schleimstoffe, Bitterstoffe, Cumarine, Inulin

Ohne ihre einzigartigen Blüten, die ab dem Hochsommer an vielen Wegrändern hellblau leuchten, wäre die Wegwarte, auch Wilde Zichorie genannt, wohl weniger bekannt. Durch ihre Toleranz gegenüber Salz und Abgasen wird sie auch mal zur „Straßenwarte" [2].
Ihre Blüten sind eine wunderschöne Dekoration für Salate und machen Brotzeiten nicht nur hübscher, sondern durch die Bitterstoffe auch verträglicher. Das hat sie mit ihren kultivierten Verwandten, wie Chicorée und Radicchio, gemeinsam, die durch Züchtung aber immer milder werden. Die Wegwartenblätter erntet man bevorzugt vor der Entwicklung des Blütentriebes. Sie sind perfekt für leicht bittere Gemüse und lauwarme Salate. In Montenegro wurden sie in Notzeiten als Nahrung genutzt, und es haben sich dort über 150 Rezepte entwickelt. Heute feiert man sie jährlich auf dem Žućenica-Fest in Tivat und bietet viele der Rezepte zur Verkostung an. Auch die jungen, knackigen Triebe können geerntet werden. Sie schmecken blanchiert oder gebraten, mit Butter warm oder Olivenöl und Knoblauch lauwarm und kalt. Die Wurzel hat man, ohne es zu wissen, vielleicht schon im Kaffee-Ersatz alias Muckefuck getrunken. Auf der Zutatenliste gängiger Kaffee-Ersatzprodukte ist sie die „Zichorie". Inulin und Bitterstoffe machen auch die Wurzeln zu einem wertvollen Gemüse.

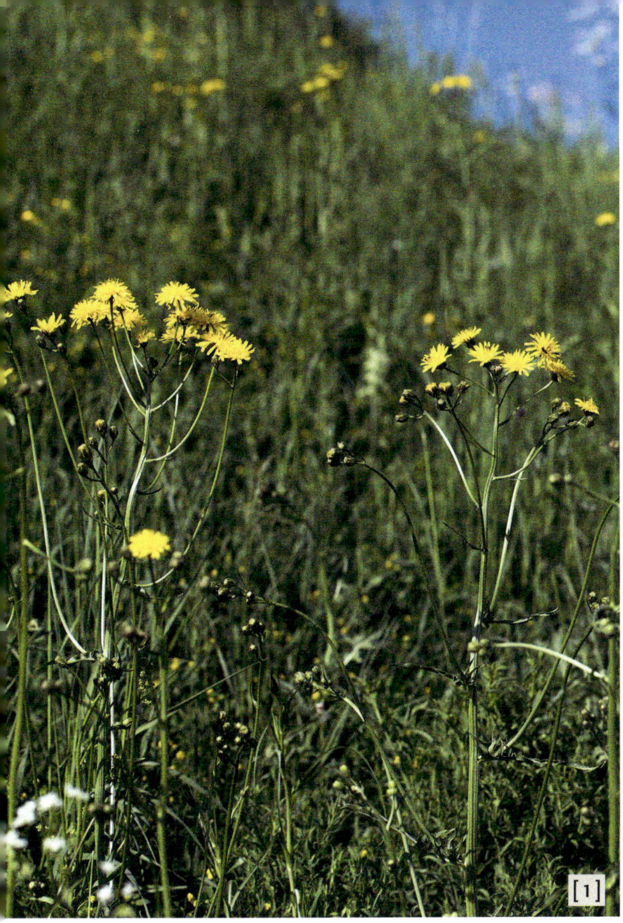
[1]

Wiesenpippau

Crepis biennis

Fette Wiesen, Brachland

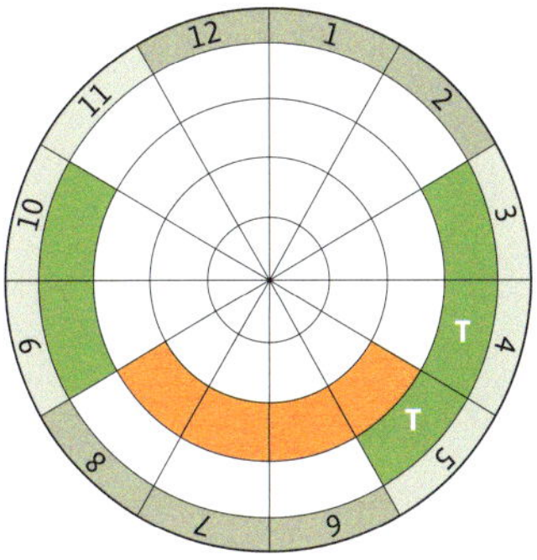

Der Wiesenpippau gehört zu den essbaren Wildpflanzen, die nur wenig als solche wahrgenommen werden. Was eigentlich verwundert, denn seine leuchtend gelben Blüten, die oft hoch aus den Wiesen ragen, sind mindestens so schön wie die seines Bruders, des Löwenzahns, der zu den bekanntesten Wildkräutern zählt. Auf jedem der hohen Stiele sitzen Gruppen von Knospen und Blüten in angenehmer Pflückhöhe [1, 6]. Sie lassen sich genauso wie die des Löwenzahns verarbeiten. Seine grünen Blattrosetten [2, 3], die leicht mit denen des Löwenzahns zu verwechseln sind, ergeben einen ebenso fein bitteren Salat.
In Italien ist der Wiesenpippau bekannter, und dort versteht man es, die Blätter und vor allem die jungen Triebe [4] köstlich zuzubereiten, und zwar roh ebenso wie gegart. Dort kommen die kultivierten bitteren Korbblütler, wie zum Beispiel die Puntarelle, öfter auf den Tisch. An Puntarelle-Rezepten kann man sich für die Zubereitung des Wiesenpippaus gut orientieren.

Typische Merkmale

- *Stängel aufrecht, bis 1,2 m hoch, gefurcht; in der oberen Hälfte verzweigt und locker beblättert [1, 4]*
- *Blütenköpfe bestehen nur aus Zungenblüten [5]*
- *Rosettenblätter in einen Stiel verschmälert, lanzettlich, fiederschnittig, die Sägezähne sind abwärts zum Blattgrund ausgerichtet [3]*
- *Stängelblätter sitzend, fiederschnittig [4]*

Leicht zu verwechseln mit:

- Andere Pippauarten, Wegwarte (Seite 108) und Löwenzahn (Seite 106)
- Greiskräuter und Jakobsgreiskraut (Seite 98)

Inhaltsstoffe

(+) Bitterstoffe, Luteolin, Alkaloide, Flavonoide, Glykoside, ätherische Öle

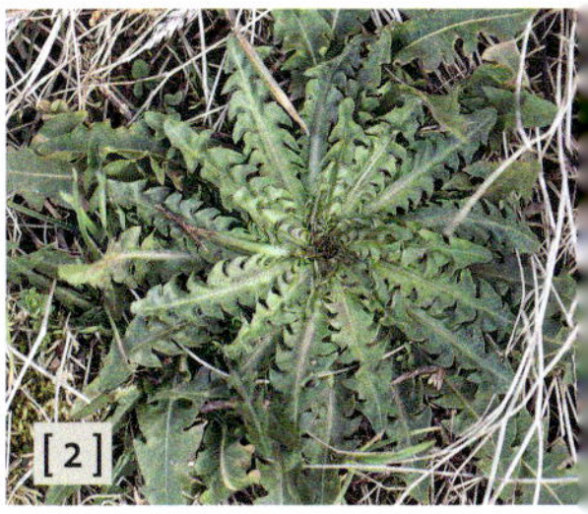
[2]

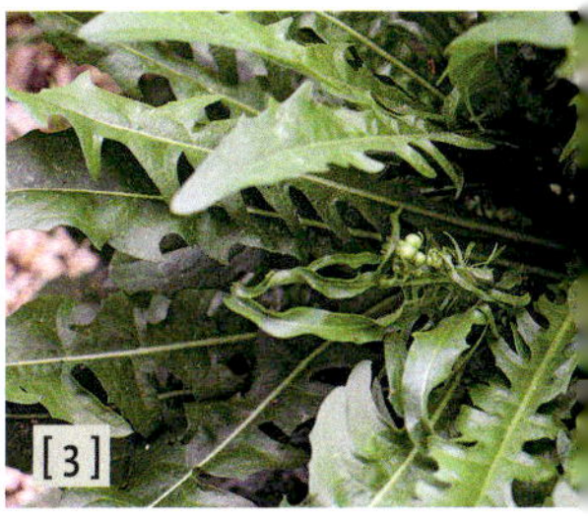
[3]

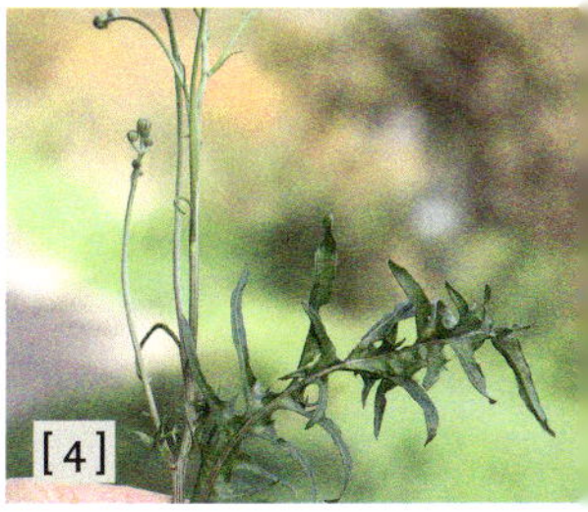
[4]

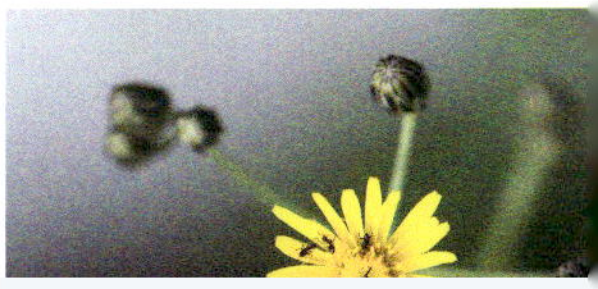

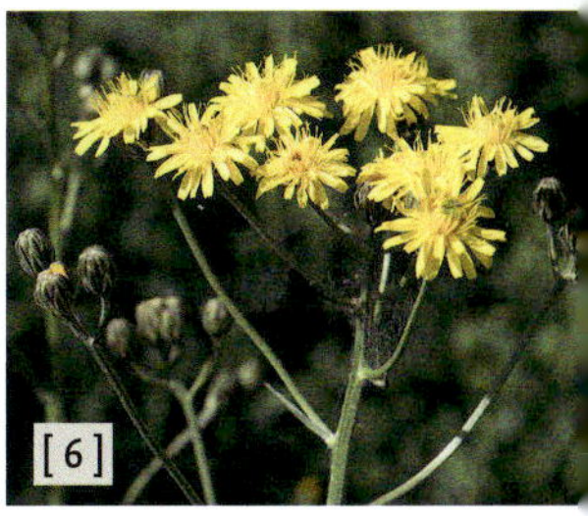
[6]

KREUZBLÜTLER

[Brassicaceae]

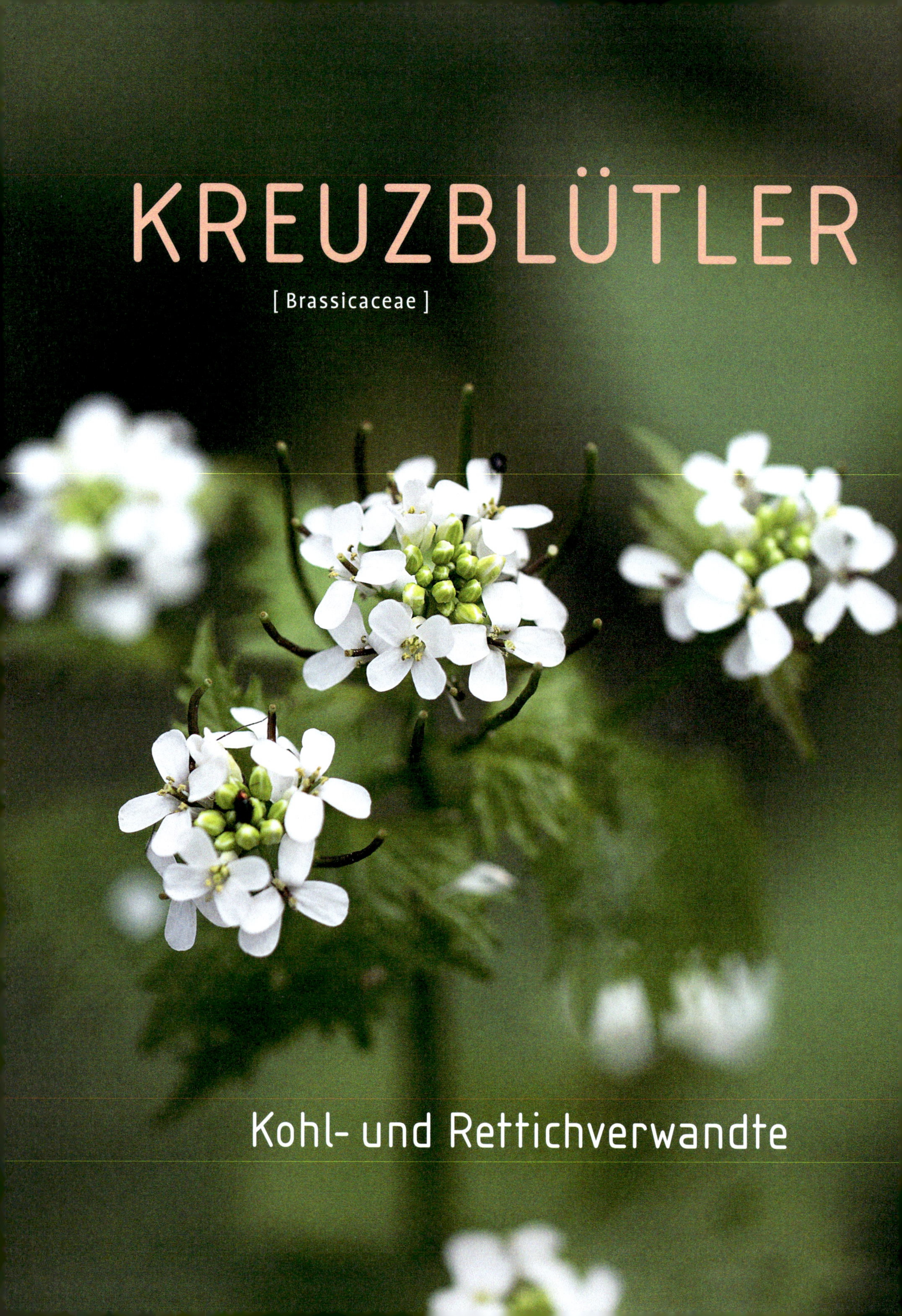

Kohl- und Rettichverwandte

Die Familienmitglieder der Kreuzblütler sind weit verbreitet und oft in großen Mengen vorhanden. Sie wachsen nahezu überall: auf trockenen Böden, an schattigen Waldwegen, am Wasser und manche von ihnen sogar im Wasser. Das ganze Jahr über kann man sie finden, auch im Winter, denn einige von ihnen überwintern mit grünen Blättern. Mit ihrer nuancenreichen Schärfe bringen sie Pfiff in die Wildkräuterküche. Hervorgerufen wird die Schärfe durch verschiedene Senfölverbindungen. Überdies bringen Kreuzblütler immer auch eine Portion Vitamin C mit. Giftige Arten gibt es unter ihnen wenige und diese gehören alle einer einzigen Gattung an, den Schöterichen.

All diese Eigenschaften machen die Kreuzblütler zu einer der wichtigsten Familien im Reich der essbaren Wildpflanzen und lässt sie auch für Anfänger gut geeignet sein.

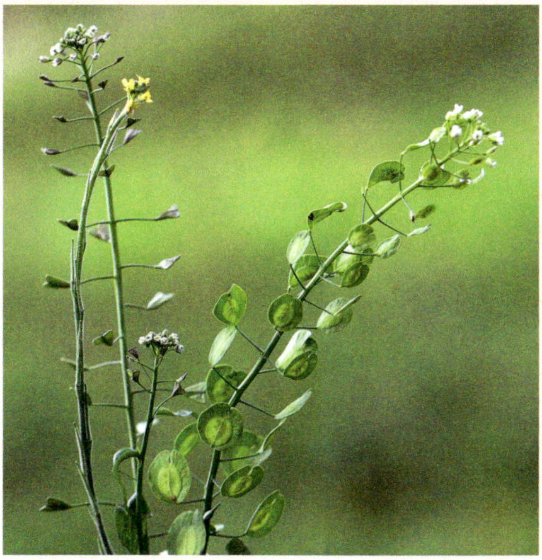

[1] Von links nach rechts: Früchte von Wegrauke, Hirtentäschel und Ackerhellerkraut

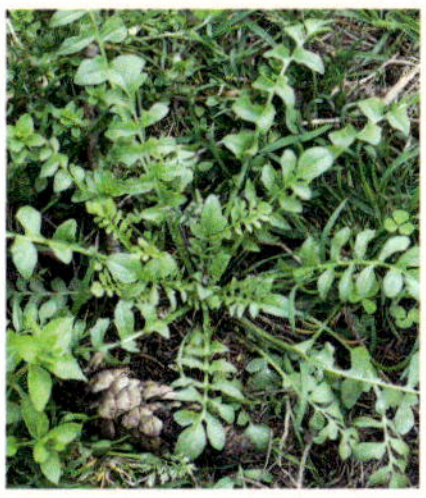

[2] Hirtentäschel

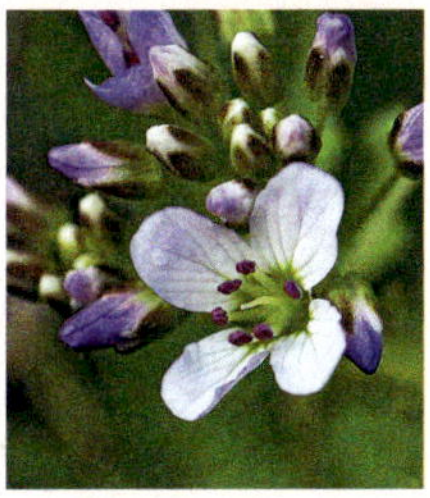

[3] Bitteres Schaumkraut

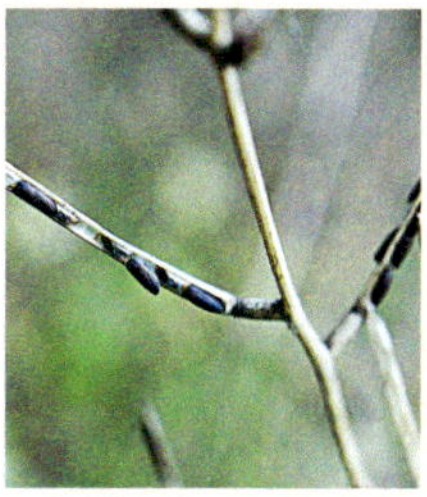

[4] Knoblauchsrauke

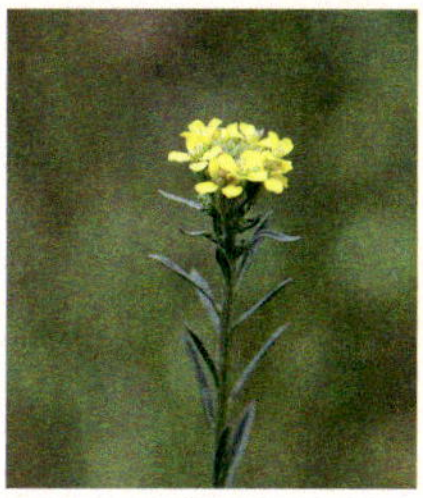

[5] Schöterich

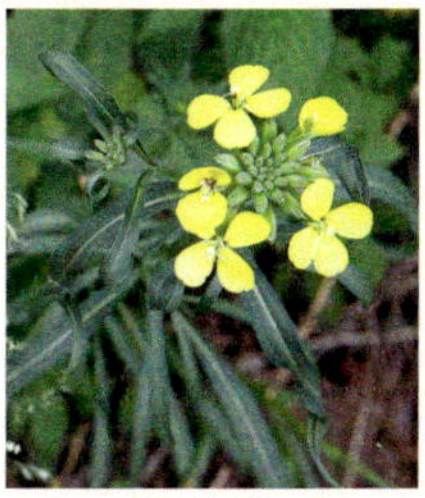

[6] Schöterich

Kulturpflanzen der Familie

Alle Kohlarten wie Blumenkohl, Brokkoli oder Rosenkohl, außerdem Rucola, Wasabi, Brunnenkresse, Kresse, Raps, Senf und Rettich.

Gemeinsame Kennzeichen

- *Oft mit grundständiger Blattrosette [2]*
- *Am Stängel wechselständige Blätter ohne Nebenblätter [5]*
- *Vierzählige, kreuzsymmetrische Blüten mit freien Kronblättern, häufig weiß oder gelb, sechs Staubblätter [3, 5, 6]*
- *Früchte sind Schoten mit meist rundem Querschnitt oder herzförmige bis runde Schötchen [1]*
- *Blütenstand immer eine Schirmtraube [1, 5, 6]*
- *Ovale Samen mit glänzender Oberfläche [4]*
- *Typische Inhaltsstoffe sind Senfölglycoside, Vitamin C und Schwefel*

Geschmack und Zubereitung

Durch die Senfölglykoside schmecken Kreuzblütler kohl-, rettich- oder kresseartig. Roh lassen sich alle Pflanzenteile in Salaten verwenden, sie passen in Dips und Soßen, Dressings und Kräuterbutter. Gekocht können die Blätter einiger Arten wie Kohl zubereitet werden. Erhitzen nimmt ihnen die Schärfe, da die Senfölglykoside sich verflüchtigen. Die Wurzeln können wie Meerrettich verwendet werden. Die Samen schmecken scharf und würzen Aufstriche, Senfe, Dressings und Vinaigrettes. Einige kann man zu Sprossen auskeimen lassen.

Giftpflanzen der Familie

Die Arten der Schöteriche [5, 6]. Sie enthalten herzaktive Glycoside. Typisch für Schöteriche sind lanzettliche Blätter und der viereckige Querschnitt ihrer Schoten – im Gegensatz zum runden Querschnitt der Schoten anderer Kreuzblütler.

Ackerhellerkraut

⊙ *Thlaspi arvense*

Äcker, Wegränder, Ruderalfluren, Schuttplätze

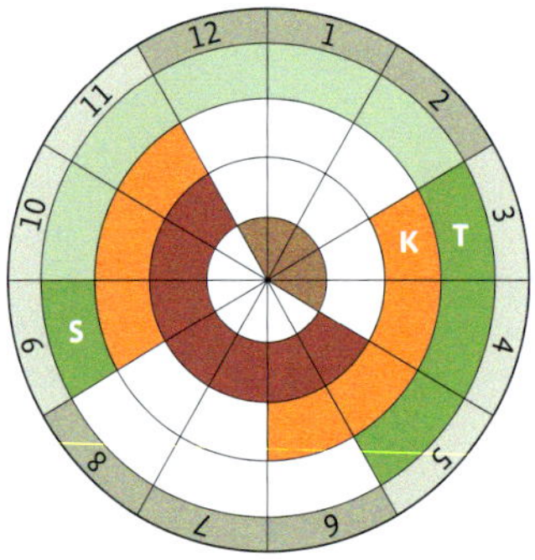

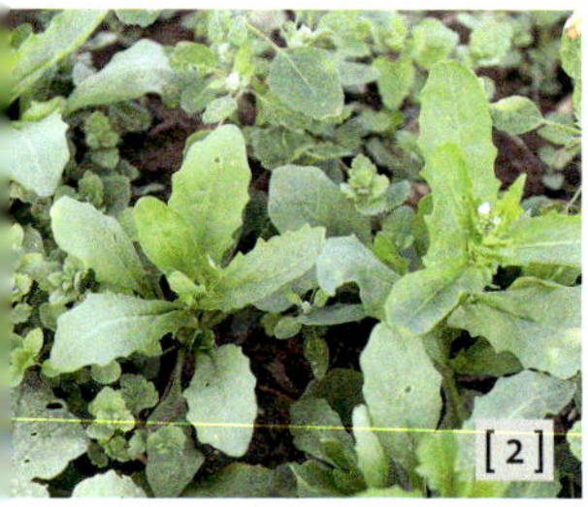
[2]

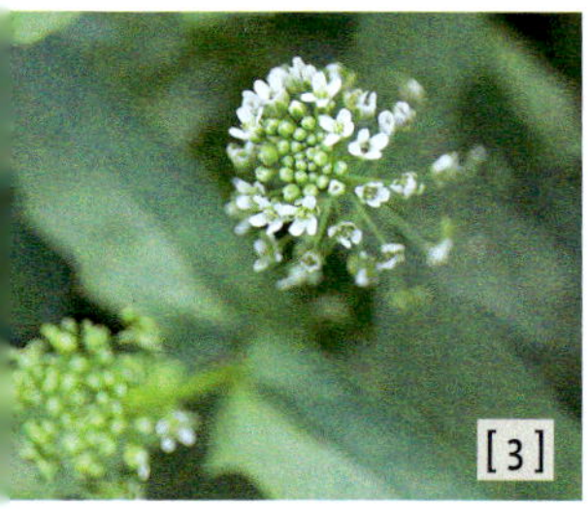
[3]

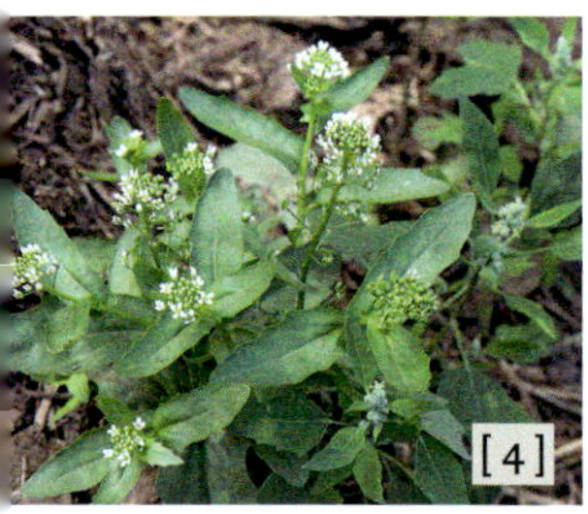
[4]

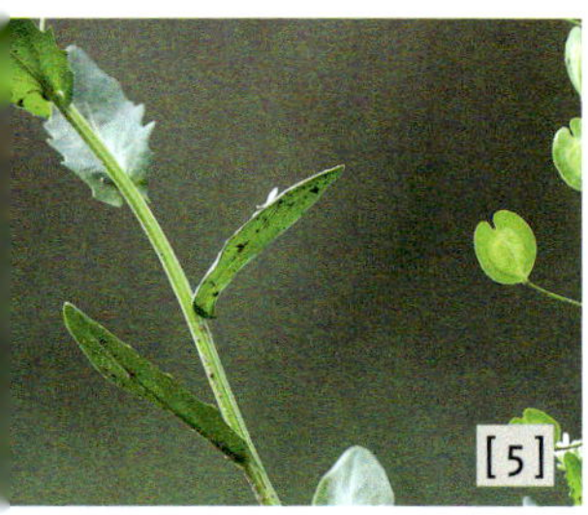
[5]

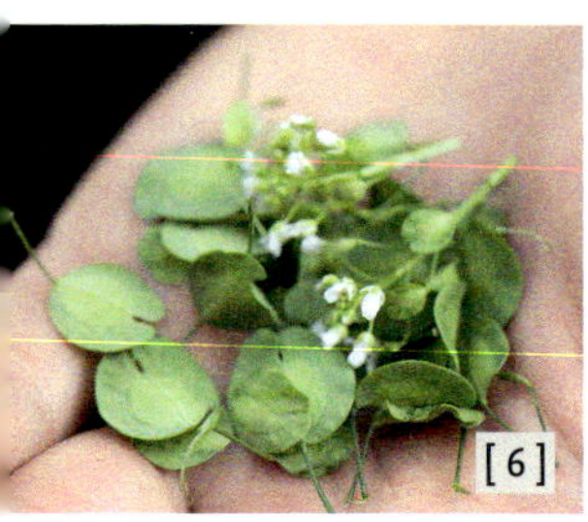
[6]

Typische Merkmale

- *Kantige, verzweigte Stängel, 10–40 cm hoch [1, 5]*
- *Rosettenblätter breit- bis langoval, flach buchtig gekerbt [2, 4]*
- *Stängelblätter länglich, stängelumfassend [5]*
- *Vierzählige, weiße Kreuzblütlerblüten in einem traubigen Blütenstand [1, 3], an dessen Spitze noch Blüten blühen, während sich weiter unten schon Schötchen bilden*
- *5–15 mm große, rundlich flache, gestielte Schötchen mit breiten Flügeln, ausgerandet [1, 6]*

Leicht zu verwechseln mit:

- Hirtentäschel (Seite 114)

Inhaltsstoffe

⊕ Vitamin C, Senfölglykoside, Magnesium, Bitterstoffe, im Samen 34 % Öle

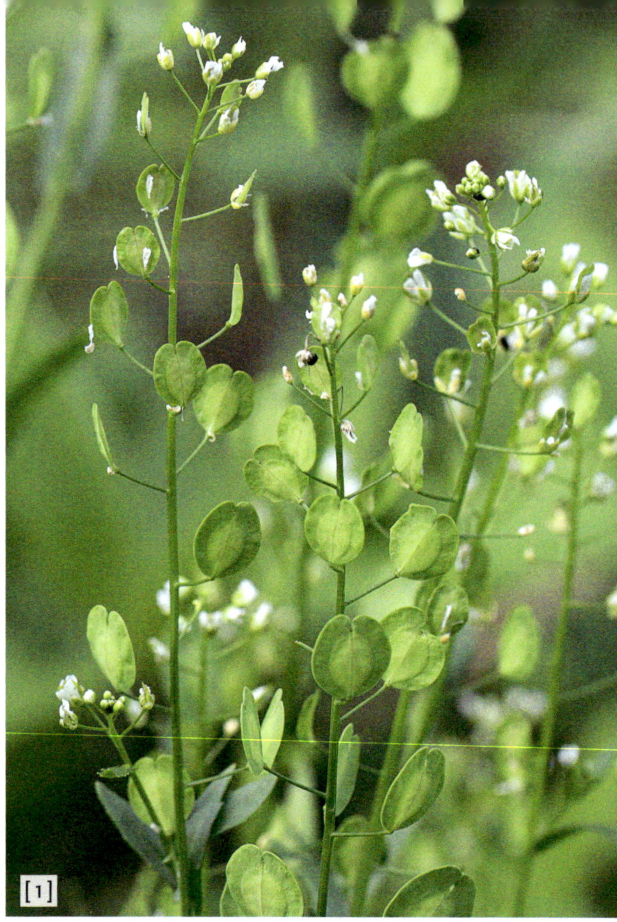
[1]

Sein Name sagt uns, wo wir es finden können, das hübsche Ackerhellerkraut, nämlich auf Äckern und Feldern. Schon seit der Jungsteinzeit ist die Pflanze bei uns als Ackerbegleitkraut heimisch. Seine Trivialnamen sind inspiriert vom auffälligsten Merkmal, den großen, runden Schötchen. So heißt sie „Hellerkraut" nach einer Silberblech-Münze aus dem 12. Jahrhundert, andere sagen „Acker-Pfennigkraut", in England nennt man sie „field penny cress". Bis zu 1000 Samen kann eine einzige Pflanze in ihren „Hellern" heranziehen, die bis zu 30 Jahre keimfähig sind. Das Hellerkraut ist ausgesprochen schnellwüchsig und erzeugt in einem Jahr mehrere Generationen. So kann man an vielen Orten und über einen langen Zeitraum junge Blattrosetten und Blütentriebe ernten, um sie für Salate, Dips und Aufstriche zu verwenden, und findet vielleicht ganz in der Nähe auch noch die knackigen Schötchen, die ein scharfes Topping für Salate, Carpaccios und Räucherfisch abgeben.
Die reifen Samen dienen zerstoßen oder gemahlen als scharfes Gewürz oder können zu Senf verarbeitet werden. Last, but not least sind auch die scharfen Wurzeln in der Küche nutzbar, fein zerkleinert in Dressings, Soßen und Vinaigrettes. Allen Pflanzenteilen gemeinsam ist eine bittere, lauchartige Schärfe.

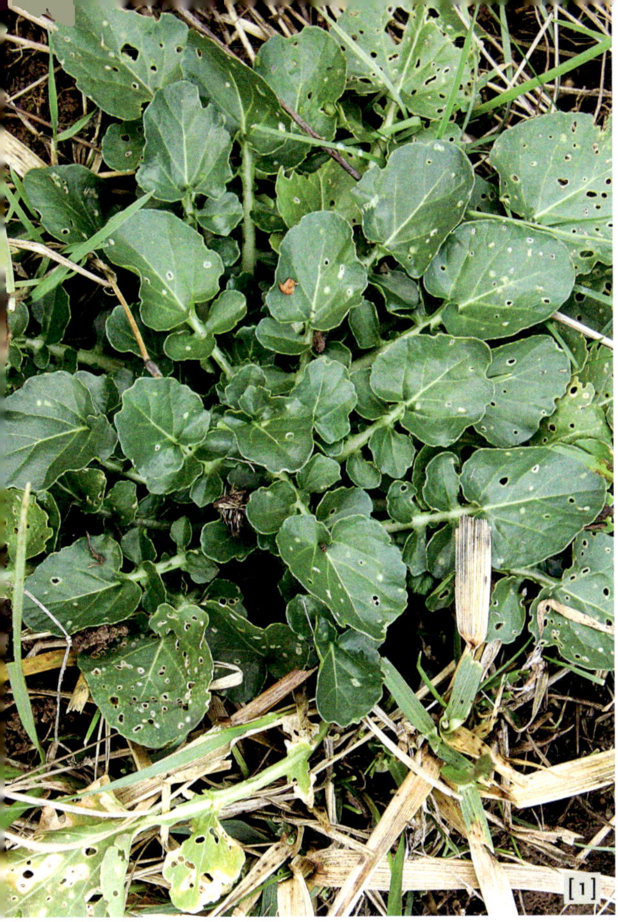

[1]

Gewöhnliches Barbarakraut

Barbarea vulgaris

Weg- und Ackerränder, Uferböschungen

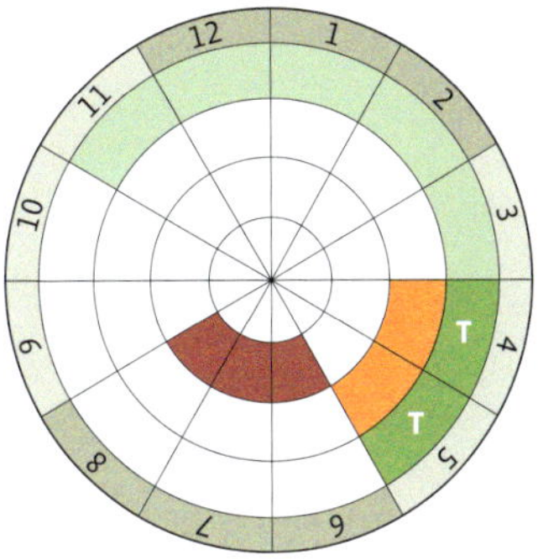

Mitten im Winter, am 4. Dezember, können alle Barbaras ihren Namenstag feiern, denn es ist der Tag der heiligen Barbara, der Schutzpatronin der Bergleute. Von ihr hat auch das Barbarakraut seinen Namen, denn es ist ein Wintergrün, das an schneefreien Tagen geerntet werden kann. So schützt die „Winterkresse", wie das Kraut auch genannt wird, auch die Gesundheit, denn ihr hoher Vitamin-C-Gehalt stärkt das Immunsystem und ihre Senfölglykoside wirken antibiotisch.

Junge Blätter mischt man am besten unter etwas milderen Salat, da sie recht scharf schmecken. Eine Zeit lang in lauwarmes Wasser legen lässt sie milder werden. Sie eignen sich auch für kräftige Pestos und andere grüne Soßen. Die noch knospigen Blütenstände [2] lassen sich wie Brokkoli zubereiten, blanchieren und mit Butter oder leichten Soßen servieren oder mariniert als Antipasti anrichten. Die gelben Blüten passen in Blütenbutter und Dips, sie würzen, ebenso wie junge Blätter und Schoten, aber auch Räucherfisch oder Ceviche. Die Samen eignen sich wie bei den meisten Kreuzblütlern gut für Senf oder Vinaigrette.

Typische Merkmale

- *Aufrechter, gefurchter Stängel, in der oberen Hälfte verzweigt [3, 5]*
- *Rosettenblätter gestielt, gefiedert mit 2–4 Blattpaaren, Endabschnitt deutlich größer; oft mit löchrigen Fraßspuren von Erdflöhen [1]*
- *Stängelblätter nicht gefiedert, stark gebuchtet, ungestielt [3, 5]*
- *Vierzählige, gelbe Kreuzblütlerblüten, Kelchblätter nur rund 3 mm lang [3, 4]*
- *Schoten etwa 2,5 cm lang, abstehend, dick gestielt [6]*

Leicht zu verwechseln mit:

- Rainkohl: leicht behaart, helleres Grün (Seite 107)
- Steifes Barbarakraut: Schoten flach anliegend, wächst in Wassernähe
- Andere gelbe Kreuzblütler
- Schöteriche (Seite 111)

Inhaltsstoffe

(+) Vitamin C, Senfölglykoside, Flavonoide, Saponine, Bitterstoffe

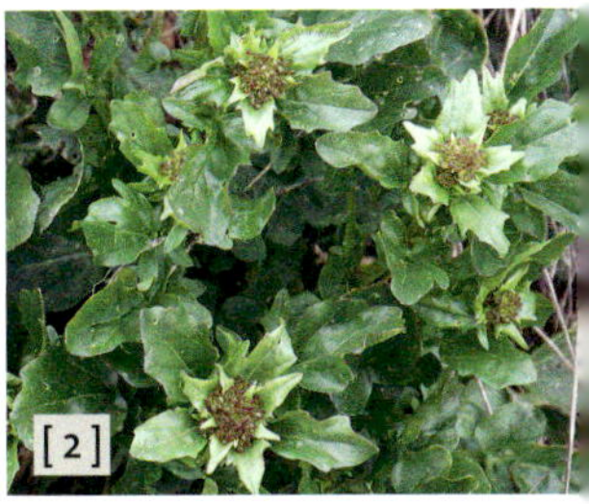

[2]

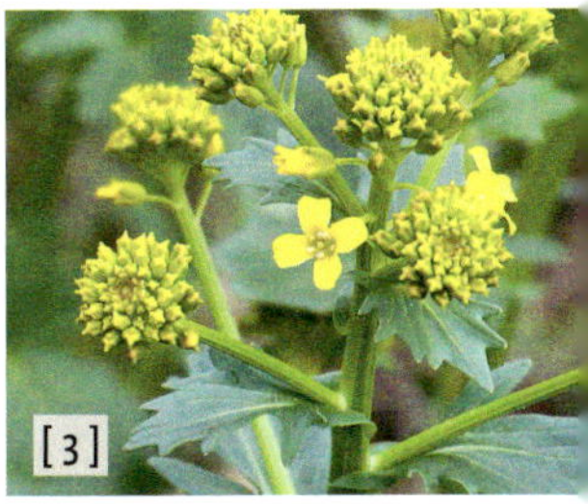

[3]

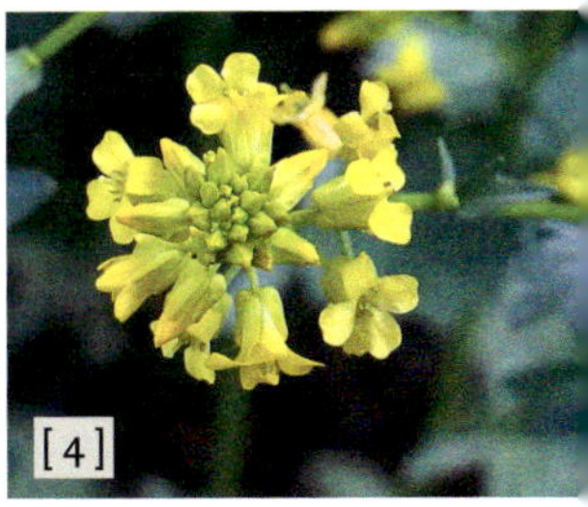

[4]

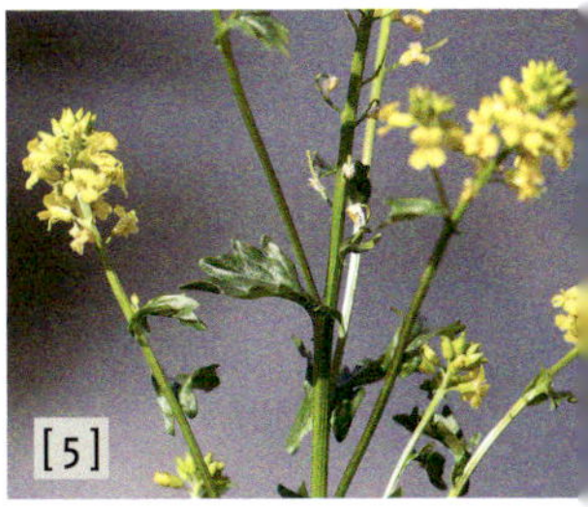

[5]

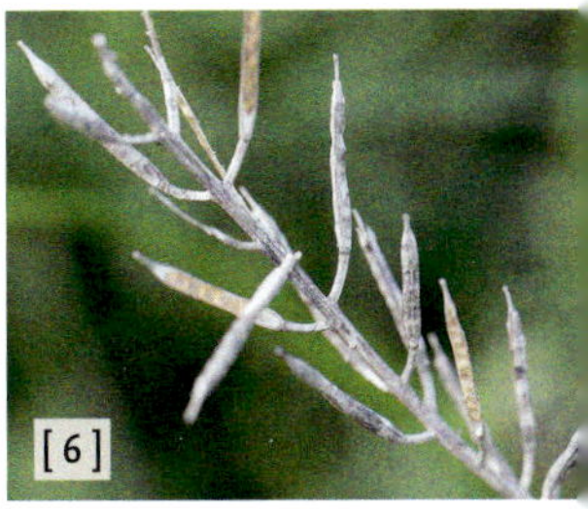

[6]

Hirtentäschel

⦿ ⦿⦿ *Capsella bursa-pastoris*

Äcker, Wege, Brachen, gestörter Boden

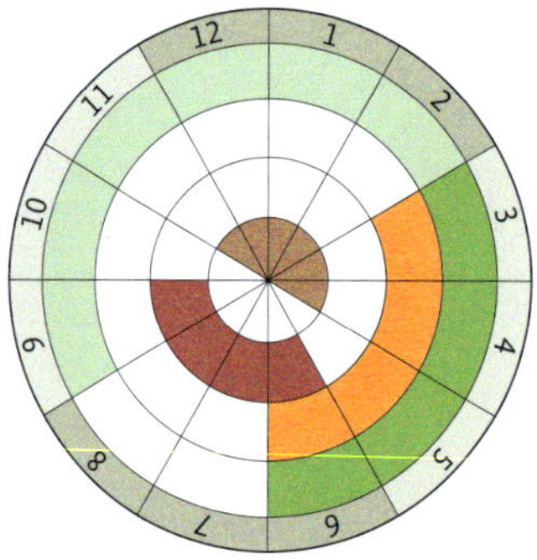

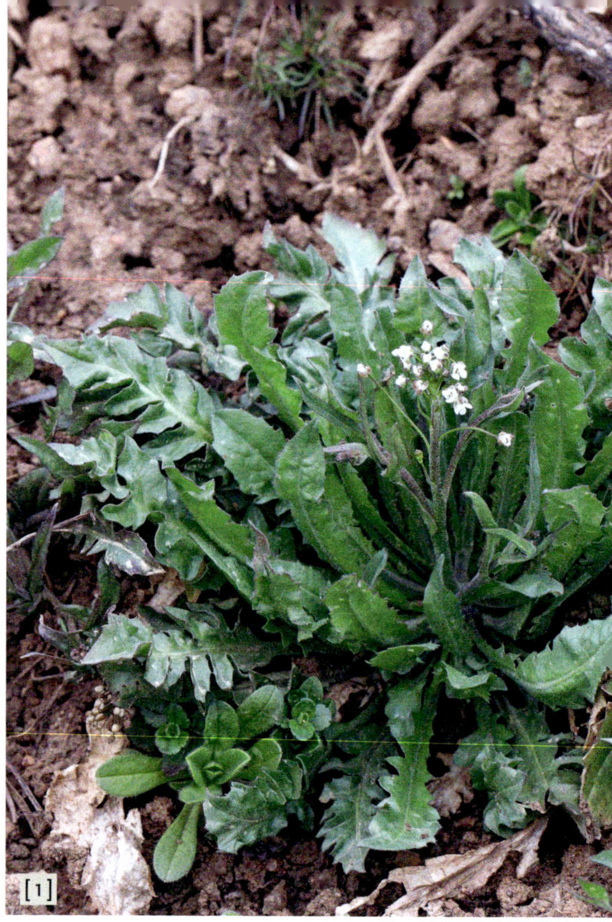
[1]

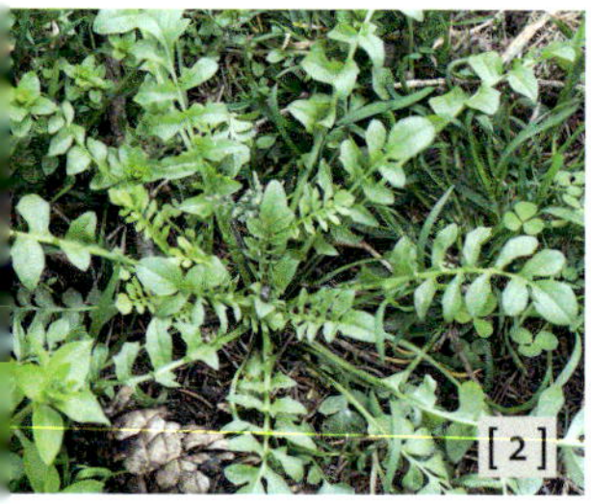
[2]

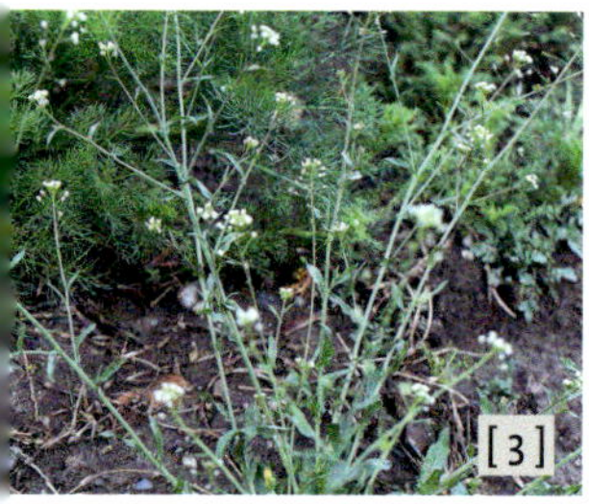
[3]

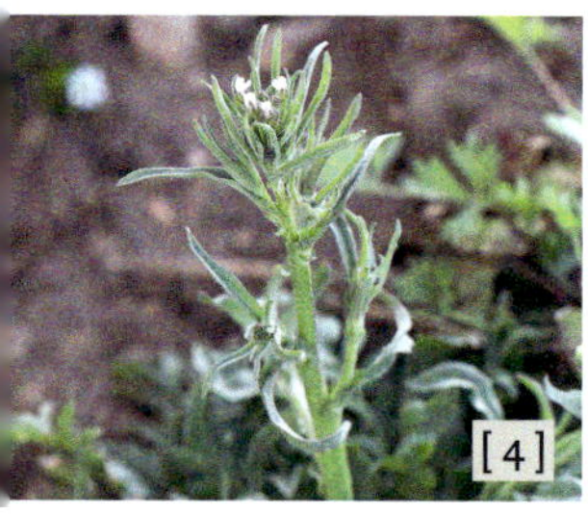
[4]

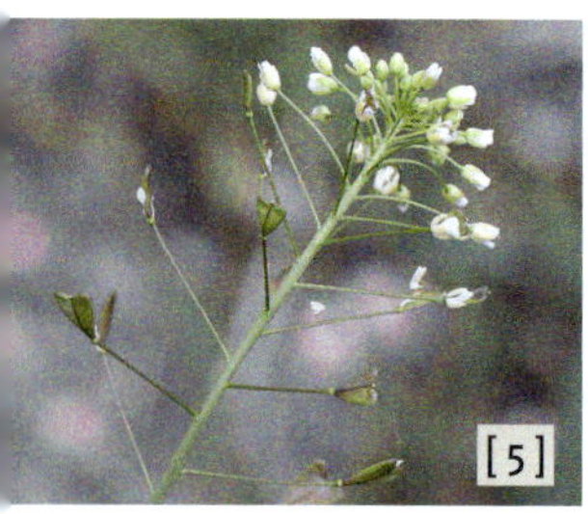
[5]

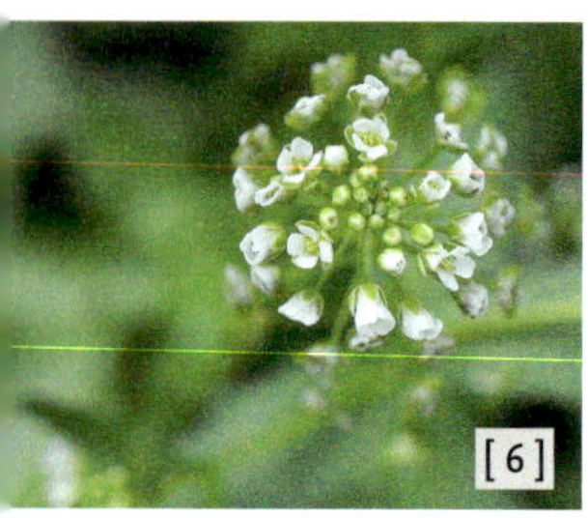
[6]

Typische Merkmale

- *Grundständige Rosette mit gestielten, variantenreichen Blättern, glattrandig, fiederlappig bis fiederschnittig [1, 2]*
- *Dünne Stängel [3] mit stängelumfassenden Blättern, pfeilförmiger Blattgrund, sparriger Wuchs*
- *Vierzählige, weiße Kreuzblütlerblüten in traubigem Blütenstand [5], anfangs doldenartig wirkend [6]*
- *Gestielte, abstehende, dreieckige bis herzförmige Schötchen [5]*
- *Weiße Pfahlwurzel*

Leicht zu verwechseln mit:

- Wegrauke (Seite 119)
- Ackerhellerkraut (Seite 112)

Inhaltsstoffe

⊕ Kalzium, Kalium, Vitamin C, Senfölglykoside, Flavonoide (Riboflavin, Rutin), Aminosäuren

Das unauffällige Hirtentäschel ist bei uns häufig und fast überall zu finden. Am ehesten kennt man seine Blütenstände, die an der Spitze noch blühen, während sich weiter unten am Stängel schon die herzförmigen Schötchen bilden, die der Pflanzen ihren Namen gaben. Es heißt, dass die herzförmigen Taschen mittelalterlicher Schafhirten Pate für den Namen standen.
Weniger bekannt sind die saftigen, grünen Blattrosetten des Hirtentäschels, die im Frühjahr Blätter treiben, aber auch noch mal vom Spätherbst bis in den Winter – für eine späte Salaternte.
Ernten kann man die jungen Blätter oder gleich die ganzen Rosetten. Mit ihrem kohlig-kressigen Geschmack ähneln sie dem Rucola und können wie dieser in Salaten gegessen werden. Man kann sie auch blanchieren und als Gemüse zubereiten. Feingehackt passen die Blättchen in alle Arten von Aufstrichen und Dips. Auch die jungen, knackigen Triebe [1, 4] sind eine scharfe Salatzutat und gegart ein herbes Gemüse. Die Schötchen eignen sich gut als scharf-pikantes Topping. Die scharfen Wurzeln werden vor der Bildung des Blütentriebes geerntet, solange sie zart sind. Sie schmecken roh fein geraspelt in Aufstrichen, Dips und Dressings und geben sauer Eingelegtem eine würzige, scharfe Note.

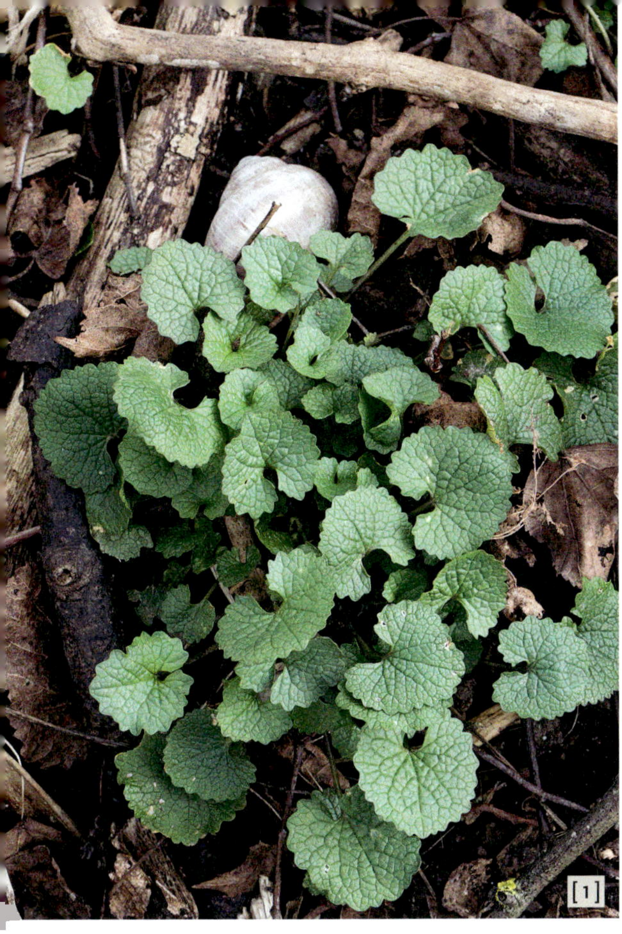

[1]

Knoblauchsrauke

Alliaria petiolata

Weg- und Waldränder, Unterholz, Auwälder

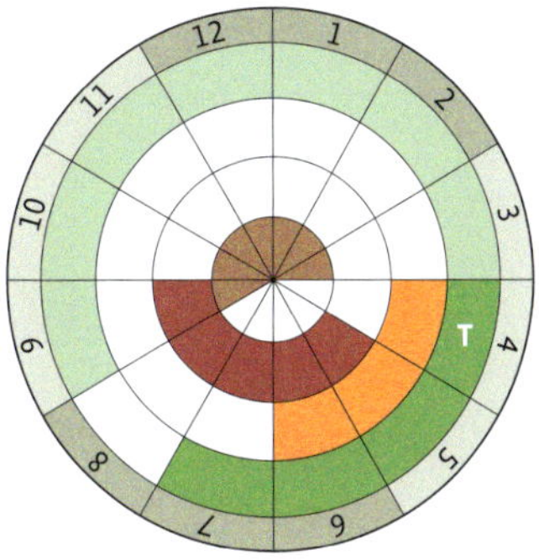

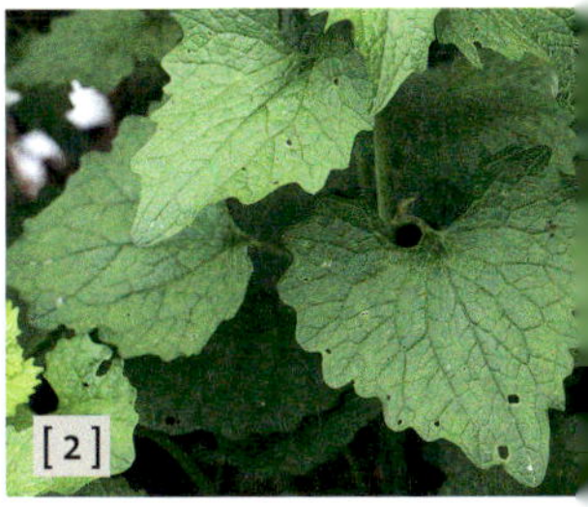

[2]

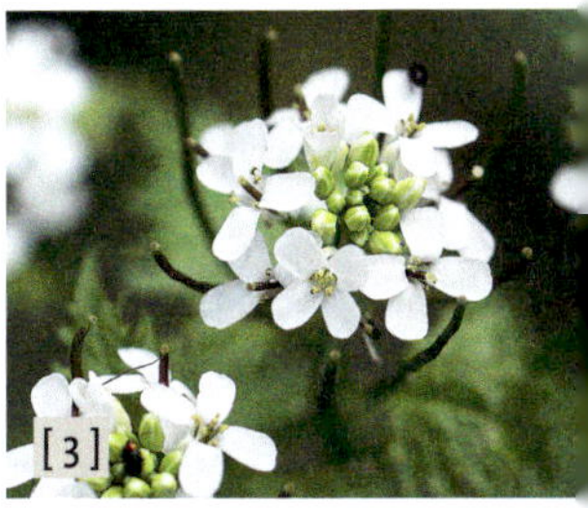

[3]

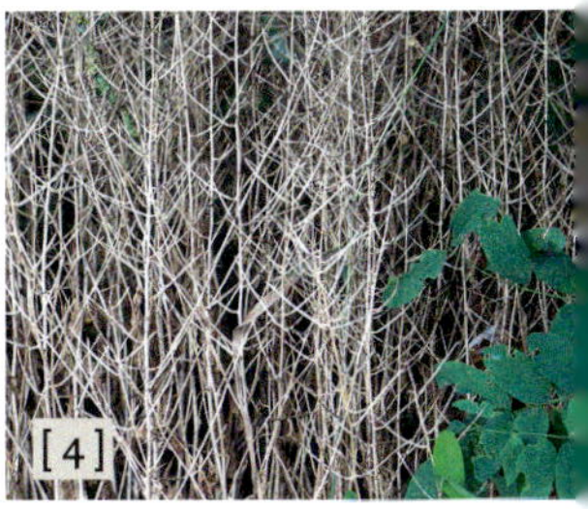

[4]

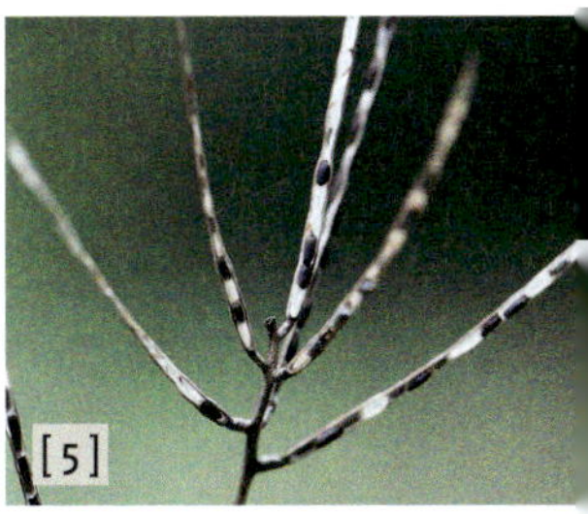

[5]

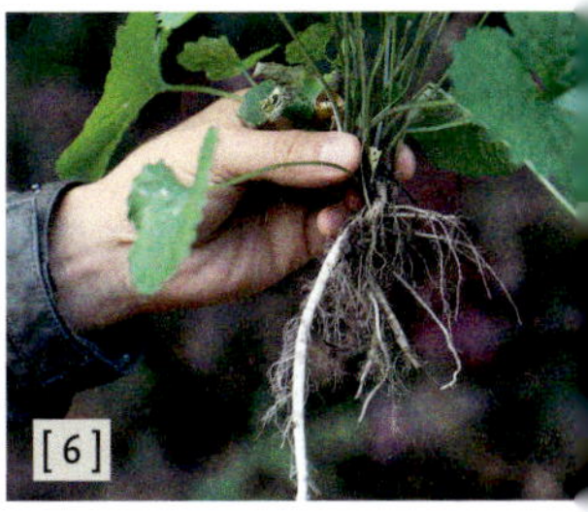

[6]

Die Knoblauchsrauke ist ein Wildkraut, das gut für Einsteiger geeignet ist, denn sie ist leicht zu erkennen. Das ganze Jahr über kann man sie ernten, selbst im Winter. Der englische Name „garlic mustard“, also „Knoblauchsenf“, verrät viel über ihren Geschmack: Sie ist scharf wie Senf mit einem Hauch von Knoblauch. Das Knoblaucharoma ist im Frühling am intensivsten, später wird die bittere Note stärker.

Eine gute Nachricht für alle Knoblauchfans: Man riecht nach dem Essen nicht nach Knoblauch, denn der Knoblauchgeschmack wird nicht wie beim Knoblauch und Bärlauch durch Lauchöl, sondern durch Senföle erzeugt, die in unserem Körper anders verstoffwechselt werden. Verwendet werden alle Teile bevorzugt roh, denn Hitze zerstört die scharfen Stoffe, den frischen Geschmack und auch die antimikrobielle Wirkung.

Die Blätter, Blüten, Schoten, Samen und Wurzeln sind eine scharfe Zutat für Salate, Kräuterbutter, Brotaufstriche und Soßen, die auch gut zu kaltem Braten, geräuchertem Fleisch und Fisch passen. Die Samen und Wurzeln schmecken ähnlich wie Wasabi und Meerrettich. Die Blätter kann man gut pur in Öl konservieren oder als Pesto, dann ist allerdings die Haltbarkeit kürzer.

Typische Merkmale

- *Gestielte Blätter mit wellig gebuchtetem Blattrand, Rosettenblätter nierenförmig [1], Stängelblätter eher dreieckig [2]*
- *Vierzählige, weiße Kreuzblütlerblüten in einer Schirmtraube [3]*
- *Lange Schoten mit schwarzen, länglichen Samen [4, 5]*
- *Weiße Pfahlwurzeln [6]*

Leicht zu verwechseln mit:

- Gundermann (Seite 123)
- Veilchen (Seite 76)
- Scharbockskraut (Seite 74)
- Haselwurz: feste, stark glänzende Blätter (Seite 74, Bild [5])

Inhaltsstoffe

(+) Senfölglykoside, Vitamin A, Vitamin C, Knoblauchöl, Saponine, ätherische Öle

Meerrettich

Armoracia rusticana

Nährstoffreiche, feuchte Wiesen, Uferbereiche

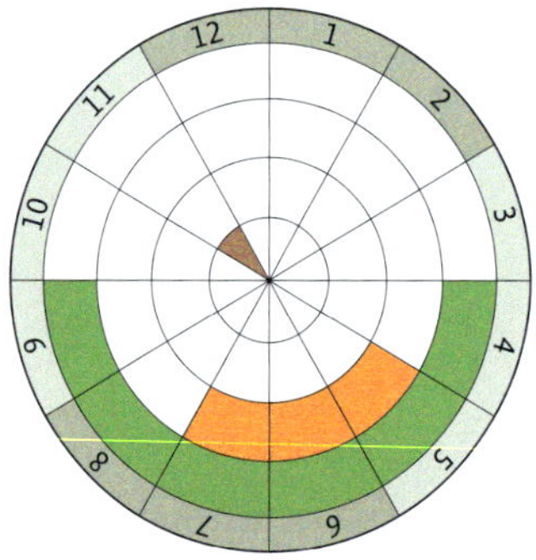

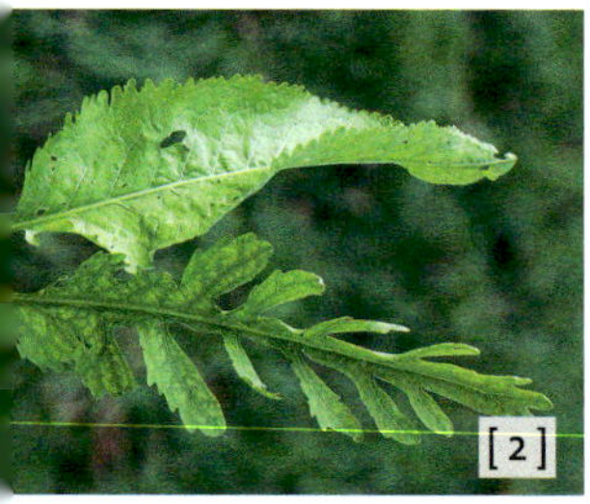
[2]

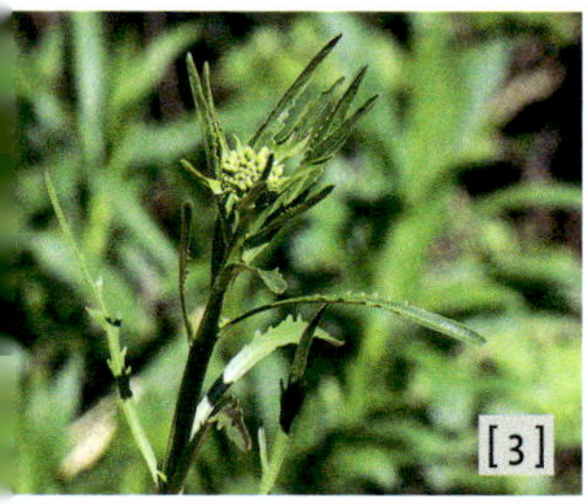
[3]

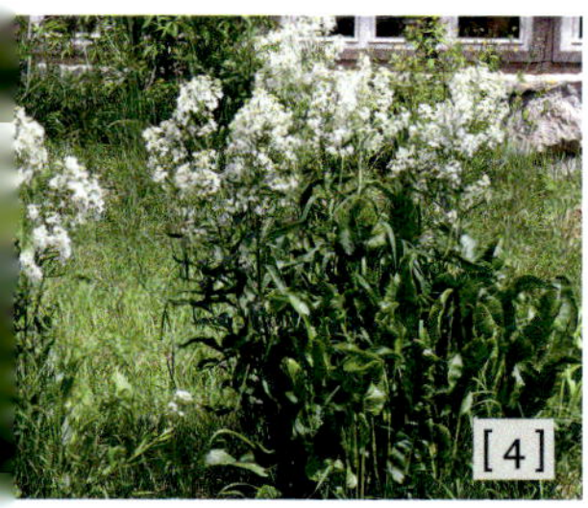
[4]

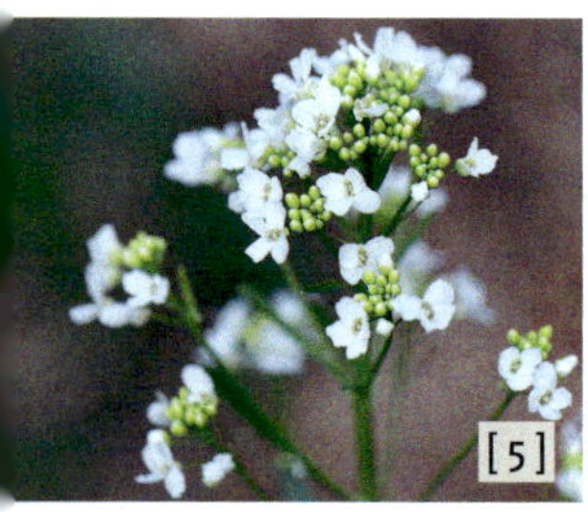
[5]

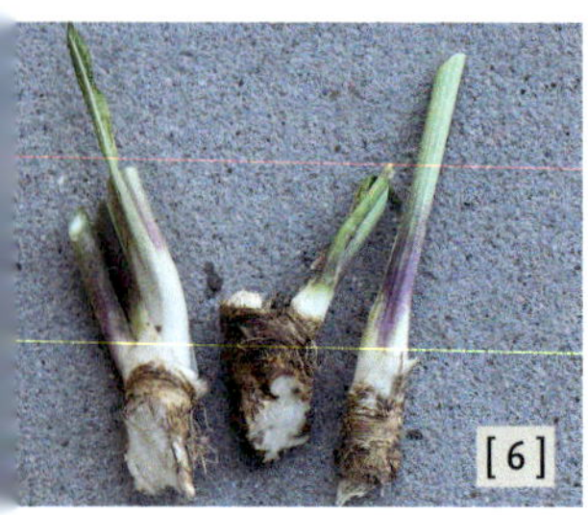
[6]

Typische Merkmale

- *Grundständige Rosette [1], wellige steife Blätter bis 60 cm Länge, lang gestielt, Blattspreite lanzettlich, Blattrand gekerbt [2]; einzelne Blätter auch fiederspaltig [2 unten]*
- *Stängelblätter deutlich schmäler [3]*
- *Bis 2 m hoher, verzweigter Blütenstand mit weißen, zwittrigen Blüten [4, 5]*
- *Vierzählige, weiße Kreuzblütlerblüten*
- *Walzenförmige, bis 6 cm dicke Pfahlwurzel [6] mit Seitentrieben*

Leicht zu verwechseln mit:

- Kohldistel (Seite 104): weich bestachelt
- Beinwell (Seite 59): rau behaart
- Rundblättriger und Krauser Ampfer (Seite 94, Bild [6]): Blattrand nicht gekerbt, rötlich überlaufen, nicht scharf

Inhaltsstoffe

(+) B-Vitamine, Vitamin C, Kalzium, Magnesium, Eisen, Schwefel, Senfölglykoside (Sinigrin), ätherische Öle, Asparagin, Glutamin, Arginin

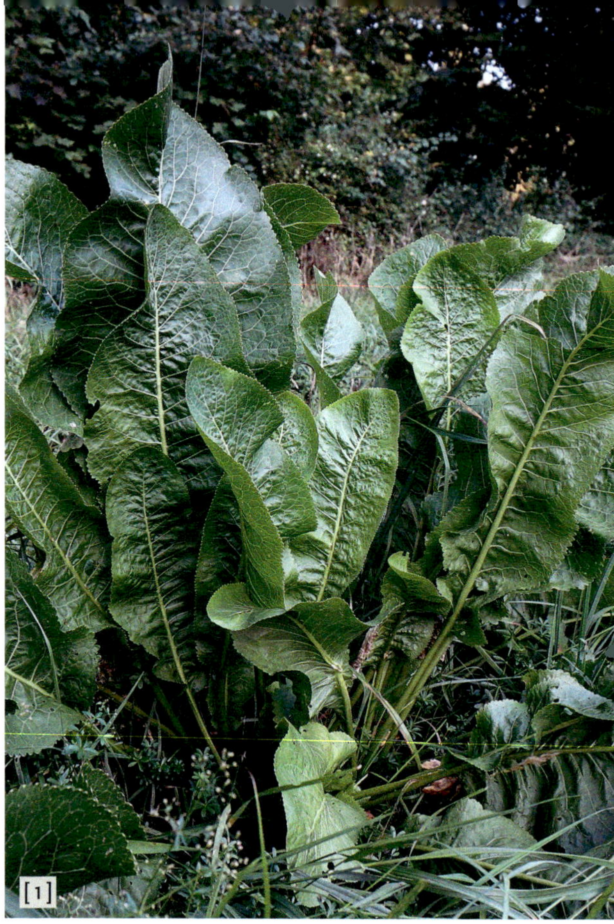
[1]

Es mag überraschen, den Meerrettich, den man aus dem Gemüseregal und dem Wochenmarkt kennt, in einem Wildkräuterbuch zu finden. Doch der Meerrettich büchst gerne mal aus Garten oder Anbauflächen aus und wächst dann wild auf nährstoffreichen, feuchten Wiesen und an Ufern. So hat der Grenzgänger seinen Platz hier zu Recht. Hinweise auf seine Verwilderung finden sich übrigens schon 1543 im Kräuterbuch von Leonhard Fuchs. Der „Kren", wie er in Österreich und Teilen Süddeutschlands genannt wird, wurde ursprünglich von slawischen Einwanderern nach Mitteleuropa mitgebracht. Er wird in vielen Regionen kultiviert, in Deutschland sind der Spreewald und einige Landstriche in Franken dafür bekannt.

Haupterntezeit für die Wurzeln ist der Herbst. Die Wurzel verträgt im Winter Temperaturen bis -50 °C und ist ein echter Überlebenskünstler.

Die sehr scharfen Wurzeln können roh in Salate und Dips gerieben werden und würzen Marinaden und sauer Eingelegtes. Kochen mildert ihre Schärfe und es lassen sich pikante Suppen, Gemüse und Soßen mit dem Kren zubereiten. Seine jungen Blätter kann man fein gehackt in Kräuterbutter und Aufstriche aller Art geben, ebenso in Pürees, Suppen oder Eintöpfe.

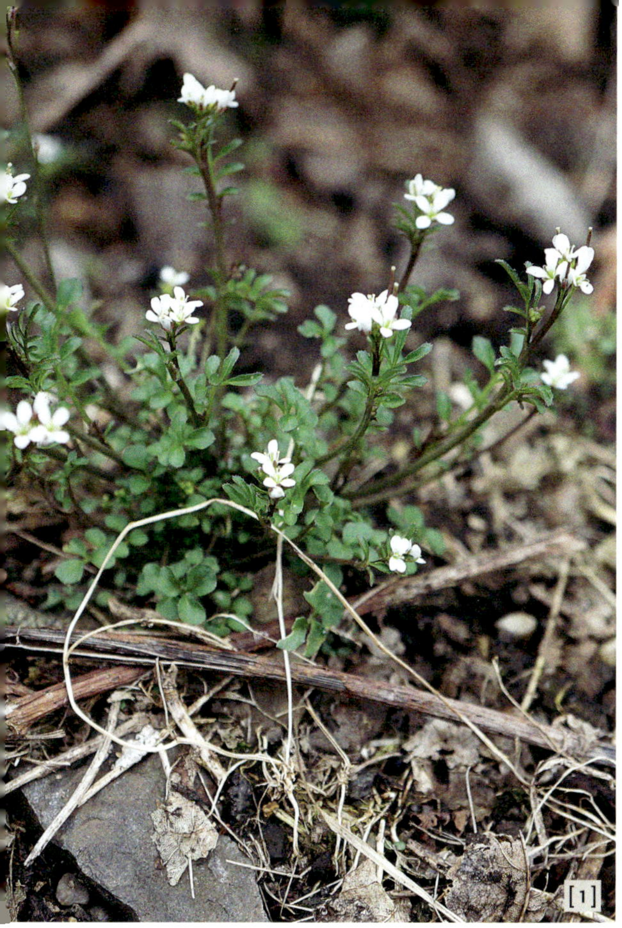
[1]

Schaumkraut

Behaartes Schaumkraut (Cardamine hirsuta)
Waldschaumkraut (C. flexuosa)

Gärten, Äcker, Heckenränder

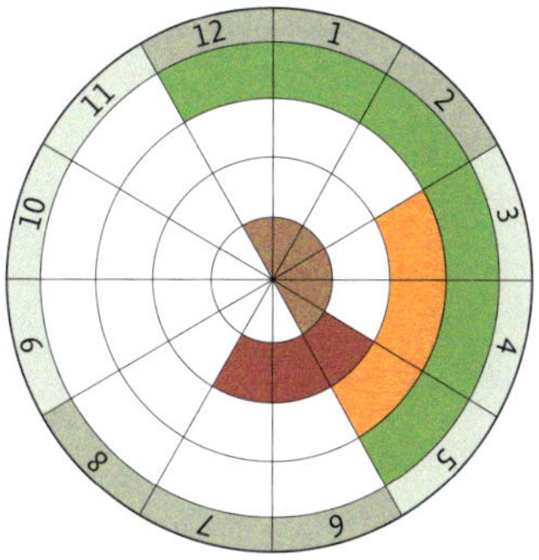

Das ganze Jahr über liefern uns die Schaumkräuter intensiv nach Kresse schmeckendes, frisches Grün für unseren Salat. Im Frühjahr und Herbst bis in den Winter sind die hübschen Blattrosetten zu finden. Da das Behaarte Schaumkraut [1] es trocken mag und die Verwandtschaft, das Waldschaumkraut [4], eher feucht und halbschattig, wird man an vielerlei Orten fündig. Ein guter Ort für das Waldschaumkraut sind die tiefen Reifenspuren, die die schweren Harvester im Wald zurücklassen. In ihnen sammelt sich das Wasser und schafft so einen feuchten Boden.

Mit seinen regelmäßigen Rosetten sind die Schaumkräuter gut zu erkennen, giftige, sehr ähnliche Pflanzen gibt es nicht. Daher ist es eine perfekte Anfängerpflanze. Durch ihren kresseartigen Geschmack liegt eine Verwendung in Salaten, im Kräuterquark zu Pellkartoffeln, in Joghurtdips und Dressings nahe. Genauso wie die Blätter kann man die jungen Triebe, die kleinen, weißen Blüten und die zarten Schoten verwenden. Die Samen ergeben ein senfartig scharfes Gewürz. Sie lassen sich wie die bekannte Gartenkresse sehr einfach zum Keimen bringen und sorgen so auch im Winter für frisches Grün mit antibiotisch wirksamen Senfölglykosiden und Vitamin C. Zarte Wurzeln können einfach mitgegessen werden.

Typische Merkmale

- *Kantig gefurchte Stängel*
- *Regelmäßige Blattrosette aus unpaarig gefiederten Blättern mit bis zu vier Blättchenpaaren [2, 3]*
- *Blätter behaart, manchmal violett überlaufen [2]*
- *Vierzählige, weiße Kreuzblütlerblüten mit gelben Staubbeuteln*
- *Aufrechte Schoten, bis zu 2,5 cm lang [5], beim Behaarten Sch. überragen sie den Blütenstand*

Leicht zu verwechseln mit:

- Springschaumkraut [6]: Einzelblätter gebuchtet, mehr Blattpaare

Inhaltsstoffe

(+) Vitamin C, Senfölglykoside, Bitterstoffe

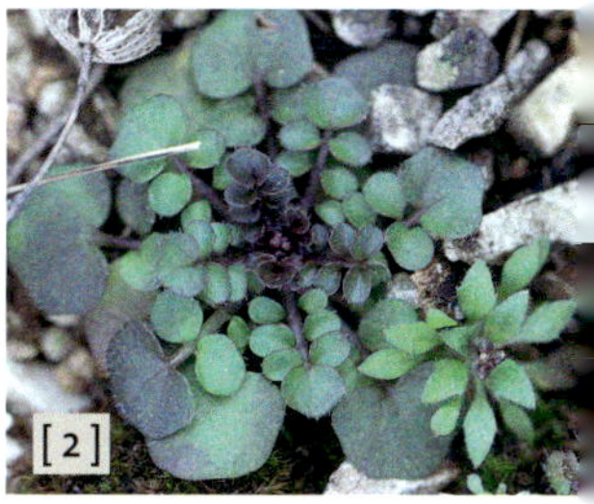
[2]

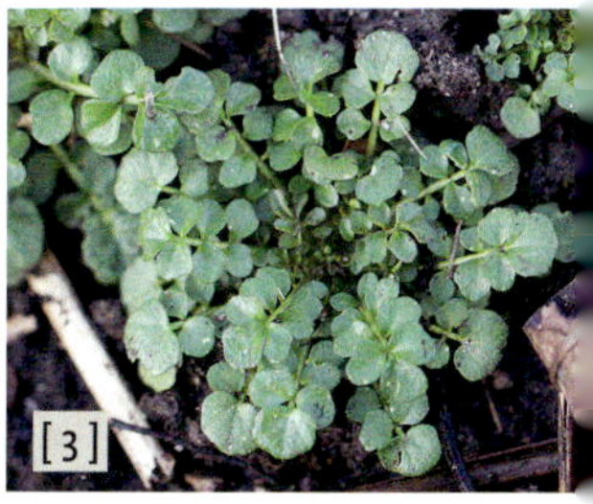
[3]

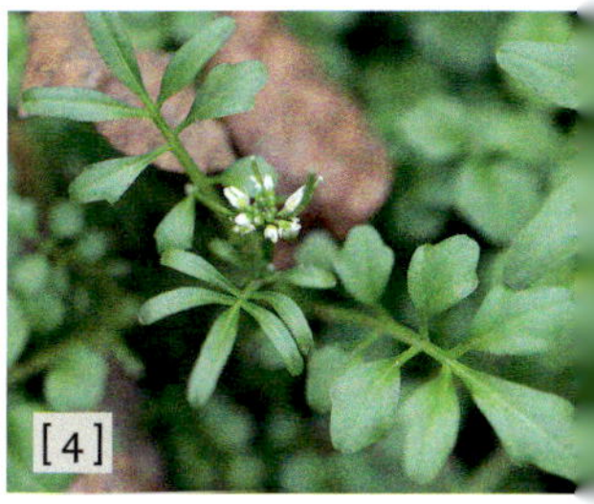
[4]

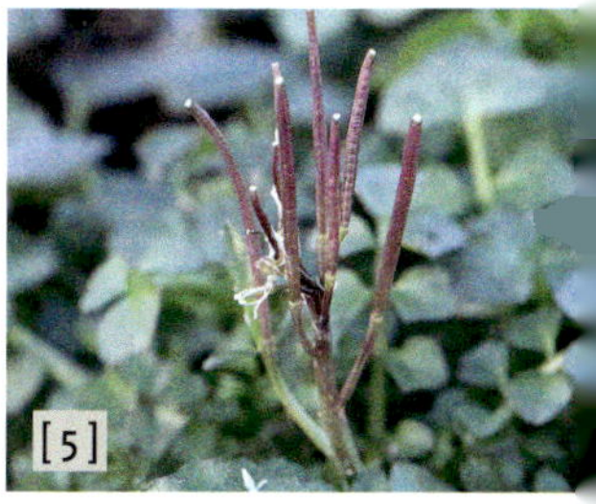
[5]

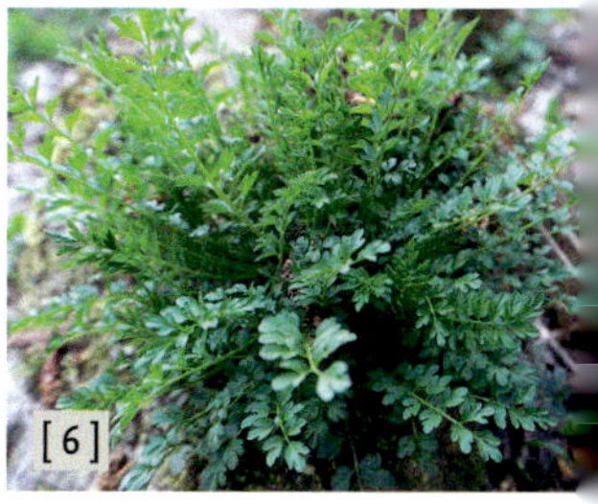
[6]

Bitteres Schaumkraut

Cardamine amara

Bäche und Gräben, Quellflure, Bruchwälder

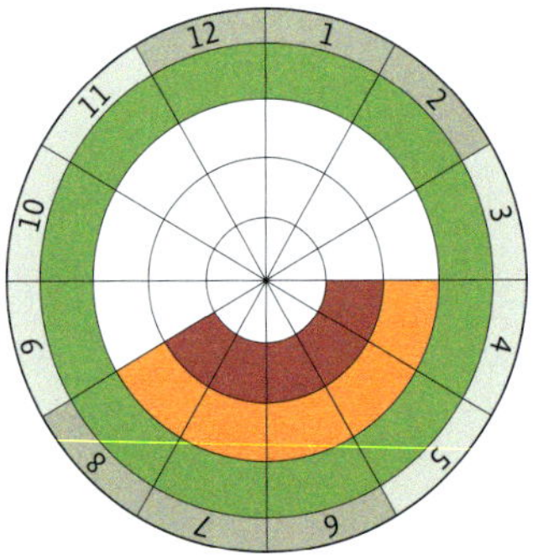

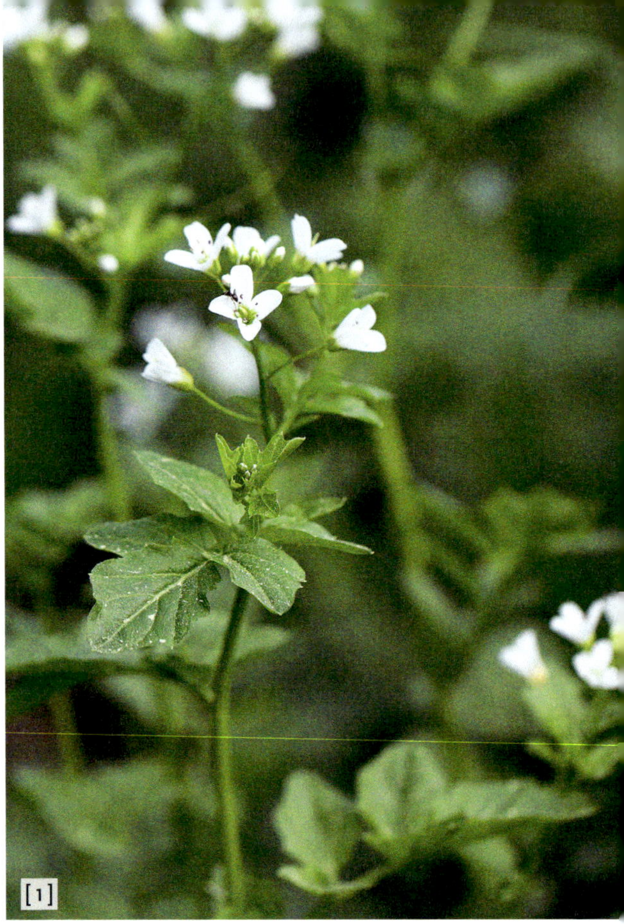
[1]

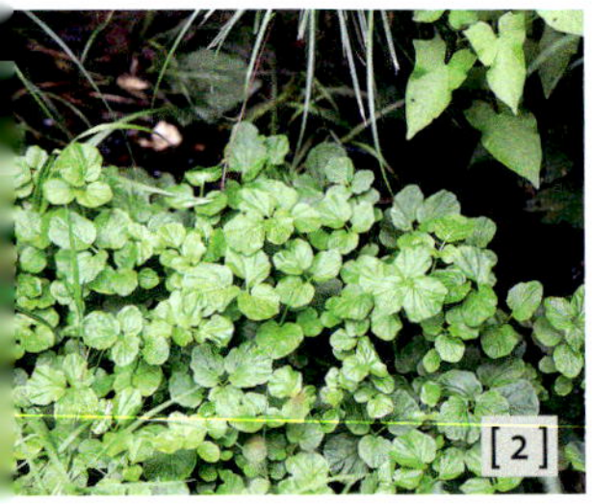
[2]

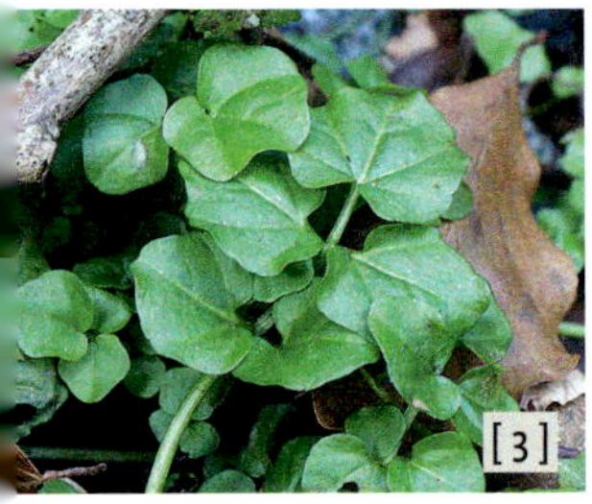
[3]

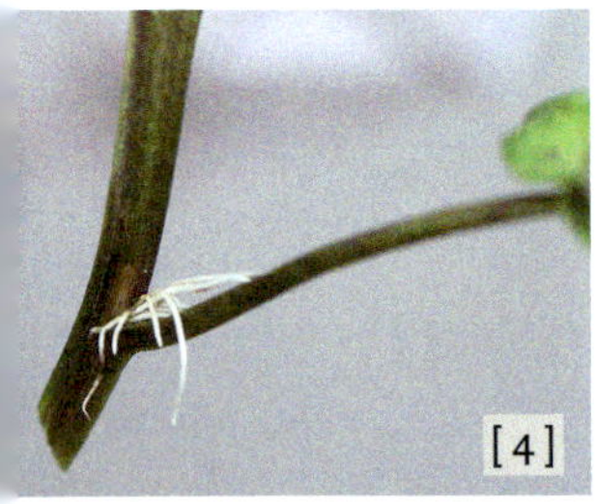
[4]

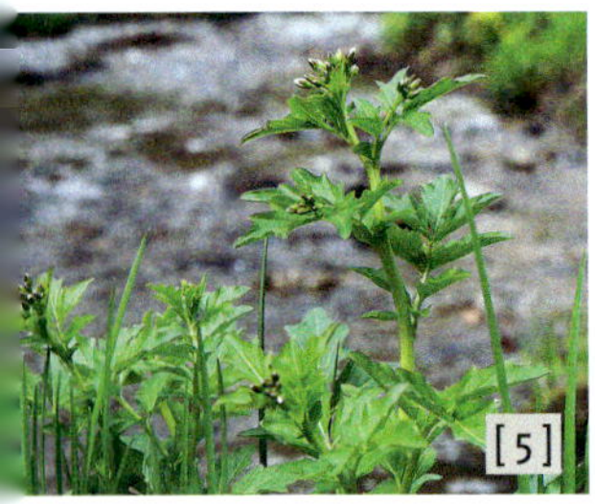
[5]

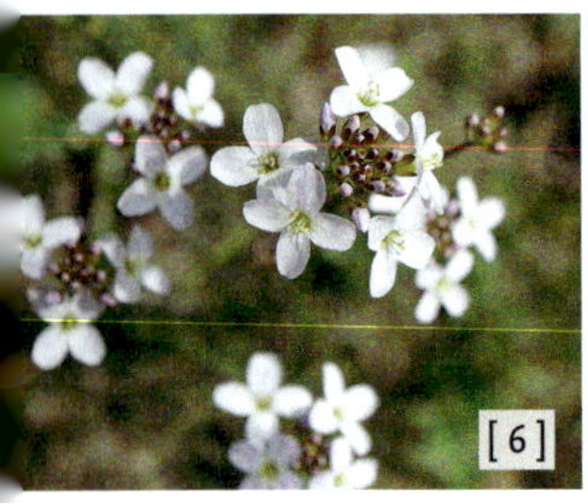
[6]

Typische Merkmale

- *Niederliegende, kantig gefurchte Stängel mit wurzelnden Ausläufern [4], Polster bildend [2]*
- *Triebe aufsteigend [1, 5], von 10 bis zu 60 cm Höhe, wechselständige Blätter*
- *Unpaarig gefiederte Blätter mit größerem Endabschnitt [1, 3]*
- *Vierzählige, weiße, selten fliederfarbene Kreuzblütlerblüten mit sechs violetten Staubgefäßen [1, 6]*
- *Stabförmige, gestielte, aufrechte Schoten, 2–4 cm lang*

Leicht zu verwechseln mit:

- Brunnenkresse: gelbe Staubblätter, blüht im Sommer, hohler Stängel
- Wiesenschaumkraut: fliederfarbene Blüten auf hohen Stängeln

Inhaltsstoffe

(+) Vitamine A, C und D, Jod, Kalium, Senfölglykoside, Bitterstoffe

VORSICHT!

IN DER NÄHE VON VIEHWEIDEN WIRD WEGEN MÖGLICHEN PARASITEN VOR DEM SAMMELN GEWARNT.

Das Bittere Schaumkraut ist auch unter dem Namen „Falsche Brunnenkresse“ bekannt, dabei stellt sie ist ein echtes Highlight dar. Das ganze Jahr über, manchmal sogar im Winter, kann das Bittere Schaumkraut geerntet werden. Es fühlt sich, wie seine Namensverwandte, die echte Brunnenkresse, in fließendem Wasser wohl, aber auch an den Ufern. Durch seine leichte Bitterkeit gilt das Bittere Schaumkraut als weniger schmackhaft, das ist aber einfach Geschmackssache. Es hat den großen Vorteil, dass es weit häufiger vorkommt als die echte Brunnenkresse. Beide Arten lassen sich übrigens sehr einfach durch bewurzelte Pflanzen oder über Samen im Garten ziehen, ebenso auf Balkon oder Terrasse in Gefäßen.

Das Bittere Schaumkraut bildet große Polster, und so kann man schnell eine Salatschüssel füllen. Wie andere Kressen schmeckt auch das Schaumkraut am besten roh, so behält es seine feine Schärfe und auch seine antibiotische Wirkung.

Geerntet werden die Blätter, die knackigen Triebe, Blüten, die jungen Schoten und auch die Samen. Alles lässt sich für Salate, Dips, Aufstriche, Kräuterbutter und Kräuterquark nutzen.

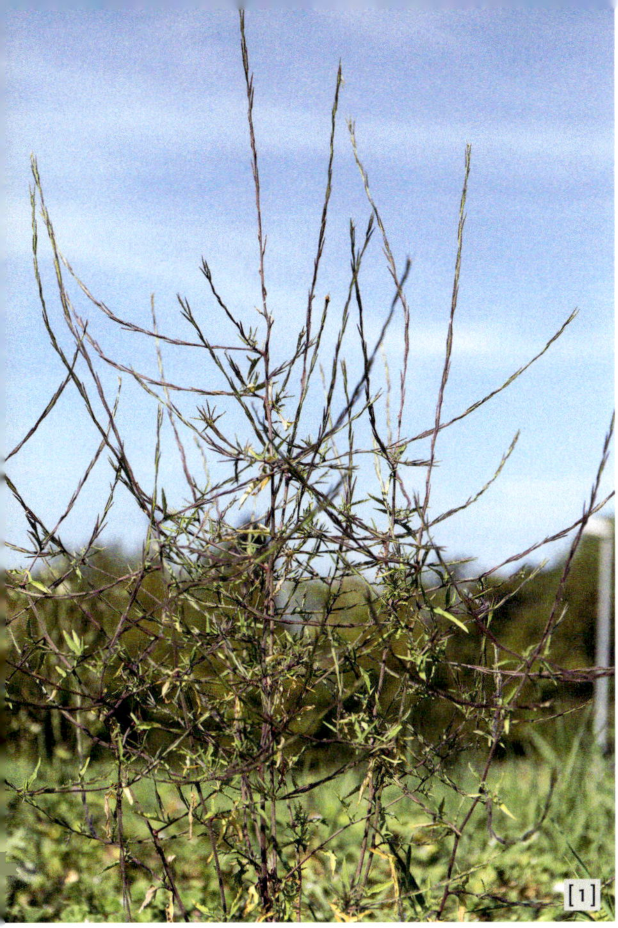
[1]

Wegrauke

Sisymbrium officinale

Sonnige und nährstoffreiche Plätze wie Wegränder, Brach- und Schuttflächen.

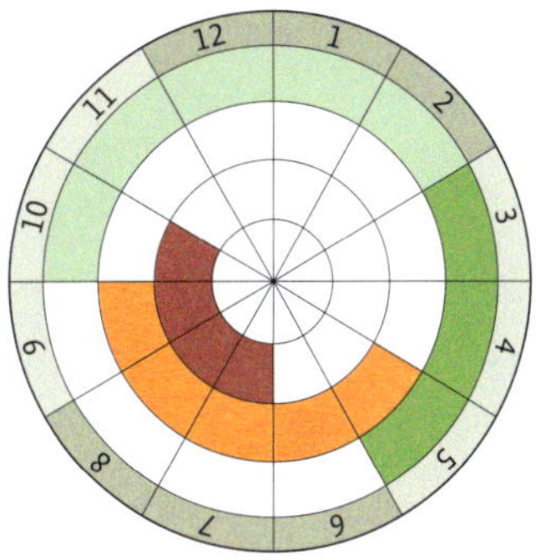

Die sparrig wachsende Wegrauke erinnert am Ende ihres Lebenszyklus an einen Steppenroller („tumble weed"), einen Einwanderer aus Südrussland, den die Regisseure von Western gerne vom Präriewind durchs Bild treiben lassen.

Die ausgewachsene Wegrauke ist zwar groß, aber mit ihren kleinen, gelben Blütchen und ihrer geringen Belaubung dennoch unscheinbar. Wer sie kennt, nimmt wahr, wie häufig sie an Wegen, Feldrändern, auf Brach- und Ruderalflächen, auch mitten in der Stadt, wächst. Die Pionierpflanze bildet vor dem Austrieb der sparrigen Stängel schöne Blattrosetten. Sie bedecken oft große Flächen und können vom Herbst bis ins Frühjahr geerntet werden.

Der Geschmack der Wegrauke erinnert an Kohl und ihre Samen schmecken senfartig. Das macht die Verwendung in der Küche recht leicht. Für den Appetit auf deftige Hausmannskost kann man sich an der Zubereitung von Grünkohl orientieren, bei Appetit auf Mediterranes wendet man Schwarzkohl-Rezepte an. Die jungen Blättchen können wie Rucola, der ja auch eine Rauke ist, eingesetzt werden. Die Samen, die man aus den gut getrockneten Samenständen rebeln kann, würzen Vinaigrette und Dressings und können zu Senf verarbeitet werden.

Typische Merkmale

- *Grundständige Blätter fiederspaltig [3], dreiteiliger Endabschnitt oft größer als die übrigen [2]*
- *Blätter am Stängel lanzettförmig [4]*
- *Steif aufrechter, sparriger Wuchs des Stängels, bis 70 cm hoch [1]*
- *Vierzählige, kleine, gelbe Kreuzblütlerblüten [4, 5]*
- *Lange, anliegende Schoten [1, 6]*

Leicht zu verwechseln mit:

- Hirtentäschel (Seite 114): Blätter kleiner, herzförmige Schötchen

Inhaltsstoffe

(+) Senfölglykoside, Saponine, ätherisches Öl, viel Vitamin A und C, reichlich Mineralstoffe

VORSICHT!

DIE PFLANZE ENTHÄLT IN SCHWANKENDER MENGE HERZWIRKSAME INHALTSSTOFFE. SIE SOLLTE NICHT ZU HÄUFIG GEGESSEN UND BEI HERZPROBLEMEN GEMIEDEN WERDEN.

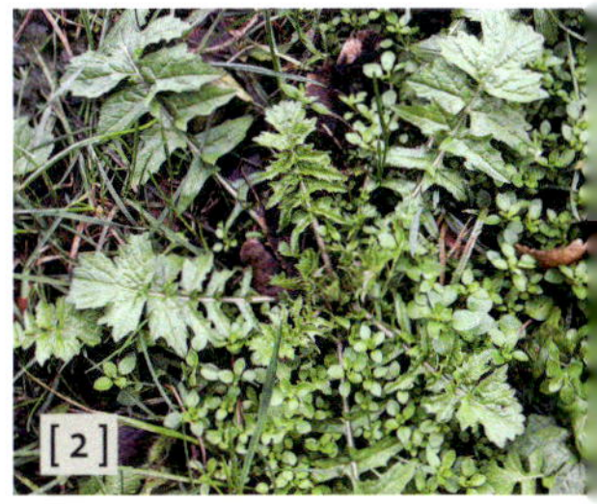
[2]

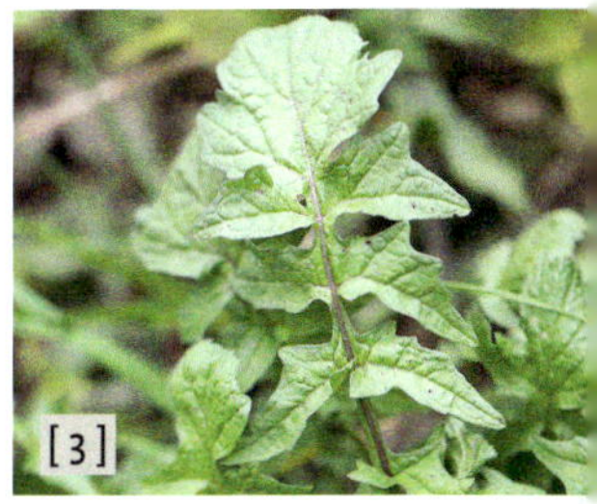
[3]

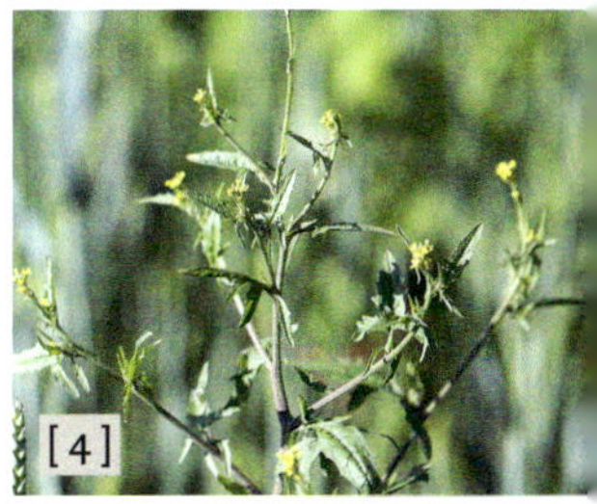
[4]

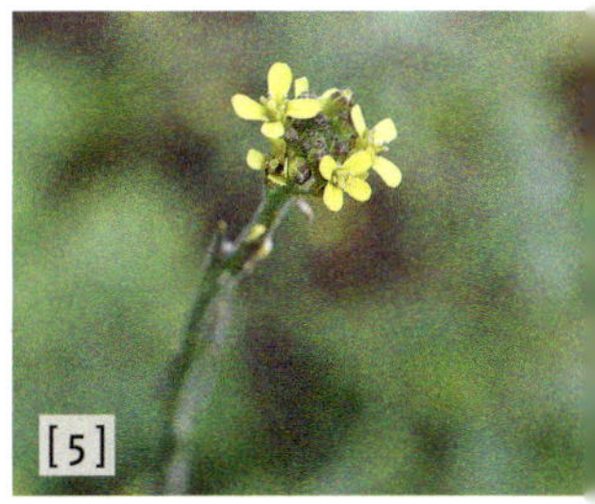
[5]

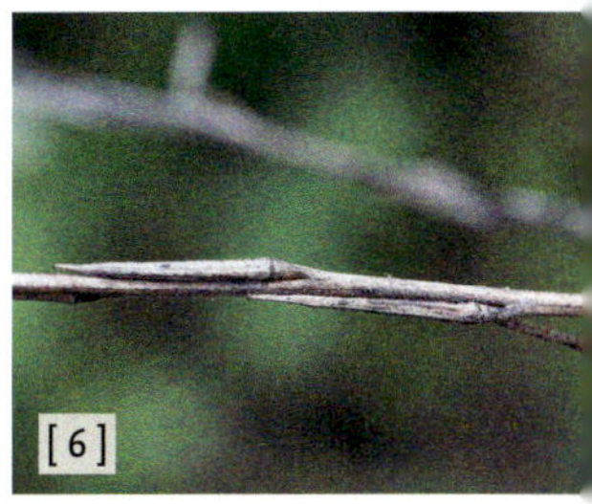
[6]

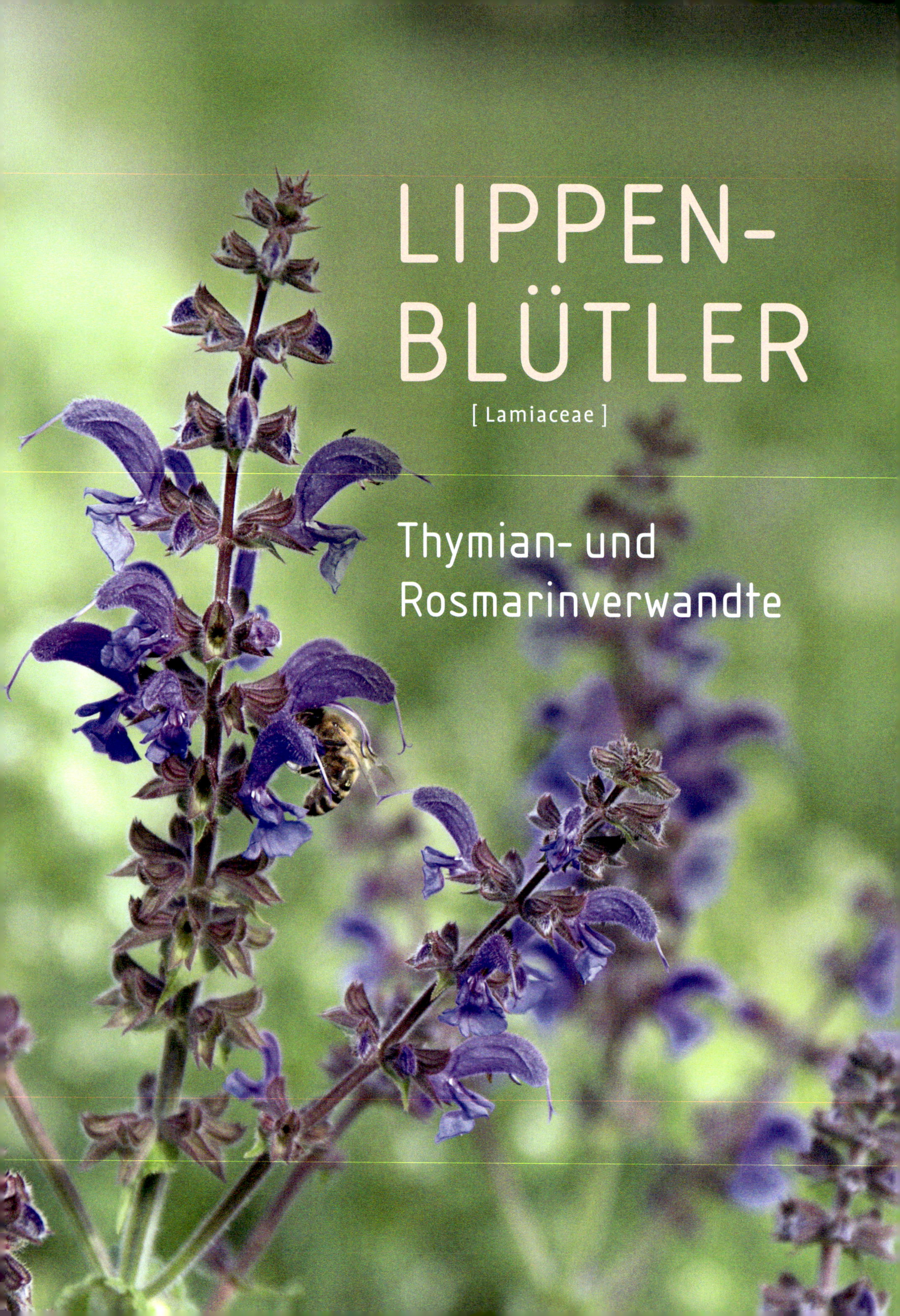

LIPPEN-BLÜTLER

[Lamiaceae]

Thymian- und Rosmarinverwandte

Die Lippenblütler sind eine angenehme Familie. Sie verwöhnen uns mit intensiven Aromen und sind wunderbare Gewürze. Das verdanken sie ihren ätherischen Ölen, die verströmen, wenn man über die mit Drüsenschuppen besetzten Blattoberflächen streift. Wir finden bei den wild wachsenden Pflanzen Thymian-, Minze- und Oregano-Arten. Lippenblütler sind ausgesprochen hübsche Pflanzen mit attraktiven Blüten in Rosa und Pink, Lila, Gelb und Weiß. Sie sind beliebt bei den Insekten, bilden sie doch reichlich süßen Nektar. Lippenblütler sind in allen Habitaten zu finden, auf trockenen Magerwiesen und zwischen Felsen ebenso wie auf feuchten, nährstoffreichen Böden. Das ganze Jahr kann man von ihnen ernten, selbst im Winter. Sie sind ausgesprochen gesund und versorgen uns mit vielen Mineralstoffen und Vitaminen. Ihre ätherischen Öle duften nicht nur gut, sie wirken auch antibakteriell, pilztötend, fördern die Verdauung und den Stoffwechsel. Darum sind viele Lippenblütler bedeutende Heilpflanzen.

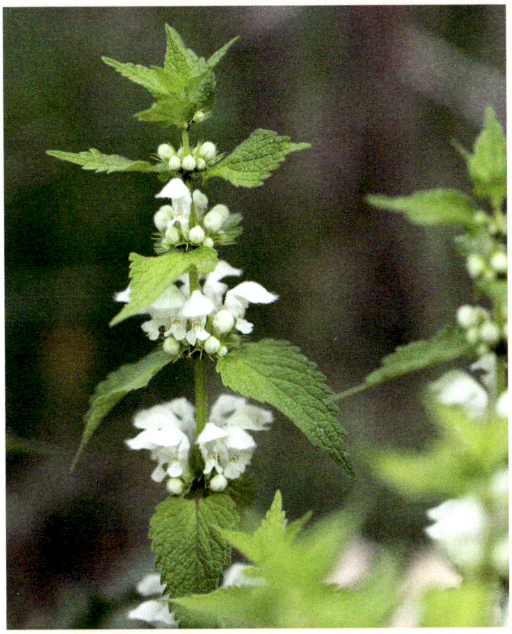

[1] Weiße Taubnessel

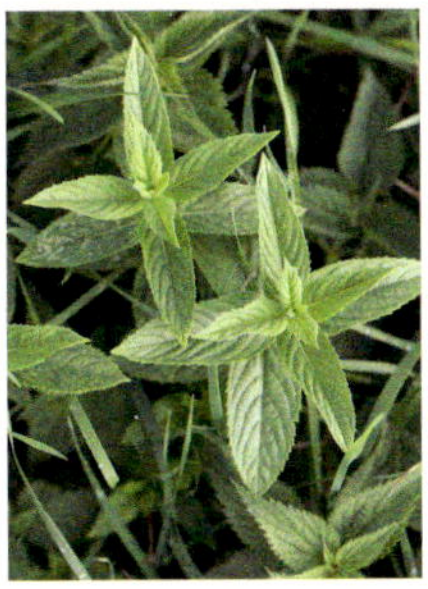

[2] Grüne Minze

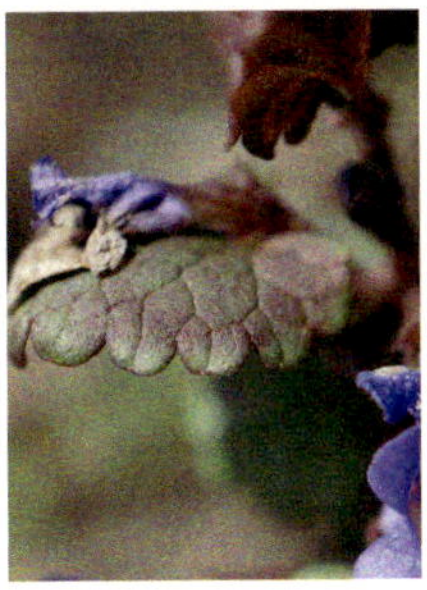

[3] Gundermann

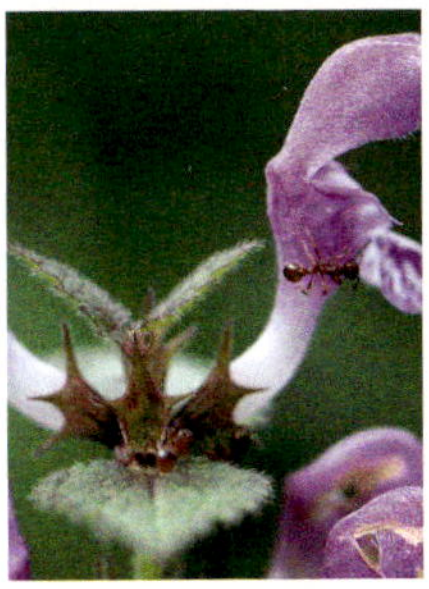

[4] Gefleckte Taubnessel

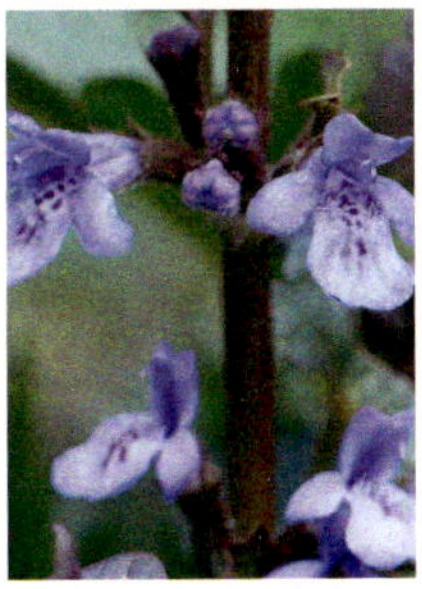

[5] Gundermann

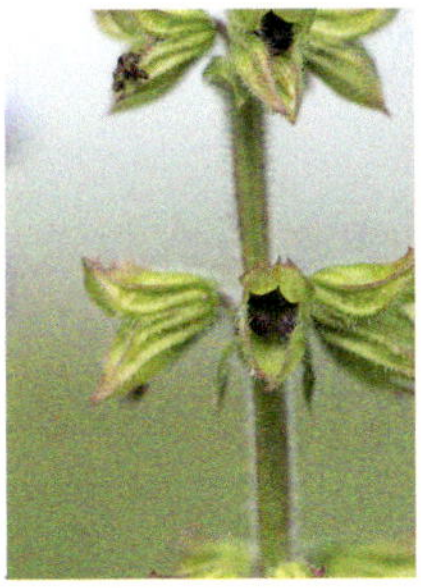

[6] Wiesensalbei

Kulturpflanzen der Familie

Basilikum, Majoran, Oregano, Pfefferminze, Rosmarin, Salbei, Shiso, Thymian, Zitronenmelisse.

Gemeinsame Kennzeichen

- *Vierkantiger Stängel [1, 6]*
- *Kreuzgegenständige [2], meist einfache Blätter, Blattrand gekerbt [3], gezähnt, gesägt [1] oder glatt*
- *Kelch mit fünf verwachsenen Kelchblättern mit Spitzen [4]*
- *Blüten um die Längsachse symmetrisch. Die Blütenblätter sind im Unterschied zu Schmetterlingsblütlern zu einer „Ober-“ und „Unterlippe“ verwachsen [4] (siehe Zeichnung Seite 52)*
- *Blüten oft in Quirlen [1, 6] und Halbquirlen [5] angeordnet*
- *Meist Zerfallfrüchte mit vier Nüsschen [6]*
- *Typische Inhaltsstoffe sind ätherische Öle, Bitterstoffe und Flavonoide*

Giftpflanze der Familie

- Poleiminze

Geschmack und Zubereitung

Durch ihre ätherischen Öle empfehlen sich die meisten der Lippenblütler als Gewürz. Frisch oder getrocknet aromatisieren sie Kräutersalz, Öl und Essig, aber auch kühle Drinks und Cocktails. Eine Ausnahme sind die Taubnesseln. Sie eignen sich weniger als Gewürz, sondern eher als Gemüsepflanze, die gegart in Spinatgerichten, Suppen, Teigen, als Belag von Quiches oder als Bestandteil von Füllungen genutzt wird. Roh kann man sie für Salate oder in Smoothies verwenden. Samen mancher Arten lassen sich keimen, andere für Puddings verwenden, da sie Wasser binden.

Gewöhnlicher Dost

Origanum vulgare

Trockene Wiesen, Weg- und Waldränder

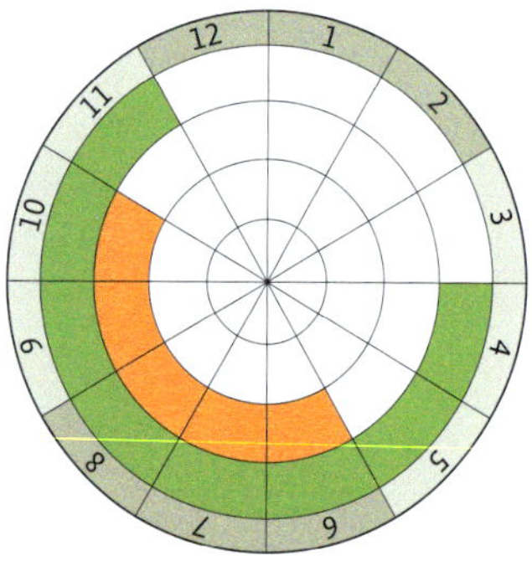

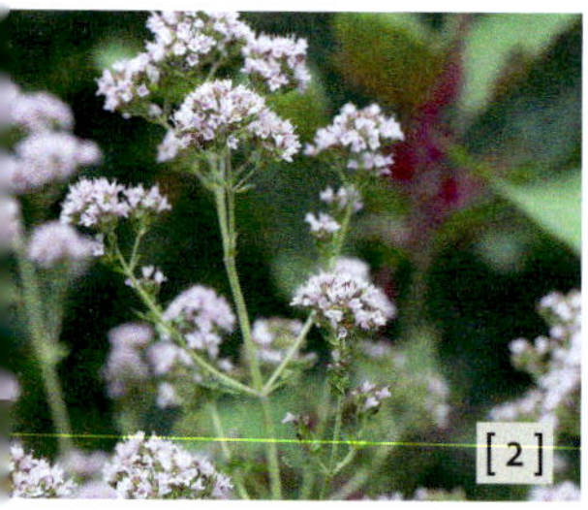
[2]

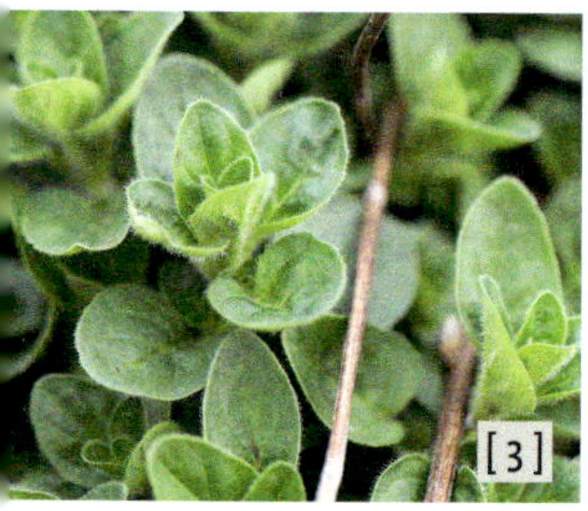
[3]

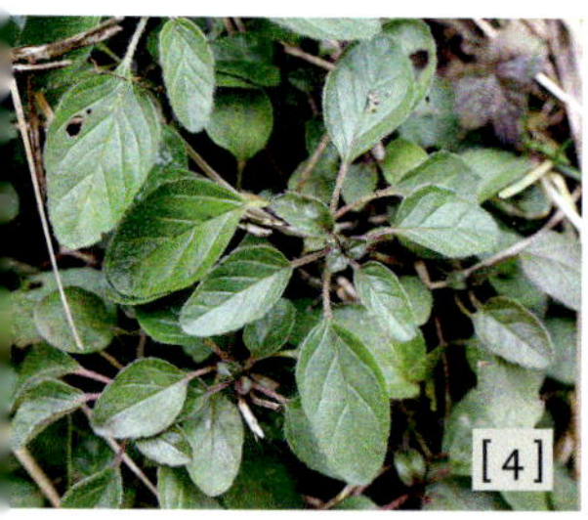
[4]

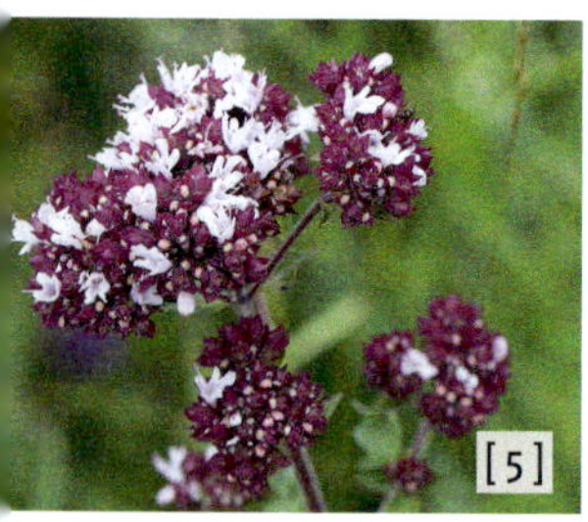
[5]

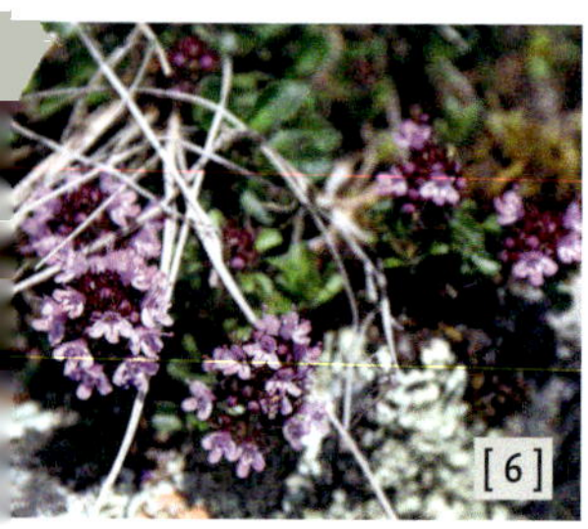
[6]

Typische Merkmale

- *Rundlicher bis leicht vierkantiger, behaarter Stängel, bis 60 cm hoch, im oberen Drittel verzweigt [1], verholzend [3: Stängel vom Vorjahr]*
- *Blätter eiförmig, ganzrandig, kurz gestielt und wenig behaart [4: Winter]*
- *Halbkugelige, rispige Blütenstände [1, 2, 5]*
- *Kleine, rosafarbene Blüten mit dreiteiliger Unterlippe*

Leicht zu verwechseln mit:

- Quendel [6 und Seite 126]: deutlich niedriger und kleiner, Thymianaroma

Inhaltsstoffe

(+) Bis zu 4 % ätherisches Öl (Carvacol, Thymol), Gerbstoffe, Flavonoide, Rosmarinsäure

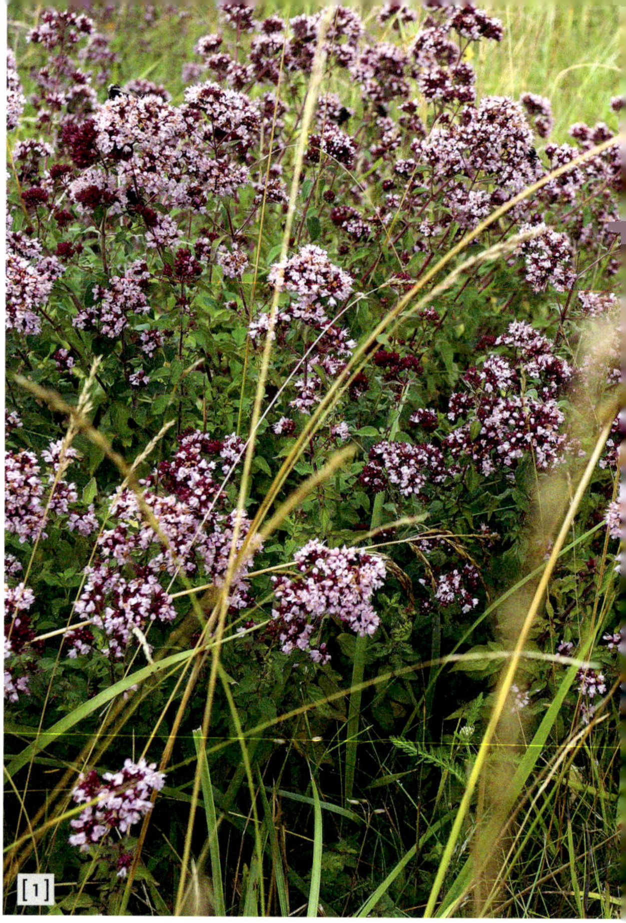
[1]

Der Gewöhnliche Dost zählt im engeren Sinn zu den Wildkräutern, wenn man damit Pflanzen meint, die zum Würzen verwendet werden. Auf trockenen, warmen Wiesen und Böschungen ist er ein häufiges Wildkraut, aber auch in sonnigen Gärten fühlt er sich ausgesprochen wohl. Hat er sich dort einmal festgesetzt, kommt er in den Folgejahren an vielen Stellen hervor und zieht Schmetterlinge und Bienen an. Er harmoniert mit Rosen und passt gut in natürliche Blumensträuße.

Bis auf ein kurzes Zeitfenster im Winter erntet man das ganze Jahr über seine würzigen Blätter. Der geschmackliche Höhepunkt ist der Sommer, dann werden blühende Triebe als Jahresvorrat geerntet und getrocknet. Seine Verwendung erklärt sich durch seine enge Verwandtschaft mit Oregano, die man an seinem botanischen Namen ablesen kann, fast von selbst. Alle italienischen und griechischen Tomatengerichte, aber auch Gemüseeintöpfe und Bratlinge aller Art, mit Fleisch oder vegan, vertragen sich gut mit dem appetitanregenden Dost. Ein Clou sind seine kräftigen, verholzten Stängel, die man für kleine Fleisch- und Pilzspießchen und als Antipasti-Picker verwendet. Ganze blühende Zweige würzen dekorativ Öl und Essig in der Flasche. Eingelegtes hält mit dem antibakteriell wirkenden Dost länger.

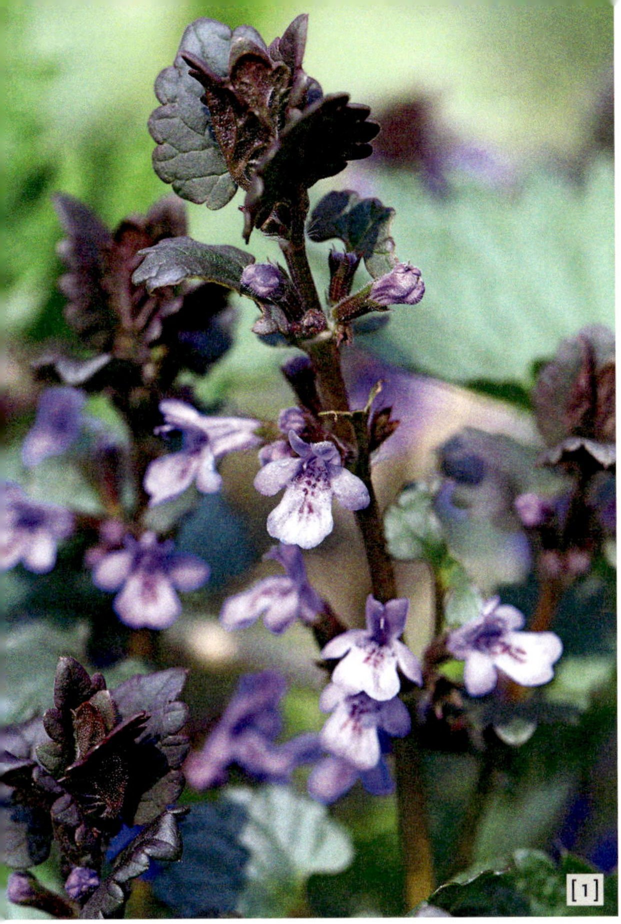
[1]

Gundermann

Glechoma hederacea

Hecken, Mauern, Wiesen, lichte Wälder, Wald- und Gebüschränder

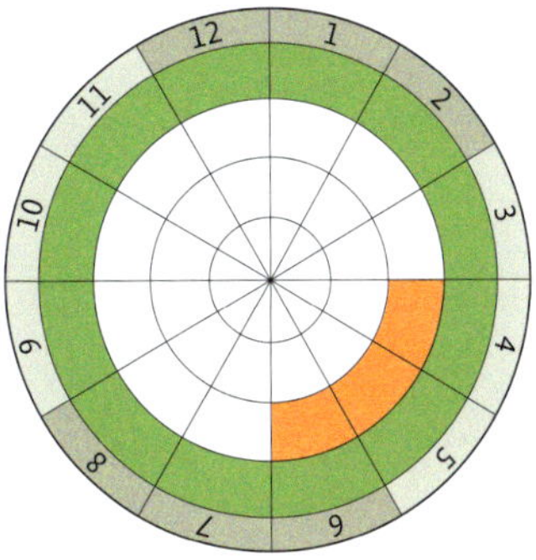

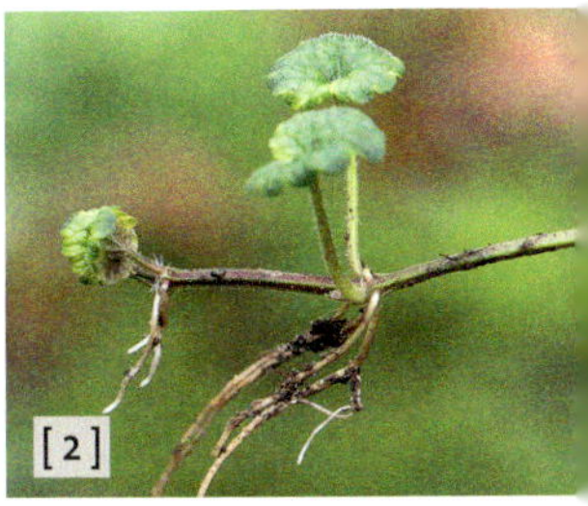
[2]

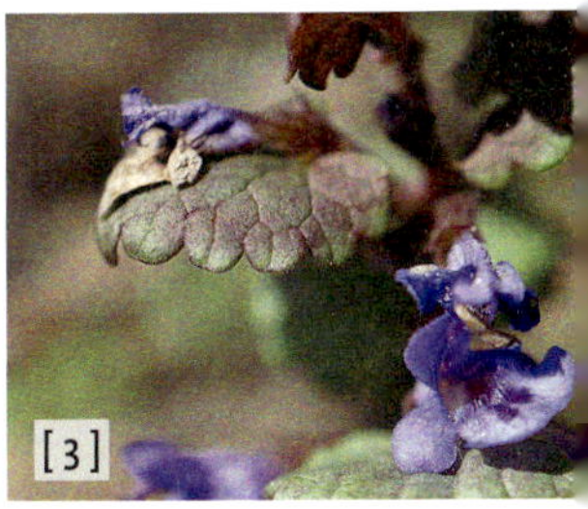
[3]

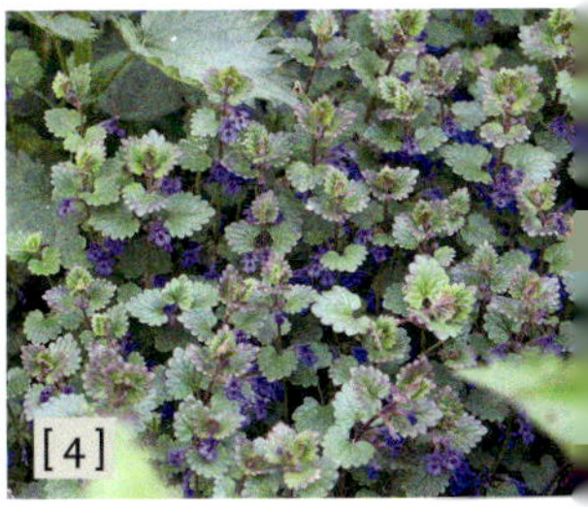
[4]

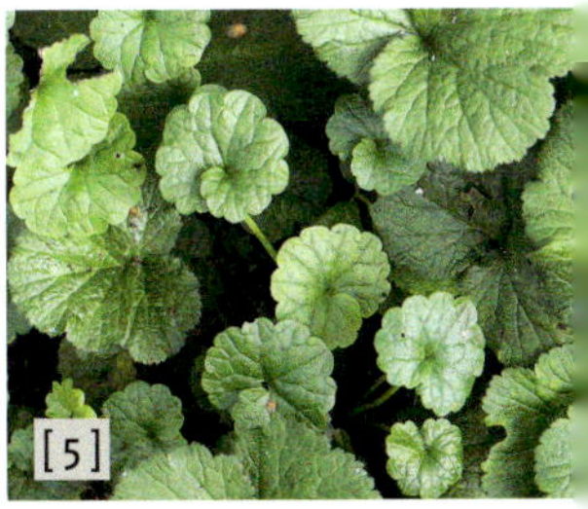
[5]

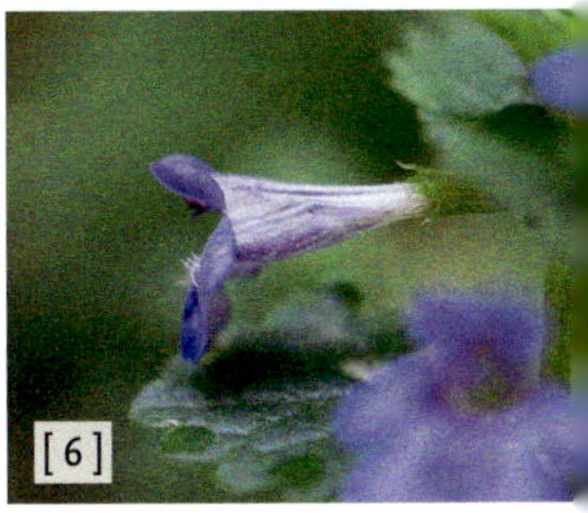
[6]

So wie der Efeu sich an Mauern und Stämme haftet, so klammert sich der Gundermann, alias Gundelrebe, mit seinen kriechenden, an den Knoten wurzelnden Stängeln an den Boden. Das erklärt das Artepitheton *hederacea*, was „efeuartig“ bedeutet. Der Gundermann ist der herbe Vertreter unter den Lippenblütlern. Sein Aroma ist harzig und mit Worten kaum zu beschreiben. Man muss ihn probieren, um sich für oder vielleicht sogar gegen ihn zu entscheiden, denn er schmeckt doch recht speziell.

Am wohlsten fühlt er sich am Rande von Gebüschen und in lichten Wäldern, dort, wo es feucht ist und nährstoffreich. Hier bedeckt er mit seinen langen Trieben oft große Flächen [4]. Aber auch auf trockenen und sonnigen Wiesen kann er sich behaupten. Hier sind die Triebe kürzer, das Aroma aber intensiver. Ein guter Sammelort für alle Gundermannfans. Im Frühjahr, wenn sich die Knospen an den aufsteigenden Trieben öffnen, entstehen lilafarbene Teppiche.

Der Gundermann ist die kräftige Note in Kräuterbutter und Kräuterölen. Nussbutter mit Gundermann schmeckt höchst spannend zu blanchiertem Gemüse wie Spargel, Klettenblattstielen und wildem Hopfen. Zu allen kräftigen Gemüsen wie Sellerie oder Petersilienwurzel passt er besonders gut.

Typische Merkmale

- *Kriechende, wurzelnde Ausläufer [2], Polster bildend*
- *Blätter nieren- bis herzförmig, Blattrand gekerbt [1, 3, 5, die kleinen in der Mitte], wintergrün*
- *Aufsteigende Blütentriebe an den Knoten [1], Triebspitzen manchmal rot überlaufen [1, 3]*
- *Blüten meist nur zu einer Seite ausgerichtet, mit zwei bis sechs Blüten [1]*
- *Lilafarbene Blüten, 1–2 cm lang, die dreilappige Unterlippe länger als die Oberlippe [6] mit pinkfarbenen Flecken [1, 3]*

Leicht zu verwechseln mit:

- Knoblauchsrauke (Seite 115): Blätter gebuchtet, nicht kriechend
- Kriechender Günsel: Blüten dichter und quirlständig, fehlendes Aroma
- Nelkenwurz (Seite 72): Blätter deutlich größer, behaart, geteilt [5: die großen Blätter am Rand]

Inhaltsstoffe

(+) Ätherische Öle, Gerbstoffe, Bitterstoffe (Glechomin), Flavonoide

Rossminze

Mentha longifolia

Feuchte, nährstoffreiche Standorte wie Gräben und Ufer

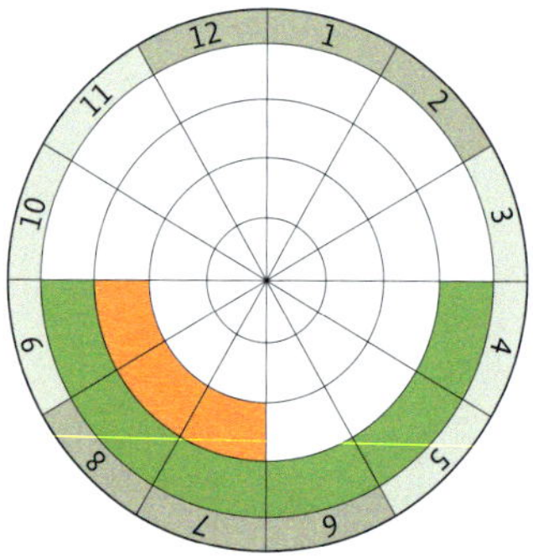

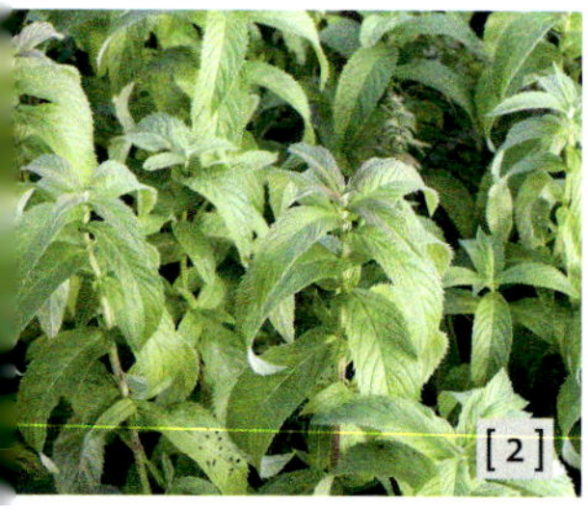
[2]

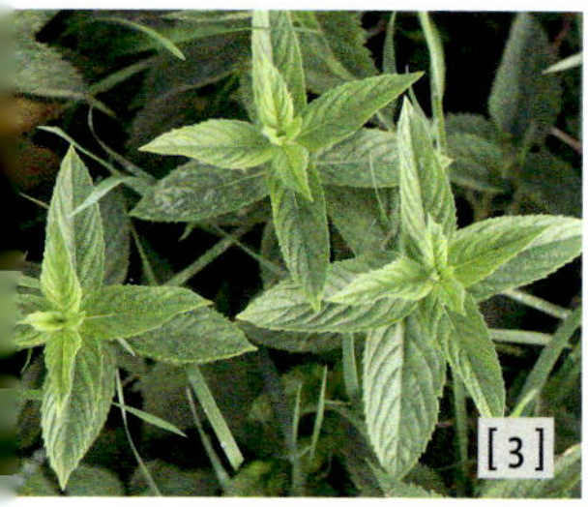
[3]

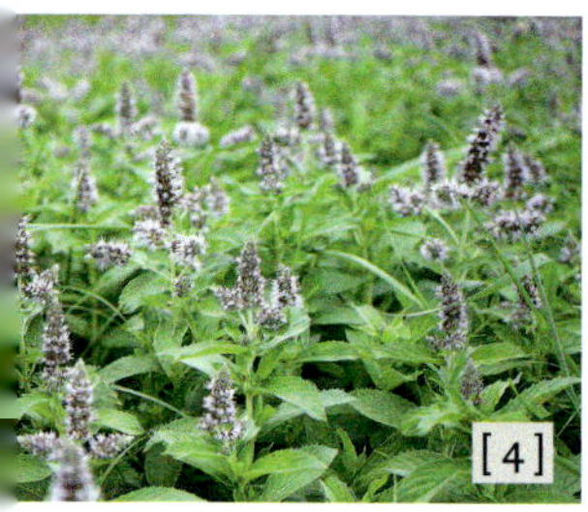
[4]

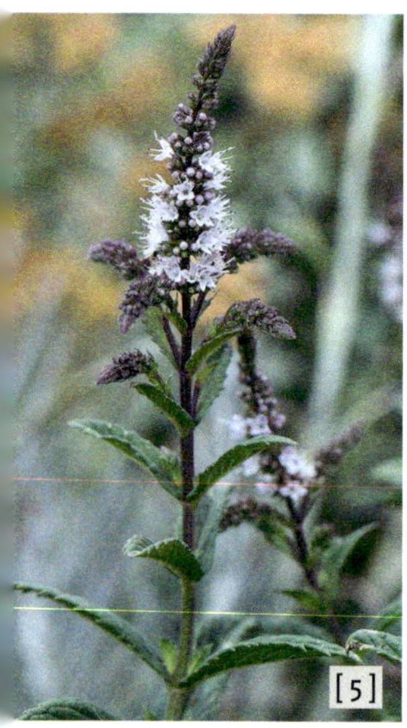
[5]

Typische Merkmale

- *Aufrechter Stängel, vierkantig und behaart, bis 80 cm hoch [1]*
- *Lanzettliche, lange Blätter [2], kreuzgegenständig [3], kurz oder gar nicht bestielt, Blattrand gesägt [3]*
- *Ährige Blütenstände an der Triebspitze [1]*
- *Fliederfarbene Blüten [1], Blütenkelch mit fünf Spitzen*

Leicht zu verwechseln mit:

- Grüne Minze: intensiver Geruch nach Spearmint, Blätter tendenziell schmäler und kürzer [5] als bei der Rossminze

Inhaltsstoffe

(+) Ätherische Öle (Menthol), Gerbstoffe, Flavonoide

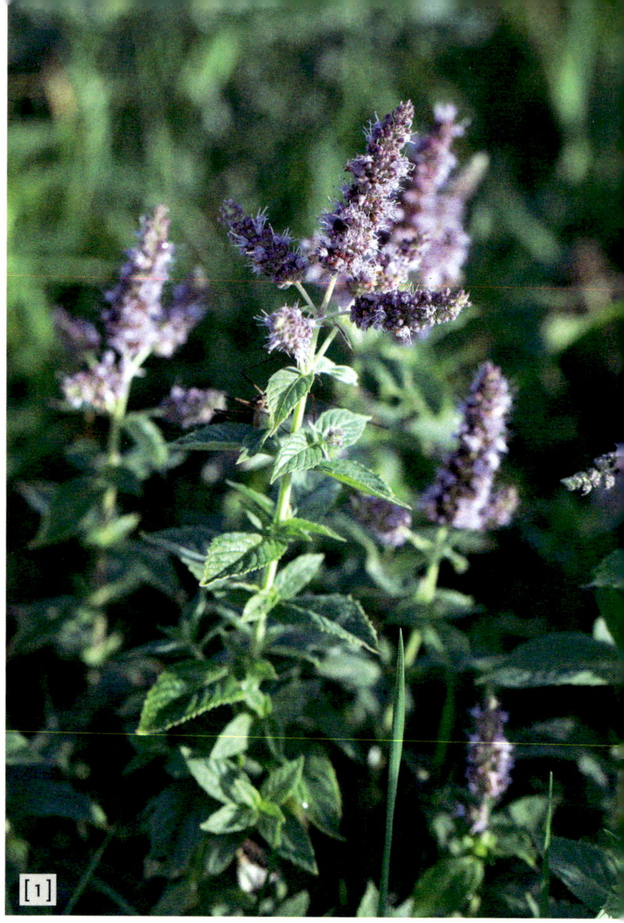
[1]

Die Rossminze oder auch „Waldminze" ist durch ihre langen, fliederfarbenen Blütenähren sehr gut zu erkennen [1]. Reibt man ein Blatt, dann verströmt es einen besonderen Minzegeruch. Manche empfinden den Geruch der Rossminze als etwas unangenehm. Wer sie aber mag, kann sie genauso wie andere Minzen verwenden. Die Rossminze wächst oft in größeren Kolonien [4], sie liebt feuchte Stellen und ist häufig in den Gräben entlang von Forstwegen zu finden, was den Namen „Waldminze" erklärt.

Frisch ist sie perfekt für „Infused Water". Dafür werden ein oder mehrere Triebe mit kaltem Wasser angesetzt und einige Stunden durchgekühlt. Sie schmeckt köstlich in Cocktails und Sommerbowlen und eignet sich natürlich auch für Tee, egal, ob er mit frischem oder mit getrocknetem Kraut aufgebrüht wird. Aber auch Obstsalate und orientalisch angehauchte Getreidegerichte harmonieren mit der kräftigen Minze. Merken Sie sich die Stelle, an der Sie Rossminze gefunden haben, denn die Pflanze ist mehrjährig und Sie können sich jedes Jahr Ihr Sträußchen pflücken.

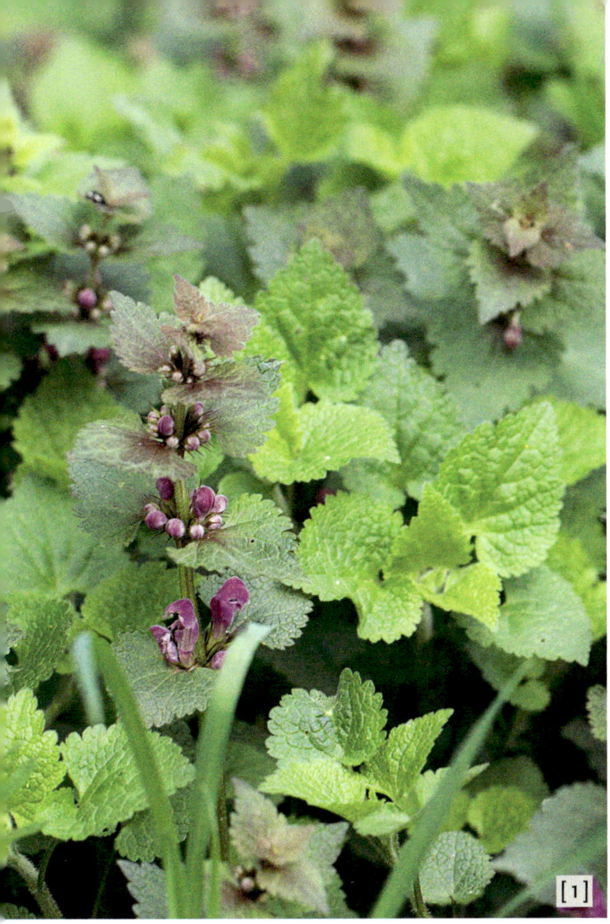

[1]

Taubnessel

Weiße Taubnessel (Lamium album)
Gefleckte Taubnessel (L. maculatum)
Goldnessel (L. galeobdolon)
Rote Taubnessel (L. purpureum) auch

Nährstoffreiche Standorte, Waldränder, lichte Wälder, Hecken, die Rote T. auch auf Äckern

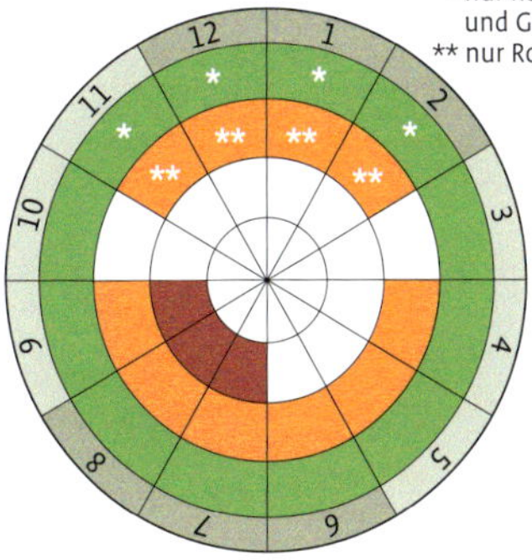

* nur Rote T. und Goldnessel
** nur Rote T.

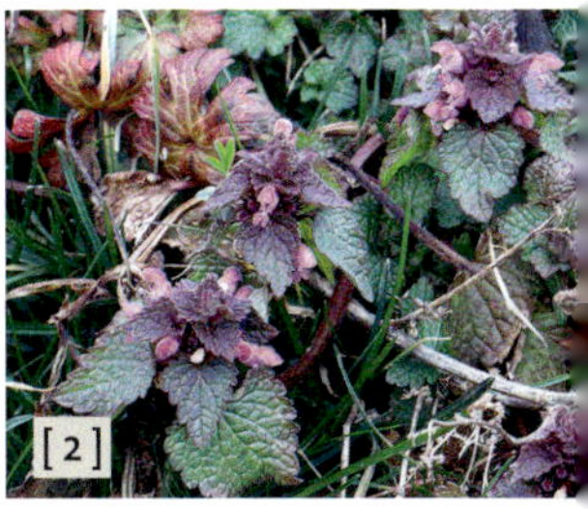

[2]

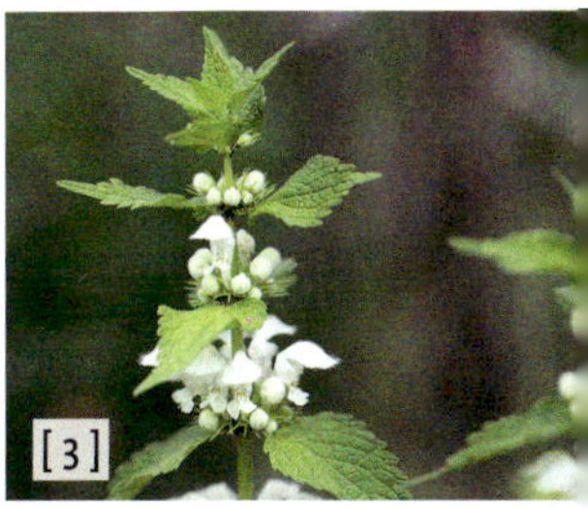

[3]

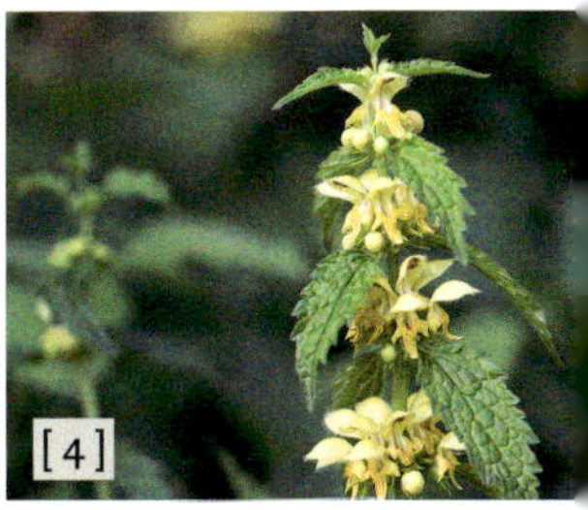

[4]

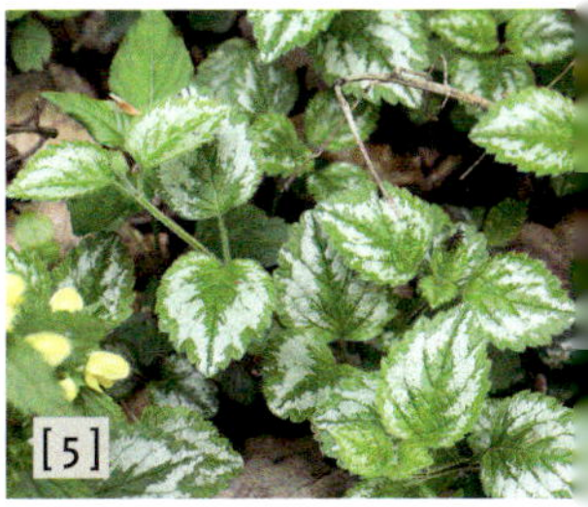

[5]

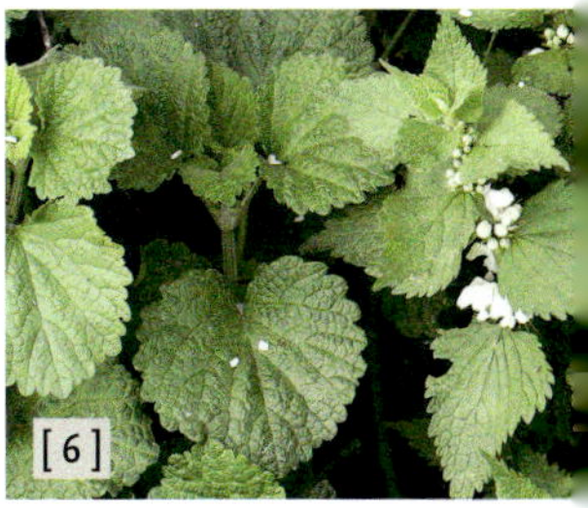

[6]

Die Taubnesseln blühen in bunten Farben, in Pink, in Goldgelb und in Weiß. Man erkennt sie leicht an ihren großen, in Etagen rundherum angeordneten Lippenblüten. Vor der Blüte ähneln sie der Brennnessel, deren Blätter bekannterweise mit Brennhaaren besetzt sind. Diese fehlen den Taubnesseln, darum sind sie „taub" – oder, wie die Engländer meinen, „tot", darum heißen sie dort „dead nettel". Das ganze Jahr über, auch im Winter, kann man Taubnesseln ernten, denn Goldnessel und Rote Taubnessel tragen wintergrünes Laub und die kleine Rote blüht noch sehr spät im Jahr.

Taubnesseln schmecken kräftig mit pilzig-erdiger Note, die Goldnessel kann auch mal bitter sein. Man erntet die jungen, knospigen oder blütenlosen Triebe [1]. Zum Abmildern der pilzigen Note kann man neutrales Grün wie Brennnessel oder Vogelmiere untermischen. Taubnesseln eignen sich jung für Salate, Kräuterbutter und Dips. Gegart passen sie in Spinatgerichte, auf Quiches, in Füllungen und Getreidegerichte. Püriert würzen sie Knödel und Fingernudeln, eine wunderbare Beilage zu Wild, Ente oder einem Rinderbraten.

Die Blüten sind dekorativ und süß, vorausgesetzt, Insekten haben den Nektar noch nicht heraussaugt. Die Samen stellen eine würzige Beigabe in Gebäck oder Gemüsegerichten dar. Sie lassen sich auch keimen.

Typische Merkmale

- *Vierkantiger, hohler Stängel, Blätter kreuzgegenständig [1, 3, 4]*
- *Eiförmige, zugespitzte Blätter, gesägter Blattrand [1–5]*
- *Bei der Roten T. Blätter an der Triebspitze dunkelrot überlaufen [2]*
- *Goldnesselblätter grün-weiß panaschiert; ausläuferbildend [5]*
- *Blüten quirlig angeordnet, pink (Rote T.) [2], pink mit Flecken auf der Unterlippe (Gefleckte T.) [1], weiß [3 rechts] oder gelb (Goldnessel) [4]*
- *Vierteilige Zerfallfrucht*

Leicht zu verwechseln mit:

- Wirbeldost
- Waldziest
- Schwarznessel [6, die rundlichen Blätter links]

Inhaltsstoffe

(+) Kalium, Magnesium, Kalzium, ätherische Öle, Flavonoide, Saponine, Schleim- und Gerbstoffe

Thymian

Wilder Thymian, Quendel (Thymus pulegioides)
Sandthymian (T. serpyllum)
sowie viele Hybride untereinander und mit weiteren Thymianarten

Sandfluren, Halbtrockenrasen, trockene Wiesen, steinige Böschungen und Hänge

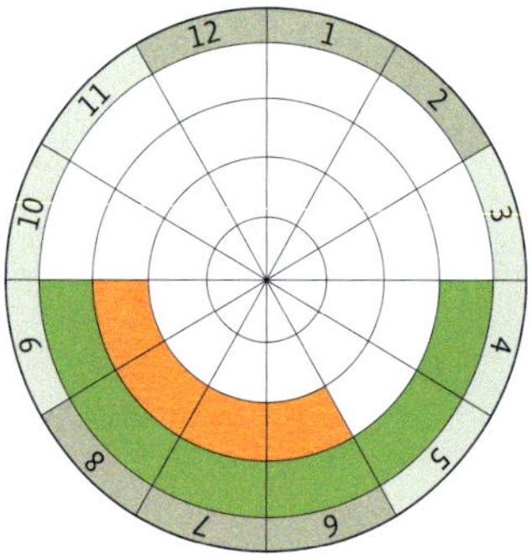

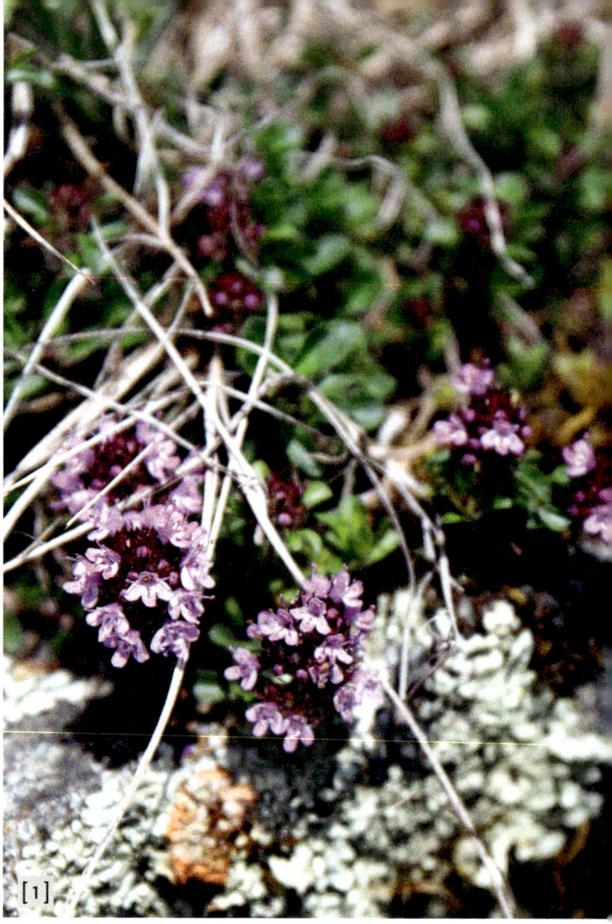
[1]

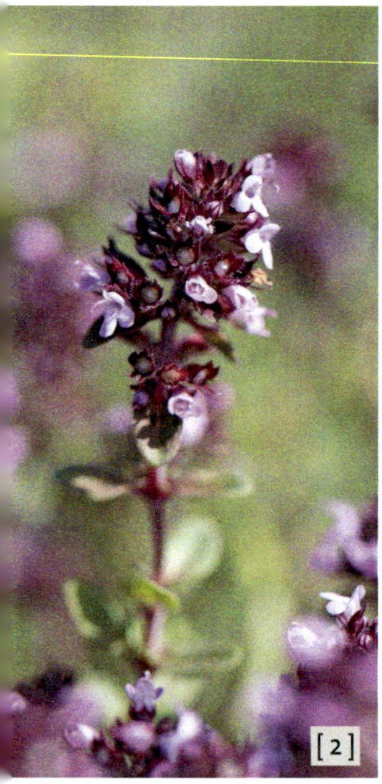
[2]

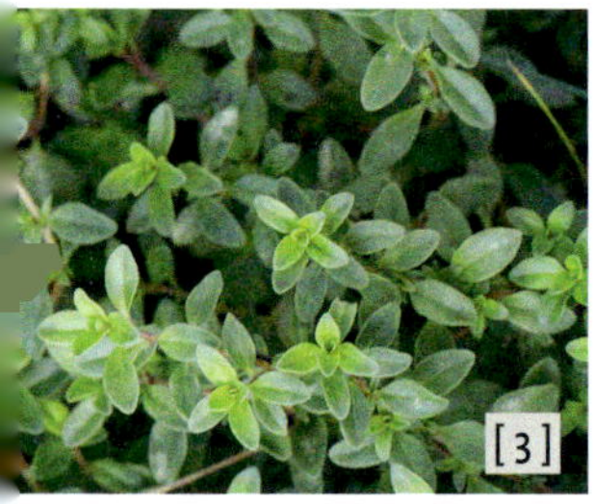
[3]

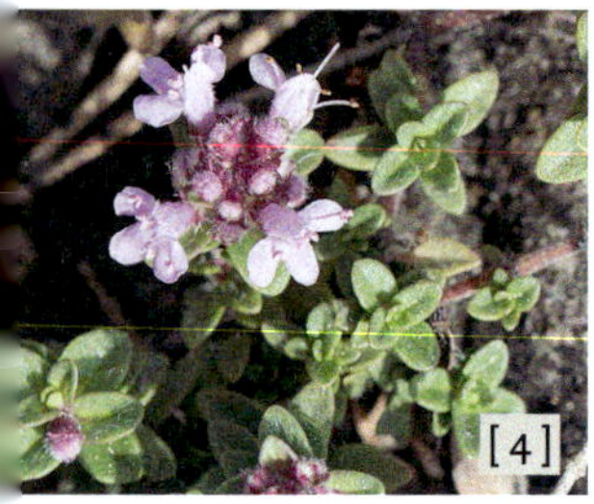
[4]

Typische Merkmale

- *Kleine, verholzende, sich flächig ausbreitende Zwergbüsche von 5–20 cm Höhe*
- *Eiförmige Blättchen, beim Sand-T. am Blattgrund bewimpert [3]*
- *Vierkantiger Stängel, die Blättchen kreuzgegenständig angeordnet [3]*
- *Behaarter, braunroter Kelch [1, 2]*
- *Rosaviolette Blüten in ährig-kopfigen bis ovalen Blütenständen [2, 4]*

Leicht zu verwechseln mit:

- Dost (Seite 122): Höhe bis 60 cm, größere, halbkugelige Blütenstände

Inhaltsstoffe

(+) Ätherische Öle, Bitterstoffe, Gerbstoffe

Es gibt mehrere wild wachsende Thymianarten bei uns, die sich gerne auch kreuzen. Daher werden sie bei der Beschreibung nicht nach Arten getrennt. Alle wachsen als kleine, verholzende Zwergbüsche. Dort, wo es dem Thymian gefällt, breitet er sich flächig aus. Wer gerne an sonnigen Alpenhängen wandert, wird den wilden Thymianarten oft begegnen, aber sie mögen es auch unspektakulärer an trockenen, sonnigen Wegrändern oder zwischen den Steinen der Befestigungen von Überflutungsbecken.

Der wild wachsende Thymian hat ein milderes Aroma als der Gartenthymian, ist etwas herb und leicht zitronig duftend. Wilden Thymian kann man frisch oder getrocknet verwenden und immer dann einsetzen, wenn Gartenthymian als zu intensiv empfunden wird. Die ätherischen Öle befinden sich in Drüsenschuppen auf der Blattoberfläche und werden freigesetzt, wenn man durch Reiben diese Drüsen verletzt.

Thymian würzt Kräuterbutter, Dressings, Kräuterquark und Aufstriche, aromatisiert aber auch Grillfleisch und Grillgemüse. Die zarten Triebe, kurz in Öl oder heißer Butter frittiert, sind ein köstliches Topping über Kartoffelpürees oder Gemüsestampf.

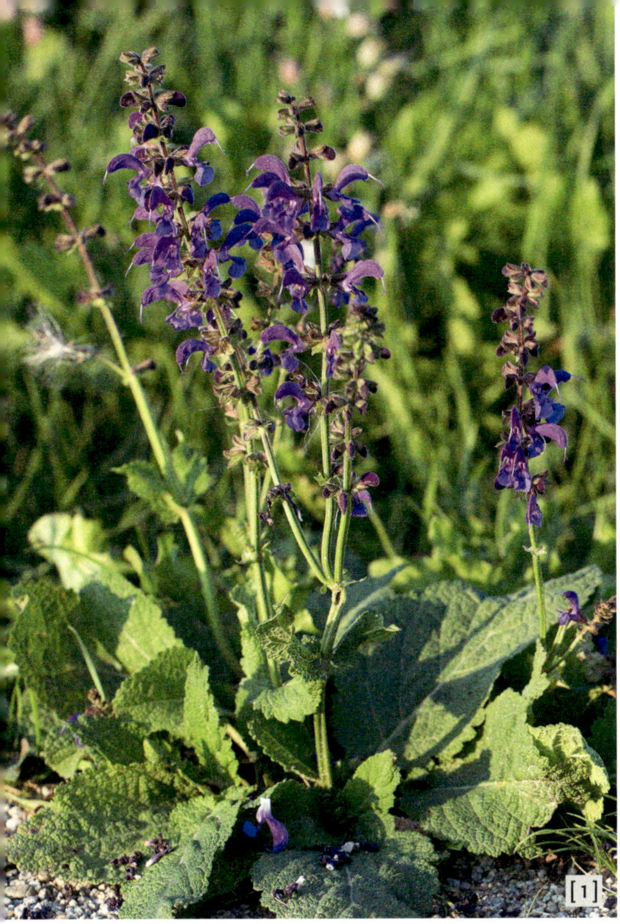
[1]

Wiesensalbei

Salvia pratensis

Trockene, vollsonnige, kalkhaltige Wiesen, Böschungen und Dämme

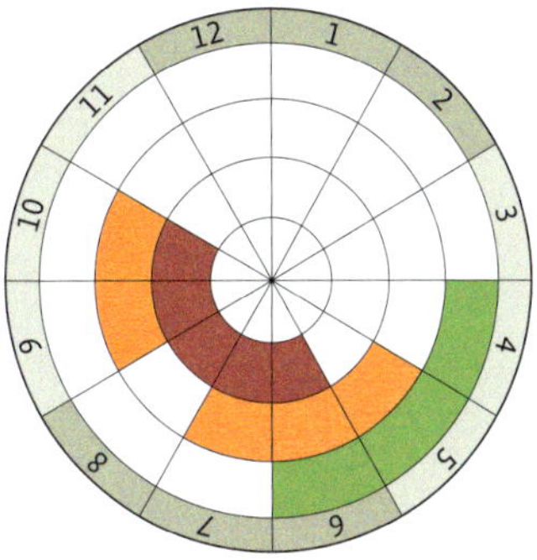

Der Wiesensalbei hat zwei Merkmale, die Auge und Nase verwöhnen: seine bunten Blüten und die aromatischen Blätter. Die Blüten werden gerne von Insekten besucht. Die großen unter ihnen, zum Beispiel die Hummeln, lösen einen raffinierten Hebelmechanismus aus, der den männlichen Pollen auf dem Rücken der Besucher ablegt, die ihn dann beim Besuch der nächsten Blüte auf der weiblichen Narbe abstreifen.
Im Sommer färbt der Salbei viele Wiesen lila ein, auf gemähten Wiesen blüht er im frühen Herbst noch ein zweites Mal. Seine Samen sitzen in Vierergrüppchen tief in den klebrigen Kelchen, die sich zwecks Verbreitung an Tierfelle heften.
Die dekorativen Blüten hübschen Süßspeisen und Getreidegerichte, Kräuterbutter und Kräutersalz optisch und geschmacklich auf. Mit den Blättern würzt man wie mit Gartensalbei. Köstlich sind Blätter und knospige Triebe [3] in Ausbackteig oder pur frittiert. Auch die Samen haben ihren Platz in der Küche, denn sie quellen in Flüssigkeit auf, so wie die Samen des verwandten Spanischen Salbeis, die als „Chia-Samen" im Handel sind. Das Sammeln der kleinen Samen macht auch demütig. Es vermittelt die wertvolle Erfahrung, wie mühsam es ist, ein paar Esslöffel voller Samen als Nahrung zusammenzutragen.

Typische Merkmale

- *Vierkantiger, verzweigter, behaarter Stängel, gegenständige Blätter [1, 3], bis 60 cm hoch*
- *Grundrosette, bläulich grüne Blätter, die sich vor Triebbildung an den Boden pressen [2]*
- *Gestielte Blätter, fest und runzelig, haarig, mit unregelmäßig gezähntem Blattrand [1, 2]*
- *Lippenblüten bis zu 2 cm lang, leuchtend blauviolett, Oberlippe breit sichelförmig [4]*
- *Spaltfrüchte mit vier Klausen in tiefen, klebrigen Kelchen [5, 6]*

Leicht zu verwechseln mit:

- Kleine Königskerze: Blattrand eher gebuchtet, nicht runzelig, dunkler Blattstiel

Inhaltsstoffe

(+) Ätherische Öle (unter anderem Cineol, Pinen, Thujol, Salven), Bitterstoffe, östrogenartige Stoffe

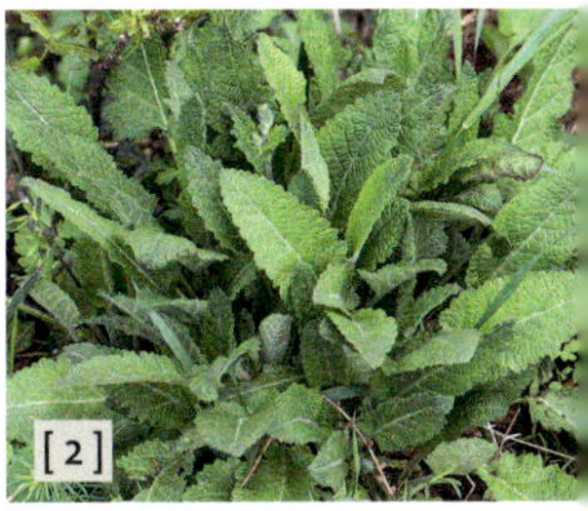
[2]

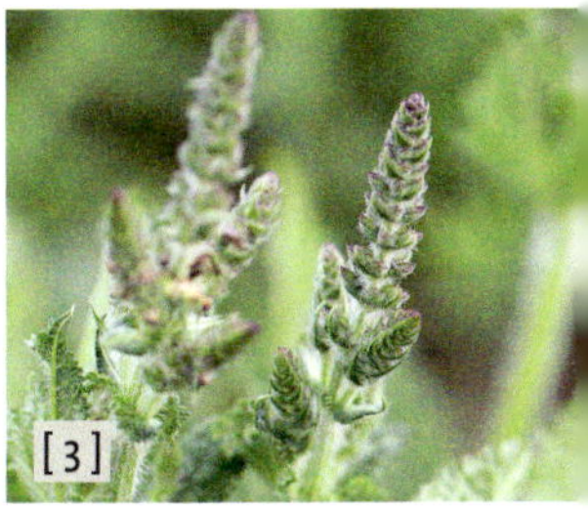
[3]

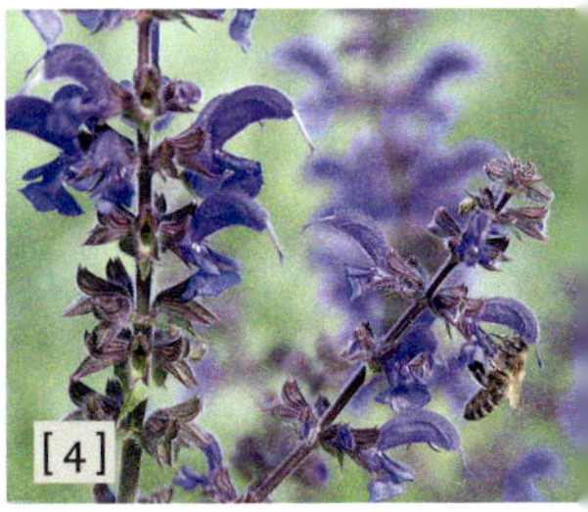
[4]

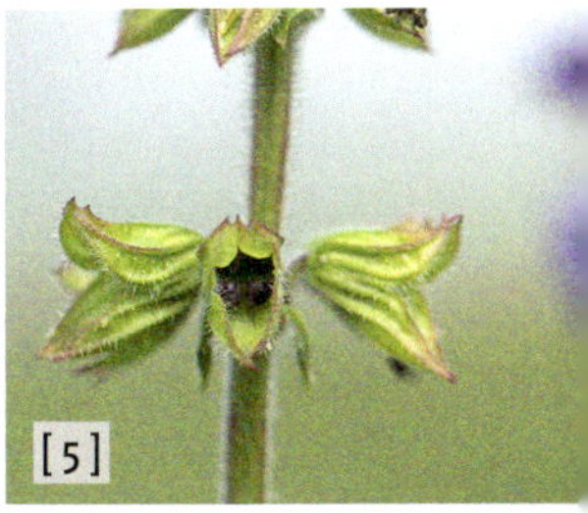
[5]

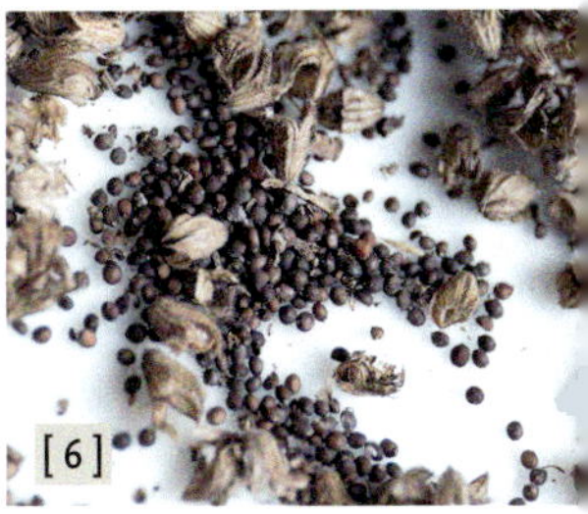
[6]

SCHMETTERLINGSBLÜTLER

[Faboideae]

Bohnen- und Erbsenverwandte

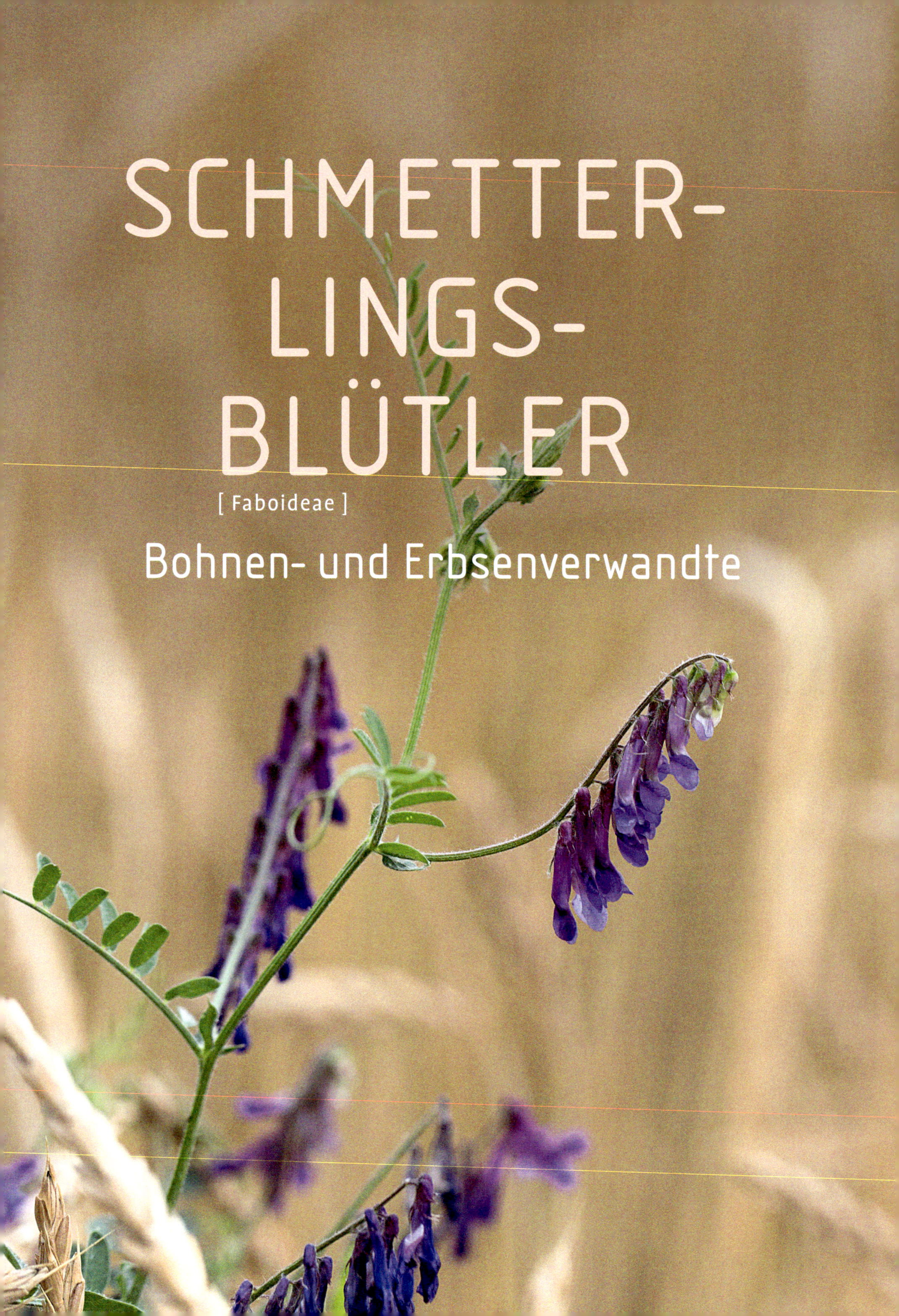

Diese Unterfamilie der Hülsenfrüchtler (Fabaceae) hat ihren Namen von dem großen, oberen Kronblatt, der „Fahne", das an einen ausgebreiteten Schmetterling erinnert. Ihre Blüten sind auch das wichtigste Erkennungsmerkmal der vielen Arten, zu denen krautige Pflanzen, aber auch Bäume und Sträucher wie die Robinie oder der giftige Goldregen gehören.

Die Früchte der kultivierten Arten, die Hülsenfrüchte, sind wegen ihrer hochwertigen Proteine ein Grundpfeiler gesunder Ernährung. Eine Züchtung, die Süßlupine, entwickelt sich gerade zum Star unter den Fleischalternativen. Ihre wilde Verwandte hingegen enthält giftige Alkaloide, wie auch viele andere wilde Schmetterlingsblütler. Manche dieser Substanzen, etwa das Phasin, können durch Kochen unschädlich gemacht werden. Achten Sie auch bei den als essbar eingestuften wild wachsenden Arten unbedingt darauf, ob sie im rohen Zustand ungiftig und verträglich sind. Essen Sie aber selbst dann nur kleine Mengen roh.

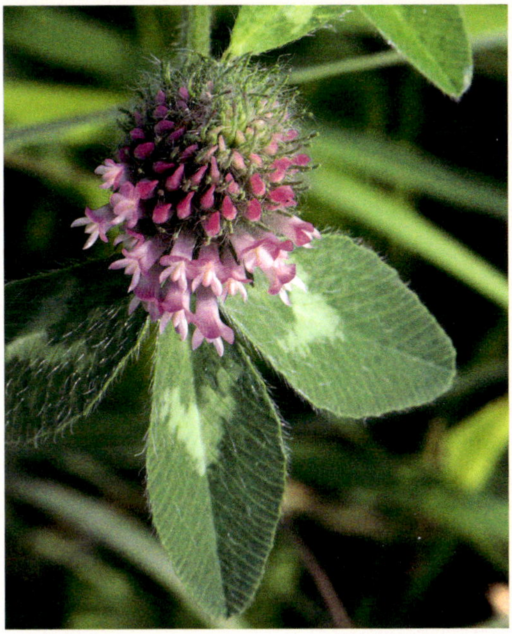

[1] Rotklee

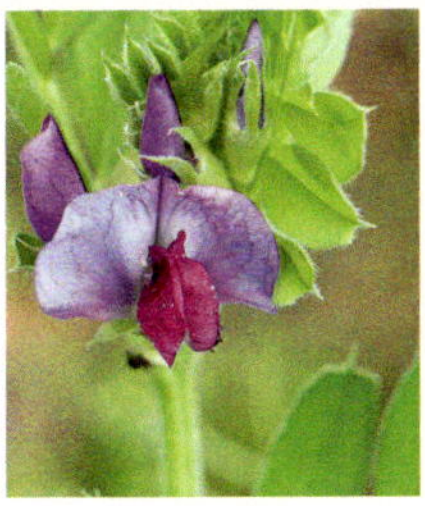

[2] Saatwicke

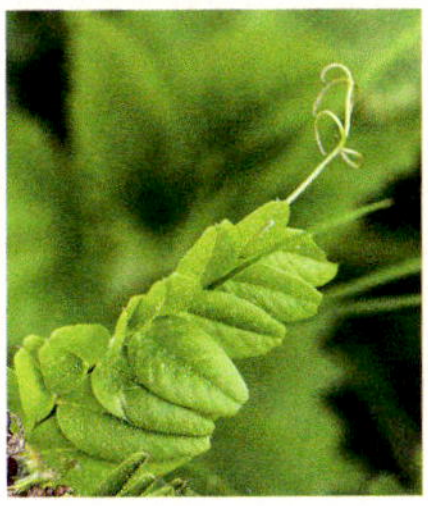

[3] Zaunwicke

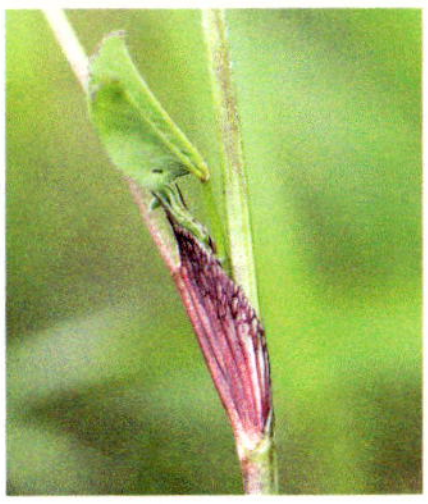

[4] Rotklee

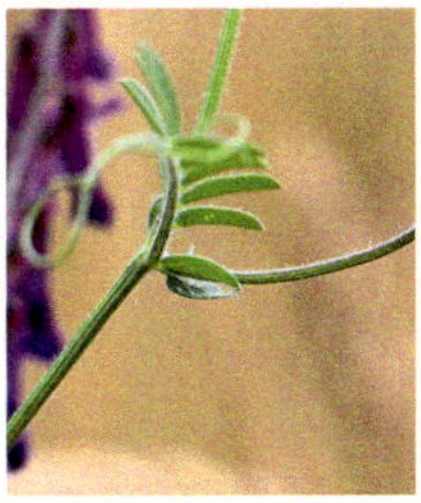

[5] Vogelwicke

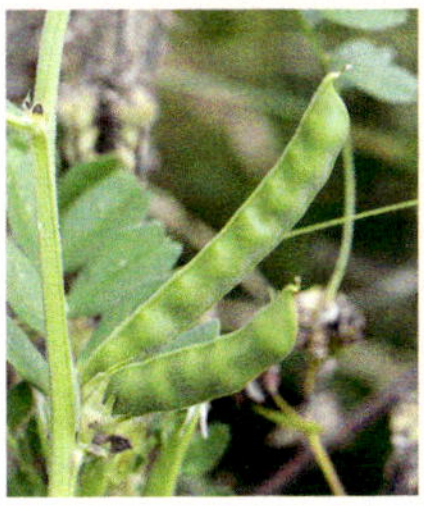

[6] Saatwicke

Kulturpflanzen der Familie

Bohnen, Sojabohnen, Erbsen, Linsen, Süßlupinen, Erdnüsse

Gemeinsame Kennzeichen

- *Stängel vierkantig [6], aufsteigend oder kletternd*
- *Blätter oft fiederig mit Halteorgan [3, 5: Wicken] oder gefingert [1], immer Nebenblätter [4, 5]*
- *Monosymmetrische Blüte, das heißt um die Längsachse symmetrisch. Die Blütenblätter mit Fahne, Flügel und Schiffchen [1, 2] sind im Unterschied zu Lippenblütlern nicht verwachsen (siehe Zeichnung Seite 52).*
- *Hülsenfrüchte mit mehreren Samen [6, im Unterschied zu Schoten der Kreuzblütler haben Hülsenfrüchte keine Mittelwand]*
- *Typische Inhaltsstoffe sind Eiweiß, Kohlenhydrate, teils Phytoöstrogene und Lektine (!), wie z. B. Phasin*

Giftpflanzen der Familie

- Lupine (Alkaloide, z. B. Lupinin)
- Bunte Kronwicke (herzwirksame Glykoside): Seite 133, Bild [5]

Geschmack und Zubereitung

Die Blüten bereichern roh Salate und Vorspeisen oder werden Füllungen und Aufstrichen beigegeben. Duftende Blüten, zum Beispiel die vom Steinklee, aromatisieren Sirup, Blütenzucker, Desserts und Torten. Triebspitzen werden in geringen Mengen roh (Wicken), vor allem aber gekocht verwendet. Ihr Geschmack erinnert an Erbsen.

Die eiweißreichen Samen werden in Brot und Gebäck im Ganzen oder gemahlen mitgebacken oder wie Linsen gekocht, nachdem sie zuvor einige Stunden eingeweicht wurden. Manche sind als Keimlinge verwendbar.

Klee

Rotklee (*Trifolium pratense*)
Weißklee (*T. repens*)

Fette Wiesen und Weiden, Wegränder

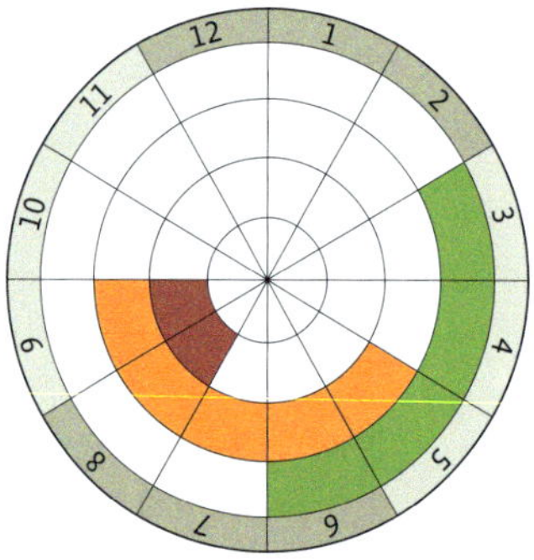

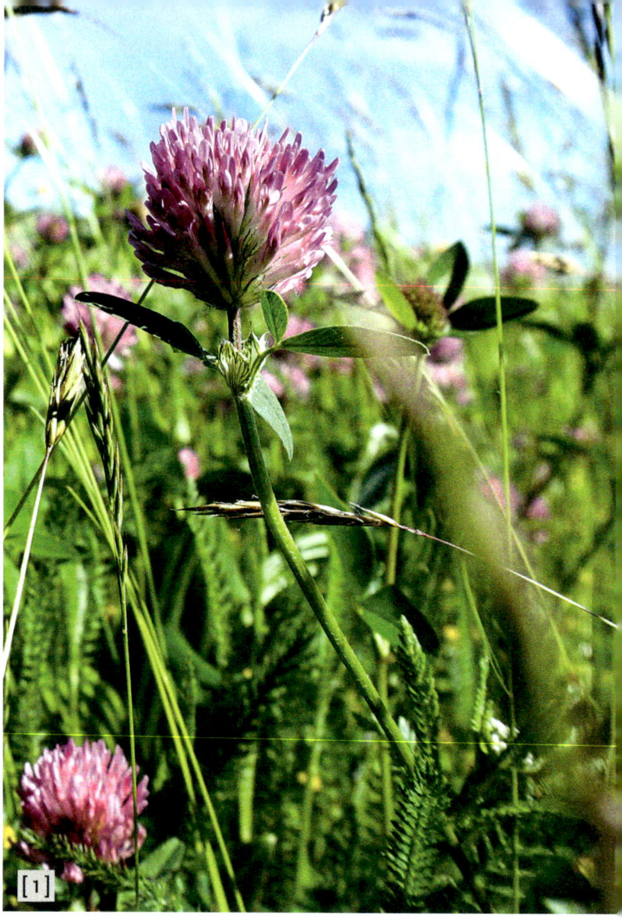
[1]

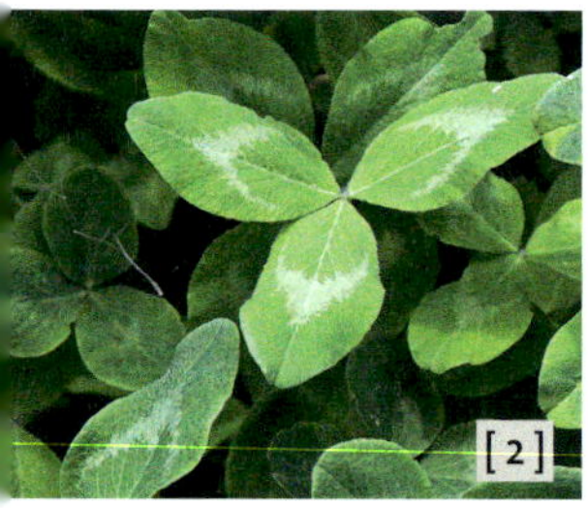
[2]

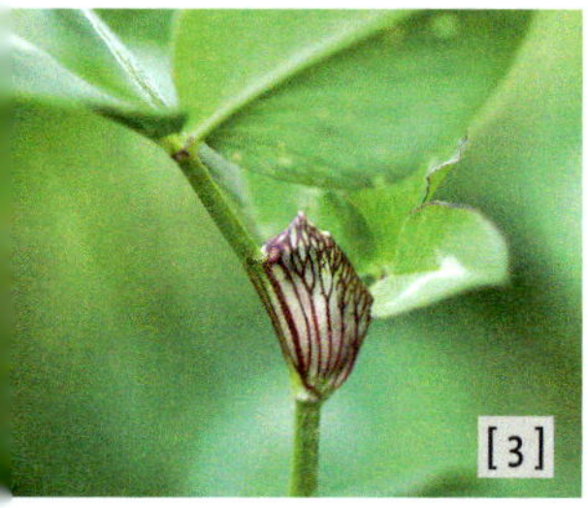
[3]

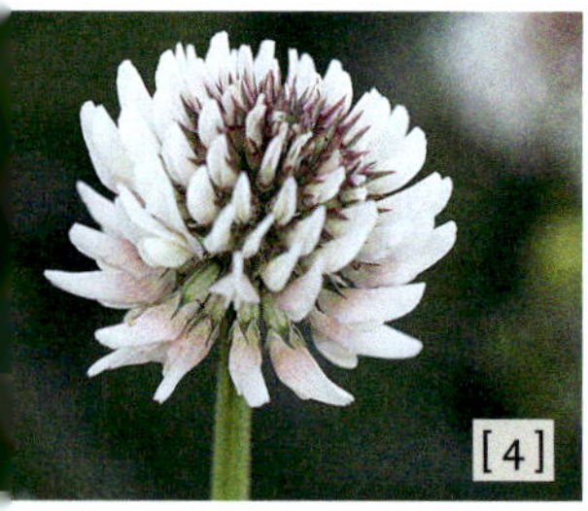
[4]

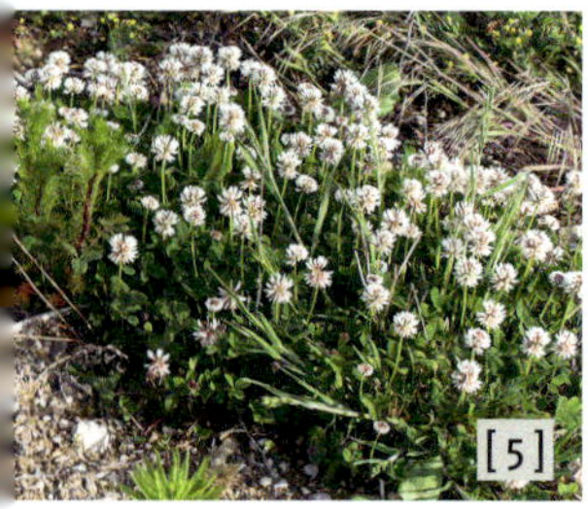
[5]

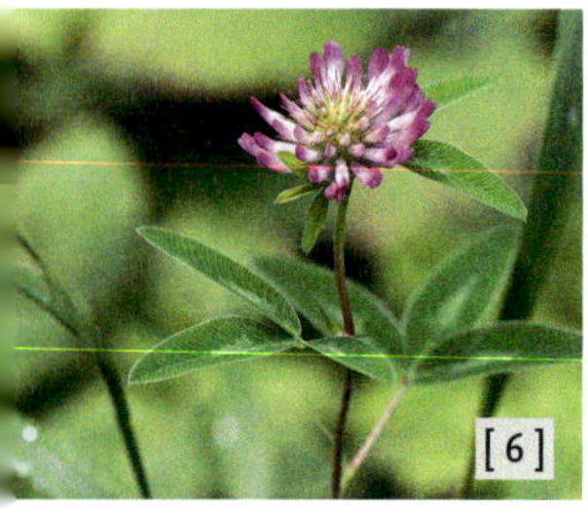
[6]

Typische Merkmale

- *Aufrechter, verzweigter Wuchs; kantiger, anliegend behaarter Stängel [1, 3]*
- *Blätter dreifingerig, ganzrandig, meist mit winkelförmigem hellem Fleck [2], wechselständig*
- *Auffallend gemusterte, zugespitzte Nebenblätter [3]*
- *Schmale rote oder weiße Lippenblüten*
- *Blütenstand ein kugeliges Köpfchen [1, 4]*

Leicht zu verwechseln mit:

- Mittlerer Klee: zickzackförmiger Stängel [6]

Inhaltsstoffe

(+) Eiweiß, Gerbstoffe, Phytoöstrogene, ätherische Öle, Isoflavone, Glykoside, Harz

(!) Cumarin

VORSICHT!

SCHWANGERE SOLLTEN ROTKLEE WEGEN DER DARIN ENTHALTENEN PHYTOÖSTROGENE MEIDEN.

Der Rotklee, auch Wiesenklee genannt, gehört wie Löwenzahn und Gänseblümchen zum typischen Erscheinungsbild unserer Sommerwiesen. Seit der erweiterten Dreifelderwirtschaft im 18. Jahrhundert wird er wie die Luzerne bei uns auch als Futterpflanze und Bodenverbesserer angebaut, denn er reichert den Boden mit Stickstoff an. Sein Bruder, der Weißklee [4, 5], übernimmt diese Aufgabe auf mageren Böden, wo er sich mit seinem flachen Wuchs rasenartig ausbreitet.
Für die Küche sind beide Arten gleich gut geeignet. Die eiweißreichen Blätter werden bevorzugt vor der Blüte geerntet. Ihr Geschmack ist erbsenartig. Sie sind perfekt für grüne Smoothies, können Spinat- und Gemüsegerichten, Pfannkuchen und Frittata beigegeben werden und schmecken fein geschnitten in Kräuterquark und -aufstrichen. Die süßen Blüten passen ausgezupft in Obst-, aber auch in herzhafte Salate mit Reis, Quinoa oder Hirse. Ebenso können sie Kuchen- und Brotteigen beigegeben werden und machen Blütenbutter, Dips und Aufstriche bunter und gesünder. Für aromatische Getränke lässt man ganze Blüten einige Stunden in Wasser, Apfelsaft oder Wein ausziehen. Wer Brot bäckt, kann die Samen ganz oder gemahlen mit dem Getreidemehl mischen. Sie eignen sich auch zum Keimen.

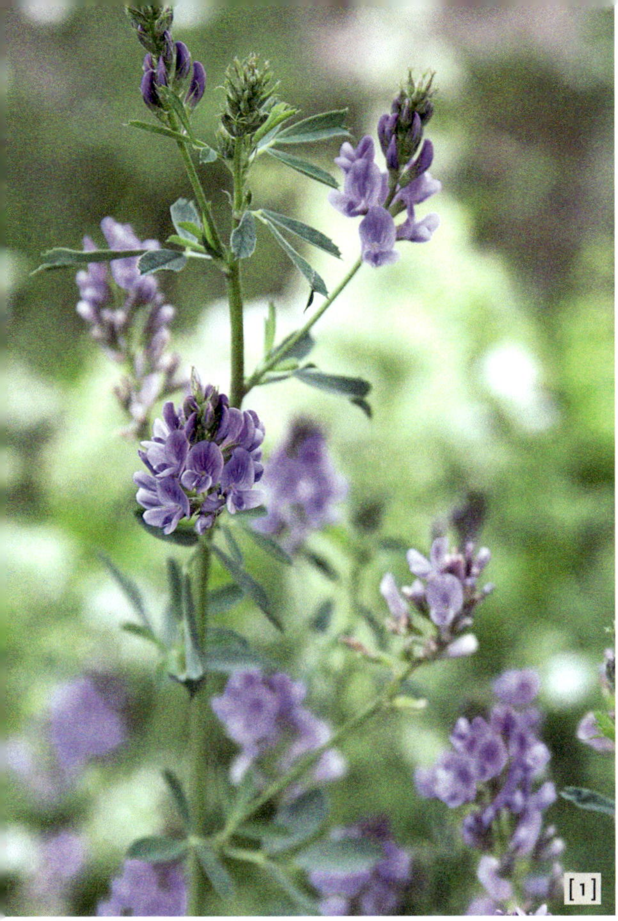

[1]

Luzerne

Medicago sativa

Auf mageren Standorten: Wegränder, Halbtrockenrasen, Trockenwiesen

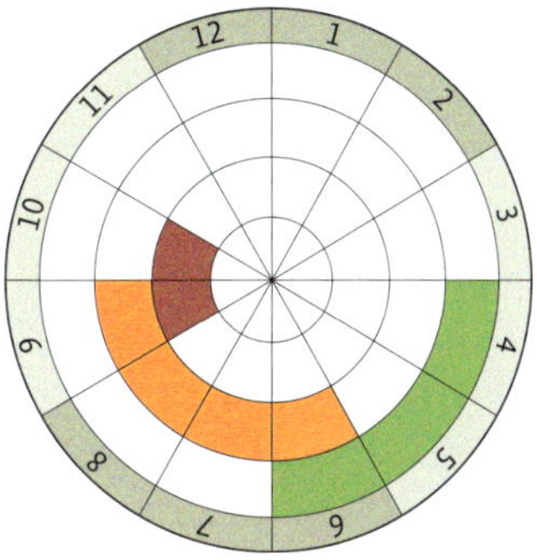

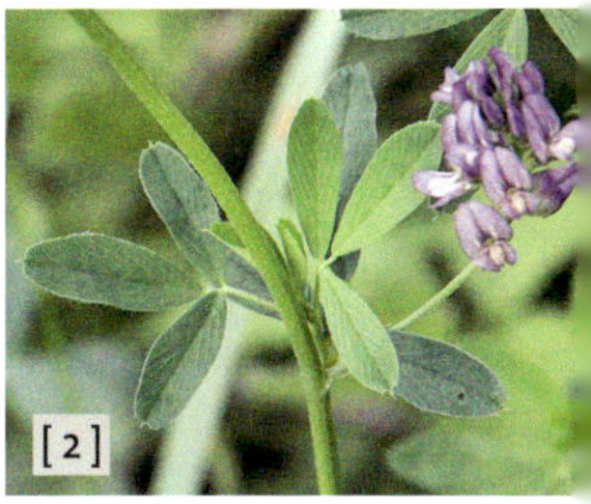

[2]

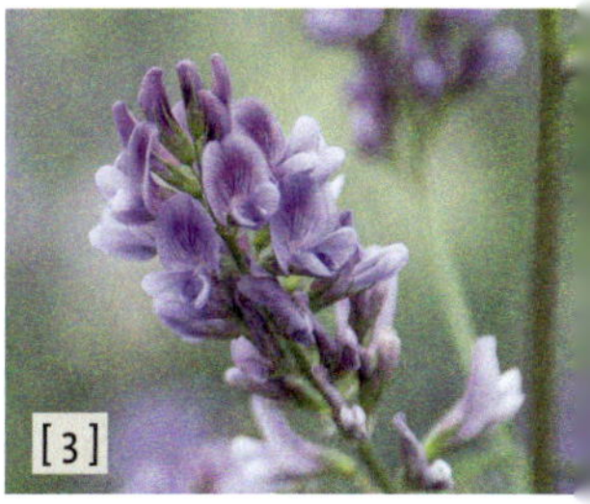

[3]

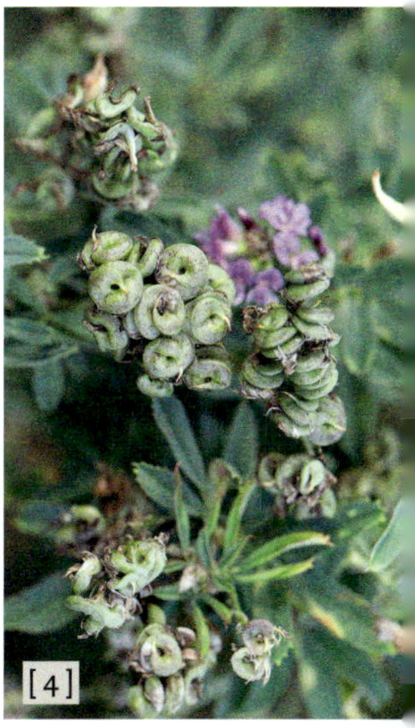

[4]

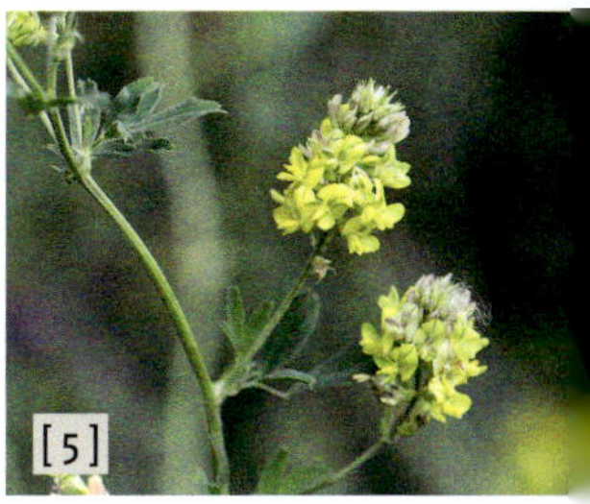

[5]

Die Luzerne ist ein Kind Persiens. Dort war sie eine Futterpflanze für Pferde und ihr maurischer Name „al-fisfis" bedeutet „frisches Futter". Er findet sich in der englischen Bezeichnung „Alfalfa" wieder. Nach Deutschland kam sie im 18. Jahrhundert mit der Glaubensgemeinschaft der Waldenser aus dem Piemont. Bei uns verbreitete sie sich in der Landwirtschaft als Bodenverbesserer und Futterpflanze.

Die „wilde" Luzerne ist also eigentlich eine verwilderte Kulturpflanze und ein Neophyt. Sie kann durch ihr weit ausgebreitetes Rhizom- und Wurzelsystem Trockenheit gut überstehen. In den trockenen Sommern 2019/20 war sie an manchen Orten die einzige nicht vertrocknete Pflanze und hat also Zukunftspotenzial.

Ihre wunderschönen Blüten bieten sich als bunte Zutat für Salate, Kräuterbutter und -quark geradezu an. Die jungen Triebe mit ihrem herben, erbsenartigen Geschmack kann man gegart für Gemüse- und Spinatgerichte, für Füllungen und Beläge verwenden.

Die Samen keimen leicht. Es wird empfohlen, die Keime erst ab dem 7. Tag zu essen, da dann die schädliche Aminosäure Canavanin abgebaut ist. Sie werden unter dem Namen „Alfalfa" als Keimsaat im Handel angeboten.

Typische Merkmale

- *Aufrechter, verzweigter Wuchs, bis 1 m hoch [1]; vierkantiger, leicht behaarter Stängel*
- *Wechselständige, dreifingerige Blätter [2]*
- *Einzelblätter verkehrt eiförmig bis elliptisch, rund 3 cm lang, Blattrand gesägt, mit kleiner Spitze [2]*
- *Blütenstände mit bis zu 25 hell- bis dunkelvioletten Lippenblüten [1–3]*
- *Schneckenförmige Früchte (daher auch der Name „Schneckenklee") [4]*

Leicht zu verwechseln mit:

- Sichelklee [5]
- Bastardluzerne: eine Kreuzung aus Sichelklee und Luzerne mit zweifarbigen Blüten

Inhaltsstoffe

(+) Proteine, Flavonoide, Phytoöstrogene, Vitamin K, Karotin, Kalzium, Kalium, Natrium, Saponine

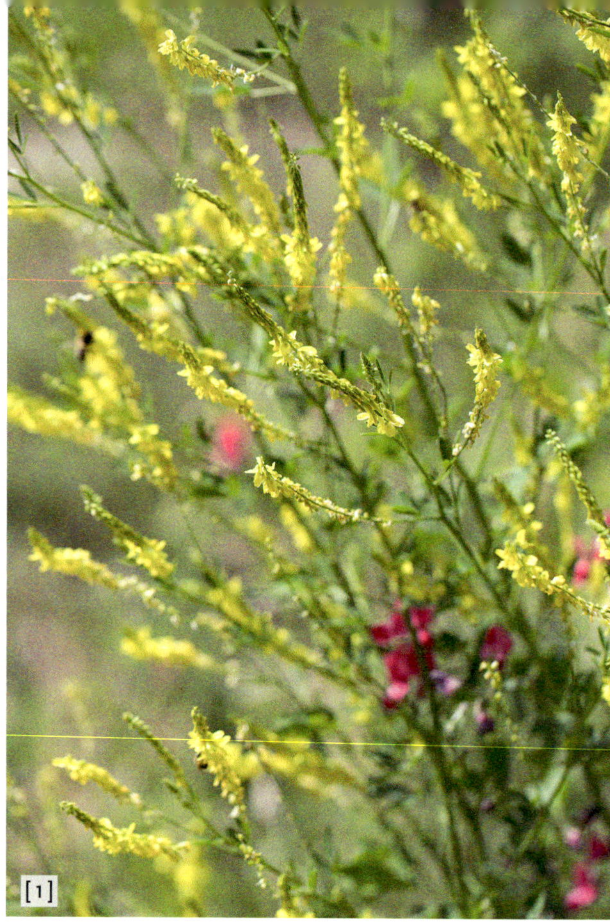
[1]

Echter Steinklee

Melilotus officinalis

Trockene, warme Standorte, Unkrautfluren, Schuttplätze

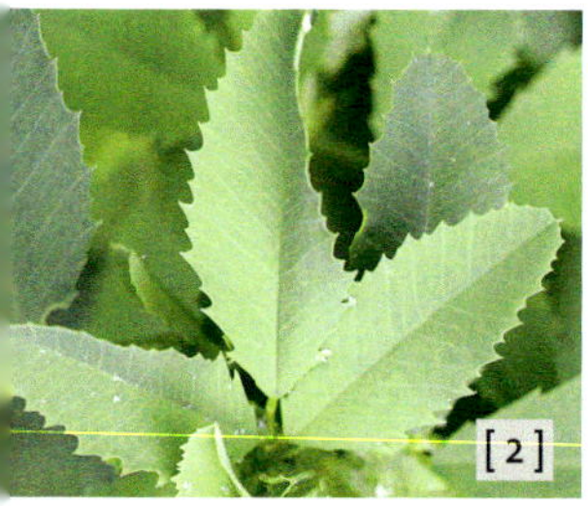
[2]

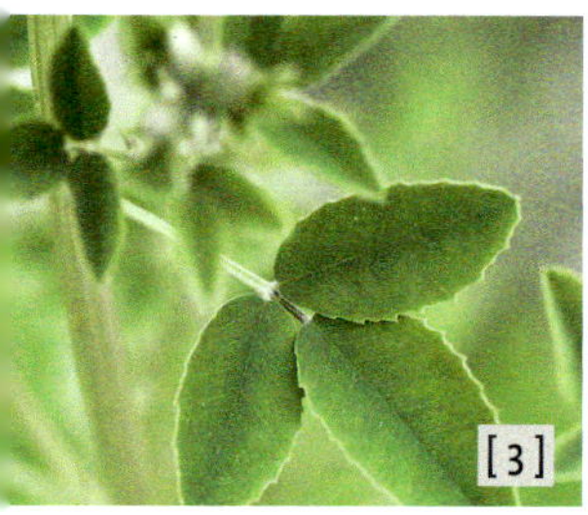
[3]

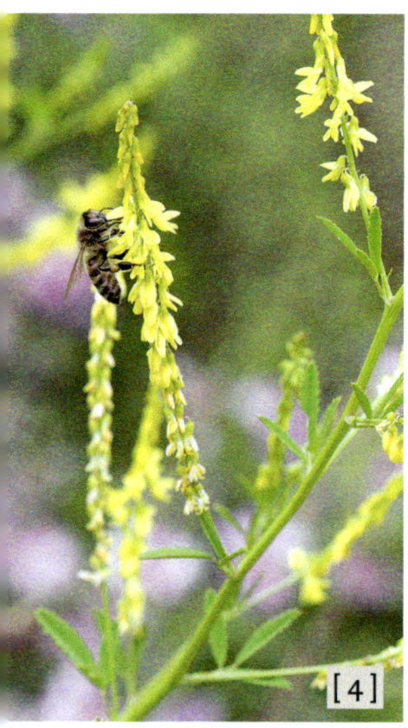
[4]

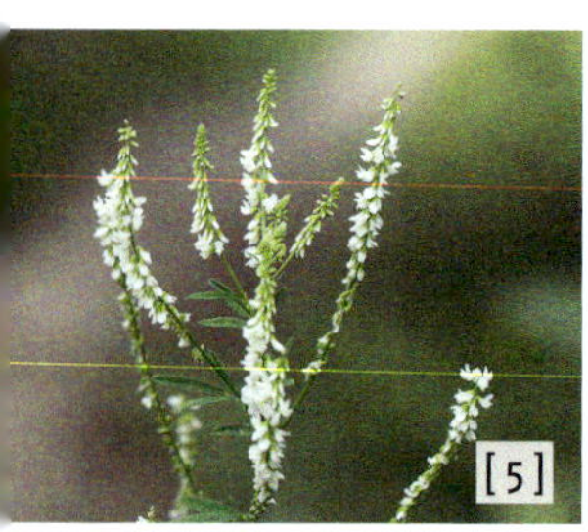
[5]

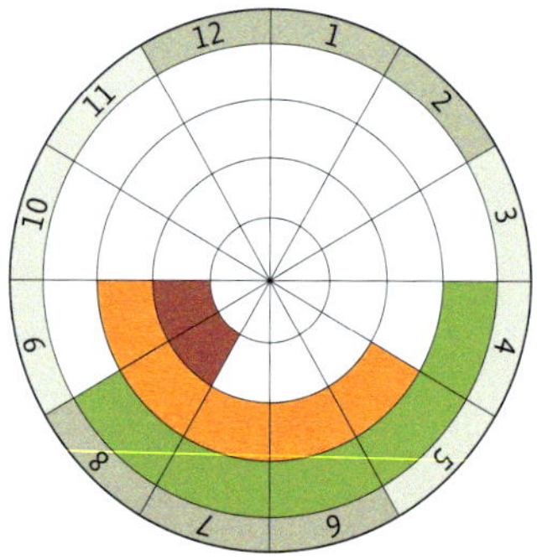

Typische Merkmale

- *Stark verästelte [1], kantige Stängel, Pflanze bis 1 m hoch*
- *Dreizählige Blätter mit eiförmigen, gestielten Teilblättchen mit gezähntem Rand [2, 3]*
- *Gelbe Blüten [1, 4] in schmalen, 4–6 cm langen Trauben*
- *Fahne und Flügel sind länger als das Schiffchen [4]*

Leicht zu verwechseln mit:

- Hoher Steinklee: gelb, Flügel und Schiffchen gleich lang; Weißer Steinklee [5]; beide weniger aromatisch

Inhaltsstoffe

(+) Benzoesäure, Cholin, Flavonoide, Gerbstoffe, Saponine, Schleimstoffe

(!) Melitonin

Der deutsche Name Steinklee kommt von der Vorliebe dieser blütenreichen Pflanze für trockene, steinige Böden. Darum findet man sie an recht unromantischen Orten wie Schuttplätzen und steinigen Brachen. In seinem botanischen Namen hingegen verbirgt sich süßer Honig, denn „Meli" ist aus dem Griechischen und heißt „Honig". Jedes Bienchen wird den Namen passend finden, denn sie fliegen seine nektarreichen Blüten gerne an. In der Küche ist der Steinklee ein Aromageber. Er kann wie Waldmeister verwendet werden, denn beide enthalten Vorstufen von Cumarin, das übrigens in recht großer Menge auch in der Tonkabohne enthalten ist. Beim Steinklee entsteht Cumarin beim Welken und Trocknen aus dem geruchlosen Melitonin. Man lässt die blühenden Triebspitzen angewelkt oder getrocknet in kalten Flüssigkeiten ausziehen, in Sahne für Pannacotta, Torten oder Steinklee-Eis, in Wasser für die Herstellung von Sirup oder in Wein für Bowle. Wie auch beim Waldmeister sollte man nicht zu viel davon verwenden.

VORSICHT!

STEINKLEE ZUM LAGERN UNBEDINGT VOLLSTÄNDIG TROCKNEN, ES KÖNNEN SICH SONST BLUTGERINNUNGSHEMMENDE STOFFE BILDEN. BEI SCHWANGERSCHAFT UND EINNAHME BLUTGERINNUNGSHEMMENDER MEDIKAMENTE MEIDEN!

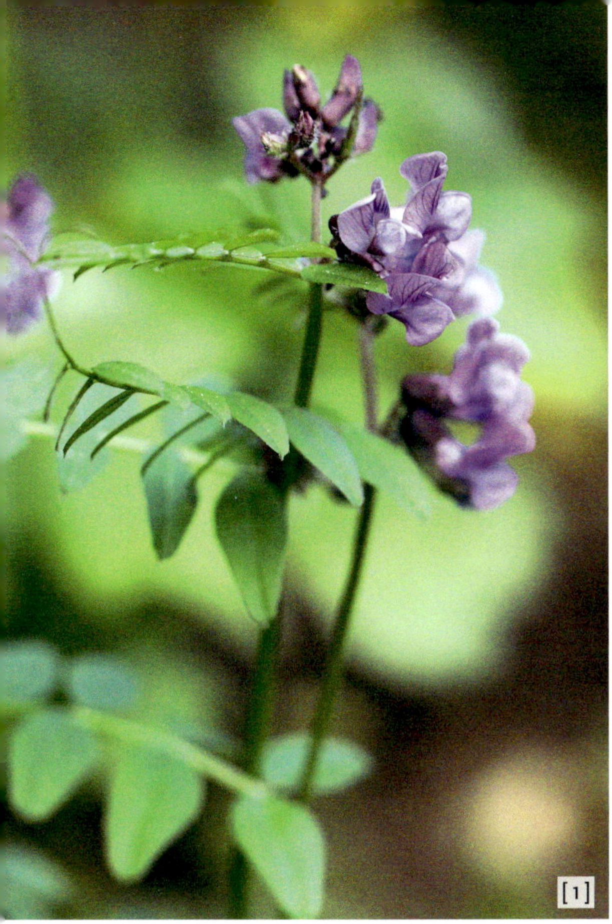
[1]

Im Sommer blühen die wilden Wicken auf den hohen Wiesen und an den Rändern von Hecken und Wäldern. Sie werden gern von Insekten besucht. Die Zaunwicke zieht auch Ameisen an, die sich von dem Nektar ernähren, den sie ihnen in Nektarien [4] an kleinen Nebenblättern anbietet, im Austausch für den Schutz vor Fressfeinden. Den Ameisen zuliebe die Blüten bei der Ernte also immer gut abschütteln.

Die Vogelwicke war früher ein häufiges Getreidebegleitkraut und Futter für Wildvögel, bis es durch die immer besser werdende Getreidereinigung deutlich dezimiert wurde. Bei der Ernte also immer genügend Blüten zur Samenbildung für die Vögel stehen lassen.

Von beiden Wickenarten kann man die jungen Triebspitzen und Blütenstände in kleinen Mengen roh essen. Besser werden sie gegart und als Gemüse oder lauwarmer Salat gegessen. Sie sind eine leckere Zutat in Kartoffel- oder Getreidesalaten oder in einer Frittata. Ausgezupfte Blüten sind roh essbar. Die jungen Schoten können gut durchgegart wie Bohnen oder Zuckerschoten zubereitet werden. Die ausgereiften Samen verarbeitet man wie Linsen. Da es auch giftige Wickenarten gibt, empfiehlt es sich, die Triebspitzen erst zu ernten, wenn die Pflanzen blühen und so besser bestimmbar sind.

Wicke

(∞) *Vogelwicke (Vicia cracca)*
Zaunwicke (V. sepium)

Wald- und Gebüschränder, Wiesen, die Vogel-W. auch an Flussufern

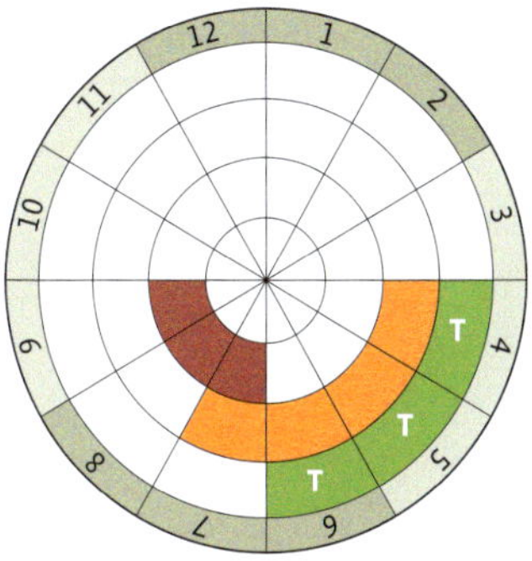

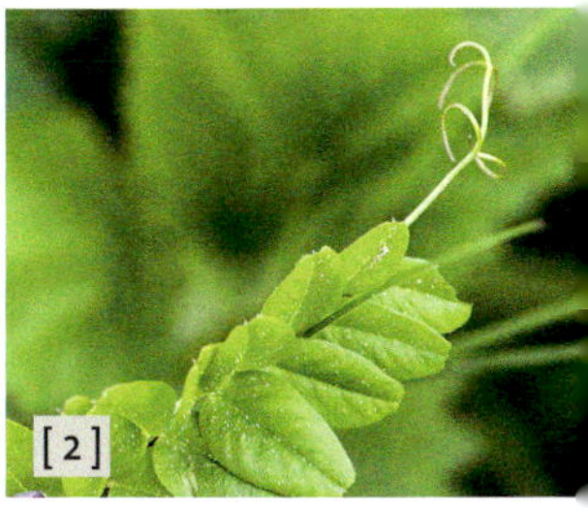
[2]

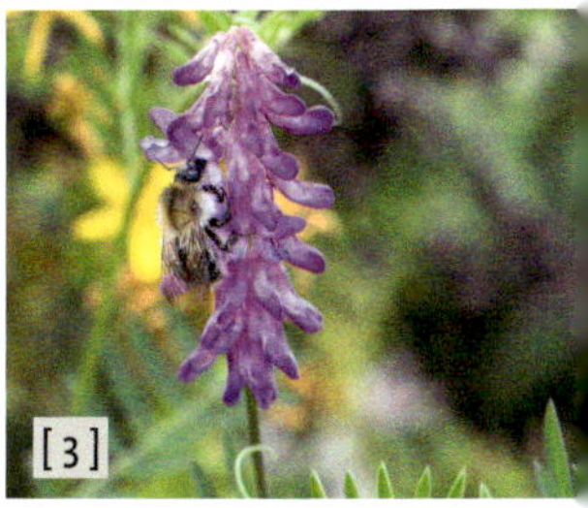
[3]

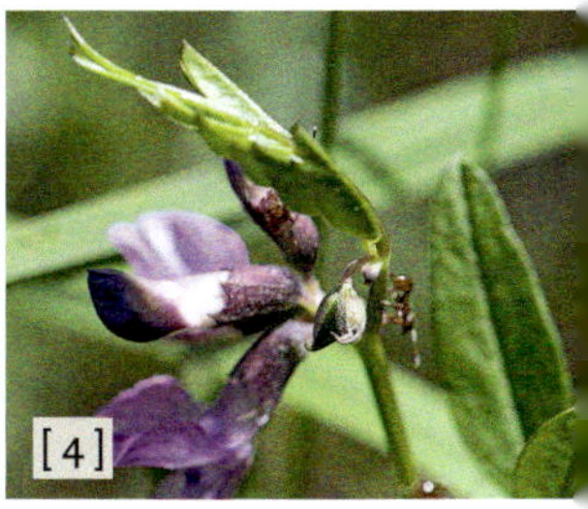
[4]

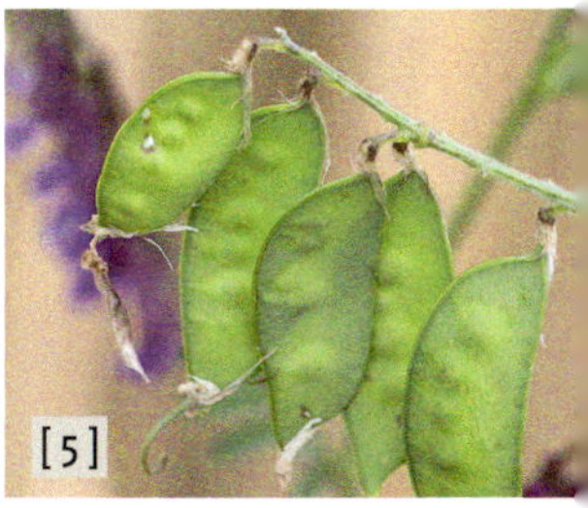
[5]

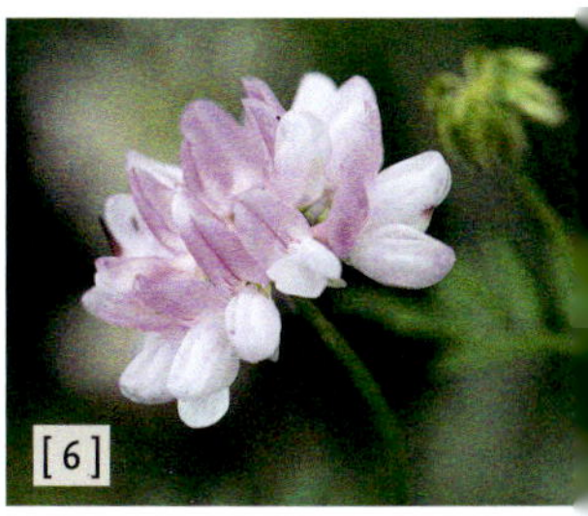
[6]

Typische Merkmale

- *Stängel aufrecht oder kletternd, bei der Vogel-W. auch niederliegend*
- *Gefiederte Blätter mit Ranken [2] und Nebenblättern [4] am Blattgrund*
- *Bei der Zaun-W. Einzelblätter eiförmig und mit kleiner Spitze [1, 2]; bei der Vogel-W. schmaloval zugespitzt [3, 4, Seite 128]*
- *Blütenstand eine Traube, bei Zaun-W. mit 2–6 [1], bei der Vogel-W. mit bis zu 40 Blüten [3]*
- *Hülsenfrüchte mit mehreren Samen, bei der Zaun-W. länglich (3 cm lang) und reif schwarz glänzend; bei der Vogel-W. [5] flache kugelige Samen*

Leicht zu verwechseln mit:

- Saat-Esparsette: keine Ranken
- Andere Wickenarten, zum Beispiel Kronwicke [6], Platterbsen: geflügelte Stängel, manche Arten giftig

Inhaltsstoffe

(+) Flavonoide (Kämpferol, Quercetin), Gerbstoffe, Asparagin, Vitamine und Spurenelemente

(!) Cyanogene Glycoside, Lektine

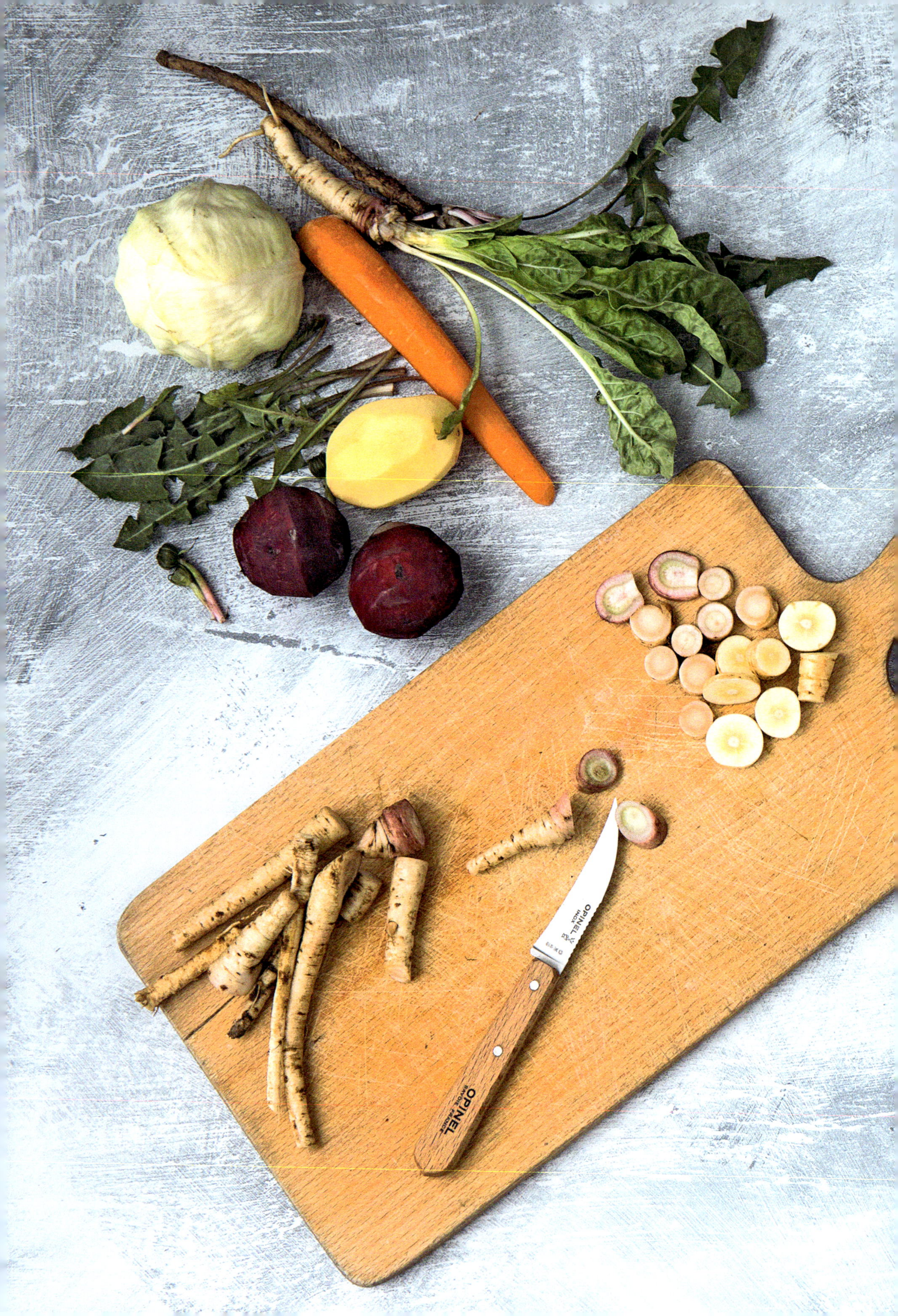
OPINEL

IN DER KÜCHE

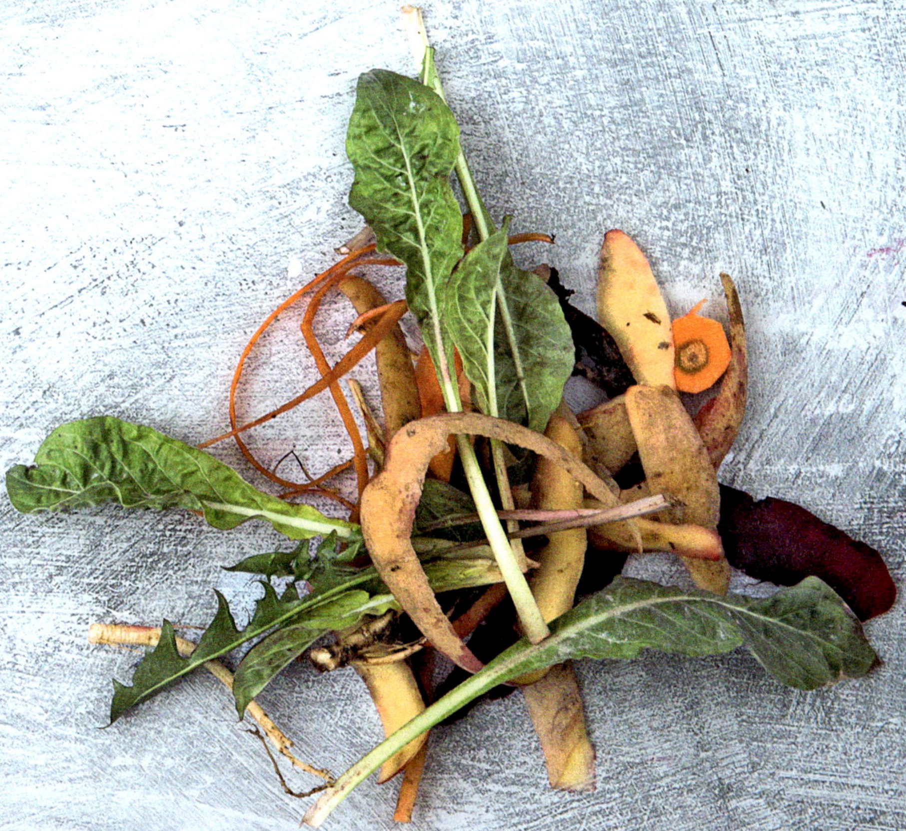

GESAMMELTE WILDKRÄUTER FRISCH HALTEN

Die Aufgaben in der Küche sind vielfältig. Zu allererst aber wird ausgeputzt und gut verpackt, damit alles schön frisch bleibt. Dabei gilt es bei allen Arbeitsschritten, die Eigenheiten der verschiedenen Pflanzen und Pflanzenteile zu berücksichtigen.

Allgemeine Tipps zum Frischhalten

- Das Erntegut ungewaschen aufbewahren, nur grobe Verunreinigungen entfernen. Das Wasser und die mechanische Beanspruchung beim Waschen machen die schützende Oberfläche der Pflanzenteile durchlässiger für Keime.
- Leicht feucht, aber nicht nass lagern. Ist die Ernte durch Tau oder Regen nass, vor dem Verpacken locker in ein Geschirrtuch einschlagen und kurz liegen lassen. Ist dagegen das Gesammelte sehr trocken, vor dem Verpacken mit wenig Wasser anspritzen.
- Vor Verdunstung schützen. In geschlossene Gefäße, Tüten oder gewachste Tücher verpacken.
- Kühl aufbewahren. Der Kühlschrank, ein kalter Keller oder in der kalten Jahreszeit auch ein schattiger Platz draußen sind ideal.

Grünzeug

- Geben Sie die grüne Ernte locker in Kunststoffdosen, Glasdosen oder wasserdichte Tüten. Triebe und Blattstiele bündeln und locker in Folie oder Wachstuch einwickeln.
- Für zarte Blätter sind Zip-Tüten, die vor dem Zuziehen aufgeblasen werden, eine schützende Verpackung.
- Knackige Triebe mit einem scharfen Messer schräg anschneiden und die unteren Blätter abstreifen, denn diese faulen im Wasser schnell. Dann in feuchtes Papier und Folie oder Wachstuch wickeln und in ein Glas mit Wasser stellen.
- Feste Triebe, wie zum Beispiel die der Klette, und Blattstiele bündeln und eingewickelt kühl lagern.

Blüten

Blüten sind sehr empfindliche Wesen und können nicht sehr lange frisch gehalten werden. Sammelt man Blüten wegen ihres Duftes, dann am besten sofort, auf jeden Fall aber am gleichen Tag, weiterverarbeiten, also zum Beispiel einen Sirup ansetzen oder zu Blütenzucker verarbeiten.

Blüten für Dekorationen locker in einer Dose oder einem aufgeblasenen Zip-Beutel kühl und dunkel lagern. Sie dürfen nicht nass sein. Bald verwenden.

Ein frischer Strauß

Für manche Arten ist die Vase der beste Platz zum Frischhalten, wie für die Wilde Möhre mit ihren ausladenden Blüten, die eingewickelt zu sehr gequetscht würden. Oder für die Malven und den Wiesenpippau, die in der Vase ihre Blüten öffnen.

Damit sich viele Knospen öffnen, die Stiele mit einem scharfen Messer anschneiden und in eine Vase mit handwarmem Wasser stellen – mit einer Prise Zucker als Nahrung. Nach und nach öffnen sich die Knospen und täglich können frische Blüten geerntet werden.

Klatschmohn braucht eine Spezialbehandlung, denn sein weißer Milchsaft läuft im Wasser aus und die Stängel welken, bevor die Blüten sich öffnen können. Halten Sie die frisch angeschnittenen Stängel kurz in eine Flamme, zum Beispiel von einem Feuerzeug. So gerinnt der Milchsaft und läuft nicht weiter aus, die Knospen werden gut mit Wasser versorgt und können sich öffnen.

TIPP: SO WIRD WELKES GRÜN WIEDER KNACKIG

WELKE BLÄTTER UND TRIEBE MIT EINEM SCHARFEN MESSER ANSCHNEIDEN UND IN LAUWARMES WASSER LEGEN, DAMIT SIE SICH VOLLSAUGEN KÖNNEN. TRIEBE KANN MAN AUCH STRAFF IN PAPIER WICKELN UND FRISCH ANGESCHNITTEN IN EIN GLAS MIT WARMEM WASSER STELLEN. BALD VERBRAUCHEN, DENN „WIEDERBELEBTES“ GRÜN IST NICHT MEHR SO GUT LAGERFÄHIG.

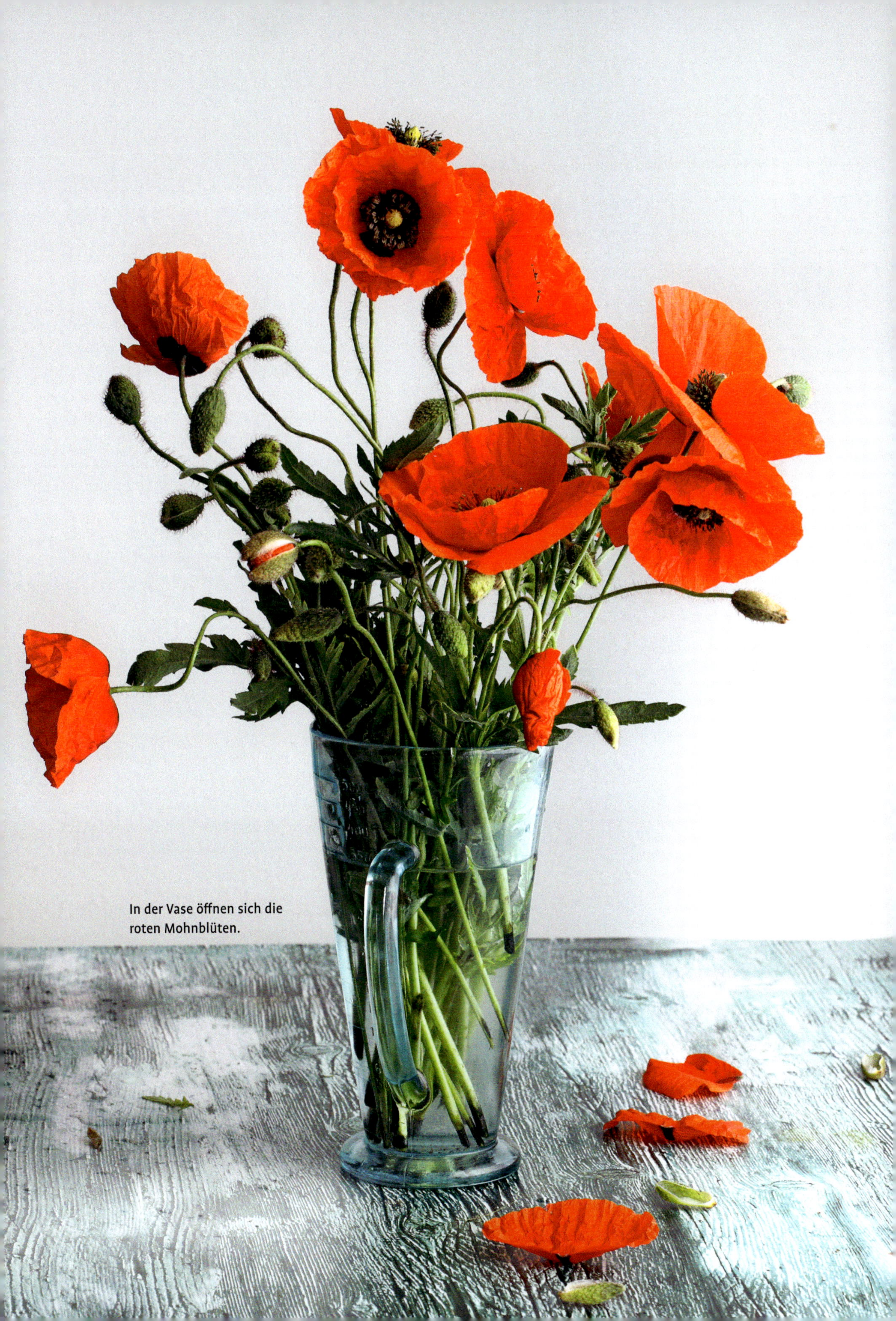

In der Vase öffnen sich die roten Mohnblüten.

Knackige Knospen

- Knospen wie von Gänseblümchen oder Löwenzahn können in Dosen, Schraubgläsern oder Tüten gut ein paar Tage im Kühlschrank gelagert werden. Auch sie dürfen nicht nass sein.
- Knospige Triebe, wie man sie vom Wiesenbärenklau, Beinwell oder der Knoblauchsrauke ernten kann, erst in feuchtes Papier einschlagen und dann in eine Tüte geben oder mit Wachstuch umwickeln. Auch die Aufbewahrung in einer geschlossenen Dose hält sie gut frisch.

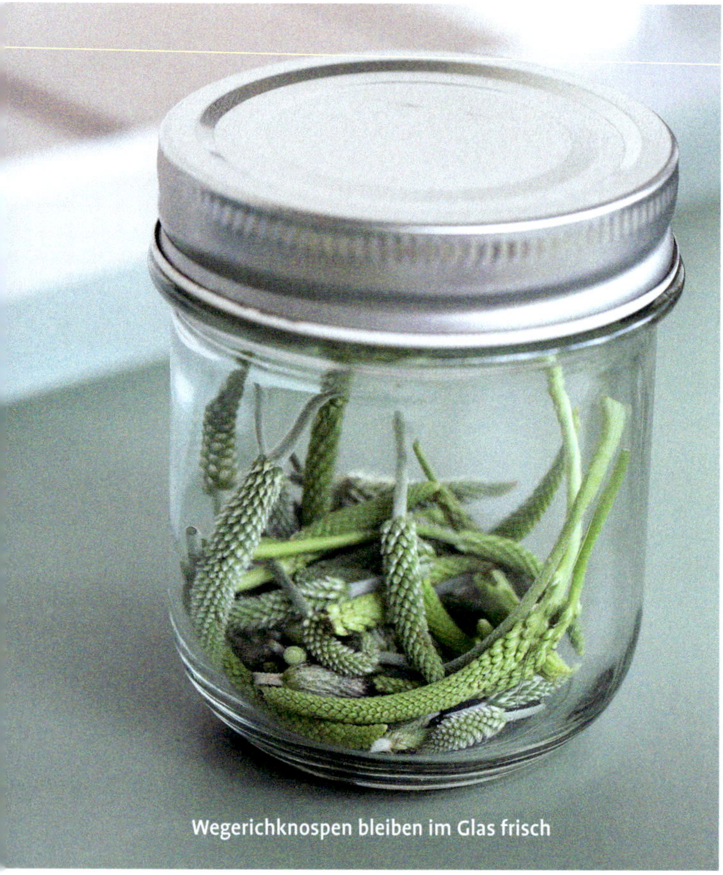

Wegerichknospen bleiben im Glas frisch

TIPP: WACHSTÜCHER RICHTIG VERWENDEN

ACHTEN SIE BEI DER VERWENDUNG VON GEWACHSTEN TÜCHERN IM KÜHLSCHRANK DARAUF, DASS DIE WACHSSCHICHT NICHT BRÖSELT UND AN DEN FALZEN NICHT ABGEWETZT IST. DIE „BLANKE“ BAUMWOLLE KANN IM KÜHLSCHRANK LEICHT SCHIMMELN.

Früchte, Schoten und Samen

- Frische grüne Schoten von Kreuzblütlern wie Ackerhellerkraut, Bärlauch oder Knoblauchsrauke kühl in Dosen oder Gläsern aufbewahren. Haben Sie den ganzen Trieb abgeschnitten, diesen wie die knospigen Triebe erst locker in Papier einschlagen, dann in eine Tüte stecken oder in Wachstuch wickeln.
- Die grünen Früchte von Brennnesseln und Wegerichen nur kurze Zeit im Kühlschrank aufbewahren, sie werden schnell braun. Bald trocknen.
- Die frischen Samen von Doldenblütler wie Bibernelle, Wilder Möhre oder Giersch werden im Ganzen oder abgezupft wie Schoten frisch gehalten. Die ganzen Stängel kann man auch gut angeschnitten ins Wasser stellen. Beginnen sie einzutrocknen, rausnehmen und trocknen lassen.
- Samenstände und Samen, die getrocknet werden sollen, gleich nach der Ernte zum Trocknen auslegen, vor allem wenn sie etwas feucht sind.

Wurzeln frisch halten

Das Frischhalten von Wurzeln ist einfach. Sie sind robust und einige Wochen, ja zum Teil Monate haltbar, sofern es dunkel, kühl und leicht feucht ist – so wie in der Erde.

- Nicht waschen, sondern nur die grobe Erde entfernen.
- Das Grün ganz kurz abschneiden, ohne das „Herz“ zu verletzen, denn es entzieht den Wurzeln Wasser und kann leicht faulen.
- In feuchtes Papier einwickeln und dann in Beutel geben oder in Wachstuch einwickeln. Immer wieder auf Schimmel und Fäulnis kontrollieren. Austriebe abschneiden, sie faulen leicht.

Wurzeln lagern

Eine ideale Methode für längeres Lagern von Wurzeln ist das sogenannte Einschlagen. So nennt man das Einlagern in Sand oder Erde. Das eignet sich für Pfahlwurzeln wie die des Wiesenbärenklaus, der Wilden Möhre, der Pastinake und des Löwenzahns.

- Die Wurzeln nur grob reinigen, nicht waschen.
- Das Grün kurz abschneiden.
- Wurzeln in Lagen mit Zwischenschichten aus Erde oder einem Erde-Sand-Gemisch in Kisten packen.
- Dunkel und kühl, aber frostfrei aufstellen. Immer nur so viele Wurzeln herausnehmen, wie gerade gebraucht werden, den Rest wieder gut mit Erde abdecken.

Wurzeln treiben

Wer im Winter frisches Grün ernten möchte, der kann die gelagerten Wurzeln austreiben lassen. Natürlich geht das auch mit frisch geernteten Wurzeln.

- Kürzen Sie sehr lange Wurzeln ein und stellen Sie die Wurzeln ins Wasser oder ...
- schneiden Sie das obere Stück der Wurzel mit dem „Herz" ungefähr fingerbreit ab und stellen Sie es in wenig Wasser. Das „Herz" darf nicht unter Wasser stehen, da es sonst faulen würde. Der Rest der Wurzel kann zubereitet werden.
- Je nach Temperatur (15–18 °C) können Sie etwa ab der dritten Woche frisches Grün ernten.

TIPP: LÖWENZAHN ANTREIBEN

TREIBT MAN LÖWENZAHN IM DUNKELN, ALSO ZUM BEISPIEL MIT EINEM EIMER ZUGEDECKT, DANN WERDEN DIE BLÄTTCHEN GELB UND SIND MILD, WIE DIE AUS DEM HERZ EINES ENDIVIENKOPFES.

Löwenzahn und Pastinake treiben

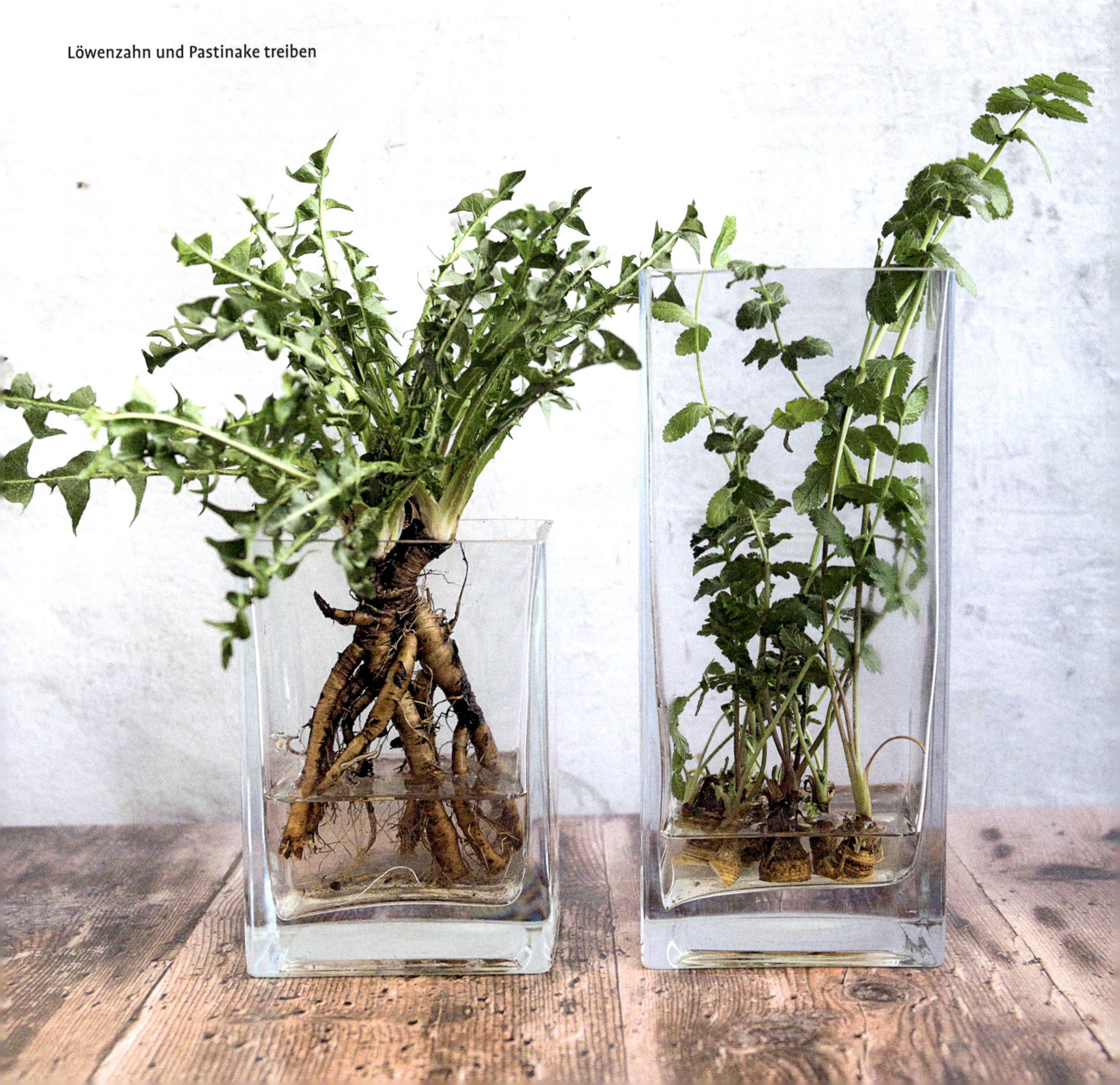

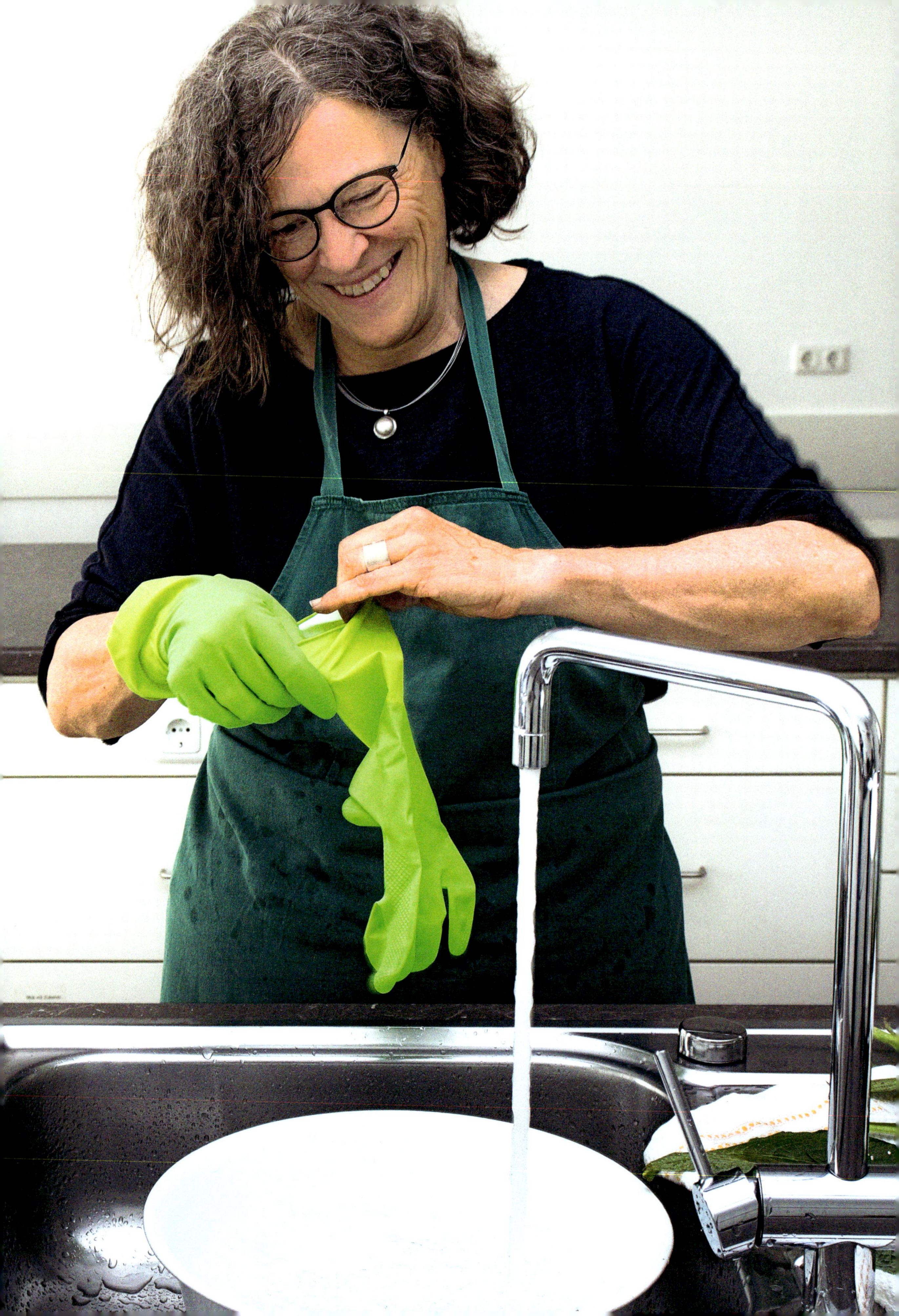

WASCHEN ODER NICHT WASCHEN?

Das Waschen des Ernteguts ist generell empfehlenswert. Erde und Pflanzenreste, Ablagerungen aus der Luft, aber auch Anhaftungen aller Art von kleinen und größeren Tieren werden dabei entfernt.

Wer im eigenen Garten sammelt oder weitab von Äckern, Straßen und Hundewegen, kann durchaus erwägen, nicht zu waschen. So kann man sich mit Mikroorganismen, die der Körper braucht, versorgen. Entscheiden Sie selbst von Fall zu Fall.

Blüten allerdings werden *nie* gewaschen. Die zarten Blütenblättchen würden sich dabei voll Wasser saugen und verkleben und auch der aromatische Blütenstaub würde weggewaschen. Folglich gilt es bei Blüten ganz besonders auf einen geeigneten Sammelort zu achten. Auch Samen und Samenstände sollten eher nicht gewaschen werden. Das würde das Trocknen nur unnötig verlängern.

Grünzeug waschen

Waschen Sie Blätter und Triebe erst unmittelbar vor ihrer Zubereitung. Nur wenn es nötig ist, mehrfach waschen.

- Benutzen Sie eine große Schüssel oder das Spülbecken, damit die Blätter viel Platz haben. Lauwarmes Wasser einlaufen lassen und die Blätter leicht darin bewegen. Nicht drücken [1].
- Große Blätter oder dicke Triebe und Blattstängel unter fließendem Wasser säubern [2, 3]. Für Triebe und Stängel, wenn nötig, eine Gemüsebürste verwenden.
- Bei Rosetten, wie etwa bei Löwenzahnpflanzen, die Blätter an der Basis etwas auseinanderziehen, dann lassen sich Sand und Erde gut ausspülen [4].
- Würzkräuter, die getrocknet werden sollen, wie Dost, Wiesensalbei oder Wilden Thymian, nur waschen, wenn nötig, da sie durch das Wasser an Aroma verlieren.

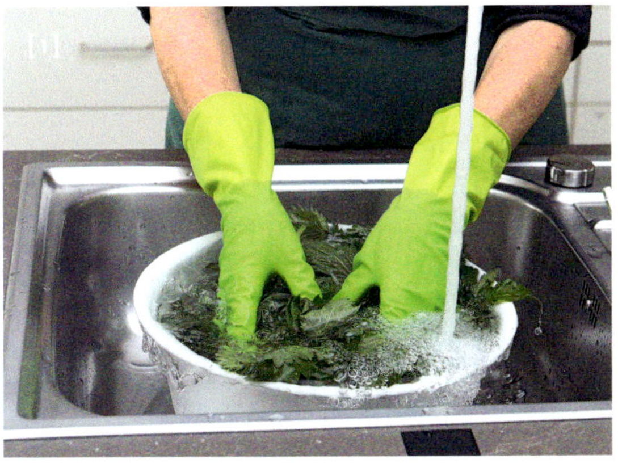

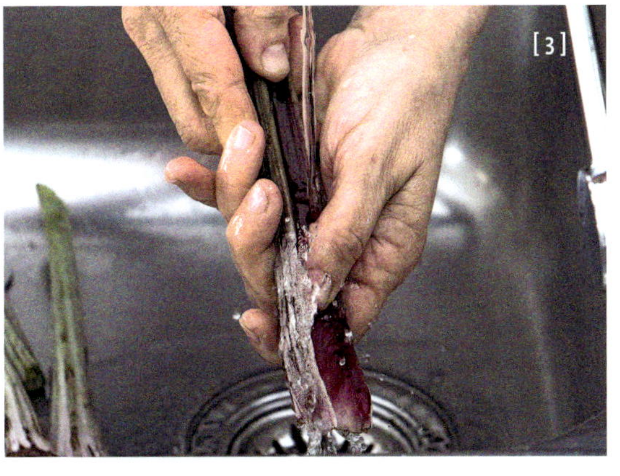

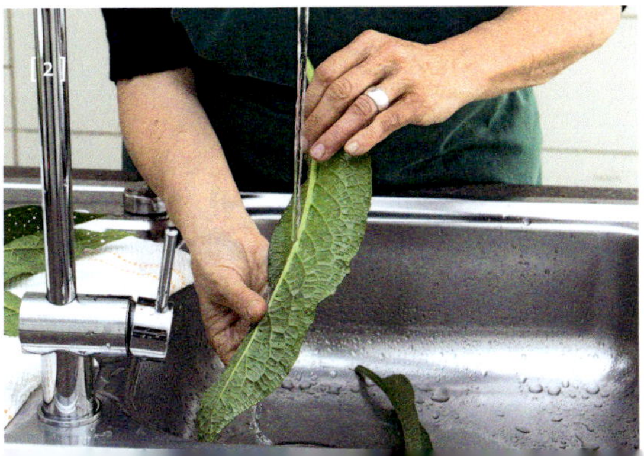

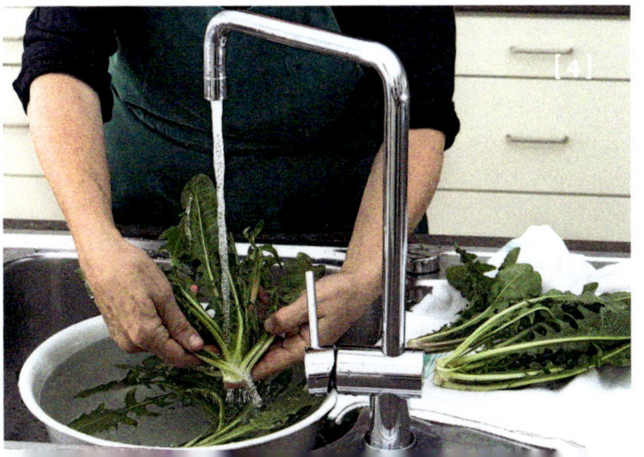

Wildes Wurzelwerk waschen

[1] Vor dem Waschen das Grün abschneiden und trockene Seitenwurzeln entfernen.

[2] Dickere Wurzeln, wie hier die Wilde Möhre, mit einer Gemüsebürste bürsten, um Erde, Schorf und feine Wurzelhärchen zu entfernen. Schlechte Stellen nach dem Waschen ausschneiden. Dünne Pfahlwurzeln zum Reinigen im Bündel aneinanderreiben.

[3] Auch bei Wurzelstöcken mit vielen feinen Faserwurzeln, wie zum Beispiel bei der Nelkenwurz, zunächst das Grün abschneiden.

[4] Die Wurzeln auf „Untermieter" kontrollieren, trockene Wurzeln abschneiden.

[5] Mehrere Wurzeln unter fließendem lauwarmem Wasser „rollen". So reinigen die Faserwurzeln sich gegenseitig.

[6] Es entstehen schöne „Nelkenwurz-Kugeln", die man gut trocknen und aufbewahren oder als wild-würzige Weihnachtskugeln verschenken kann.

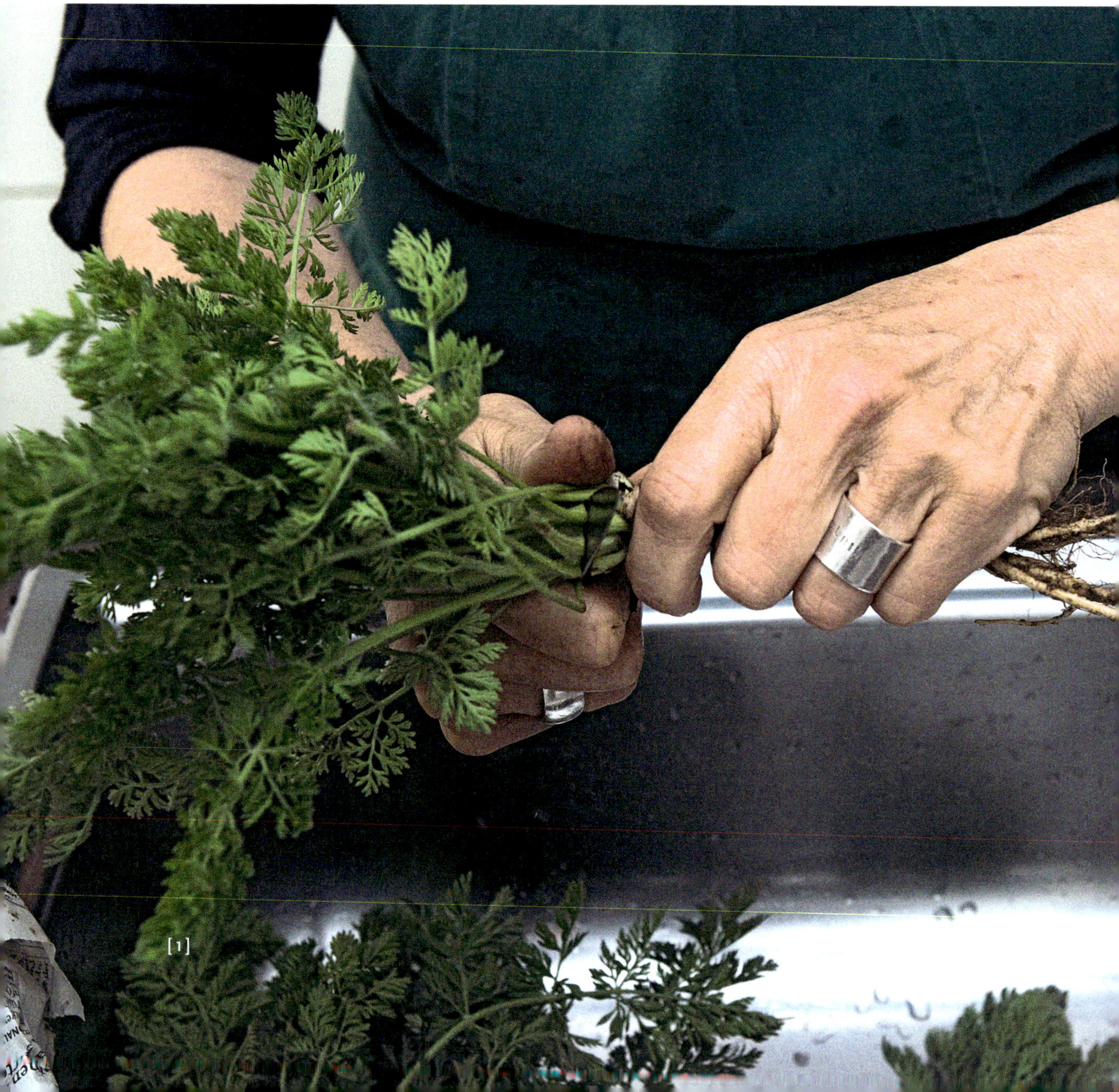

[1]

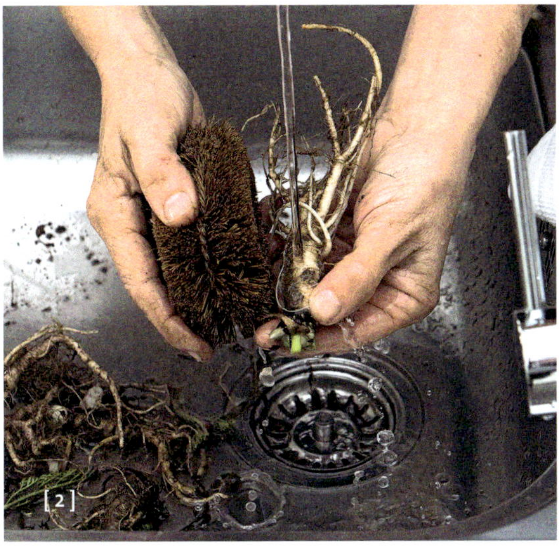
[2]

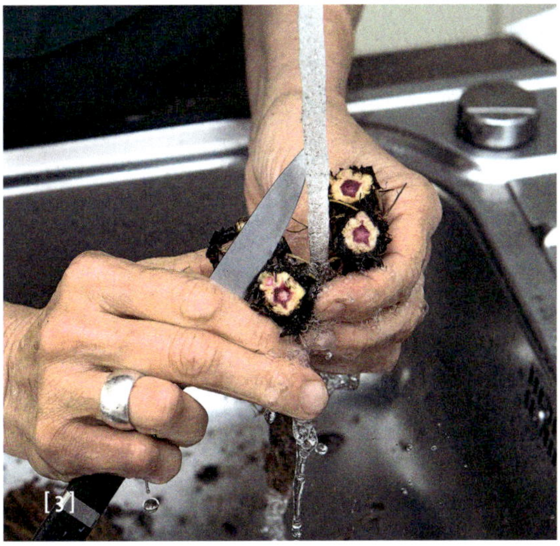
[3]

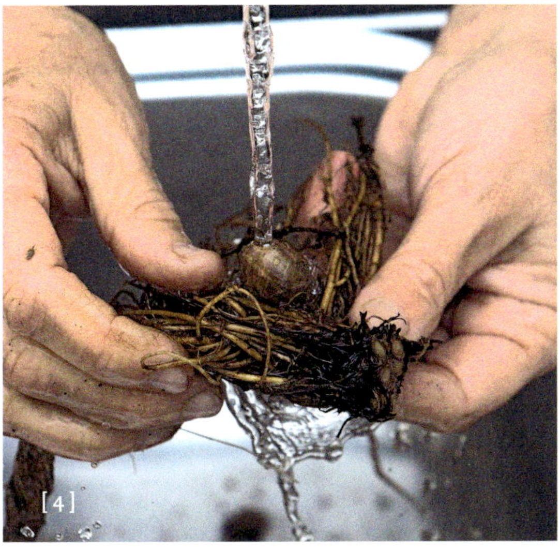
[4]

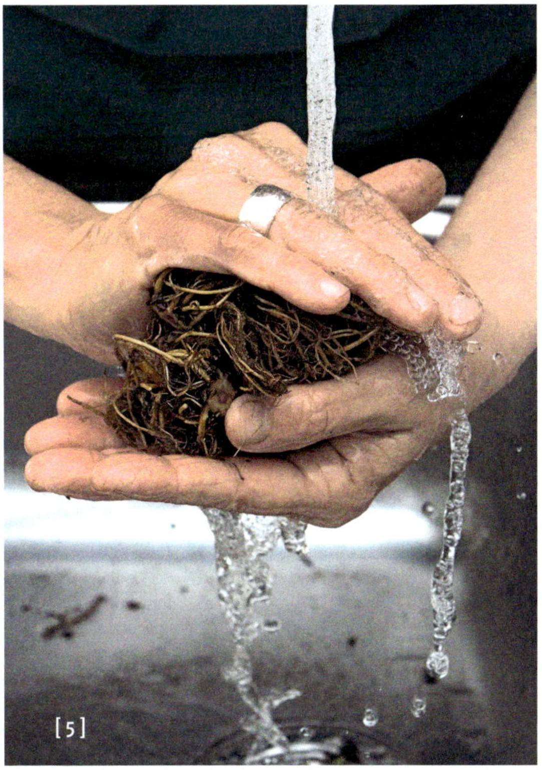
[5]

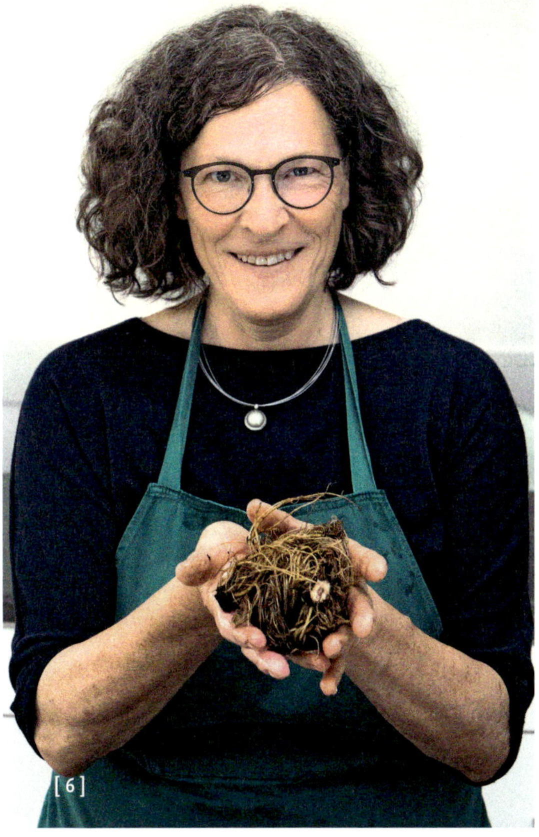
[6]

Nach dem Waschen: Wie trocken soll's denn sein?

Diese Frage stellt sich vor allem für das wilde Grünzeug. Wie sehr es nach dem Waschen wieder getrocknet werden muss, hängt von seiner weiteren Zubereitung ab.

- Was roh verwendet wird, zum Beispiel für Salate oder Pesto, nach dem Waschen immer gut trocknen, sonst verwässert Salatdressing oder Pesto.
- Was mit Fett gegart wird, also gebraten oder ausgebacken wird, sollte gut trocken sein, damit es schön knusprig wird und das Fett nicht spritzt.
- Was in Wasser gegart wird, also blanchiert, gedünstet oder gekocht wird, muss nicht getrocknet werden.

[1] Die Wildkräuter nach dem Waschen in einem Sieb oder der Salatschleuder gut abtropfen lassen.
[2] Mit dem Prinzip der Zentrifuge trocknet die Salatschleuder das Grünzeug.
Wer keine hat, kann folgendermaßen improvisieren: Das nasse Grün in ein Geschirrtuch geben, die vier Zipfel in eine Hand zusammenfassen, gut festhalten und draußen „Windmühle“ spielen. Auch ein faltbarer Frittierkorb aus Draht eignet sich dafür gut.
[3] Stängel, Triebe und Knospen rollt man in ein Geschirrtuch ein und schüttelt das Päckchen. Mehrfach drehen und noch mal schütteln. Dicke Stängel und Triebe kann man einfach mit dem Tuch abreiben. Große Blätter auf das Tuch legen und abtupfen.

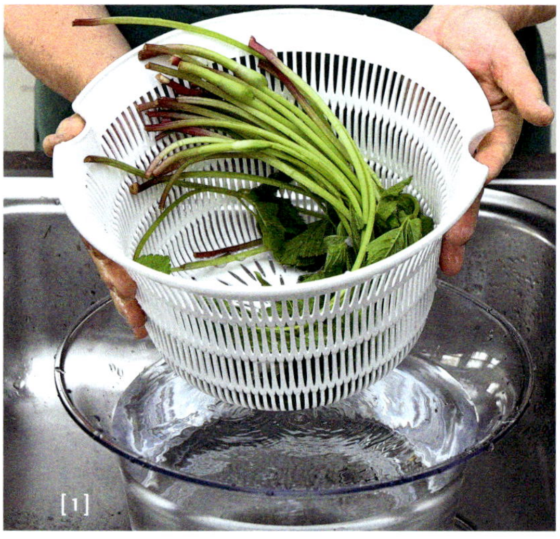

[1]

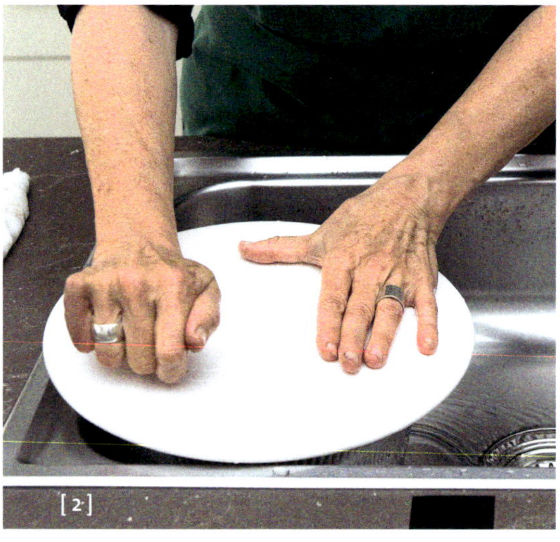

[2]

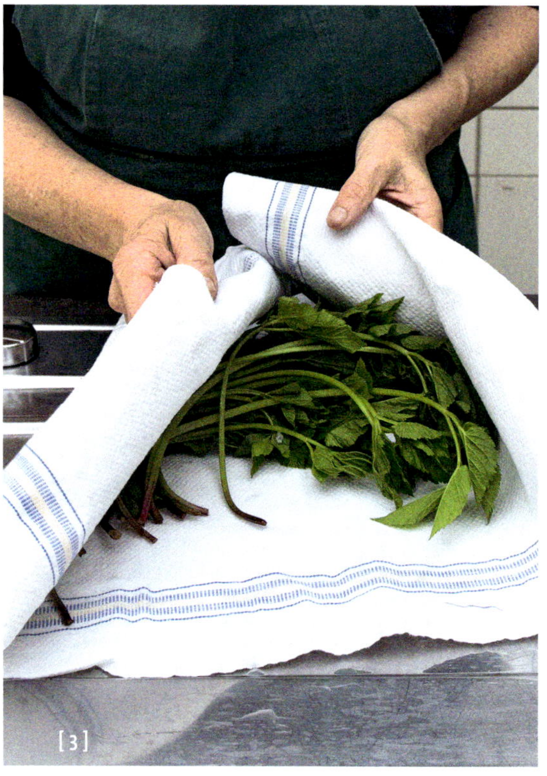

[3]

TIPP: LIEBLINGSWERKZEUG SALATSCHLEUDER

IN DER SALATSCHLEUDER KANN MAN WASCHEN, ABSEIHEN UND DURCH SCHLEUDERN DIE BLÄTTER UND PFLANZEN SEHR GUT VON ÜBERSCHÜSSIGEM WASSER BEFREIEN. EIN UNVERZICHTBARES BASIC FÜR DIE (WILDKRÄUTER-)KÜCHE!

DIE WILDKRÄUTER SCHÄLEN UND SCHNEIDEN

Das Zubereiten beginnt mit dem Putzen oder, wie die Schweizer so schön sagen, dem „Rüsten" der wilden Kräuter, Salate und Gemüsepflanzen. Hauptarbeiten sind dabei das Schälen und Kleinschneiden.

Jung und zart

Nicht alle Triebe müssen geschält werden. Viele können, solange sie jung und knackig sind, ungeschält zubereitet werden. Das trifft zum Beispiel für Kreuzblütler wie Knoblauchsrauke, Hirtentäschel und Barbarakraut zu, aber auch für Doldenblütler wie den Giersch oder die Pastinake. Auch bei Rainkohl und Hopfen ist das Schälen nicht nötig.

Stachelig und haarig

Zweifellos Kandidaten zum Schälen sind Disteln, denn ihre Triebe sind mehr oder weniger stark bestachelt. Bei der Acker- und der Gewöhnlichen Kratzdistel lässt sich die Schale mitsamt den Stacheln leicht abziehen. Übrig bleiben zarte, grüne Triebe, die man hervorragend als Salat oder Gemüse zubereiten kann.
Wiesenbärenklau und der Beinwell sind haarige Gesellen. Bei sehr jungen Trieben sind die Härchen noch sehr fein und man kann sie ohne Weiteres mitessen, bei älteren Stängeln jedoch empfiehlt sich das Abziehen der Schale.

Schnell geschält

Bei manchen Arten löst sich die feste Schale sehr leicht ab, so zum Beispiel beim Riesenknöterich. Bei seinen dicken Stängeln müssen nur die kräftigen Knoten überwunden werden, das geht am besten, wenn sie frisch sind. Sehr junge Triebe müssen nicht unbedingt geschält werden, wenn man sie sehr fein schneidet. Geschälte Triebe vom Riesenknöterich in Wasser legen, das entzieht ihnen Oxalsäure und Schleimstoffe.

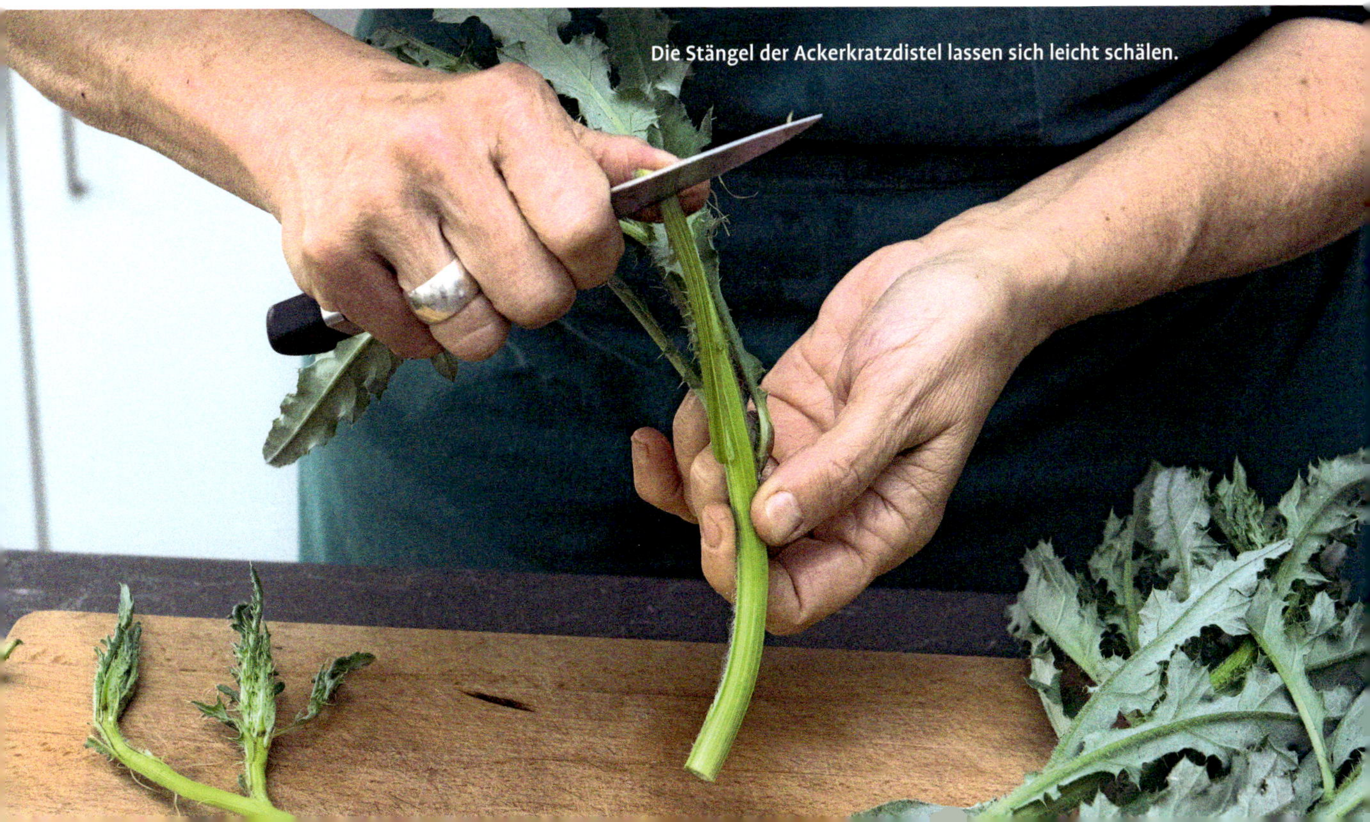

Die Stängel der Ackerkratzdistel lassen sich leicht schälen.

Harte Schale – zarter Kern

Die Große Klette ist eine stattliche Pflanze. Ihre Triebe haben schon mal 4 cm Durchmesser und eine Länge von einem Meter. Ihre Schale ist dick und holzig. Schneiden Sie die Stängel in Abschnitte und ziehen Sie die Schale ab, die restlichen Fasern kann man gut mit einem Messerchen abschaben. In Zitronenwasser legen. Das Mark hat die Konsistenz von jungem Kohlrabi und einen sehr milden Geschmack.

Feines Stielgemüse

Die dicken Blattstiele des Wiesenbärenklaus und der Großen Klette sind ein feines Wildgemüse.
Sehr junge Stiele können ohne Schälen zubereitet werden, bei den älteren die Schale abziehen und wie beim Stangensellerie die Fäden ziehen. Bei den Blattstielen der Klette verholzen die nach außen stehenden Rippen als Erstes. Man kann das Verholzte gut mit einem Sparschäler abschneiden.

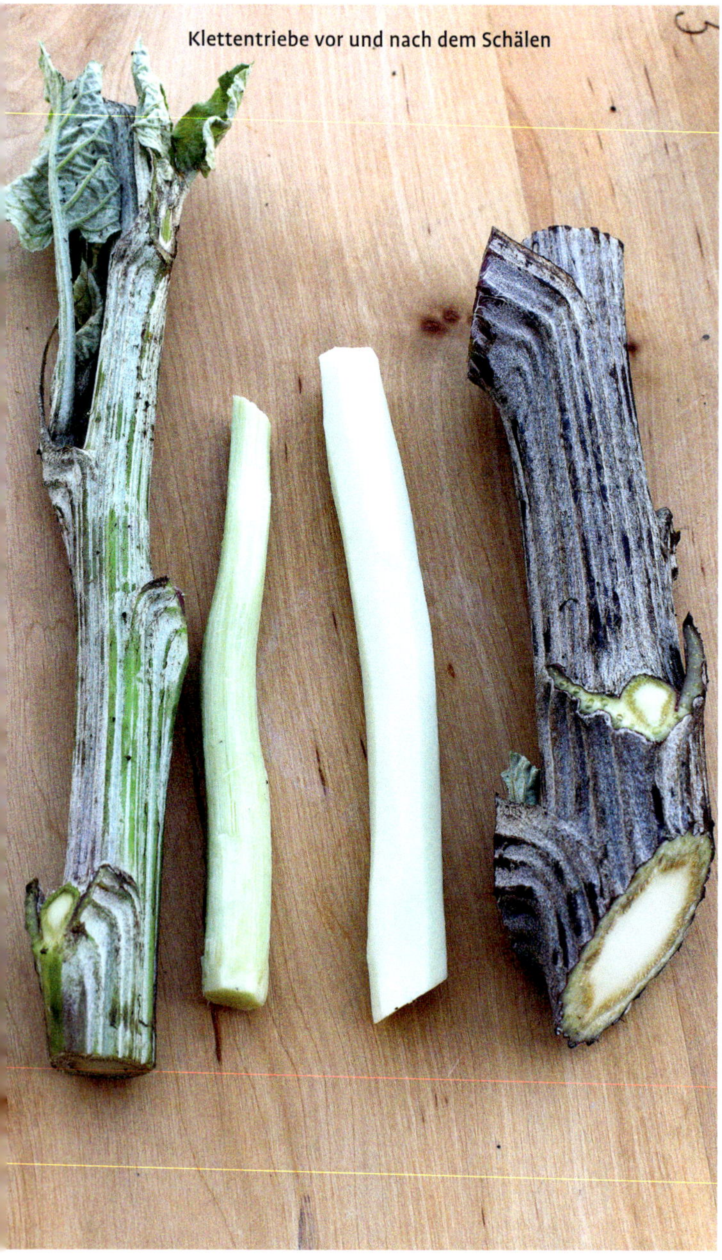

Klettentriebe vor und nach dem Schälen

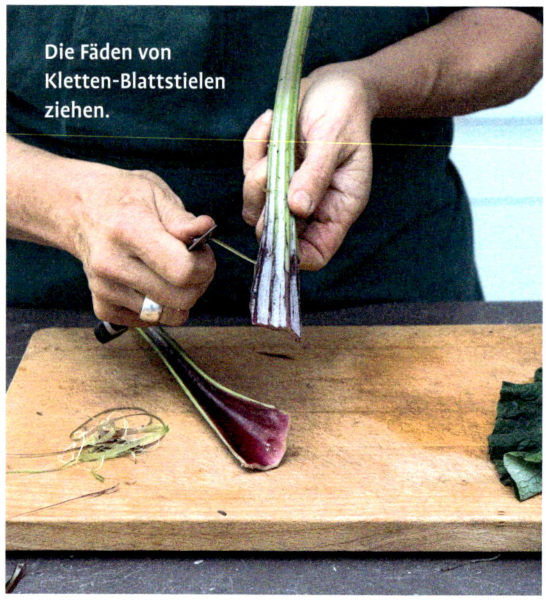

Die Fäden von Kletten-Blattstielen ziehen.

KÜCHENTIPP

ZU ALTE UND FASERIGE STIELE ERKENNT MAN AN DEUTLICH SICHTBAREN, FESTEN LEITERBAHNEN. SOLCHE STIELE AM BESTEN GLEICH AUSSORTIEREN.

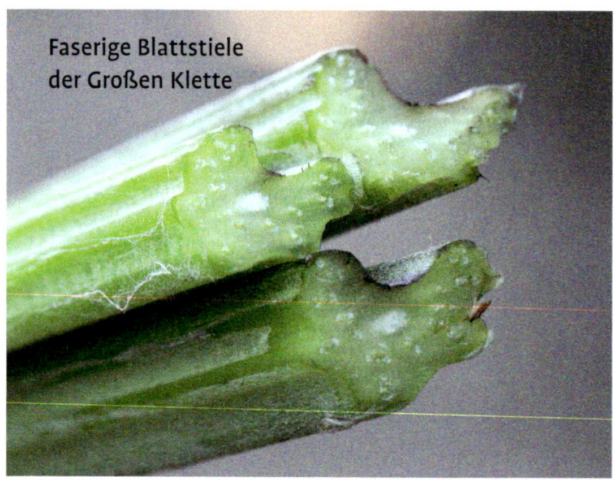

Faserige Blattstiele der Großen Klette

Erst waschen, dann schneiden

In der Regel wird das Grün erst nach dem Waschen klein geschnitten, denn das Wasser wäscht sonst viele wasserlösliche Inhaltsstoffe aus. Möchte man aber Bitterstoffe reduzieren, dann kann man das bereits geschnittene Grün eine Zeit lang in lauwarmes Wasser legen.

Gut gebündelt ist halb geschnitten

Beim Garen werden Blattstiele und Blätter gern getrennt zugegeben, zuerst die Stiele, zum Schluss die Blätter, die eine kürzere Garzeit haben. Legt man die ganzen Blätter schön zu einem Bündel zusammen, kann man gut zunächst alle Stängel klein schneiden und dann das Grün.

Auch lange Blätter wie zum Beispiel die des Spitzwegerichs lassen sich im Bündel zügig schneiden.

KÜCHENTIPP

VERWENDEN SIE ZUM SCHNEIDEN DER BLÄTTER IMMER EIN WIRKLICH SCHARFES MESSER. MIT EINEM STUMPFEN MESSER WIRD DAS GRÜN EHER GEQUETSCHT, UNNÖTIG VIEL PFLANZENSAFT TRITT AUS UND OXIDIERT, NÄHRSTOFFE GEHEN VERLOREN. MIT EINEM GROSSEN MESSER GEHT ES SCHNELLER.

Wurzeln schälen

- Wurzeln müssen nicht unbedingt geschält werden. Sorgfältiges Abbürsten kann genügen. So bleiben die wertvollen Inhaltsstoffe, die in der Schale sind, erhalten. Selbst die dunklen Schalen der Klettenwurzeln können gegessen werden. Geschält werden sie dennoch oft aus optischen und kulinarischen Gründen, damit zum Beispiel Pürees oder Suppen heller und feiner sind.
- Kräftige Schalen mit einem Messer oder Sparschäler abschälen. Feinere Schalen kann man mit einem kleinen, scharfen Messer einfach abschaben.
- Holzige oder beschädigte Stellen nach dem Schälen mit einem kleinen Messer ausschneiden. Holzige Leiterbahnen in der Mitte herausnehmen, dafür die Wurzel zuvor längs aufschneiden.
- Wurzeln mit Milchsaft, etwa die von Klette oder Löwenzahn, in mit Zitrone oder Essig gesäuertes Wasser legen, da sie sonst oxidieren und dunkel werden.

KÜCHENTIPP

HOLZIGE WURZELN KANN MAN FRISCH ODER AUCH GETROCKNET IN SUPPEN ODER EINTÖPFEN MIT AUSKOCHEN.

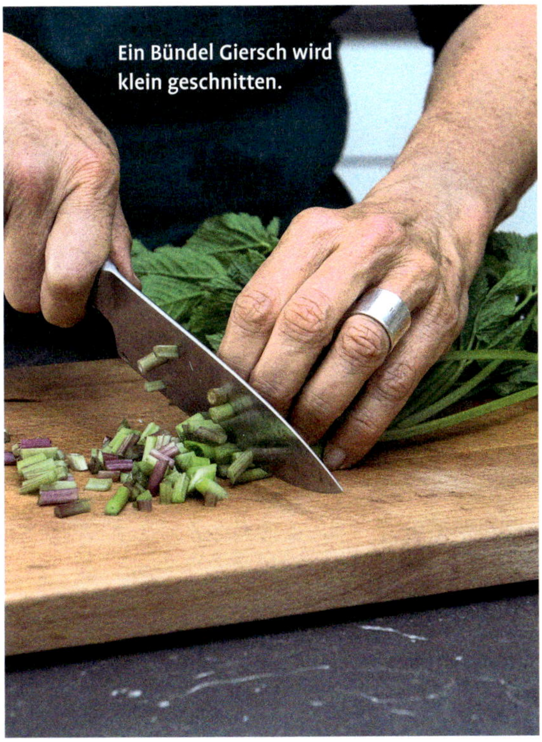
Ein Bündel Giersch wird klein geschnitten.

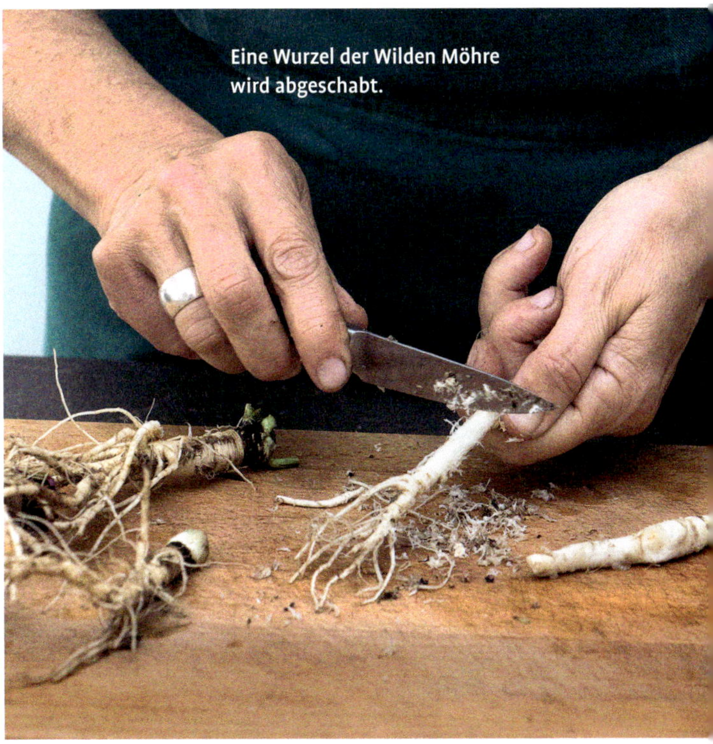
Eine Wurzel der Wilden Möhre wird abgeschabt.

WILDE VORRÄTE

Die Zeit des Überflusses ist auch die Zeit der Arbeit. Denn möchte man das ganze Jahr über Wildpflanzen auf den Tisch bringen, müssen sie konserviert werden. Mit verschiedenen Methoden gilt es, den zersetzenden Bakterien und Pilzen das Leben schwer zu machen und so das Verderben des Sammelguts zu verhindern.

Das geht zum einen durch frostige Temperaturen, zum anderen durch Entziehen von Feuchtigkeit oder durch die Schaffung eines für die Mikroben lebensfeindlichen Milieus durch Salz, Zucker oder Säure. Mit anderen Worten: durch Einfrieren, Trocknen und Einlegen.
Wer geschickt ist, verbündet sich mit der Konkurrenz, den Milchsäurebakterien, und erzeugt mit Salz ein Milieu, das ihnen gefällt. In Ruhe verdauen sie Zucker, vermehren sich und revanchieren sich mit haltbarem fermentiertem und mit Vitamin C angereichertem Gemüse. Rezepte finden Sie auf den Seiten 200 und 264.
In diesem Kapitel geht es um das Einfrieren und Trocknen. Rezepte für schmackhafte Konserven mit Salz, Zucker, Essig und Öl finden Sie im Rezepte-Teil ab Seite 164.

Einfrieren

Für das wilde Grün ist das Einfrieren eine gute Methode.

- Für Streugrün nach dem „Prinzip Petersilie“ friert man die Blätter von Bärlauch, Giersch, Pastinake oder Wilde Möhre kleingeschnitten in Dosen oder Gefriertüten ein.
- Blätter, die wie Spinat für Füllungen, Knödel oder Spinatgerichte verwendet werden sollen, müssen vor dem Einfrieren blanchiert werden. Dies gilt zum Beispiel für Brennnessel-, Franzosenkraut-, Fuchsschwanz- oder Malvenblätter.
- Gefrorenes Grün vor der Verwendung nicht auftauen, sondern noch gefroren weiterverarbeiten.
- Ganze Pflanzen, Triebe und große Knospen wie etwa die vom Wiesenbärenklau nach dem Blanchieren gut abtropfen lassen und zum Aufsaugen von überschüssigem Wasser locker in ein Geschirrtuch einschlagen. Eine Platte mit Backpapier belegen, die Pflanzen mit Abstand darauflegen und einfrieren. Gefroren dann in Beutel oder Dosen umpacken, aus denen sie sich dann einzeln entnehmen lassen. Das ist auch eine gute Methode für längere Triebe und Pflanzen. Werden sie vor dem Einfrieren zu Schnecken gerollt, dann brechen sie nicht so leicht.
- Wurzeln putzen und in Stücke oder Scheiben geschnitten einfrieren. Sie können, müssen aber nicht blanchiert werden.

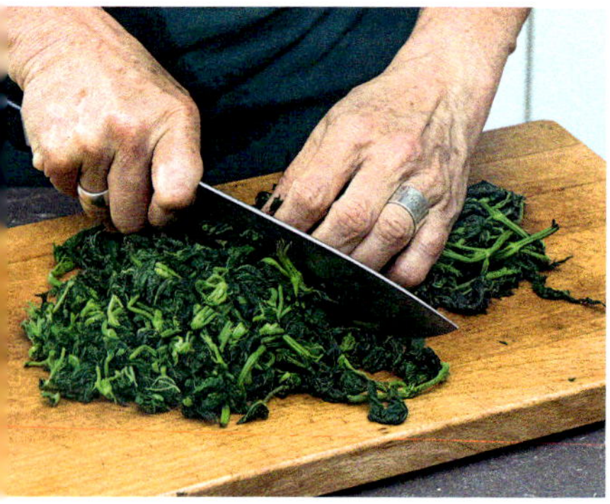

[1] Das blanchierte und gut ausgedrückte Grün wird gehackt und …

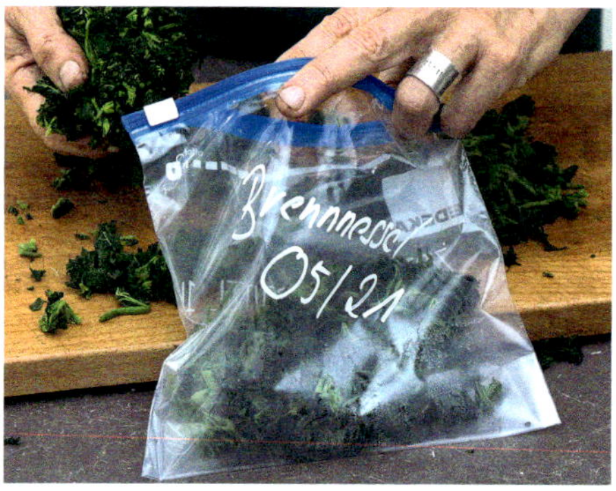

[2] … in Gefrierbeutel verpackt, die ganz flach gedrückt werden. Von der gefrorenen Platte kann die gewünschte Menge dann leicht abgebrochen werden. Oder es wird in …

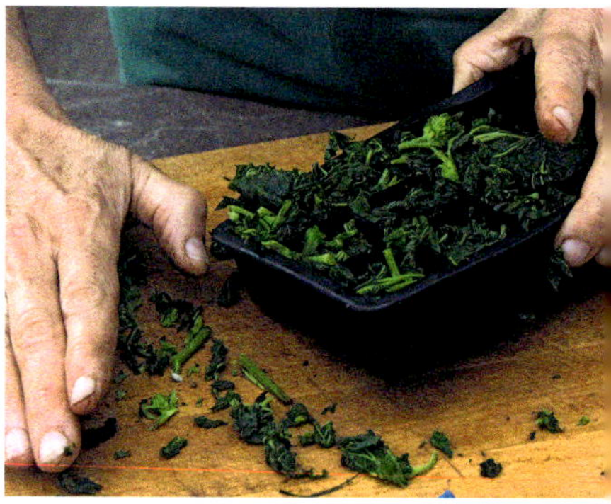

[3] … Eiswürfelbehältern eingefroren. Die gefrorenen Würfel in Gefrierdosen umpacken.

BLANCHIEREN

Blanchieren ist das kurze Kochen von Gemüse. Zum Einfrieren müssen alle Blattgemüse und manche anderen Gemüse, aber auch Triebe und Knospen, kurz blanchiert werden. Dadurch werden sie nach dem Auftauen nicht matschig.

Auch Blattgemüse, das als Füllung etwa für Ravioli oder Strudel verwendet werden soll, muss vorab blanchiert werden. Dadurch ist es später nicht so wässrig.

Kompaktere Gemüse wie Wurzeln oder Knollen können vor dem Frittieren blanchiert werden, dann sind die Frittierzeiten kürzer und Ausbackteig oder Panade werden nicht zu dunkel.

So wird blanchiert

In einem großen Topf Wasser zum Kochen bringen und leicht salzen (Richtwert: 5 l Wasser für 500 g Blattgemüse).

[1] Die gewaschenen Blätter in das sprudelnd kochende Wasser geben.

[2] Blätter mit einem Schaumlöffel ganz ins Wasser eintauchen. Deckel auflegen und kurz aufwallen lassen. Bei offenem Topf kurz kochen (Richtwert für spinatähnliche Blätter: 30 Sekunden bis 1 Minute).
Größere Mengen in mehreren Portionen blanchieren.

[3] Das blanchierte Grün mit dem Schaumlöffel herausnehmen. In einem großen Sieb gut abtropfen lassen. Die Blätter zum Auskühlen ausbreiten.

[4] Die abgekühlten Blätter gut ausdrücken.

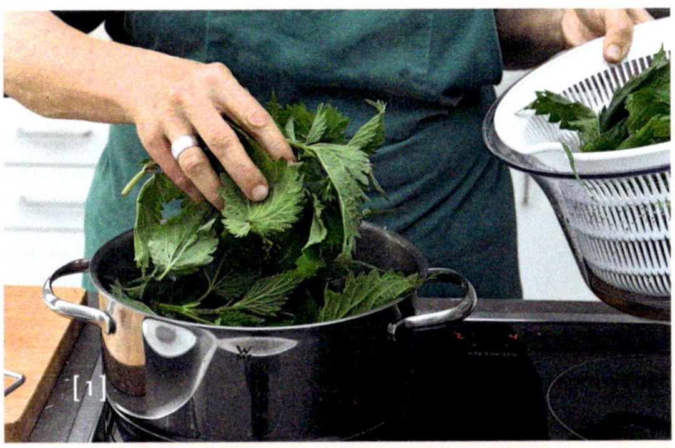

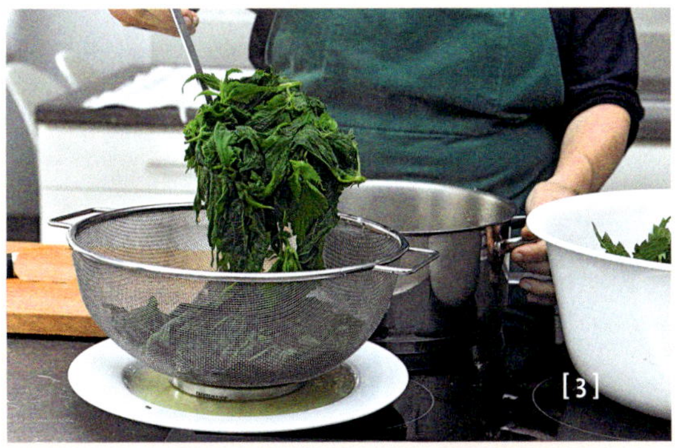

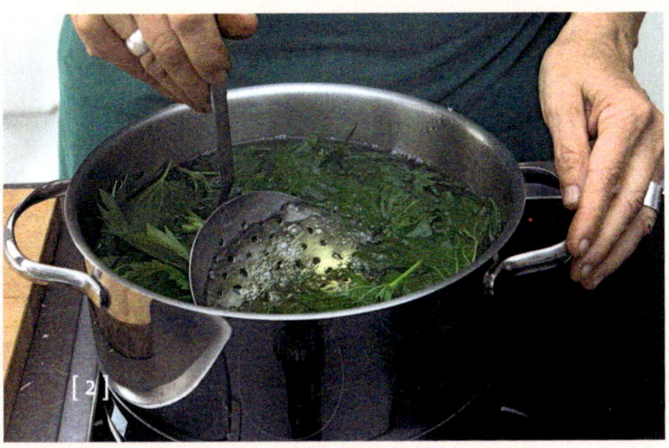

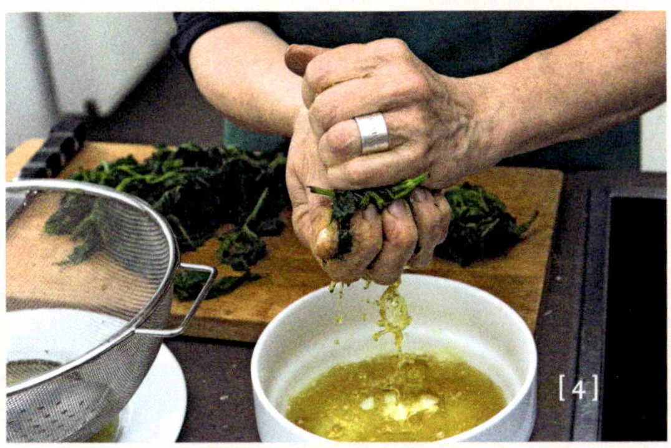

KÜCHENTIPP

WER DIE FRISCHE GRÜNE FARBE DER BLÄTTER ERHALTEN MÖCHTE, GIBT SIE DIREKT NACH DEM BLANCHIEREN KURZ IN EISWASSER.

Trocknen

Das Trocknen ist eine einfache Methode der Haltbarmachung. Durch den Entzug von Wasser können Mikroorganismen wie Schimmelpilze und Fäulnisbakterien nicht überleben.
Trocknen ist kostengünstig, denn die Lagerung verbraucht, anders als beim Einfrieren, keine Energie. Beim Lufttrocknen ist das Trocknen sogar kostenfrei.

Lufttrocknen

Bei trockener und warmer Witterung kann man gesammelte Wildkräuter gut an der Luft trocknen. Der Ort muss schattig sein, warm und gut belüftet. Direkte Sonne und zu große Hitze, wie sie zum Beispiel im Sommer auf einem Dachboden herrscht, unbedingt vermeiden. Ein großes Tuch auf ein Gitter, zum Beispiel vom Backofen, legen. Das Trockengut in einer dünnen Schicht darauf verteilen. Wer viel trocknet, kann sich Holzrahmen oder alte Schubladen mit Hasengitter bespannen.
Pflanzen mit dünnen Stängeln können auch in kleinen Bündeln zum Trocknen aufgehängt werden. Zu dicke Bündel schimmeln im Inneren leicht. Die Bündel mit Gummiringen zusammenhalten und dann ein Band oder Draht daran befestigen. Aufgrund der Elastizität des Gummis lockern sich die Bündel beim Schrumpfen der Stängel nicht so schnell.

Dörrgerät und Backofen

Mit einem Dörrgerät kann man unabhängig vom Wetter trocknen, es benötigt aber Strom. Es gibt inzwischen ein großes Angebot an günstigen Dörrgeräten. Die erforderliche Größe und auch die Qualität des Gerätes ist von der Menge abhängig, die man dörren möchte, und auch von der Häufigkeit. Auf jeden Fall sollte das Gerät einen Thermostat haben, praktisch, aber nicht unbedingt nötig, ist eine Zeitschaltuhr. Schauen Sie sich zum Ausprobieren nach einem gebrauchten Gerät um oder leihen Sie sich eines aus.
Der Backofen ist für niedrige Temperaturen bis 40 °C nur bedingt geeignet. Kontrollieren Sie die Innentemperatur mit einem geeigneten Thermometer. Damit die Feuchtigkeit gut entweichen kann, klemmt man einen Holzkochlöffel in die Backofentür.

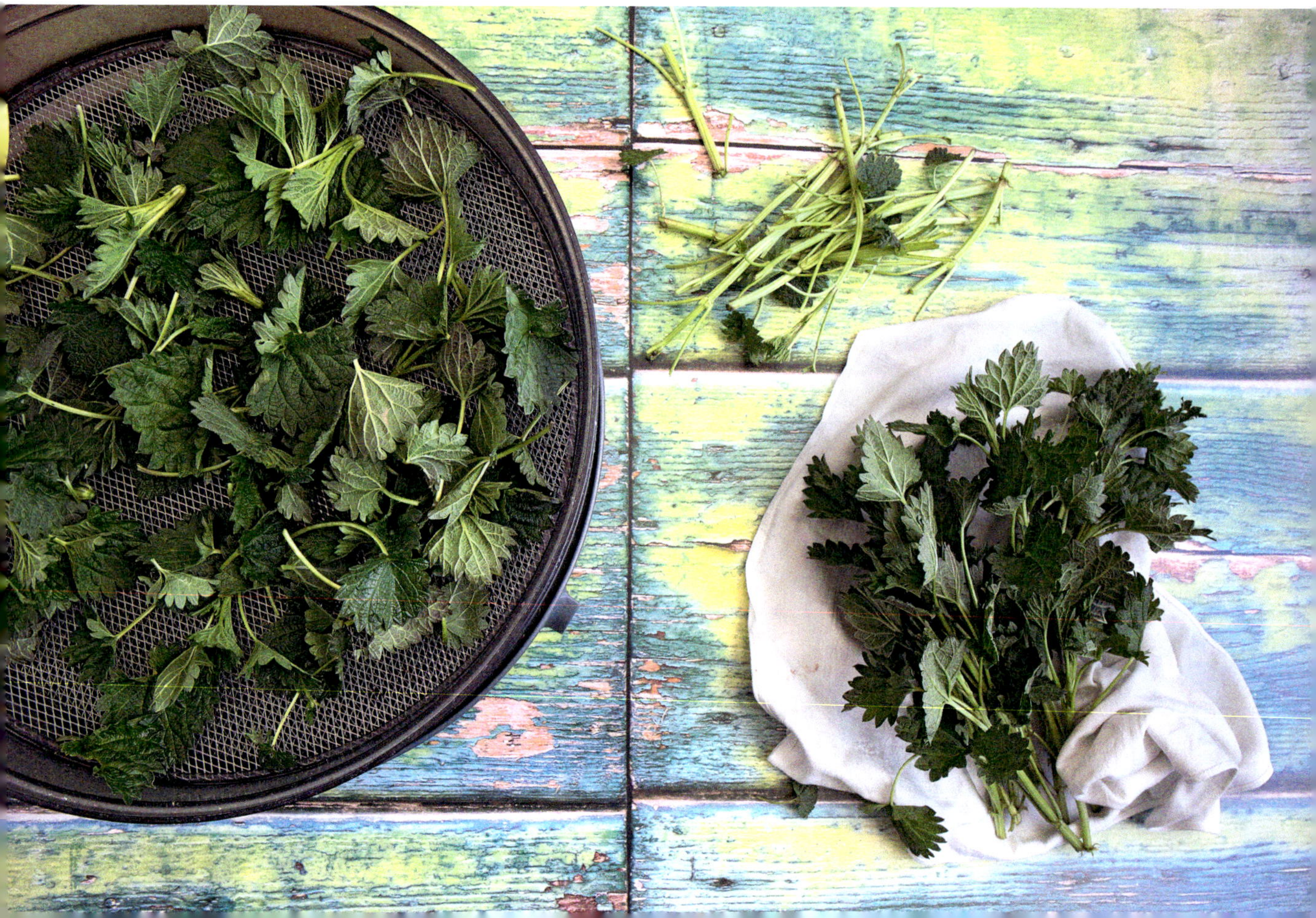

Getrocknetes richtig lagern

Getrocknetes muss vor Feuchtigkeit, Licht, Aromaverlust und Ungeziefer geschützt werden.
Gut eignen sich dafür dunkle Schraubgläser und Blechdosen, ebenso mehrschichtige Bodenbeutel in vielen Größen, wie man sie aus dem Teegeschäft kennt. Man kann sie über das Internet kaufen, allerdings oft nur in größeren Mengen. Für kleine Mengen einfach im Teegeschäft nachfragen.

Das eignet sich nicht zum Trocknen

- Blätter von sehr wasserhaltigen Pflanzen wie Fetthenne oder Sommerportulak. Besser frisch nutzen oder fermentieren (Seite 200).
- Alle Teile von Kreuzblütlern. Sie verlieren an Geschmack und Wirkung, weil die Senföle sich verflüchtigen. Pflanzen dieser Familie besser frisch nutzen.
- Dicke Knospen, etwa die vom Wiesenbärenklau, sowie Triebe und Stängel, zum Beispiel vom Giersch. Solche Pflanzenteile besser einfrieren oder fermentieren.
- Kleine Knospen wie die von Gänseblümchen oder Löwenzahn besser einlegen oder fermentieren.

TIPPS ZUM RICHTIGEN TROCKNEN

- TROCKNEN IST EINE GUTE METHODE FÜR BLÄTTER, BLÜTEN, SAMEN UND WURZELN, NICHT ABER FÜR DICKERE STÄNGEL UND BLATTSTIELE.
- DAS TROCKENGUT GRÜNDLICH SÄUBERN UND NUR WENN NÖTIG WASCHEN. NACH DEM WASCHEN GUT TROCKNEN (SEITE 144), UM DIE DÖRRZEIT NICHT UNNÖTIG ZU VERLÄNGERN.
- ZÜGIG UND OHNE PAUSEN TROCKNEN.
- FÜR ROHKOSTQUALITÄT NICHT ZU HEISS TROCKNEN. AB 40 °C BEGINNEN DIE ERSTEN PROTEINE ZU DENATURIEREN, DANN IST DAS GETROCKNETE KEINE ROHKOST MEHR.
- BLÄTTER VON DICKEREN STIELEN VOR DEM TROCKNEN ABSTREIFEN UND OHNE DIE STIELE TROCKNEN. DIE STIELE ENTHALTEN VIEL WASSER UND VERLÄNGERN DAS TROCKNEN UNNÖTIG. AUCH DIE ZUBEREITUNG DER BLÄTTER GEHT DANN SCHNELLER, WEIL DIE STIELE NICHT HERAUSGESUCHT WERDEN MÜSSEN.
- „RASCHELTROCKEN“: WENN DAS TROCKENGUT BEIM BERÜHREN „RASCHELT“, IST ES TROCKEN GENUG.
- ABKÜHLEN LASSEN UND SOFORT LUFTDICHT VERPACKEN.
- DAS TROCKENGUT AM NÄCHSTEN TAG KONTROLLIEREN. WENN ES WIEDER WEICH GEWORDEN IST, NACHTROCKNEN.

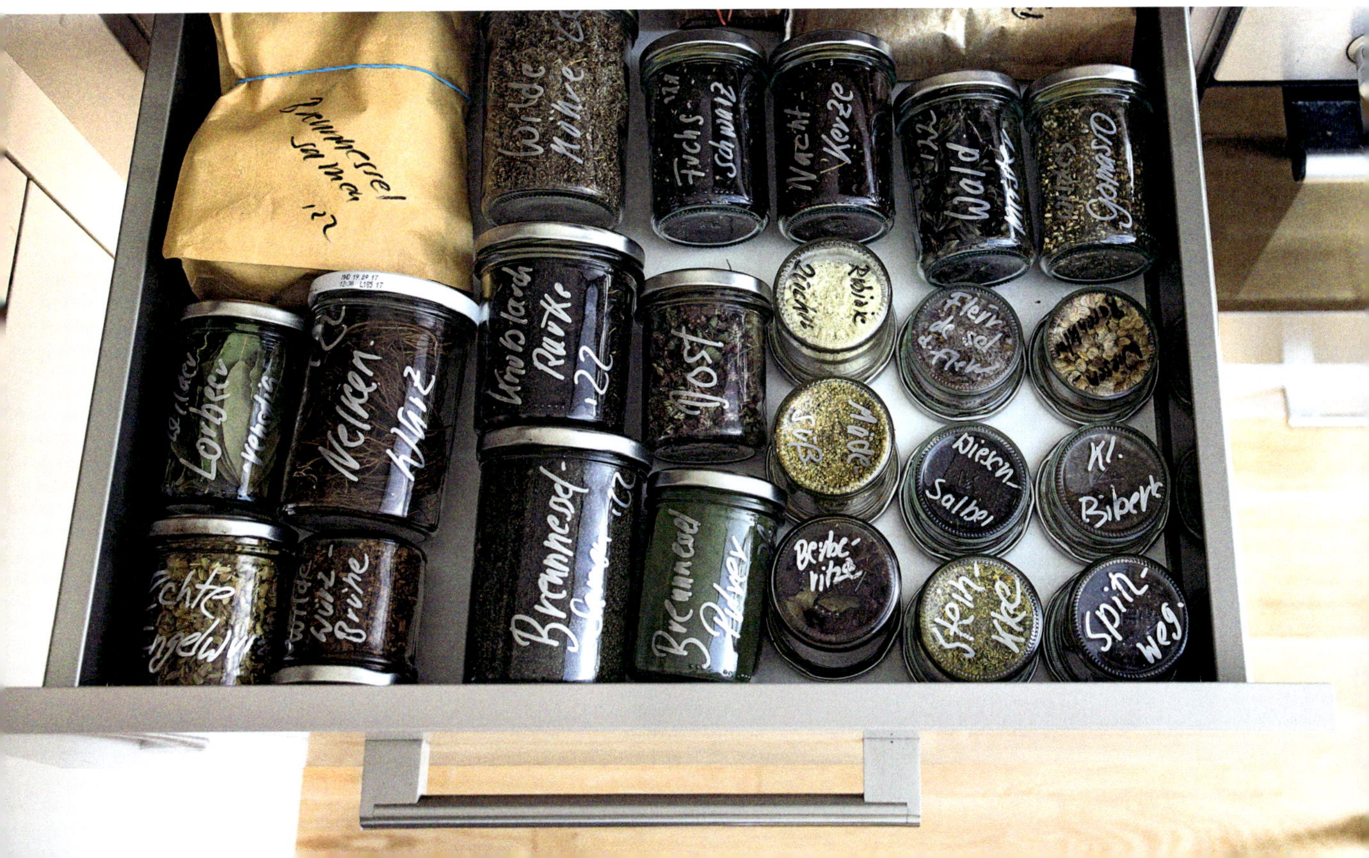

Blätter trocknen

- Würzkräuter wie Dost, Quendel oder Bibernelle zügig trocknen, damit möglichst wenig Aromastoffe entweichen. Im Ganzen trocken oder vorher die Blätter von den Stängeln streifen.
- Blätter, die für die Zubereitung eingeweicht werden sollen, wie zum Beispiel Malvenblätter, vor dem Trocknen von den Stängeln abstreifen oder -schneiden. Das Zubereiten geht dann später schneller, weil die Stiele nicht mehr herausgesucht werden müssen.
- Stark cumarinhaltige Pflanzen wie Waldmeister und Steinklee unbedingt ganz durchtrocknen lassen. Bei feuchter Lagerung und Schimmelbefall können schädliche Stoffe entstehen. Werden die Pflanzen beim Trocknen schwarz, auf keinen Fall mehr verwenden!
- Getrocknete Blätter können mit einem Zerkleinerer pulverisiert werden. Das Pulver ist perfekt für Smoothies, Soßen, Nudeln, Knödel, Brot und Gebäck.

Blüten trocknen

- Für Blüten ist das Trocknen eine gute Konservierungsmethode. Die Blüten vorher nicht waschen.
- Blüten von Lippenblütlern (Taubnessel, Wiesensalbei) auszupfen.
- Nachtkerzenblüten im Ganzen trocknen.
- Beim Mädesüß die kleinen Rispen vom Blütenstand abschneiden.

ÜBER DEN TELLERRAND GESCHAUT

IN VIELEN TÜRKISCHEN ODER LEBENSMITTELGESCHÄFTEN DER LEVANTE KANN MAN UNTER DEM NAMEN „MOLUKAH“ ODER „MOLOKHIYEH“ GETROCKNETE MALVENBLÄTTER KAUFEN, DENN IM NAHEN OSTEN SIND MALVEN EIN TRADITIONELLES BLATTGEMÜSE.

GETROCKNETES FRANZOSENKRAUT IST IN SEINER SÜDAMERIKANISCHEN HEIMAT ALS „GUASCAS“ BEKANNT UND KANN UNTER DIESEM NAMEN AUCH GEKAUFT WERDEN.

- Große ausgebreitete Blüten wie die von Malve oder Wegwarte mit dem „Gesicht“ nach unten trocknen, dann bleibt die Form schöner.

Wurzeln trocken

- Faserwurzeln, wie die der Nelkenwurz (Bild unten), lassen sich gut einzeln oder zu Kugeln gerollt lufttrocknen. Wer möchte, kann das harte Rhizom und die Faserwurzeln getrennt trocknen und verwenden.
- Die inulinhaltigen Wurzeln der Korbblütler sind probiotische Nahrung für die Darmbakterien. In dünne Scheiben geschnitten im Dörrgerät oder im Backofen trocknen. Sie schmecken als Chips oder können zu Pulver gemahlen werden.
- Die scharfen Wurzeln der Kreuzblütler verlieren beim Trocknen das Aroma und die Wirkung der Senföle, sind also nicht so gut geeignet zum Trocknen.

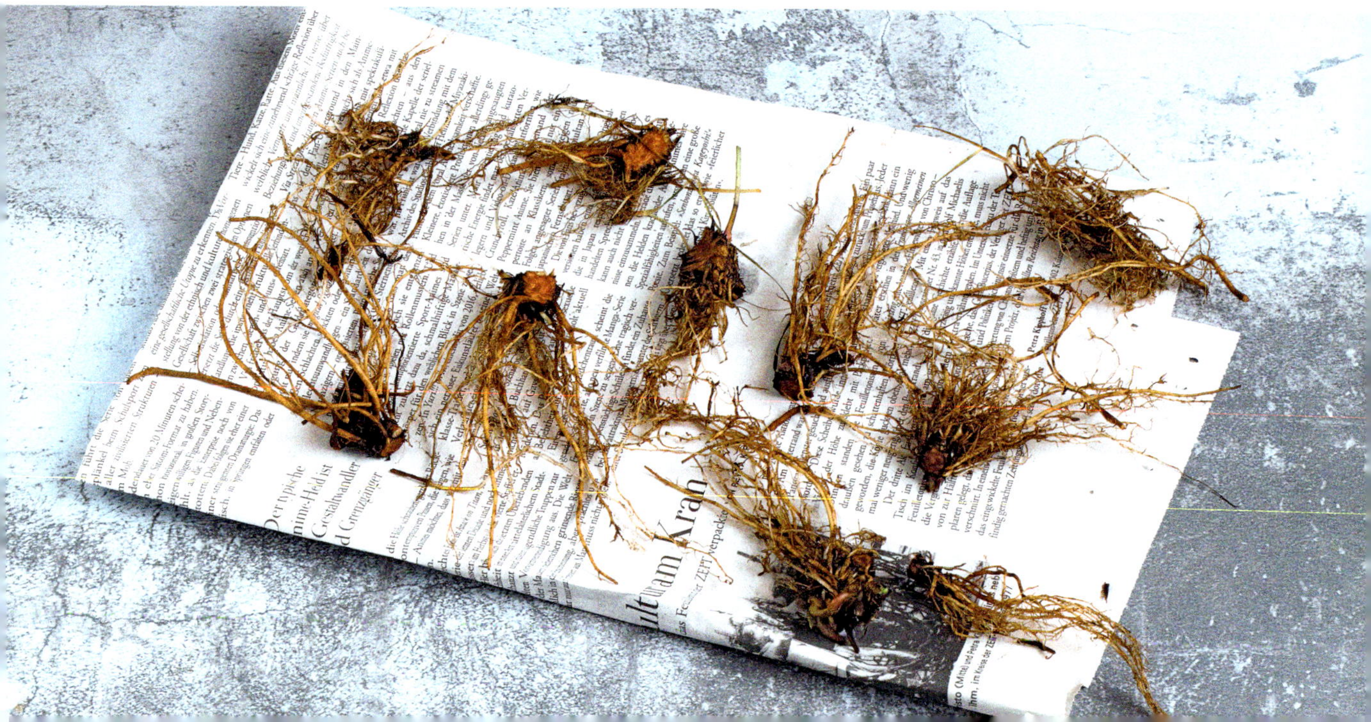

Samen trocknen

Samen sind trocken oft viele Jahre haltbar und keimfähig.

- Die Samenstände oder die bereits abgelösten Früchte locker auf einem ausgebreiteten Tuch oder Papier verteilen. Das Trocknen dauert, je nach Wärme und Größe der Samen, nur ein paar Tage.
- Lange Samenstände, wie die von der Nachtkerze oder dem Fuchsschwanz, kopfüber in einen Eimer oder in eine Papier-Tragetasche stellen, damit die Samen hineinfallen können (Bild Seite 45).
- Die Dolden der Doldenblütler vom Stängel abschneiden und ausbreiten.
- Die reifen Schoten vieler Kreuzblütler kann man vor Ort abstreifen, in eine Tüte geben und darin kräftig aneinander reiben. Der Großteil der Samen fällt dabei schon aus.
- Brennnesselfrüchte vor Ort abstreifen oder die mit Früchten behangenen Triebspitzen abschneiden. Locker verteilt zum Trocknen auslegen.

Samen säubern

Die getrockneten Früchte kann man vom Stängel abstreifen (etwa beim Ackerhellerkraut) oder durch Rebeln ablösen (geht zum Beispiel gut bei Wegrauke oder Brennnessel). Manchmal fallen die Samen fast von selbst aus (Nachtkerze, Knoblauchsrauke).
Um die Hüllen von den Samen zu trennen, reibt man die Früchte zwischen den Händen, in einem Stoffbeutel oder in einem Drahtsieb kräftig aneinander. Manche Samen, wie die der Brennnessel, brauchen gar nicht von den Hüllen getrennt werden. Die Früchte der Wegeriche können mit ihren ballaststoffreichen Hüllen verwendet werden oder ohne.

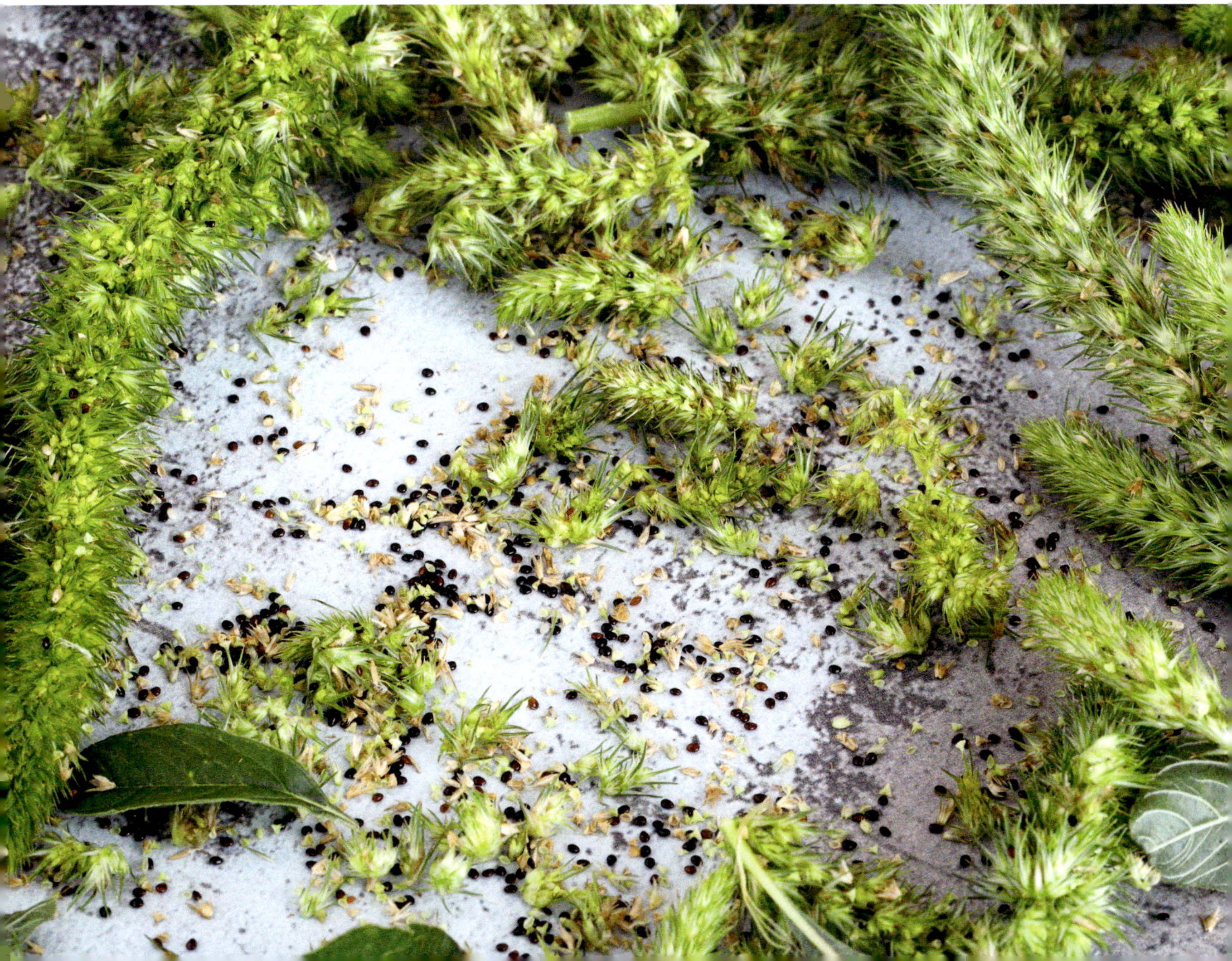

Sieben mal sieben

Mit Sieben aus Draht oder Kunststoff werden die Samen dann gereinigt, das heißt, die abgelösten Hüllen werden entfernt. Auf dem Flohmarkt oder in Gebrauchtwarenhäusern kann man sich günstig mit Sieben in verschiedenen Maschenweiten eindecken. Wählen Sie die Weite so, dass entweder Samen oder Hüllreste durchfallen. Hier muss man ausprobieren. Am besten im Freien sieben, denn es staubt oft stark.

Der Wind, der Wind …

Im Wind haben Sie einen wunderbaren und zudem noch kostenlosen Helfer beim Reinigen von Pflanzensamen. Lassen Sie das Samen-Hüllen-Gemisch draußen bei leichtem Wind aus etwa 30 cm Höhe in eine Schüssel rieseln. Der Wind weht die leichten Schalen weg, während die etwas schwereren Samen in die Schüssel fallen. Wenn der Wind auch die Samen wegweht, halten Sie Ihre Hand einfach etwas niedriger.
Bei kleinen und sehr leichten Samen kann man mit Pusten die „Windstärke“ besser steuern. Nehmen Sie eine Schüssel mit schrägem Rand, neigen Sie sie leicht und pusten Sie die Hüllen sanft aus der Schüssel. Mit etwas Gefühl und der richtigen Schüssel kann man die Samen auf diese Weise gut reinigen.
Meist muss man Sieben und Windreinigung kombinieren. Übung macht auch hier die Meisterin.

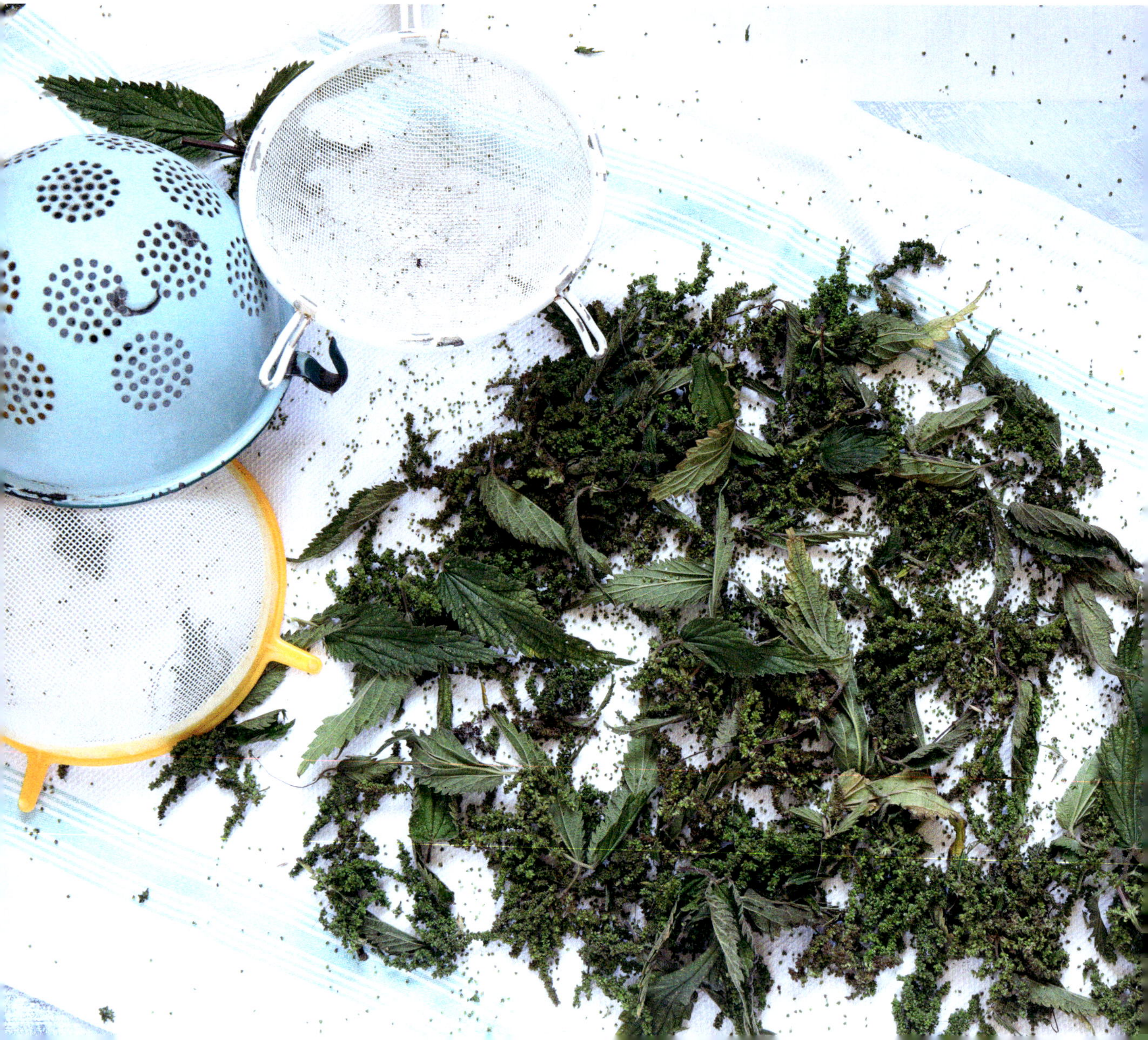

MICROGREENS – WILDES GRÜN AUS SAMEN

Samen sind lebendig und keimen viele Jahre lang. Dafür brauchen sie keine Erde. Mit Licht und Wasser kann man im Haus keimen lassen und so Microgreens, was so viel heißt wie „kleine Pflänzchen", selber ziehen. Für Anfänger eignen sich vor allem sogenannte Lichtkeimer gut, die zum Auskeimen nicht mit Erde bedeckt sein wollen, und darunter solche, die keine Kaltkeimer sind, also nicht eine Zeit lang Kälte brauchen, um keimen zu können. Sobald die Keimlinge erscheinen, kann mit der Ernte begonnen werden. Das dauert je nach Samenart drei bis zwölf Tage.

Das geschieht beim Keimen

Beim Keimen eines Samenkorns werden Proteine und Aminosäuren gespalten sowie Fette in essenzielle Fettsäuren umgewandelt. Vitamine und Enzyme vervielfältigen sich oder bilden sich neu. Es wird Chlorophyll erzeugt. Fraßschutzstoffe wie Phytine und Lektine, die für uns unverträglich sind, werden abgebaut.

WILDKRÄUTER, DIE SICH GUT ZUM KEIMEN EIGNEN

FRANZOSENKRAUT, GÄNSEFUSS, LABKRAUT, LUZERNE, ROTKLEE, SAUERAMPFER, SCHAUMKRAUT, TAUBNESSEL, VOGELMIERE, WEGERICHE.

Keimen im Glas

- Samen in einem Einmach- oder Schraubglas über Nacht in Wasser einweichen. Gut durchspülen.
- Mullbinde oder Fliegendraht passend abschneiden. Mit einem Gummi straff über der Öffnung des Glases befestigen.
- Das Glas in eine flache Schale legen, dabei auf den Rand der Schale auflegen, damit das Wasser durch die Schräge gut ablaufen kann. Hell, aber nicht in die Sonne stellen. Mindestens zweimal täglich die Samen mit frischem Wasser gut durchspülen.

Keimen in der Schale

Sehr feine Samen, wie die des Franzosenkrauts, und Schleim bildende Lichtkeimer, etwa die Wegeriche, lassen sich besser in einer Schale keimen.

- Ein Küchenpapier oder ein Tuch in eine flache Schale legen, gut befeuchten und die Samen dünn daraufstreuen.
- Feucht halten, es darf aber kein Wasser in der Schale stehen, dann können die Samen faulen.
- Man kann die Schale mit einer durchsichtigen Haube abdecken oder in eine offene, liegende Tüte stellen, so hält sich die Feuchtigkeit länger. Für gute Belüftung sorgen, damit die Samen nicht schimmeln.

Gekeimte Breitwegerichsamen

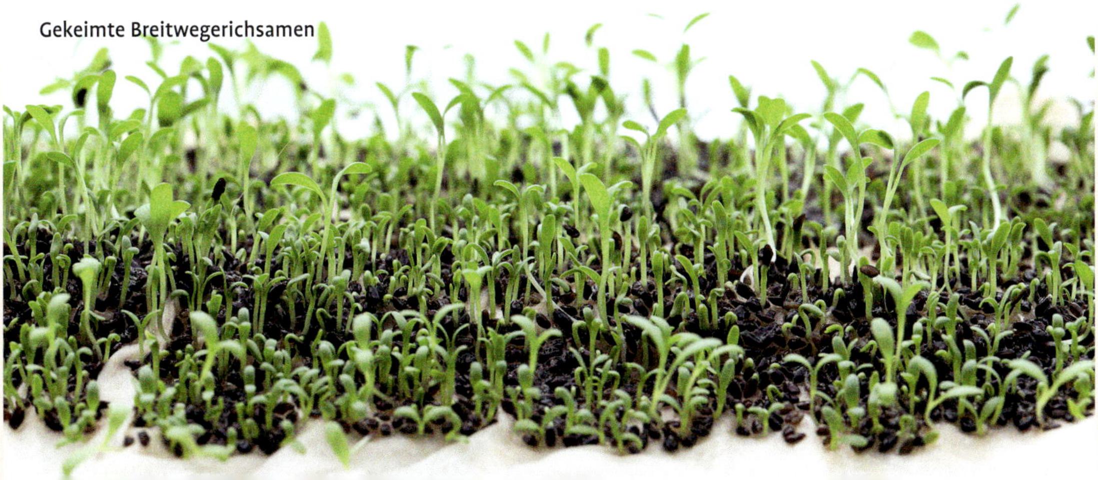

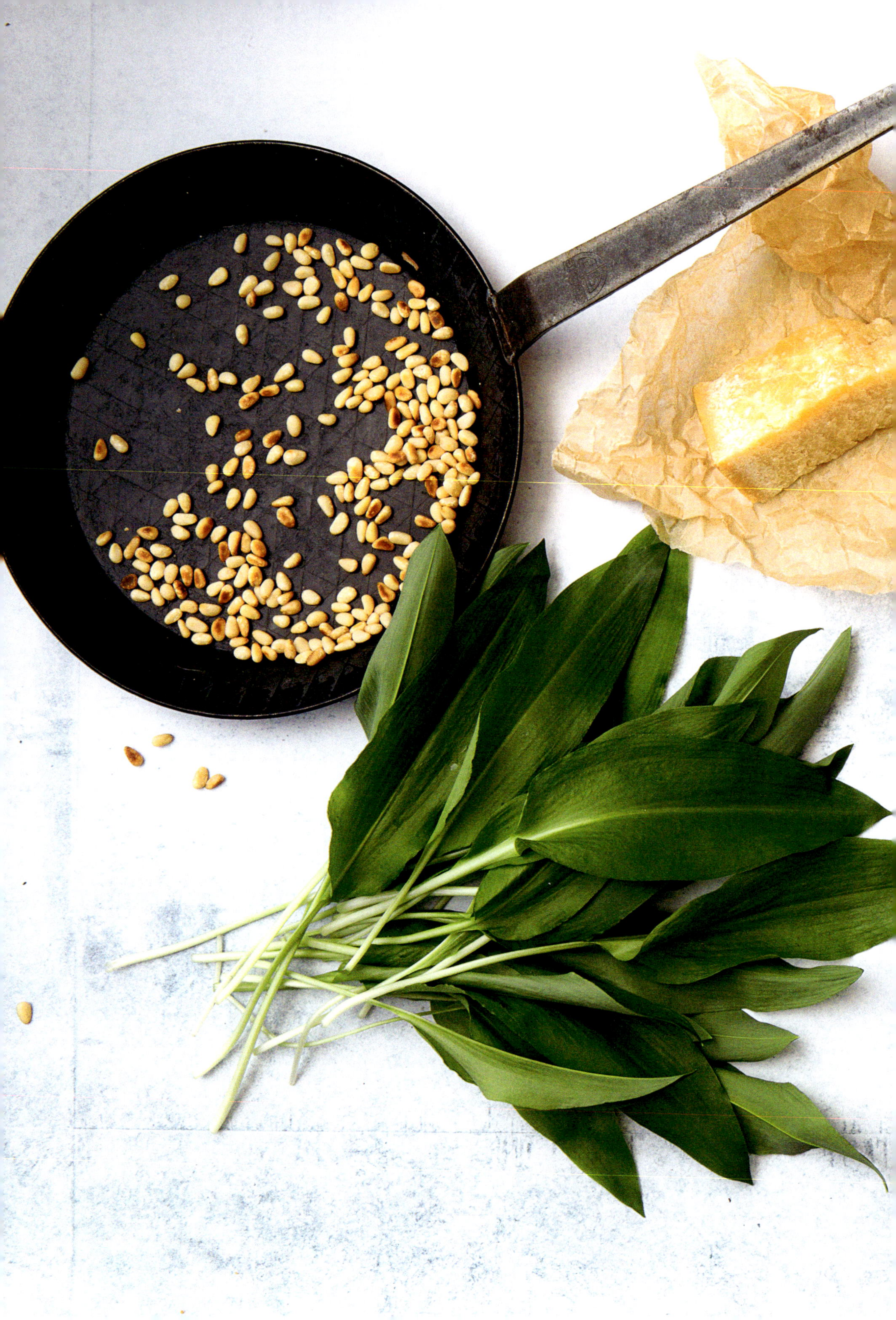

DIE REZEPTE

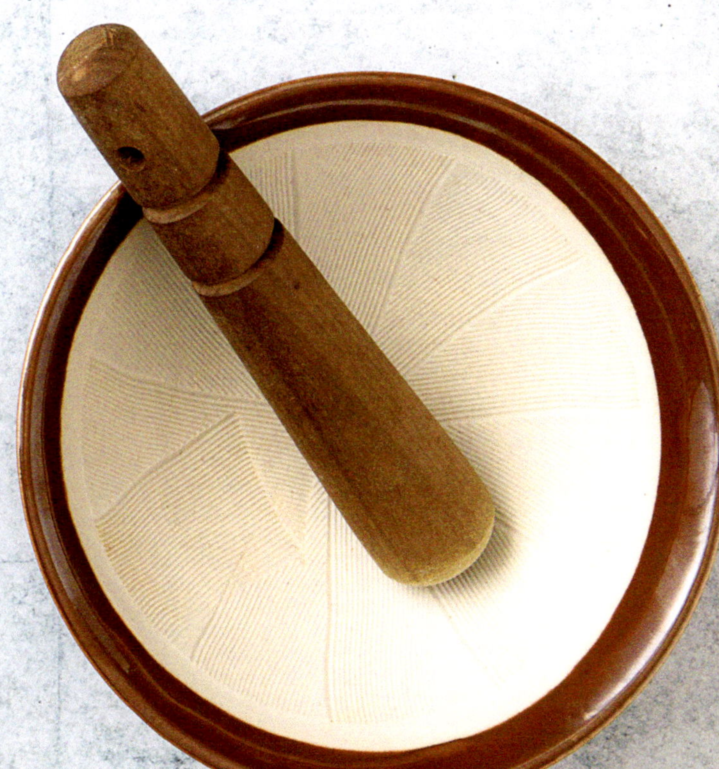

AN DIE TÖPFE, FERTIG, LOS!

Jetzt ist es so weit: Nach dem Sammeln in der Natur und den Vorarbeiten in der Küche geht es endlich an die Töpfe, Schüsseln, Messer und Mixer. Es erwartet Sie eine große Vielfalt von Rezepten, unterteilt in Kapitel für Blätter, Triebe, Blüten und Knospen, Früchte und Samen und zuletzt Wurzeln.
Je nachdem, was Sie gesammelt haben oder sammeln möchten, können Sie gleich zum richtigen Kapitel blättern, um ein passendes Rezept zu finden. Die Kapitel beginnen mit den rosa unterlegten Seiten „BASICS" für einfache Grundrezepte und „MIX" für Gerichte, die aus Mischungen von Wildpflanzen zubereitet werden. Danach folgen Rezepte für die verschiedenen Wildpflanzen, geordnet von A–Z nach den Pflanzennamen.

Eine wilde Mischung von Rezepten

Die Rezepte für dieses Buch stammen aus vielen Quellen, die mich inspiriert haben.
Zunächst einmal habe ich die Gerichte, die ich regelmäßig koche, durch Wildpflanzen bereichert oder einzelne Zutaten gegen Wildpflanzen ausgetauscht. So ist aus dem Kartoffelkas mit Schnittlauch einer mit Bärlauch geworden, die Fischstäbchen werden mit Brennnesselsamen statt mit Semmelbröseln paniert und statt mit Gewürznelken wird mit Nelkenwurz gewürzt.
Das Abwandeln von Rezepten aus Kochbüchern und Kochshows ist eine zweite Quelle der Rezepte in diesem Buch. Kochsendungen im Fernsehen habe ich immer mit dem Fokus verfolgt, wie die dort vorgestellten Rezepte „verwildert" werden können. Auch die Rezepte aus meinen Kochbüchern und von internationalen Webseiten habe ich im Kopf gleich umgebaut. So wurde Spinat durch Brennnessel oder Fuchsschwanz ersetzt, Schwarzwurzel durch Klettenwurzel, Meerrettichwurzel durch Knoblauchsrauke-Wurzel und Asia-Salat durch Wegrauke.

Da die Wildkräuter immer mehr Eingang in die Sterneküche finden, konnte ich den bekannten Starköchen so manches Rezept abschauen. So ist das köstliche Waldmeisterbaiser von Mario Kotaska in mein Kochbuch gekommen.
Viele Wildkräuterrezepte habe ich im Internet gesucht und gefunden. Eine große Zahl stammt aus Italien, denn dort wird in einigen Regionen traditionell mit Wildpflanzen gekocht, einige aber auch aus Griechenland, England, Japan, Syrien, Serbien und der Türkei. Und natürlich war ich auch in meinen Urlauben immer auf der Suche nach Hütten, Gasthäusern und Restaurants, die mit Wildkräutern kochen.
Auch die Webseiten der vielen Wildkräuter-Bloggerinnen und -Blogger und einige Wildkräuter-Kochbücher haben mich inspiriert.
So ist eine wilde Mischung von Rezepten zusammengekommen, vegetarische und vegane, einfache und etwas aufwendigere. Wirklich schwierig ist keines. Blättern Sie das Buch einfach durch, lassen Sie sich von den Fotos Appetit machen und suchen Sie sich Ihre Lieblingsrezepte heraus. Nehmen Sie die Rezepte auch als Anregung, Ihre eigenen alltäglichen Gerichte mit gesammelten wilden Pflanzen abzuwandeln und zu ergänzen.

So schmecken Wildpflanzen

Die Bandbreite des Geschmacks von Wildpflanzen ist so groß wie die des Gewürzregals und der Gemüseabteilung in einem gut sortierten Feinkostgeschäft.
Es gibt cremig zarte und bittere Salate, milde spinatartige oder erdig und nach Pilzen schmeckende Blattgemüse, Würzkräuter von minzig-frisch bis harzig-würzig, Blattstiele mit Artischockengeschmack oder einem Hauch von Anis. Die wilden Wurzeln bieten eine Geschmackswelt von süß bis bitter, von mild bis scharf oder exotisch. Samen schmecken nussig, erinnern an Wasabi oder tragen Aromen in sich, die denen von Fenchel und Dill in nichts nachstehen.

In der Tabelle finden Sie viele Pflanzen gruppiert nach verschiedenen Grundrichtungen des Geschmacks. Die Pflanzen innerhalb einer Gruppe können Sie, bis auf wenige Ausnahmen, in den Rezepten gegeneinander austauschen. Lediglich bei den „würzigen" geht das nur bedingt, zu unterschiedlich sind die Aromen – aber Experimente sind erlaubt und immer spannend.
In den jeweiligen Pflanzenporträts (ab Seite 58) finden Sie für jede Pflanzenart eine Beschreibung ihres ganz eigenen Geschmacks.

MILD

- BEINWELL
- EHRENPREIS, EFEUBLÄTTRIGER
- FETTHENNE
- FRANZOSENKRAUT
- FUCHSSCHWANZ
- GÄNSEBLÜMCHEN
- GÄNSEFUSS, WEISSER
- GUTER HEINRICH
- KLATSCHMOHN
- KNÖTERICHE
- LABKRAUT
- MALVEN
- NACHTKERZE (WURZEL)
- PORTULAK
- SCHARBOCKSKRAUT
- VEILCHEN
- VOGELMIERE

KRÄFTIG

- BRENNNESSEL
- HOPFEN
- KLEEARTEN
- LUZERNE
- NACHTKERZE (BLATT)
- TAUBNESSELN
- WEGERICHE
- WICKEN

BITTER

- GÄNSEDISTEL
- KLETTE
- KOHLDISTEL
- KRATZDISTELN
- LÖWENZAHN
- RAINKOHL
- WEGWARTE
- WIESENPIPPAU

WÜRZIG

- BIBERNELLE
- DOST
- GIERSCH
- GUNDERMANN
- MINZE, GRÜNE
- MÖHRE, WILDE
- NELKENWURZ
- PASTINAKE
- WIESENBÄRENKLAU
- WIESENSALBEI
- THYMIAN

KOHLIG SCHARF

- ACKERHELLERKRAUT
- BARBARAKRAUT
- HIRTENTÄSCHEL
- KNOBLAUCHSRAUKE (BLATT)
- WEGRAUKE

KRESSEARTIG

- MEERRETTICH
- SCHAUMKRÄUTER

ZWIEBELARTIG

- BÄRLAUCH

SAUER

- RIESENKNÖTERICH, JAPANISCHER
- SAUERAMPFER
- SAUERKLEE

„GEBRAUCHSANWEISUNG" FÜR DIE REZEPTE

Damit Ihre Wildpflanzen-Gerichte gut gelingen, finden Sie hier die Erklärung der in den Rezepten verwendeten Symbole sowie Hinweise für die Zutatenlisten. (Fast) jedem Rezept ist eine Auswahl von Wildpflanzen hinzugefügt, die sich ebenfalls dafür eignen, denn die meisten Gerichte lassen sich auch gut mit anderen Wildpflanzen zubereiten.

Die Symbole

Die Zahlen im Zeiten-Balken bedeuten jeweils Minuten – sofern nicht anders angegeben.

15	60	10

Aktive Zeit | Ruhezeiten | Back- oder Garzeit

Vegetarisch

Vegan

Hinweise zur Zutatenliste

- Bei den Beschreibungen der Rezepte wird vorausgesetzt, dass Wildpflanzen und auch Obst, Gemüse und Salate gewaschen sind und dass Zwiebeln und Knoblauch geschält sind.
- Steht bei den Zutaten eine „Handvoll" als Mengenangabe, dann kann die Menge ganz nach Geschmack variiert werden.
- In den Rezepten wird als Gemüsebrühe immer das „Wilde Würzgemüse" von Seite 166 verwendet. Es kann natürlich durch die entsprechende Menge frisch gekochter oder aus Instantpulver und -würfeln bereiteter Brühe ersetzt werden.
- Olivenöl für kalte Gerichte immer in der Qualität „Extra Vergine" verwenden.
- Zum Erhitzen hitzeverträgliche Öle verwenden, wie Bratöle oder Sonnenblumenöl.
- Pfeffer immer frisch mahlen.
- Bei Zitrusfrüchten, die mit Schale verwendet werden, immer Bio-Qualität verwenden.

TIPPS FÜR EINSTEIGER IN DIE WILDPFLANZEN-KÜCHE

- MISCHEN SIE WILDPFLANZEN IN IHRE GANZ ALLTÄGLICHEN GERICHTE.
- MISCHEN SIE WILDKRÄUTER UNTER DIE GARTENKRÄUTER, ETWA BEI KRÄUTERQUARK ODER KRÄUTERBUTTER.
- VERWENDEN SIE GIERSCH STATT ODER ZUSAMMEN MIT PETERSILIE.
- DIE BLÄTTER DER DOLDENBLÜTLER PASSEN GUT IN GERICHTE MIT DOLDENBLÜTLERWURZELN WIE SELLERIE UND MÖHREN.
- ALLE REZEPTE, DIE SIE MIT SPINAT UND MANGOLD MACHEN, PASSEN AUCH FÜR DEREN WILDE VERWANDTE, ZUM BEISPIEL DEN WEISSEN GÄNSEFUSS UND DEN FUCHSSCHWANZ.
- ALLE REZEPTE FÜR SPINAT PASSEN AUCH FÜR DIE VIELSEITIGE BRENNNESSEL. DER GESCHMACK IST EIN WENIG KRÄFTIGER, DIE ERDIGE NOTE DES SPINATES FEHLT. ES FEHLT AUCH DAS „STUMPFE" GEFÜHL, DAS DER SPINAT WEGEN SEINER OXALSÄURE AUF DER ZUNGE ERZEUGT.
- DIE WILDE MÖHRE IST EIN GUTER AUSTAUSCHPARTNER FÜR UNSERE ORANGEFARBENE MÖHRE.
- WURZELN DER KORBBLÜTLER PASSEN FÜR ALLE TOPINAMBUR-REZEPTE, DENN DA SIE VERWANDT SIND, SCHMECKEN SIE ÄHNLICH.
- DIE NELKENWURZ GEHT IMMER DORT, WO GEWÜRZNELKEN VERWENDET WERDEN, EGAL OB SÜSS ODER WÜRZIG.
- ALLE SCHAUMKRÄUTER KÖNNEN WIE KRESSE VERWENDET WERDEN.
- BACKEN SIE DIE WILDEN SAMEN IN BROT UND BRÖTCHEN.
- FÄRBEN SIE TEIGE GRÜN MIT PÜREE ODER PULVER AUS GETROCKNETER VOGELMIERE UND ANDEREN MILDEN PFLANZENARTEN.
- BEI SPINATARTIGEN GERICHTEN UND GRÜNEN SUPPEN EINEN TEIL DER BLÄTTER AM ENDE ROH FEIN GEHACKT ODER PÜRIERT DAZUGEBEN.

REZEPTE FÜR EINSTEIGER

Blätter

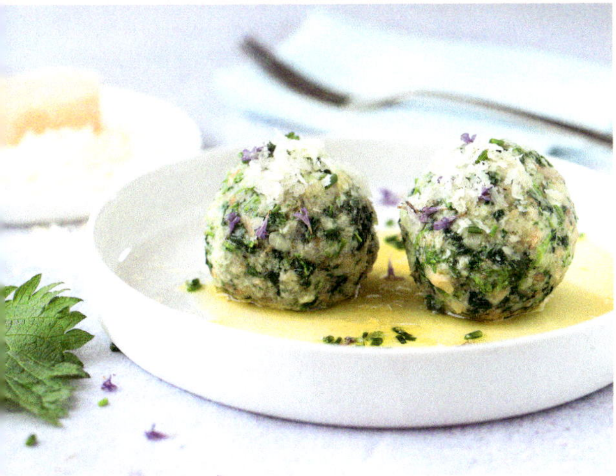

Triebe

Blüten

Samen und Früchte

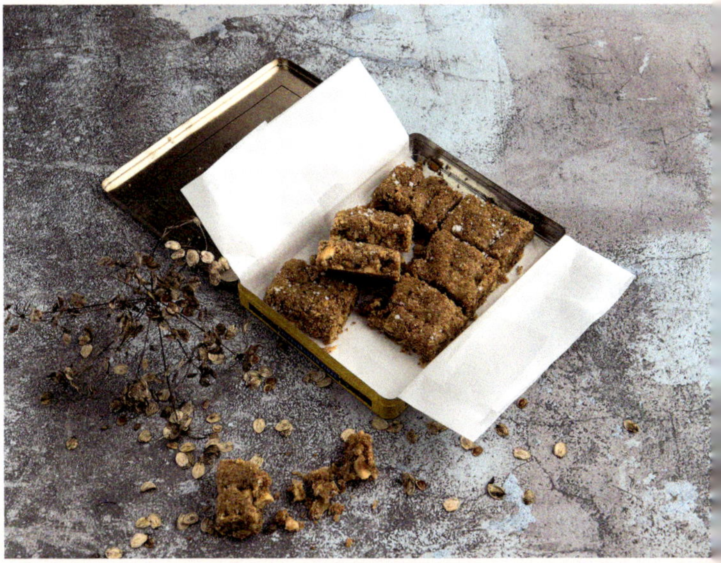

Wurzeln

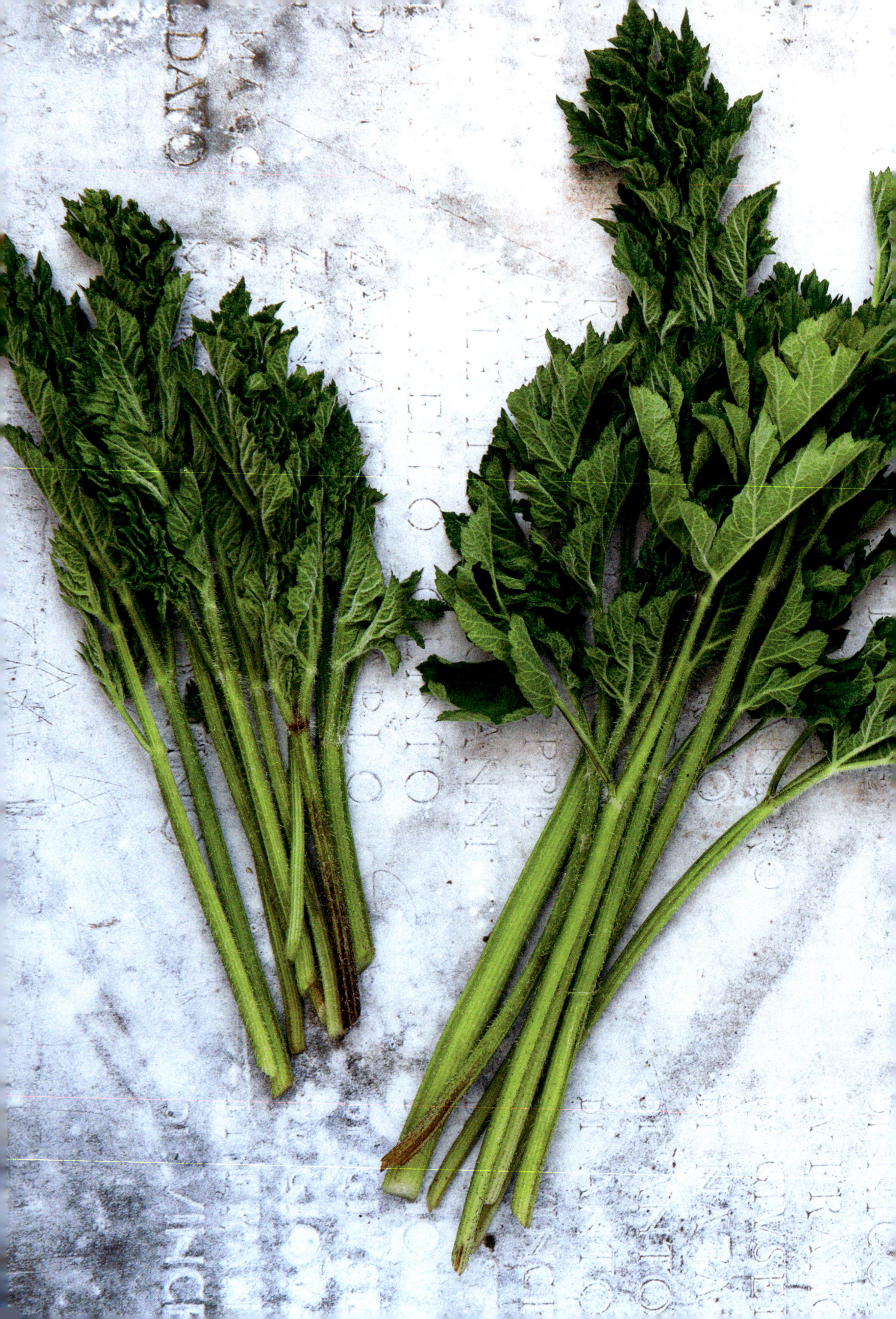

Blätter

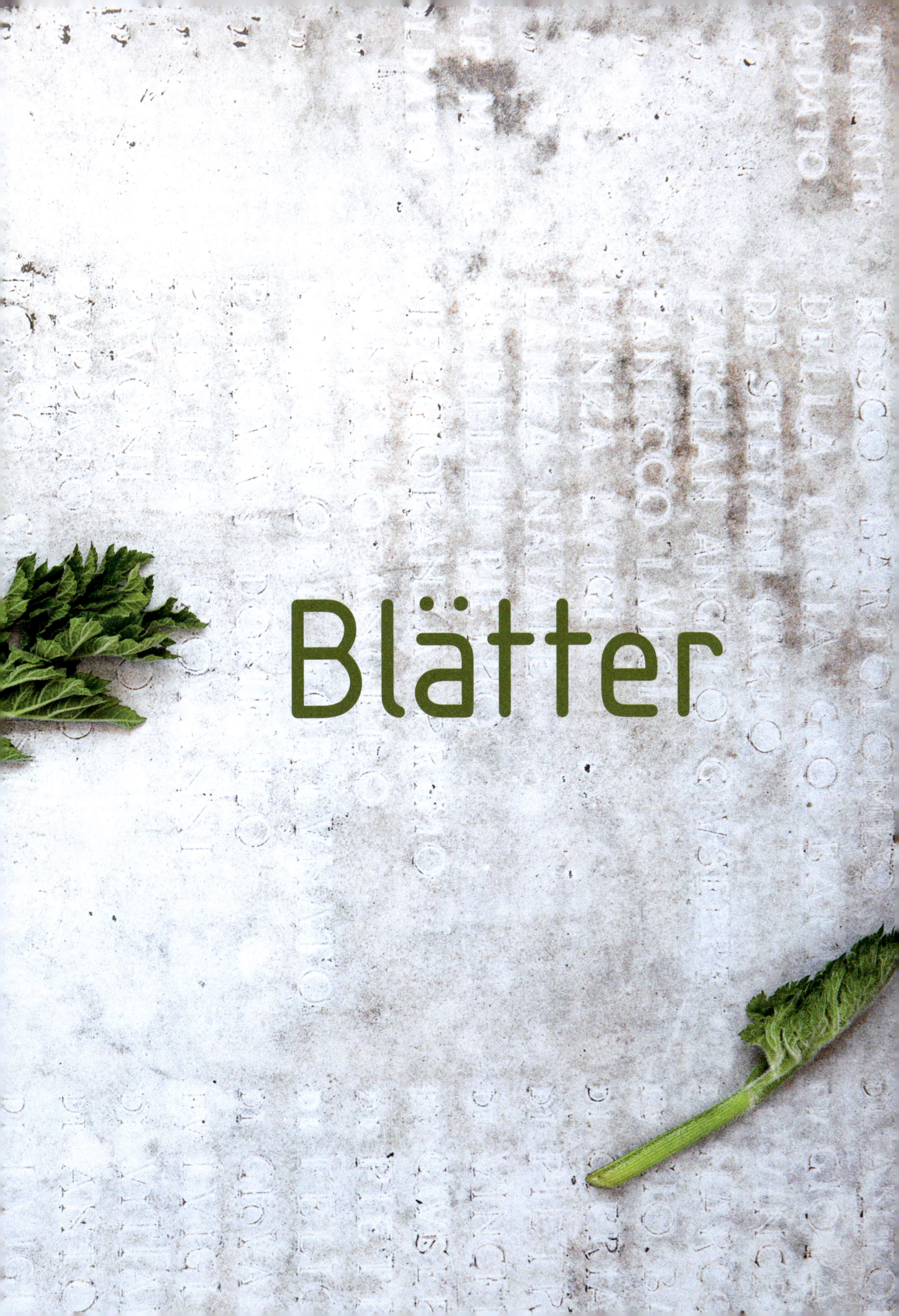

BASICS

„Wilde" Küchengewürze

Wildkräuter sind Zauberer. Sie machen aus den einfachsten Zutaten etwas ganz Besonderes. Sie aromatisieren Salz, Öl und Essig. Bevorzugt werden dafür die aromatischen Kräuter, aber auch mildere Kräuter und auch mal etwas Bitteres kann man zugeben. Auch das Mischen mit Gartenkräutern wie Rosmarin, Thymian oder Petersilie ermöglicht immer neue Variationen.

Kräuterauswahl

Weil nicht nur die Blätter würzen, stehen hier auch die anderen verwendbaren Teile der Pflanzen in der Liste.
Bärlauch (Blätter, Blüten, Samen, Zwiebeln)
Bibernelle (Blätter, Blüten, Samen, Wurzeln)
Dost (Blätter, Blüten)
Giersch (Blätter, Blüten, Samen)
Rossminze (Blätter, Blüten)
Knoblauchsrauke (Blätter, Blüten, Samen, Wurzeln)
Nelkenwurz (Wurzeln)
Thymian (Blätter, Blüten)
Pfefferknöterich (Blätter)
Wiesensalbei (Blätter, Blüten)
Mädesüß (Blüten, wenige Blätter)
Meerrettich (Blätter, Blüten, Wurzeln)

„Wilder" Kräuteressig

20 | 4 Wochen

Für 1,5 Liter
2 verschließbare Flaschen (750 ml)
2 gute Handvoll Wildkräuter
1,3 l Essig (am besten Apfel- oder weißer Balsamico-Essig)

→ Die Kräuter ganz oder etwas zerteilt auf die Flaschen verteilen.
→ Mit dem Essig auffüllen. Kühl und dunkel mindestens 4 Wochen ziehen lassen. Dann abseihen.

Wildkräutersalz

20

Für 100 g
20 g frische Wildkräuter
80 g naturbelassenes Salz

→ Kräuter fein schneiden.
→ Mit dem Salz mischen und im Mörser verreiben oder in einem Häcksler zerkleinern.
→ Das feuchte Salz in ein Schraubglas füllen. Das Salz verhindert, dass sich Schimmel bildet.
→ Bei sehr saftigen Kräutern das gemischte Salz erst flach ausbreiten und etwas antrocknen lassen.

Variante

Das gemischte Salz auf einem Backblech gut verteilen und trocknen lassen. Auf Wunsch fein zerkleinern.

Schnelles grünes Öl

Für Salate, aber auch als Topping in cremigen Suppen.

20

Für 150 ml
150 ml kalt gepresstes Öl nach Wahl
2 Handvoll Wildkräuter (z. B. Bärlauch, Bibernelle, Dost, Grüne Minze, Giersch, Wilde Möhre)

→ Das Öl mit den Kräutern fein pürieren.
→ In Flaschen füllen, kühl und dunkel aufbewahren.

Wildkräuteröl

20 | 4 Wochen

Für gut 1 Liter
Je 1 Handvoll Wildkräuter (z. B. Giersch, Brennnessel, Sauerampfer, Wilde Möhre, Wiesensalbei)
1 l kalt gepresstes Öl

→ Die Kräuter, wenn nötig, waschen, dann aber wieder ganz trocknen lassen
→ In ein großes, verschließbares Glas geben und mit dem Öl auffüllen.
→ Am Fenster 4 Wochen ziehen lassen, ab und zu schütteln. In Flaschen abfüllen. Dunkel aufbewahren.

EINFACH ...

... EINE FLASCHE MEHR VOM LIEBLINGSÖL KAUFEN UND EINIGE ZWEIGE WILDE KRÄUTER HINEINGEBEN.

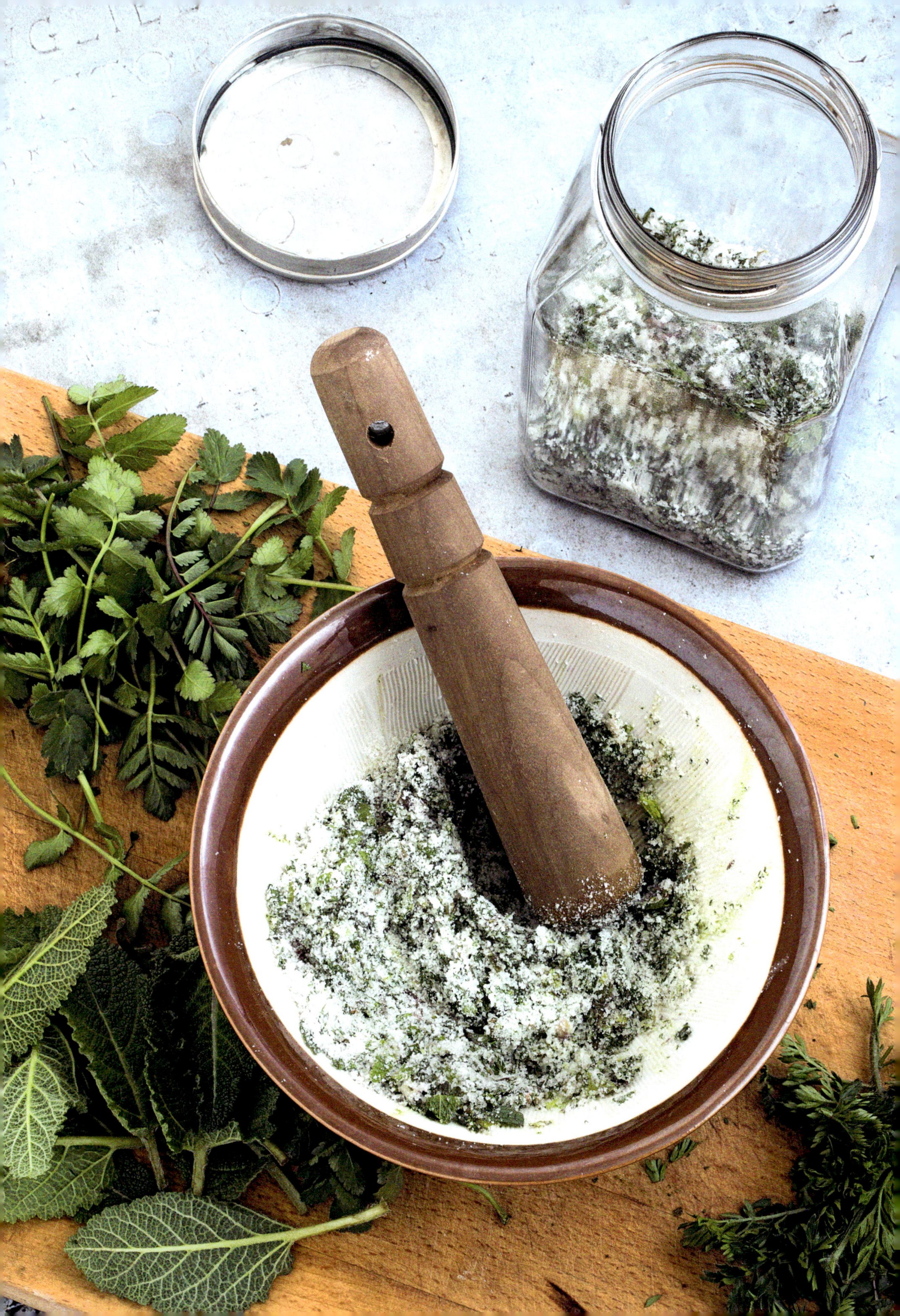

BASICS

Wildes Würzgemüse – Gemüsebrühe

Das Wilde Würzgemüse ist die Würzgrundlage für viele Gerichte in diesem Buch. Diese Art Gemüsebrühe stammt aus der Zeit vor der Erfindung des Brühwürfels. Wichtig für die Haltbarkeit ist das Verhältnis von 1 Teil Salz auf 5–6 Teile Gemüse.

50 60

Für 700 g

200 g Wurzelgemüse (z. B. Möhren, Wilde Möhre, Wilde Pastinake, Bibernelle)
150 g Sellerie
150 g Zwiebelgemüse (Lauch, Zwiebeln, Blätter und Zwiebeln vom Bärlauch)
2 Knoblauchzehen
80 g grüne Kräuter mit Stängeln (z. B. Petersilie, Brennnessel, Wilde Möhre, junger Giersch, Pastinake)
Gewürzkräuter wie Dost, Petersilie und Liebstöckel
100 g Salz
Für noch mehr Umami-Geschmack: 5 g Pulver von getrockneten Steinpilzen und 1 EL Sojasoße

➜ Die Gemüse und Kräuter grob in Stücke schneiden und im Zerkleinerer sehr fein hacken.

➜ Mit dem Salz mischen und stampfen, bis Flüssigkeit austritt. Eine Stunde ziehen lassen.

➜ Durchmischen und fest gepresst ohne Luftblasen in saubere Schraubgläser oder Weckgläser füllen. Dunkel und kühl aufbewahren. Hält ungefähr ein Jahr.

Verwendung

Geben Sie das Würzgemüse in kaltes oder kochendes Wasser. An diesen Mengenangaben können Sie sich orientieren:

1 gehäufter TL auf 100 ml Wasser
1 gehäufter EL auf 250 ml Wasser

Für intensiveren Geschmack das Wilde Würzgemüse in etwas Fett anrösten, z. B. auch zusammen mit Zwiebeln. In diesem Fall erst das Gemüse anrösten und dann die Würzbrühe zugeben und mitrösten.

Würzgemüse trocknen

Auf einem Backblech verteilen und bei 50–80 °C im Backofen mit Umluft und leicht geöffneter Tür trocknen lassen. Immer wieder durchmischen. Dunkel und trocken gelagert ist es mindestens ein Jahr haltbar.

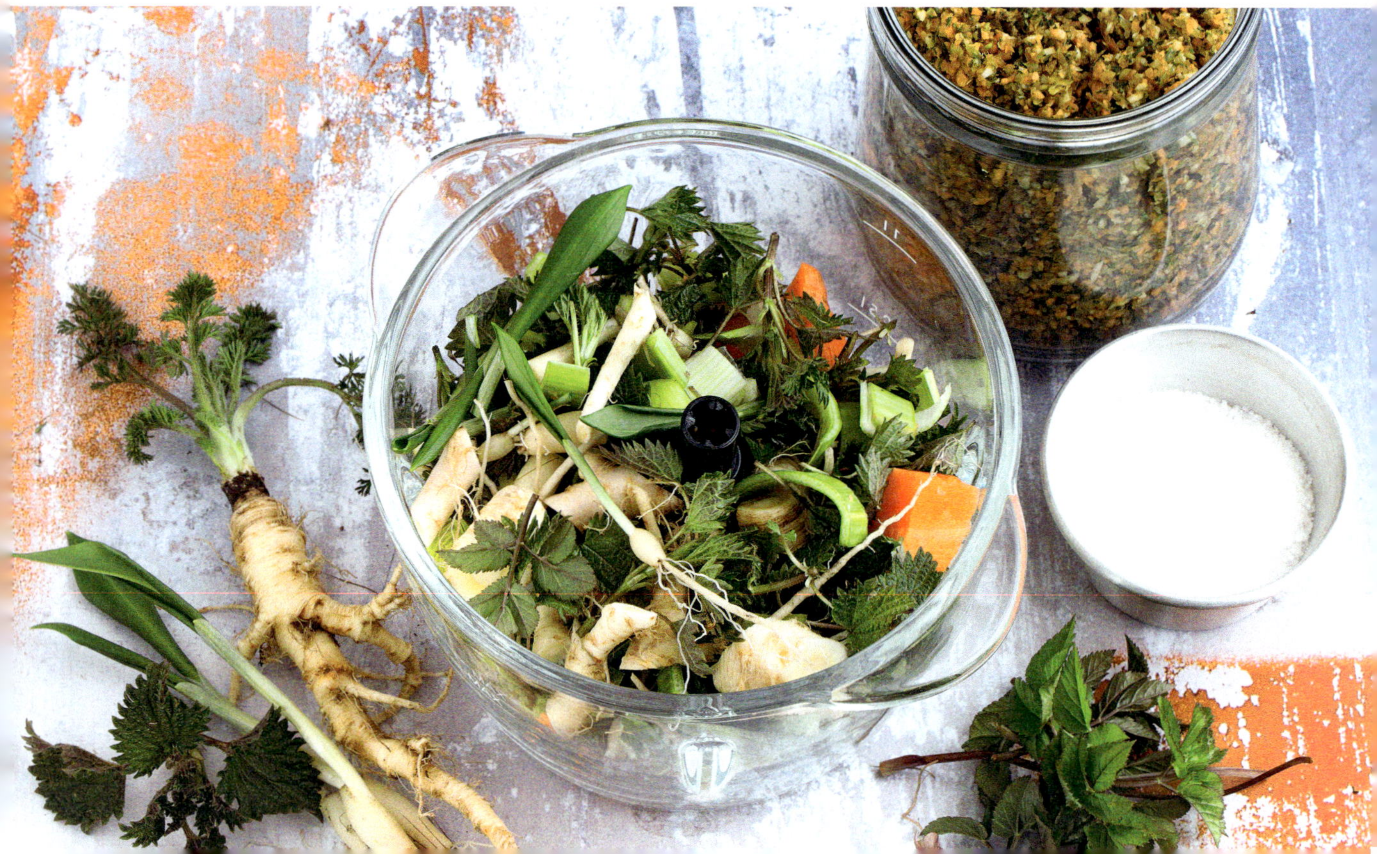

Wildkräuter-Pestos

Das einfachste und variantenreichste Rezept für Wildkräuter ist Pesto. Es besteht klassisch aus würzigen Blättern, Nüssen, Käse und Öl. Dabei können alle Arten von Nüssen, geröstet oder nicht, verschiedene Öle und die meisten Wildkräuter verwendet werden.

Wildkräuter für Pesto

Würzige Kräuter: Dost, Giersch, Grüne Minze, Pastinake, Thymian, Wiesensalbei, Wilde Möhre
Scharfe Kräuter: Ackerhellerkraut, Barbarakraut, Bärlauch, Hirtentäschel, Knoblauchsrauke, Schaumkräuter
Milde Kräuter: Brennnessel, Franzosenkraut, Gänseblümchen, Vogelmiere, Wegeriche

TIPPS

- WENN PESTO ZU HEISS WIRD, DANN WIRD ES BRAUN UND MANCHMAL BITTER. DARUM MÖGLICHST KURZ MIXEN UND EINEN EISWÜRFEL MIT IN DEN MIXER GEBEN. WILL MAN ES MIT NUDELN MISCHEN, DANN DIE NUDELN ZUERST AUS DEM HEISSEN TOPF IN EINE SCHÜSSEL UMFÜLLEN UND ERST DANN DAS PESTO UNTERRÜHREN.
- DAMIT PESTO NICHT SCHIMMELT, BEIM EINFÜLLEN IN GLÄSER LUFTBLASEN VERMEIDEN UND IMMER, AUCH NACH DEM ENTNEHMEN EINER PORTION, VOLLSTÄNDIG MIT ÖL BEDECKT HALTEN.

Giersch-Pesto

30

Für 2 Gläser à 125 ml
40 g Pinienkerne oder Zedernnüsse
2 Knoblauchzehen
50 g ganz junge Gierschblätter ohne Stiele
50 g frisch geriebener Parmesan
125 ml kalt gepresstes Olivenöl

➜ Pinienkerne ohne Fett anrösten und dann zusammen mit dem geschälten Knoblauch fein hacken.
➜ Den Giersch nach dem Waschen wieder gut trocknen lassen und sehr fein schneiden.
➜ Giersch in einer Schüssel erst mit dem Parmesan und dann alles mit dem Öl vermischen.
➜ In kleine Schraubgläser abfüllen. Obenauf etwas Olivenöl geben. Kühl und dunkel aufbewahren.

Variante

Mit Dost statt Giersch und mit gerösteten Mandeln statt Pinienkernen.

Wilde-Möhre-Pesto mit Feta

20

Für 2 Portionen
15 g Grün von der Wilden Möhre, ohne Stiele
60 g Feta aus Schafs- oder Ziegenmilch
20 g Pecorino
30 g Sonnenblumenkerne
20 ml Olivenöl
Saft und Abrieb einer halben Zitrone
70 ml Wasser
Salz und Pfeffer
½ TL Samen von Wilder Möhre, falls vorhanden

➜ Alle Zutaten in einem Mixer zügig zu einem cremigen Pesto verarbeiten.
➜ Schmeckt zu Nudeln, aber auch Kartoffeln.

Bärlauch-Paste

20

Nur mit Salz und Öl sind die Wildkräuter länger haltbar als in Form eines Pestos. Die Paste dient dann als Grundlage z. B. für Pestos und Soßen.

Für rund 600 g
500 g Bärlauch
50 ml Olivenöl
50 g Salz

➜ Bärlauch grob schneiden, zusammen mit Öl und Salz zügig pürieren.
➜ In kleine Schraubgläser füllen, eine Schicht Öl daraufgeben und fest verschließen. Kühl und dunkel stellen oder in einem Eiswürfelbehälter einfrieren.

BASICS

Grünes Salatdressing

Ein erfrischendes grünes Dressing für alle Arten von Blattsalaten.

5

Für 4 Portionen Salat

1 kleines Sträußchen aromatische Wildkräuter wie Dost, jungen Giersch, Bibernelle, Bärlauch oder Minze
75 ml Buttermilch
50 ml kalt gepresstes Öl nach Wunsch
50 ml Apfelessig
1 EL Senf
Etwas Zitronenabrieb
1 TL Honig
Salz und Pfeffer

➜ Alle Zutaten mit einem Pürierstab oder in einem kleinen Standmixer pürieren.

EINFACH …

… KLEIN GEHACKTE WILDKRÄUTER MIT IN DIE LIEBLINGS-SALATSOSSE GEBEN.

Scharfe Salsa Verde

Eine kräftige, scharfe Salsa Verde, die gut zu kaltem Fleisch oder Fisch passt, aber auch zu einem sommerlichen Tomaten-Carpaccio.

15

4 Portionen

100 g scharfe Wildkräuter wie Barbarakraut, Knoblauchsrauke, Hirtentäschel, Ackerhellerkraut
2 Sardellenfilets
20 ml Zitronensaft
Salz
Pfeffer
80 ml Olivenöl

➜ Kräuter und Sardellenfilets sehr fein hacken und mit dem Zitronensaft, Salz, Pfeffer und Öl vermischen.

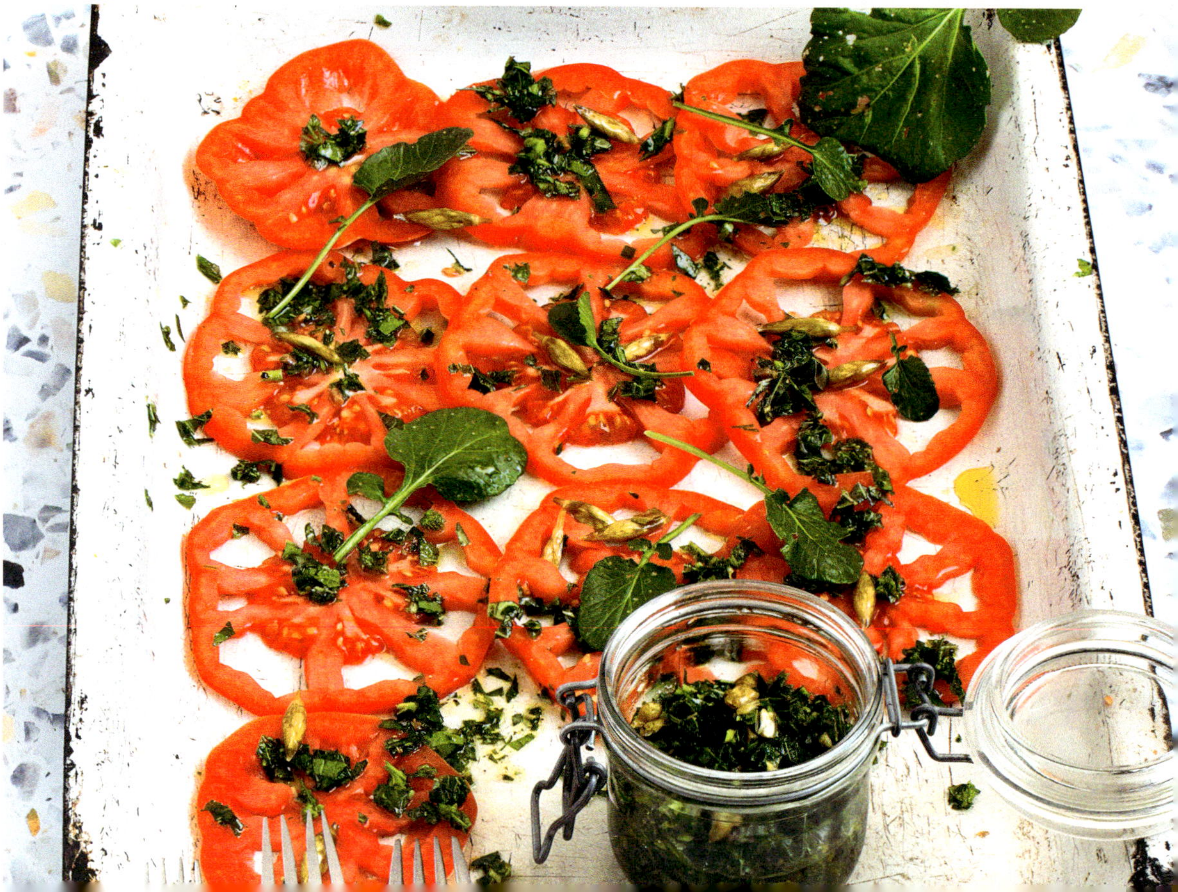

BASICS

Gremolata

Gremolata ist eine lombardische Kräuter-Würzmischung, die traditionell mit Petersilie gemacht und zu Ossobuco, aber auch zu Fisch gegessen wird.

15

Für 4 Portionen
4 Knoblauchzehen
200 g junge Pastinakenblätter oder Giersch
2 Zitronen
Nach Wunsch: 1 kleine Chilischote

→ Knoblauch schälen und sehr fein schneiden. Pastinake mit Stielen, soweit sie zart sind, sehr fein schneiden.
→ Die Zitronen heiß abwaschen, abtrocknen und die Schale mit einer feinen, scharfen Reibe abreiben. Alles gut vermengen. Nach Belieben Chilischote fein schneiden und unterheben. Frisch zubereiten und bis zum Servieren gut abdecken.

Andere Wildpflanzen

Bibernelle, Bärlauch und ebenso Kreuzblütler wie Hirtentäschel oder Knoblauchsrauke

EINFACH ...

... KLEIN GEHACKTE WILDKRÄUTER NACH DEM „PRINZIP PETERSILIE“ ÜBER KARTOFFELN, EINTÖPFE UND SUPPEN STREUEN.

Sambol

In der ayurvedischen Küche wird dieser Kräutersalat gerne mit Gotu Kola, einem einheimischen Doldenblütler (auf Deutsch: Indischer Wassernabel) zubereitet, der dem Giersch im Geschmack sehr ähnlich ist. Sambol passt zu Fladenbrot und zu „Rice & Curry“-Gerichten.

20

Für 4 Portionen
200 g frische Kokosnuss
1 rote Zwiebel
1–2 Limetten (Abrieb und Saft)
100 g junger Giersch
¼ TL Salz
Pfeffer
Nach Wunsch: 1 grüne Chilischote

→ Kokosnuss fein raspeln.
→ Zwiebel sehr fein würfeln, Giersch mitsamt den Stängeln sehr fein schneiden.
→ Alles mit dem Limettensaft und dem Limettenabrieb vermischen und das Sambol mit Salz und Pfeffer abschmecken. Wer's scharf mag, mengt noch eine klein geschnittene Chilischote unter.

Andere Wildpflanzen

Franzosenkraut, Hirtentäschel, Knoblauchsrauke, Pastinake, Taubnesseln

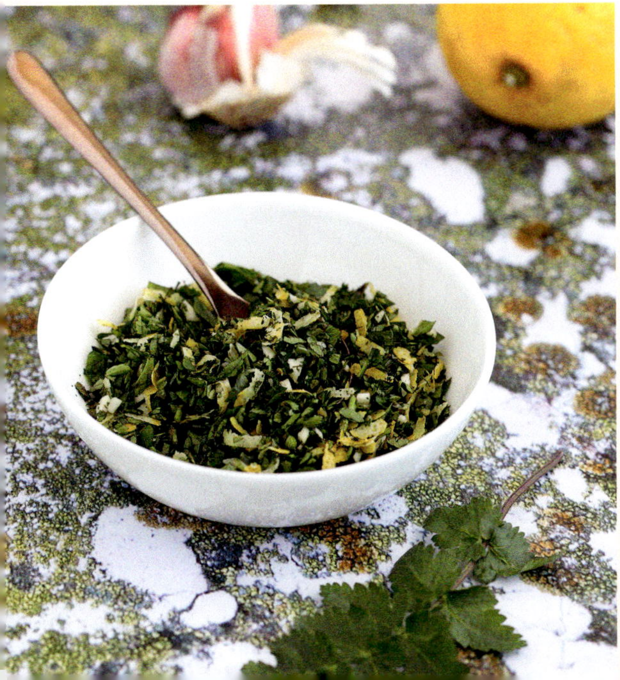

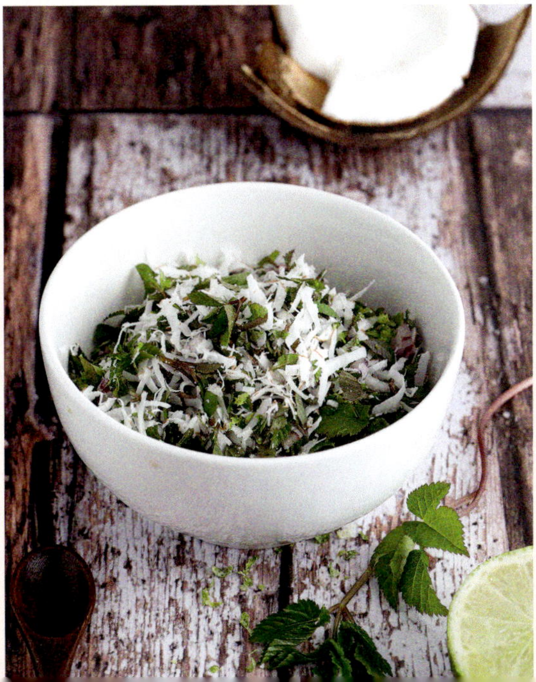

MIX

Chorta – Griechischer Wildkräuter-Salat

Die Chorta, was einfach „Kraut" bedeutet, ist ein Alltagsgericht der griechischen Küche. Dafür wird geerntet, was der Garten an grünen Blättern hergibt, egal ob Wildkraut oder Gartengemüse. Die Chorta wird mit einfachen Vinaigrettes (siehe unten), Zitronenspalten und Weißbrot serviert.

40

Für 4 Portionen

Salz
500–600 g Wildkräuter und Gartengemüse der Saison (z. B. Brennnessel, Fuchsschwanz, Klatschmohn, Löwenzahn, Malven, Mangold, Sommerportulak, Spinat, Wegwarte, Weißer Gänsefuß)

➜ In einem großen Topf reichlich Wasser zum Kochen bringen, gut salzen.
➜ Die dickeren Stängel von Wildkräutern abschneiden, Holziges aussortieren.
➜ Die Stängel zuerst für 5–10 Minuten kochen, dann die Blätter und zarte Triebe hinzufügen und weitere 5–10 Minuten kochen. Die Kochzeit hängt davon ab, wie zart Stängel und Blätter sind.
➜ Abgießen, gut abtropfen lassen und eventuell etwas ausdrücken.

Vinaigrette mit Zitronensaft

3 EL frisch gepresster Zitronensaft
6–9 EL Olivenöl
Salz und Pfeffer

➜ Alles in ein Schraubglas geben und durch Schütteln gut vermischen.

Vinaigrette mit Rotweinessig

1 Knoblauchzehe
2 Prisen Salz
6 EL Olivenöl
2 EL Rotweinessig
Pfeffer

➜ Knoblauch und Salz mit einem Mörser zu einer glatten Paste verarbeiten, diese in ein Schraubglas geben und mit den übrigen Zutaten gut verschütteln.

Italienische Variante der Chorta

1 EL Butter sprudelnd erhitzen, eine gequetschte Knoblauchzehe darin bräunen und herausnehmen. Das blanchierte Grün in der Butter schwenken. Mit Pfeffer und Salz würzen.

Frühlings-Wildkräutersuppe auf Italienisch

Ein italienisches Grundrezept für die klassische Wildkräutersuppe, die man auch bei uns als Neunkräutersuppe oder Gründonnerstagssuppe kennt.

30

Für 4 Portionen

50 g Butter
1 Zwiebel
1 Knoblauchzehe
2 EL Dinkel-Vollkornmehl
250 g Sahne
¾ l Gemüsebrühe
250 g gemischte Wildkräuter (z. B. Gänseblümchen, Wegeriche, Löwenzahn, Giersch, Gundermann, Sauerampfer, Brennnessel, Vogelmiere)
Salz und Pfeffer
Muskatnuss

➜ Die Butter zerlassen, Zwiebel und Knoblauchzehe würfeln und darin glasig andünsten. Mit dem Mehl bestäuben und kurz anrösten. Die Hälfte der Sahne und der Gemüsebrühe zugeben und aufkochen.
➜ Die restliche Sahne und Brühe mit den Wildkräutern pürieren und in die heiße, aber nicht mehr kochende Suppe geben. Etwas ziehen lassen und dann mit Salz, Pfeffer und Muskatnuss abschmecken.

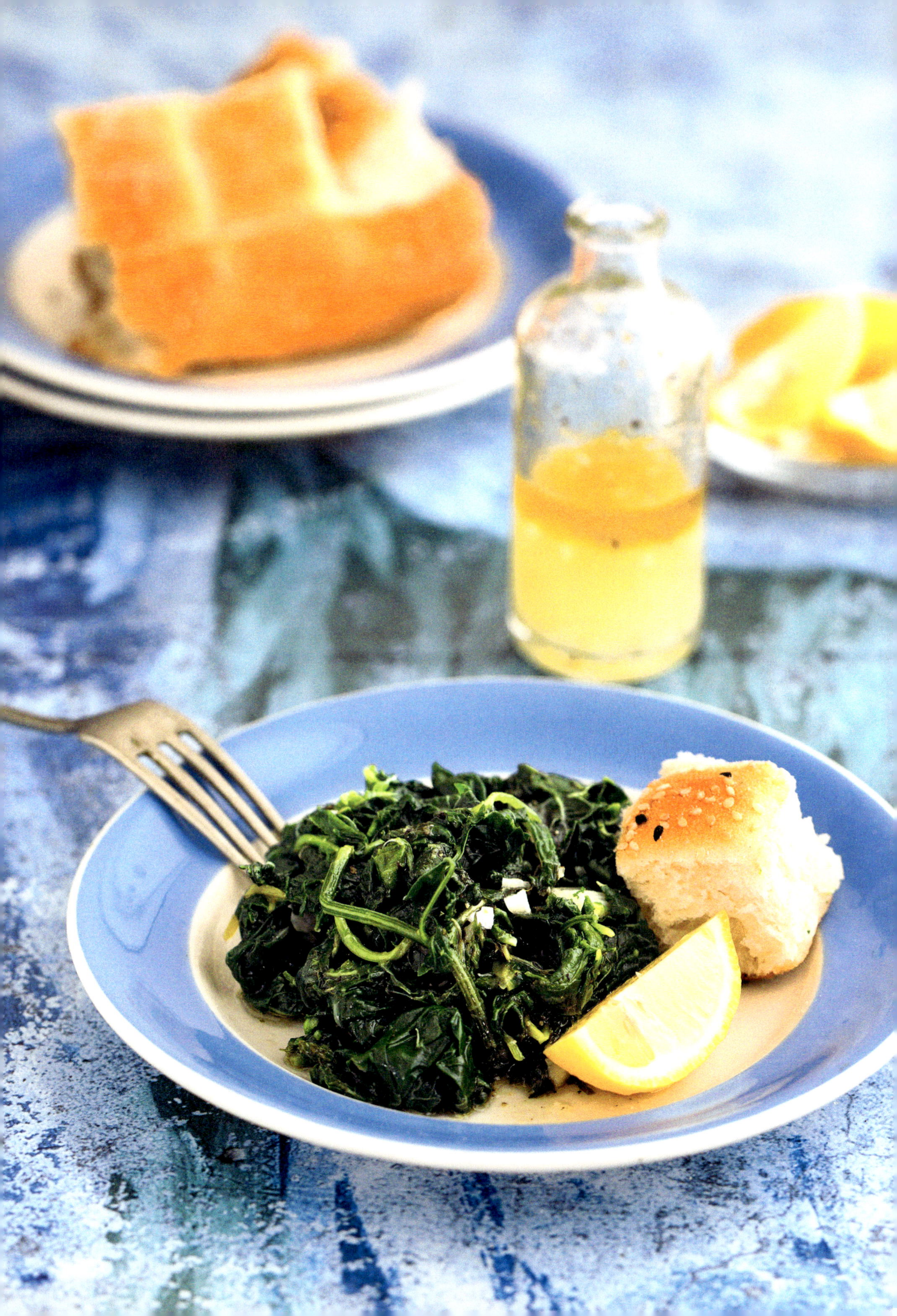

MIX

Wildkräuter-Polenta-Schnitten

Eine würzige Kleinigkeit, perfekt zum Abendessen mit Salat, zum Brunch, fürs Picknick oder einfach zwischendurch.

40 | 20

Für 4 Portionen

1 l Gemüsebrühe
250 g Polentagrieß
250 g gemischte Wildkräuter wie Brennnessel, Gänsefuß oder Franzosenkraut, kombiniert mit einigen Würzkräutern wie Bärlauch, Dost oder Pimpinelle
1 Schalotte
5 EL Olivenöl
Salz und Pfeffer
100 g würziger Käse
10–12 Wiesensalbeiblätter

→ Den Backofen auf 200 °C vorheizen (Umluft: 180 °C). Eine Springform (Durchmesser ca. 24 cm) fetten.

→ Die Gemüsebrühe aufkochen, gut salzen, den Polentagrieß in die kochende Brühe einrühren. Auf kleiner Hitze garen und ausquellen lassen (Zeit nach Packungsangabe).

→ Kräuter – bis auf den Salbei – hacken. Die Schalotte schälen und fein würfeln.

→ 3 EL Olivenöl in einer Pfanne erhitzen, die Schalotte anschwitzen, dann die Kräuter darin bei geringer Hitze garen, bis sie zusammenfallen, wenn nötig, etwas Wasser zugeben. Salzen, pfeffern und alles unter die Polenta heben. Käse reiben, eine Hälfte untermischen, die andere Hälfte darauf verteilen.

→ Die Polenta in die Form füllen und im Ofen ca. 20 Minuten backen, sodass sie oben bräunt und innen weich bleibt.

→ Währenddessen die Salbeiblätter gut getrocknet in 2 EL heißem Öl bei mittlerer Hitze knusprig braten und auf Küchenpapier entfetten. Auf der fertigen Polenta verteilen. Polenta leicht ausgekühlt in Stücke schneiden.

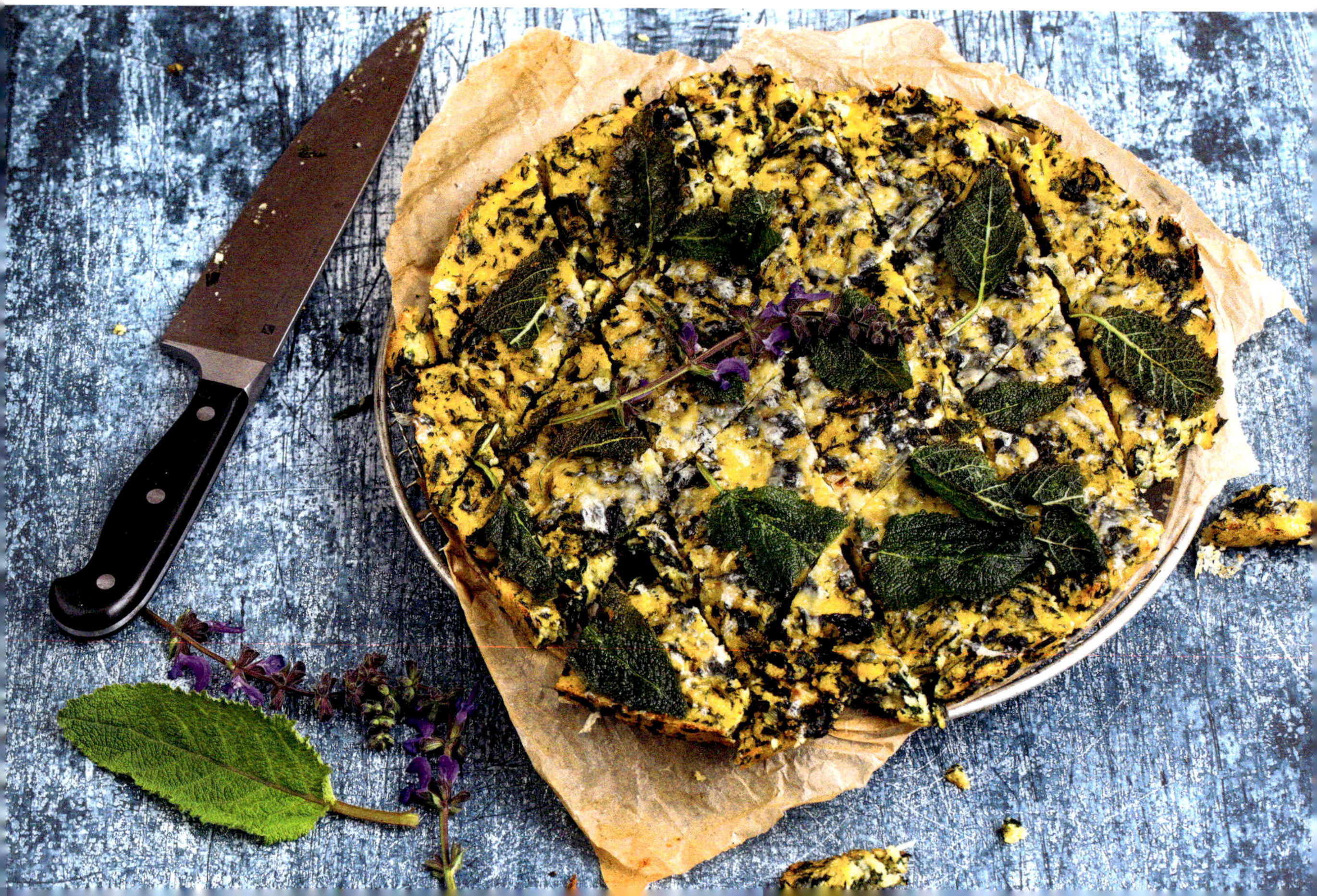

MIX

Wilde Kartoffeltaler

40

Für 8 Stück
500 g mehligkochende Kartoffeln (auch vom Vortag)
Salz und Pfeffer
40 g Mehl
1 EL Speisestärke
1 Ei
Muskatnuss
2 Handvoll Wildkräuter (z. B. Bärlauch, Giersch, Pastinake, Dost)
Ca. 80 g Butter zum Braten

➜ Kartoffeln schälen, in Salzwasser garen und auskühlen lassen.
➜ Mit Mehl, Stärke, Ei und Muskatnuss stampfen. Fein geschnittene Wildkräuter untermischen. Salzen und pfeffern.
➜ Auf der Arbeitsfläche zu einem Teig verkneten, eine Rolle formen, in 8 Scheiben schneiden.
➜ In der Butter von beiden Seiten bei mittlerer Hitze knusprig braten.

TIPP

DIE KARTOFFELTALER EIGNEN SICH AUCH ALS LECKERE RESTEVERWERTUNG FÜR KARTOFFELPÜREE.

Wildkräuter-Spaghetti aglio e olio

25

Für 2 Portionen
250 g Spaghetti
3 Zehen Knoblauch
1 Handvoll gemischte Wildkräuter
50 g Parmesan
3 EL Olivenöl
Salz und Pfeffer

➜ Die Spaghetti in Salzwasser al dente kochen. Abgießen.
➜ In der Zwischenzeit den Knoblauch schälen und in Scheiben schneiden, die Kräuter fein schneiden, den Parmesan reiben.
➜ 2 ½ Knoblauchzehen im Öl goldbraun anbraten. Die Spaghetti zugeben, unter Rühren kurz mitbraten.
➜ Von der Kochstelle nehmen. Den restlichen Knoblauch pressen und mit den Kräutern unter die Spaghetti mischen.
➜ Zum Servieren frischen Pfeffer, Parmesan und etwas Öl darübergeben.

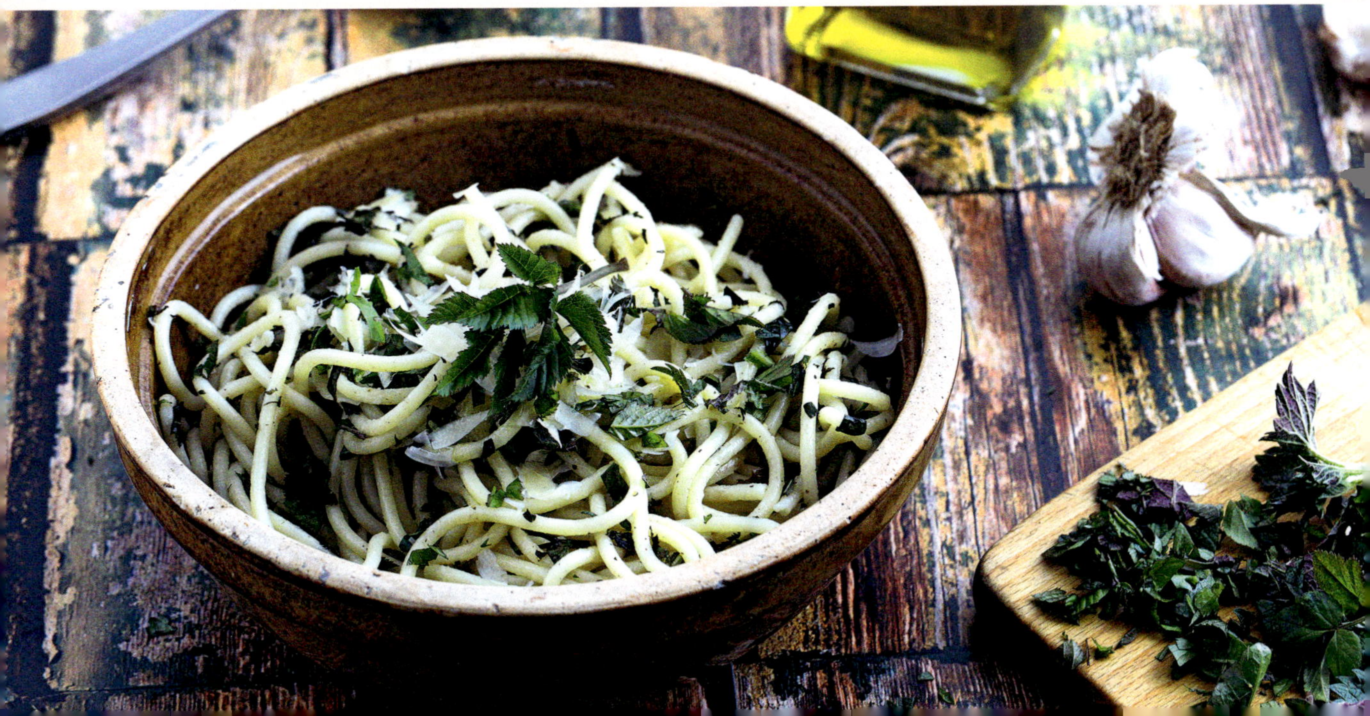

MIX

Kartoffelsotto

30

Für 2 Portionen
50 g Zwiebeln
1 Knoblauchzehe
300 g Kartoffeln (vorwiegend festkochend)
2 EL Olivenöl
50 ml Weißwein
Salz und Pfeffer
Muskatnuss
150–200 ml Gemüsebrühe
50 g milde Wildkräuter wie Gänsefuß oder Malve
20 g geräucherter Scamorza
40 g Parmesan
1 EL Butter

→ Die Zwiebeln und den Knoblauch fein schneiden. Kartoffeln schälen und fein würfeln.
→ Olivenöl in einem Topf erhitzen, Zwiebeln und Knoblauch darin glasig dünsten. Kartoffeln zugeben und 1–2 Minuten mitdünsten.
→ Mit Weißwein ablöschen und mit Salz, Pfeffer und Muskat würzen. Brühe zugeben und 15 Minuten cremig einkochen lassen.
→ Wildkräuter grob zerkleinern. Festere Blätter vorab kurz blanchieren. Scamorza und Parmesan reiben.
→ Nach Ende der Garzeit den Parmesan untermischen, Butter zugeben und die Kräuter unterheben. Noch mal abschmecken und mit dem Scamorza bestreuen.

Projara – serbisches Maisbrot

20 35

Für eine eckige Form, ca. 23 × 23 cm
2 Handvoll Brennnesseln und andere Wildkräuter
180 g feines Maismehl (kein Maisgrieß)
60 g Weizenmehl
3 Eier
200 g Joghurt
200 ml Mineralwasser mit Kohlensäure
100 g Rapsöl
200 g Feta
15 g Backpulver (ich nehme 15 g Weinsteinbackpulver)
¾ TL Salz

→ Backofen auf 180 °C (Ober-/Unterhitze) vorheizen.
→ Wildkräuter klein schneiden.
→ Alle Zutaten vorsichtig und langsam mit dem Kochlöffel verrühren und den Käse hineinbröseln.
→ Eine eckige Backform mit Backpapier auskleiden, den Teig hineingeben und ca. 30–35 Minuten backen. Dabei darauf achten, dass das Brot nicht zu dunkel wird.

Grüne Suppenklößchen

20 10

Für 12 Klößchen
Eine gute Handvoll Wildkräuter oder 2 TL Wildkräuterpulver
250 ml Milch
30 g Butter
Salz
Muskat
100 g Weichweizengrieß
1 Ei
1 l Brühe nach Geschmack

→ Das Grün mit der Milch pürieren.
→ Die grüne Milch mit Butter, Salz und Muskat kurz aufkochen lassen und dann den Grieß unter Rühren hineinrieseln lassen, bis sich ein Kloß bildet.
→ Topf vom Herd nehmen und das Ei in die abgekühlte Masse rühren. Kurz quellen lassen.
→ Die Brühe aufkochen. Mit zwei Löffeln Nocken formen und in der nicht mehr kochenden Suppe ca. 10 Minuten ziehen lassen.

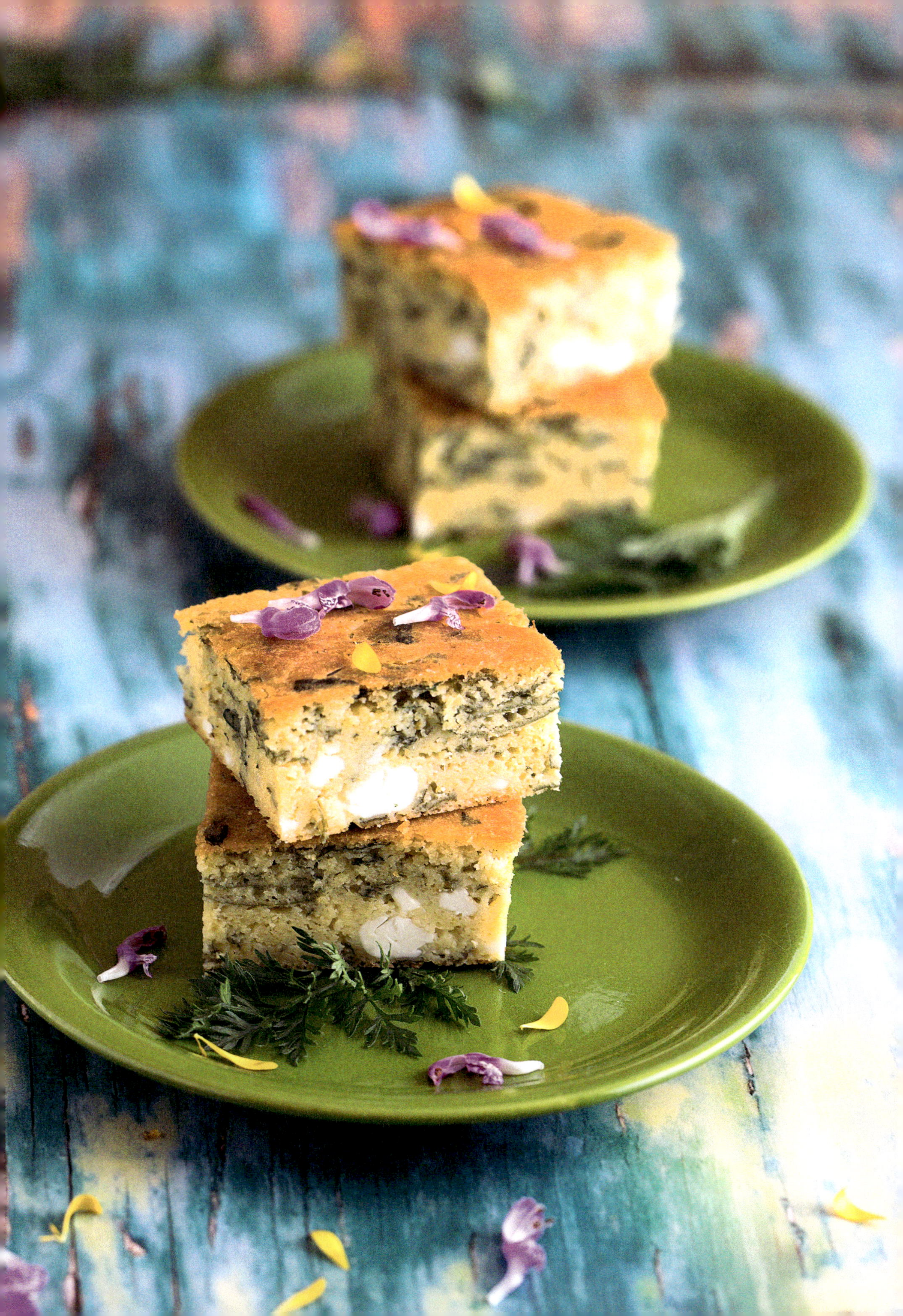

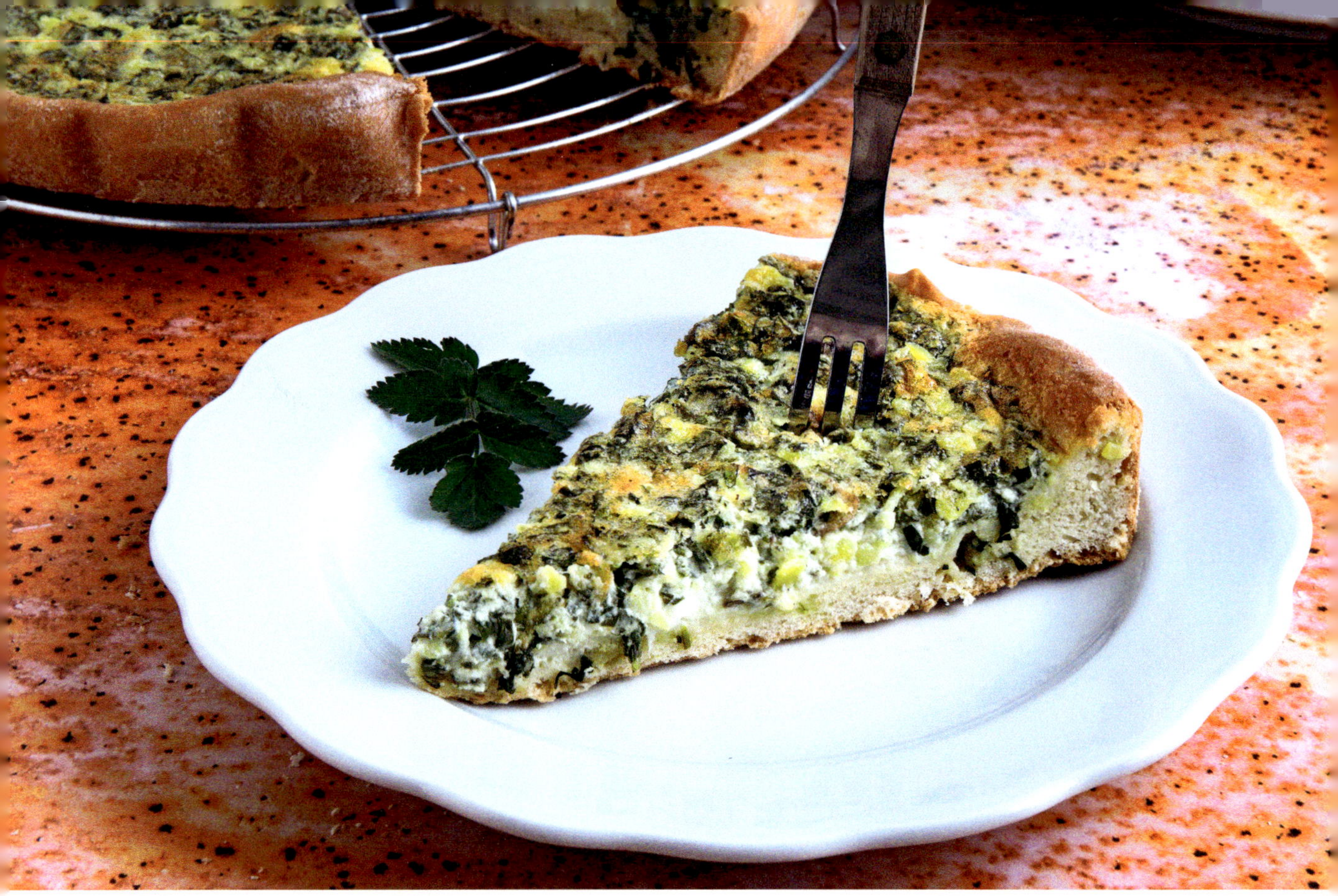

Schwäbischer Salzkuchen mit Wildkräutern

Das Besondere an diesem Rezept sind die Kartoffeln, die den Wildkräuterguss besonders cremig machen. Die zweite Besonderheit ist die fast 100 Jahre alte Eisenblechform von Maria Jeutter aus dem schwäbischen Berglen, die durch ihren Neffen Uli zu mir gekommen ist und in der ich den Salzkuchen gebacken habe.

30 | 60 | 45

Für eine runde Form (34 cm Durchmesser)
250 g Weizen- oder Dinkelmehl
110 ml Milch
12 g frische Hefe
½ TL Zucker
40 g Butter
1 Ei
1 TL Salz
100 g gekochte Kartoffeln
80 g gemischte Wildkräuter und -blüten wie Bärlauch, Rainkohl, Spitzwegerich, Klee oder Gänseblümchen
250 ml saure Sahne
250 ml süße Sahne
3 Eier
80 g geriebener würziger Käse

➜ Mehl in eine Schüssel geben und eine Mulde darin formen. Lauwarme Milch darin mit der Hefe und dem Zucker verrühren. Abgedeckt gehen lassen, bis die Hefe Bläschen zeigt (ca. 30 Minuten).

➜ Butter, Ei und ½ TL Salz zugeben und alles zu einem geschmeidigen Teig kneten, abdecken und noch mal gut aufgehen lassen (wiederum ca. 30 Minuten).

➜ Den Ofen währenddessen auf 180 °C (Umluft) vorheizen, die Form ölen und mehlen.

➜ Den Teig gut durchkneten, zu einer Kugel formen, ausrollen, die Form damit auslegen, dabei am Rand hochdrücken. Erneut abdecken und gehen lassen.

➜ Für den Wildkräuterguss die Kartoffeln grob reiben. Die Kräuter fein schneiden und die Hälfte mit Sauerrahm und Sahne pürieren. Die Blüten auszupfen und mit den restlichen Kräutern und Salz den Eiern und dem Käse untermengen.

➜ Den Guss auf den Teig geben und den Salzkuchen im Ofen ca. 40–45 Minuten goldbraun backen.

MIX

Wild gefüllte Gnocchi mit Salbei-Tomaten

Die fluffigen Gnocchi mit einem „wilden Kern“ und fruchtigen Salbei-Tomaten haben das Zeug zu einem echten Lieblingsgericht!

50

Für 2 Portionen

300 g mehligkochende Kartoffeln
Salz
100 g Butter
2 Eigelb
30 g Mehl
30 g Kartoffelstärke
Muskatnuss
3 EL gehackte würzige Wildkräuter, z. B. Dost, Quendel, Pastinake, Wiesenbärenklau, Giersch oder Wilde Möhre
2 EL Olivenöl
10 Cocktailtomaten
1 TL Puderzucker
Einige Blättchen Wiesensalbei

➜ Kartoffeln in Salzwasser garen, ausdampfen lassen, durch eine Presse drücken und gut abkühlen lassen.

➜ Die Butter in einer Pfanne bei milder Hitze bräunen, durchfiltern und beiseitestellen.

➜ Eigelbe und 20 g der gebräunten Butter mit den Kartoffeln vermischen, Mehl und Stärke darübersieben, mit Salz und Muskat würzen und alles locker verkneten.

➜ Kräuter nach dem Waschen gut trockenschleudern und fein schneiden. Mit einem Viertel der Teigmasse verkneten und eine Rolle formen. Aus dem restlichen Teig eine gleich lange Rolle formen, auf Frischhaltefolie flachdrücken und die Kräuterrolle mithilfe der Folie darin einwickeln.

➜ Salzwasser aufsetzen. Ca. 1,5 cm dicke Scheiben von der Rolle schneiden und zwischen den Fingern etwas in (Gnocchi-)Form drücken. In das kochende Wasser geben. Wenn sie hochsteigen, die Hitze reduzieren und die Gnocchi 2 Minuten garziehen lassen. Mit einer Schaumkelle herausnehmen, abtropfen lassen und mit wenig Öl vermengen, damit sie nicht zusammenkleben. Warm halten.

➜ 1 EL Olivenöl in ein Pfanne erhitzen, Tomaten mit dem Puderzucker und 2–3 Salbeiblättern darin schwenken, bis sie platzen.

➜ Gnocchi mit den Salbei-Tomaten und der restlichen braunen Butter servieren.

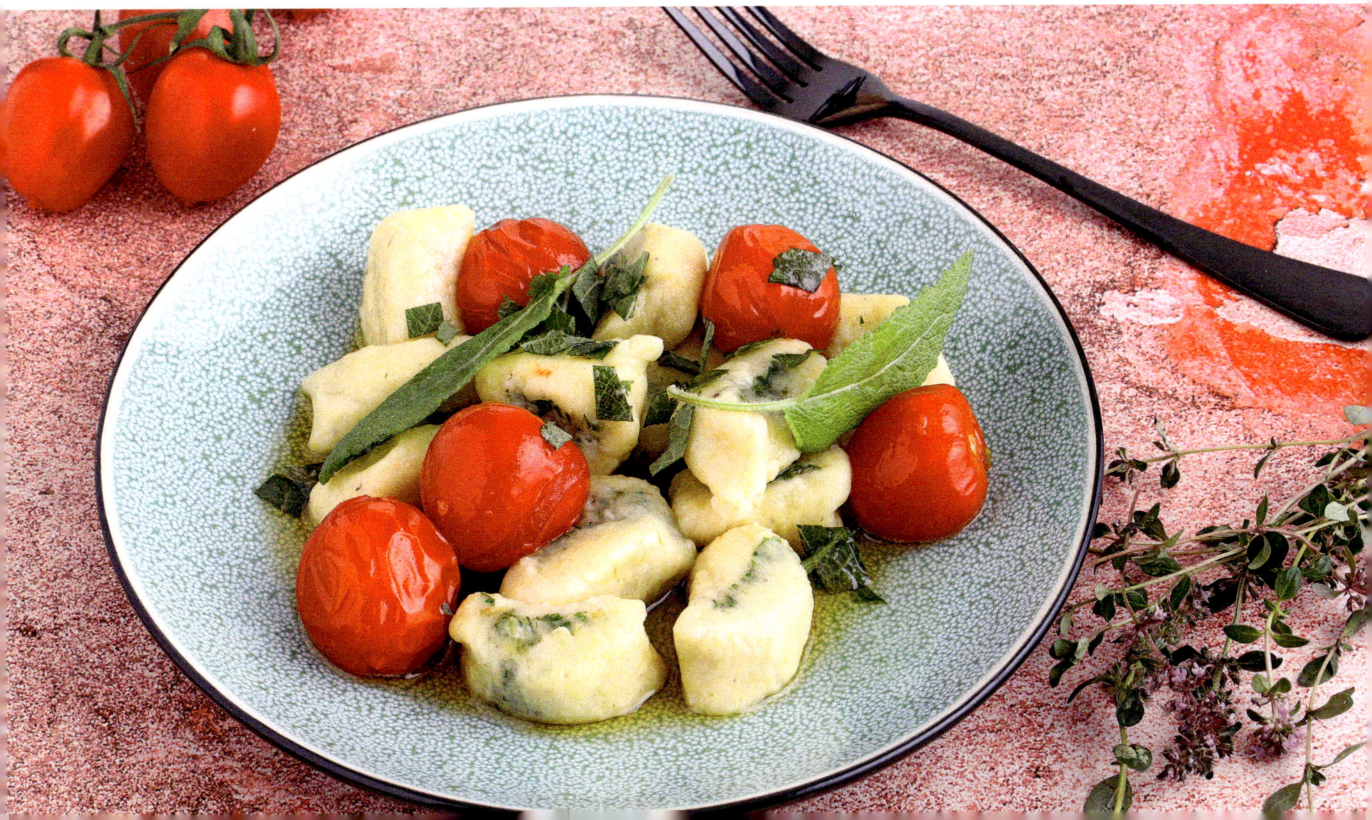

Bärlauch-Faltbrot

Dieses Brot sieht nicht nur spektakulär aus, es schmeckt auch unglaublich gut und ist wirklich leicht zu machen.

20 | 60 | 50

Für 1 Kastenform (30 cm lang)
325 ml warme Milch
1 TL Zucker
20 g Hefe
500 g Dinkel- oder Weizenmehl Typ 1050
1 TL Salz
250 g sehr weiche Butter
120 g Bärlauchblätter

➜ Die Milch leicht erwärmen, Zucker und Hefe darin auflösen. Mehl, Salz, 2 EL Butter und die Hefemilch mit dem Rührgerät vermischen und dann mit der Hand gut abkneten. 45 Minuten zugedeckt an einem warmen Ort gehen lassen.

➜ Den Bärlauch nach dem Waschen gut trocknen und fein schneiden. Mit der restlichen Butter und Salz vermischen. Eine Kastenform (30 cm) buttern und mehlen und den Backofen auf 190 °C (Ober-/Unterhitze) vorheizen.

➜ Den Hefeteig gut durchkneten und auf einer bemehlten Fläche rechteckig ausrollen. Die Bärlauch-Butter bis auf 2 EL darauf verstreichen. Den Teig längs in 5 Streifen schneiden, die so breit sind wie die Kastenform, wie eine Ziehharmonika falten und nebeneinander in die Form stellen. Alles mit der restlichen Butter bestreichen und 15 Minuten gehen lassen.

➜ Das Brot auf der untersten Schiene des Backofens ca. 45–50 Minuten hellbraun und knusprig backen.

Andere Wildpflanzen

Alle würzigen Wildkräuter, z. B. Bibernelle, Dost, Gundermann oder Pastinake, und würzige Samen wie die von Giersch, Pastinake, Wilder Möhre

Kartoffelkas mit Bärlauch

In seiner Heimat Niederbayern wird Kartoffelkas gern auf Sauerteigbrot gegessen. Er passt aber auch wunderbar zu Fisch- und Fleischpflanzerl alias -frikadellen – oder zu Gegrilltem.

30

Für 4 Portionen
500 g Kartoffeln (mehligkochend)
½ TL ganzer Kümmel
1 Handvoll Bärlauchblätter und eventuell -blüten
200 g Sauerrahm
Salz und Pfeffer
1 rote Zwiebel

➜ Kartoffeln in Salzwasser mit Kümmel kochen, schälen und durch die Kartoffelpresse drücken. Gut ausdampfen lassen. Kann auch bereits am Vortag gemacht werden.

➜ Blätter vom Bärlauch sehr fein schneiden und mit der Kartoffelmasse und Sauerrahm zu einem cremigen „Kas“ vermischen. Mit Salz und Pfeffer gut würzen. Mit den Blüten bestreuen.

➜ Zwiebel in feine Ringe schneiden und roh zum Kartoffelkas servieren.

Andere Wildpflanzen

Ackerhellerkraut, Bibernellesamen statt Kümmel, Knoblauchsraukeblätter und -samen

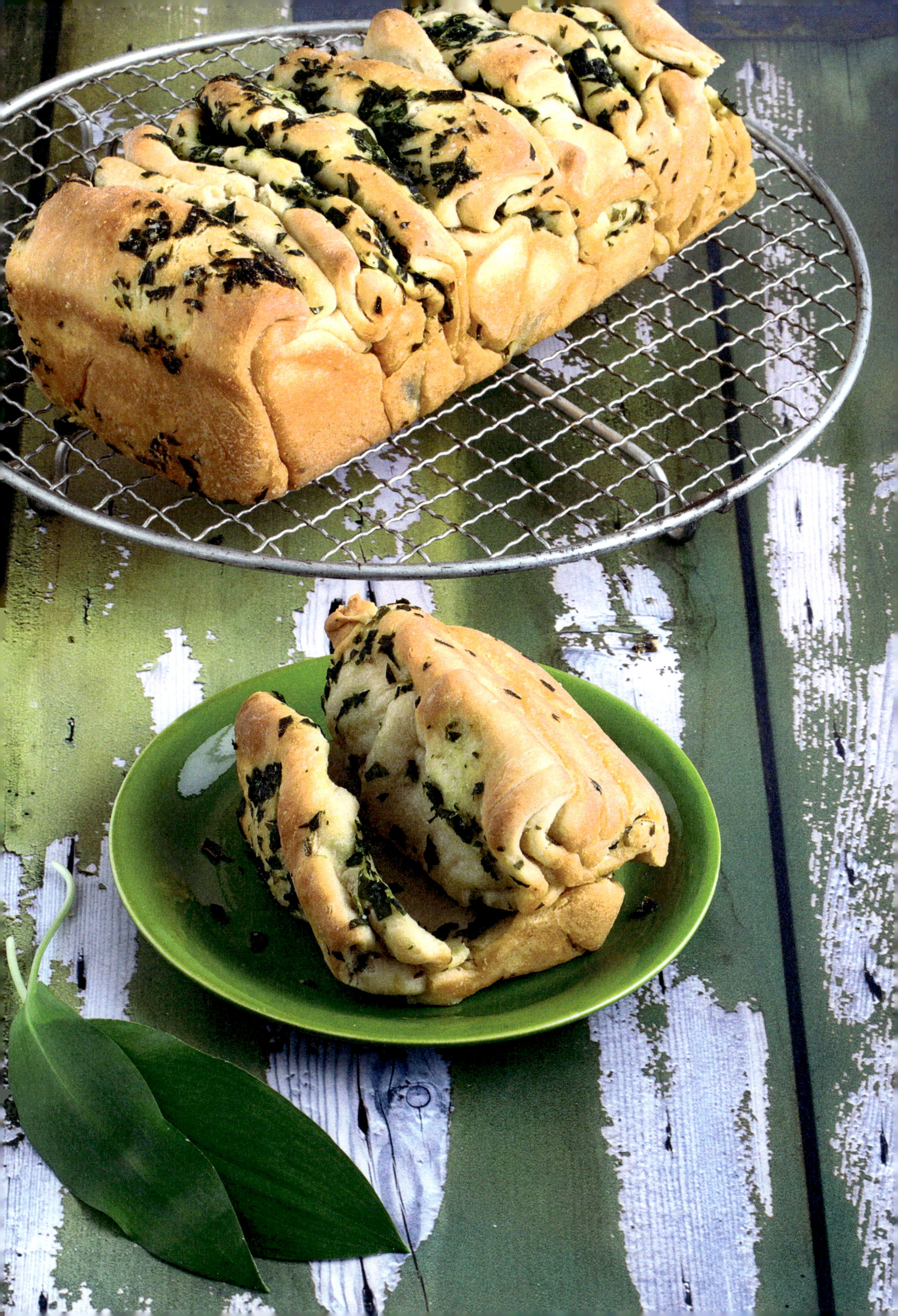

Zitronenfrische Brennnessel-Suppe mit Kokosmilch

Kokosmilch und die Blätter der Kaffirlimette geben der Brennnessel-Suppe ein exotisch frisches Gewand. Ein Teil der Brennnesseln wird nur erhitzt und nicht gekocht, so bleiben wertvolle Inhaltsstoffe erhalten. Für besonders frisches Grün eine Hälfte der Brennnesseln durch Vogelmiere ersetzen.

35

Für 4 Portionen
1 Zwiebel
1 Knoblauchzehe
Etwa 2 cm frischer Ingwer
80–100 g Brennnesseln
1 Dose Kokosmilch (250 ml)
200 g tiefgefrorene junge Erbsen
2 Blätter der Kaffirlimette (oder Zitronengras)
Salz und Pfeffer
Zucker
1 Zitrone
1 EL Kokoschips

➜ Zwiebel, Knoblauch und den größten Teil des Ingwers würfeln.

➜ Vom festen Kokosöl, das sich oben in der Kokosmilch-Dose absetzt, 1 EL in den Topf geben. Das Gemüse darin anschwitzen.

➜ Die restliche Kokosmilch, die Hälfte von Erbsen und Brennnesseln und die Kaffirlimetten-Blätter dazugeben und alles 10 Minuten köcheln lassen. Die Kaffirlimetten-Blätter herausnehmen und die Suppe pürieren. Die restlichen Erbsen hineingeben und kurz aufkochen lassen.

➜ Die restlichen Brennnesseln mit wenig Wasser pürieren, in die Suppe geben. Danach nicht mehr kochen lassen.

➜ Mit Salz und Pfeffer, Zucker, geriebenem Ingwer, Zitronensaft und Zitronenschalenabrieb abschmecken und mit Kokoschips bestreuen.

Andere Wildpflanzen

Alle milden Wildpflanzen, etwa Franzosenkraut, Fuchsschwanz, Kohldistel, Malven, Rainkohl, Wegeriche ebenso wie Mischungen davon

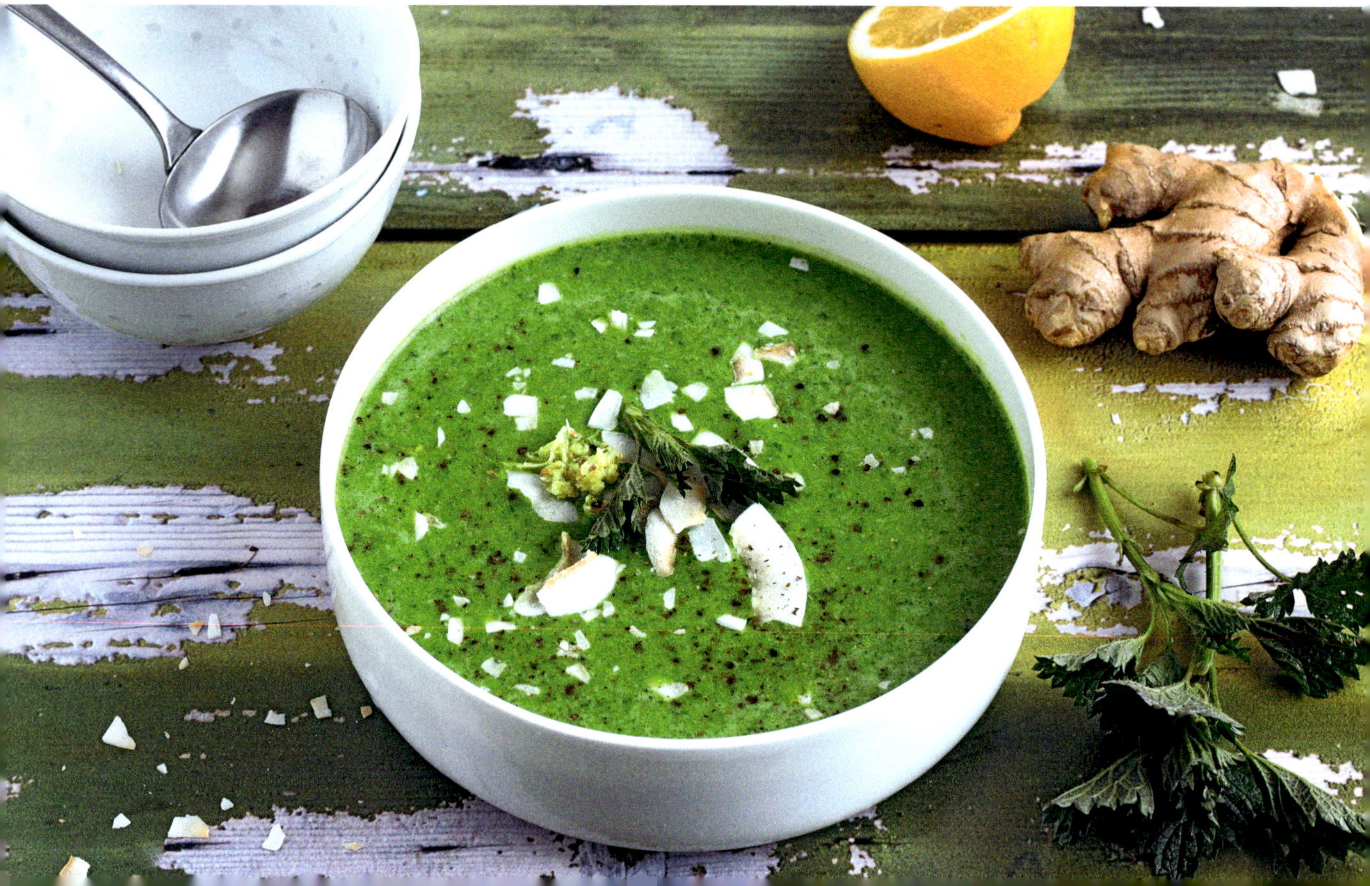

Südtiroler Brennnessel-Knödel

Wenn Sie in den Südtiroler Bergen unterwegs sind, sollten Sie die Gelegenheit dort unbedingt nutzen, um Brennnesselknödel zu essen. Sie gehören zur traditionellen Küche Südtirols und sind in vielen Berghütten auf der Speisekarte zu finden.

50

Für 6 Knödel
150 g Brennnesseln
5 altbackene Semmeln (ca. 220 g)
100 ml Milch
1 Zwiebel
2 Knoblauchzehen
40 g Butter
3 Eier
Salz und Pfeffer
1 Messerspitze geriebene Muskatnuss
2 EL Mehl
40 g Parmesan
60 g Butter

→ Wasser aufkochen, die Brennnesseln darin 3–4 Minuten blanchieren (Seite 149) und zum Abtropfen in ein Sieb geben.

→ Semmeln in kleine Würfel schneiden. Die Milch erwärmen, über die Semmelwürfel geben und locker durchmischen.

→ Die Zwiebel und den Knoblauch fein schneiden und in Butter glasig dünsten. Die blanchierten Brennnesseln gut ausdrücken, klein schneiden und alles zusammen mit den Eiern locker unter das Brot mischen.

→ Die Knödelmasse mit Salz, Pfeffer und Muskatnuss würzen, das Mehl drüberstreuen und alles gut vermengen.

→ In einem großen Topf Wasser zum Kochen bringen, salzen, mit nassen Händen Knödel formen und 10 Minuten im Wasser ziehen lassen. Nicht mehr kochen.

→ Die Brennnessel-Knödel mit zerlassener, gebräunter Butter und geriebenem Parmesan bestreut servieren.

Andere Wildpflanzen

Franzosenkraut, Fuchsschwanz, Gänsefuß, Guter Heinrich, Mohn, Vogelmiere

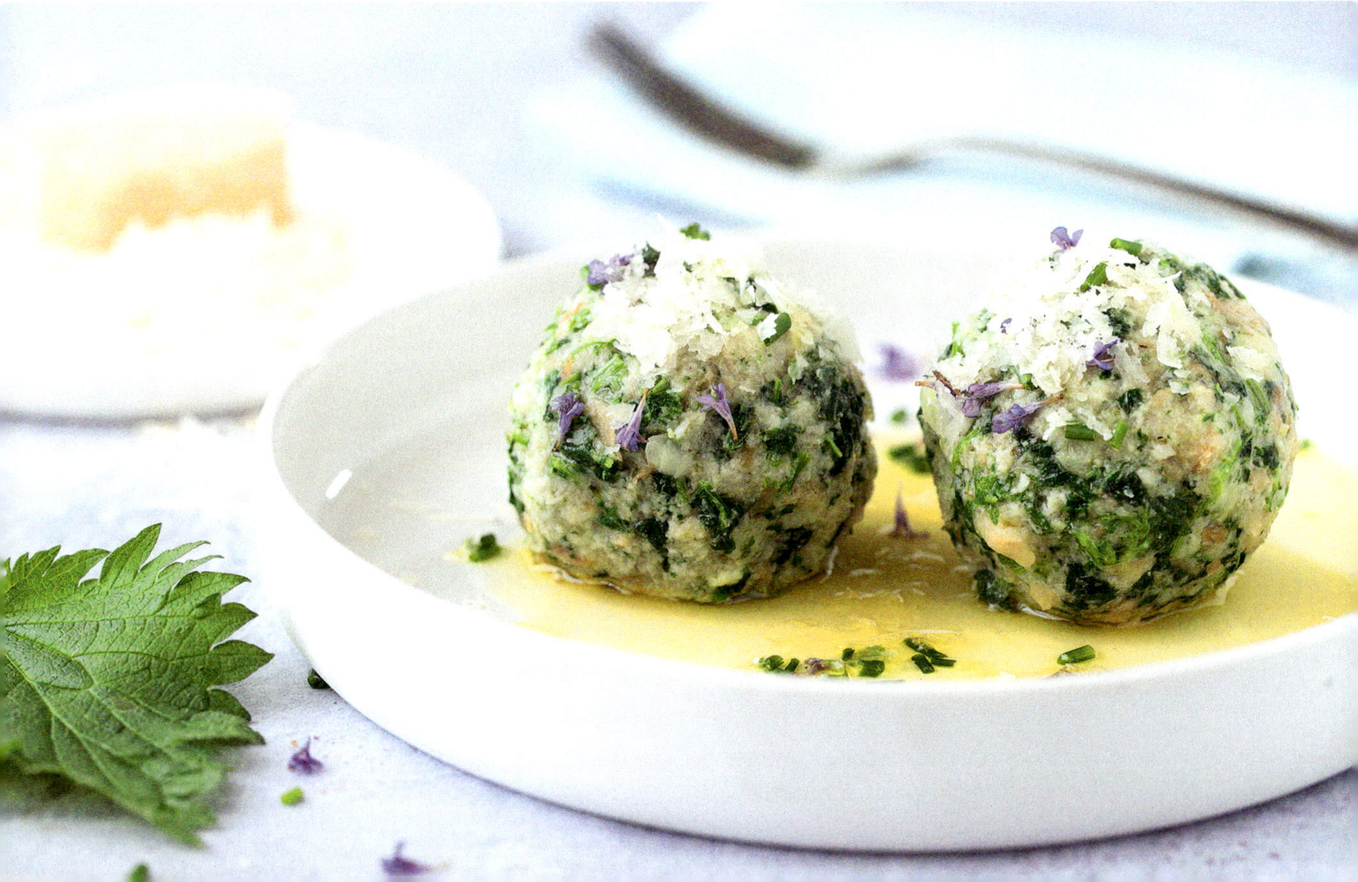

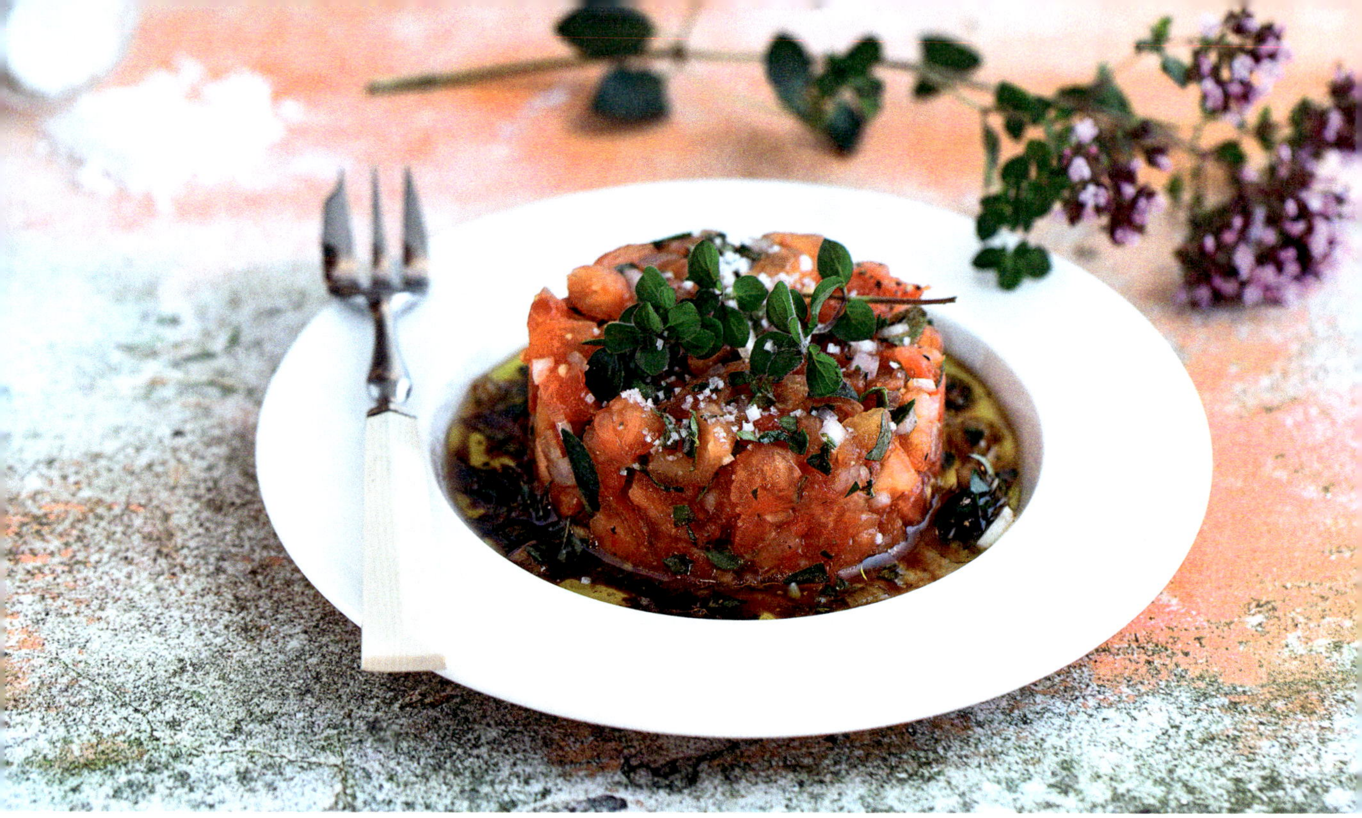

Tomaten-Dost-Tatar

30 60

Für 2 Portionen
750 g Tomaten
3 Schalotten
1 EL Dost
40 ml mildes Olivenöl
2 EL Balsamico-Essig
Salz und Pfeffer
Fleur du Sel

➜ Tomaten kurz in kochendes Wasser geben, die Haut abziehen, entkernen und fein würfeln. Salzen und eine Stunde abgedeckt im Kühlschrank ziehen lassen.
➜ Schalotten und Dost sehr fein schneiden, die Hälfte mit 10 ml Olivenöl unter die Tomaten mischen.
➜ Eine Vinaigrette aus restlichem Öl und Schalotten, Essig, Salz und Pfeffer mischen.
➜ Die Vinaigrette auf den Tellern verstreichen, das Tomatentatar mit Servierringen darauf anrichten. Mit Dost und Fleur de Sel garnieren

Andere Wildpflanzen

Gundermann, Minze, Schaumkräuter, Wilder Thymian

Grüner Winter-Smoothie mit Ehrenpreis

15

Für 4 Gläser à 200 ml
1 Zitrone
½ reife Ananas oder 1 Grapefruit
1–2 EL Rosinen oder 2–4 Datteln
1 Stück Ingwer
2 Handvoll Efeublättriger Ehrenpreis
Ca. 500 ml kaltes Wasser

➜ Die Zitrone bis auf ein kleines Stück Schale schälen und vierteln. Die Ananas bzw. die Grapefruit schälen, in grobe Stücke schneiden. Den Ingwer und die Datteln in grobe Stücke schneiden.
➜ Die Früchte mit den anderen Zutaten im Hochleistungsmixer ca. 1 Minute cremig mixen. Soll der Smoothie dickflüssiger oder dünner werden, die Wassermenge anpassen.

Andere Wildpflanzen

Gänseblümchen, Taubnesseln, Veilchenblätter, Vogelmiere

Fruchtiger Salat mit Fetthenne

Die saftigen, leicht salzig schmeckenden Blätter harmonieren mit den säuerlichen Früchten ebenso wie mit der knackigen Frühlingszwiebel.

20

Für 2 Portionen

1 Sträußchen von der Großen Fetthenne
1 kleiner Kopfsalat
1 Frühlingszwiebel
2 reife Kiwis
1 kleine Zitrone
Weißer Balsamico
1 EL Olivenöl
Fleur de Sel
Pfeffer
Etwas Zucker

→ Die zarten Spitzen von den Fetthennetrieben abzwicken, die restlichen Blätter abzupfen, Kopfsalat mundgerecht zerzupfen.

→ Die Frühlingszwiebel in feine Ringe schneiden. Die Kiwis schälen, in Scheiben schneiden, diese achteln. Die Zitrone wie einen Apfel schälen, Segmente zwischen den Häuten herausschneiden und in kleine Stücke schneiden.

→ Die Reste der Zitrone ausdrücken und mit dem Öl, etwas weißem Balsamico, ein wenig Zucker, Salz und Pfeffer zu einer Vinaigrette mixen.

→ Alles in Salatschalen anrichten und mit der Vinaigrette würzen.

TIPP

DIE KNACKIGEN BLÄTTER DER FETTHENNE SIND EINE FEINE ZUTAT FÜR KLEINE ANTIPASTI-SPIESSCHEN, Z. B. MIT KÄSE UND OLIVEN.

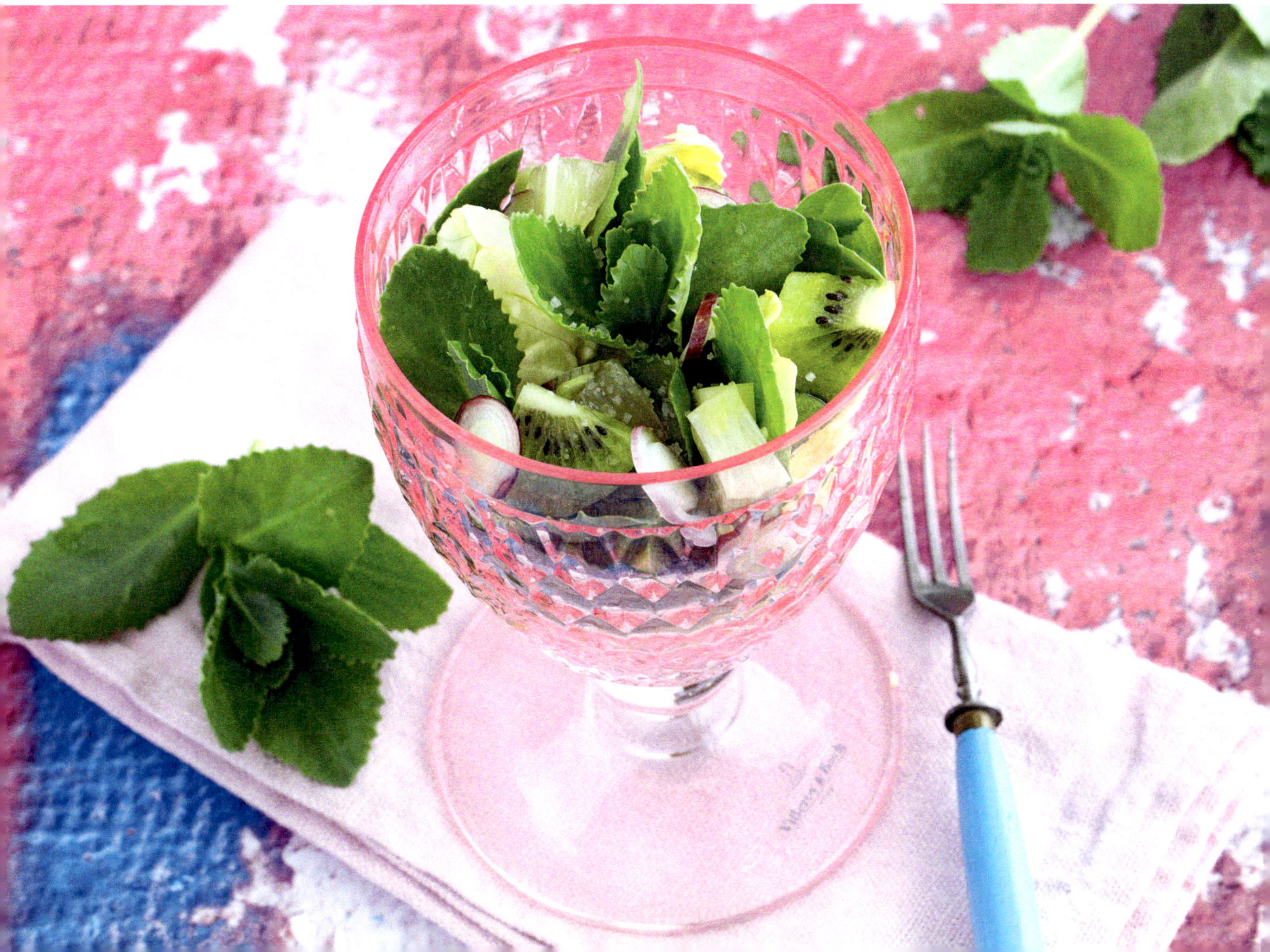

Süßkartoffeln mit Fuchsschwanz und Kichererbsen

Die zwei Zuwanderer aus der Neuen Welt, Süßkartoffel und Fuchsschwanz, verbinden sich hier zu einem köstlichen sättigenden Gericht.

20 | 45

Für 2 Portionen
2 Süßkartoffeln
Salz
4 EL Olivenöl
1 Dose Kichererbsen (220 g)
125 g Fuchsschwanz
1 Zwiebel
1 EL Wildes Würzgemüse (Seite 166)
100 ml Sahne
Salz und Pfeffer
Muskatnuss

→ Den Backofen auf 200 °C (Umluft) vorheizen. Die Süßkartoffeln waschen und mit einer Gabel rundherum einstechen. Salz und etwas Öl vermengen, die Kartoffeln damit kräftig einreiben und auf einem Backblech ca. 45 Minuten backen.
→ Die Kichererbsen abtropfen lassen. Die zarten Stiele vom Fuchsschwanz abschneiden und kleinschneiden, die Blätter grob schneiden. Die Zwiebel schälen, würfeln und in 2 EL Olivenöl anschwitzen, dann für 5 Minuten die Stängel mitdünsten. Blätter, Würzgemüse und wenig Wasser zugeben und ca. 10 Minuten garen, dann für weitere 5 Minuten die Kichererbsen mitgaren. Mit der Sahne ablöschen und kurz köcheln lassen. Mit Salz, Pfeffer und Muskatnuss würzen.
→ Die Süßkartoffeln aus dem Ofen nehmen, längs aufschneiden und das Fuchsschwanz-Gemüse darauf anrichten.

Italienischer Reisauflauf mit Fuchsschwanz

Ein sättigendes und einfaches Gericht aus der italienischen Küche, hier mit Fuchsschwanz zubereitet.

30 | 40

Für 4 Portionen
3 EL Butter
1 weiße Zwiebel
1 Knoblauchzehen
150 g Risotto-Reis
50 ml Weißwein oder Wermut
400 ml Gemüsebrühe
300 g Fuchsschwanzblätter
4 reife Cocktailtomaten
250 g Mozzarella
Salz und Pfeffer
2 Eier
50 ml Sahne
Muskatnuss
4 EL Parmesan

→ 2 EL Butter erhitzen, Zwiebel und Knoblauch fein schneiden und darin dünsten. Reis kurz mitdünsten, mit dem Wein ablöschen und die Gemüsebrühe aufgießen. Fast fertig garen, dabei gelegentlich umrühren. Erkalten lassen. Kann bereits am Vortag vorbereitet werden.
→ Ofen auf 200 °C (Umluft oder Ober-/Unterhitze) vorheizen. Eine Auflaufform gut buttern.
→ Fuchsschwanzblätter kurz blanchieren, gut ausdrücken und grob hacken.
→ Tomaten und die Hälfte vom Mozzarella würfeln, salzen und pfeffern und unter das Grün mischen.
→ Eier und Sahne verquirlen, salzen und pfeffern, mit Muskatnuss würzen und mit 2 EL des Parmesans und dem Reis unter das Grün mischen.
→ Die Masse in die Form geben, mit Butterflöckchen und dem restlichen, in Scheiben geschnittenen Mozzarella belegen. Mit dem restlichen Parmesan bestreuen.
→ Auf der mittleren Schiene ca. 35–40 Minuten goldgelb backen.

Andere Wildpflanzen

Brennnessel, Franzosenkraut, Gänsefuß, Kohldistel

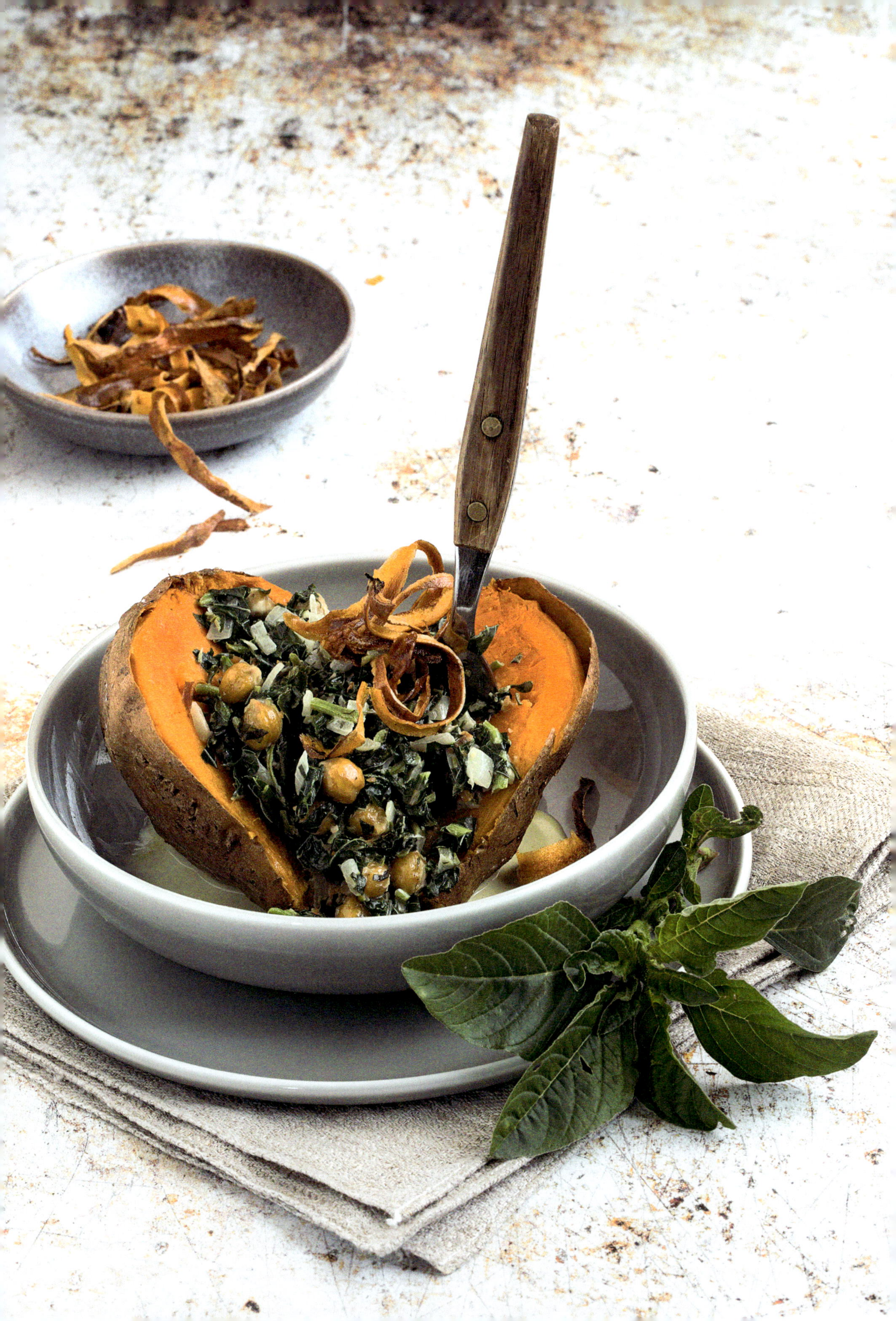

Chili Galinsoga mit Topinambur

Chili kommt immer gut an. Aber diese Variante mit Franzosenkraut, botanisch: *Galinsoga*, ist ein wilder Partyknaller. Das Franzosenkraut hat eine fast rauchige Note, die mit Rauchpaprika noch gepusht wird.

20 | 45

Für 4 Portionen

1 große Zwiebel
2 große Knoblauchzehen
1 Möhre
1 Stück Sellerie
1 Stück scharfe Chilischote
4 EL Oliven- oder Sonnenblumenöl
300 g Hackfleisch
1 EL Wildes Würzgemüse (Seite 166)
1 guter Schuss Rotwein
500 ml passierte Tomaten
1 Glas Maiskörner
1 Dose Kidneybohnen
4 mittlere Knollen Topinambur
2 Handvoll Franzosenkrautblätter
Rauchpaprika
Salz und Pfeffer

→ Zwiebel, Knoblauch, Möhre und Sellerie schälen und würfeln, Chilischote fein schneiden.

→ Öl erhitzen und das Gemüse darin leicht anbraten, dann Hackfleisch mitbraten. Wenn alles leicht angeröstet ist, die Würzbrühe zugeben und mit anbraten. Mit dem Rotwein ablöschen, einkochen lassen, dann die passierten Tomaten zugeben. 45 Minuten auf kleiner Flamme köcheln lassen.

→ Topinambur schälen und in große Stücke schneiden, Mais samt Flüssigkeit und abgespülte Bohnen sowie das Franzosenkraut zugeben und eventuell noch etwas Wasser hinzufügen. Alles 15 Minuten garen.

→ Das Chili mit Rauchpaprika, Salz und Pfeffer abschmecken.

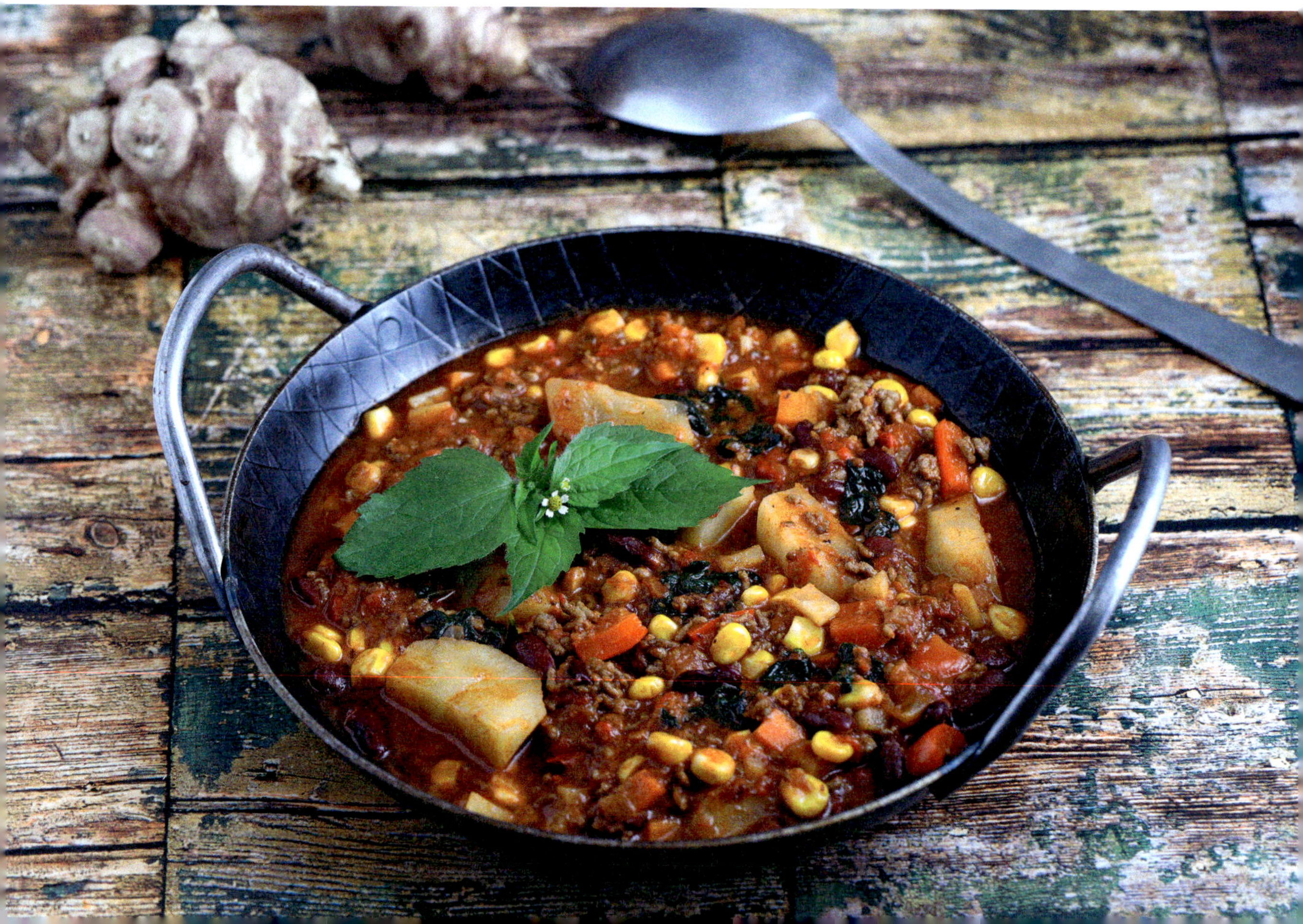

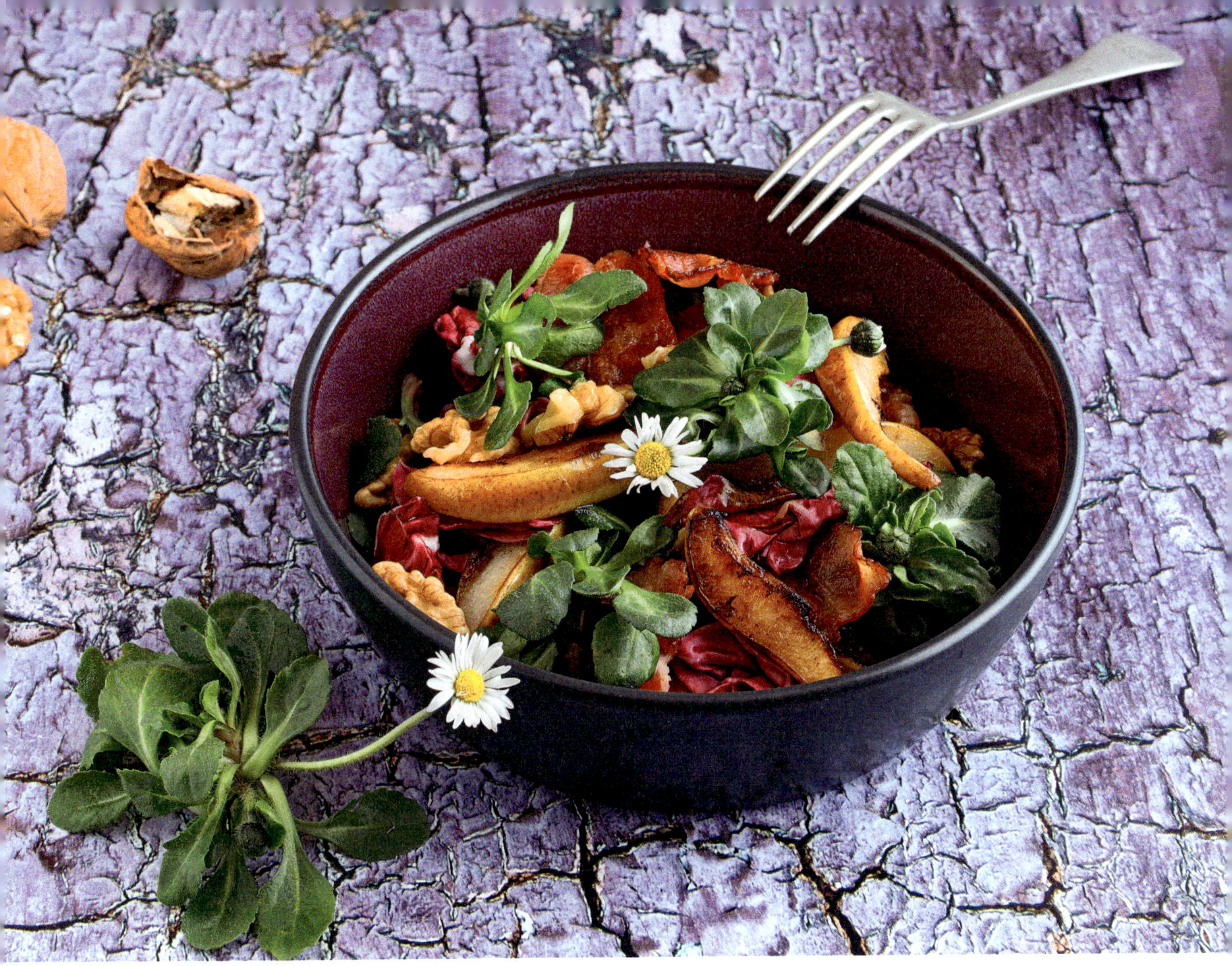

Gänseblümchen-Salat mit Birnen und Speck

Ein würziger Wintersalat, westfälisch inspiriert.

30

Für 4 Portionen
1 kleiner Kopf Radicchio
2 gute Handvoll Gänseblümchen-Rosetten
6 Scheiben Bacon
2 kleine, reife, aber noch feste Birnen
2–3 EL Balsamico
Salz und Pfeffer
Zucker
2 EL Walnuss- oder Olivenöl
6 Walnusskerne, grob gehackt

➜ Radicchio zerzupfen, große Gänseblümchen-Rosetten zerteilen. Beide Salate mischen und in eine Schüssel geben.

➜ Bacon in einer Pfanne kross ausbraten, aus dem Fett nehmen. Birnen achteln, entkernen und in dem Fett anbraten. Bacon noch mal kurz mitbraten und beides auf dem Salat verteilen.

➜ Den Bratensatz mit dem Balsamico ablöschen, mit Salz, Pfeffer und Zucker abschmecken und über den Salat geben. Öl darüber geben und alles mit den Walnüssen bestreuen.

Andere Wildpflanzen

Ehrenpreis, Löwenzahn, Rainkohl, Scharbockskraut, Veilchen

EINFACH ...

... EIN PAAR GÄNSEBLÜMCHEN-ROSETTEN UNTER JEDEN WINTERSALAT UND UNTER SPINATGERICHTE MISCHEN. SIE SIND MILD UND PASSEN ÜBERALL DAZU.

Schlutzkrapfen mit Gutem Heinrich

Der Gute Heinrich fühlt sich in der Nähe des Menschen und seines Viehs wohl und dankt mit frischen Blättern und zarten, knospigen Trieben.

30 | 30 | 8

Für 2 Portionen
150 g Roggenmehl
100 g Weizenmehl
50–60 ml warmes Wasser
¼ TL Salz
1 Ei
1 EL Öl
300 g Guter Heinrich, Blätter und ggf. Knospen
1 kleine Zwiebel
½ Knoblauchzehe
3 EL Butter
100 g Ricotta
10 g geriebener Parmesan (halb fein, halb grob)
1 kleines Bündel Schnittlauch
Salz und Pfeffer
Muskatnuss

➜ Beide Mehle, warmes Wasser, Salz, Ei und Öl zu einem geschmeidigen Teig kneten, zugedeckt 30 Minuten ruhen lassen.

➜ Den Guten Heinrich blanchieren, ausdrücken und fein hacken. Zwiebel und Knoblauch fein schneiden und in 1 EL Butter andünsten, den Guten Heinrich kurz mitgaren und abkühlen lassen.

➜ Ricotta, Parmesan und fein geschnittenen Schnittlauch unter den Guten Heinrich mischen, mit Salz, Pfeffer und Muskatnuss abschmecken.

➜ Den Teig auf einer bemehlten Arbeitsfläche dünn ausrollen. 8–10 cm große Kreise ausstechen. Die Füllung draufsetzen, den Teigrand leicht befeuchten und die Kreise zu Halbmonden falten. Den Rand gut andrücken.

➜ Wasser aufkochen, gut salzen und die Schlutzkrapfen ca. 8 Minuten ziehen lassen. Restliche Butter in einem kleinen Topf leicht bräunen lassen, den Schnittlauch fein schneiden. Schlutzkrapfen gut abtropfen lassen und mit der gebräunten Butter, dem Parmesan und Schnittlauch servieren.

Andere Wildpflanzen

Brennnessel, Weißer Gänsefuß, Löwenzahn

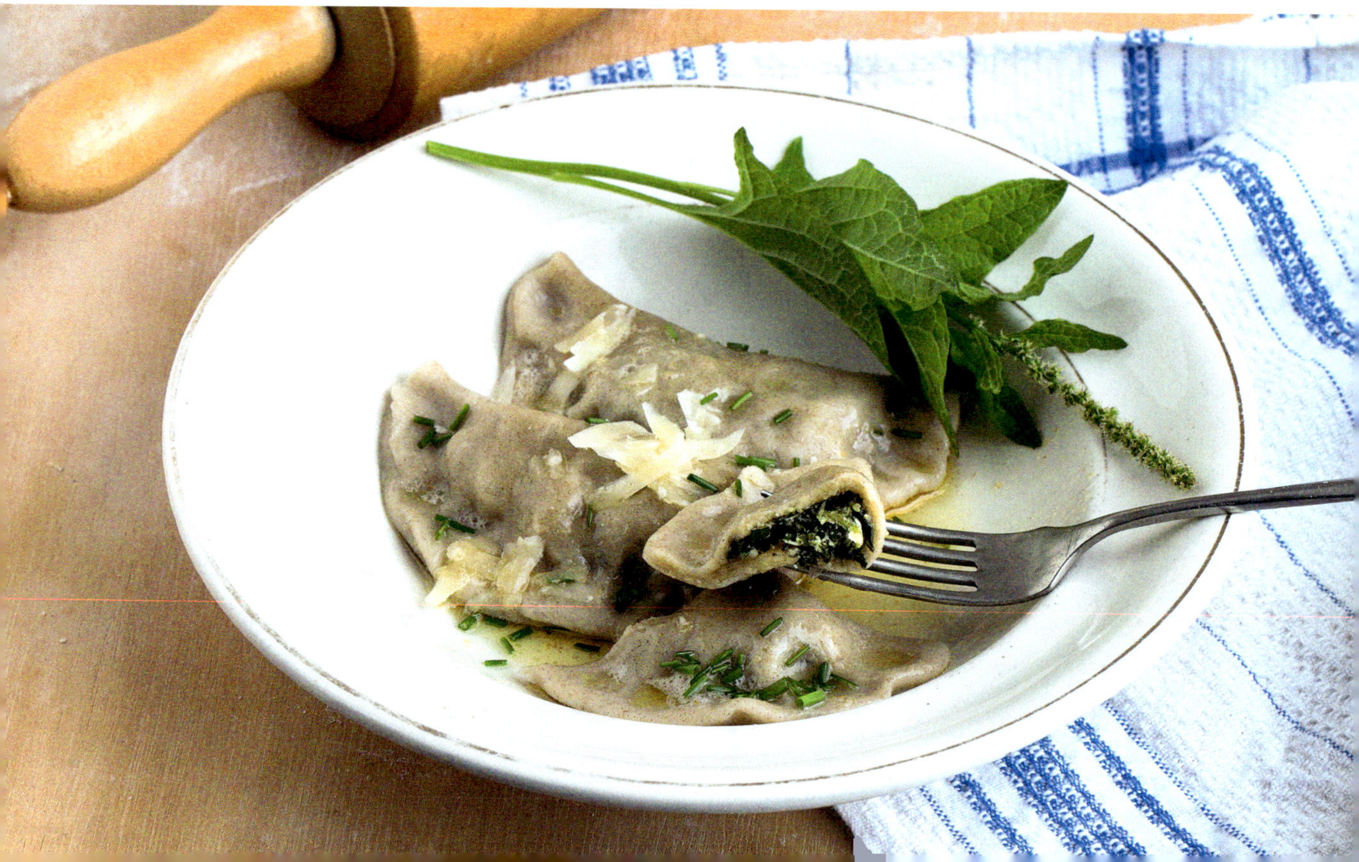

Rote-Bete-Salat auf Hirtentäschel

Das Hirtentäschel mag den Herbst und bildet auf nährstoffreichen Böden dann schöne, große Blattrosetten. Zusammen mit der Roten Bete lässt sich daraus ein herbstlicher Salat zaubern.

40

Für 4 Portionen

2 gute Handvoll große Hirtentäschel-Rosetten
Salz und Pfeffer
400 g Rote Bete
1 Büschelchen Nelkenwurz-Wurzeln oder 1 Gewürznelke
Ca. 100 ml Gemüsebrühe
1 EL Balsamico-Essig
1 kleine rote Zwiebel
1 kleiner säuerlicher Apfel
2 EL Orangensaft
1 EL Löwenzahnblüten-Sirup oder flüssiger Honig
2 EL Kürbiskerne
2 EL Öl (z. B. Kürbiskernöl)

➜ Einige junge Blätter aus der Mitte der Hirtentäschel-Rosetten auszupfen und beiseitelegen, dann die Rosetten 5 Minuten in Salzwasser blanchieren, abtropfen lassen und zum Trocknen in ein Tuch einschlagen.
➜ Die Roten Beten schälen und sehr fein würfeln und mit den Nelkenwurz-Wurzeln in der Brühe 5–10 Minuten garen. Die Brühe soll fast vollständig einkochen.
➜ Mit 1 EL Balsamico aufgießen, abkühlen lassen. Nelkenwurz-Wurzeln herausnehmen.
➜ Zwiebel und Apfel sehr fein würfeln und untermengen.
➜ Den Orangensaft, den Löwenzahnblüten-Sirup oder Honig, Salz und Pfeffer gut vermischen und den Salat mit der Hälfte davon marinieren.
➜ Die Kürbiskerne in einer Pfanne ohne Fett bei mittlerer Hitze unter Rühren anrösten.
➜ Den Rote-Bete-Salat auf dem Hirtentäschel anrichten, mit der Vinaigrette und Kürbiskernöl beträufeln. Kürbiskerne und die jungen Hirtentäschel-Blättchen darüberstreuen.

Andere Wildpflanzen

Gänsedistel, Hopfen, Kohldistel, Löwenzahn

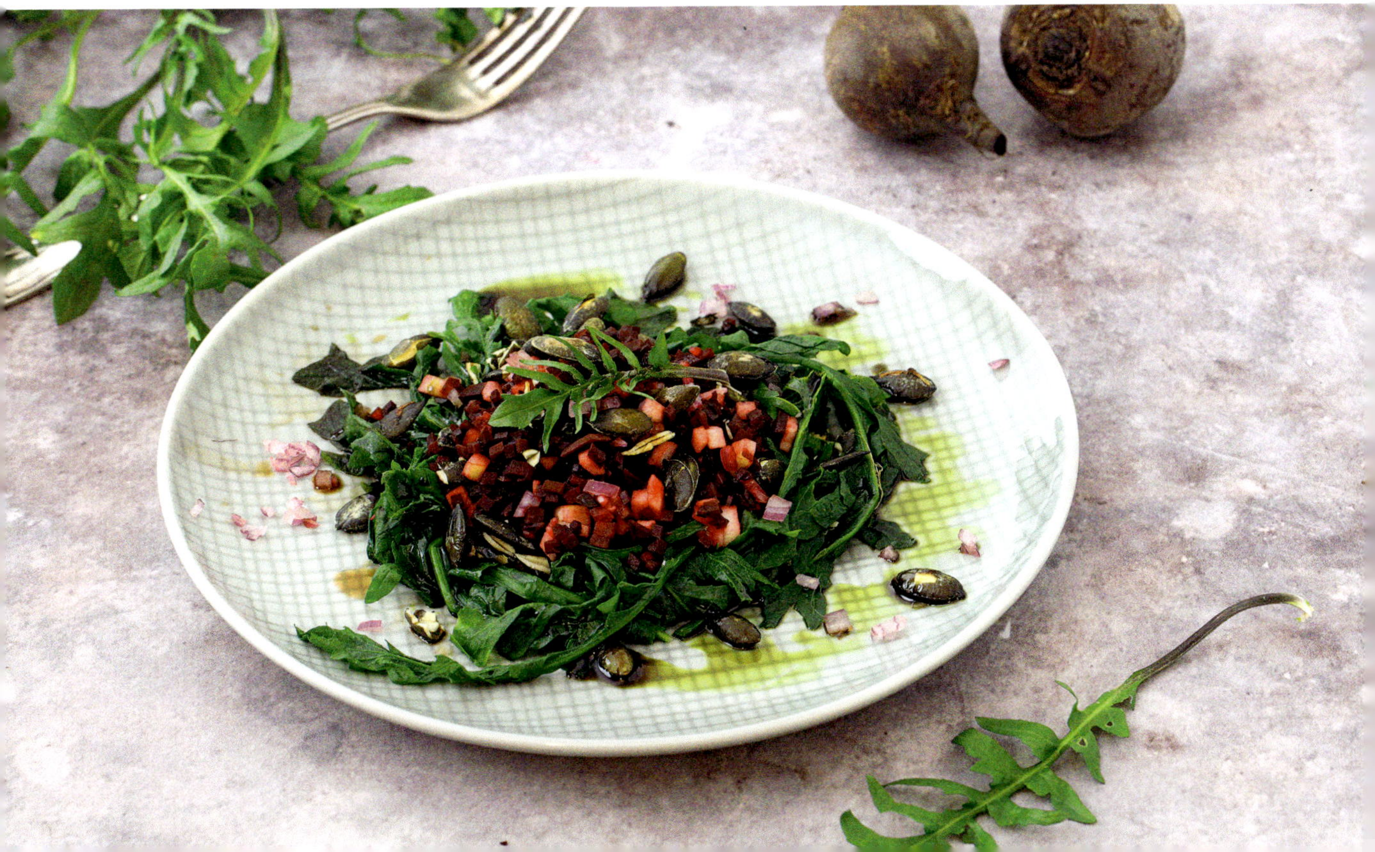

Minestrone mit Gänsedistel und Ackerbohnen

Eine bunte Gemüsesuppe, die sich zu allen Jahreszeiten mit den Saisongemüsen zubereiten lässt. Im Herbst kann man auch noch die kräftigen weißen Wurzeln der Gänsedistel mitkochen.

40

Für 2 Portionen

300 g kleine, festkochende Kartoffeln
1 Möhre
2 Tomaten
2 Knoblauchzehen
1 Zwiebel
3 EL Olivenöl
750 ml Gemüsebrühe
Salz und Pfeffer
50 g Orecchiette-Nudeln
100 g junge, frisch gepalte oder tiefgekühlte Ackerbohnen (Saubohnen)
50 g junge Erbsen
2 gute Handvoll junge Gänsedistelblätter
Einige Basilikumblätter

➜ Die Kartoffeln schälen, waschen und in Scheiben schneiden. Die Möhre schälen und in Würfel schneiden. Tomaten mit kochendem Wasser übergießen, schälen, entkernen und würfeln.

➜ Knoblauch und Zwiebel fein hacken. Beides kurz in 2 EL heißem Öl andünsten. Die Brühe angießen, Kartoffeln und Möhren zugeben, salzen und etwa 10 Minuten bei kleiner Hitze köcheln lassen.

➜ Die Nudeln, Bohnen, Erbsen und Gänsedisteln zugeben und alles zusammen noch ca. 10 Minuten garen, bis die Nudeln bissfest sind. Nach Bedarf noch Brühe hinzufügen.

➜ Die Minestrone abschmecken, in tiefe Teller geben und mit frisch gemahlenem Pfeffer, Basilikum und einem Schuss Olivenöl würzen.

Gänsedistel-Klatschmohn-Auflauf italienisch

30 40

Für 2 Portionen

500 g junge Gänsedistelblätter und Mohnrosetten
Salz
250 g Mascarpone
2 Eier
Getrocknete Würzkräuter nach Geschmack (z. B. Dost, Thymian, Salbei)
½ TL feines Salz
Rosa Pfeffer

➜ Backofen auf 180 °C vorheizen.

➜ Das wilde Grün in leicht kochendem Salzwasser ca. 10 Minuten kochen, dann abtropfen lassen und auspressen, dann klein hacken.

➜ In einer Schüssel mit Mascarpone, Eiern und den getrockneten Kräutern vermischen und mit Salz und Pfeffer abschmecken.

➜ Eine Auflaufform einfetten, die Masse einfüllen, glattstreichen und im vorgeheizten Backofen etwa 40 Minuten backen.

Andere Wildpflanzen

Kohldistel, Löwenzahn, Wegwarte, Wiesenpippau

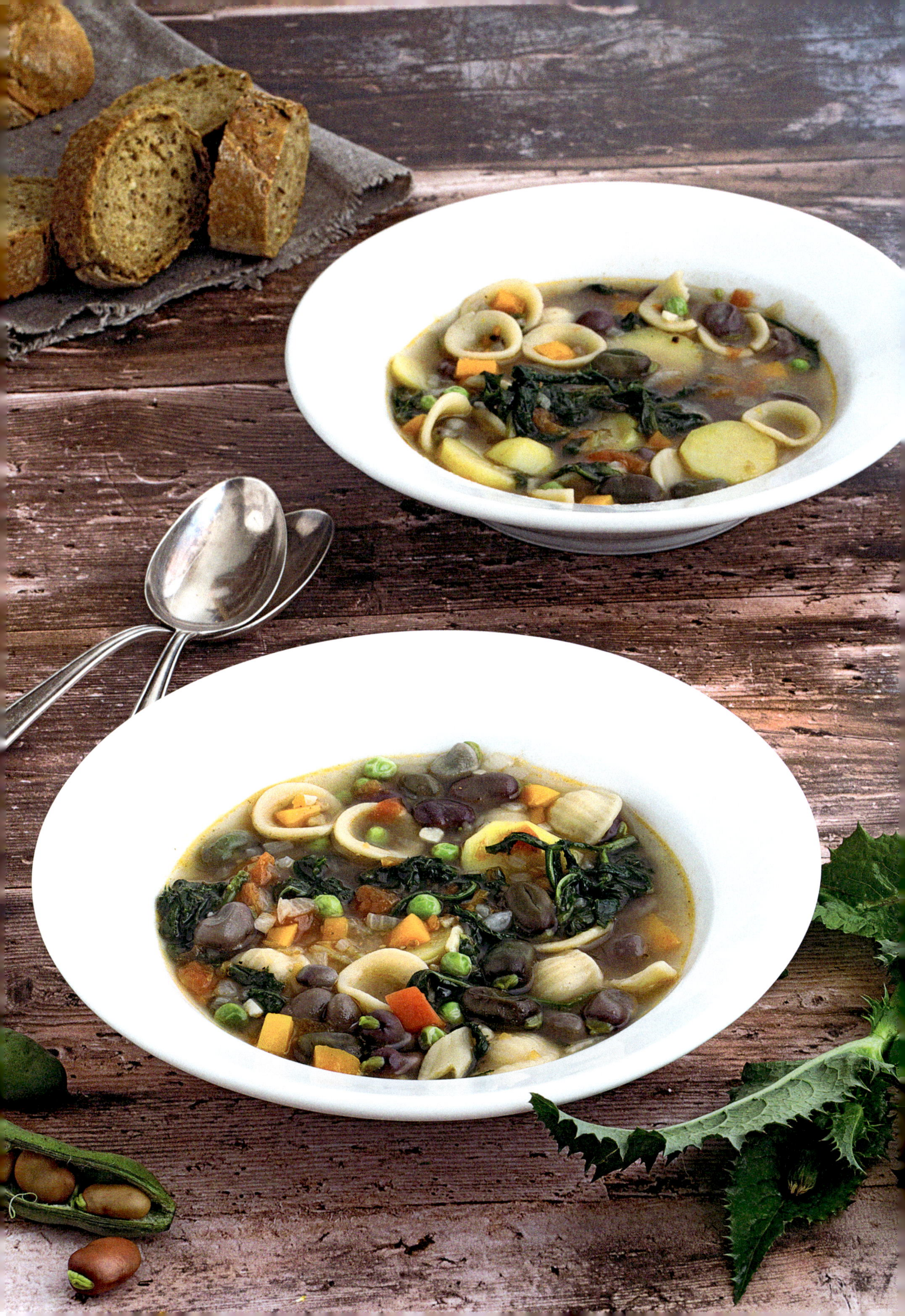

Cascioni alle Rosole – Kräuterkissen mit Klatschmohn

In Italien sind die kräftigen Blattrosetten des Mohns ein wildes Wintergemüse. Auch bei uns wächst der Mohn in milden Wintern und im Frühling.

20 | 30 | 20

Für 4 Cascioni
500 g Mehl
60 ml Öl (z. B. Erdnussöl oder Olivenöl)
225 ml Wasser
1 knapper TL Salz
800 g Klatschmohnblätter
2 Knoblauchzehen
Salz und Pfeffer
2–3 EL Olivenöl

➜ Mehl auf ein Backbrett geben, eine Mulde hineindrücken, Öl, Wasser und Salz zugeben und mit dem Mehl verrühren. Teig gut abkneten, zu einer Kugel formen, abgedeckt 30 Minuten ruhen lassen.

➜ Die Mohnblätter blanchieren, ausdrücken und hacken.

➜ Mit fein gehacktem Knoblauch, Salz, Pfeffer und dem Öl gut würzen.

➜ Eine große, flache Pfanne gut erhitzen.

➜ Den Teig in 4 Portionen teilen. Jede Portion kurz durchkneten, ohne Mehl (eventuell auf Backpapier) dünn rund ausrollen, zur Hälfte mit dem Mohn belegen, dabei einen 1,5 cm breiten Rand lassen. Den Rand leicht anfeuchten, die freie Teighälfte überschlagen und den Rand mit einer Gabel zusammendrücken.

➜ Die Temperatur der Pfanne auf mittlere Hitze reduzieren und die Cascioni erst von einer Seite backen, Teigblasen aufstechen. Mehrfach wenden und alle Seiten, auch die Schmalseite, gut backen.

Andere Wildpflanzen

Brennnessel, Franzosenkraut, Fuchsschwanz

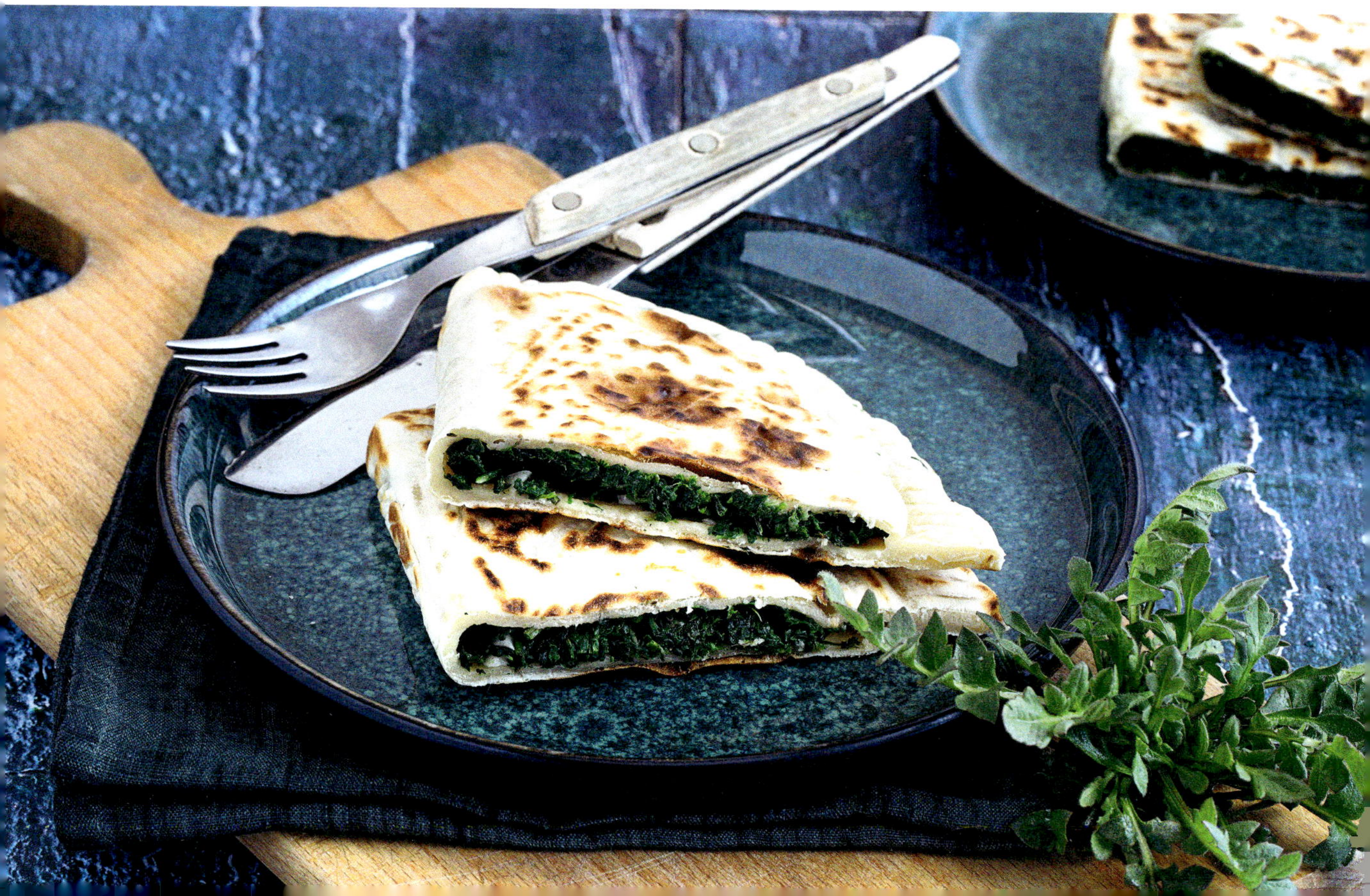

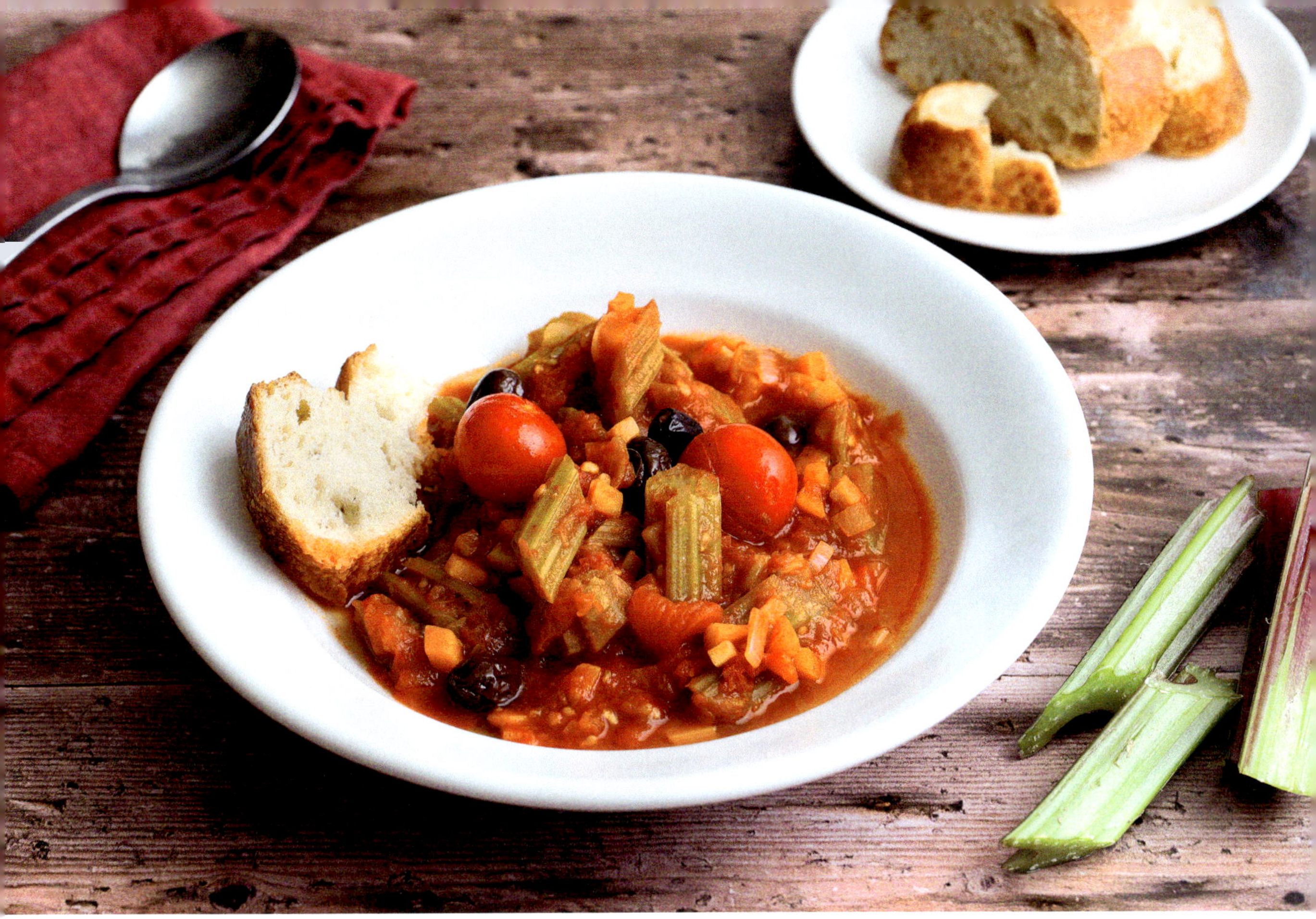

Klettenblattstiele in Tomatensugo

Ein Wildgemüse, das warm und kalt gut schmeckt. Mit Zucchini, Aubergine und Paprika können Sie es zu einem „wilden“ Ratatouille abwandeln.

30

Für 2 Portionen
300 g junge Klettenblattstiele
1 Möhre
1 Stück Sellerie
1 Knoblauchzehe
1 Zwiebel
2 EL Olivenöl
1 EL Wildes Würzgemüse (Seite 166)
3 Tomaten
1 EL kleine braune oder schwarze Oliven
1 Bio-Orange
1/8 l Tomatensaft
6 Cocktailtomaten
Salz und Pfeffer

➜ Die Klettenblattstiele gut abbürsten und schälen. In kleine Stücke schneiden, dabei restliche Fasern entfernen. 5 Minuten in Salzwasser kochen. Dabei gehen vorhandene Bitterstoffe ins Kochwasser über.

➜ Möhre, Sellerie, Knoblauch und Zwiebel fein würfeln und im Öl anschwitzen. Wildes Würzgemüse zugeben und mit anrösten.

➜ Tomaten mit kochendem Wasser übergießen, Schale abziehen, in grobe Stücke schneiden und zusammen mit den abgetropften Blattstielen und den Oliven in die Pfanne geben.

➜ Etwas Orangenschale abreiben und die Orange auspressen. Den Saft zusammen mit dem Tomatensaft angießen. Alles zugedeckt ca. 30 Minuten köcheln lassen.

➜ Die Cocktailtomaten zugeben und kurz mitkochen, bis sie platzen. Mit Salz, Pfeffer, etwas Orangenschale und Olivenöl abschmecken.

Andere Wildpflanzen

Wiesenbärenklau

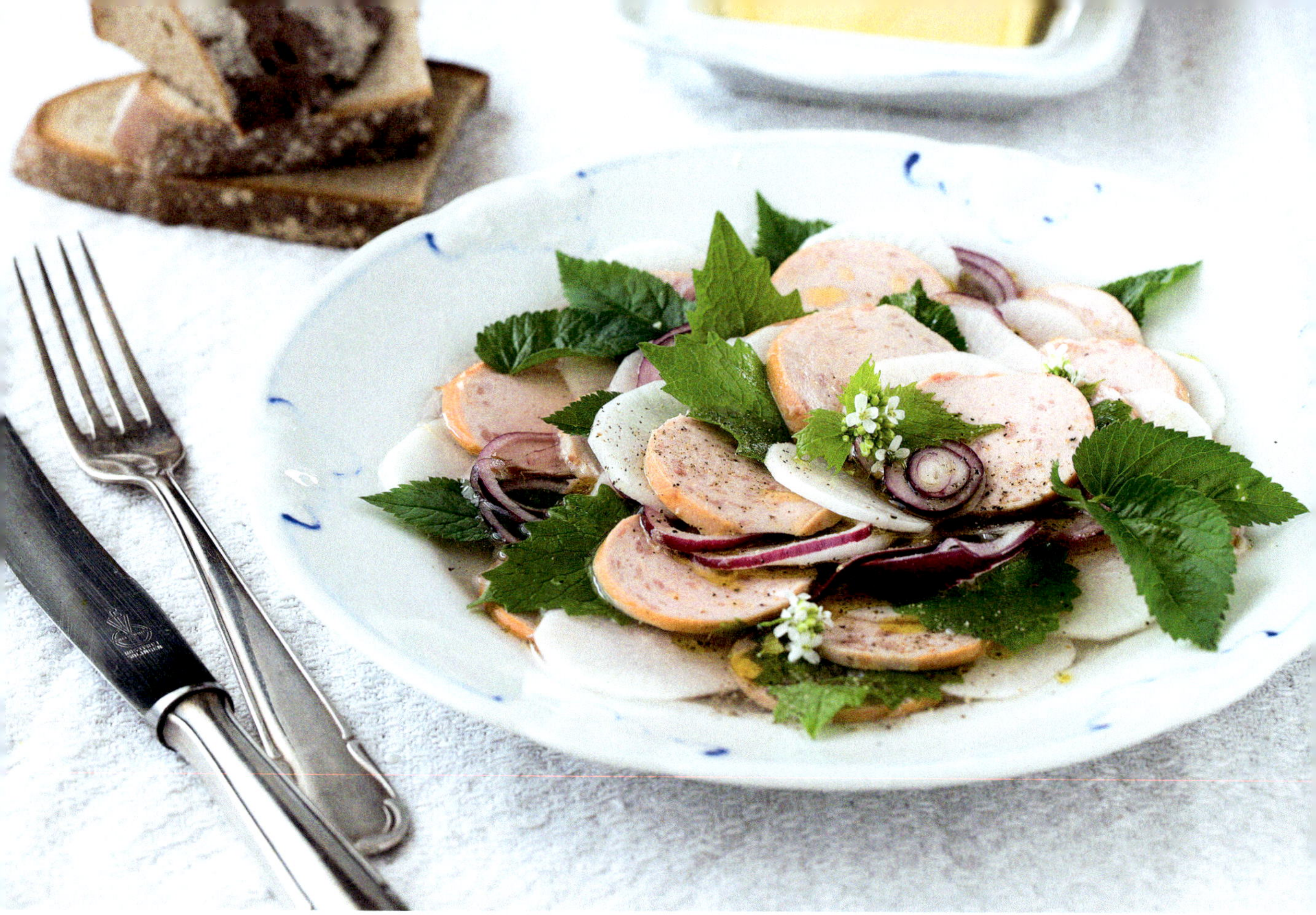

Wurstsalat mit Knoblauchsrauke und Giersch

Das wilde Grün gibt dem Wurstsalat eine frische, scharfe Note und sorgt für Vitamine. Wer einen Vorrat an Knoblauchsrauke-Samen hat, kann sie als wilde Pointe zum Schluss darübermahlen.

20	10	

Für 4 Portionen
600 g Wurst, z. B. Lyoner
1 mittlerer weißer Rettich
2 mittlere rote Zwiebeln
1 Handvoll Blätter und junge Triebe der Knoblauchsrauke und junger Giersch
6 EL Essig
120 ml Wasser
1 TL scharfer Senf
½ TL Salz
Pfeffer und Knoblauchsrauke-Samen
1 TL Zucker
6 EL Öl

→ Wurst pellen, Rettich schälen und beides in dünne Scheiben, die geschälten Zwiebeln in feine Ringe schneiden. Blätter und Blüten von der Knoblauchsrauke abzupfen. Stiele, auch die vom Giersch, fein schneiden.
→ Wurst, Rettich, Zwiebelringe und wildes Grün auf vier Tellern in Schichten anrichten.
→ Die restlichen Zutaten und die Stielchen zu einer kräftigen Vinaigrette mischen und über den Wurstsalat geben. Kurz ziehen lassen.

Andere Wildpflanzen

Barbarakraut, Hirtentäschel, Schaumkräuter, Wegrauke

Kohldistel-Spinat

Der Klassiker für grünes Blattgemüse.

30

Für 4 Portionen
600 g Kohldistelblätter
1 Zwiebel
1 EL Öl oder Butter
140 ml Gemüsebrühe
1 TL Mehl
Muskatnuss
Salz und Pfeffer
½ Becher saure Sahne

→ Blätter grob schneiden, zum Stielansatz hin feiner werdend. Zwiebel fein würfeln und im Fett glasig dünsten. Kohldistel zugeben und mit der Hälfte der Brühe bei mittlerer Hitze im geschlossenen Topf einige Minuten köcheln lassen.
→ Mit Mehl bestäuben, die restliche Brühe zugeben und kurz aufkochen lassen. Mit Muskat, Salz und Pfeffer und der sauren Sahne abschmecken. Nicht mehr kochen lassen.

Löwenzahn-Antipasti mit Zedernnüssen

Eine mediterrane Vorspeise oder eine Beilage zu Gegrilltem.

30

Für 4 Portionen
500 g ganze Löwenzahnpflanzen
1 EL Zedernnüsse
1 Zitrone
1 TL Honig
Salz und Pfeffer
Olivenöl

→ Löwenzahnpflanzen in Salzwasser ca. 10 Minuten kochen, abgießen, zum Trocknen locker in ein Tuch wickeln. Zedernnüsse ohne Fett in einer Pfanne hellbraun rösten.
→ Zitrone auspressen, den Saft mit Honig, Salz und Pfeffer mischen und den Löwenzahn damit marinieren.
→ Die Pflanzen etwas aufrollen und auf einem Teller anrichten. Mit Öl beträufeln und mit Zedernnüssen bestreuen.

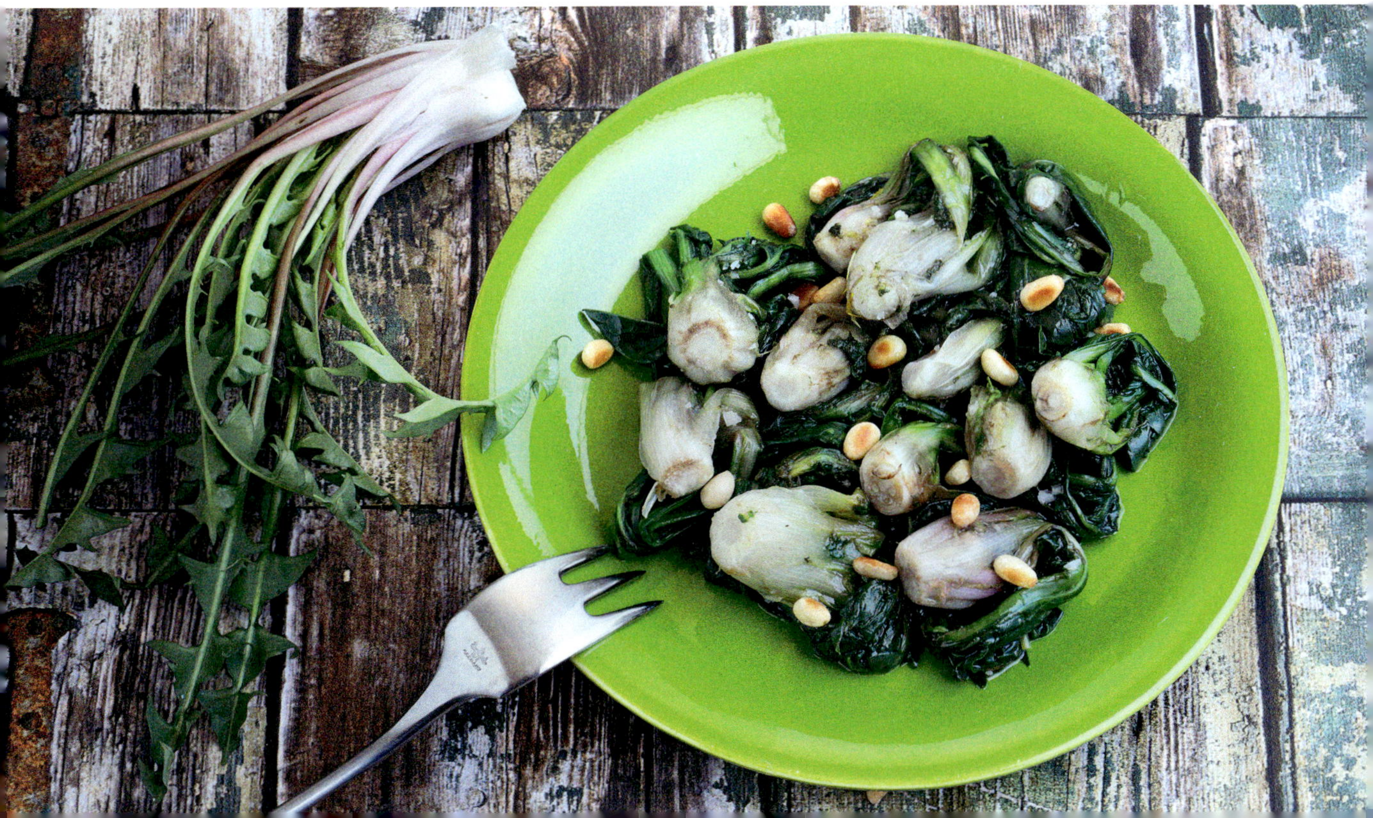

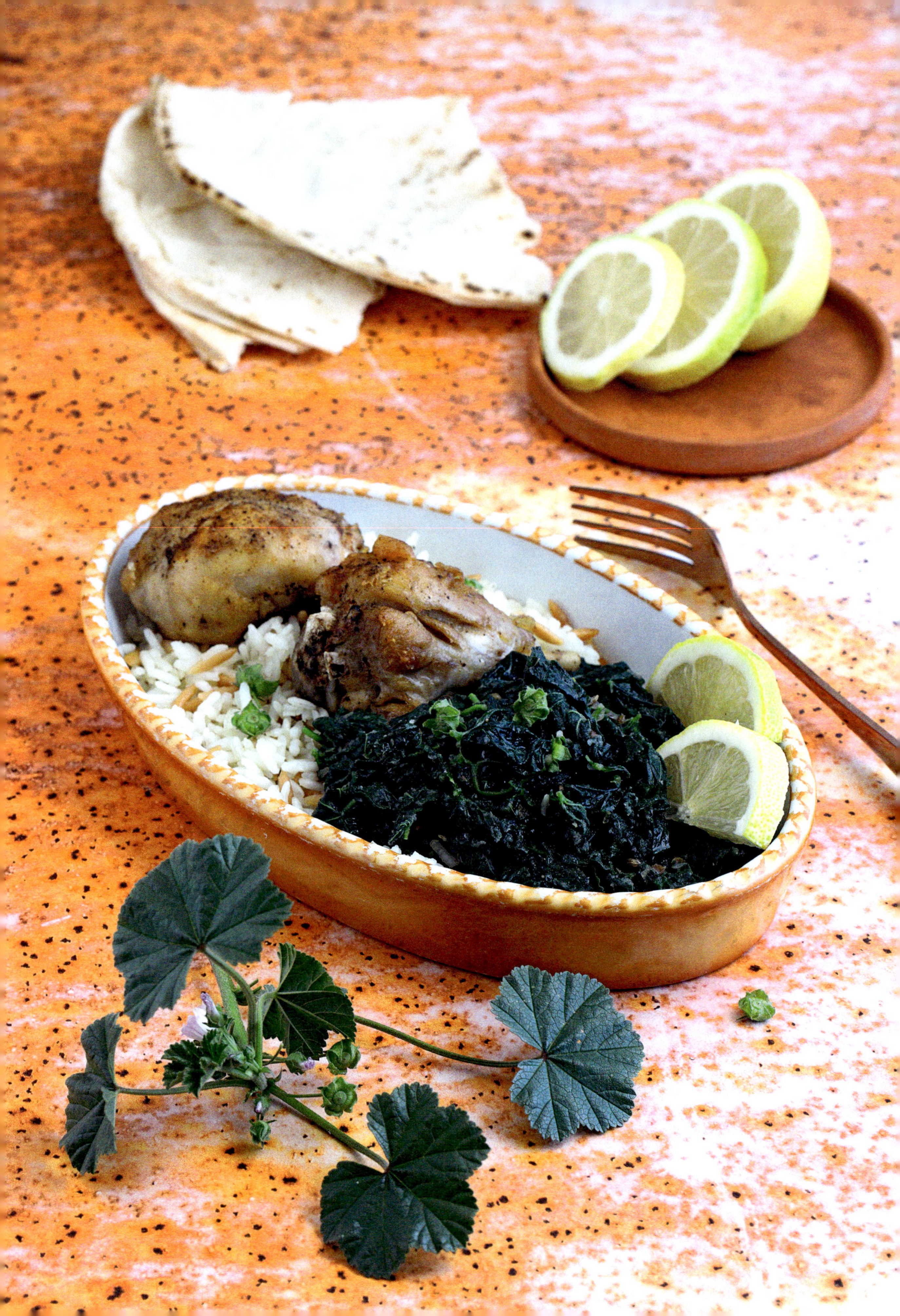

Molokhiyeh – Malve mit Hähnchen auf syrische Art

Das syrische Wort „Molokhiyeh" bedeutet so viel wie „Muskraut". In Syrien wird das Gericht mit der Langkapseligen Jute zubereitet, einer starkwüchsigen Malvenart wärmerer Regionen. Alle unsere heimischen Malvenarten eignen sich aber ebenso gut dafür.

40 | 25

Für 2 Portionen
4 Hähnchenkeulen
1 EL Olivenöl
Salz und Pfeffer
Paprika
Ca. 1/8 l Wasser
150 g–200 g Malvenblätter
1 Zwiebel
1 Knoblauchzehe
Etwas frische oder getrocknete Chilischote
2 EL Öl oder Butter
4–5 Körner schwarzer Pfeffer
1/4 TL Korianderkörner
200 ml Hühnerbrühe, eventuell mit Gemüsebrühe ergänzt
1 Zitrone

→ Die Hähnchenkeulen enthäuten, dabei das dicke untere Ende abschneiden, Sehnen entfernen. In Olivenöl von allen Seiten anbraten. Mit Salz, Pfeffer und Paprika würzen. Ca. 1/8 l Wasser aufgießen und alles bei geschlossenem Deckel 30 Minuten schmoren lassen.
→ Grobe Stängel von den Malvenblättern abschneiden und die Blätter grob klein schneiden.
→ Zwiebel, Knoblauch und Chili klein schneiden und zusammen mit Salz im Mörser zerreiben und dann in Öl oder Butter andünsten.
→ Pfeffer und Koriander im Mörser zerstoßen, dazugeben und alles unter Rühren anbraten, bis eine schöne Würzpaste entsteht.
→ Die Malvenblätter dazugeben und zusammenfallen lassen.
→ Mit der Brühe von den Hühnerkeulen aufgießen, eventuell noch Gemüsebrühe zugeben. Mit Salz, Pfeffer und etwas Zitronensaft abschmecken.
→ Wird traditionell mit Reis, Fladenbrot und Zitronenspalten serviert.

TIPP
DIE JUNGEN, NOCH GRÜNEN FRÜCHTE DER MALVEN MITSAMMELN UND ZUM SERVIEREN ÜBER DAS GERICHT STREUEN.

Löwenzahn-Salat

Ein fruchtig-frischer, leicht bitterer Salat, der im Winter aus frisch getriebenen Löwenzahnblättern (Seite 139) zubereitet werden kann, aber auch mit den jungen im Frühling.

20

Für 2 Portionen
2 Eier
1 Möhre
4 Handvoll junge Löwenzahnblätter
3 Mandarinen (oder 1 Orange)
2 El Obstessig
Salz und Pfeffer
Zucker
4 EL Olivenöl

→ Die Eier hart kochen und schälen. Möhre schälen und nicht zu fein raspeln. In einer Schüssel mit den Löwenzahnblättern vermischen.
→ 1 Mandarine auspressen und den Saft mit Essig, Salz, Pfeffer, Zucker und Olivenöl zu einer Vinaigrette mischen.
→ Die anderen Mandarinen schälen und quer in dünne Scheiben schneiden. Eier in kleine Stücke schneiden.
→ Salat auf vier Teller geben, Mandarinen und Eier darauf verteilen und die Soße darüberträufeln.

Andere Wildpflanzen

Hirtentäschel, Rainkohl, Scharbockskraut, Schaumkräuter

Sellerie-Stampf mit Pastinakengrün

25

Für 4 Portionen
1 große Sellerieknolle
1 mehligkochende Kartoffel
Ca. ¼ l Gemüsebrühe
1 große Zwiebel
1 Handvoll junge Pastinakenblätter
3 EL Butter
Salz und Pfeffer
Muskat

→ Sellerie und Kartoffel schälen, würfeln und in der Gemüsebrühe ca. 15 Minuten garen, dann abgießen.
→ Zwiebel würfeln, Pastinakenblätter fein schneiden.
→ Zwiebel etwas salzen und in 2 EL Butter anbräunen.
→ Das Gemüse mit einem Kartoffelstampfer zerkleinern, die Zwiebeln und den Großteil der Blätter untermischen, mit Salz, Pfeffer, Muskat abschmecken, restliche Butter unterrühren. Mit den restlichen Blättern bestreuen.

Andere Wildpflanzen

Giersch, Kleine Bibernelle, Wiesenbärenklau

Lauwarmer Kartoffelsalat mit Rainkohl

Das Originalrezept aus Montenegro wird mit Wegwarteblättern zubereitet.

30

Für 2 Portionen
2 Handvoll Rainkohlblätter
Salz
Saft von 1 Zitrone
2 EL Olivenöl
500 g Kartoffeln (festkochend)

→ Rainkohlblätter in Streifen schneiden. Mit Salz, Zitronensaft und 1 EL Olivenöl vermischen.
→ Kartoffeln schälen, in Würfel schneiden, in Salzwasser garen und abgießen.
→ Den marinierten Rainkohl zu den etwas abgekühlten Kartoffeln geben und den Salat mit Salz, Zitronensaft und Öl abschmecken. Schmeckt auch kalt (Foto Seite 227).

Andere Wildpflanzen

Giersch, Löwenzahn, Wiesenpippau, Wegwarte

Yorkshire-Pudding mit Rainkohl-Füllung

Diese leckeren Küchlein zeigen, dass die englische Küche besser ist als ihr Ruf.

30 15

Für 12 Stück (1 Muffinblech oder 12 feuerfeste Förmchen)
200 g Rainkohlblätter
150 g frisch geriebener Parmesan
200 g Ricotta
Salz und Pfeffer
Muskat
12 TL Öl für die Form
200 g Mehl
175 ml Milch
2 Eier
100 ml Wasser

→ Backofen auf 200 °C vorheizen.
→ Rainkohl blanchieren, ausdrücken, grob hacken und mit Parmesan und Ricotta vermischen. Mit Salz, Pfeffer und Muskat würzen.
→ In die Mulden der Muffinform beziehungsweise in die einzelnen Förmchen je einen Teelöffel Öl gießen und im Ofen gut erhitzen, damit der Teig gut aufgeht.
→ Mehl, Milch, Eier, Wasser und etwas Salz verquirlen. Vorsichtig in die Förmchen mit dem heißen Öl verteilen.
→ Ca. 10 Minuten goldbraun backen. Herausnehmen, mit einem Holzlöffel eine Mulde in den Teig drücken, die Füllung hineingeben und noch mal ca. 4–5 Minuten backen.

Andere Wildpflanzen

Brennnessel, Gänsefuß, Franzosenkraut, Fuchsschwanz

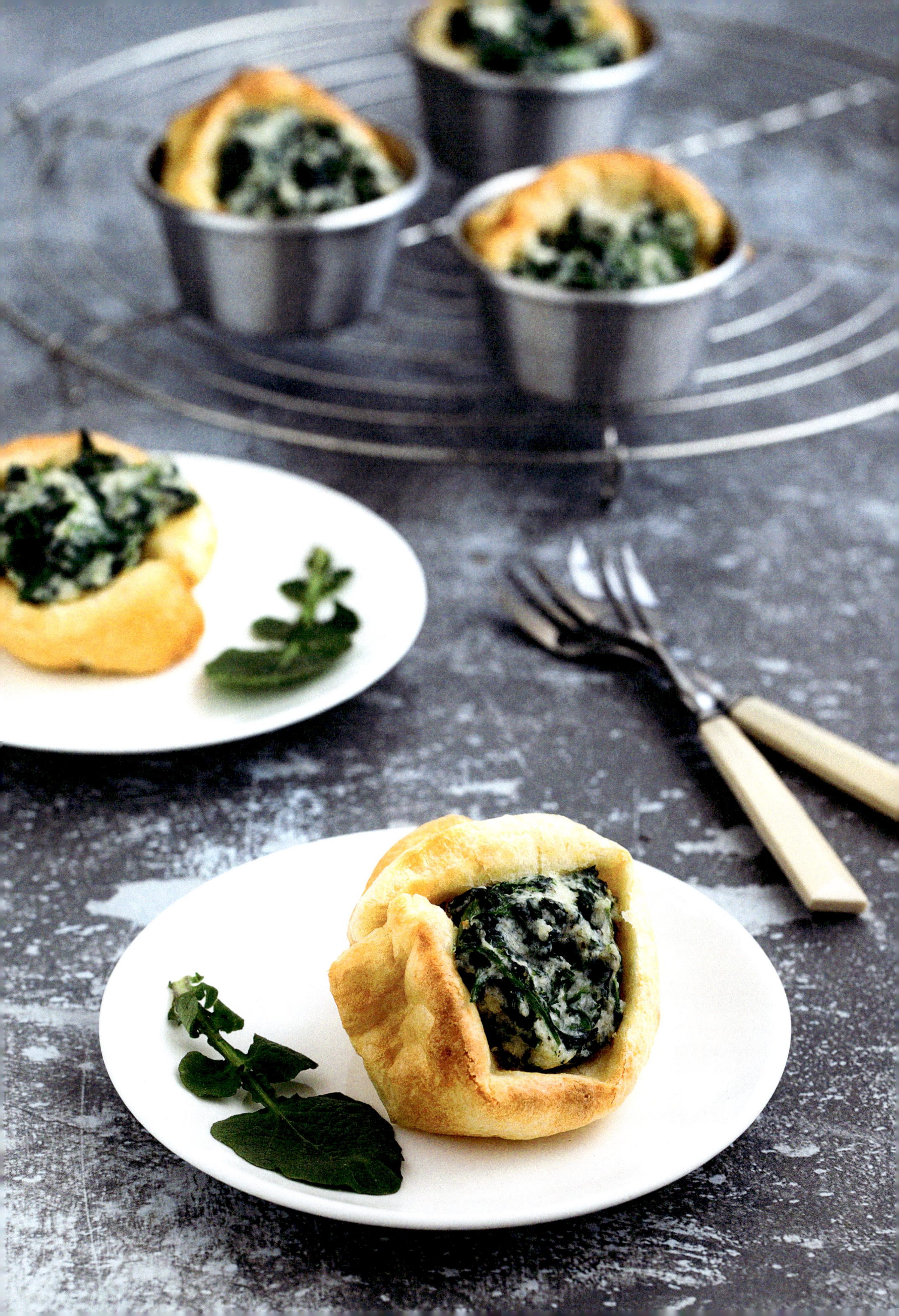

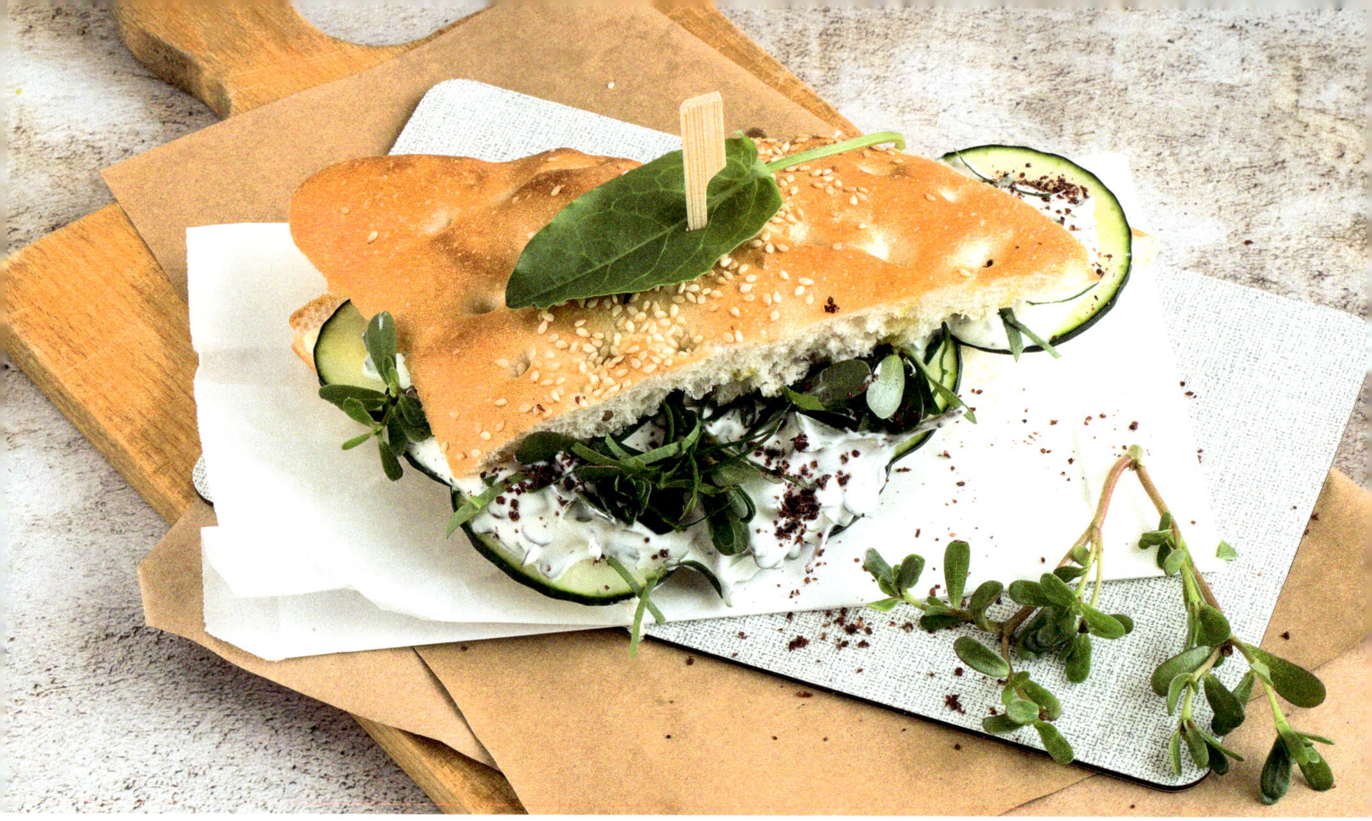

Sommerportulak im Fladenbrot

20

Für 2 Portionen
2 EL fester Joghurt
1 EL Olivenöl
Salz und Pfeffer
2 Handvoll Sommerportulak
½ Fladenbrot
1 Knoblauchzehe
1 Stück Gurke
Kürbiskernöl
Sumak (säuerliches Essigbaum-Gewürz)
Einige Blättchen Sauerampfer oder Sauerklee

→ Joghurt mit Olivenöl, Salz und Pfeffer abschmecken und den zerteilten Portulak untermischen.
→ Das Fladenbrot vierteln und aufschneiden. Im Grill oder einer Pfanne anrösten und mit der durchgeschnittenen Knoblauchzehe abreiben.
→ Die Gurke in dünne Scheiben schneiden, auf die unteren Viertel legen, dann den Portulak darauflegen.
→ Mit Kürbiskernöl beträufeln, mit Sumak und dem sauren Grün bestreuen. Zuletzt die oberen Brotviertel auflegen.

Fermentierter Sommerportulak

20 | 10 Tage + 2 Wochen

Für 2 Drahtbügelgläser à 750 ml
1 l Wasser
20 g Salz
1 Knoblauchzehe
1 Stück Meerrettich (ca. 5 cm)
250 g Portulak
50 g Dillstängel

→ Das Wasser und Salz aufkochen und auf Zimmertemperatur abkühlen lassen. Knoblauch schälen und halbieren, den Meerrettich in Scheiben schneiden.
→ Vom Portulak sehr dicke Stängel entfernen. Portulak und Dill waschen, gut abtropfen lassen und im Ganzen mit den restlichen Zutaten in die Gläser geben. Mit dem Salzwasser aufgießen. Alles muss gut bedeckt sein. Gläser schließen und in eine Schale stellen, da Flüssigkeit austreten kann.
→ Bei Zimmertemperatur 10 Tage im Dunklen fermentieren lassen. Dann etwa 2 Wochen verschlossen in den Kühlschrank stellen. Ist mindestens 1 Jahr haltbar.

Anatolischer Sommerportulak-Salat

Ein erfrischender Sommersalat, wie man ihn in türkischen Lokantas finden könnte.

30

Für 2 Portionen

2 EL Pinienkerne
½ Granatapfel
6 reife Tomaten
1 kleine Salatgurke
3 bunte Spitzpaprika
1 rote Zwiebel
1 Handvoll Petersilie oder junger Giersch
1 Bündel frischer Sommerportulak
1 EL Sumak (säuerliches Essigbaum-Gewürz)
5 EL Olivenöl
1 EL milder Essig
Saft von einer Zitrone
Salz und Pfeffer

→ Die Pinienkerne ohne Fett in einer Pfanne vorsichtig rösten.

→ Granatapfel entkernen, Tomaten und Gurke würfeln, Paprika entkernen und ebenfalls in Würfel schneiden. Zwiebel und Kräuter fein schneiden, Portulak in mundgerechte Stücke zupfen und alles in einer Schüssel gut vermengen.

→ Aus den übrigen Zutaten die Vinaigrette anrühren, gut abschmecken und vor dem Servieren über den Salat geben.

→ Mit den gerösteten Pinienkernen und Sumak bestreuen.

TIPP

SAUERKLEE ODER SAUERAMPFER ANSTELLE VON SUMAK FÜR DIE SAURE NOTE VERWENDEN.

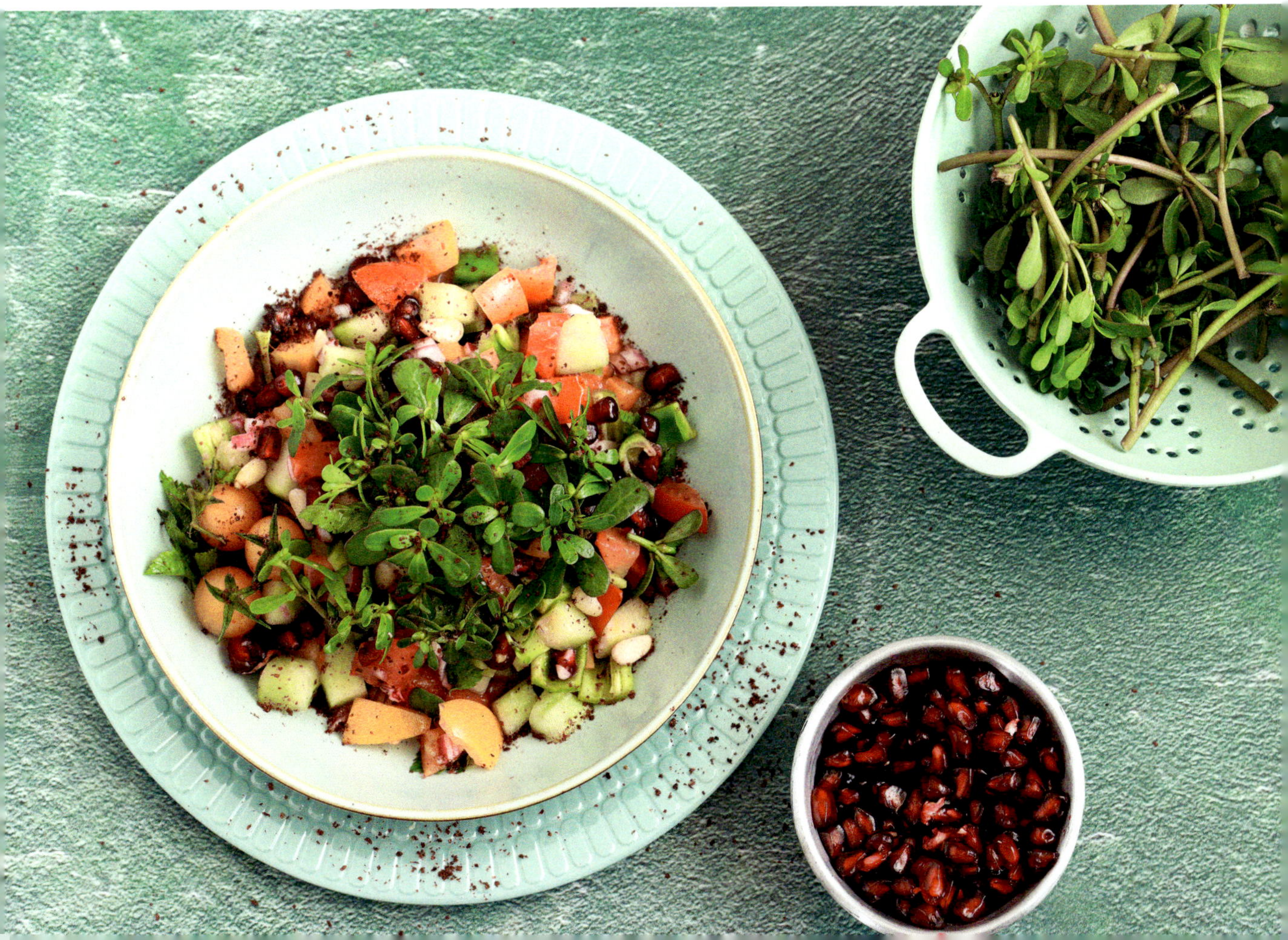

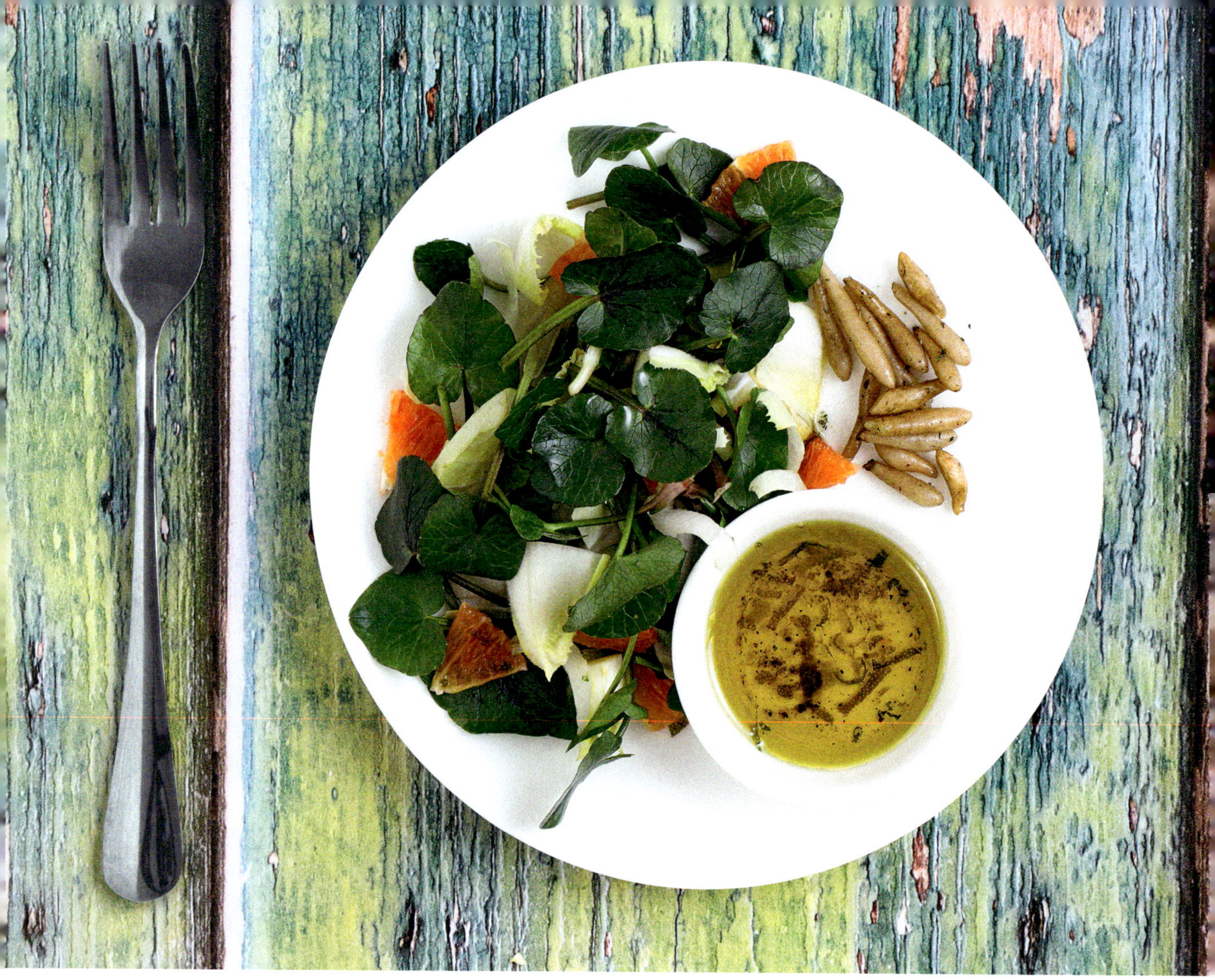

Vorfrühlingssalat mit Scharbockskraut

Mit dem Scharbockskraut beginnt die „wilde“ Salatsaison. Sein hoher Gehalt an Vitamin C ist legendär, hat es doch schon viele Seemänner vor Skorbut geschützt. Bei diesem Rezept werden die kleinen Wurzelknöllchen mitverwendet, aber natürlich geht es auch ohne.

20

Für 2 Portionen

2 Handvoll Scharbockskrautpflanzen mitsamt Wurzelknöllchen
4 EL Olivenöl
1 Limette
Salz, Pfeffer und etwas Zucker
1 kleiner Chicorée
1 Blutorange

➜ Die Wurzelknöllchen ablösen, bei Bedarf noch mal waschen, dann ca. 5 Minuten kochen. In einer Vinaigrette aus Öl, Limettensaft und Limettenabrieb, Salz Pfeffer und Zucker marinieren.

➜ Restliche Wurzeln von den Blättern abschneiden. Blätter nach dem Waschen gut trocknen.

➜ Den Chicorée in Streifen schneiden. Nach Wunsch den Strunk fein schneiden und mitverwenden. Die Orange schälen und in kleine Stücke schneiden.

➜ Den Salat anrichten und mit der Vinaigrette und den Knöllchen servieren.

Andere Wildpflanzen

Efeublättriger Ehrenpreis, Giersch, Rainkohl, Vogelmiere

Schaumkräuter-Quark zu Pellkartoffeln und Leinöl

Der Spreewald-Klassiker bekommt wilde scharfe Gesellschaft auf den Teller.

30

Für 4 Portionen
1 kg Kartoffeln
2 TL Salz
1 TL Kümmel
500 g Quark
Etwas Milch
2 Handvoll Schaumkräuter aller Art
Salz und Pfeffer
Kalt gepresstes Leinöl

➜ Die Kartoffeln mit Salz und Kümmel in kaltem Wasser aufsetzen und bei mittlerer Hitze garkochen (20–30 Minuten), mit kaltem Wasser abschrecken, abgießen und auf dem Herd ausdampfen lassen.
➜ Den Quark mit sehr wenig Milch anrühren. Die Kräuter kleinschneiden und untermischen. Mit Salz und Pfeffer würzen.
➜ Die Kartoffeln pellen und mit Quark und Leinöl servieren.

Andere Wildpflanzen

Bärlauch, Knoblauchsrauke, Sauerampfer, Sauerklee

Guacamole mit Sauerklee

Die grüne Avocadosoße aus Mexiko schmeckt cremig-nussig und zugleich säuerlich frisch. Sauerampfer oder Sauerklee verstärken die frische Note.

20

Für 4 Portionen
1 kleine Limette
2 reife Avocados
1 kleine weiße Zwiebel oder Schalotte
1 Knoblauchzehe
Etwas frische Chilischote in gewünschter Schärfe
1 Handvoll Sauerklee
Salz und Pfeffer

➜ Limette auspressen. Die Avocados halbieren, den Kern herausnehmen und das Fruchtfleisch mit einem Esslöffel aus der Schale kratzen. Mit dem Limettensaft beträufeln und mit einer Gabel zerdrücken.
➜ Zwiebel sehr fein würfeln, Knoblauch pressen, Chilischote sehr fein schneiden und alles unter die Avocadomasse mischen. Sauerklee fein schneiden und untermengen. Die Guacamole mit Salz und Pfeffer abschmecken.

Andere Wildpflanzen

Bärlauch, Sauerampfer, Schaumkräuter

Hasselback-Kartoffeln mit Thymian

20 50

Für 4 Portionen
4 große, festkochende Kartoffeln
1 Handvoll wilder Thymian
30 g sehr kalte Butter
40 g Parmesan
2 EL Olivenöl
Salz und Pfeffer

➜ Backofen auf 200 °C (Ober-/Unterhitze) vorheizen. Ein Backblech einfetten.
➜ Kartoffeln waschen und im Abstand von 3–5 mm sehr tief einschneiden.
➜ Thymian fein schneiden. Butter und Parmesan in dünne Scheiben hobeln, abwechselnd in die Spalten stecken und Kräuter mit hineinstreuen.
➜ Kartoffeln außen mit Öl bestreichen, auf das Blech legen, salzen und pfeffern, 40–50 Minuten backen.

Andere Wildpflanzen

Bärlauch, Dost, Gundermann und Wiesensalbei, alle Kräuter auch in getrockneter Form.

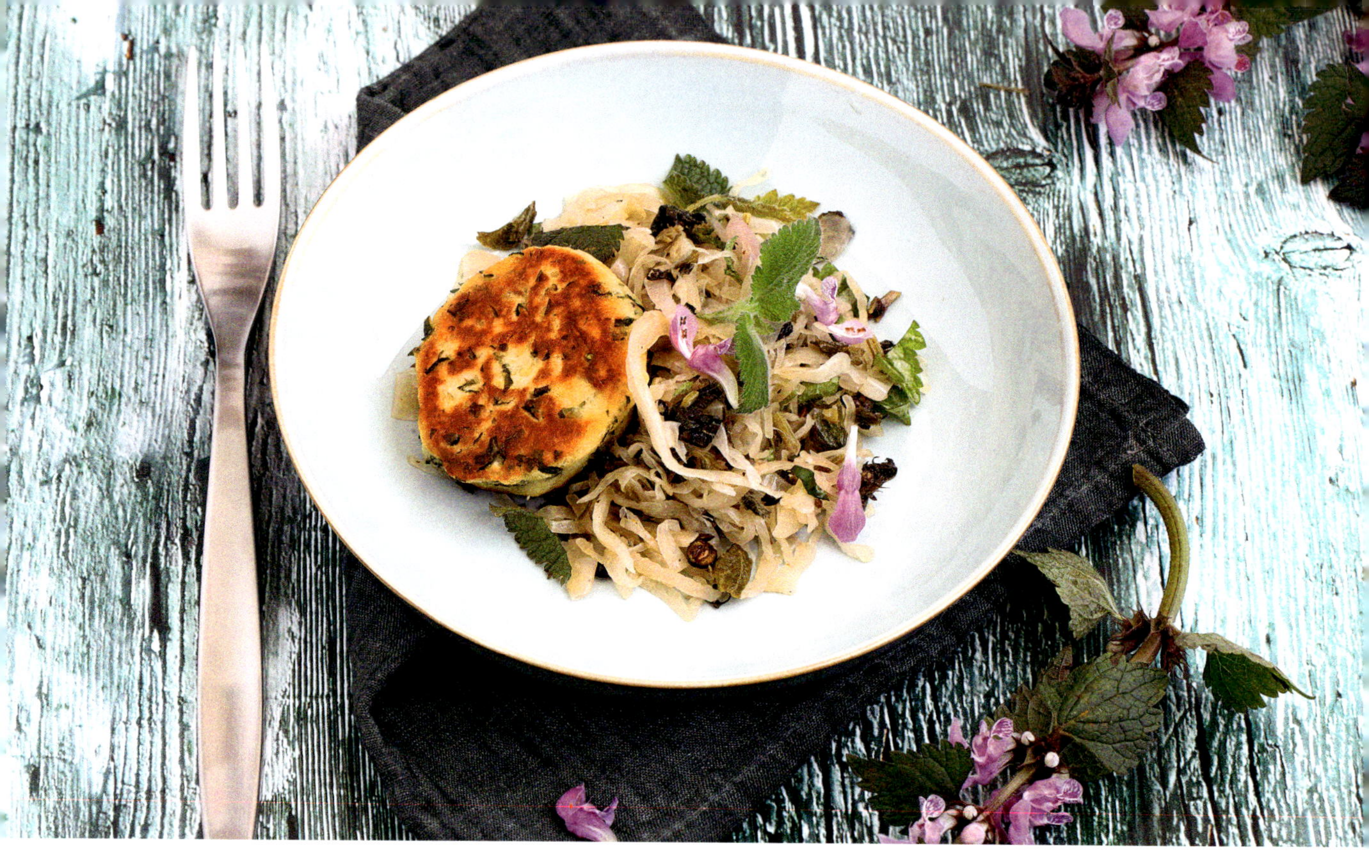

Sauerkraut mit Taubnesseln

Sauerkraut ist ein Klassiker der deftigen Herbst- und Winterküche. Die wintergrünen Taubnesseln mit ihrem erdig-pilzigen Geschmack passen wunderbar dazu.

45

Für 2 Portionen
1 Zwiebel
1 EL Öl
½ TL Kümmel, ganz
250 g Sauerkraut
1 EL Wildes Würzgemüse (Seite 166)
Etwas Wasser
1 Handvoll junge Taubnesseln
Salz und Pfeffer
Geräuchertes Paprikapulver oder Rauchsalz

→ Die Zwiebel fein schneiden.
→ Öl in einer Pfanne erhitzen, Zwiebel mit dem Kümmel goldgelb anschwitzen
→ Das Sauerkraut und die Würzbrühe untermischen und kurz mitbraten, etwas Wasser angießen und 30 Minuten garen lassen.
→ Taubnesseln als Bündel zusammenlegen und von den Stängeln her klein schneiden. Bis auf die Spitzen zum Kraut geben und 10 Minuten mitdünsten. Danach auch die Spitzen zugeben und weitere 5 Minuten garen. Wenn nötig, noch etwas Wasser zugeben. Vorhandene Blüten kann man vorher auszupfen und beim Servieren dann dekorativ darüberstreuen.
→ Mit Salz, Pfeffer und geräuchertem Paprikapulver abschmecken.
→ Dazu passen die Wilden Kartoffeltaler von Seite 173.

TIPP

NOCH WÜRZIGER WIRD ES MIT SPECK: 50 G GEWÜRFELTEN DURCHWACHSENEN SPECK AUSLASSEN UND STATT ÖL ALS BRATFETT VERWENDEN. DIE KROSSEN WÜRFEL ALS TOPPING ÜBER DAS KRAUT GEBEN.

Andere Wildpflanzen

Brennnesseln, Efeublättriger Ehrenpreis, Vogelmiere, Wiesenbärenklau

Erbsen-Tortilla mit Vogelmiere

Mit ihrem Geschmack nach frischen Erbsen passt die kleine Vogelmiere wunderbar in diese leckere Tortilla. Ein schnelles Gericht, das warm und kalt gut schmeckt.

40

Für 2 Portionen
250 g Kartoffeln (vorwiegend festkochend)
1 Zwiebel
2 EL Olivenöl
200 g Erbsen, tiefgefroren
4 Eier (Größe M)
Salz und Pfeffer
2 gute Handvoll Vogelmiere

➜ Die Kartoffeln schälen und in kleine Würfel schneiden, Zwiebel fein würfeln.

➜ 1 EL Öl in einer beschichteten Pfanne erhitzen, die Kartoffeln anbraten. Wenn sie fast gar sind, die Zwiebelwürfel zugeben und glasig werden lassen, dann die Erbsen hinzufügen und alles zugedeckt 3–4 Minuten dünsten. In eine Schüssel geben und etwas abkühlen lassen.

➜ Die Eier mit Salz und Pfeffer verquirlen, Vogelmiere grob zerkleinern und zugeben. Die Eiermasse mit den Kartoffeln mischen.

➜ Die Pfanne mit Küchenpapier auswischen, das restliche Öl darin erhitzen. Die Tortilla-Masse hineingeben, glattstreichen und bei mittlerer Hitze stocken und bräunen lassen (6–8 Minuten). Mithilfe eines Topfdeckels oder Tellers stürzen und wieder in die Pfanne gleiten lassen. Weitere 5–7 Minuten backen.

Andere Wildpflanzen

Fuchsschwanz, Gänsefuß, Luzerne, Malven, Wickenspitzen

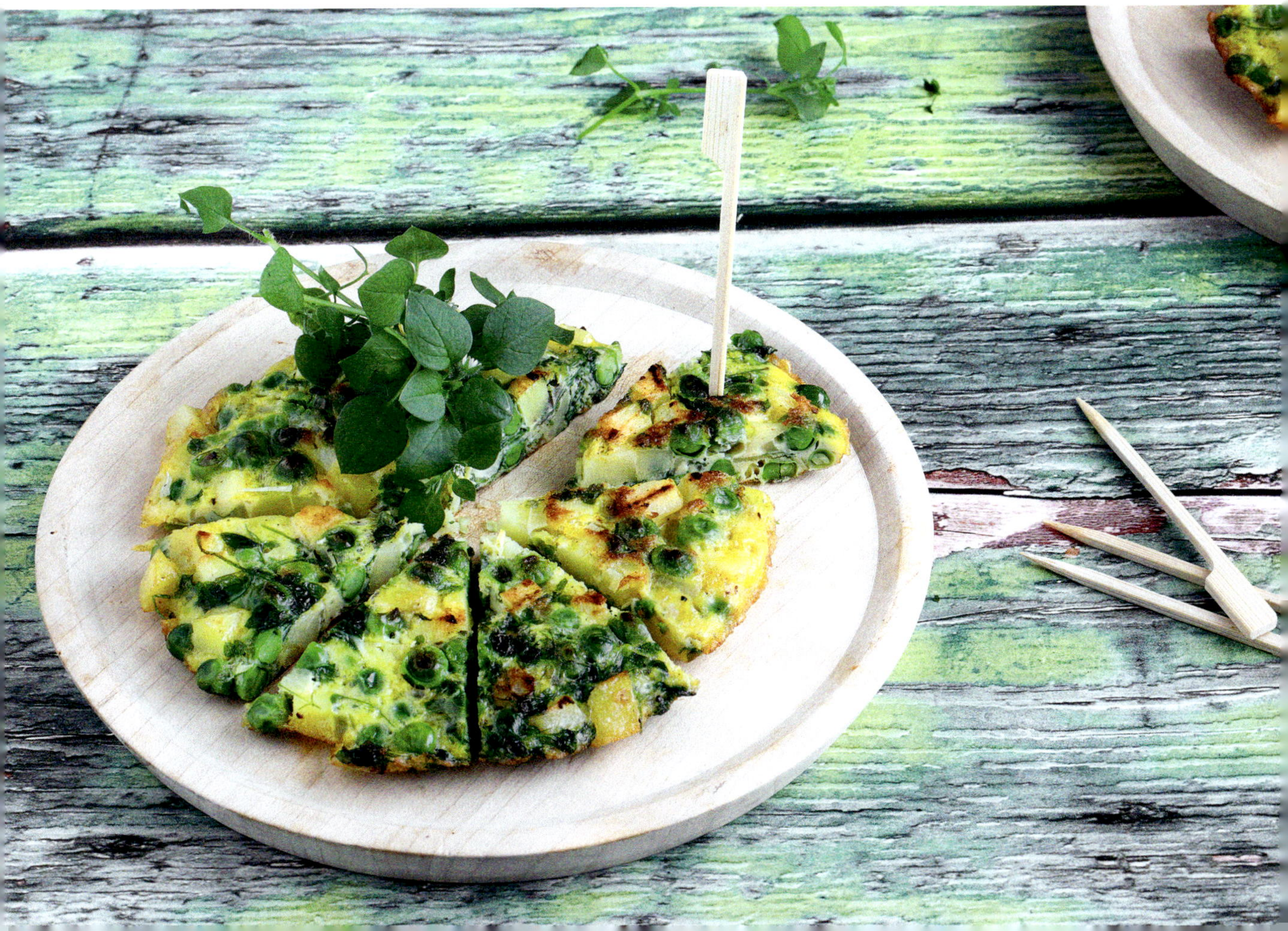

Vogelmiere-Butter-gemüse

10

Für 2 Portionen
4 gute Handvoll Vogelmiere
Salz und Pfeffer
1–2 EL Butter
1 Schalotte oder Lauchzwiebel

→ Die Vogelmiere in kochendes Salzwasser geben. 1 Minute köcheln lassen, gut abtropfen lassen und klein schneiden.
→ Butter in einer Pfanne schmelzen lassen. Die Schalotte oder Lauchzwiebel fein schneiden, glasig dünsten, dann die Vogelmiere dazugeben. Mit Salz und Pfeffer abschmecken und 1 Minute ziehen lassen.

Andere Wildpflanzen

Kohldistel, Löwenzahn

Waldmeister-Baiser

Vorsicht! Dieses Baiser macht süchtig.

15 150

Für 1 kleines Blech
3 Eiweiß (kalt)
1 Prise Salz
1 Spritzer Zitronensaft
175 g Zucker
1 EL Waldmeister-Sirup (siehe rechts)

→ Den Ofen auf 100 °C Umluft vorheizen.
→ Die Eiweiße mit dem Salz und dem Zitronensaft anschlagen, dann nach und nach Zucker und Sirup zugeben. Weiterschlagen, bis die Masse weiß glänzt und Spitzen zieht.
→ Die Baisermasse auf ein mit Backpapier ausgelegtes Blech streichen. Hitze auf 80 °C reduzieren und die Baisers im Ofen trocknen lassen (2–3 Stunden). Dabei die Backofentür ab und zu kurz öffnen.
→ Baiser auskühlen lassen und in grobe Stücke brechen. Trocken, z. B. in Blechdosen, aufbewahren.

Andere Wildpflanzen für alle Waldmeister-Rezepte

Steinkleeblüten, frische Rossminze

Waldmeister-Sirup

10 > 120

Für 100 ml
1 kleiner Bund Waldmeister
50 g Zucker
50 ml Wasser

→ Waldmeister anwelken lassen, bis er intensiv duftet (mindestens 2 Stunden).
→ Zucker mit dem Wasser aufkochen, etwas abkühlen lassen, dann mit dem Waldmeister in einem Mixer kurz pürieren. Durchsieben und in ein sterilisiertes Fläschchen füllen. Kühl stellen.

Waldmeister-Erdbeer-Dessert

20 30

Für 4 Portionen
400 g Erdbeeren
3 EL Waldmeister-Sirup
1 Becher Sahne
Einige Stücke Waldmeister-Baiser

→ Die Erdbeeren putzen und in Stücke schneiden. Mit dem Waldmeistersirup marinieren und 30 Minuten im Kühlschrank durchziehen lassen.
→ Die Sahne schlagen und die Hälfte auf vier Dessertgläser verteilen.
→ Die Erdbeeren auf die Sahne geben und dann die restliche Sahne auf die Erdbeeren setzen.
→ Das Waldmeister-Baiser in kleine Stücke brechen und auf das Dessert streuen. Wer mag, kann noch etwas Waldmeister-Sirup über das Dessert träufeln.

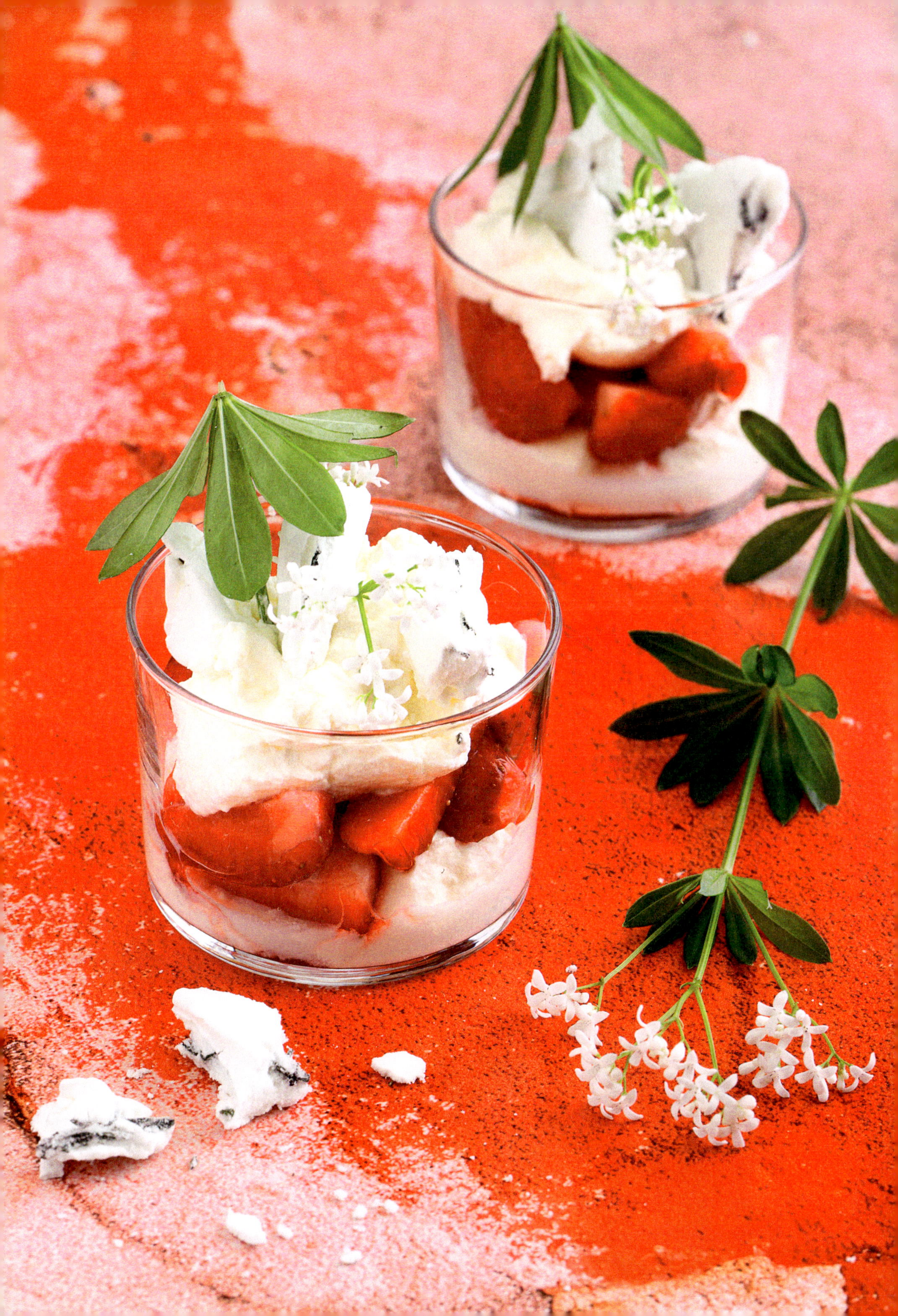

Türkische Linsenbällchen mit Wegerichblättern

Ein leckeres Fingerfood, einfach zuzubereiten, vegan und preiswert. Perfekt für die nächste Einladung zur Gartenparty. Lässt sich überdies gut vorbereiten.

40 60

Für 4 Portionen
200 g rote Linsen
500 ml Wasser
90 g feiner Bulgur
1 Zwiebel
1 Knoblauchzehe
1–2 EL neutrales Öl
½ EL Kreuzkümmel, gemahlen
1 EL Tomatenmark
2 Frühlingszwiebeln
1 Handvoll Wegerichblätter
1 Sträußchen würzige Wildkräuter wie Dost, Quendel
1 Zweig Minze
1 EL Olivenöl
Salz und Pfeffer
1 TL Pul Biber (scharfe Paprikaflocken)
1–2 Zitronen

➜ Linsen waschen, ohne Salz ins Wasser geben, kurz aufkochen lassen und zugedeckt 20 Minuten leise garen. Etwas Wasser sollte noch im Topf verbleiben.

➜ Topf vom Herd nehmen, Bulgur einrühren und im geschlossenen Topf quellen lassen (Dauer nach Angabe auf der Packung).

➜ Zwiebel und Knoblauch sehr fein schneiden, im heißen Öl glasig dünsten, Kreuzkümmel und Tomatenmark kurz mitgaren. Abkühlen lassen.

➜ Frühlingszwiebeln und die Wildkräuter fein schneiden, zusammen mit dem Olivenöl zu der Linsenmasse geben und alles kräftig durchkneten.

➜ Mit Salz, Pfeffer und Pul Biber abschmecken und mindestens 1 Stunde durchkühlen lassen.

➜ Zu kleinen Bällchen formen und mit Zitronenspalten anrichten. Die Bällchen werden zum Essen mit dem Zitronensaft beträufelt.

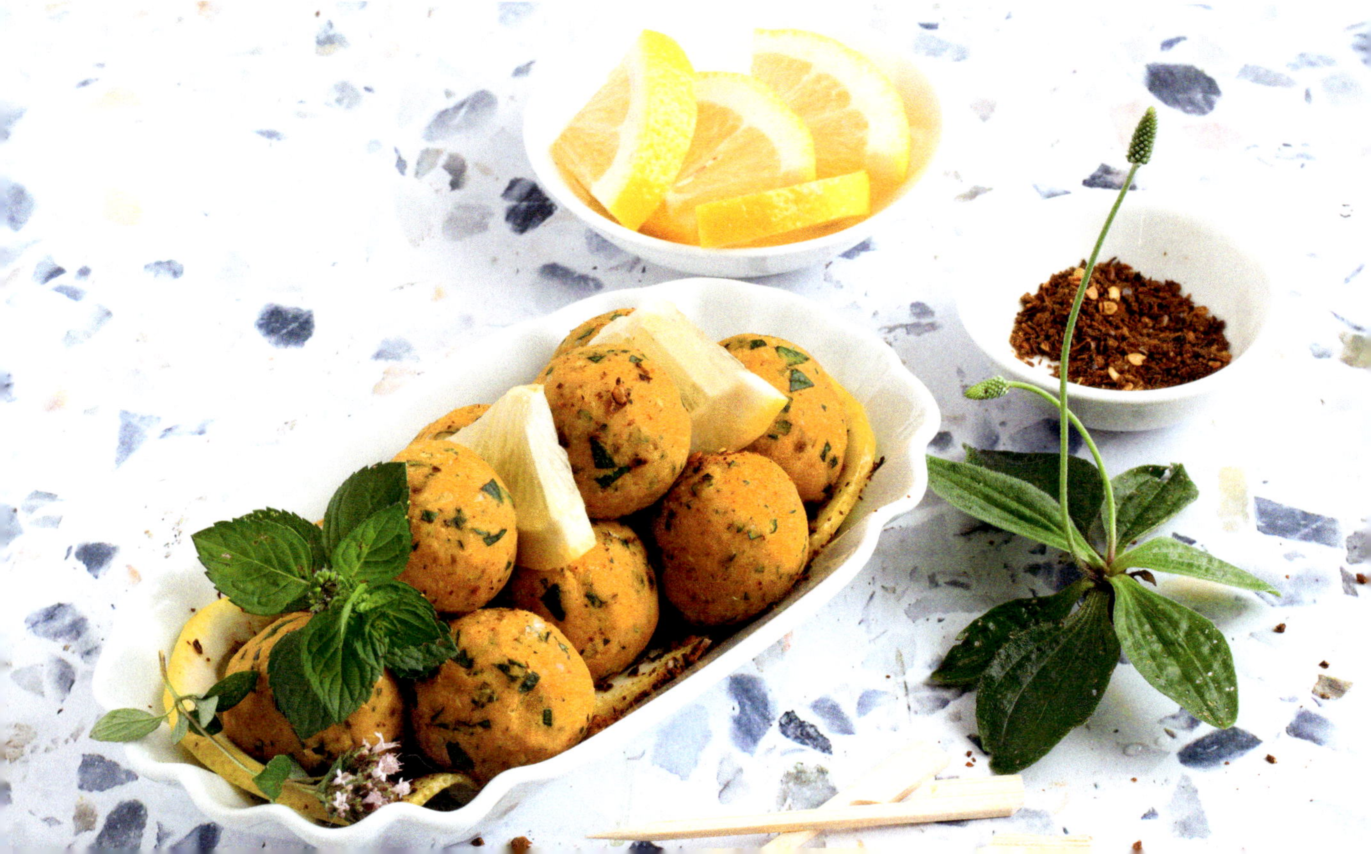

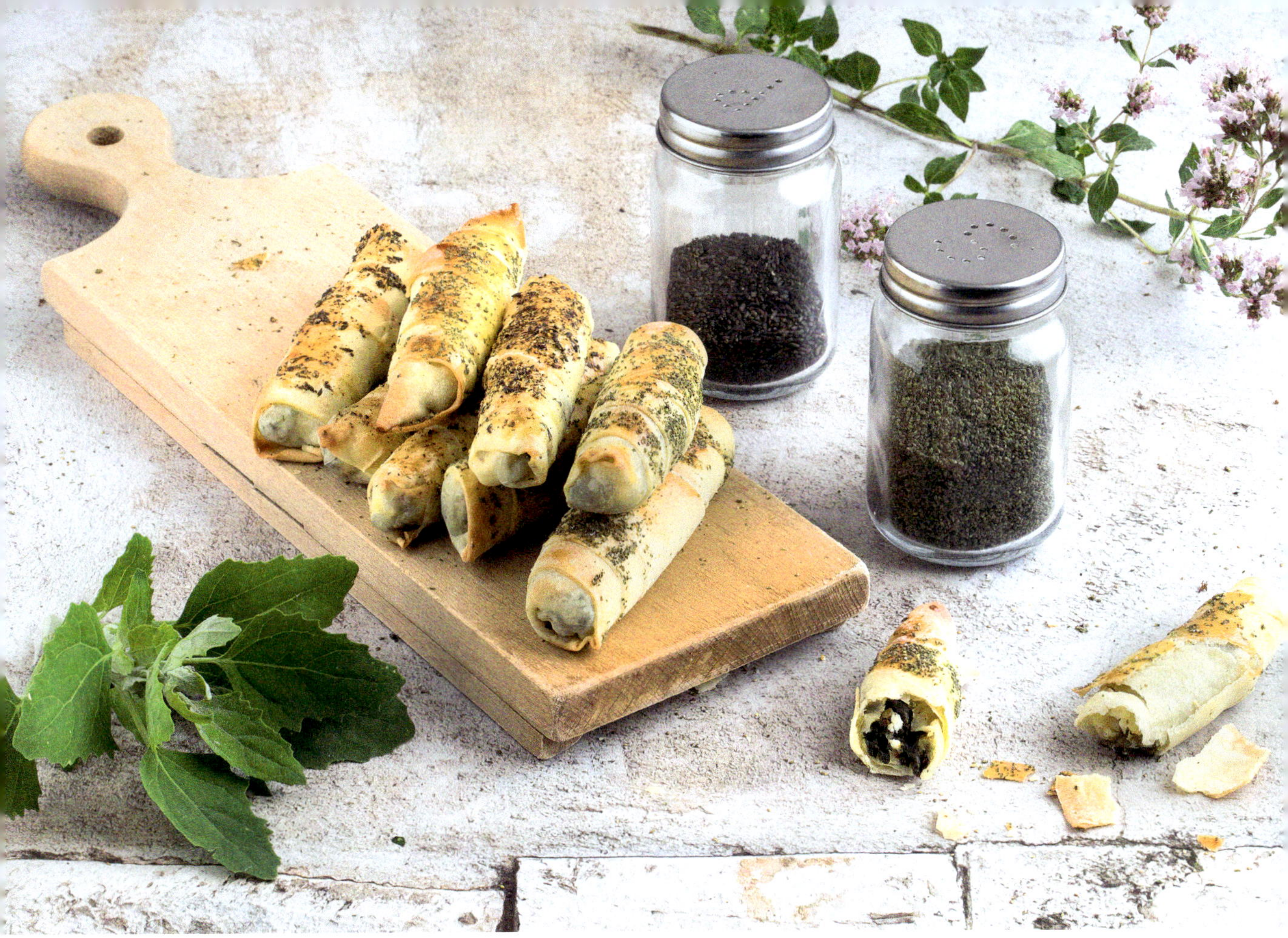

Börek mit Weißem Gänsefuß

Börek sind türkische Klassiker, die gerne mit Schafskäse, Hackfleisch oder Spinat zubereitet werden. Sie eignen sich perfekt für den wilden Gänsefuß.

45 | 15

Für 10 Röllchen

200 g junge Blätter oder Triebspitzen von Weißem Gänsefuß
1 Schalotte
1 Knoblauchzehe
5 Walnusskerne
50 g Feta
Salz und Pfeffer
Schalenabrieb von ½ Zitrone
Einige Zweiglein Dost
1 Packung Filoteig (250 g, 10 Teigblätter)
50 g Butter
2 Eigelb
Wildkräutersamen, z. B. von Brennnessel, Bibernelle oder Knoblauchsrauke

➜ Gänsefuß in ein feines Sieb geben. Zwiebel und Knoblauch schälen, fein würfeln. Zum Gänsefuß geben und alles mit kochendem Wasser überbrühen. Mit kaltem Wasser abschrecken, gut ausdrücken und grob hacken.

➜ Nüsse grob hacken, Feta zerbröseln und beides untermischen. Die Füllung mit Salz, Pfeffer, der Zitronenschale und dem Dost kräftig würzen.

➜ Den Backofen auf 220 °C vorheizen. Ein Backblech mit Backpapier auslegen. Filoteig aus dem Kühlschrank nehmen, je 1 Teigblatt mit zerlassener Butter bepinseln. Auf einer Längsseite die Füllung in einem Streifen verteilen, die andere Längsseite mit verquirltem Eigelb bepinseln. Von der belegten Seite her aufrollen und mit der Naht nach unten auf das Blech legen.

➜ Röllchen mit Eigelb bestreichen und mit Samen bestreuen. Auf der mittleren Schiene in ca. 15 Minuten goldbraun backen.

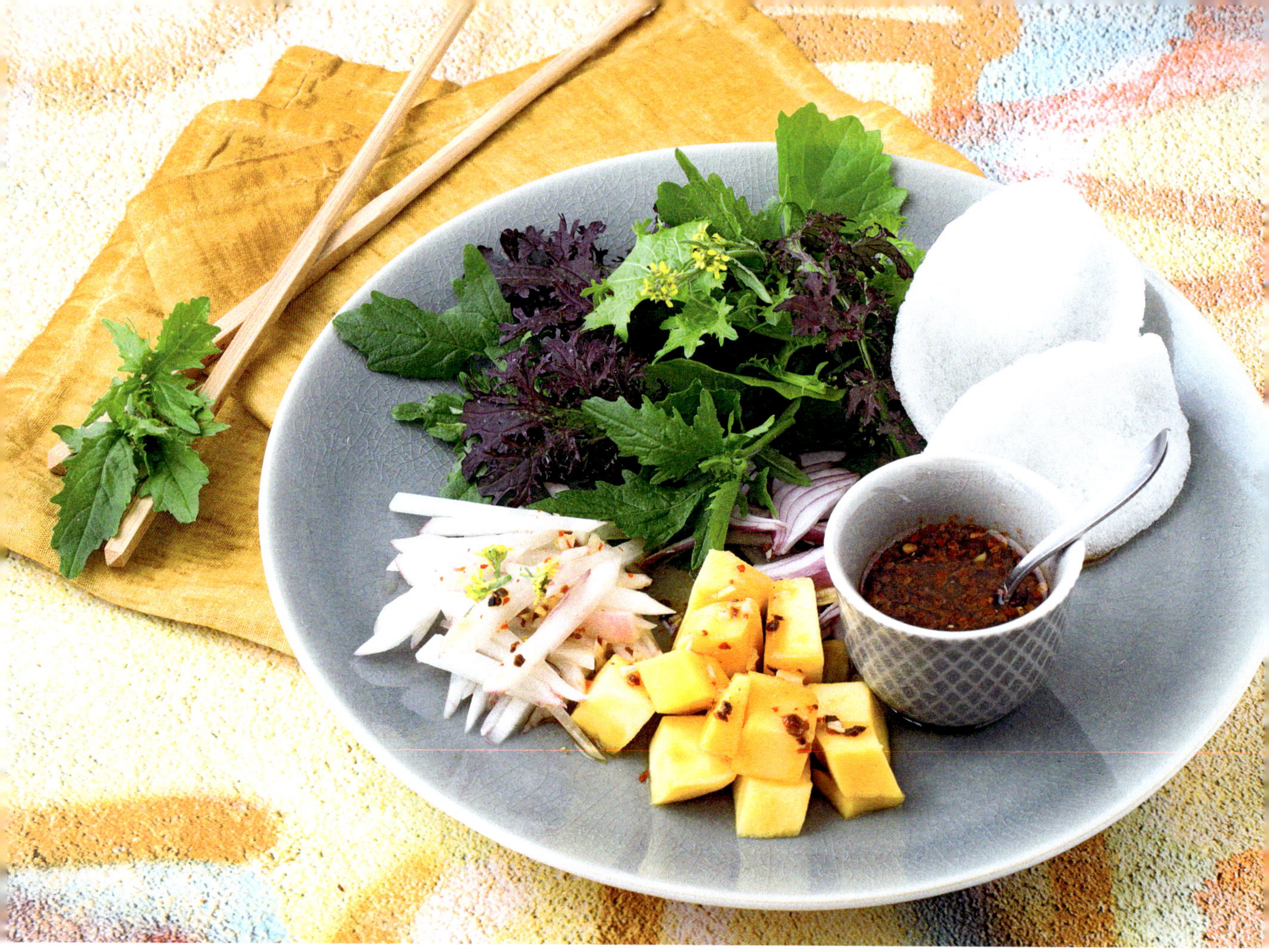

Asia-Salat mit Wegrauke

Die scharf schmeckenden Blätter und Triebspitzen der Wegrauke erinnern im Geschmack sehr an die Asia-Salate und lassen sich wunderbar mit ihnen kombinieren.

20

Für 4 Portionen
2 Zehen Knoblauch
Ein Stück Ingwer (ca. 2 cm)
2 EL Fischsoße
3 EL brauner Rohrzucker
½ TL Pul Biber oder 1 frische rote Chilischote
100 ml Limettensaft
1–2 EL Geröstetes Sesamöl
1 rote Zwiebel
2 kleine Rettiche (Eiszapfen)
1 reife Mango
1 Bündel Wegrauke-Triebspitzen und junge Blätter
1 Bündel Asia-Salat
1 Beutel Krabbenchips (Kroepek)

→ Knoblauch und Ingwer schälen und sehr fein hacken. Mit Fischsoße, Rohrzucker, Pul Biber und Limettensaft vermischen und das Öl mit der Gabel unterschlagen.
→ Zwiebel schälen und in feine Streifen schneiden, Rettiche schräg in lange Stifte schneiden. Mango schälen und würfeln.
→ Wegrauke und Asia-Salat mundgerecht zerzupfen. Eventuell vorhandene Blüten abzupfen.
→ Pro Person alles auf einem Teller anrichten, die Soße in einem Schälchen dazugeben, mit den Blüten garnieren. Dazu die Krabbenchips reichen.

Andere Wildpflanzen

Hirtentäschel, Knoblauchsrauke

Caldo Verde mit Wegrauke und Chorizo

Dieser portugiesische Klassiker wird normalerweise mit Grünkohl gekocht, der der Wegrauke im Geschmack ähnlich ist. Ein deftiges, wärmendes Gericht für die Wegrauke, die auch in milden Wintern geerntet werden kann.

40

Für 4 Portionen
1 große Zwiebel
2 Knoblauchzehen
400 g Kartoffeln (vorwiegend festkochend)
2 gute Handvoll Wegrauke-Blattrosetten
4 EL Olivenöl
750 ml Hühnerbrühe
2 EL Tomatenmark
100 g gekochte kleine weiße Bohnen
Salz und Pfeffer
Essig
1 kleine rote Chilischote
150 g Chorizo in Scheiben

➜ Zwiebel und Knoblauch würfeln, Kartoffeln schälen und grob würfeln.

➜ Wegrauke putzen, kleine Rosetten ganz lassen, bei größeren den Ansatz abschneiden, sodass die Blätter auseinanderfallen.

➜ Zwiebeln und Knoblauch in Öl glasig angehen lassen, Kartoffelwürfel zugeben, mit der Brühe angießen und ca. 10 Minuten garen. (Wer mag, kann die Suppe jetzt pürieren.)

➜ Tomatenmark einrühren, Wegraukeblätter zugeben und 5–10 Minuten garen, bis die Blätter weich sind. Bohnen zugeben und die Suppe noch mal gut erhitzen. Mit Salz, Pfeffer, Essig und fein geschnittenem Chili abschmecken.

➜ Chorizo in Scheiben schneiden, anbraten und mit der Caldo Verde servieren.

Andere Wildpflanzen

Hirtentäschel

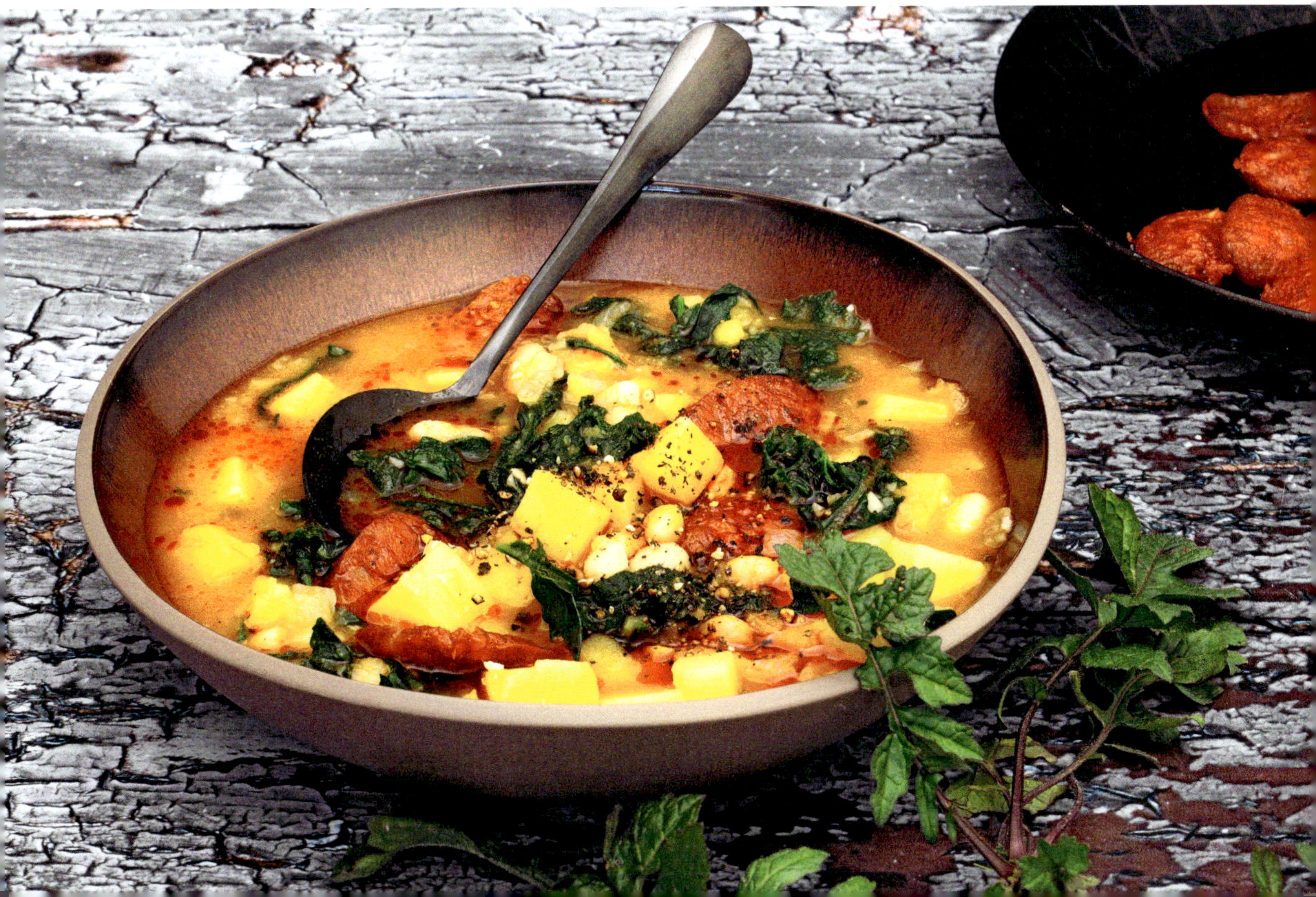

Gratinierte Blattstiele vom Wiesenbärenklau

30 20

Für 4 Portionen

600 g junge Blattstiele vom Wiesenbärenklau
Salz und Pfeffer
1 EL Zitronensaft
1 TL Butter
100 g Crème fraîche
100 g Sahne
1 Eigelb
70 g frisch geriebener Parmesan

→ Die Blattstiele in mundgerechte Stücke schneiden, gegebenenfalls Fäden abziehen. In Salzwasser mit etwas Zitronensaft ca. 10 Minuten bissfest garen. Abtropfen lassen und in eine gebutterte Auflaufform geben. Ofen auf 180 °C (Oberhitze oder Grillfunktion) vorheizen.
→ Aus den übrigen Zutaten, bis auf 20 g Parmesan, einen Guss rühren. Mit Salz und Pfeffer abschmecken.
→ Den Guss über die Stiele gießen, den restlichen Parmesan darüberstreuen und in ca. 20 Minuten goldbraun überbacken.

Mienbacher Waldgarten-Eintopf

60

Für 4 Portionen

4 mittlere Kartoffeln
2 Möhren
1 Pastinake
2 Handvoll Wiesenbärenklau (Blätter und junge Triebe)
1 große Zwiebel
2 Knoblauchzehen
2 EL Butter
1 l Gemüsebrühe
2 Handvoll Brennnesselspitzen
Salz und Pfeffer

→ Kartoffeln, Möhren und Pastinake schälen und würfeln, Blattstiele und Triebe vom Bärenklau eventuell schälen, in Stücke schneiden, Blätter fein schneiden.
→ Zwiebel und Knoblauch würfeln, in einem großen Topf in der Butter anrösten, Gemüse und Blattstiele vom Bärenklau kurz mitbraten.
→ Brühe angießen, alle Blätter untermischen, 30 Minuten leicht köcheln.
→ Mit Pfeffer und Salz abschmecken.

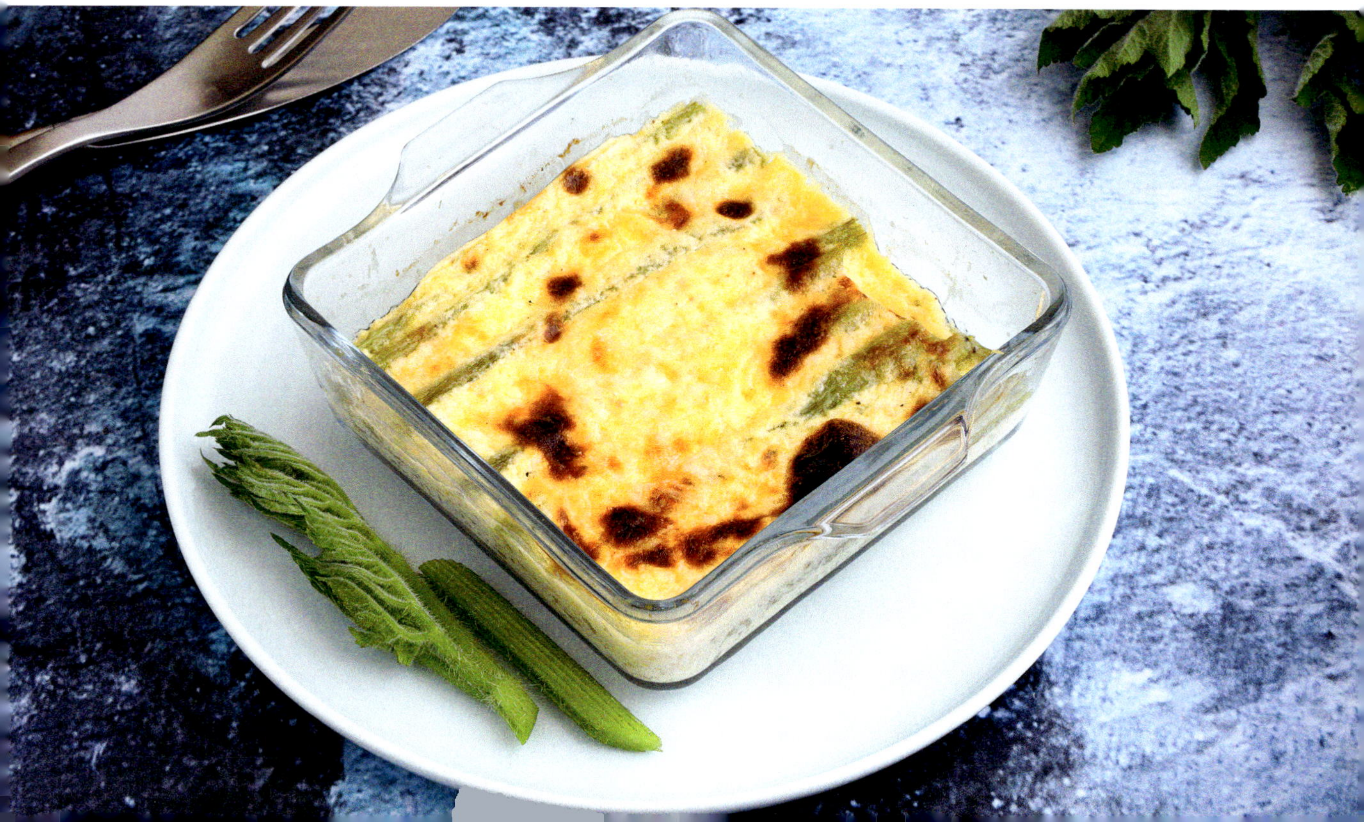

Ziegenkäse mit Wiesenknopf

15 | 120

Für 4 Portionen

200 g Ziegenfrischkäse
Etwas Milch
1 EL Olivenöl
1 TL Zitronensaft
½ rote Paprikaschote
2 gute Handvoll Wiesenknopfblätter
Salz und Pfeffer

➜ Den Ziegenkäse mit Milch, Olivenöl und dem Zitronensaft cremig rühren.
➜ Die rote Paprika in sehr dünne, kurze Streifen schneiden. Die Wiesenknopfblätter fein schneiden und untermengen. Mit Salz und Pfeffer abschmecken.
➜ Die Käsecreme gut durchkühlen lassen.
➜ Mit gerösteten Brotscheiben oder Crackern servieren (oben links im Bild).

Karamellisierte Tomaten auf Windenknöterich

30

Für 4 Portionen

150 g Windenknöterich
3 EL Olivenöl
2 EL Zucker
250 g Cocktailtomaten
2–3 EL Balsamico
100 g Scamorzetti oder gewürfelten Scamorza
Salz und Pfeffer

➜ Knöterichblätter von den Stängeln streifen.
➜ Das Olivenöl in einer großen Pfanne erhitzen. Zucker auf einen Teller streuen. Tomaten halbieren. Mit der Schnittfläche nach unten erst in den Zucker legen und dann im heißen Öl kurz anbraten (ca. 1–2 Minuten) und mit Balsamico ablöschen.
➜ Windenknöterich und Scamorzetti mit den Tomaten auf Tellern anrichten. Salzen und pfeffern.

Andere Wildpflanzen

Gänsefuß, Löwenzahn, Malve, Rainkohl

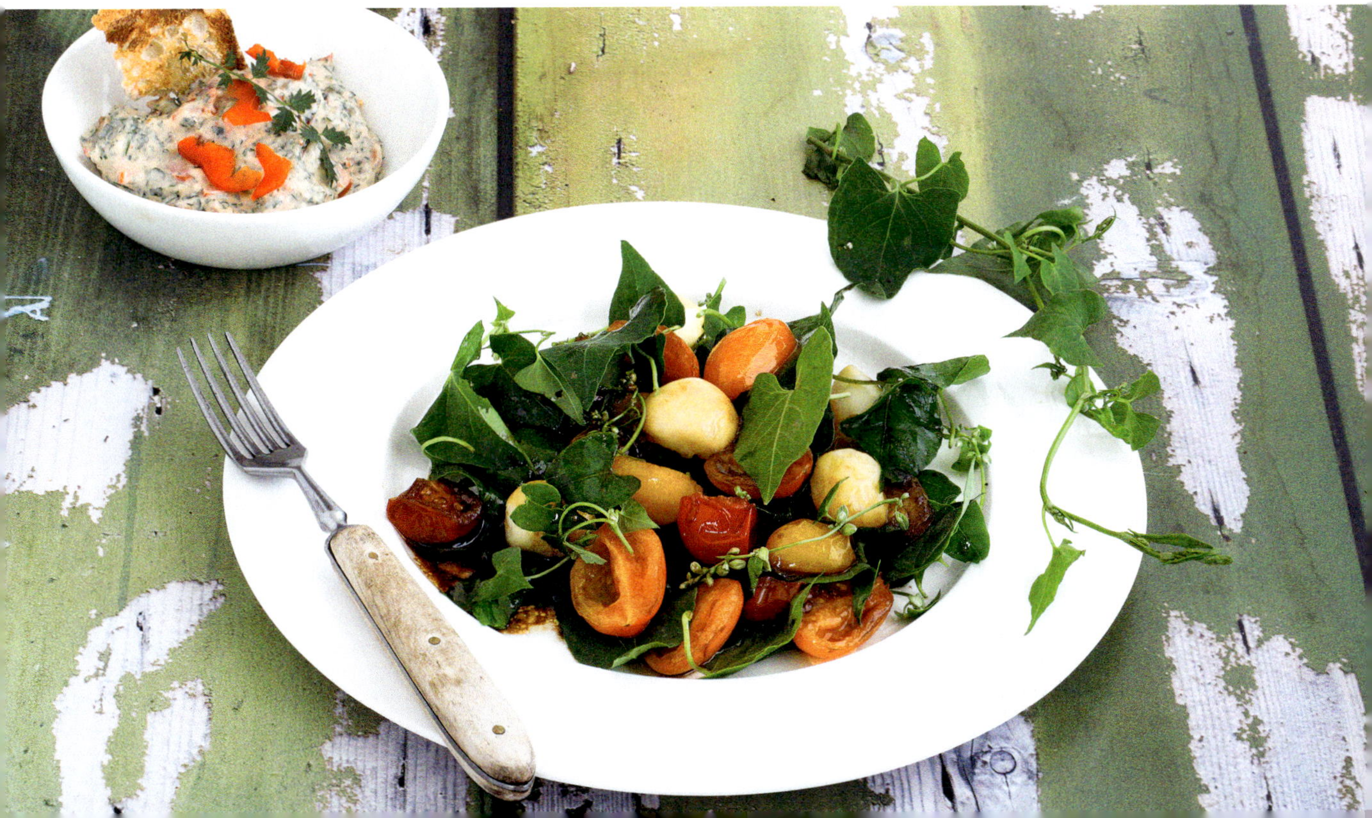

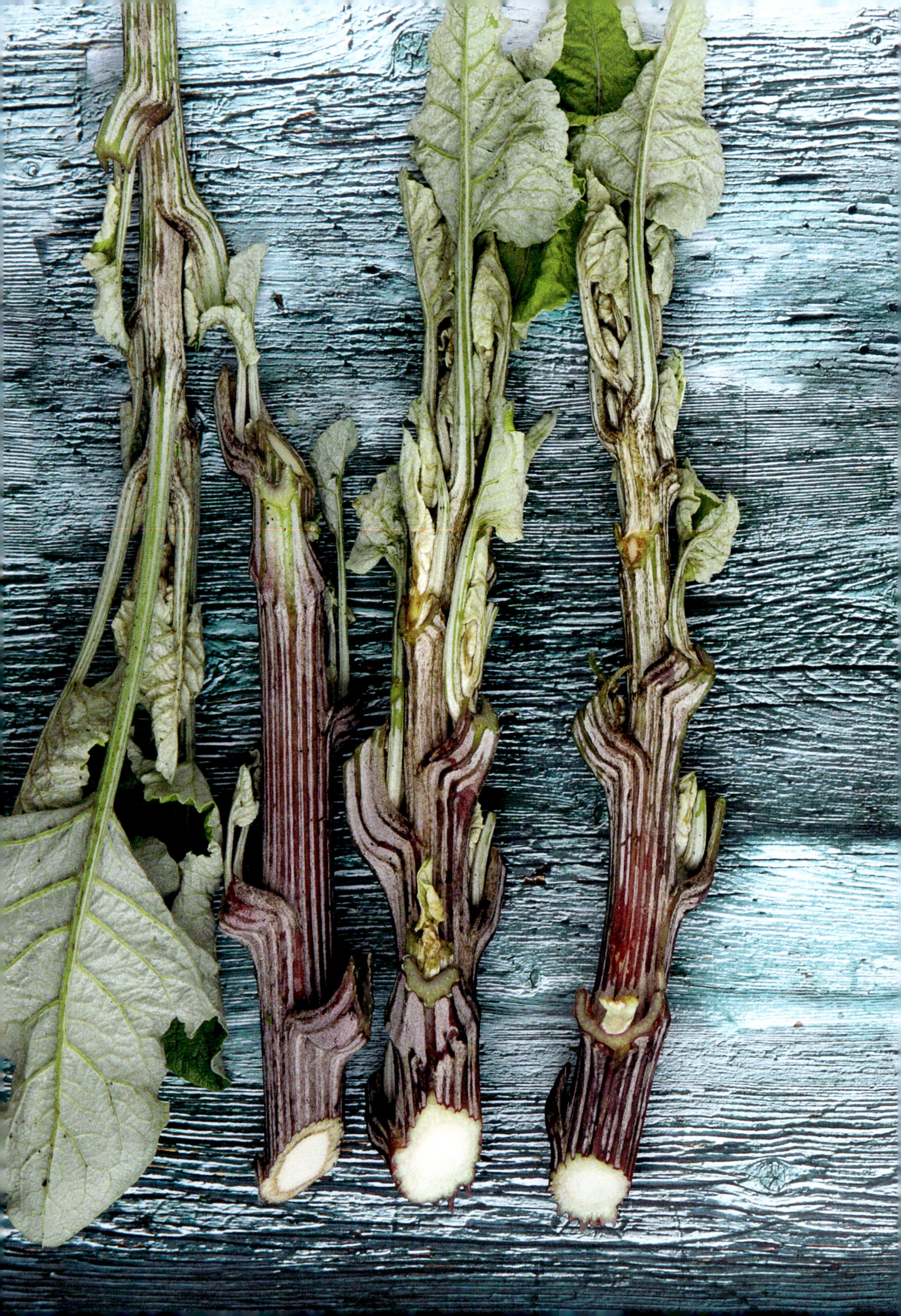

Triebe

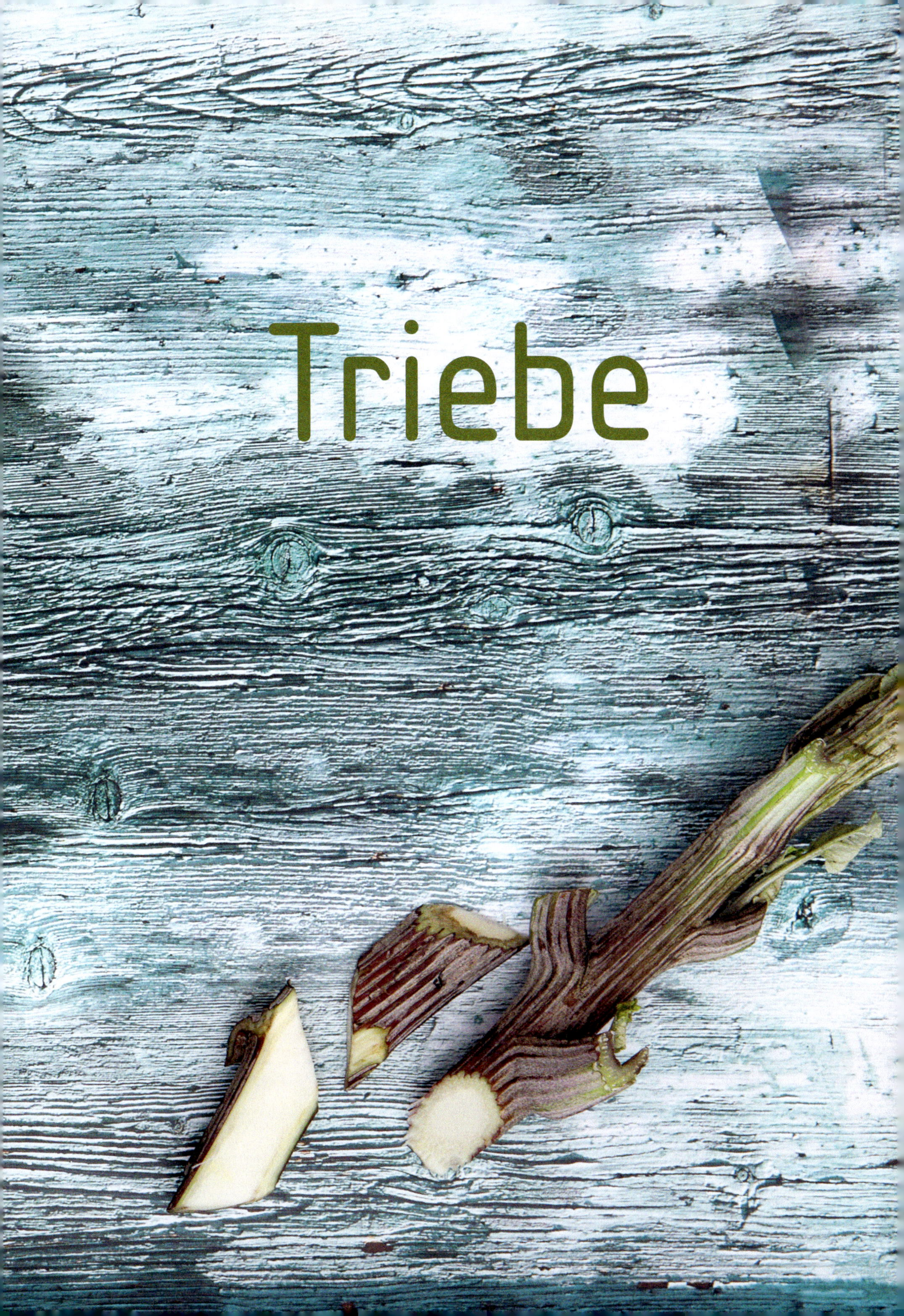

MIX

Blanchierte Wildgemüsetriebe

Die jungen Stängel im Frühling und Frühsommer zählen zu den feinsten Delikatessen, die die Wildpflanzenküche zu bieten hat. Besonders köstlich sind sie kurz blanchiert und mit Kräuterbutter oder einer Vinaigrette serviert. Das Foto zeigt die knospigen Triebe vom Guten Heinrich, serviert mit Wilder Blütenbutter (Seite 231).

30

Für 2 Portionen
Salz
400 g junge, noch knospige Triebe, z. B. von Gutem Heinrich, Giersch, Kratzdistel, Wiesenbärenklau, Wiesenpippau
Auf Wunsch kaltes Wasser mit Eiswürfeln

➜ Die Stängel, wenn nötig, schälen. Dann in kochendem Salzwasser kurz blanchieren, nur so lange, dass sie noch bissfest sind. Unterschiedlich dicke Arten eventuell getrennt blanchieren.

➜ Um die grüne Farbe zu erhalten, die Triebe kurz in Eiswasser abschrecken, abtropfen lassen und locker in ein Geschirrtuch wickeln.

➜ Eine Marinade nach Rezept zubereiten, die noch lauwarmen Stängel damit marinieren, etwas durchziehen lassen und dann servieren.

➜ Soll das Gemüse warm mit einer Soße zubereitet werden, gut abtropfen lassen, Butter zerlassen und das Gemüse darin schwenken. Dann mit der Soße servieren.

Mariniert

Die blanchierten Stängel einfach mit Zitronensaft, Salz, frisch gepresstem Knoblauch marinieren und dann mit Olivenöl beträufeln.

Griechische Variante

Mit den Marinaden für Griechische Chorta servieren (Seite 170).

Asiatische Variante

Mit der Marinade von Seite 210 (Asia-Salat mit Wegrauke) marinieren.

Aus der Pfanne mit Olivenöl und Knoblauch

Etwas Olivenöl heiß werden lassen, 1 Knoblauchzehe goldgelb anbraten, herausnehmen. Die blanchierten Stängel im heißen Öl schwenken. Mit Salz und Pfeffer abschmecken.

Mit Spaghetti

Blanchierte Stängel wie „Spaghetti aglio e olio“ von Seite 173 zubereiten.

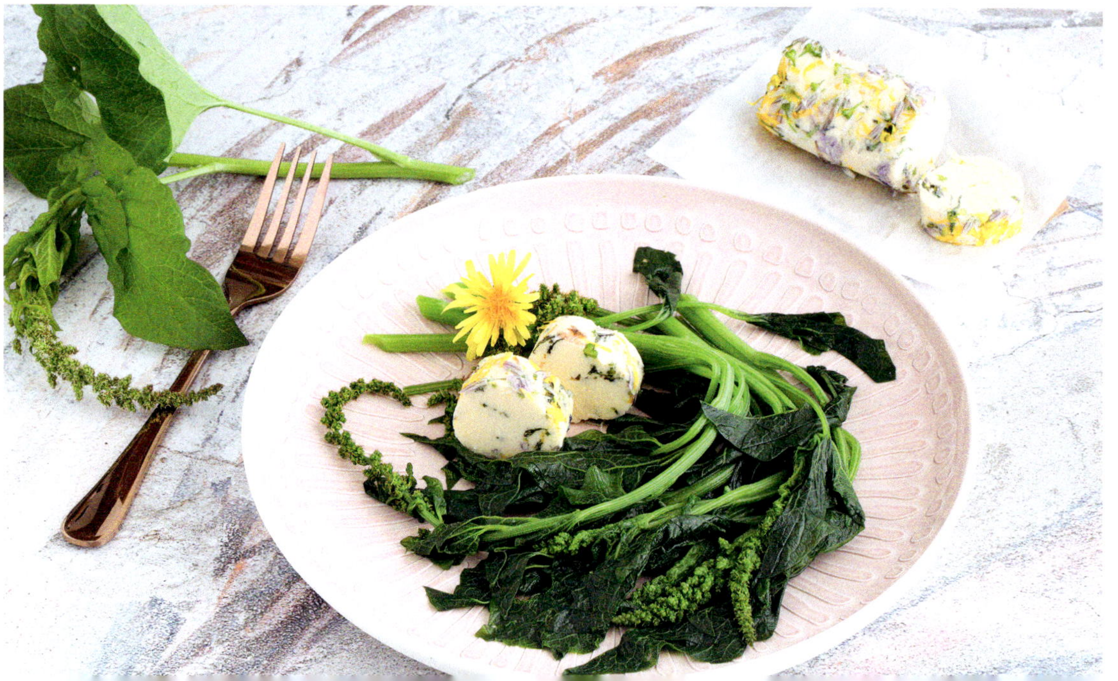

Ackerkratzdistel-Salat

Unter der stacheligen Haut der Distel verbirgt sich eine zarte, knackige Überraschung.

30

Für 2 Portionen

100 g Joghurt (3,5 % Fett)
1 EL Zitronensaft
½ EL Olivenöl
Salz und Pfeffer
½ gelbe Paprikaschote
1 kleiner weißer Rettich oder ein paar Radieschen
1 Frühlingszwiebel
6–8 junge Triebe der Ackerkratzdistel
4 Gierschtriebe und/oder junge Blätter, wenn verfügbar, alternativ Petersilie

➜ Aus Joghurt, Zitronensaft, Öl, Salz und Pfeffer eine Soße rühren.

➜ Paprika, Rettich und Frühlingszwiebel in dünne Streifen schneiden.

➜ Die Disteltriebe schälen und in mundgerechte Stücke schneiden.

➜ Salatzutaten mit der Soße mischen, Giersch klein schneiden und drüberstreuen.

Giersch mit Kartoffelvinaigrette und Bacon

30

Für 4 Portionen

250 g knospige Gierschtriebe und ein paar Blättchen
1 Zwiebel
1 kleine gekochte Kartoffel, gerne vom Vortag
1 TL Senf
2 EL Essig
Salz und Pfeffer
2 EL Walnussöl
Eventuell 1–2 EL Brühe
4 Scheiben Bacon oder Räuchertofu
2 EL Walnusskerne, grob gehackt

➜ Gierschtriebe nach dem Grundrezept (Seite 149) blanchieren und in ein Tuch wickeln.

➜ Zwiebel sehr fein würfeln, Gierschblättchen fein schneiden. Die Kartoffel mit der Gabel zerdrücken, Senf, Essig, Salz, Pfeffer, Zwiebel, Blättchen und eventuell etwas Brühe unterrühren. Walnussöl mit der Gabel cremig unterschlagen.

➜ Bacon in Streifen schneiden, in einer Pfanne ohne Fett knusprig braten. Walnusskerne kurz mitbraten.

➜ Gierschtriebe mit der Vinaigrette marinieren und der Bacon-Nuss-Mischung anrichten.

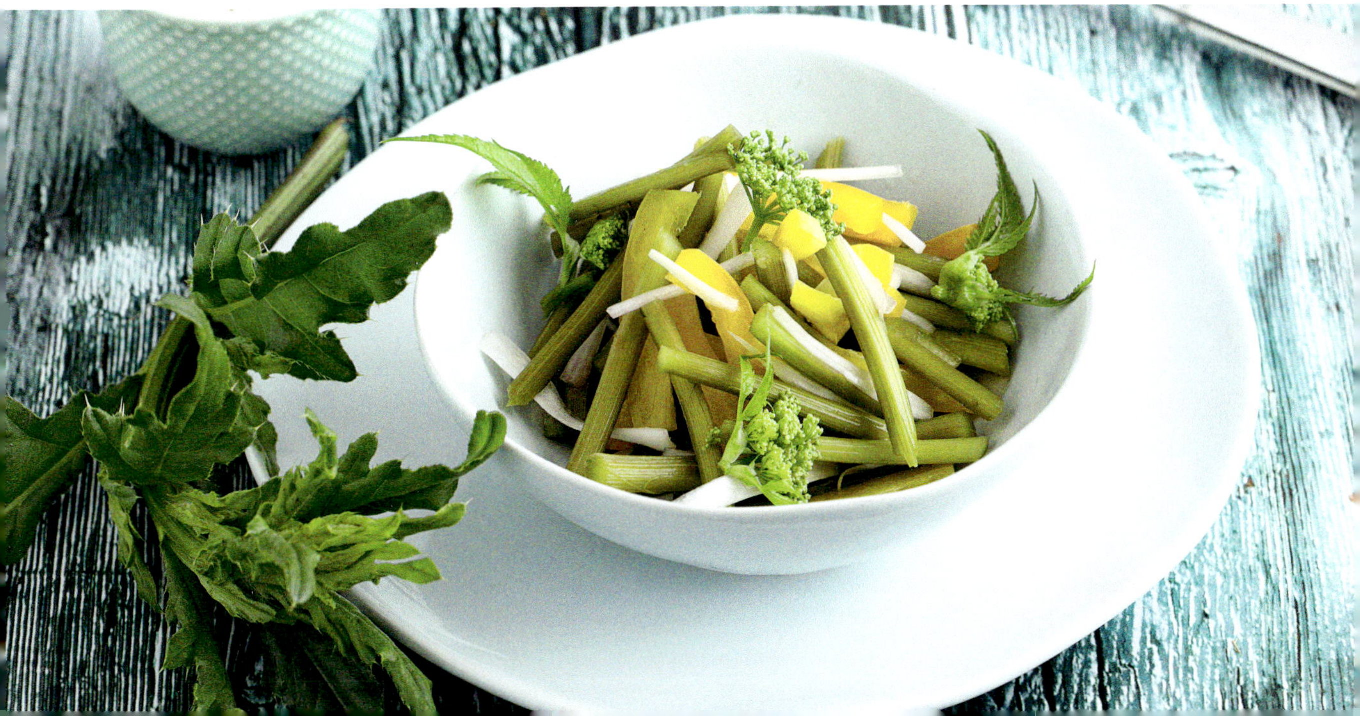

Risotto ai bruscandoli – Hopfenspitzen-Risotto

Risotto ai bruscandoli ist ein italienischer Wildkräuter-Klassiker, der in diesem Kochbuch nicht fehlen darf. Zubereitungsdauer und Menge der Flüssigkeit hängen davon ab, wie „al dente" der Reis sein soll.

35

Für 4 Portionen
Ca. 100 g zarte Hopfentriebe
2 kleine Schalotten
50 g Butter
200 g Risottoreis (z. B. Carnaroli)
150 ml Weißwein
Salz und Pfeffer
600–800 ml heiße Hühner- oder Gemüsebrühe
4 EL frisch geriebenen Parmesan
Ein paar junge Hopfenblättchen

➜ Die Spitzen von den Hopfentrieben abschneiden, die restlichen Stängel in etwa 1 cm lange Stücke schneiden, Schalotten fein würfeln.
➜ 30 g Butter in der Pfanne schmelzen lassen, erst den Reis darin glasig braten, dann die Schalotten. Alles mit der Hälfte des Weins ablöschen, salzen und pfeffern.
➜ Den Risotto unter stetem Rühren einkochen, die aufgesogene Flüssigkeit immer in kleinen Mengen nachgießen, erst den Wein (bis auf einen Rest von 50 ml), dann die Brühe.
➜ Nach ca. 10 Minuten die geschnittenen Hopfenstängel zugeben, 5 Minuten vor Ende der Garzeit dann die zarteren Spitzen.
➜ In den fertigen Risotto (nach ca. 20 Minuten) die restliche Butter, den Parmesan und den Rest des Weins unterrühren. Mit Salz und Pfeffer abschmecken. Mit fein geschnittenen Blättchen bestreuen.

EINFACH ...

... BLANCHIERTE HOPFENTRIEBE WIE SPAGHETTI AGLIO & OLIO ZUBEREITEN (SEITE 173).

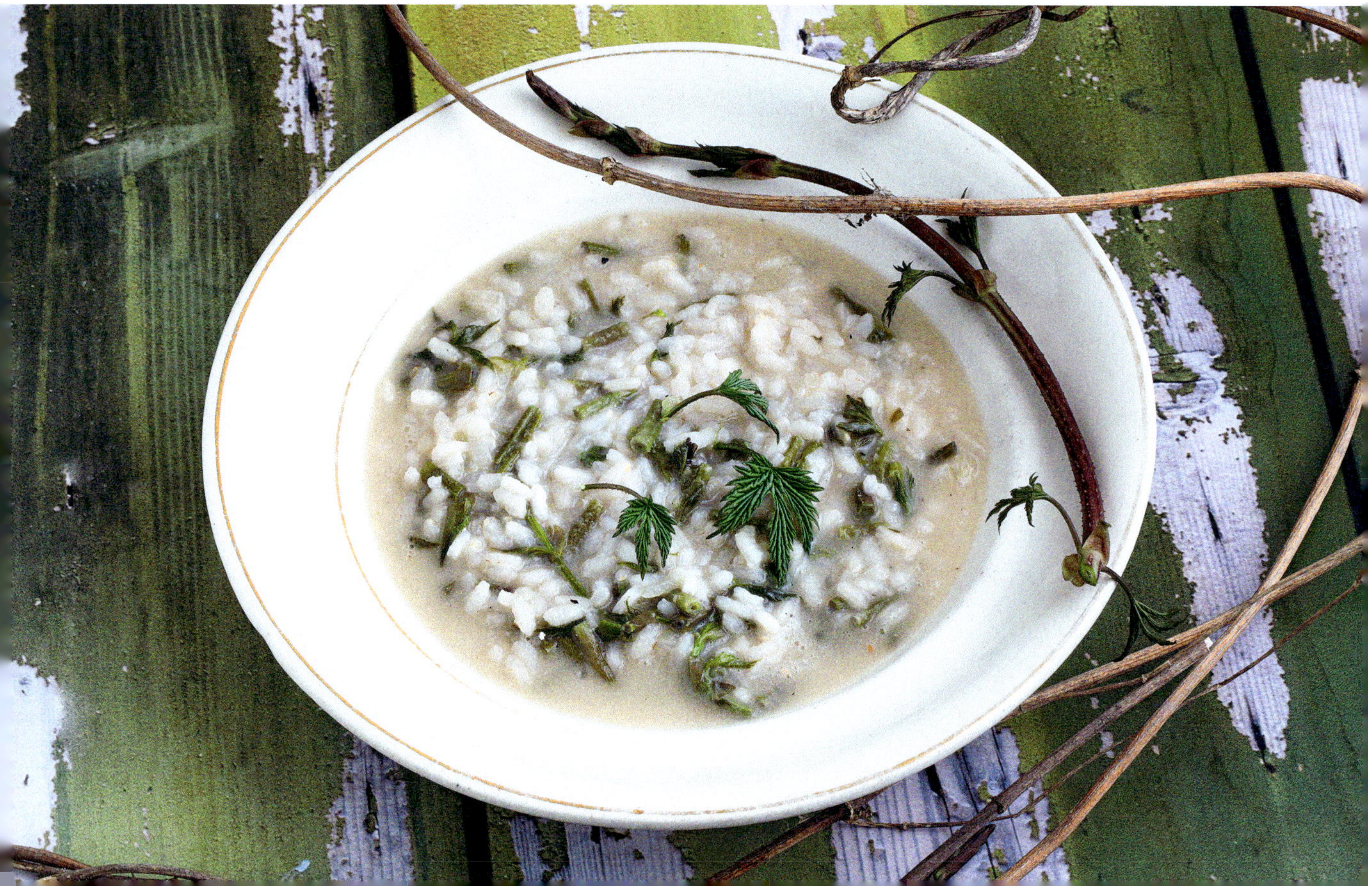

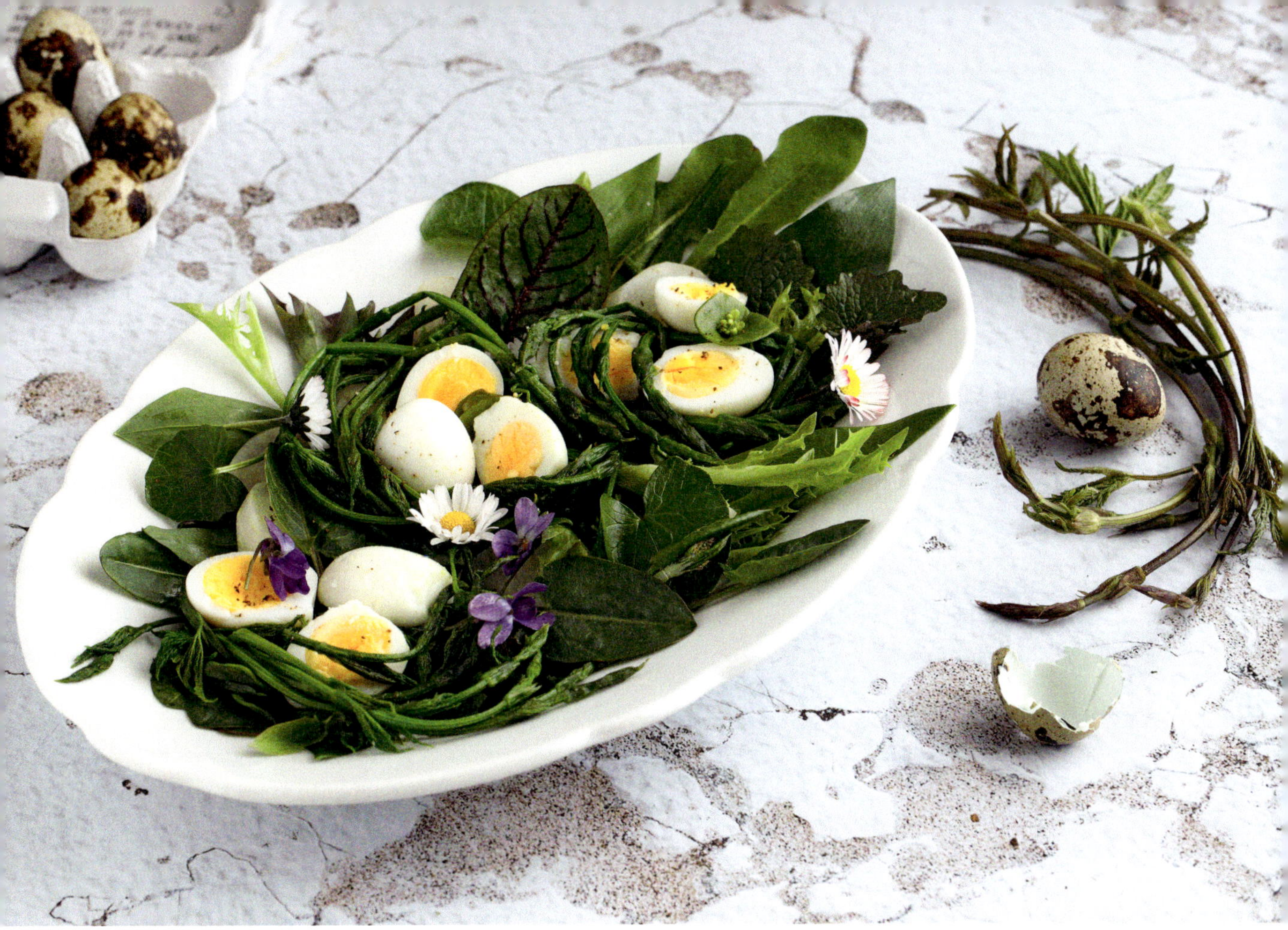

Wildkräuter-Salat mit Hopfennestern

Oft fällt die Erntezeit der Hopfentriebe in die Osterzeit. Was liegt da näher, als einen österlichen Salat mit frischen Frühlingskräutern und Hopfennestern zuzubereiten.

30

Für 2 Portionen
6 Wachteleier
2 Handvoll zarte Hopfentriebe
2 Handvoll gemischte Frühlings-Wildkräuter mit ein paar Blüten (Gänseblümchen, Löwenzahn, Sauerampfer, Veilchen)
Einige Blätter Blattsalate
1 TL Dijonsenf
4 EL Olivenöl
1 EL weißer Balsamico
Salz, Pfeffer und etwas Zucker

→ Die Wachteleier 4 Minuten kochen, abschrecken und schälen.

→ Die Hopfentriebe kurz in kochendem Salzwasser blanchieren, ebenfalls kalt abschrecken. In ein Tuch wickeln, damit das an den Trieben verbliebene Wasser aufgenommen wird.

→ Die Wildkräuter und Salate nach dem Waschen wieder gut trocknen und auf einer Salatpatte drapieren.

→ Vinaigrette aus Senf, Öl, Essig, Salz, Pfeffer und Zucker mixen. Den Hopfen damit leicht marinieren, in kleinen Portionen zu „Nestern“ einrollen und auf dem Salat anrichten. Die Wachteleier längs halbieren und in die Nester legen.

→ Den Salat und die Eier mit der restlichen Vinaigrette beträufeln, Blüten darüberstreuen und servieren.

EINFACH ...

... IN EINER PFANNE KNOBLAUCH IN OLIVENÖL KURZ ANGEHEN LASSEN UND DIE BLANCHIERTEN HOPFENTRIEBE DARIN SCHWENKEN UND LEICHT SALZEN.

Klettenherzen-Birnen-Salat

40

Für 2 Portionen
2 EL weißer Balsamico
1 TL Dijonsenf
Salz, Pfeffer und etwas Zucker
6 EL Olivenöl
150 g Klettenherzen (= 300 g ungeschält)
1 reife, feste Birne
10 Walnusskerne
2 Handvoll junges Wildkräuter-Grün, etwa Gänsedistel- oder Löwenzahnblätter, alternativ Blattsalate
50 g Roquefort

➜ Für die Vinaigrette Essig, Senf, Zucker, Salz und Pfeffer vermengen und dann das Öl mit einer Gabel unterschlagen.
➜ Klettentriebe schälen (Seite 146), in sehr feine Streifen schneiden und gleich in die Vinaigrette geben.
➜ Birne entkernen, in feine Streifen schneiden und untermischen. Walnusskerne grob hacken.
➜ Die wilden Blätter nach dem Waschen gut trocknen und auf die Teller verteilen.
➜ Die Birnen- und Klettenstreifen darauf anrichten, die Walnüsse und zerbröckelten Roquefort darüberstreuen und Pfeffer darübermahlen.

Wilde Möhre à la Pimientos de Padron

15

Für 2 Portionen
10–12 kräftige junge Triebe der Wilden Möhre, vor der Knospenbildung geerntet
4 EL Olivenöl
1 kleine Chilischote, frisch oder trocken
Fleur de Sel

➜ Die Triebe nach dem Waschen gut trocknen.
➜ Eine Pfanne erhitzen. Das Olivenöl hineingeben. Der Boden der Pfanne soll gut bedeckt sein.
➜ Den Chili kurz im Öl anbraten und rausnehmen.
➜ Dann die Triebe leicht anbraten. Kurz auf Küchenpapier legen, damit das überschüssige Fett aufgenommen wird. Mit Fleur de Sel sofort servieren.

Andere Wildpflanzen

Knospige Triebe vom Giersch und Wiesenbärenklau, Wegerichknospen

Klettenherzen-Gemüse à la Provence

Die zarten, cremigen Klettenherzen treten in diesem südfranzösischen Gericht an die Stelle der ursprünglich verwendeten Artischockenböden.

50

Für 4 Portionen
400 g Klettenherzen (= ca. 1 kg ungeschält)
Saft von 1–2 Zitronen
800 g Kartoffeln, vorwiegend festkochend
375 ml Gemüsebrühe
250 ml Weißwein
1 Zweig Rosmarin
2–3 Stängel Gundermann
80 g schwarze Oliven provenzalische Art (ohne Kerne)
1 Schuss Olivenöl
Salz und Pfeffer

➜ Die Klettentriebe schälen (Seite 146). Schräg in ca. 3–4 cm lange Abschnitte schneiden, dickere Stücke längs teilen. In Zitronenwasser legen. Kartoffel schälen und in Spalten schneiden.
➜ Beides in der Gemüsebrühe knapp 10 Minuten im geschlossenen Topf garen. Brühe abgießen, aber zunächst noch aufheben.
➜ Weißwein angießen, Rosmarin, Gundermann und Oliven dazugeben. Bei offenem Topf leise gar köcheln, bis nur noch wenig Sud im Topf ist. Falls nötig, etwas Brühe zugeben.
➜ Mit Zitronensaft, Olivenöl, Salz und Pfeffer abschmecken und mit dem Gundermann bestreuen (Bild rechts).

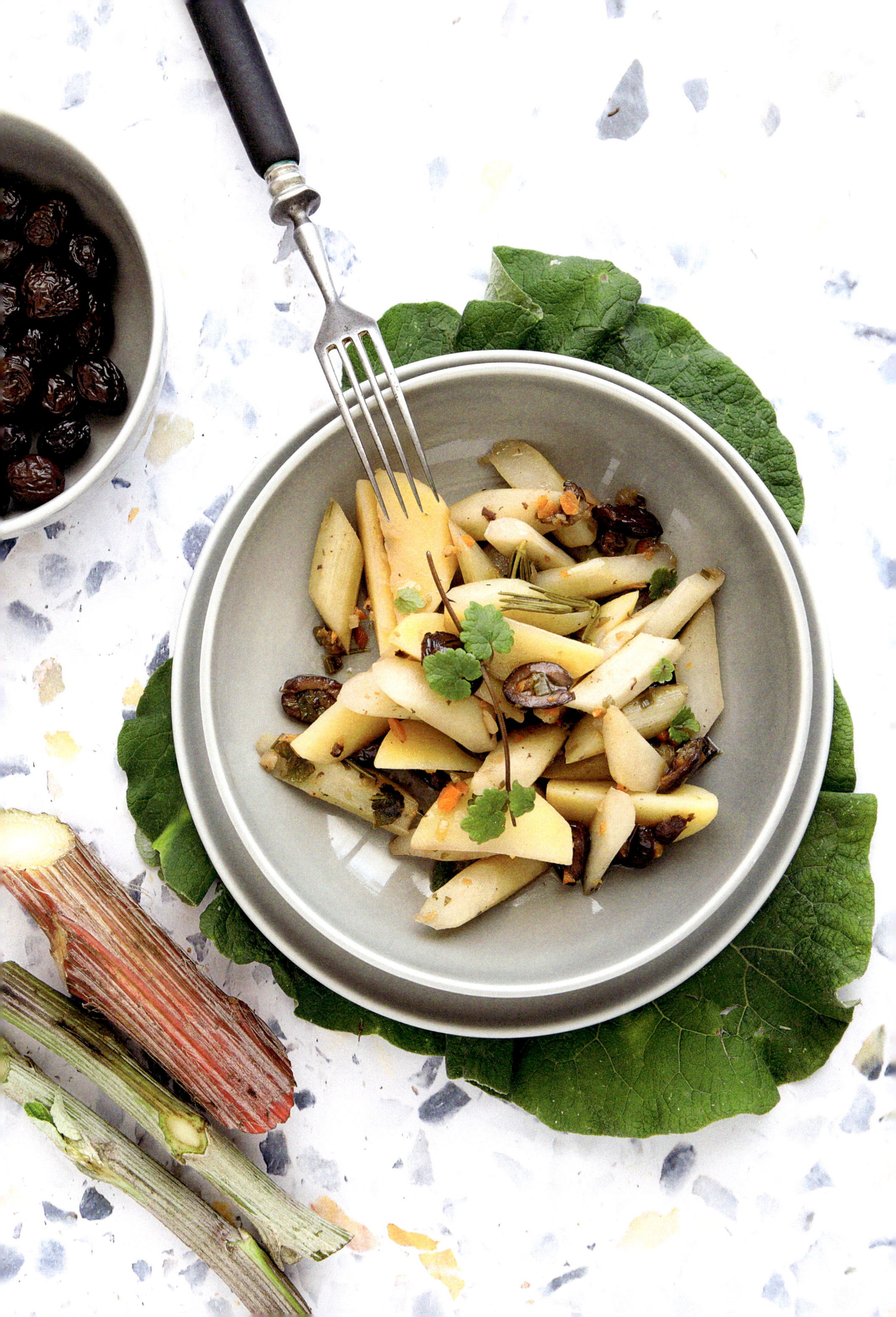

Riesenknöterich-Crumble

Ein Crumble reduziert den guten alten Streuselkuchen auf das Wesentliche: auf knusprige Streusel und süßes Obst.

25 | 40

Für 6 Portionen
750 g geschälte Triebe des Japanischen Riesenknöterichs (= ca. 1,5 kg ungeschält)
1 Bio-Orange
1 Zitrone
3–5 cm frischer Ingwer
150 g Zucker
100 g gemahlene Mandeln
100 g Haferflocken
100 g Mehl
1 gute Prise Salz
1 TL Ingwerpulver
1 TL Nelkenwurzpulver oder ¼ TL gemahlene Nelken
100 g Butter

→ Backofen auf 200 °C (Ober- und Unterhitze) vorheizen.
→ Knöterich in mundgerechte Stücke schneiden. Orangenschale abreiben, Orange und Zitrone auspressen. Ingwer schälen und fein reiben. Alles zusammen mit 100 g Zucker unter den Knöterich mengen.
→ Alles in eine Auflaufform geben und mit Alufolie dicht verschließen. 15 Minuten backen.
→ Mandeln, Haferflocken, Mehl, den restlichen Zucker, Salz und die Gewürze vermengen. Die Butter erwärmen, bis sie flüssig ist, in die Streuselmasse tröpfeln und dabei mit einer Gabel untermengen, damit sich Streusel bilden.
→ Die Alufolie von der Auflaufform abnehmen, die Streusel auf das Obst streuen und den Crumble etwa 25 Minuten knusprig braun backen.
→ Mit Vanillesoße, Vanilleeis oder Sahne servieren.

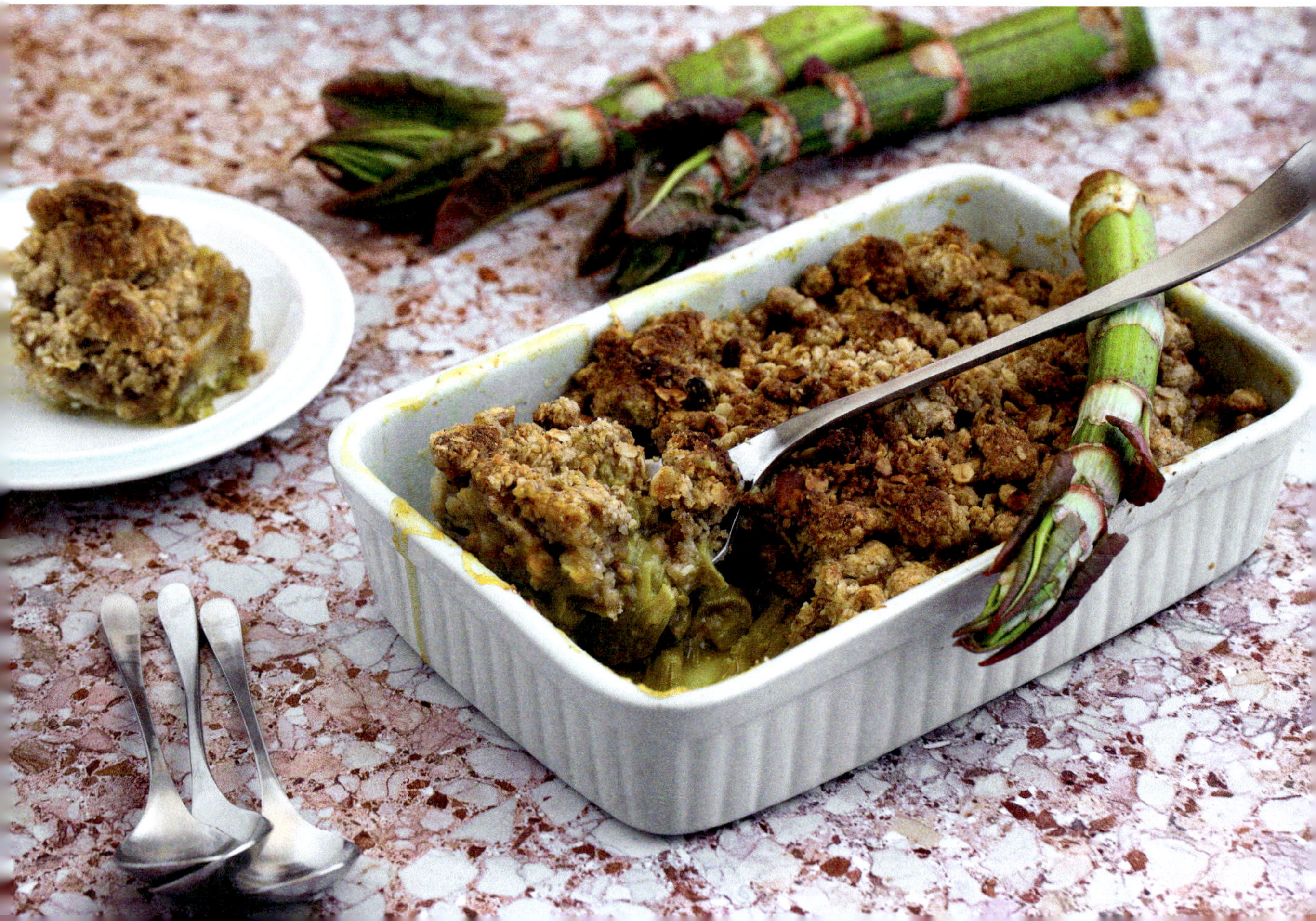

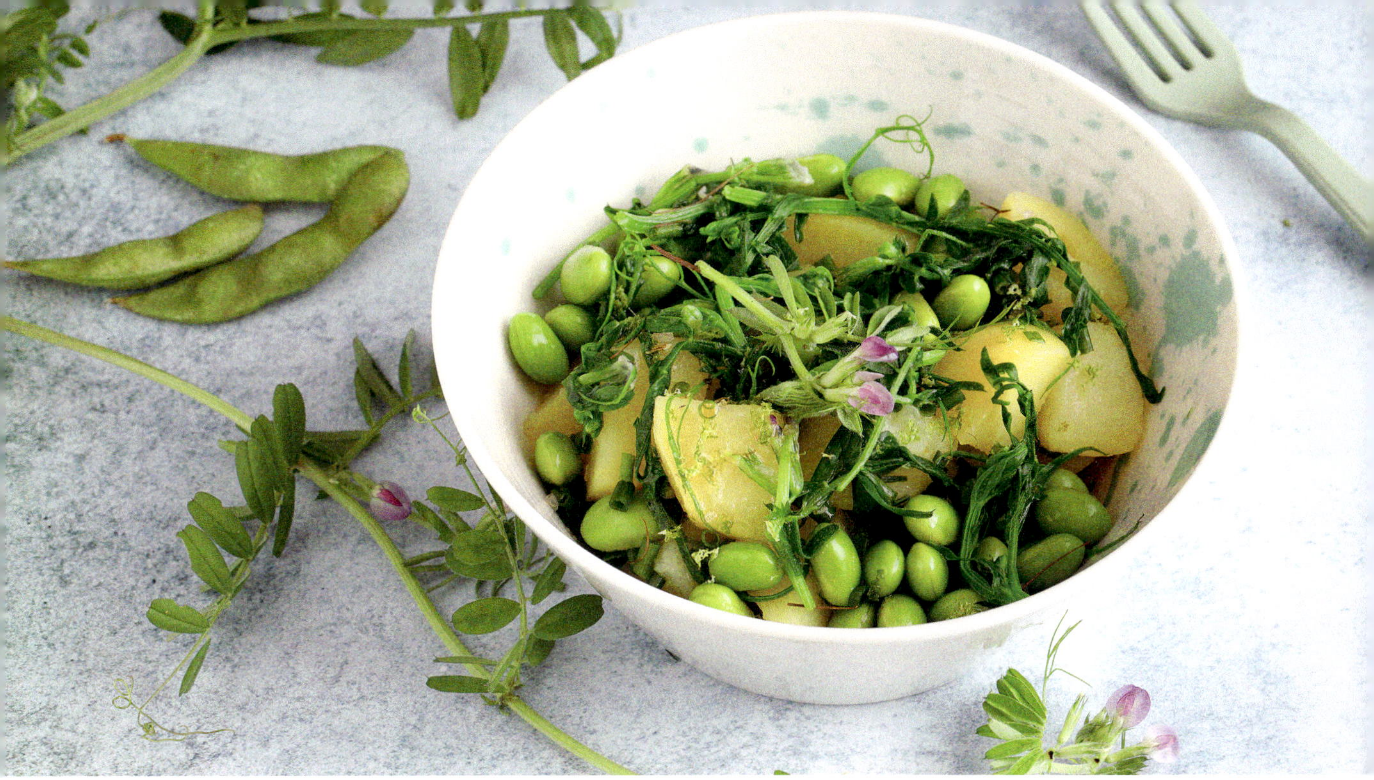

Riesenknöterich-Chutney mit Schalotten

Ein würziges Chutney mit feinem Zwiebelaroma.

50

Für 2 Gläser à 400 ml

500 g geschälte Triebe des Japanischen Riesenknöterichs (= ca. 1 kg ungeschält)
120 g Schalotten
10 g Ingwer
150 ml Essig
2 EL Rosinen
Zitronenschale
2 Nelken oder ½ TL Nelkenwurz-Pulver
½ TL Salz
100 g brauner Zucker

➜ Knöterich in kleine Stücke schneiden. In Wasser legen. Schalotten schälen, würfeln, Ingwer schälen und fein reiben.

➜ Alle Zutaten außer dem Zucker in einen Topf geben und unter Rühren zum Kochen bringen. Zucker hinzugeben. Das Chutney etwa 15 Minuten köcheln lassen, bis der Knöterich zerfällt.

➜ In sterilisierte Gläser abfüllen und zum Abkühlen auf den Kopf stellen. Ca. 1 Jahr haltbar.

Kartoffelsalat mit Wicken und Edamame

Hier vereinen sich die Schmetterlingsblütler Wicke und Sojabohne zu einem leckeren, frischen Frühlingssalat.

30 30

Für 2 Portionen

300 g Kartoffeln
150 g Edamame (tiefgefroren oder frisch)
1 Handvoll Wickenspitzen
1 Bund Schnittlauch oder 2 Frühlingszwiebeln
1 Limette
Salz und Pfeffer
2 TL Leinöl

➜ Kartoffeln schälen, in mundgerechte Würfel schneiden und etwa 10 Minuten weichkochen.

➜ Die Edamame 5–8 Minuten kochen bzw. auftauen lassen. Wickenspitzen 5 Minuten kochen und gut abtropfen lassen. Schnittlauch klein schneiden.

➜ Kartoffeln etwas abkühlen lassen und mit Edamame, Wicken und Schnittlauch vermengen. Mit Limettenabrieb, Limettensaft, Salz und Pfeffer abschmecken. Etwas durchziehen lassen. Vor dem Servieren das Leinöl untermischen.

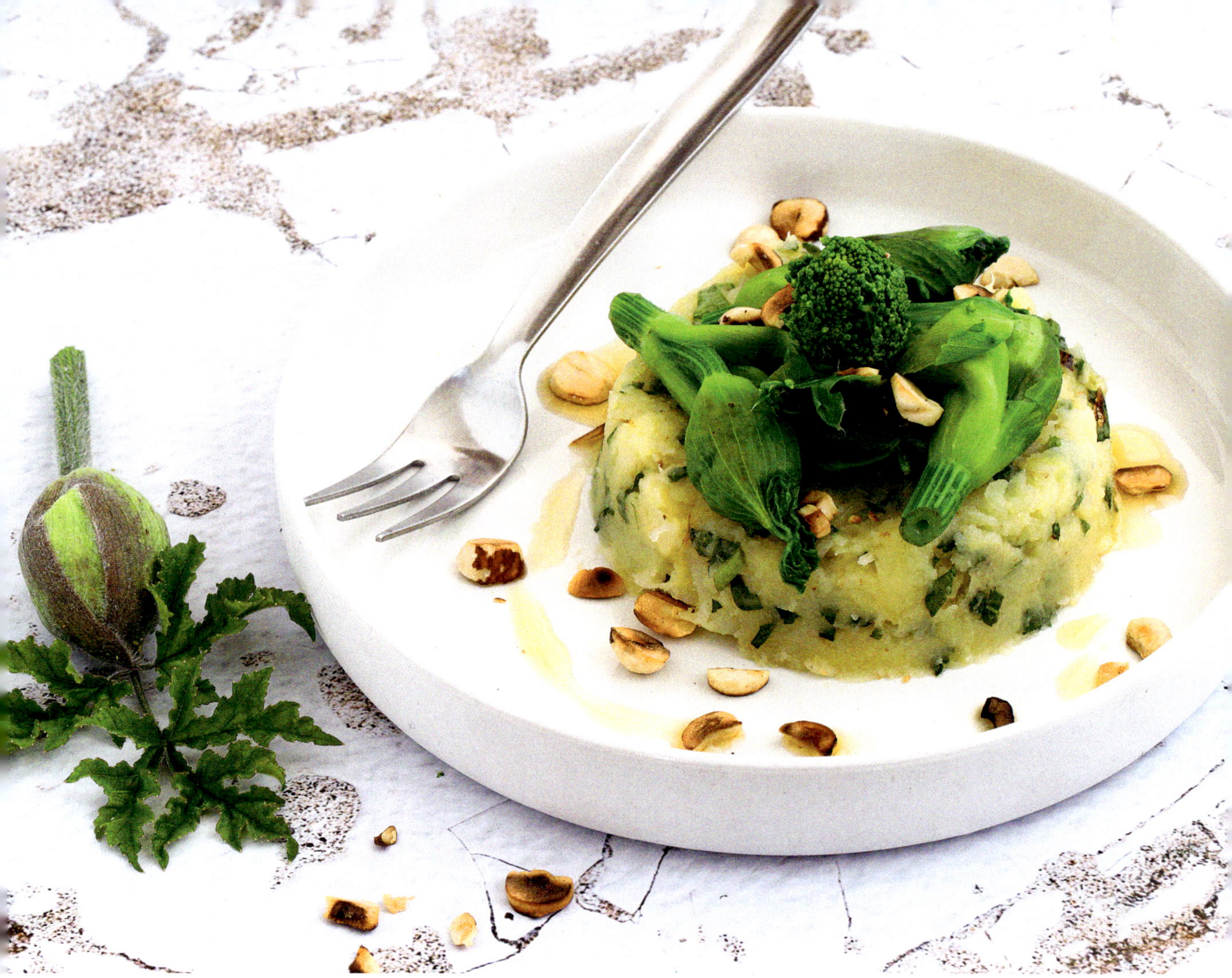

Wiesenbärenklau-Knospen mit Nussbutter und Haselnüssen

Die noch in ihren Hüllen verborgenen Blütenknospen des Wiesenbärenklaus gehören zu den unumstrittenen Highlights der Wildkräuterküche.

30

Für 2 Portionen
2 EL Haselnüsse
2 EL Butter
Salz
6–8 noch geschlossene Blütenknospen vom Wiesenbärenklau

→ Nüsse in Blättchen schneiden und in einer heißen Pfanne ohne Fett vorsichtig rösten.

→ Butter in einem Töpfchen bei mittlerer Hitze schmelzen lassen und leise köcheln, bis das ausgefällte Eiweiß am Topfboden bräunt. Filtern, z. B. durch einen Teefilterbeutel aus Papier oder ein sehr feinporiges Teesieb, und warm halten.

→ Salzwasser zum Kochen bringen und die Knospen 2–3 Minuten darin blanchieren. Herausnehmen und abtropfen lassen.

→ Mit der Nussbutter und den Haselnüssen servieren. Hier wurde auf dem Selleriestampf mit Pastinakengrün von Seite 198 angerichtet (Foto).

Andere Wildpflanzen

Knospige Triebe von Giersch und Pastinake, Blattstiele von Bärenklau und Klette

Familientreffen mit Wiesenbärenklau

Dieser Salat ist ein Zusammentreffen von wild wachsenden und gezüchteten Doldenblütlern. Ihre Aromen sind verwandt und ergänzen sich wunderbar. Die letzten Spätorangen bringen Frische und Farbe in diesen Frühsommersalat.

30 | 15

Für 2 Portionen

1 EL Pinienkerne
2 junge Triebe, 2 junge Blattstiele, ein junges Blatt und eventuell Blüten vom Wiesenbärenklau
1 zarter Stiel Stangensellerie mit Blättchen
½ Fenchelknolle mit Grün
1 Orange
Salz und weißer Pfeffer
1 Messerspitze Bibernelle- oder Anissamen
1 TL Senf
1 EL weißer Balsamico
1 TL flüssiger Honig
2 EL Olivenöl

➜ Pinienkerne ohne Fett anrösten und abkühlen lassen.

➜ Die jungen Triebe und Blattstiele vom Wiesenbärenklau, wenn nötig, entfasern und in schräge Scheibchen schneiden, ebenso den Stangensellerie. Fenchel fein hobeln.

➜ Die Orange mit einem scharfen Messer schälen, filetieren und die Filets in Stücke schneiden. Alles locker vermengen.

➜ Für die Vinaigrette Pfeffer und Salz zusammen mit Bibernelle oder Anis mörsern, dann mit Senf, Essig und Honig gut vermischen. Das Olivenöl mit einer Gabel unterschlagen. Den Salat damit marinieren und kurz durchziehen lassen.

➜ Alle grünen Blätter fein schneiden und untermischen. Den Salat mit den Pinienkernen und gegebenenfalls ein paar Blüten vom Wiesenbärenklau anrichten.

Andere Wildpflanzen

Giersch, Pastinake

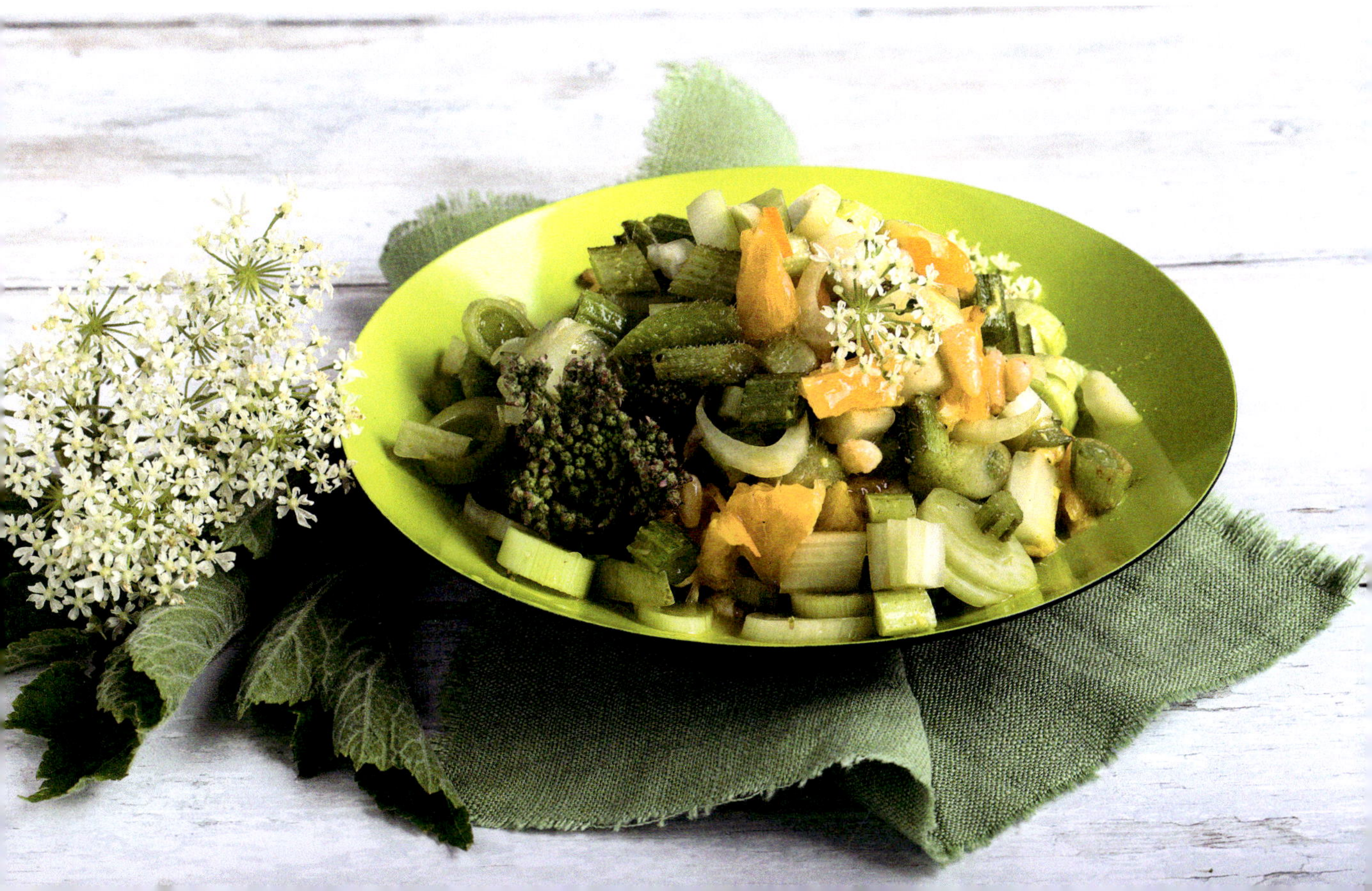

Pasta-Salat mit Wiesenpippau

Nudeln, Tomaten und knackiges Grün – und fertig ist der „wilde" italienische Pasta-Salat.

40 30

Für 4 Portionen

200 g Penne
200 g junge Pippautriebe
6 Datteltomaten
4 El Olivenöl
2 El weißer Balsamico
1 kleine Zwiebel
1 Knoblauchzehe
1 El Sauerrahm
Salz und Pfeffer

→ Nudeln in Salzwasser weichkochen, abschrecken und auskühlen lassen.

→ Einige Blättchen vom Pippau abzupfen und beiseitelegen. Die Triebe in Stücke schneiden, die etwa so lang sind wie die Nudeln, dickere Triebe längs durchschneiden.

→ Wasser in einem Topf mit Dämpfeinsatz aufkochen und den Pippau darin 4–5 Minuten dämpfen. Auskühlen lassen.

→ Die Tomaten vierteln.

→ Öl und Essig in einer großen Schüssel vermischen, Zwiebel sehr fein hacken, Pippaublättchen fein schneiden und beides zugeben, Knoblauchzehe dazupressen. Den Sauerrahm zugeben und alles gut verrühren. Mit Salz und Pfeffer abschmecken.

→ Die Nudeln, Tomaten und das Gemüse sachte untermischen. Vor dem Anrichten mindestens eine halbe Stunde ziehen lassen.

Pippautriebe mit Anchovis-Dressing

Ein Rezept, das für alle bitteren Wildpflanzen passt. Blätter und zartere Triebe vorab blanchieren und nur kurz im heißen Öl schwenken.

25

Für 2 Portionen

2 Handvoll knospige Triebe vom Wiesenpippau
4 Stück Sardellenfilets (in Salz oder Öl)
1 Knoblauchzehe
1 gehäufter EL Kapern
10 schwarze Oliven
2 EL Olivenöl
Saft einer Zitrone
Salz und Pfeffer
4 Scheiben Weißbrot

→ Die Triebe in 4–5 cm lange Stücke schneiden. Den Knoblauch fein hacken, die Kapern grob hacken, die Oliven entkernen und halbieren.

→ 1 EL Olivenöl in einer Pfanne bis kurz vor den Rauchpunkt erhitzen, die Pippautriebe zügig anbraten, sodass sie noch Biss haben (ca. 1 Minute), rausnehmen und beiseitestellen.

→ Sardellen grob zerkleinern, Knoblauch kleinschneiden. Beides mit dem restlichen Öl, Oliven und Kapern bei kleiner Hitze garen, bis die Sardellen zerfallen. Zitronensaft angießen, wenn nötig salzen und das Dressing über den Pippau geben.

→ Auf geröstetem Brot warm servieren. Mit frisch gemahlenem Pfeffer würzen.

Andere Wildpflanzen

Giersch, Hirtentäschel, ganze knospige Löwenzahnpflanzen, Wegwarte

Variante

Statt zu geröstetem Brot schmecken die Pippautriebe auch gut mit etwas Parmesan und einem Schuss Olivenöl zu kurzer Pasta.

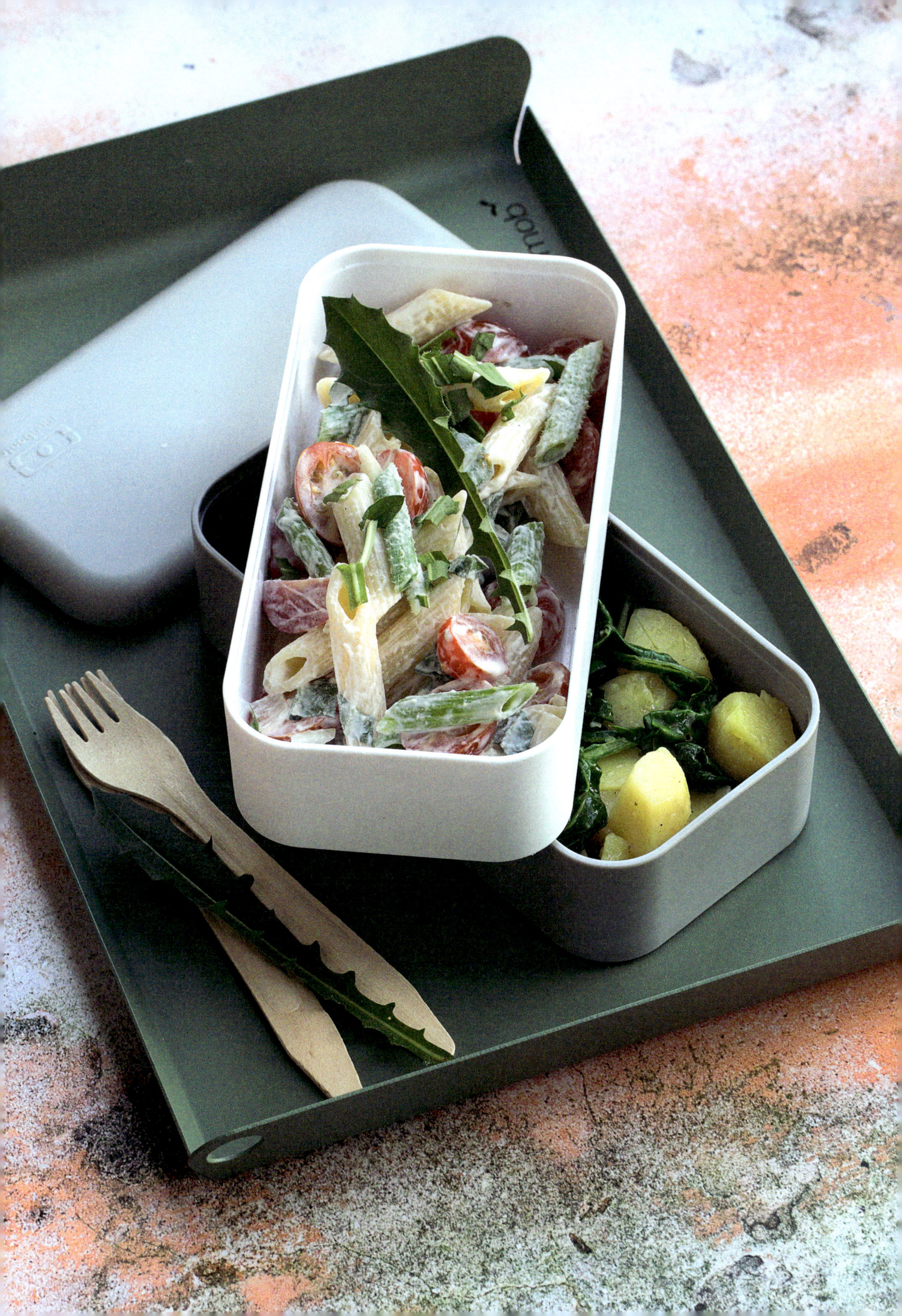

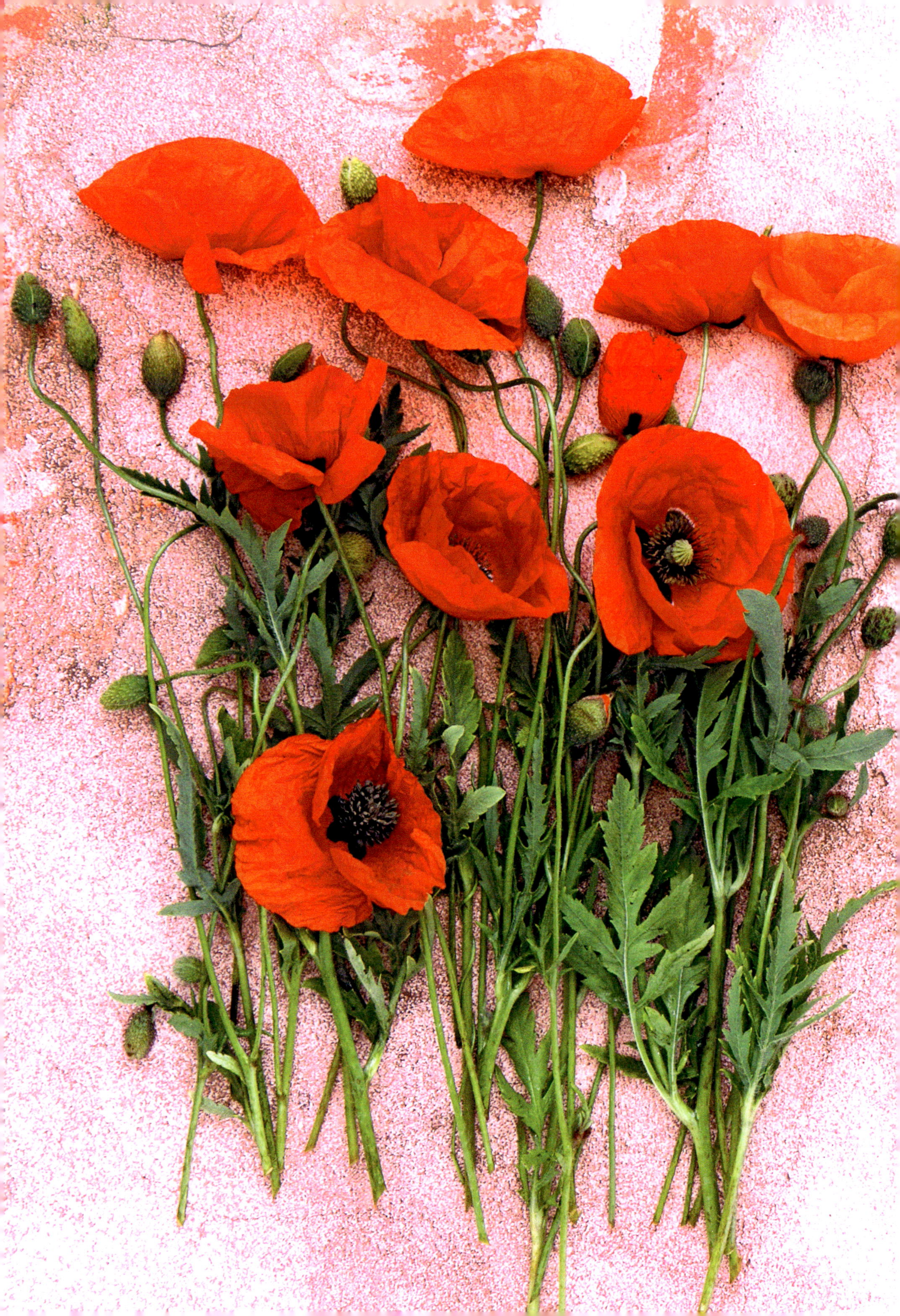

Blüten

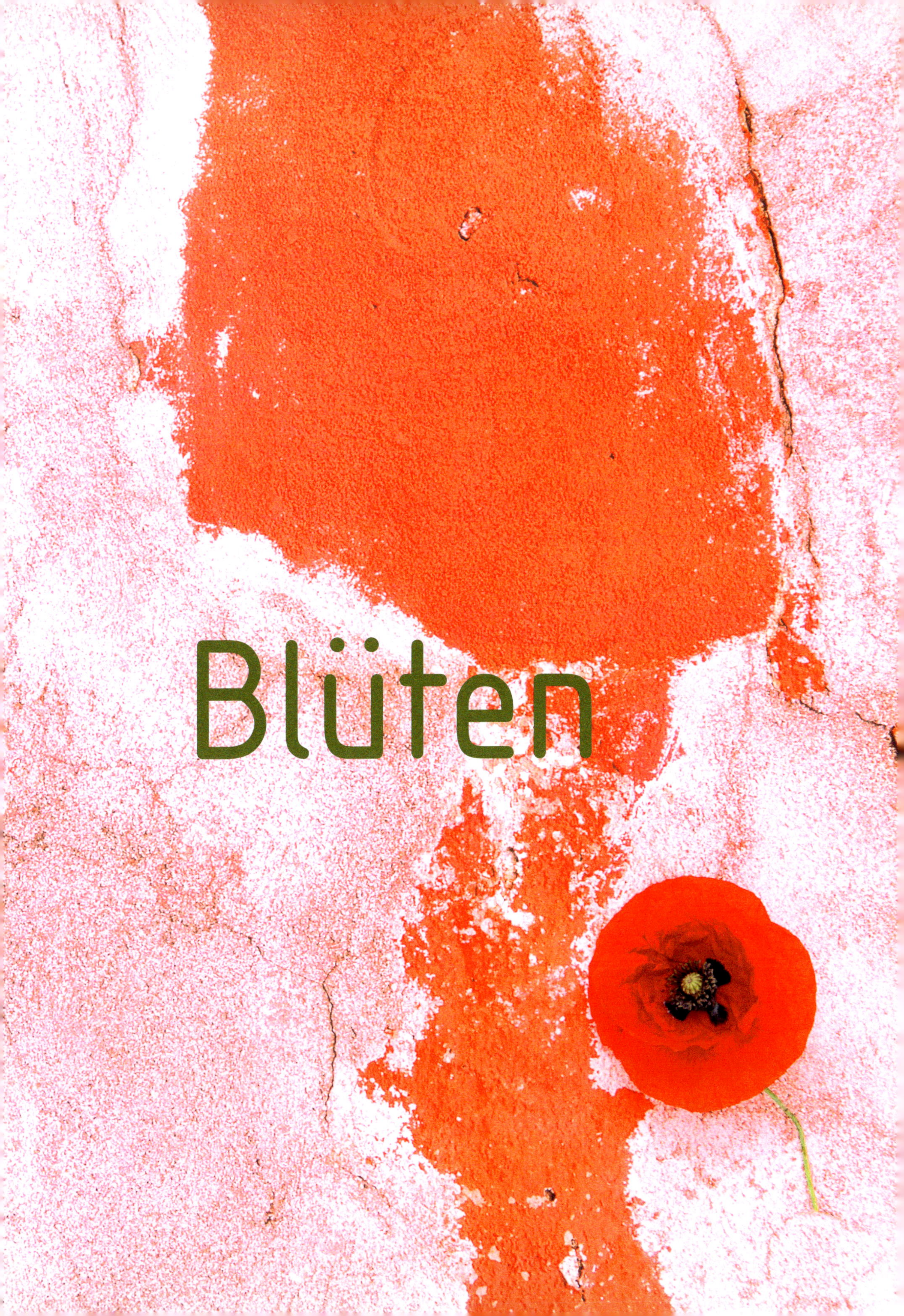

BASICS

Blütenzucker

Meine Favoriten für Blütenzucker sind Veilchen im Frühling und Mädesüß im Sommer.

10 | 1 Tag

40 g Blüten
200 g weißer Zucker

➜ Blüten und Zucker zusammen in einem großen Mörser zerreiben, bis der Zucker gleichmäßig durchfeuchtet ist.
➜ Auf Backpapier ausbreiten und gut durchtrocknen lassen.
➜ Den etwas klumpigen Zucker in verschließbare Gläser füllen und als Crunch verwenden.
➜ Für feinen Blütenzucker den getrockneten groben Zucker in einem Zerkleinerer bis zur gewünschten Feinheit verarbeiten.

TIPP

DAS AROMA VON MÄDESÜSSBLÜTEN PASST ÜBERALL DORT, WO ÜBLICHERWEISE VANILLE VERWENDET WIRD.

Bunter Zucker

Blütenauswahl für bunten Zucker:
Gelb – Löwenzahn, Nachtkerze, Steinklee, Wiesenpippau
Rosa – Rotklee, Wilde Malve
Lila – Veilchen, Wiesensalbei

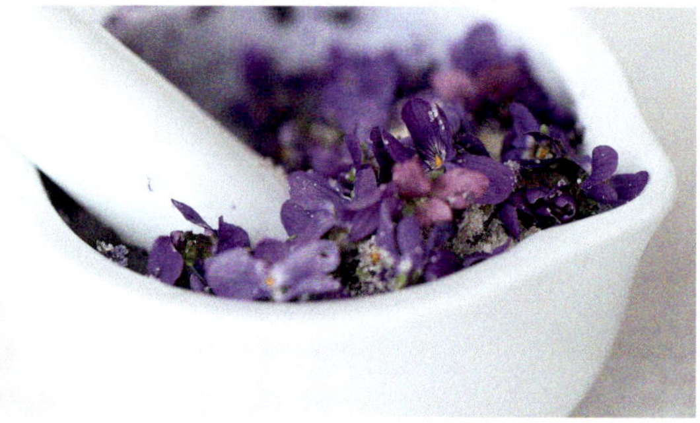

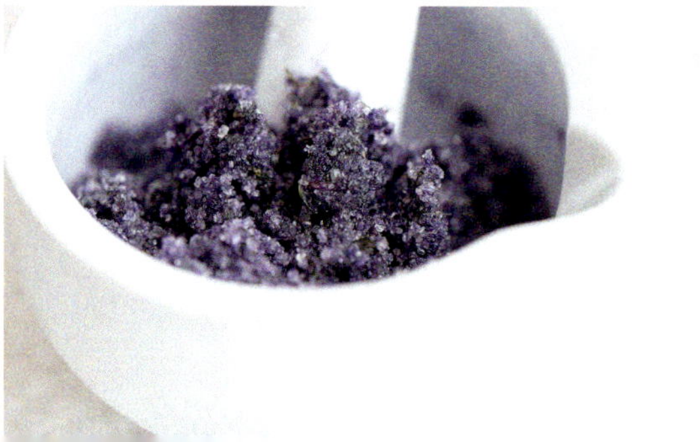

Fleur de Sel des Fleurs

10

1 Teil gemischte getrocknete Blüten (Löwenzahn, Malven, Rotklee, Wegwarte)
Ca. 3 Teile Fleur de Sel

➜ Blüten, wenn gewünscht, zerkleinern und mit dem Salz locker vermischen. Trocken und dunkel aufbewahren.

TIPPS

- BLÜTEN EINFACH ZUSAMMEN MIT NORMALEM SALZ IM MIXER VERMENGEN.
- BEI FRISCHEN BLÜTEN DIE FARBGRUPPEN TRENNEN, ALSO Z. B. VERSCHIEDENE GELBE BLÜTEN MISCHEN, ABER NICHT GELBE MIT LILAFARBENEN, DA SICH DABEI DIE FARBEN GEGENSEITIG „LÖSCHEN“ WÜRDEN.

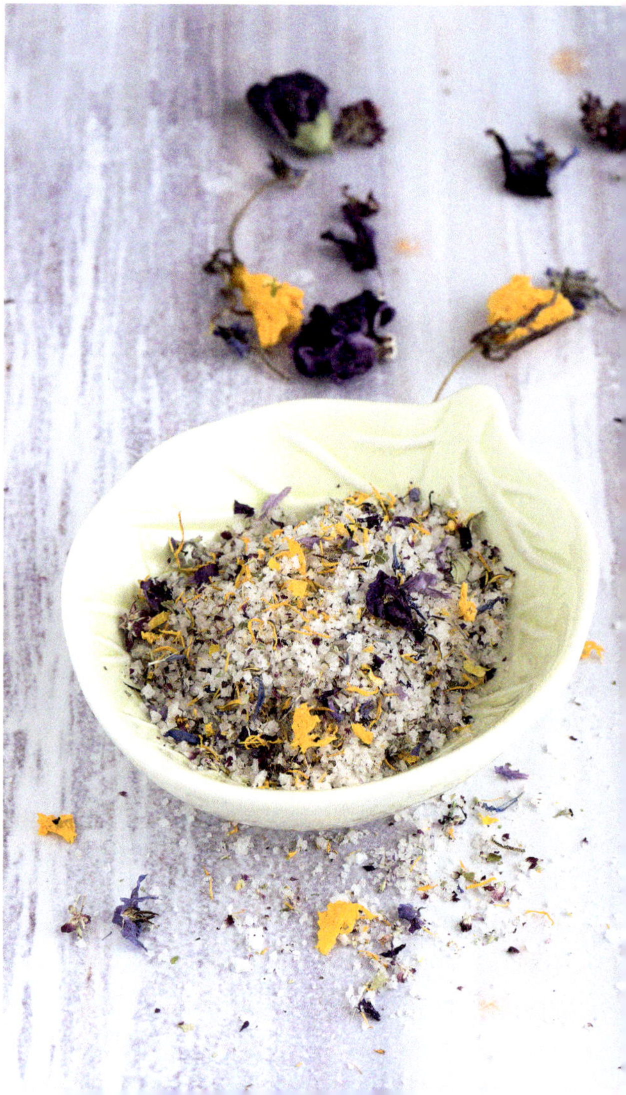

MIX

Blütenbutter-Guglhupf

20 | 120

Für ca. 250 g Blütenbutter
250 g weiche Butter
Salz
1 Handvoll ausgezupfte Blüten von würzigen und bunten Wildkräutern, z. B. von Dost, Löwenzahn, Malve, Wegwarte oder Wiesensalbei

➜ Die Butter mit dem Salz und den ausgezupften Blüten vermischen. Nach Wunsch auch würzige Blättchen beigeben.
➜ Etwas kühlen und dann in ein oder mehrere Guglhupfförmchen aus Silikon füllen. Gut durchkühlen lassen. Zum Herausnehmen kurz lauwarmes Wasser von unten über die Form laufen lassen und dann stürzen.
➜ Alterativ die Butter zu einer Rolle formen und in Folie wickeln (Foto Seite 216 zu blanchierten Trieben).

TIPP

BLÜTENBUTTER LÄSST SICH GUT EINFRIEREN. AM BESTEN DIE ROLLE IN SCHEIBEN SCHNEIDEN UND DIE SCHEIBEN EINZELN EINFRIEREN.

Duft-Milchreis

35 | >4

Für 4 Portionen
500 ml Milch
1 größere Stängel mit Blüten vom Echten Labkraut oder vom Mädesüß, oder ein kleines Sträußchen Veilchen oder 5–7 getrocknete Blütenrispen vom Echten Steinklee
1 TL Butter
125 g Rundkornreis
1 Prise Salz
2 EL Zucker

➜ Blüten mehrere Stunden in die Milch geben, dann durchsieben.
➜ Die Butter schmelzen, den Reis darin anschwitzen, Milch, Salz und Zucker zugeben, unter Rühren einmal aufkochen lassen, auf kleinste Hitze reduzieren und den Reis ausquellen lassen. Immer wieder umrühren, damit er nicht ansetzt. Kann warm oder kalt gegessen werden.

EINFACH ...

... BLÜTEN MEHRERE STUNDEN IN SCHLAGSAHNE ZIEHEN LASSEN, ABSIEBEN UND DIE SAHNE WIE GEPLANT VERWENDEN.

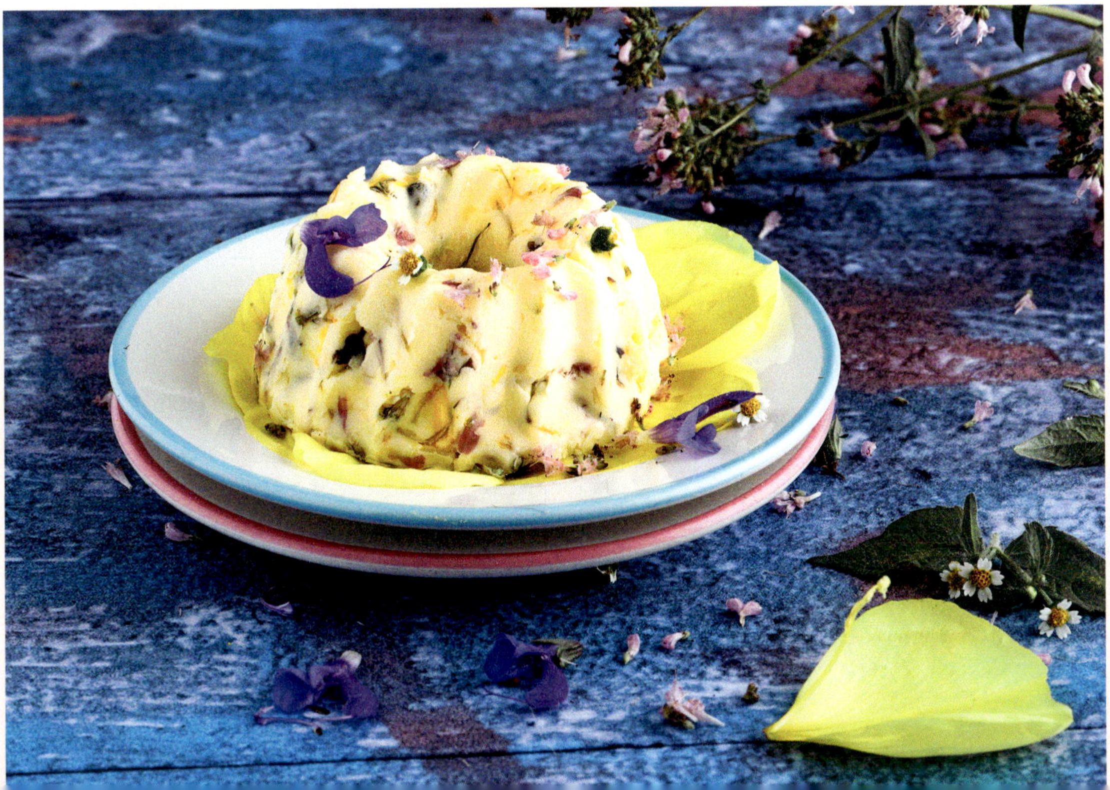

MIX

Süße Blüten-Sushi

Für einen gemeinsamen Sammel- und Kochnachmittag mit süßer selbst gemachter Belohnung sind diese hübschen Blüten-Sushi genau das Richtige. Für kleine und für große Kinder.

100

Für 24 Stück
6 EL Kokosraspeln
1 kleine Rote Bete
1 Handvoll Brennnesseln oder Vogelmiere
300 ml Milch
200 ml Kokosmilch
150 g Milchreis
4 EL Zucker
1 Vanillezucker
Zitronenschalenabrieb
1 Prise Salz
1 rosafarbene Grapefruit (alternativ 1 kernfreies Stück Wassermelone)
2–3 reife Kiwis
5–6 Löwenzahnblüten
10–15 Rotkleeblüten

Zum Eintunken: Waldmeister-Sirup (Seite 206) und Rossminze-Sirup nach dem gleichen Rezept, Löwenzahn-Honig (Seite 238)

Für die gefärbten Kokosraspeln:

➜ Rote Bete fein raspeln, in einem Siebchen den Saft herausdrücken, 3 EL Kokosraspeln in den Saft geben.

➜ 1 Handvoll Brennnesseln oder Vogelmiere mit möglichst wenig Wasser pürieren, durchseihen, dabei gut ausdrücken. 3 EL Kokosraspeln in die grüne Pflanzenfarbe geben.

➜ Die Kokosflocken abseihen, im Sieb etwas auspressen und getrennt im Backofen bei 50 °C auf Backpapier verteilt ca. 30 Minuten trocknen. Öfter durchmischen. (Alternativ lassen sich die Kokosflocken natürlich auch mit Lebensmittelfarben färben.)

Für die Sushi:

➜ Milch und Kokosmilch in einem Topf zum Kochen bringen, dann Milchreis, Zucker, Vanillezucker, Zitronenabrieb und Salz zugeben, noch mal aufkochen. Den Reis unter häufigem Rühren bei kleinster Hitze ausquellen lassen.

➜ Reis auf einem Brett etwas ausbreiten und ganz auskühlen lassen (ca. 20 Minuten)

➜ In der Zwischenzeit die Grapefruit wie einen Apfel schälen und Filets zwischen den Häuten herausschneiden. Kiwis schälen und längs in Scheiben schneiden. Daraus lange Rechtecke (ca. 1×4 cm) schneiden, auf Folie legen und abdecken.

➜ Die Blüten auszupfen, getrennt auf kleine Teller streuen und die getrockneten Kokosraspeln untermischen, die grünen zum Löwenzahn, die roten zum Klee.

➜ Hände anfeuchten, eine Hand zu einer Schüssel formen und den klebrigen Milchreis darin zu einem Nigiri formen.

➜ In der Kokosraspel-Blütenmischung rollen, auf einer flachen Platte anrichten, ein Stück Grapefruit oder Kiwi auf die Wölbung legen. Zum Schluss alle Nigiri-Sushi mit Blüten und Kokosraspeln bestreuen.

➜ Sirup zum Eintunken in Schälchen gießen.

TIPP

DIE BUNTEN KOKOSRASPELN UND DEN REIS KANN MAN BEREITS AM VORTAG VORBEREITEN. DEN REIS IM KÜHLSCHRANK ABGEDECKT FRISCH HALTEN, DIE KOKOSRASPELN IN SCHRAUBGLÄSERN DUNKEL STELLEN.

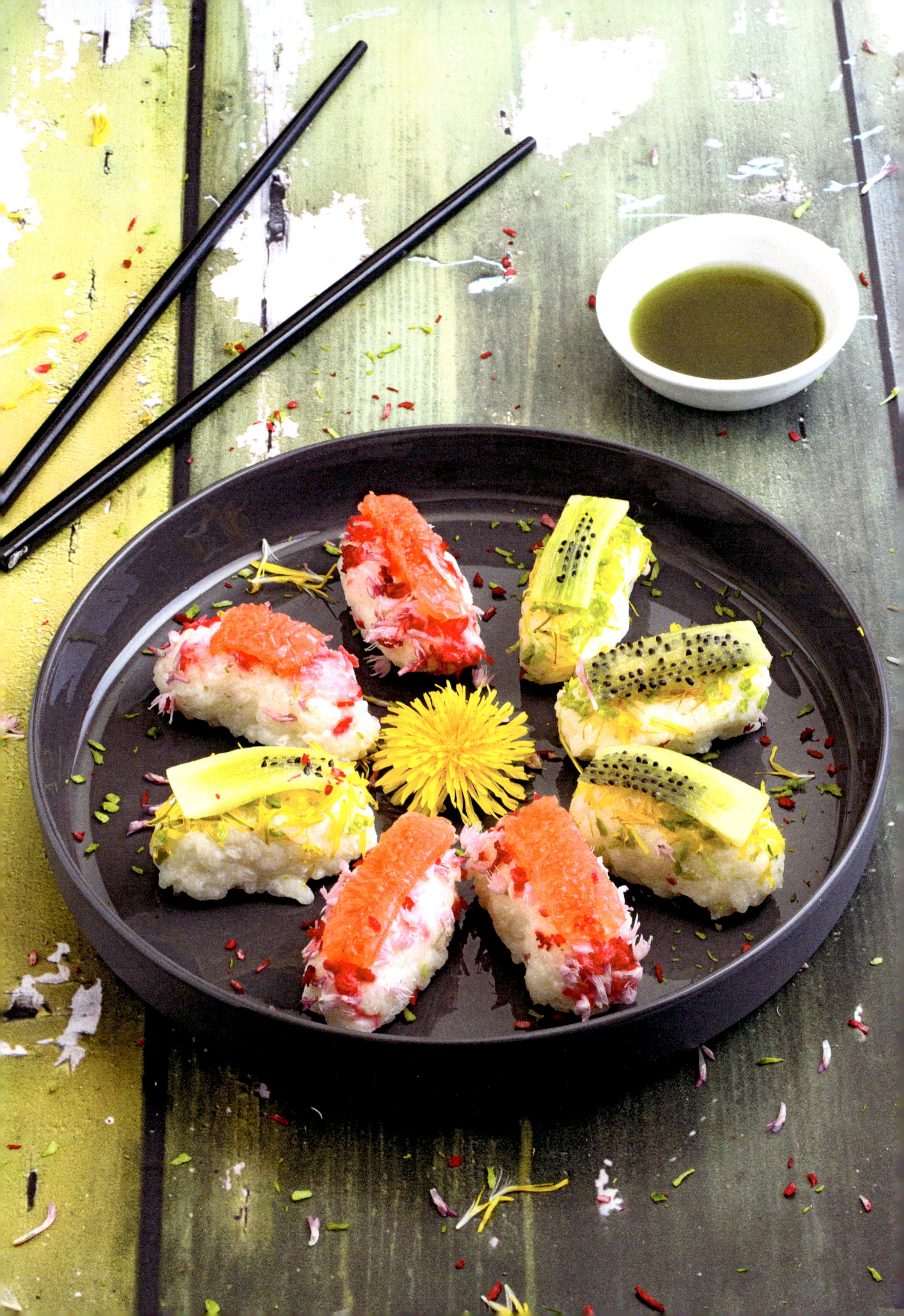

Bärlauchknospen Korea-Style

60 | >1 Woche

Für 1 Glas (500 ml)
125 ml Wasser
125 ml Reisessig
100 g Zucker
½ EL Meersalz
1 TL Gochugaru (koreanische Chiliflocken)
200–250 g Bärlauchknospen mit Stängel

➔ Wasser, Essig, Zucker und Salz aufkochen lassen, dabei gelegentlich umrühren. Sobald der Sud aufkocht, Gochugaru hinzugeben und nochmals aufkochen lassen. Topf sofort von der Hitze ziehen und abkühlen lassen.

➔ In der Zwischenzeit ein verschließbares Glas sterilisieren und die Knospen hineinschichten. Mit dem abgekühlten Sud übergießen. Im Kühlschrank aufbewahren und vor dem Verzehr mindestens 1 Woche reifen lassen.

Bärlauchblüten-Pesto

20

Für 2 Gläschen à 125 ml
½ kleine Zitrone
80 g blanchierte Mandeln
80 g Bärlauchblüten ohne Stängel
90 ml Olivenöl
1 gute Prise Zucker
Salz und weißer Pfeffer

➔ Etwas Schale von der Zitrone abreiben, dann wie einen Apfel schälen, Fruchtfleisch kleinschneiden, Kerne entfernen. Mandeln grob hacken.

➔ Zitrone, Schalenabrieb und Mandeln zusammen mit allen anderen Zutaten in einem Mixer fein pürieren. Als Aufstrich oder Dip verwenden. Mit Parmesan wird daraus eine feine Nudelsoße.
Siehe Pesto-Tipps Seite 167.

Andere Wildpflanzen

Knoblauchsrauke, Schaumkräuter

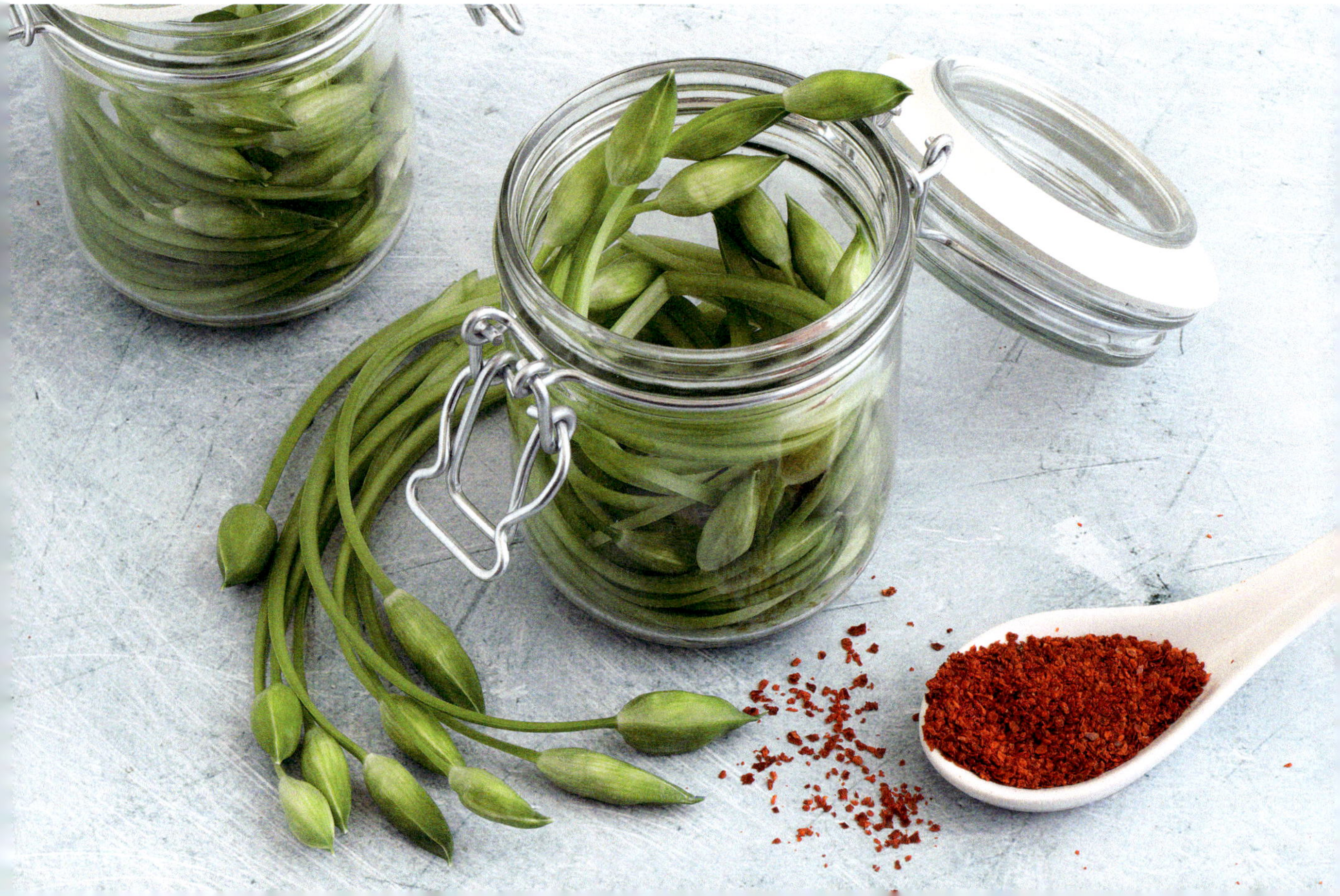

Bärlauchblüten-Hollandaise

20

Für 4 Portionen
Einige Stängel Bärlauchblüten
200 g weiche Butter
2 Eigelbe
4 EL trockener Weißwein
Saft von ½ Zitrone
Salz und Pfeffer

➜ In einem Topf Wasser zum Kochen bringen. Die Bärlauchblüten abzupfen.
➜ In einem zweiten Topf die Butter zerlassen.
➜ Eigelbe, Weißwein und Zitronensaft in eine Metallschüssel geben, diese in den Topf mit dem heißen Wasser stellen (Wasserbad), die Masse darin erst gut aufschlagen, dann unter ständigem Rühren emulgieren lassen und schließlich aus dem Wasserbad nehmen.
➜ Die Butter erst tröpfchenweise und später löffelweise unter die Masse rühren. Mit Salz und Pfeffer abschmecken und die Bärlauchblüten unterrühren.

Andere Wildpflanzen

Knoblauchsrauke, Sauerklee, Schaumkräuter

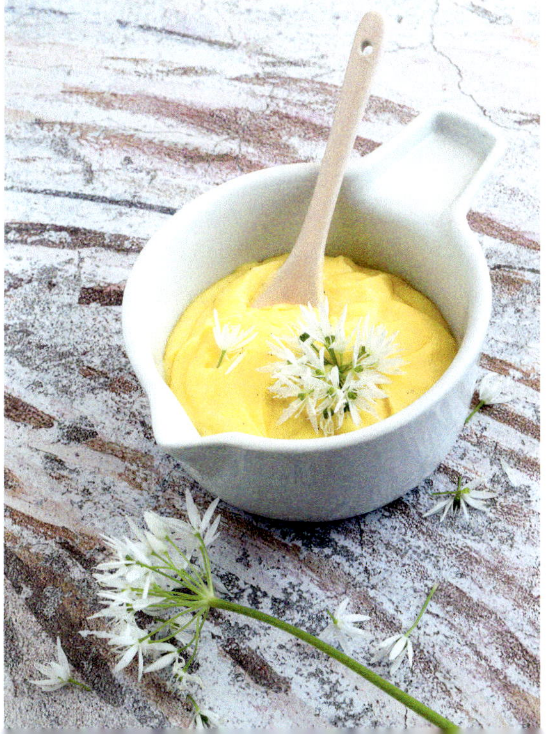

Barbarakraut-Remoulade

20

Für 4 Portionen
1 Eigelb (Kl. M)
1 EL Senf
1 EL Zitronensaft
125 ml Öl
2 El Sauerrahm
Salz, Pfeffer und etwas Zucker
2 hart gekochte Eier
70 g Cornichons
2 EL Schnittlauch oder Bärlauch
3–4 EL Barbarakraut (Blüten, grüne Schoten, Blätter)

➜ Rohes Eigelb, Senf und Zitronensaft verrühren. Öl erst tropfenweise, dann in dünnem Strahl zügig untermixen. Sauerrahm unterrühren. Mit Salz, Pfeffer und Zucker abschmecken.
➜ Gekochtes Eigelb und Eiweiß getrennt fein hacken, ebenso die Cornichons und den Schnittlauch.
➜ Die Schoten und Blätter vom Barbarakraut fein schneiden, Blüten abzupfen. Alles mit der Remoulade vermischen. Mit Blüten und Schoten garnieren.
➜ Passt gut zu den Fischstäbchen mit Brennnesselsamen-Panade auf Seite 256.

Andere Wildpflanzen

Bärlauch, Knoblauchsrauke, Sauerampfer, Sauerklee, Schaumkräuter

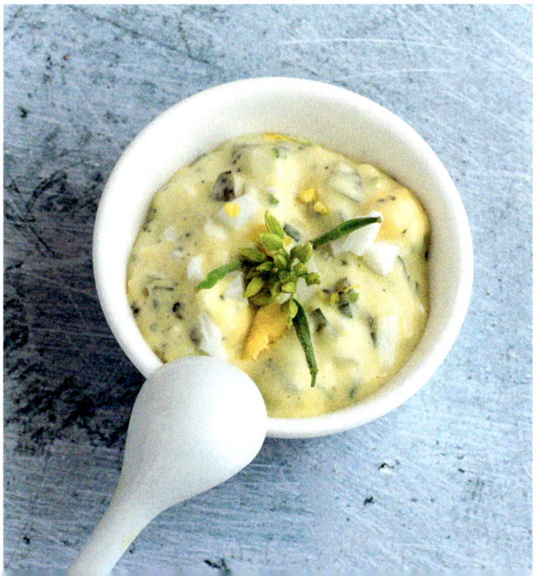

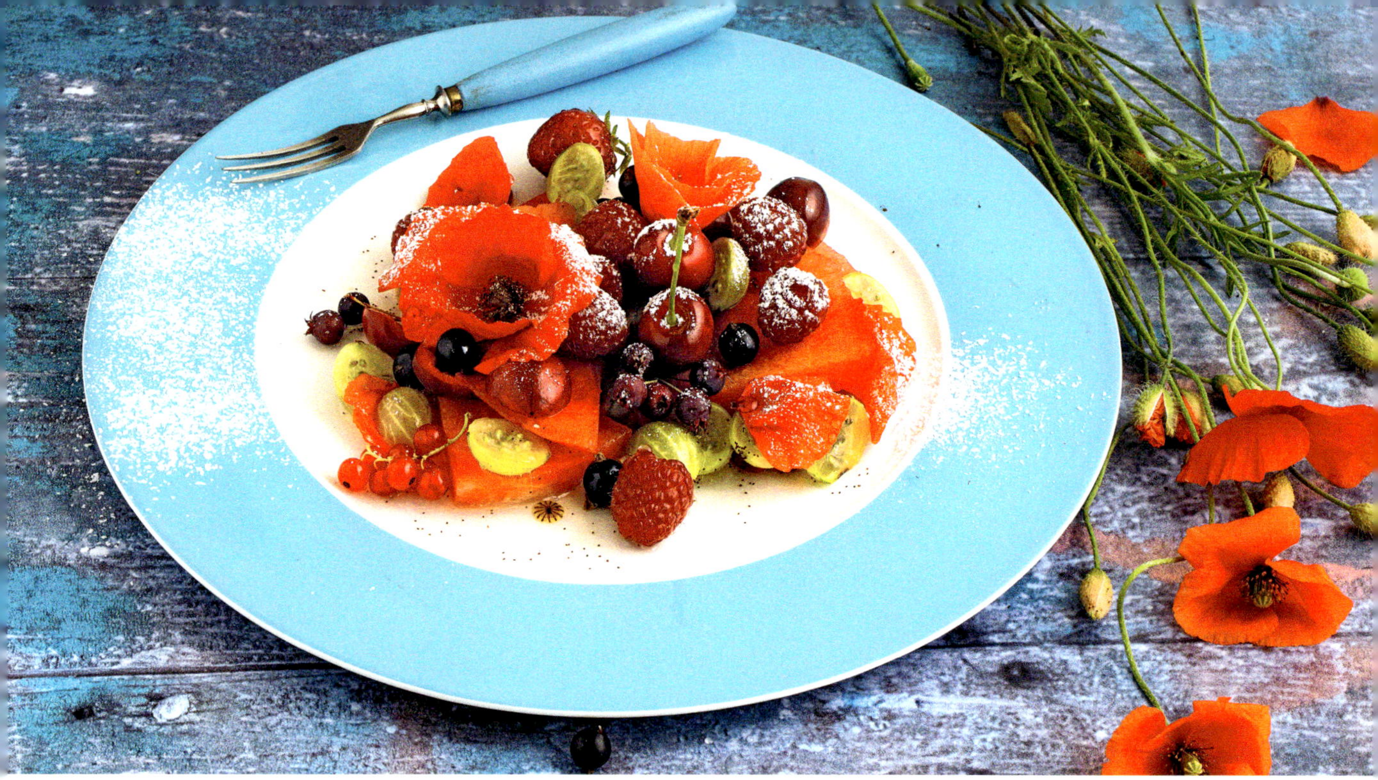

Gundermann-Zitronen-Granita

30 | 1 + 4 Stunden

Für 4 Portionen
150 g Zucker
125 ml Wasser
Ca. 4 unbehandelte Zitronen für 100 ml Saft
Einige Gundermannstängel mit Blüten und Blättchen

➜ Zucker im Wasser aufkochen und darin auflösen. Etwas abkühlen lassen. Einige Blüten vom Gundermann abzupfen und beiseitelegen, die Stängel dann im Zuckerwasser 1 Stunde ziehen lassen.
➜ Etwas Zitronenschale abreiben, die Zitronen auspressen und den Saft durchsieben. Die Zitronenhälften gut auskratzen, unten knapp abschneiden, sodass sie stehen bleiben, und dann einfrieren.
➜ Gundermann aus dem Zuckerwasser nehmen, Zitronensaft und Schalenabrieb einrühren und für etwa 4 Stunden einfrieren. Alle 30 Minuten gut umrühren, gegen Ende der Gefrierzeit häufiger.
➜ Vor dem Servieren Blüten unterheben, in die Zitronenhälften füllen und mit Blüten dekorieren.

Obstsalat mit Klatschmohnblüten

20 | 15

Für 2 Portionen
100 g gemischte Beeren
3 TL Puderzucker
1 Stück reife Wassermelone (200 g)
1 Limette
1 EL Löwenzahn- oder Ahornsirup
1 Stück Vanilleschote
1 kleines Stück Ingwer
Blütenblätter von 4 Klatschmohnblüten

➜ Die Beeren verlesen, zuckern und Saft ziehen lassen. Melone entkernen und in kleine Scheiben schneiden.
➜ Limettensaft, Sirup, Vanillemark und frisch geriebenen Ingwer zu einer Marinade mischen.
➜ Die Melonenscheiben auf zwei Tellern auslegen, Blütenblätter und Beeren darauf anrichten. Die Marinade und den Beerensaft mischen und darüberträufeln. Sofort servieren.

Andere Wildpflanzen
Nachtkerzen

Gefüllte Zwiebeln mit zweierlei Klee

Die kleinen Zwiebelschälchen sind ein schönes Fingerfood für sommerliche Feste auf blühenden Kleewiesen.

60

Für 8 Zwiebelhälften
60 g Quinoa
180 ml Wasser
Salz und Pfeffer
4 mittelgroße weiße und rote Zwiebeln
Etwas frische Chilischote
1 Knoblauchzehe
1 Sträußchen Blüten von Weißklee und Rotklee
1 Sträußchen Kleeblätter
Zimt
1 EL Olivenöl

➜ Quinoa mit heißem Wasser waschen.
➜ Das abgemessene Wasser aufkochen, salzen, Quinoa einstreuen und zugedeckt bei kleiner Hitze etwa 12 Minuten kochen, dann ausschalten und 10 Minuten ausquellen lassen.
➜ Zwiebeln mitsamt Schale 10 Minuten in Salzwasser kochen, längs von der Wurzel zur Spitze halbieren und die Schale abziehen. Die kleinen inneren Zwiebelschichten herausschieben und in Stückchen schneiden, Chili und Knoblauch fein hacken.
➜ 8 Kleeblüten und -blätter zum Garnieren zur Seite legen. Die restlichen Blüten zerrupfen. Blätter mit den Blattstielen fein schneiden.
➜ Zwiebelstückchen und Knoblauch im Öl anbraten. Blätter und ¾ der Blüten kurz mitbraten, dann auch die Quinoa.
➜ Mit Salz, Pfeffer und etwas Zimt und Olivenöl abschmecken und die zerrupften Blütchen untermischen. Die Zwiebelhälften füllen und mit den beiseitegelegten Blüten und Blättern garnieren.

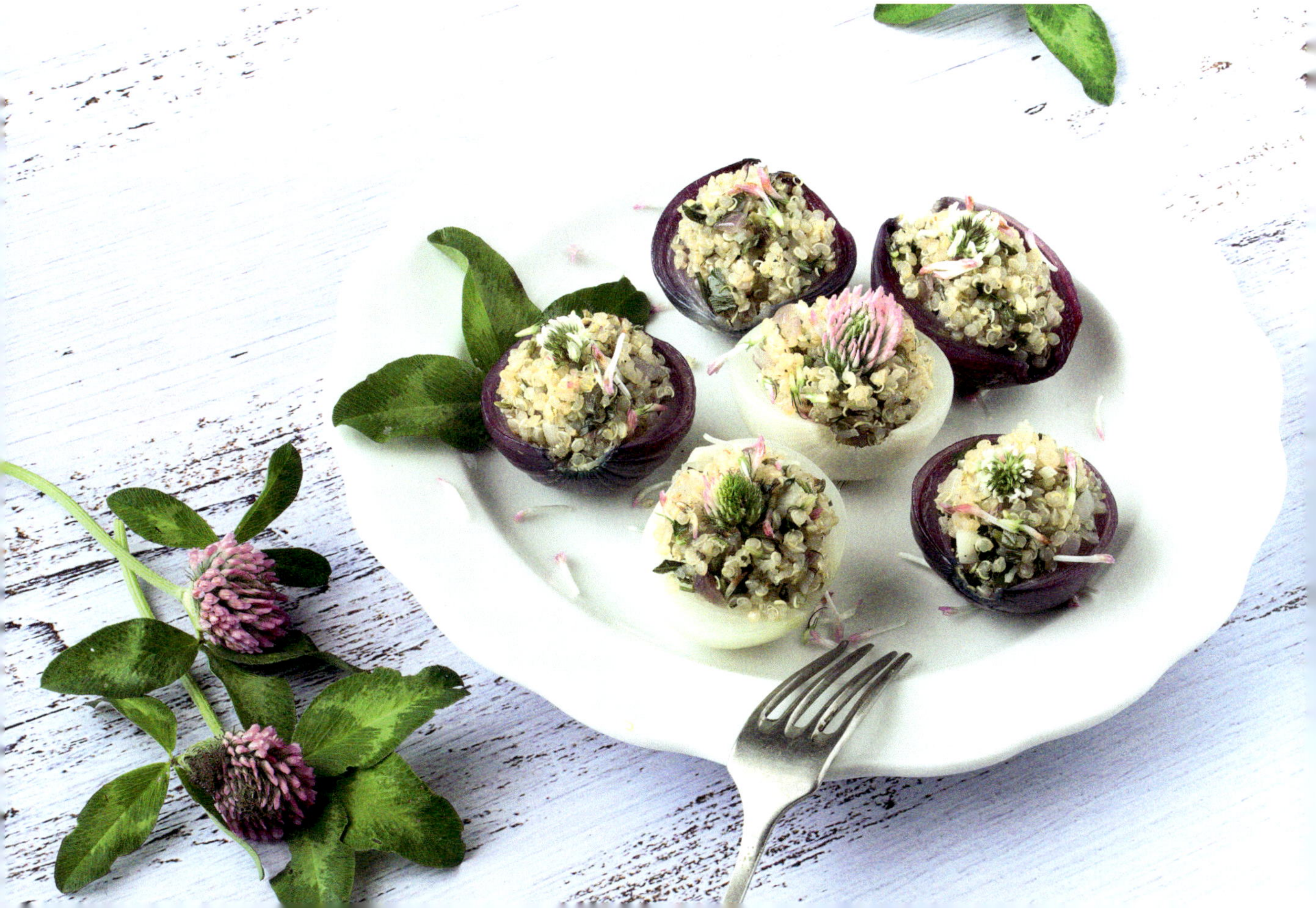

Mandeldessert mit Echtem Labkraut

20 | 8 + 4 Stunden

Für 4 Portionen
2–3 größere blühende Stängel vom Echten Labkraut
500 ml gesüßter Mandeldrink
3 Blätter Agar-Agar
1 EL Speisestärke

→ Labkraut-Blüten im Mandeldrink über Nacht ziehen lassen.
→ Am nächsten Tag das Agar-Agar in Wasser einweichen. 3 EL Mandeldrink beiseitestellen, den Rest aufkochen.
→ Die Blütenstiele aus der Mandelmilch nehmen. Das Agar-Agar ausdrücken, in den heißen Mandeldrink geben und mindestens 2 Minuten köcheln lassen.
→ Die Stärke mit den 3 EL Mandeldrink glattrühren und in die kochende Flüssigkeit geben. Die heiße Sulz in Puddingformen gießen. Mindestens 4 Stunden im Kühlschrank durchkühlen lassen.
→ Die Mandelsulz zum Servieren stürzen. Mit Obstsalat, auf Fruchtspiegel oder mit Löwenzahnsirup anrichten.

Andere Wildpflanzen

Mädesüß, Veilchen, Steinklee und Waldmeister (beide angewelkt oder getrocknet)

Labkraut-Sirup, kalt geschüttelt

Dieser kalt zubereitete Sirup schmeckt frischer und blumiger als ein erhitzter.

60 | 24 Stunden

Für 2 Liter
1 l Wasser
1 Zitronen, unbehandelt
20 g Zitronensäure
Ca. 15 große Blütenstängel vom Echten Labkraut
Ca. 1 kg Zucker

→ Wasser aufkochen und abkühlen lassen, bis es nur noch lauwarm ist.
→ Zitrone in Scheiben schneiden und mit der Zitronensäure in das Wasser geben.
→ Die kleinen Blütenrispen vom Stängel abstreifen und dazugeben. 24 Stunden abgedeckt stehen lassen.
→ Das Blütenwasser durchsieben und mit je 500 g Zucker auf zwei sterilisierte 1,5-l-Flaschen verteilen, verschließen und schütteln, bis sich der Zucker aufgelöst hat. So lange teelöffelweise weiteren Zucker dazugeben, bis er sich nicht mehr löst.
→ Den Sirup in sterilisierte kleinere Flaschen umfüllen, gut verschließen und kühl lagern.

Andere Wildpflanzen

Mädesüß, Veilchen

Löwenzahn-Honig

Dieser honigartige Sirup mit Karamellnote rundet würzige Marinaden und Vinaigretten perfekt ab, verfeinert Süßspeisen und sollte nie ausgehen.

45 | 8 Stunden | 5–6 Stunden

Für ca. 1 Liter
1 kg Löwenzahnblüten ohne Stängel (sie sollten in der Mitte noch geschlossen sein)
2 l Wasser
2 Zitronen
2 Orangen
500 g Zucker

→ Blüten nicht waschen. Auf einem großen Tuch ausbreiten und die Insekten rauskrabbeln lassen. Mit dem Wasser in einem Topf mit großem Durchmesser aufkochen, Schaum abschöpfen.
→ Die Zitronen und Orangen in Scheiben schneiden und zugeben. Bei geringer Hitze in mehreren Stunden auf etwa die Hälfte reduzieren lassen. Abkühlen lassen, zudecken und über Nacht ziehen lassen.
→ In einem weiten Sieb abtropfen lassen, aber nicht ausdrücken, sonst wird der Sirup trüb. Zucker zugeben und langsam auf ca. 1 l einkochen lassen. Durch ein feines Baumwolltuch (Seihtuch) laufen lassen, noch mal aufkochen und dann heiß in sterilisierte Fläschchen abfüllen. Kühl und dunkel lagern.

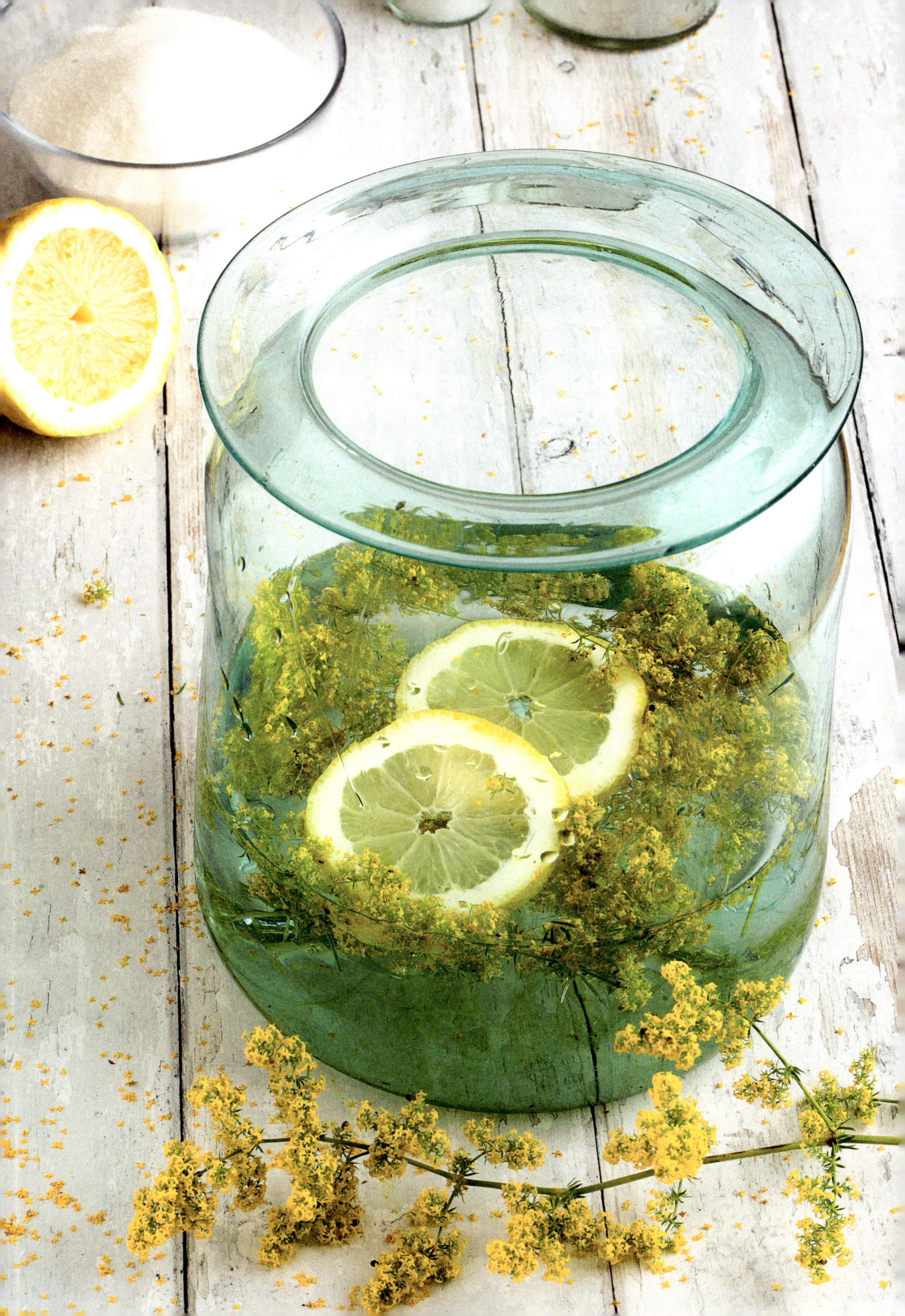

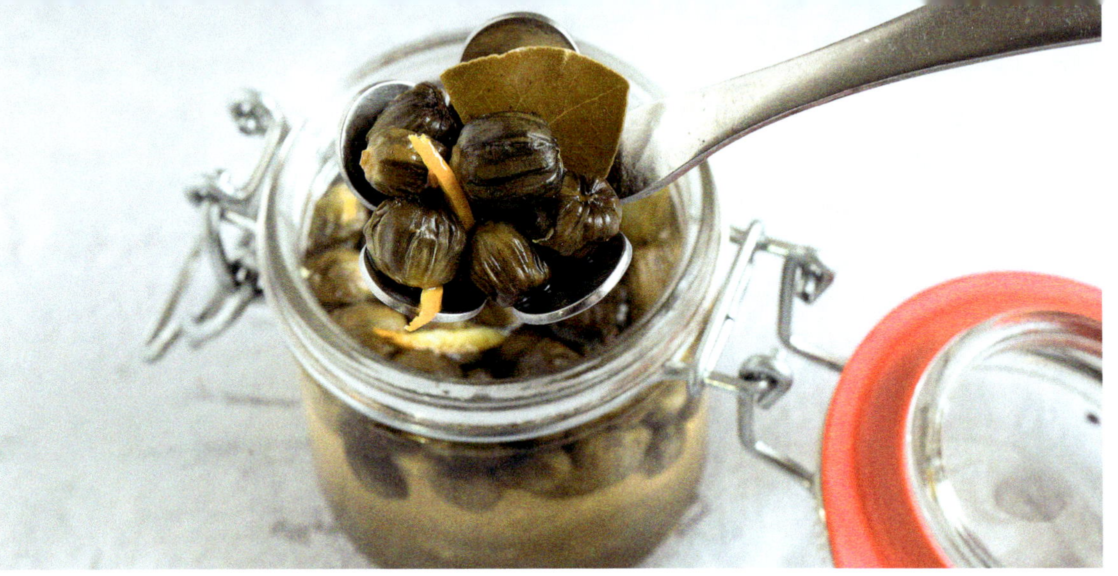

Löwenzahnknospen

Die dicken, fleischigen Knospen vom Löwenzahn zwickt man tief aus der Blattrosette heraus, noch bevor sich die Blütenstängel strecken. Sie passen in Salate, Eintöpfe und gebratenes Gemüse. Als Vorrat kann man sie gut sauer einlegen oder einsalzen in der Art von Kapern. Dafür zupft man die abstehenden Hüllblättchen ab. Man kann sie waschen, muss sie dann aber vor der Weiterverarbeitung gut trocknen.

Andere Wildpflanzen

Gänseblümchen, Gänsedisteln, Wiesenpippau

Gebratene Löwenzahnknospen

10

Für 2 kleine Portionen

1 EL Olivenöl
2–3 Handvoll Löwenzahnknospen
2 EL Sherry oder Weißwein
Salz oder Rauchsalz als Variante

➜ Eine unbeschichtete Pfanne auf höchster Stufe erhitzen. Das Öl und sofort die Blütenknospen dazugeben. Unter Rühren dunkel anrösten (je nach Größe der Knospen 1–5 Minuten).
➜ Mit Sherry bzw. Weißwein aufgießen, salzen. Weiterrühren, bis alle Flüssigkeit aufgesogen ist.
➜ Lauwarm oder kalt servieren.

Eingesalzene Löwenzahnknospen

30 | 4 Wochen

1 Teil Löwenzahnknospen
1 Teil grobes Salz

➜ Eine Schicht Salz in ein Schraubglas geben, eine Schicht Knospen usw., mit Salz abschließen.
➜ Mindestens 4 Wochen im Dunklen ziehen lassen.
➜ Wie Kapern verwenden. Ein Jahr haltbar.

Löwenzahnknospen, in Essig eingelegt

20 | >1 Monat

Für 1 Glas (250 ml)

2 Handvoll feste Löwenzahnknospen
200 ml milder Essig
½ TL Salz
½ Lorbeerblatt
Ein paar Orangenzesten

➜ Den Essig aufkochen lassen, die Knospen und das Salz dazugeben. Aufwallen lassen und ca. 2 Minuten köcheln lassen. Orangenzesten zugeben.
➜ Die Knospen in ein sauberes, gut verschließbares Glas füllen (Bild oben) und vollständig mit der kochenden Flüssigkeit bedecken. Fest verschließen. Mindestens einen Monat ziehen lassen.

Mädesüß-Cantuccini

Die Cantuccini kommen aus der Region Prato, ihr Name „Biscotti di Prato" könnte aber auch als „Plätzchen von der Wiese" übersetzt werden. Was liegt also näher, als sie mit der „Wiesenkönigin", dem Mädesüß, zu vermählen?

20	30	25

Für ca. 40 Stück
250 g Mehl
180 g feinen Zucker
2 Päckchen Vanillezucker
1 TL Backpulver
2–3 EL frische oder 1 EL getrocknete Mädesüßblüten
25 g Butter
2 Eier
1 Prise Salz
150 g ganze Mandeln mit Haut

→ Backofen auf 200 °C vorheizen und ein Backblech mit Backpapier belegen.
→ Alle Zutaten bis auf die Mandeln mit den Knethaken des Rührgerätes zu einem Teig verkneten. Die Mandeln als letztes mit der Hand einkneten.
→ Teig in Folie wickeln und ca. 30 Minuten kühlen. Teig auf einer bemehlten Arbeitsfläche zu zwei Rollen formen, mit gutem Abstand auf das Blech legen. Bei 180 °C 10–15 Minuten durchbacken.
→ Abkühlen lassen, schräg in 1–1,5 cm dicke Scheiben schneiden, mit der Schnittfläche auf das Blech legen und nochmals 8–10 Minuten goldgelb backen.

EINFACH ...
... BEIM APFELKUCHEN-BACKEN EINEN ESSLÖFFEL GETROCKNETE MÄDESÜSSBLÜTEN IN DEN MÜRBETEIG GEBEN. EINE PERFEKTE KOMBINATION!

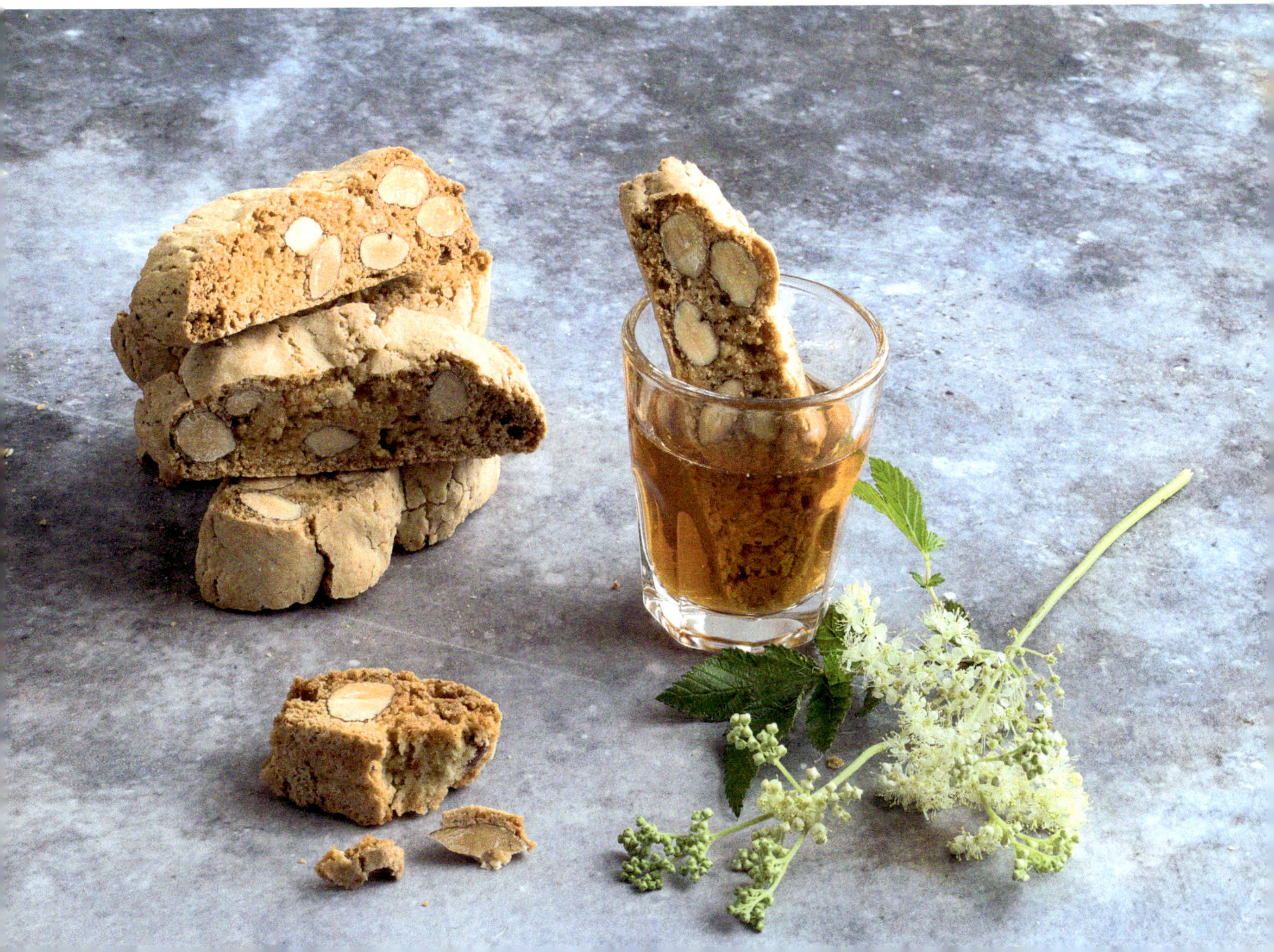

Mädesüß-Sirup auf heißem Weg

Ein köstlicher Sirup mit dem unbeschreiblichen Geschmack des Mädesüß.

40 | 2 Tage

Für 2 Liter
8–10 Mädesüßblüten
½ Zitrone
20 g Zitronensäure
1 l Wasser
1 kg Zucker

→ Mädesüßblüten ausbreiten, damit die Insekten herauskrabbeln können.
→ Die Zitrone in Scheiben schneiden und mit den Blüten, der Zitronensäure und dem Wasser in ein großes Gefäß geben. Abdecken und 2 Tage ziehen lassen. Dabei ab und zu umrühren.
→ Das aromatisierte Wasser durchseihen und mit dem Zucker aufkochen.
→ Noch heiß in kleine, sterilisierte Flaschen mit dichtem Verschluss abfüllen. Dunkel und kühl aufbewahren. Ein Jahr haltbar.

Berliner Weiße mit Mädesüß-Sirup

Das hefige Weißbier und das liebliche Mädesüß sind wie füreinander gemacht.

2

0,5 l Weißbier
Mädesüß-Sirup

→ Weißbier in Kelchgläser einschenken und Mädesüß-Sirup nach Geschmack zugeben.

EINFACH ...

... PROSECCO MIT EINEM SCHUSS MÄDESÜSS-SIRUP VERZAUBERN.

Frittata mit Nachtkerzenknospen

Eine Frittata ist das perfekte Gericht für Gemüsereste. Passen Sie das Rezept also einfach an Ihren Kühlschrank an. Pflichtzutat sind nur die mild schmeckenden Knospen der Nachtkerze.

25 | 20

Für 2 Portionen
1 rote Spitzpaprika
1 kleine Zucchini
1 kleine rote Zwiebel
1 Frühlingszwiebel
4 Champignons
2 EL Olivenöl
Salz und Pfeffer
1 kleine Handvoll Nachtkerzenknospen und -blättchen
3 Eier
Muskatnuss
Frische gemischte Kräuter
Gomasio (Rezept Seite 251)

→ Den Backofen auf 200 °C (Umluft) vorheizen.
→ Von der Spitzpaprika einen Teil in dünne Ringe schneiden, beiseitelegen, den Rest würfeln.
→ Zwiebel und Zucchini würfeln, Frühlingszwiebel in Ringe schneiden, die Pilze in Scheiben schneiden.
→ Das Olivenöl in einer Pfanne erhitzen und die Zwiebel darin für 1–2 Minuten andünsten. Paprika, Zucchini, Pilze zugeben und für etwa 5 Minuten anbraten. Dann die Frühlingszwiebel kurz mitbraten. Mit Salz und Pfeffer abschmecken und die Nachtkerzenknospen – bis auf ein paar zum Anrichten – zugeben.
→ Eier mit Salz, Pfeffer und etwas geriebener Muskatnuss verquirlen. Kräuter und Nachtkerzenblätter fein schneiden und untermischen. Die Eiermasse über das Gemüse geben und ca. 20 Minuten, je nach gewünschter Bräune, im Ofen garen.
→ Herausnehmen, mit Gomasio würzen, mit den Paprikaringen und Nachtkerzenknospen anrichten.

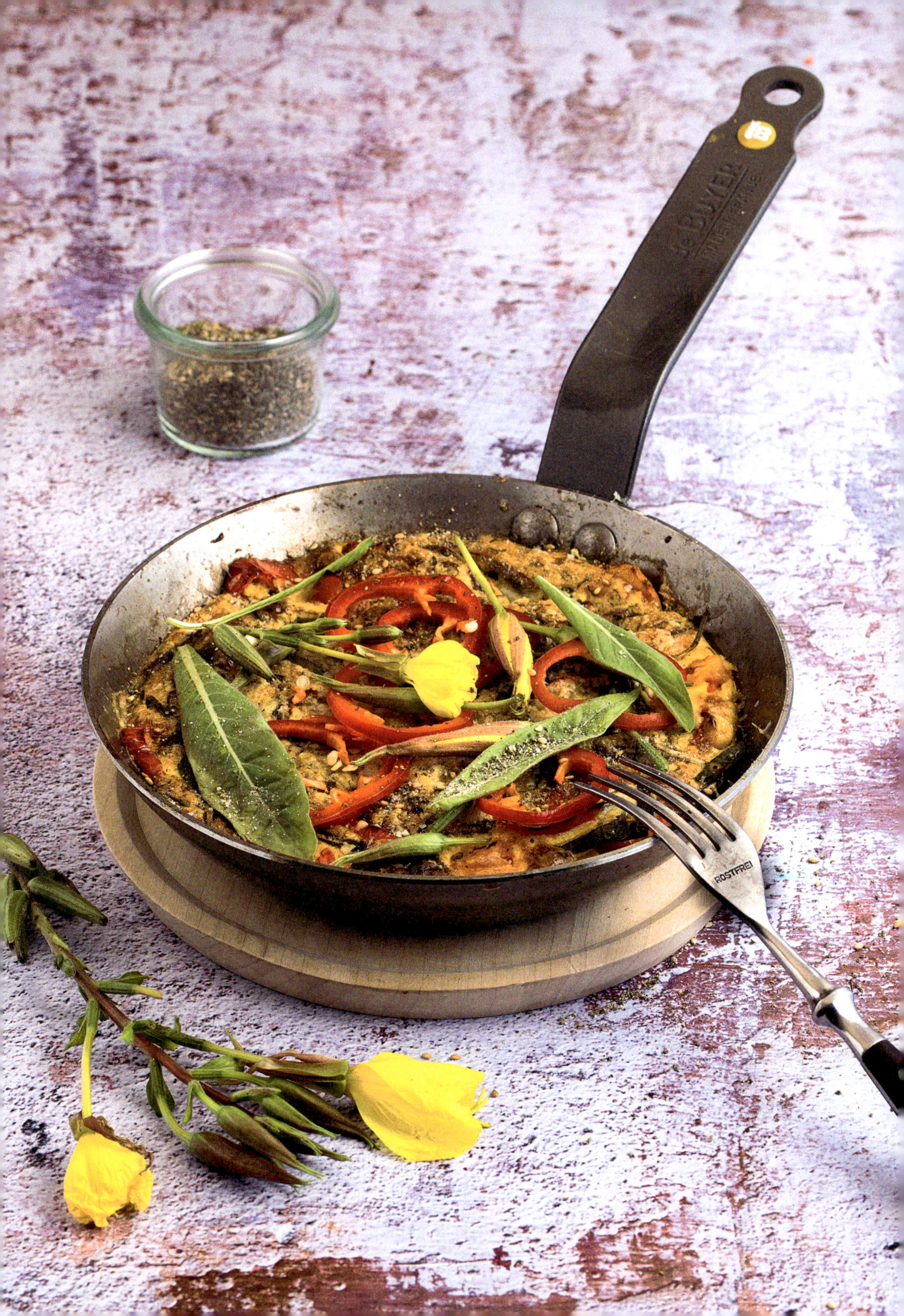
ROSTFREI

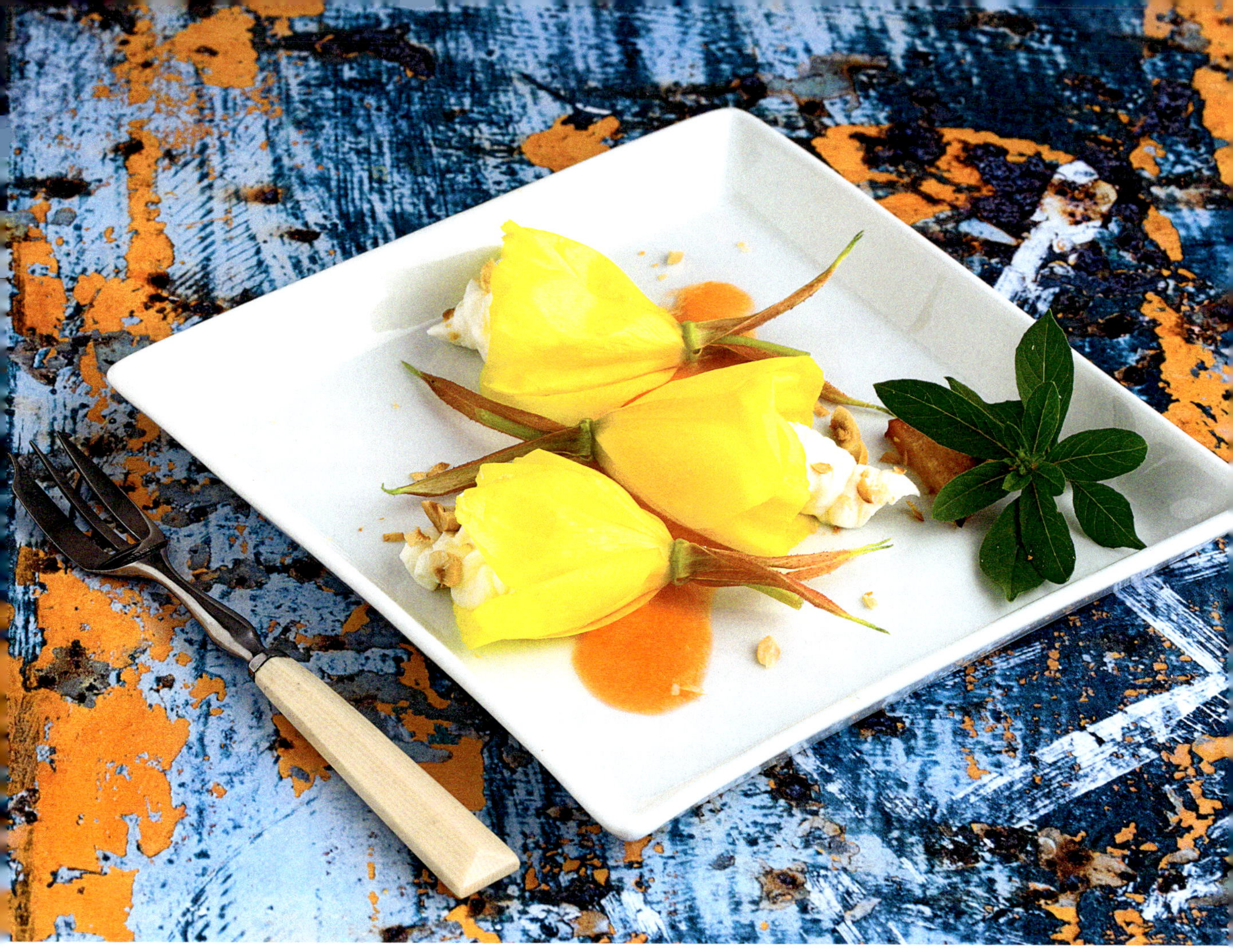

Gefüllte Nachtkerzenblüten auf Pfirsichspiegel

Die großen, gelben Blüten laden geradezu zum Füllen ein. Hier eine süße Variante mit Labneh, einem libanesischen festen Joghurt. Aber auch Sorbets und Eis lassen sich dekorativ in den Blüten servieren.

30 | 1–2 Tage

Für 4 Portionen á 3 Blüten
500 g stichfesten Joghurt oder 200 g fertigen Labneh
1 Prise Salz
1 großer Pfirsich
1 Zitrone
1–2 EL Puderzucker
12 offene Nachtkerzenblüten
1 EL geröstete gehackte Haselnüsse

→ Ein Küchensieb mit einem Baumwolltuch auslegen, den Joghurt mit dem Salz vermengen und hineingeben. Das Tuch darüber schlagen und den Joghurt, je nach gewünschter Festigkeit, 24–48 Stunden im Kühlschrank austropfen lassen.

→ Den Pfirsich überbrühen und die Schale abziehen. Das Fruchtfleisch klein schneiden, in sehr wenig Wasser kurz kochen, mit etwas Zitronensaft und Zucker pürieren und abkühlen lassen.

→ Den fest gewordenen Labneh mit abgeriebener Zitronenschale, wenig Zitronensaft und Puderzucker abschmecken. In einen Spritzbeutel geben und in die Blüten spritzen.

→ Das Pfirsichpüree als Fruchtspiegel auf 4 Teller streichen, je 3 Blüten darauf anrichten, mit Nüssen bestreuen. Zügig servieren.

TIPP

SEHR FESTEN LABNEH ZU KUGELN FORMEN UND IN WILDKRÄUTERÖL (SEITE 164) EINLEGEN.

Steinkleeblüten-Pudding mit Himbeermus

Das Aroma des Steinklees zaubert aus einem einfachen Pudding eine süße Köstlichkeit.

30 | 4+2 Stunden

Für 4 Portionen
1 EL getrocknete Steinkleeblüten
½ l Milch
2 EL Speisestärke (40 g)
1 Eigelb
2–3 EL Zucker
300 g Himbeeren
Zucker nach Geschmack

➜ Die Steinkleeblüten in die Milch geben und etwa 4 Stunden darin ziehen lassen. Milch anschließend durchsieben.

➜ Speisestärke und Eigelb mit wenig Milch glattrühren.

➜ Die aromatisierte Milch aufkochen und die angerührte Speisestärke untermischen. Unter ständigem Rühren kurz aufkochen lassen.

➜ Die heiße Creme in kalt ausgespülte Dessertgläser geben. Mit Folie bedecken und erkalten lassen.

➜ Himbeeren aufkochen und durchpassieren. Nach Geschmack süßen und etwas abkühlen lassen. Auf den erkalteten Pudding geben. Mit einem Holzspieß am Glasrand entlang in den Pudding stechen, damit das Mus hinunterläuft. Pudding noch mal gut durchkühlen lassen.

Variante

Den Pudding in Puddingformen geben, über Nacht kühlen lassen und dann stürzen. Schmeckt großartig mit dem Löwenzahn-Honig von Seite 238.

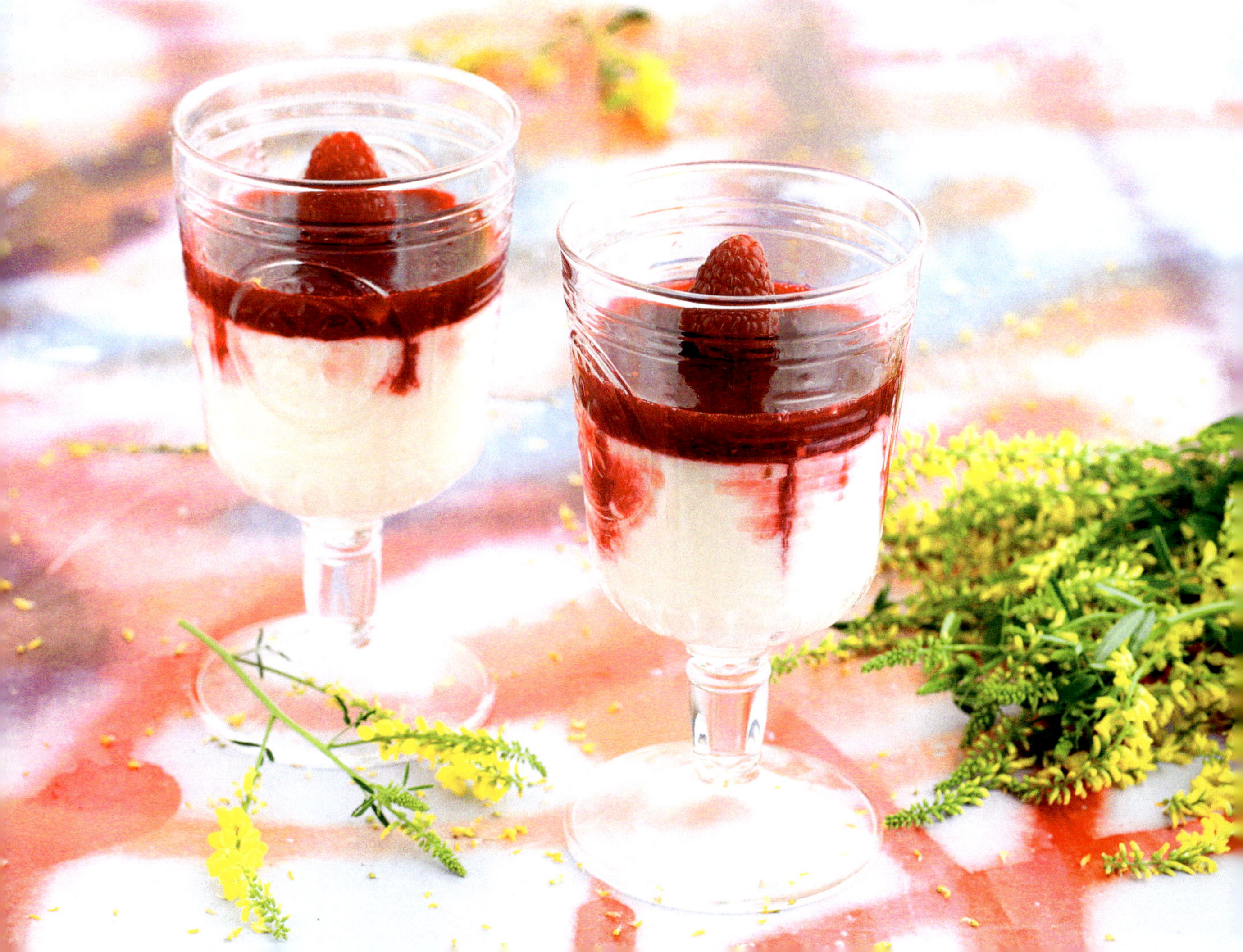

Kandierte Veilchenblüten

Zum Dekorieren von Desserts und Torten oder einfach zum Naschen!

10 | 8 Stunden | 1 Tag

Für 30 Stück
150 g Zucker
100 ml Wasser
30 frische Veilchenblüten

➜ Zucker im Wasser auflösen.
➜ Die Veilchenblüten in ein Schüsselchen geben, das Zuckerwasser dazu gießen und die Blüten damit vollständig bedecken. Über Nacht ziehen lassen.
➜ Die Zuckerlösung in einen Topf abseihen und aufkochen, dann in sterilisierte Flaschen abfüllen und als Sirup verwenden.
➜ Die Blüten nebeneinander auf Backpapier legen und vollständig trocknen lassen.
➜ In einem luftdichten Gefäß kühl aufbewahren.

Rührei mit Wegerichknospen

15

2 Portionen
1 kleine Zwiebel
1 TL Butter
1 Handvoll junge Wegerichknospen
4 Eier
Salz und Pfeffer
Ein paar junge Wegerichblätter und etwas Schnittlauch

➜ Zwiebel klein schneiden. Butter in einer Pfanne erhitzen und die Zwiebelstückchen darin glasig dünsten, Wegerichknospen zugeben und 5 Minuten mitdünsten.
➜ Eier aufschlagen, salzen und pfeffern, grob mit einer Gabel vermengen und in die Pfanne geben.
➜ Eier etwas stocken lassen und dann mit einem Holzspatel immer wieder zusammenschieben, bis alles gestockt ist. Mit fein geschnittenen Wegerichblättern und Schnittlauch servieren.

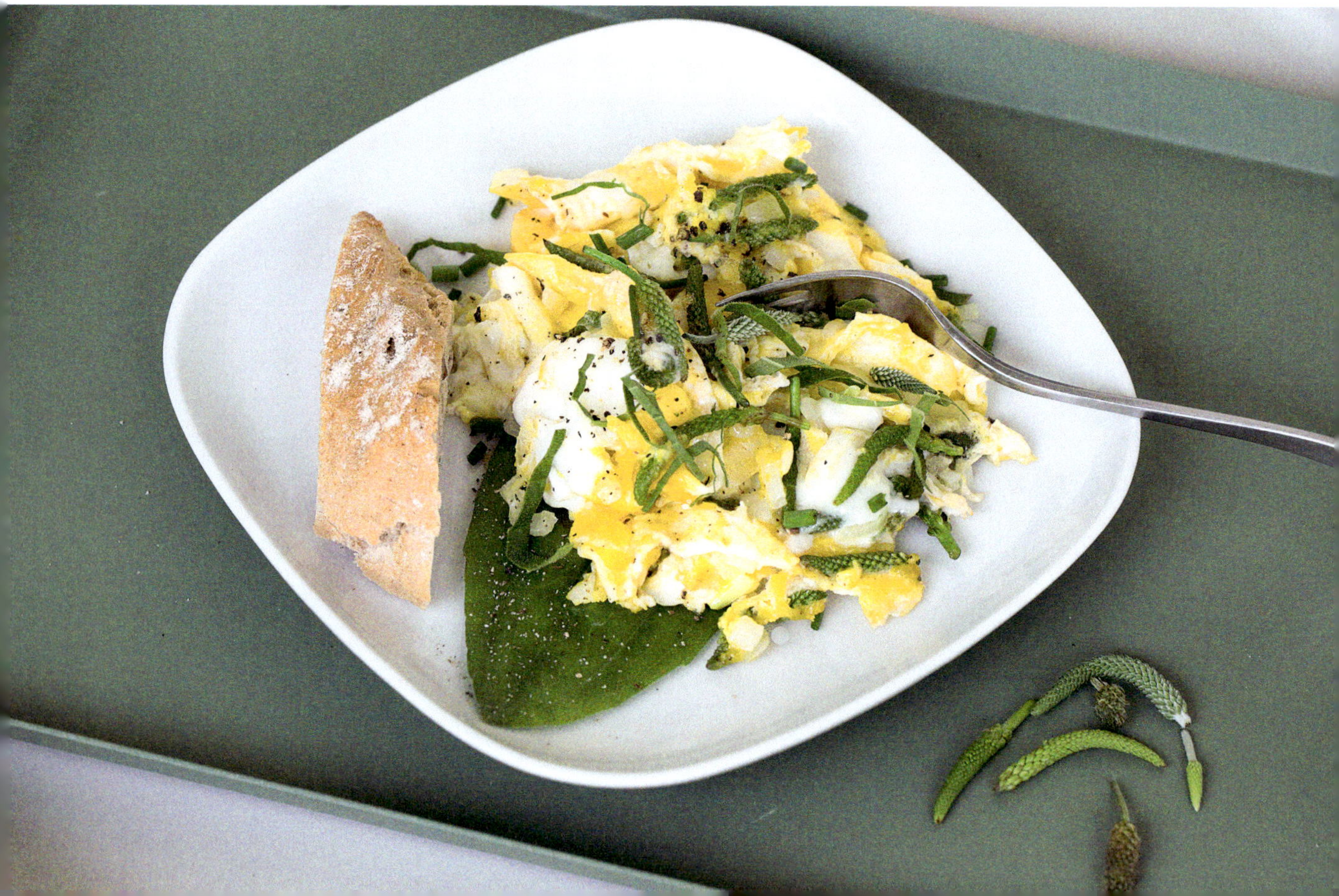

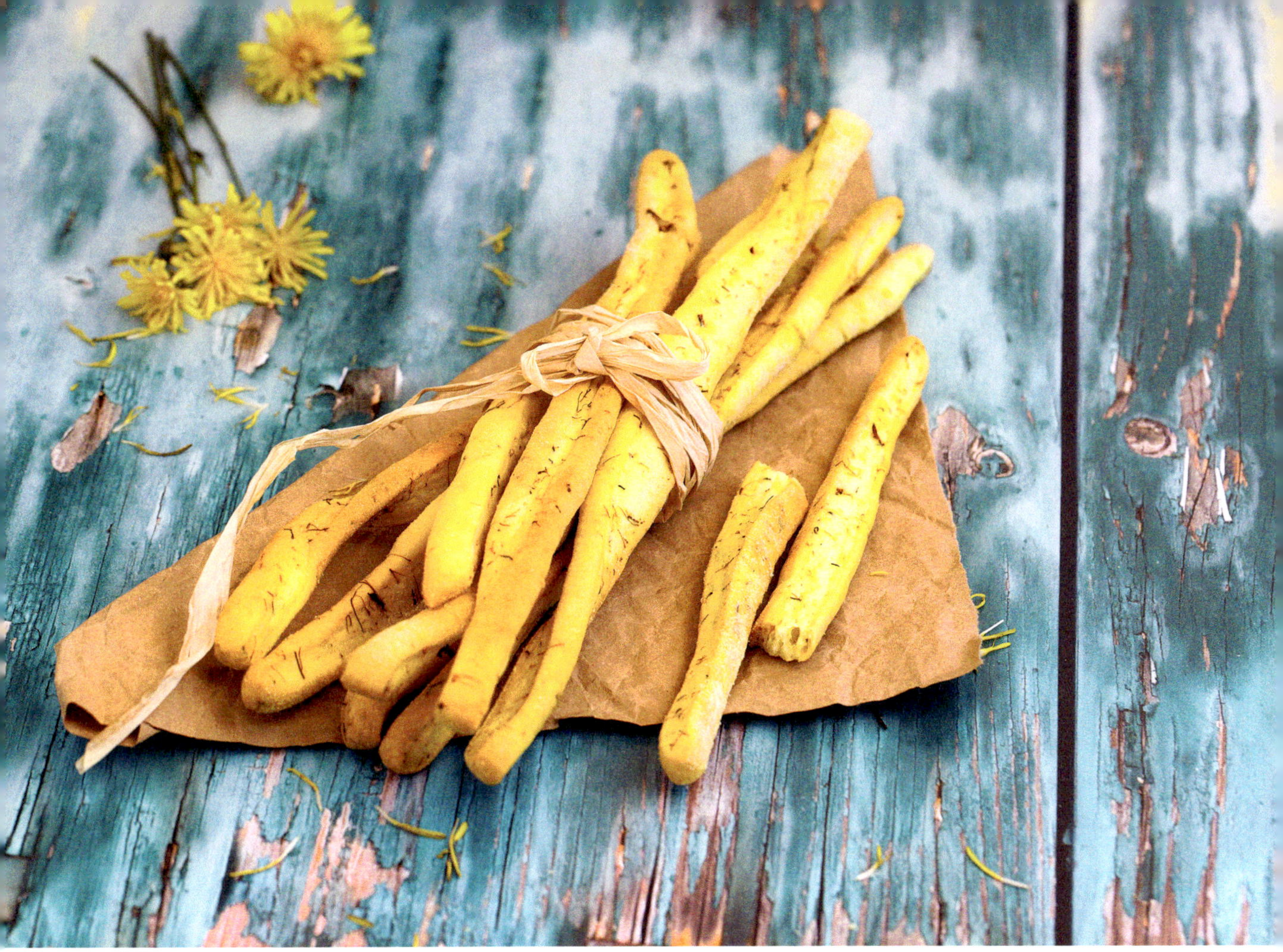

Gelbe Blüten-Grissini vom Wiesenpippau

15	60	30

Für 25 Stück
10 g frische Hefe
130 ml warmes Wasser
250 g Mehl, vorzugsweise doppelgriffiges
½ TL Salz
½ TL Kurkuma
35 g frisch geriebener Parmesan
25 g weiche Butter
25 g Olivenöl
1 EL getrocknete Blüten vom Wiesenpippau

→ Hefe im Wasser auflösen. Mehl, Salz, Kurkuma und Käse in einer Schüssel vermengen, dann das Hefewasser, Butter und Olivenöl unterkneten.
→ Den Teig auf einer Arbeitsfläche gut durchkneten, abschließend die Blüten unterkneten und dann den Teig abgedeckt gehen lassen, bis er sich deutlich vergrößert hat.
→ Den Backofen auf 180 °C vorheizen und das Backblech mit Backpapier auslegen.
→ Teig durchkneten und auf der bemehlten Arbeitsfläche in ein längliches Rechteck ausrollen, maximal ½ cm dick. Mit einem Teigrädchen ca. 1 cm breite Streifen von der Schmalseite abschneiden oder in kleine Portionen teilen und zu länglichen Grissini formen. Mit mindestens 1 cm Abstand auf das Blech legen.
→ Goldgelb backen und zum Auskühlen auf ein Kuchengitter legen.
→ Luftdicht aufbewahren, dann bleiben sie schön knusprig.

Varianten

Getrocknete Wildkräuter verwenden, z. B. Dost, Thymian, Wiesensalbei, oder Samen, z. B. von Bibernelle, Klatschmohn, Knoblauchsrauke, Nachtkerze, Wiesenbärenklau, Wilde Möhre

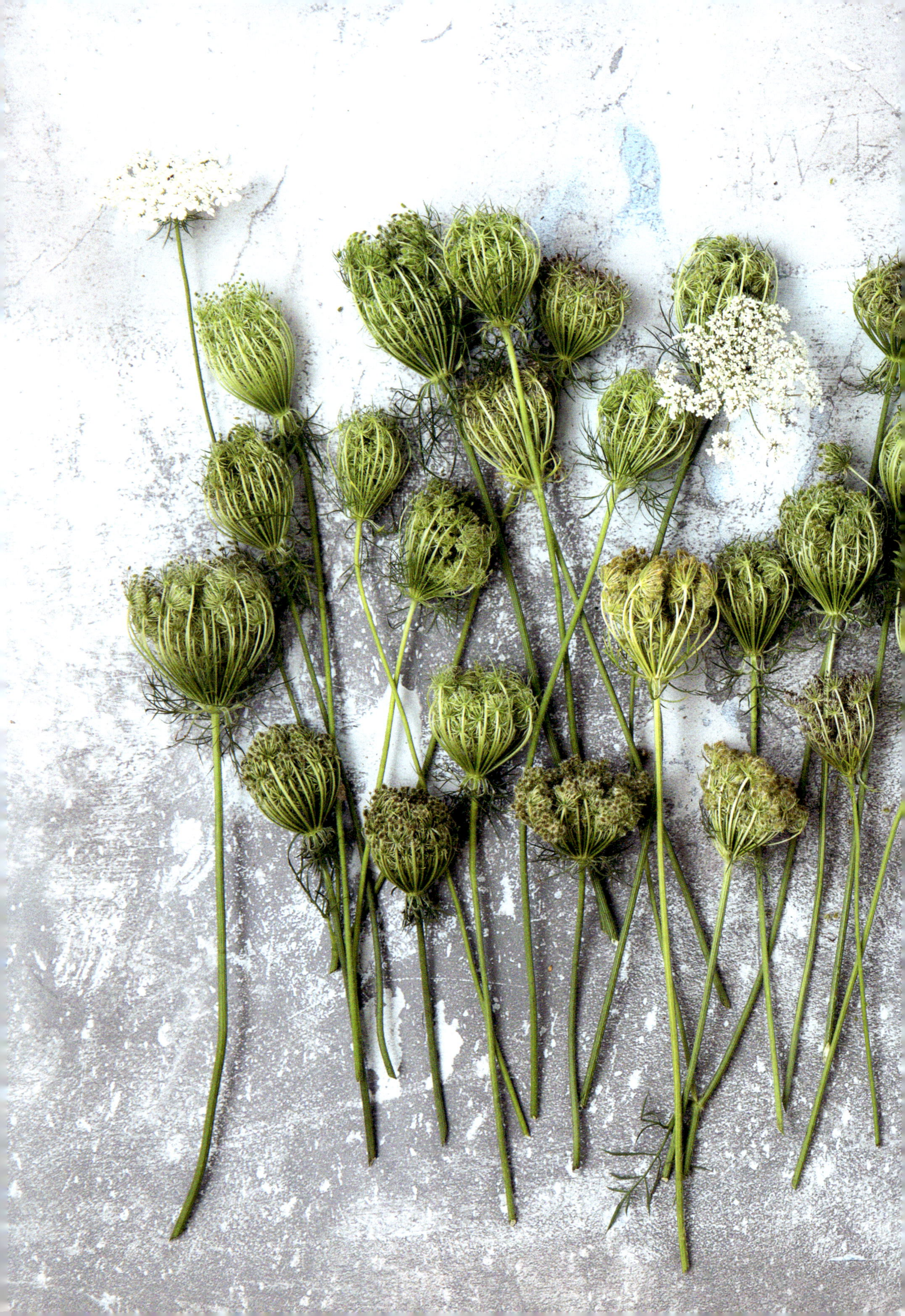

Samen und Früchte

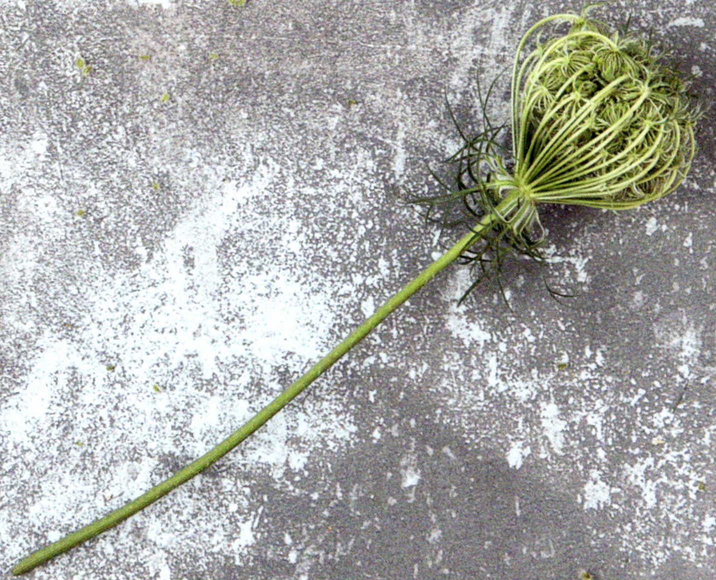

BASICS

Wilde Mühlengewürze

Frisch gemahlen haben die Samen der Wildpflanzen das intensivste Aroma. Man kann sie einfach in Gewürz- oder Pfeffermühlen füllen und nach Bedarf frisch mahlen. Mischungen sind dabei immer spannend. Gemischt mit Salz sind schnell würzige Salzkreationen erfunden. Lassen Sie sich von den kleinen Rezepten anregen und experimentieren Sie selbst.

10

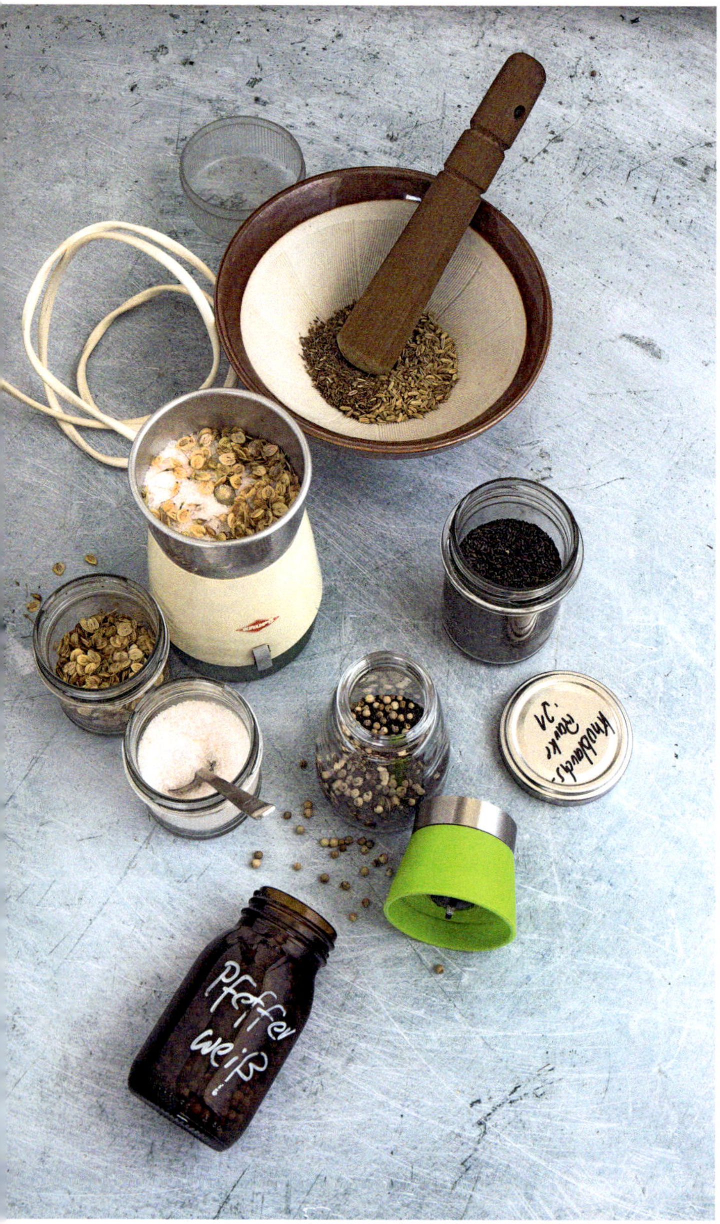

Doppelt scharfer Mix

1 Teil trockene Knoblauchsraukesamen
1 Teil schwarzer oder weißer Pfeffer

Doldenblütler-Mix 1

2 Teile trockene Samen der Wilden Möhre
1 Teil Samen von Fenchel, Kümmel oder Koriander

Doldenblütler-Mix 2

1 Teil trockene Bibernellesamen
1 Teil Anissamen

Wildes Salz

Für wilde Salzkreationen gibt es viele Möglichkeiten. Mixen oder mörsern Sie frische oder getrocknete Samen mit Salz. Das feuchte Salz mit den frischen Samen so verwenden oder trocknen. Man kann auch ganz einfach eine Mischung aus grobem Salz und trockenen Samen in eine Mühle füllen.

Mischungsverhältnis: 1 Teil Samen auf 4–5 Teile Salz.

Für Doldenblütler-Salz:
Bibernelle-, Pastinaken- oder Wiesenbärenklau-Samen

> **TIPP**
>
> DIE GEFLÜGELTEN TROCKENEN SAMEN VON PASTINAKE ODER WIESENBÄRENKLAU LASSEN SICH BESSER MIT EINEM ELEKTRISCHEN HÄCKSLER ZERKLEINERN ALS MIT EINEM MÖRSER.

Für Kreuzblütler-Salz:
Samen von Knoblauchsrauke, Ackerhellerkraut und Barbarakraut

Für Bäriges Lauchsalz:
1 Teil Bärlauchsamen
In einem elektrischen Häcksler zerkleinern, da die Samen sehr hart sind.

BASICS

Wildsamen-Gomasio

Gomasio ist ein japanisches Tischgewürz aus geröstetem Sesam und Salz. Der Salzanteil im Verhältnis zu den Samen kann zwischen 1:5 und 1:15 liegen. Gomasio schmeckt aufs Butterbrot, zu Käse und vielen warmen Gerichten. Es wird nicht mitgekocht, sondern am Ende auf das fertige Gericht gestreut. Mischen Sie milde und würzige Wildsamen und immer auch etwas Sesam.

20

1 Teil Salz
5–15 Teile Samen (hier 5 Teile Brennnessel, 5 Teile Sesam, 1 Teil Wilde Möhre)

➜ Salz in einer schweren Pfanne rösten. Danach die Samen, getrennt nach Sorten, vorsichtig rösten (nicht anbrennen lassen!), dann auskühlen lassen.

➜ Salz und Samen im Mörser verreiben oder im Mixer etwas zerkleinern. In dichte Gläser füllen.

Geeignete Wildsamen

Bibernelle, Brennnessel, Klatschmohn, Nachtkerze, Pastinake, Wegeriche, Wiesenbärenklau und Wilde Möhre

Variante

Getrocknete Wildkräuter wie Dost, Wilden Thymian oder Bibernelle dazumischen.

Gomasio schmeckt ...

- auf dem Butterbrot, egal ob Bauernbrot oder Weißbrot
- in Kräuterbutter
- zu Rührei und Spiegelei
- zu Pilzgerichten
- zu Gemüseeintöpfen
- zu Curry- und Reisgerichten

EINFACH ...

... GERÖSTETE WILDSAMEN UNTER EIN GEKAUFTES GOMASIO MISCHEN.

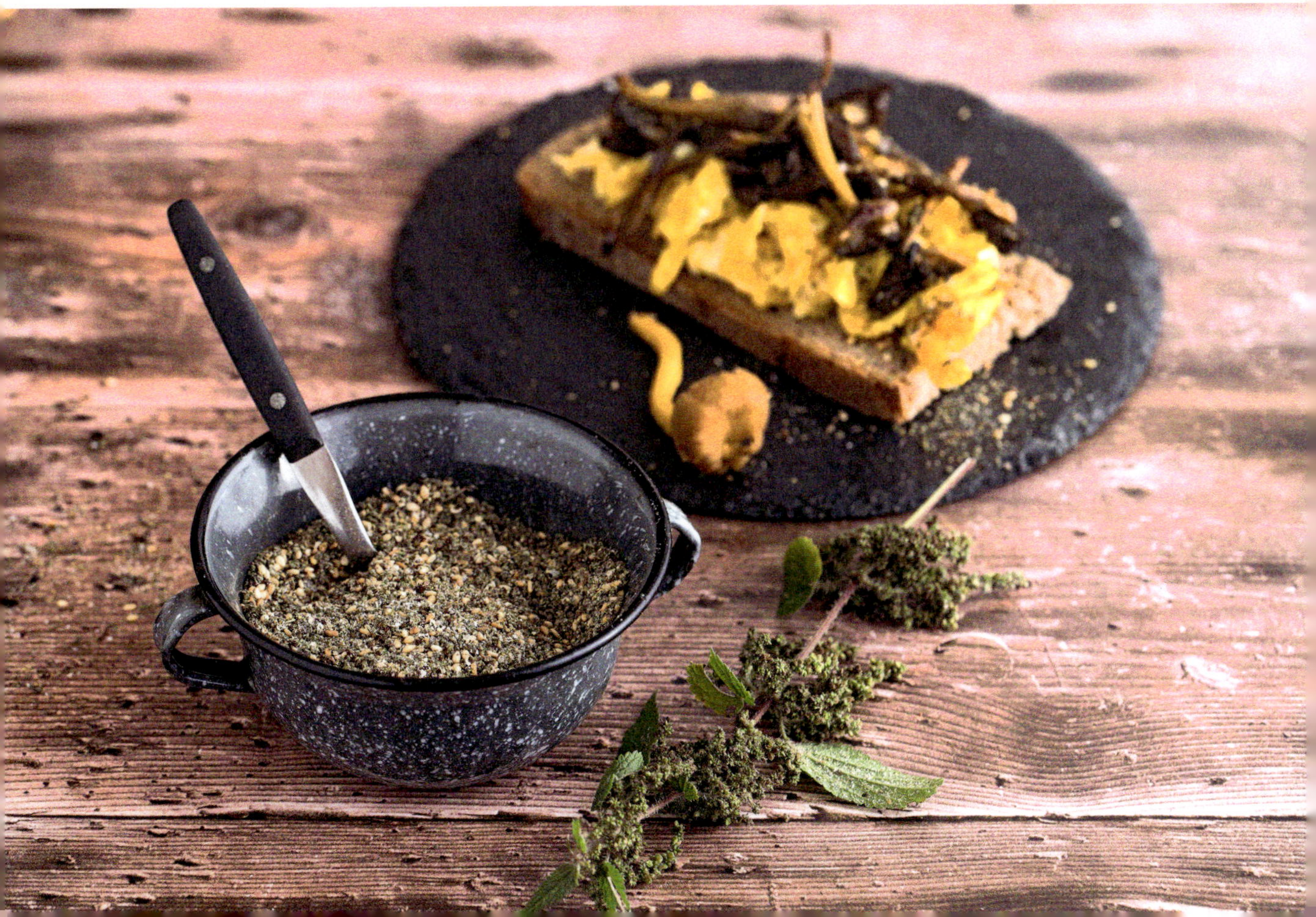

Rettich-Carpaccio mit Ackerhellerkraut-Schoten

20 | 10

Für 2 Portionen
2 kleine schwarze Rettiche
Salz
1 EL Walnusskerne
2–4 Stängel Ackerhellerkraut mit jungen Schoten
1 Limette
Pfeffer und Fleur de Sel
1 EL Walnussöl oder Kürbiskernöl

➜ Rettiche in sehr dünne Scheiben hobeln, etwas salzen und 10 Minuten „weinen" lassen.
➜ Walnüsse grob hacken, vom Ackerhellerkraut die Schoten und, wenn vorhanden, auch die Blüten abzupfen.
➜ Rettichscheiben auf Tellern anrichten, mit den Nüssen und Schoten bestreuen.
➜ Mit Saft der Limette, Pfeffer und eventuell Fleur de Sel würzen. Abschließend das Öl darüberträufeln.

Grundrezept Amarant

Amarant kann man wie Hirse oder Reis verwenden, z. B. als Beilage oder für Füllungen.

10 | 25

Für 2 Portionen
150 g Amarant (Samen vom Fuchsschwanz)
300 ml Wasser oder Gemüsebrühe

➜ Amarant in ein feines Sieb geben und unter fließendem heißem Wasser gründlich waschen.
➜ Das Wasser bzw. die Gemüsebrühe aufkochen, den Amarant unter Rühren einstreuen.
➜ Aufkochen lassen, dann auf die kleinste Stufe runterschalten, Deckel auflegen und den Amarant in ca. 20 Minuten ausquellen lassen.

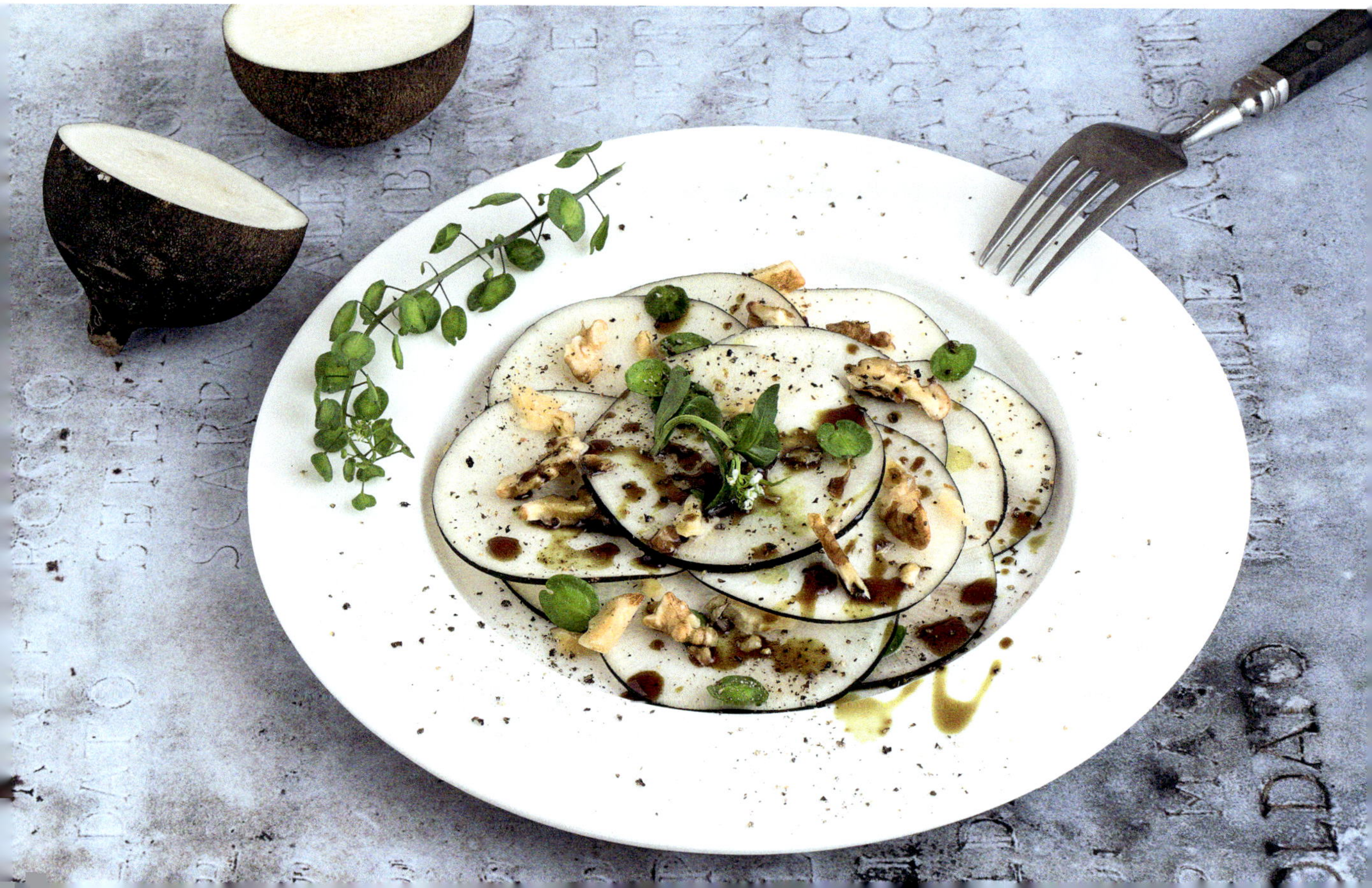

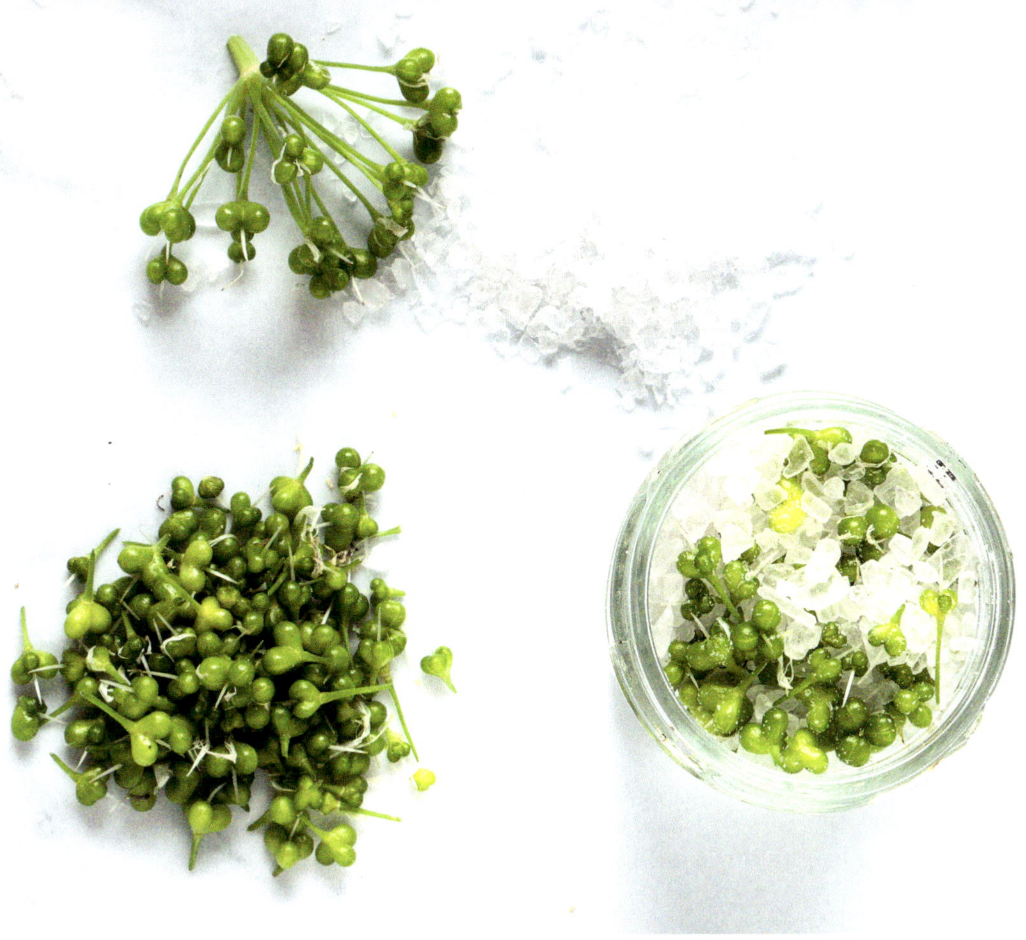

Kleiner Amarant-Salat

10 | 25

Für 4 kleine Portionen
40 g Amarant (Samen vom Fuchsschwanz)
1 Tomate
1 kleine rote Spitzpaprika
1 Stück frische Chilischote
1 kleine rote Zwiebel
1 Sträußchen Wildkräuter oder Petersilie
2 EL Zitronensaft
1 EL Öl
Salz und Pfeffer

→ Amarant nach Grundrezept kochen (siehe linke Seite) und abkühlen lassen.
→ Tomate und Paprika klein würfeln, Chilischote und Zwiebel sehr fein hacken. Kräuter klein schneiden. Alles unter den Amarant mischen.
→ Vinaigrette aus Zitronensaft, Öl, Salz und Pfeffer mixen und unter den Salat mischen. Eine Weile durchziehen lassen.

Bärlauchfrüchte in Salz

Die grünen, knackigen Früchte des Bärlauchs lassen sich gut in Salz konservieren. Sie schmecken in Salaten und Dips oder einfach auf Butterbrot.

10 | 2 Wochen

Für ein kleines Gläschen (100 ml)
50 g frische Früchte vom Bärlauch
50 g grobes Salz

→ Bärlauchfrüchte und Salz in abwechselnden Schichten in ein Schraubgläschen geben.
→ Mindestens 14 Tage dunkel und kühl ziehen lassen. Etwa 1 Jahr haltbar.

Andere Wildpflanzen

Die grünen Schoten von Barbarakraut oder Knoblauchsrauke

Bärlauchfrüchte in Öl

15 | 2 Wochen

Für ein 125-ml-Glas
1 Handvoll grüne Bärlauchfrüchte
Ca. 50 ml Olivenöl

➜ Die Bärlauchfrüchte kurz waschen und mit Küchenpapier oder einem Tuch wieder gut trocknen.
➜ In ein Schraubglas geben, mit Öl auffüllen und gut verschließen. Kühl aufbewahren und 2 Wochen ziehen lassen. Passt in Salate oder Kräuterquark und Frischkäseaufstriche.

EINFACH …

… EINE HANDVOLL GRÜNE BÄRLAUCHFRÜCHTE ZUM AROMATISIEREN IN EINE KLEINE FLASCHE OLIVENÖL ODER ESSIG GEBEN.

Parmesan-Chips mit Bibernellesamen

15 | | 10

Für etwa 15 Stück
100 g Parmesan
1 gestrichener TL Bibernellesamen

➜ Den Backofen auf 200 °C (Ober-/Unterhitze) vorheizen.
➜ Parmesan reiben und mit den getrockneten Samen mischen. Ein Backblech mit Backpapier auslegen.
➜ Mit dem Esslöffel etwa 15 kleine Häufchen der Parmesanmasse mit gutem Abstand auf das Backblech setzen und mit dem Löffelrücken etwas flachdrücken.
➜ 7–9 Minuten auf der mittleren Schiene goldgelb backen, bis der Rand zu bräunen beginnt.
➜ Auf dem Blech abkühlen lassen.

Andere Wildpflanzen

Giersch, Pastinake, Knoblauchsrauke, Schaumkraut, Wegrauke, Wiesenbärenklau

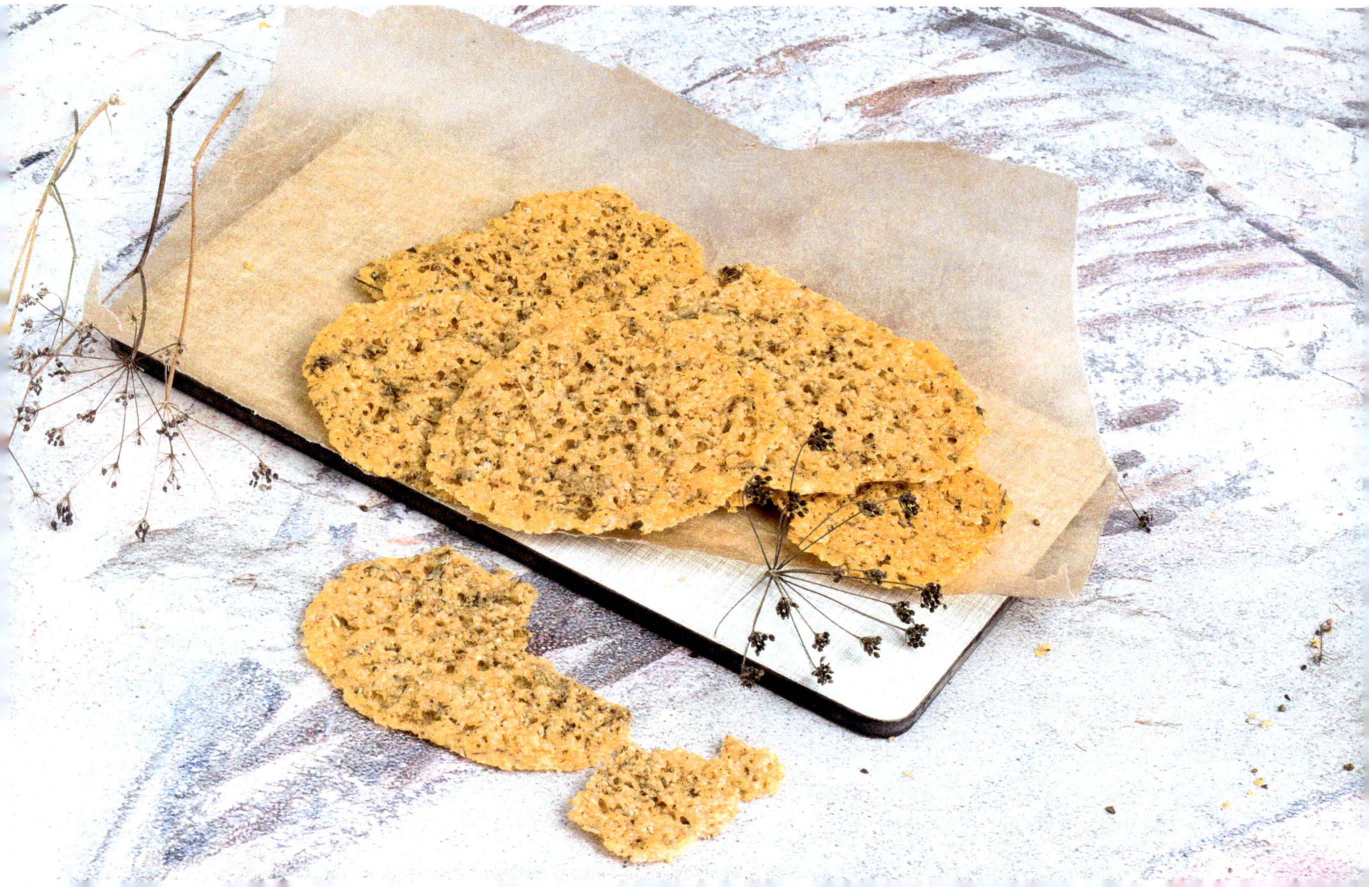

Pizzateig-Schnecken mit Brennnesselsamen-Pesto

Pizzateig ist schnell gemacht und wird hier einfach mal gerollt. Auch andere Pestos (Seite 167) können in die Schnecken gefüllt werden.

20	65	20

Für 15 Stück

1 Würfel frische Hefe (oder 1 Päckchen Trockenhefe)
1 TL Zucker
500 g Mehl
1 ½ TL Salz
50 ml Olivenöl
Ca. 300 ml warmes Wasser
20 g getrocknete Brennnesselsamen
20 g fein geriebener Parmesan
30 g gemahlene Walnüsse
100 ml Olivenöl
2 fein gehackte Knoblauchzehen
Salz

→ Hefe mit Zucker in ein wenig warmem Wasser auflösen.

→ Mehl mit der aufgelösten Hefe, dem Salz und dem Olivenöl in eine Schüssel gegeben, nach und nach Wasser zugeben. Zu einem glatten Teig verkneten, bis dieser sich von der Schüssel löst.

→ Den Teig zu einer Kugel formen, mit Öl dünn einreiben und zugedeckt ca. 45 Minuten gehen lassen.

→ Für das Brennnesselsamen-Pesto alle restlichen Zutaten vermischen und mit Salz kräftig abschmecken.

→ Den gegangenen Teig auf einer gut bemehlten Arbeitsfläche mit einem Nudelholz 3–4 mm dick zu einem Rechteck ausrollen.

→ Den Teig mit dem Pesto bestreichen und von einer Längsseite her aufrollen.

→ 1,5–2 cm dicke Scheiben mithilfe von Nähgarn abtrennen. Dazu das straff gespannte Garn unter die Rolle schieben, über der Rolle kreuzen und ziehen. Die Scheiben auf ein mit Backpapier belegtes Blech legen und abgedeckt nochmals ca. 20 Minuten gehen lassen.

→ Die Schnecken für ca. 20 Minuten bei 180 °C (Umluft) backen.

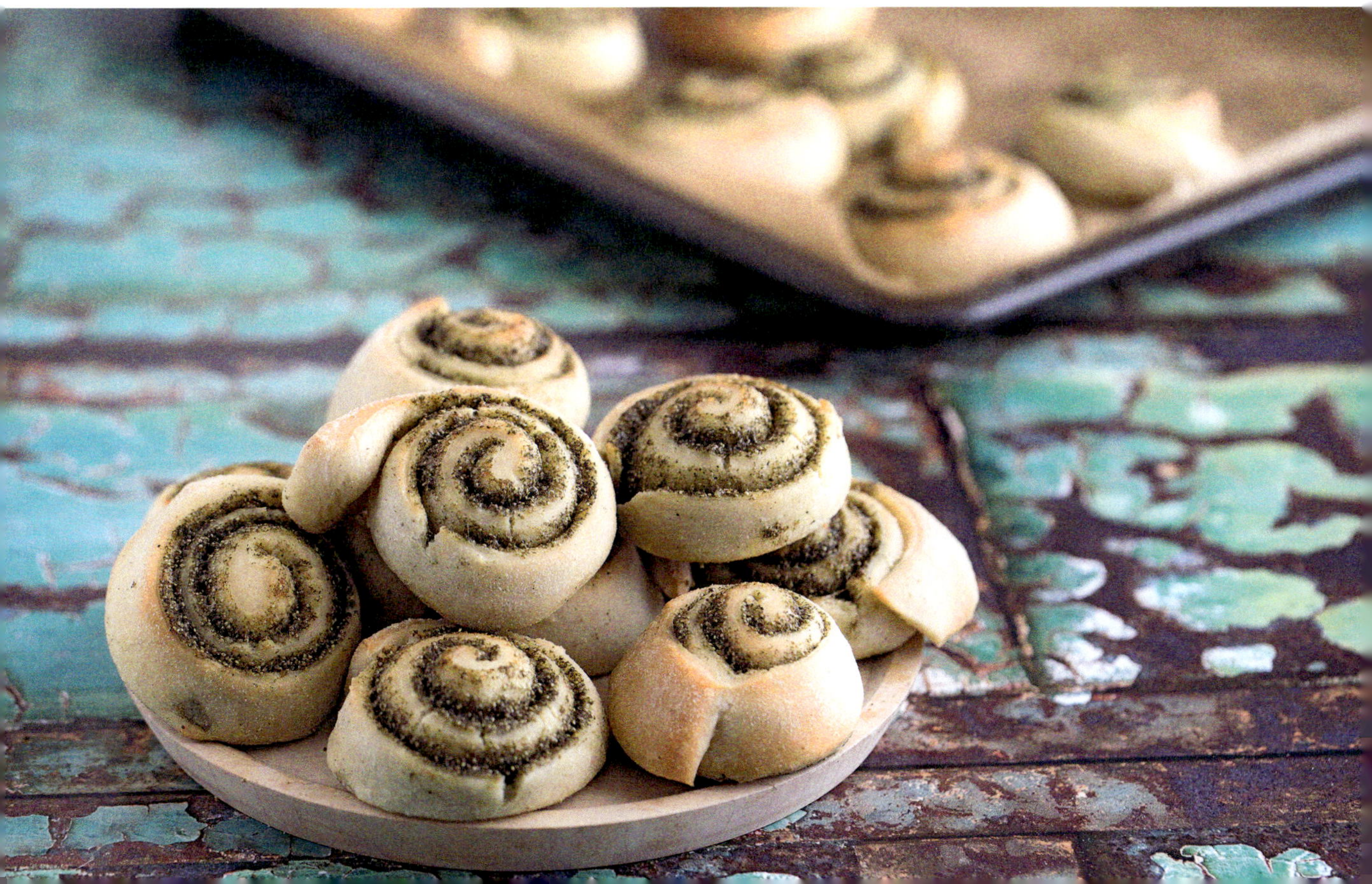

Fischstäbchen in Brennnesselsamen-Panade

Diese Fischstäbchen schmecken den Kleinen, weil es eben Fischstäbchen sind, und den Großen, weil sie einfach lecker und gesund sind.

30 | 15

Für 8 Fischstäbchen

300 g Fischfilet (z. B. Kabeljau, Rotbarsch, Zander, Hecht)
1 Zitrone
3 EL Semmelbrösel
6 EL warme Milch
1 Frühlingszwiebel
2 Handvoll milde Wildkräuter wie Brennnessel, Giersch oder Vogelmiere
1 Büschelchen wilde Würzkräuter wie Dost oder Wiesensalbei
Salz und Pfeffer
2–3 EL Öl
1 große Tasse Brennnesselsamen

➜ Den Fisch sehr fein hacken oder durch den Fleischwolf drehen. Zitronenschale abreiben und Zitrone dann auspressen. Fisch, Semmelbrösel, Milch und Zitronensaft kräftig vermischen, bis die Fischmasse homogen ist und gut zusammenhält. Nach Bedarf weitere Brösel oder Flüssigkeit zugeben.

➜ Frühlingszwiebel und Wildkräuter sehr fein schneiden und untermischen. Mit Salz, Pfeffer und Zitronenschale kräftig abschmecken.

➜ Die Fischmasse zu einem ca. 1 cm dicken und 6 cm breiten Rechteck formen und in „Stäbchen" schneiden. Mit der Hand etwas nachformen.

➜ Öl in der Pfanne erhitzen. Brennnesselsamen auf einen flachen Teller geben. Die Fischstäbchen in den Brennnesselsamen wälzen und bei milder Hitze ca. 5–7 Minuten pro Seite braten.

Dazu passt der Dip mit Knoblauchsrauke-Wurzel von Seite 268.

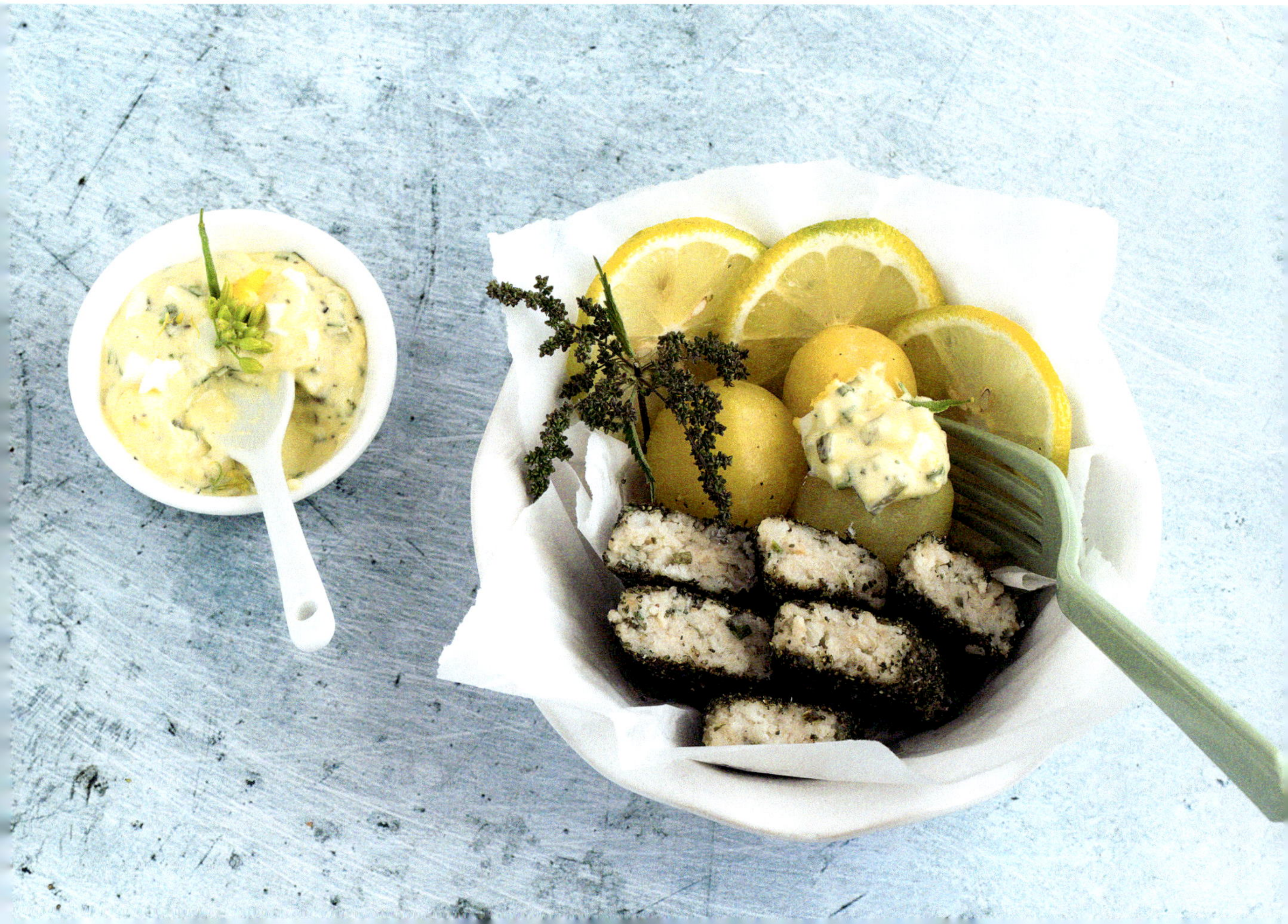

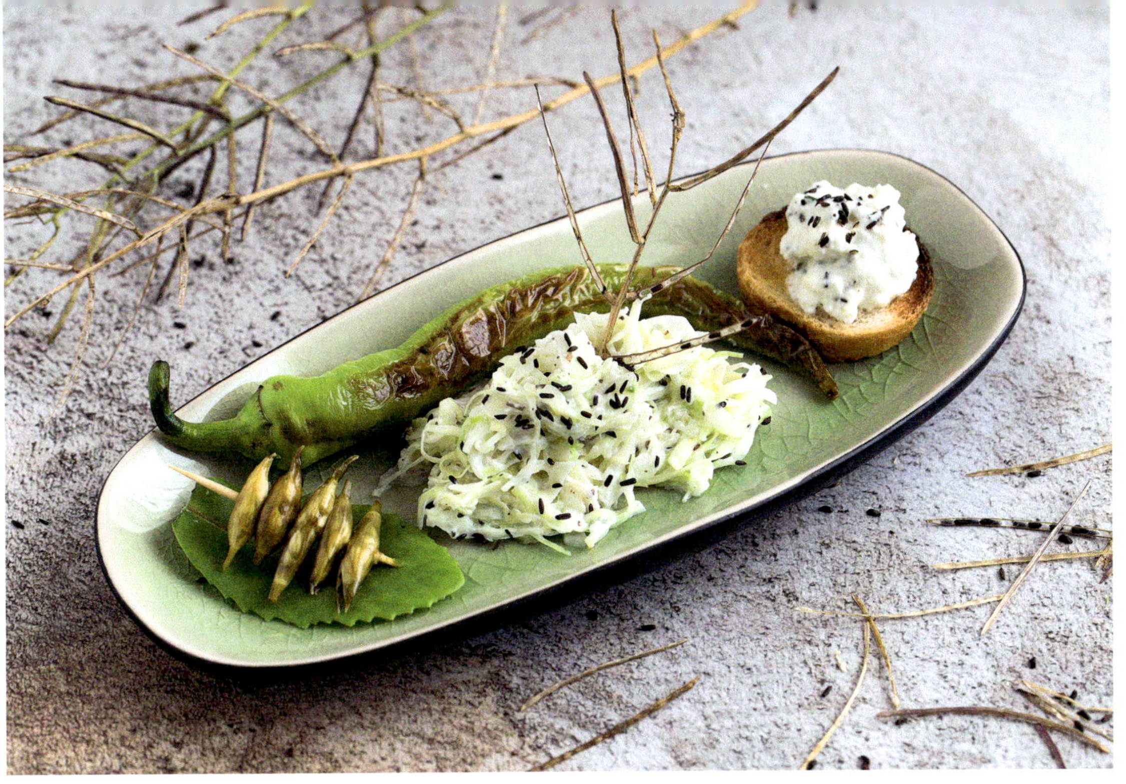

Spitzkohlsalat mit Knoblauchsrauke-Samen

Dieser erfrischende Sommersalat aus jungem Kraut, den scharf-herben Knoblauchsrauke-Samen und dem Aroma des Ziegenjoghurts passt perfekt zu einem sommerlichen Grillabend.

30

Für 6 Portionen
1 kg junger Spitzkohl (er hat feinere Blätter als der runde Weißkohl)
1 TL Salz
1 milde Zwiebel oder 2 Frühlingszwiebeln
1–2 EL Knoblauchsrauke-Samen
1 Zitrone oder Limette
1 Becher Ziegen- oder Schafsjoghurt

→ Den Spitzkohl sehr fein hobeln. Das Salz dazugeben und den Kohl stampfen oder kneten, bis etwas Wasser austritt.

→ Die Zwiebel sehr fein schneiden, die Knoblauchsrauke-Samen mörsern und mit dem Saft der Zitrusfrucht und dem Joghurt unter das Kraut mengen.

Schafskäse mit Knoblauchsrauke-Samen

Die scharf-herben Knoblauchsrauke-Samen und der würzige Schafskäse sind wie füreinander gemacht.

15

Für 4 Portionen
200 g Schafskäse
6 Walnusskerne
1 EL frisch gemahlene Knoblauchsrauke-Samen
1 Knoblauchzehe
2 EL Olivenöl
1 EL Joghurt

→ Den Schafskäse mit einer Gabel auf einem Teller zerdrücken.

→ Walnusskerne grob hacken, Knoblauchsrauke-Samen im Mörser grob zerreiben. Beides zum Käse geben.

→ Knoblauch pressen und zusammen mit Öl und Joghurt gut mit dem Käse vermischen. Möchten Sie den Käse cremiger, nehmen Sie einfach etwas mehr Öl oder Joghurt.

Variante

Das Rezept schmeckt ebenso mit Blättern, Blüten und frischen Schoten. (Auf dem Teller liegt auch ein Spießchen mit eingelegten Bärlauchknospen.)

Fermentiertes Buchweizenbrot mit Nachtkerzensamen

Ein wunderbar saftiges Brot, mit etwas Zeit, aber wenig Aufwand zuzubereiten und köstlich im Geschmack.

30 | 32 Stunden | 60

Für eine Kastenform (30 cm)
360 g ganzer Buchweizen
Ca. 150 ml Wasser zum Mixen des Teiges
1 TL Salz
2 EL Nachtkerzensamen
2 EL Samen wie Leinsamen oder Sonnenblumenkerne
Brotgewürze nach Geschmack, z. B. Wilde Möhre, Koriander, Brotklee, Anis, Fenchel

→ Buchweizen mit warmem Wasser gut waschen und 8 Stunden in reichlich Wasser einweichen. Dann absieben, gründlich durchspülen und abtropfen lassen.
→ Mit Wasser und Salz in einem Hochleistungsmixer zu einem zähflüssigen Teig pürieren. Samen und Gewürze untermischen.
→ Zugedeckt bei Zimmertemperatur 24 Stunden fermentieren lassen. Der Teig wird schaumig.
→ Den Ofen auf 200 °C vorheizen. Eine Kastenform mit Backpapier auslegen. Den schaumigen Teig behutsam in die Form füllen und mit den Samen bestreuen.
→ Bei 180 °C für 1 Stunde backen.
→ Das Brot aus der Form nehmen, das Papier abziehen und das Brot auskühlen lassen.

Andere Wildpflanzen
Brennnessel, Fuchsschwanz, Wegeriche, Wiesensalbei

Buchweizen-Brot mit Radieschen und Wegerichkeimen

Eine schnell hergerichtete, gesunde Brotzeit.

10

Für 2 Portionen
4 Scheiben Buchweizenbrot (siehe links)
Butter
4 Radieschen
Salz
1 Handvoll Wegerichkeime (Seite 155)

→ Die Brotscheiben mit Butter bestreichen. Radieschen in dünne Scheiben schneiden und die Brote damit belegen. Etwas salzen.
→ Die Wegerichkeime auf dem Brot verteilen.

Galettes mit Wegerichsamen

Eine vegane Galette-Variante ohne Ei, die wunderbar funktioniert und hervorragend schmeckt. Die Galettes können würzig oder süß gefüllt werden und stellen, in Streifen geschnitten, eine leckere Suppeneinlage dar.

30 | 30

Für ca. 8 Galettes
360 g Buchweizenmehl
2 EL frische Wegerichsamen
750 ml Wasser
Salz
Öl zum Ausbacken

→ Buchweizenmehl, Wegerichsamen und Wasser gut vermischen, mindestens 30 Minuten quellen lassen.
→ Salz und bei Bedarf noch etwas Wasser untermischen.
→ Eine beschichtete Pfanne erhitzen, wenig Öl hineingeben. Eine Portion Teig hineinschütten und Teig durch Schwenken der Pfanne verteilen.
→ Auf guter Mittelhitze von beiden Seiten knusprig braten.

Variante
Auch getrocknete Wegerichsamen können hier verwendet werden. Sie sind aber recht fest und sollten darum geschrotet oder gemahlen werden.

Andere Wildpflanzen
Brennnessel, Wiesensalbei

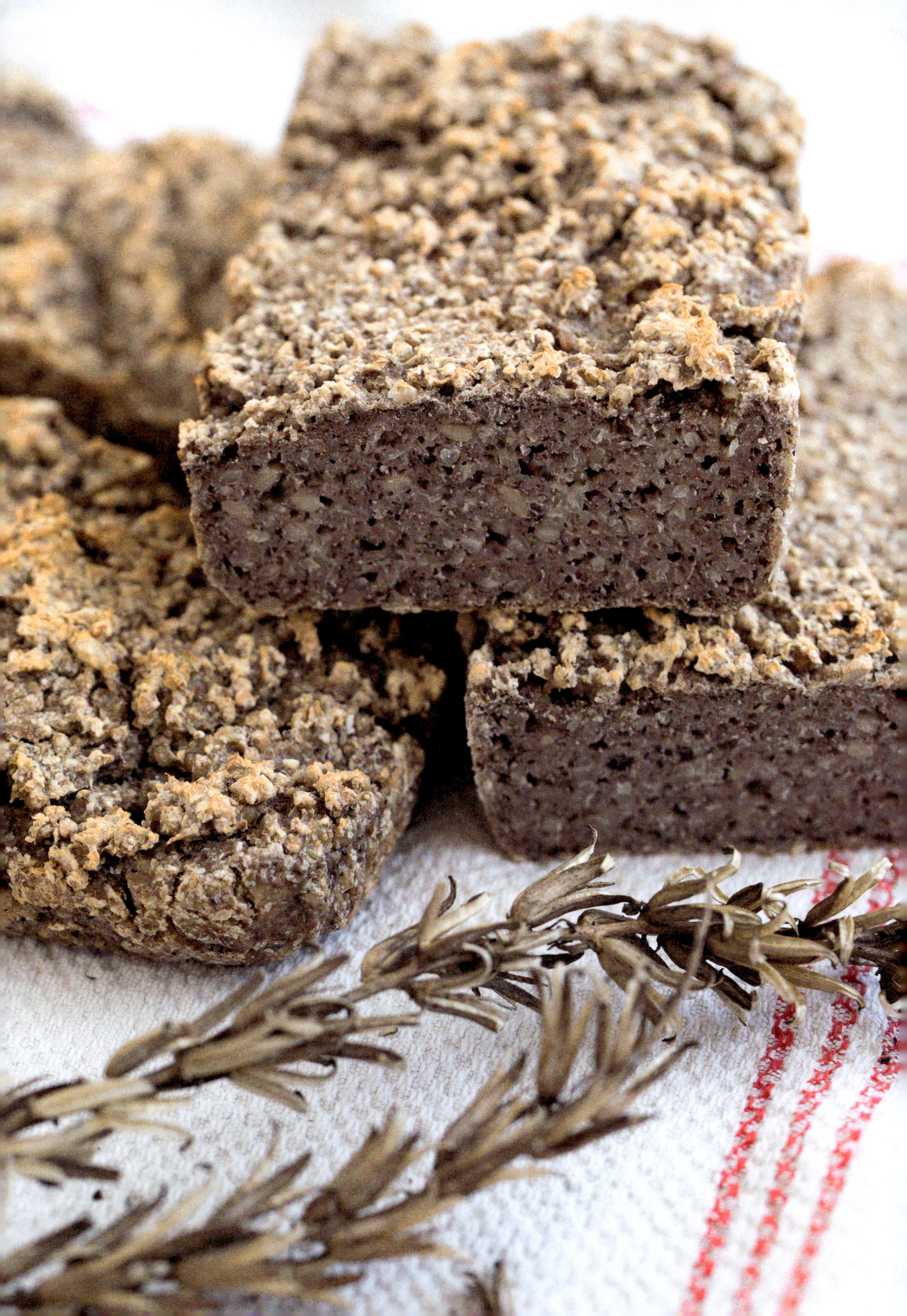

Wildes Shortbread mit Wiesenbärenklau-Samen

Ein nussiges Shortbread, das mit den Bärenklausamen fast exotisch anmutet. Dazu passt ein kräftiger Schwarztee.

30 | 25

Für 30 Stück
100 g Haselnüsse
3 TL getrocknete Früchte vom Wiesenbärenklau
350 g Mehl
130 g Vollrohrzucker
1 kräftige Prise Salz
165 g Haselnussöl
Fleur de Sel

→ Haselnüsse im Backofen bei 160 °C etwa 10 Minuten rösten, bis sie intensiv duften. Etwas abkühlen lassen und in einem Geschirrtuch aneinanderreiben, um die häutige Schale zu entfernen, dann die Nüsse grob hacken. Die Früchte des Wiesenbärenklaus fein mahlen.

→ Beides mit Mehl, Zucker, Salz und Öl verkneten.

→ Eine quadratische Kuchenform (23 × 23 cm) mit Backpapier auslegen. Den Teig in die Form drücken und mit einer Gabel in Linien einstechen.

→ Ca. 25 Minuten backen und noch heiß mit Zucker und Fleur de Sel bestreuen. Zügig in längliche Kekse schneiden. Gut auskühlen lassen.

Andere Wildpflanzen

Samen von Bibernelle, Pastinake, Wilde Möhre aber auch Mädesüßblüten, Nelkenwurz-Wurzeln

TIPP

ZUM MAHLEN DER WIESENBÄRENKLAU-FRÜCHTE EIGNET SICH GUT EIN HÄCKSLER MIT SCHLAGWERK, WIE ES DIE ALTEN ELEKTRISCHEN KAFFEEMÜHLEN HABEN.

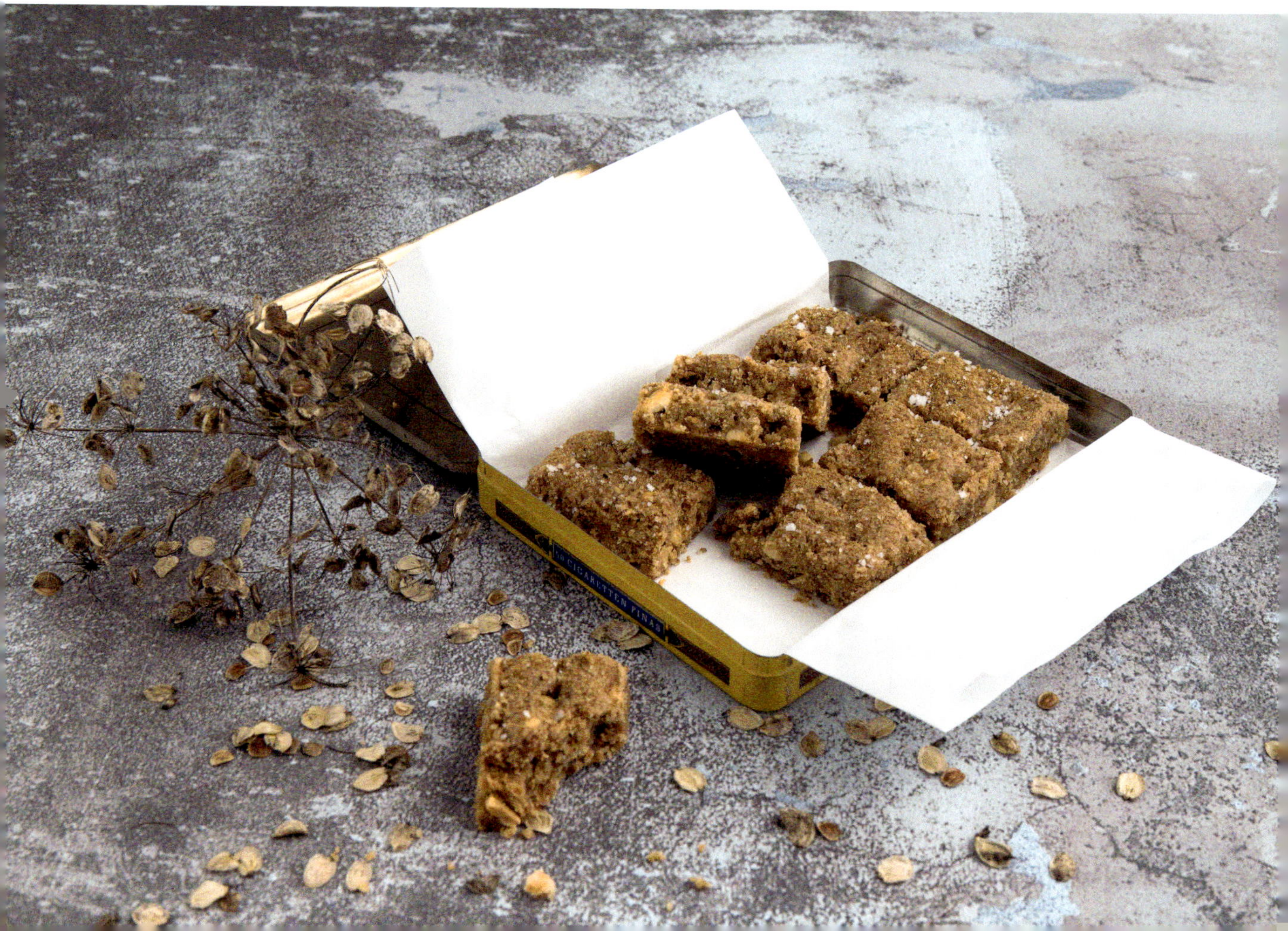

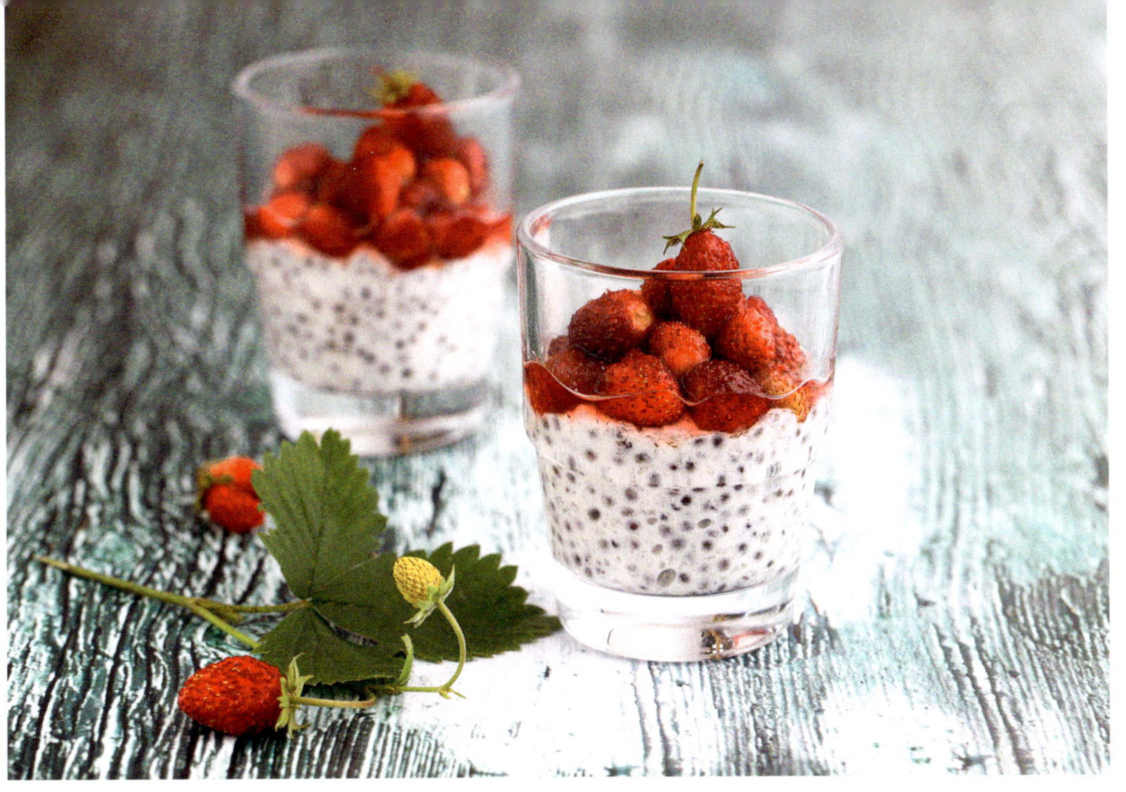

Kleiner Wiesensalbei-Pudding mit Walderdbeeren

Ein kleines „wildes" Dessert, das sich gut vorbereiten lässt.

10 | 135

Für 4 kleine Gläschen
15 g Samen vom Wiesensalbei
90 ml Kokosdrink
1 TL Ahornsirup
1 Messerspitze Vanillemark
4 EL Walderdbeeren
Etwas Puderzucker
Ewas Himbeergeist

➜ Wiesensalbeisamen, Kokosmilch, Ahornsirup und Vanille vermischen. 15 Minuten quellen lassen, dabei mehrfach umrühren, damit es keine Klumpen gibt. 2 Stunden im Kühlschrank ausquellen lassen.
➜ Die Walderdbeeren putzen, mit dem Puderzucker und dem Himbeergeist marinieren, kurz ziehen lassen.
➜ In die Gläschen zuerst den Pudding und obenauf die Walderdbeeren geben.

Salvia Fresca mit wildem Blütensirup

Pate für dieses Rezept stand der mexikanische Cocktail „Chia Fresca", der mit den verwandten Chiasamen gemixt wird.

10

Für 4 Gläser
2 Limetten
1,2 l eiskaltes Wasser
8 TL Wiesensalbeisamen
4 EL zerstoßene Eiswürfel
1 Schuss Blütensirup (z. B. Sirup von Mädesüß, Holunder oder Echtem Labkraut)

➜ Eine Limette auspressen, die zweite in Scheiben scheiden.
➜ Wasser und Salbeisamen in einem großen Krug zügig verrühren, kurz quellen lassen, dann nochmals verrühren. Limettensaft und Blütensirup zugeben.
➜ Eiswürfel in die Gläser geben und mit Salvia Fresca auffüllen. Limettenscheiben etwas weiter als bis zur Mitte einschneiden und auf den Glasrand setzen.

Variante

Einen Schuss weißen Rum dazu – und schon hat man einen wilden Partycocktail.

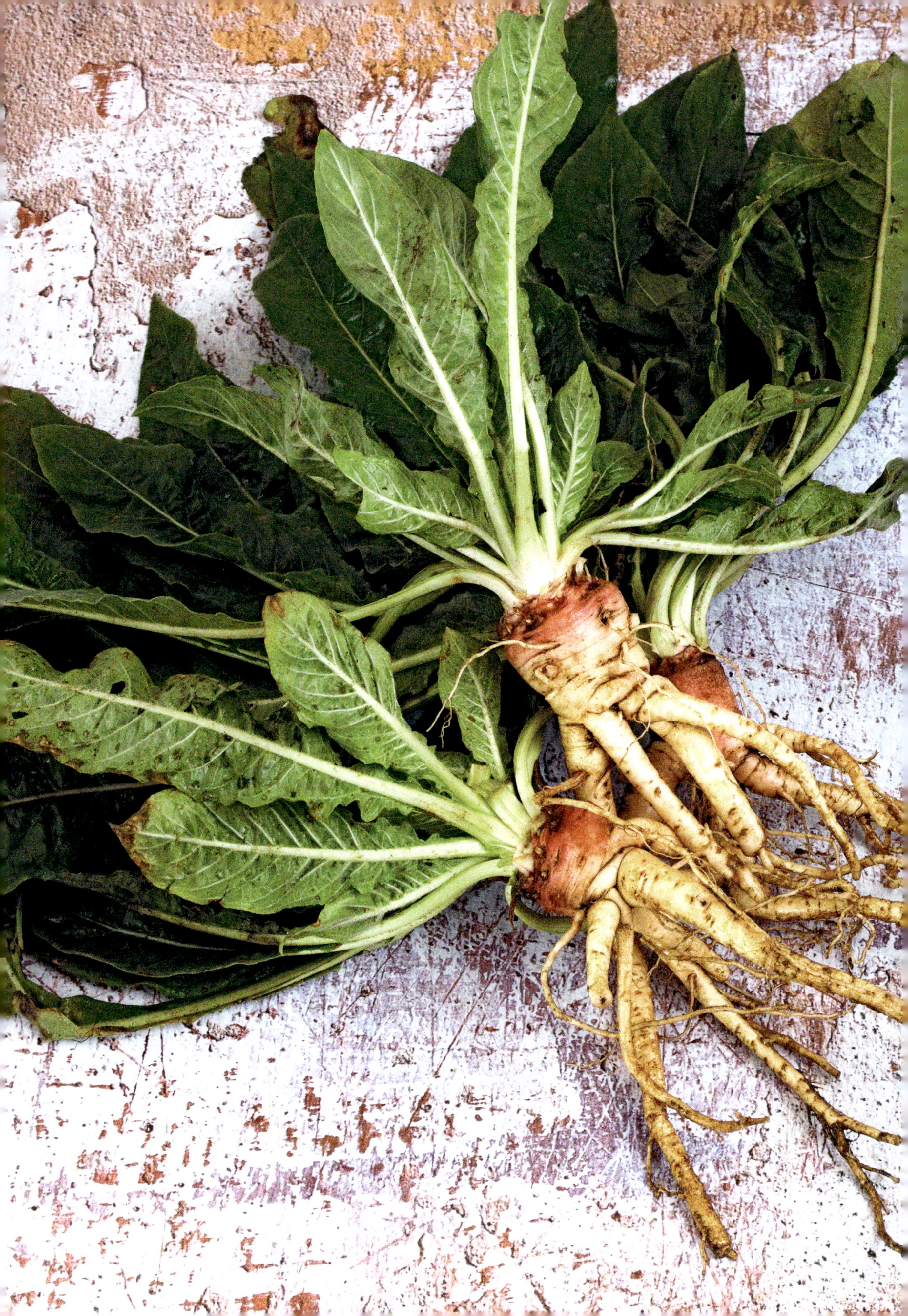

Wurzeln

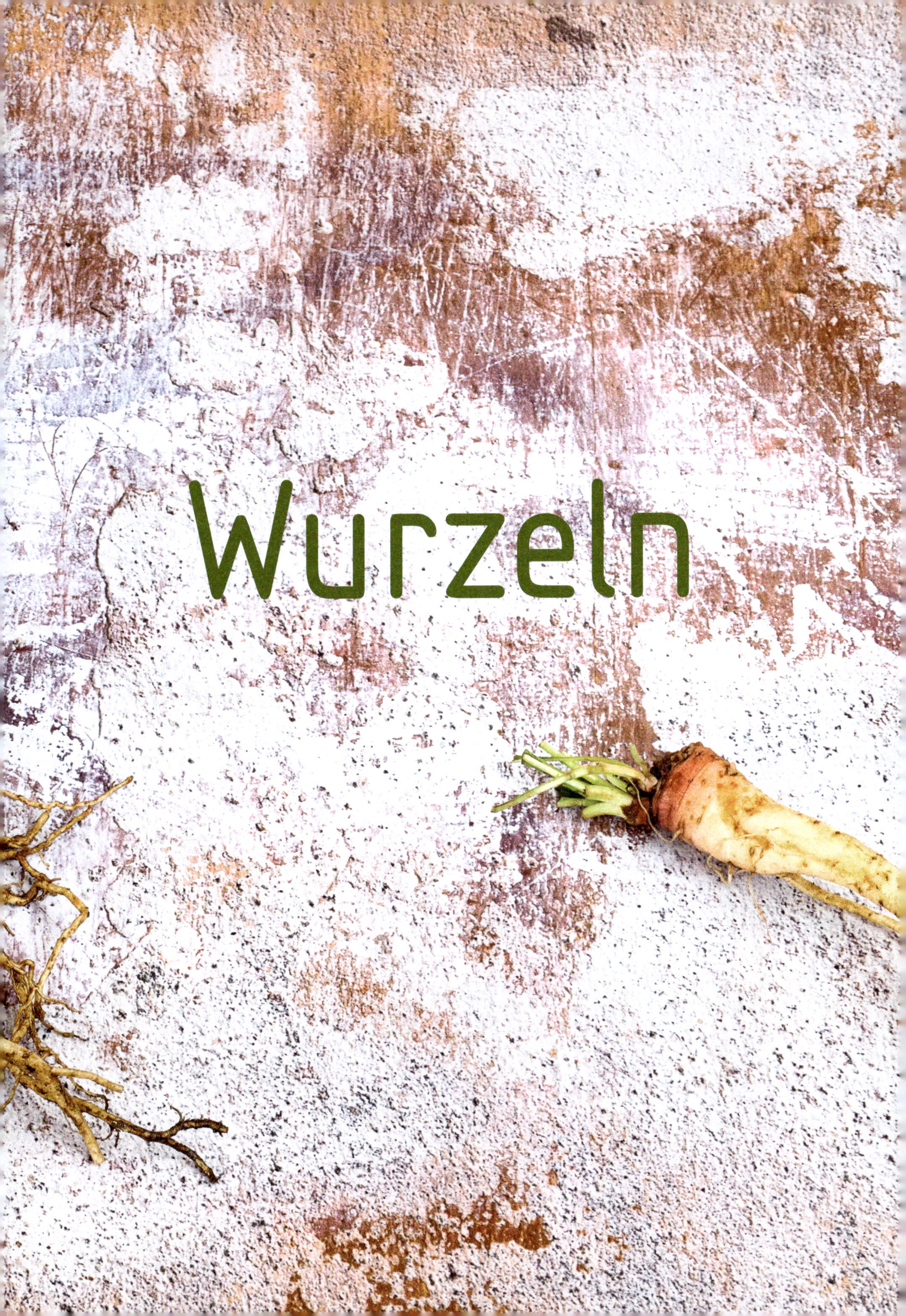

BASICS

Wilde Wurzeln fermentieren

Salz, Milchsäurebakterien und Zeit machen aus den Wurzeln von Wildkräutern gesunde, lebendige Vorräte, die ohne zusätzliche Energie lange haltbar sind.

45 | 5 Tage + 2–6 Wochen

Für 1 Bügelglas mit 0,5 l Inhalt

1 großes Bündel (200–300 g) wilde Wurzeln, etwa von Gänsedistel, Kratzdistel, Knoblauchsrauke, Kohldistel, Löwenzahn (linkes Glas im Bild unten), Nachtkerze (rechtes Glas im Bild) oder auch Zwiebeln vom Bärlauch
Wasser (ungechlort)
2 % gutes Salz (ohne Rieselhilfen und Jod) auf das Gesamtgewicht von Wurzeln und Wasser
Gewürze nach Wunsch (z. B. Bibernellesamen, Wilde-Möhre-Samen, Nelkenwurz, Ingwer, Meerrettich)
1 Bügelglas (0,5 l) mit Gummiring
1 Gewicht (z. B. ein abgekochter flacher Kieselstein, der gerade so durch die Öffnung passt)

→ Grün auf 1–2 cm kürzen oder ganz entfernen. Wilde Wurzeln gut waschen, wenn möglich nicht schälen.

→ Das Bügelglas wiegen. Wurzeln im Ganzen dicht in das Glas stellen oder in Stücke schneiden und reinschichten.

→ Mit Wasser auffüllen. Wiegen und Glasgewicht abziehen. Benötigte Salzmenge berechnen: $(\text{Gewicht}_{\text{Wurzeln}} + \text{Gewicht}_{\text{Wasser}}) \times 0{,}02$. Abgewogene Menge Salz und Gewürze zugeben.

→ Die Wurzeln mit einem Gewicht beschweren – es darf nichts aus der Lake herausschauen – und das Glas verschließen.

→ Glas mit einem Tuch abdecken und in eine Schüssel stellen, da Salzlake herausgedrückt werden kann.

→ Etwa 5 Tage bei Zimmertemperatur fermentieren lassen, bis sich Bläschen zeigen. Wer es saurer mag, lässt den Ansatz länger stehen.

→ Dann 2–6 Wochen in den Kühlschrank oder einen kühlen Keller stellen. Probieren: Fertig ist es, wenn es schmeckt.

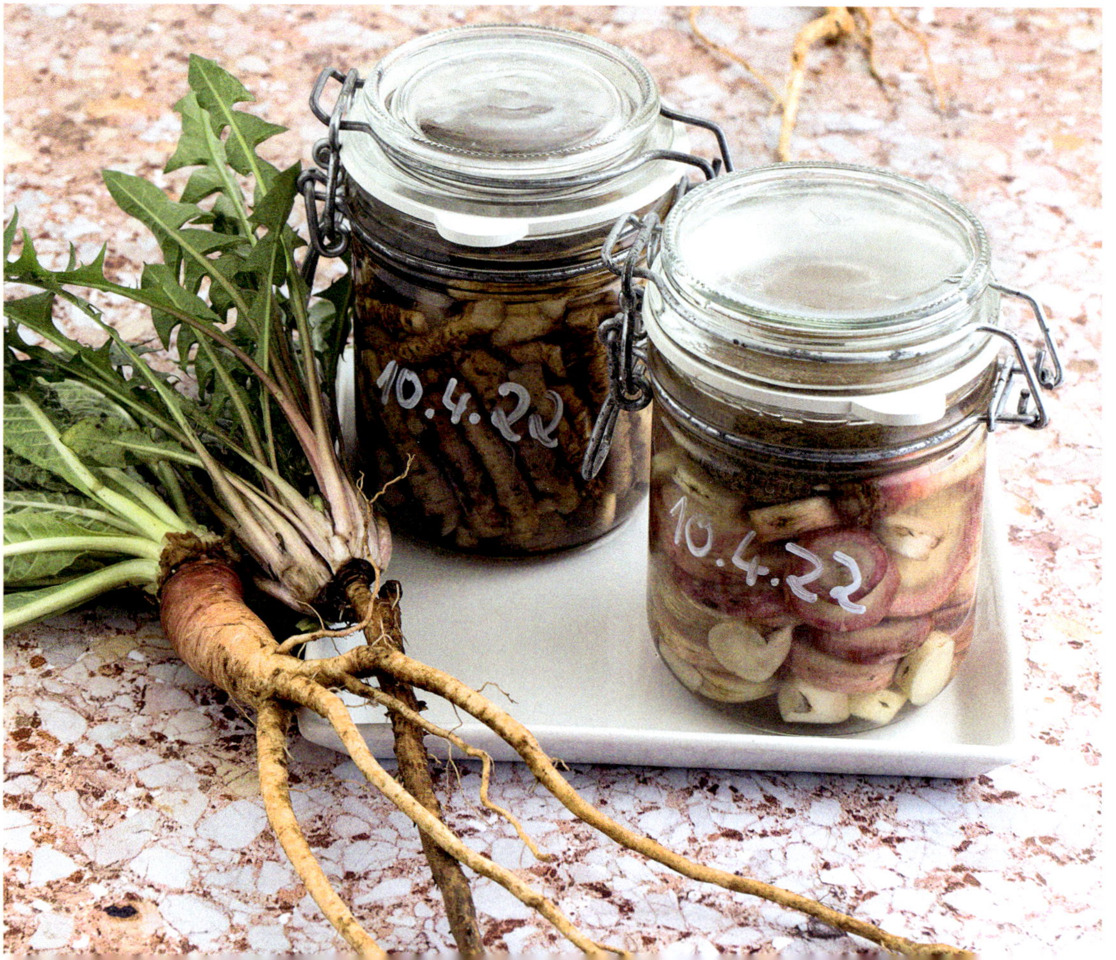

Möhren-Tapas mit Bärlauchzwiebeln

Das ursprüngliche Rezept stammt von der Regensburger Flamenco-Tänzerin Susanne Florschütz.

30

Für 4 Portionen
500 g möglichst gleich große Möhren
8–10 Bärlauchzwiebeln
1 EL Zitronensaft
½–1 TL Samen von der Wilden Möhre oder Fenchel
1 EL Sherryessig oder weißen Balsamico
Etwas Grün von Wilder Möhre, Giersch oder Petersilie
Salz und weißer Pfeffer
1 Schuss Olivenöl

➜ Möhren schälen, im Ganzen bissfest kochen.
➜ Bärlauchzwiebeln in sehr feine Scheiben schneiden und mit den zerstoßenen Samen in Zitronensaft marinieren.
➜ Die gekochten Möhren in Scheiben schneiden und noch warm in die Marinade geben.
➜ Mit Essig, Salz und Pfeffer abschmecken. Olivenöl und fein abgezupftes Möhrengrün vor dem Servieren zugeben.

Scharfer Avocado-Bibernellen-Dip

Die Kleine Bibernelle hat eine aromatisch scharfe Wurzel, die sich für alle Arten von Dips, Mayonnaisen und Marinaden eignet.

20

Für 2 Portionen
1 reife Avocado
1 EL Limettensaft
1 EL stichfester Joghurt
1 EL Olivenöl
1 Schalotte oder Frühlingszwiebel
1–2 frische Bibernellewurzeln mit Grün
Salz und Pfeffer

➜ Avocado halbieren, entkernen, das Fruchtfleisch herauslöffeln, mit Limettensaft beträufeln und mit einer Gabel zerdrücken. Joghurt und Olivenöl untermischen.
➜ Schalotte sehr fein würfeln, Bibernellewurzeln fein reiben, die Blättchen fein schneiden. Alles unter den Dip mischen. Mit Salz und Pfeffer abschmecken.

Andere Wildpflanzen

Knoblauchsrauke, Meerrettich

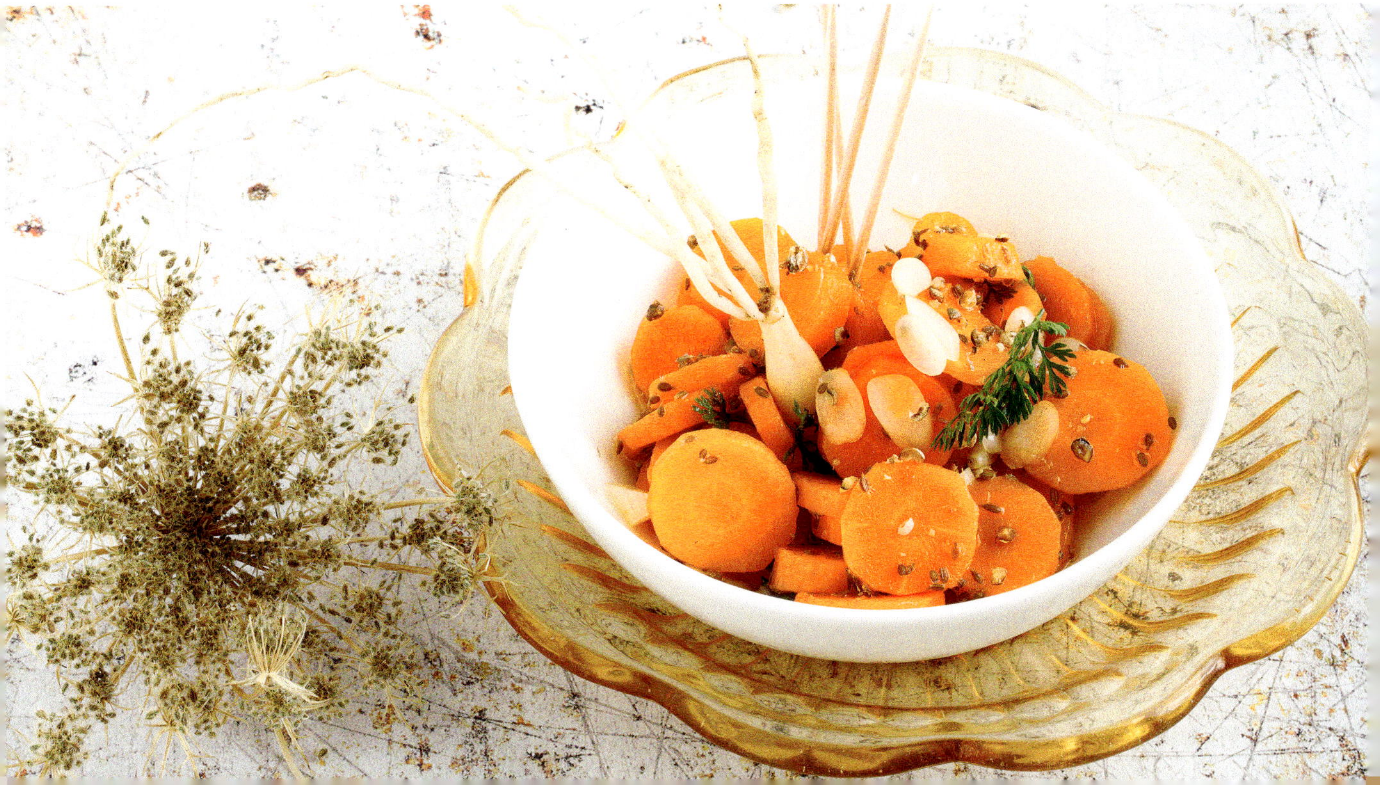

Kinpira Gobo – Japanisches Klettenwurzel-Gemüse

In Japan ist „Gobo", die Klettenwurzel, ein alltägliches Gemüse. „Kinpira" bezeichnet die japanische Zubereitungsart: Das fein geschnittene Wurzelgemüse wird erst angebraten und dann in einem würzigen Sud gar geköchelt.

40

Für 2 Portionen
200 g Klettenwurzel
100 g Möhren
1 Schuss Essig
1 EL Sesamöl
1 EL Sojasoße
2 EL Zucker
1 EL Sesamsamen

➜ Klettenwurzeln und Möhren schälen und in ca. 4 cm lange, dünne Streifen (etwa wie ein Streichholz) schneiden. Die Klettenstreifen in Essigwasser legen.

➜ In einer Pfanne Sesamöl erhitzen. Die gut abgetropften Kletten- und Möhrenstreifen darin anbraten.

➜ Beginnt die Klettenwurzel, weicher zu werden, Sojasoße, Zucker und etwas Wasser dazugeben. Ca. 10 Minuten köcheln, bis die Flüssigkeit verkocht ist. Falls die Klettenwurzel dann noch zu fest ist, noch mal mit etwas Wasser weich köcheln lassen.

➜ Mit den Sesamsamen servieren.

Andere Wildpflanzen

Disteln, Löwenzahn, Pastinake, Wegwarte, Wilde Möhre

Klettenwurzel-Suppe

Die „wilden" Wurzeln können auch Suppe!

50

Für 2 Portionen
1 mittlere Kartoffel (mehligkochend)
1 Schalotte
400 g Klettenwurzeln
1 EL Essig
1 EL Öl
50 ml Weißwein
300 ml Gemüsebrühe
60 ml Sahne
2 EL hoch erhitzbares Öl
Salz, Pfeffer und Muskat
1 EL Zitronensaft
Ein paar Würzkräuter wie Giersch, Pastinakengrün oder Petersilie

➜ Kartoffel und Schalotte schälen und würfeln. Klettenwurzeln schälen. Bis auf ein Stück von ca. 10 cm grob würfeln und sofort in Essigwasser legen.

➜ Zuerst die Schalottenwürfel im heißen Öl ca. 2 Minuten glasig dünsten, dann die Kartoffelwürfel und die abgetropften Klettenwurzeln zugeben, kurz anschwitzen und mit dem Weißwein ablöschen. Einkochen lassen und dann Brühe und Sahne zugeben. Auf kleiner Stufe ca. 20 Minuten köcheln lassen.

➜ Das beiseitegelegte Stück Klette in dünne Streifen schneiden und in einem kleinen Topf mit heißem Öl frittieren. Auf Küchenpapier entfetten und leicht salzen.

➜ Die Suppe im Topf pürieren und mit Salz, Pfeffer, Muskat und Zitronensaft abschmecken.

➜ Mit den frittierten Klettenstreifen und dem fein geschnittenen Würzkräuter-Grün anrichten.

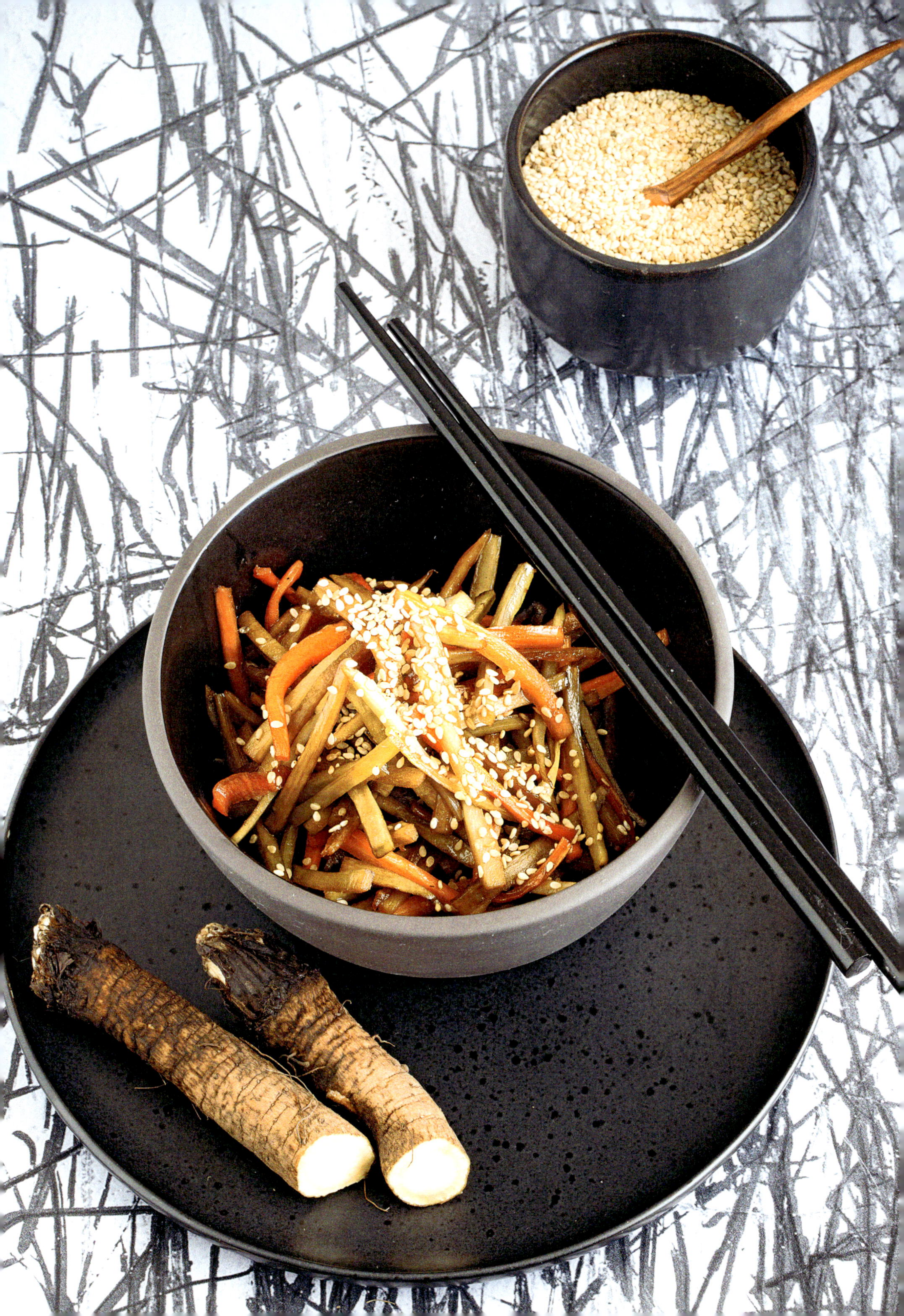

Dip mit Knoblauchs-rauke-Wurzel

Ein scharfer Dip, perfekt zu Räucherfisch oder den Fischstäbchen auf Seite 256.

20

Für 2 Portionen
Ca. 50 g Knoblauchsrauke-Wurzel
1 Becher Crème fraîche (150 g) oder griechischer Joghurt (10 % Fett)
Salz
Knoblauchsrauke-Samen und/oder Pfeffer
Junge Blättchen der Knoblauchsrauke

→ Die geputzten Wurzeln grob schneiden und mit einem Teil der Crème fraîche und Salz pürieren.
→ Knoblauchsrauke-Samen mahlen, die Blätter fein hacken und beides zusammen mit der restlichen Crème fraîche untermengen.

Asiatische Variante

Zusätzlich etwas Wasabi-Paste, ein wenig Limettensaft und frischen Limettenabrieb untermischen.

Kräuterbutter mit Knob-lauchsrauke-Wurzel

Die frisch-würzige Butter ist köstlich zu Pellkartoffeln oder auf geröstetes Weißbrot.

15

Für gut 100 g Butter
1 Handvoll Knoblauchsrauke-Wurzeln mit Blättchen
100 g Butter (Zimmertemperatur)
Salz und Pfeffer
Knoblauchsrauke-Samen

→ Die Wurzeln fein schneiden und mit Salz im Mörser zu einer Paste reiben.
→ Die Blättchen fein schneiden und beides mit einer Gabel unter die Butter mischen.
→ Mit Salz, Pfeffer und frisch gemahlenen Knoblauchs-rauke-Samen abschmecken.

Variante

Mit Olivenöl statt Butter zu Nudeln und Pellkartoffeln

Andere Wildpflanzen

Bibernelle, Meerrettich, Wiesenbärenklau

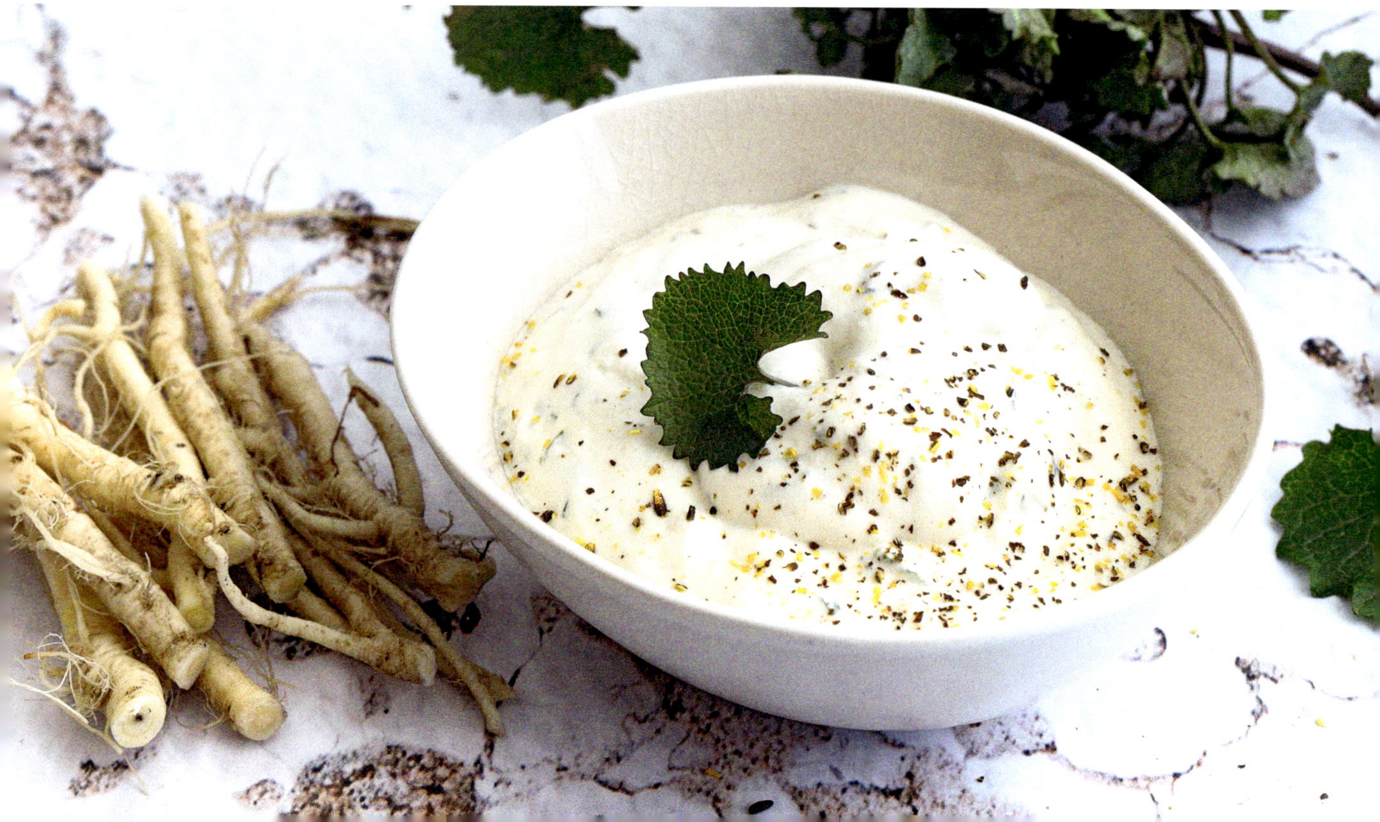

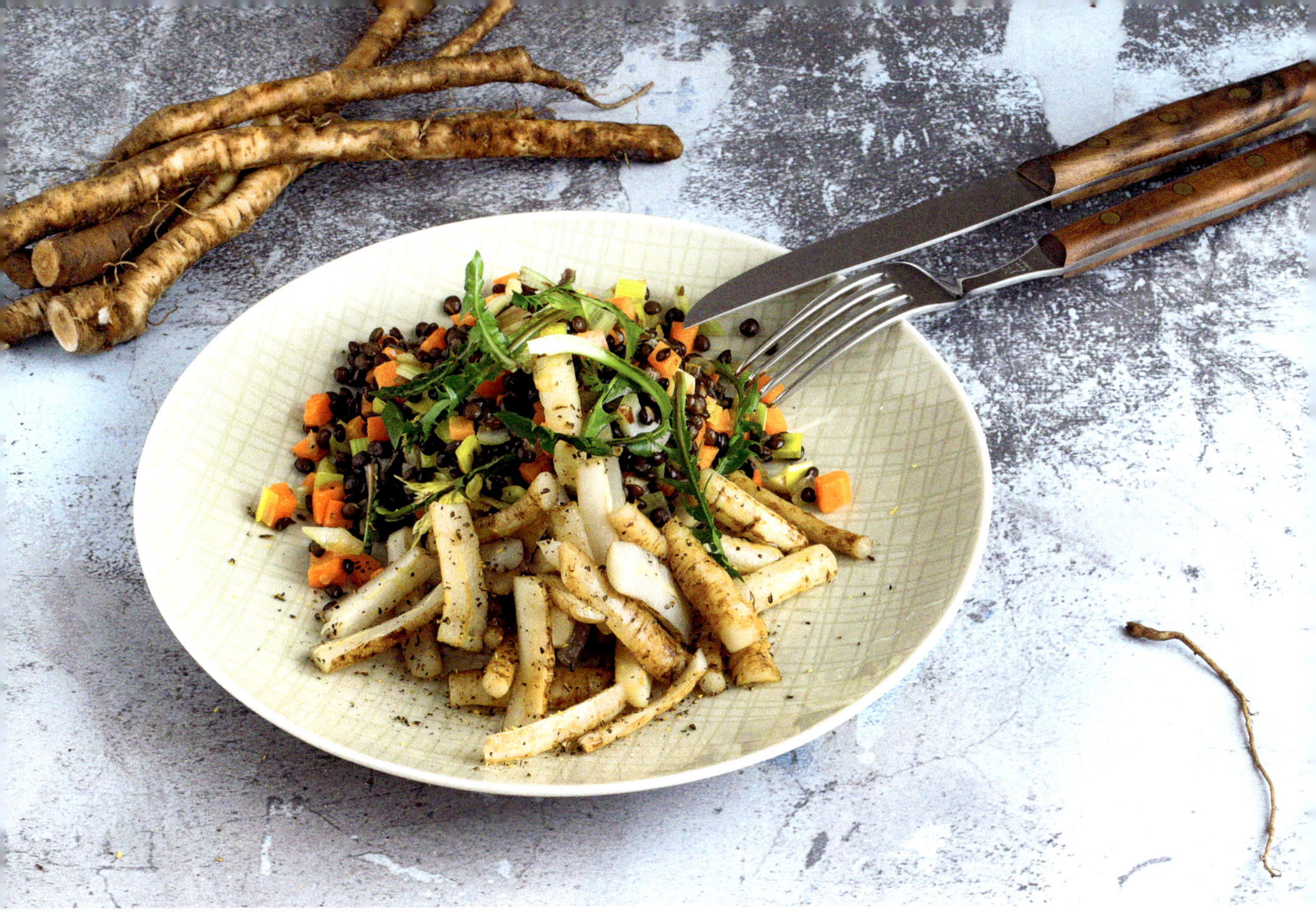

Glasierte Löwenzahnwurzeln

Eine einfache und köstliche Zubereitungsart.

30

Für 2 Portionen
400 g Löwenzahnwurzeln (geputzt)
Salz und Pfeffer
1 EL Butter
½ TL Zucker

→ Die Löwenzahnwurzeln, wenn gewünscht, abschaben, in ca. 3 cm lange Stücke schneiden.
→ Mit wenig Wasser und Salz ca. 10 Minuten fast fertig garen. Das Wasser bis auf einen kleinen Rest abgießen, Butter und den Zucker zugeben und die restliche Flüssigkeit unter Schwenken zügig einkochen lassen. Mit Salz und Pfeffer abschmecken.

Andere Wildpflanzen

Gänsedisteln, Klette, Kohldistel, Wilde Möhre

Meerrettichsoße

Die klassische Soße zum Tafelspitz (Seite 275), aber auch zu Kartoffeln und Blumenkohl.

20

Für 4 Portionen
25 g Butter
30 g Mehl
½ EL Weißweinessig
500 ml Tafelspitz- oder Gemüsebrühe
100 g Sahne
20 g Meerrettichwurzel, frisch gerieben
Salz und Muskat

→ Butter in einem Topf schmelzen, Mehl dazugeben und bei mittlerer Hitze unter Rühren anschwitzen.
→ Essig dazugeben, dann nach und nach unter Rühren die Brühe angießen.
→ Wenn sie andickt, noch eine Weile köcheln lassen, dann Sahne und Meerrettich unterrühren und mit Salz und Muskat abschmecken.

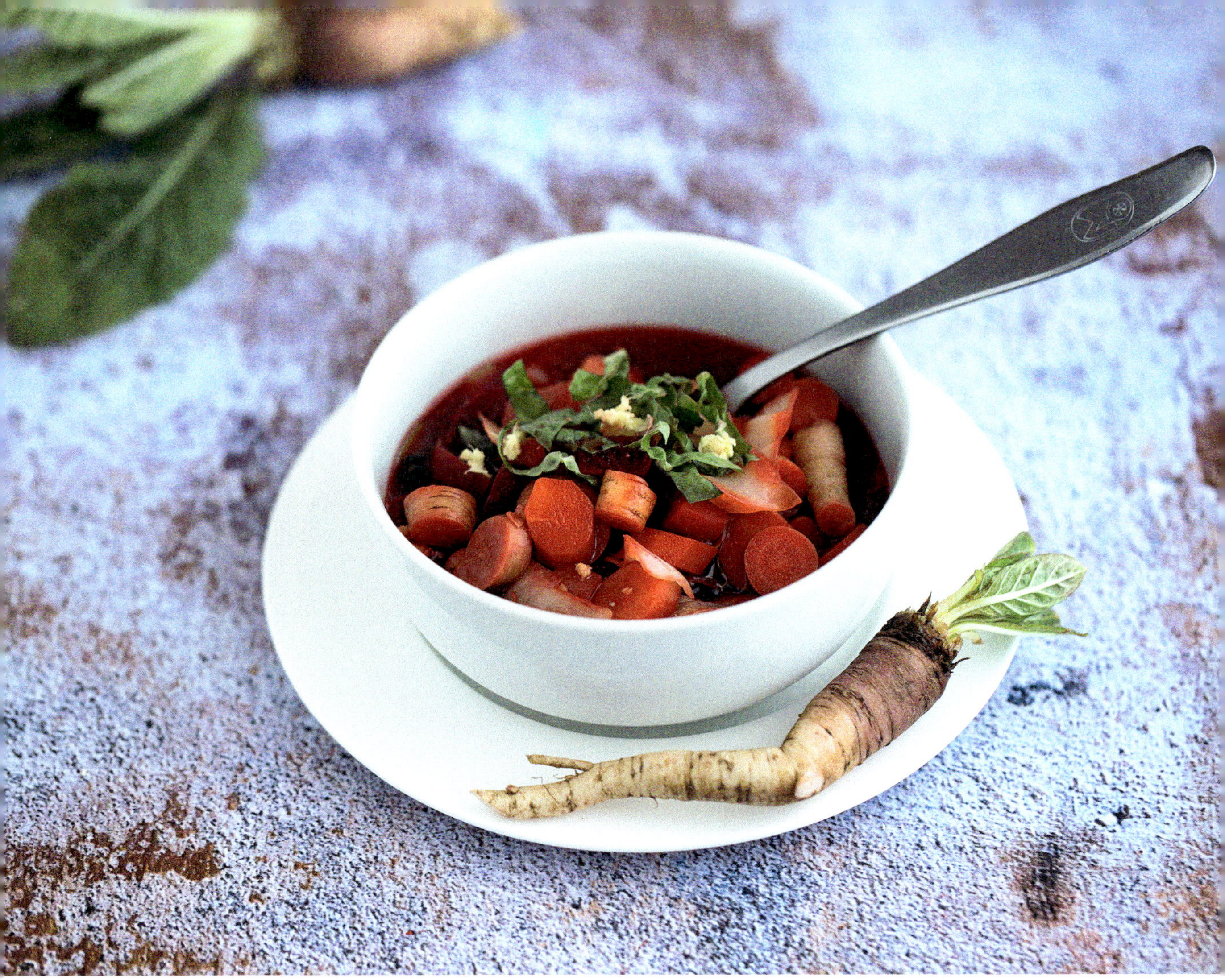

Ayurvedisches Gemüse mit Nachtkerzenwurzeln

Ein schnelles, gesundes und köstliches Gemüse, das auch mit vielen anderen wilden und Gartengemüsen zubereitet werden kann.

40

Für 2 Portionen
1 kleine Rote Bete
200 g Kartoffeln
4–6 Nachtkerzenwurzeln
2 (Wilde) Möhren
200 g Weißkohl
1 Lorbeerblatt
½ l Gemüsebrühe
Salz und Pfeffer
Frischer Ingwer
1 TL Ghee

→ Rote Bete und Kartoffeln schälen und in Würfel schneiden, Nachtkerzenwurzeln und Möhren in Scheiben, den Kohl in Streifen schneiden.

→ Das Gemüse mit dem Lorbeerblatt in der Brühe bei milder Hitze garen (ca. 20 Minuten).

→ Mit Salz, Pfeffer, frisch geriebenem Ingwer und dem Ghee abschmecken.

Andere Wildpflanzen

Gänsedisteln, Kohldistel, Löwenzahn, Wegwarte, Knoblauchsrauke (roh gerieben) statt Ingwer.

Rotkohl mit Nelkenwurz

Diese Kombination hat das Zeug zum Klassiker.

30 40

Für 4 Portionen
1 Rotkohl (ca. 1 kg)
1 große Zwiebel
1–2 große, säuerliche Äpfel (z. B. Boskoop)
2 EL Öl
2–4 ganze Nelkenwurz-Wurzeln, frisch oder getrocknet
100 ml Rotwein
4–5 EL Rotweinessig
Salz und Pfeffer

→ Den Rotkohl längs vierteln. Den Strunk herausschneiden, Holziges ausschneiden und den restlichen zarten Strunk sehr fein schneiden. Die Kohlviertel in dünne Streifen schneiden. Die Zwiebel fein würfeln. Äpfel schälen, entkernen und in Stücke schneiden.
→ Zwiebel im Fett glasig dünsten, dann Kohl, Äpfel und Nelkenwurz-Wurzeln ein paar Minuten mitdünsten. Mit Wein und Essig ablöschen, salzen und pfeffern, zugedeckt 40–50 Minuten leise garen, gegebenenfalls etwas Wasser dazugeben.

Goldene Nelkenwurz-Gewürzmilch

Diese süße, würzige Milch wärmt an kalten Tagen Körper und Seele.

15

Für 4 Gläser
1 Kardamomkapsel oder ¼ TL gemahlenen Kardamom
1 Zimtstange oder ¼ TL gemahlener Zimt
1 Stück Ingwer
1–2 große Nelkenwurz-Wurzeln oder ½ TL gemahlene Wurzeln
¼ TL getrockneter Kurkuma
1 Prise schwarzer Pfeffer
1 l Milch oder pflanzlicher Drink
Honig oder andere Süße

→ Kardamomkapsel zerdrücken, Zimtstange grob zerbrechen und Ingwer klein schneiden. Zusammen mit der Nelkenwurz und den anderen Gewürzen in die Milch geben und diese unter Rühren aufkochen.
→ Gewürzmilch ein wenig köcheln lassen, dann abseihen und nach Geschmack süßen.

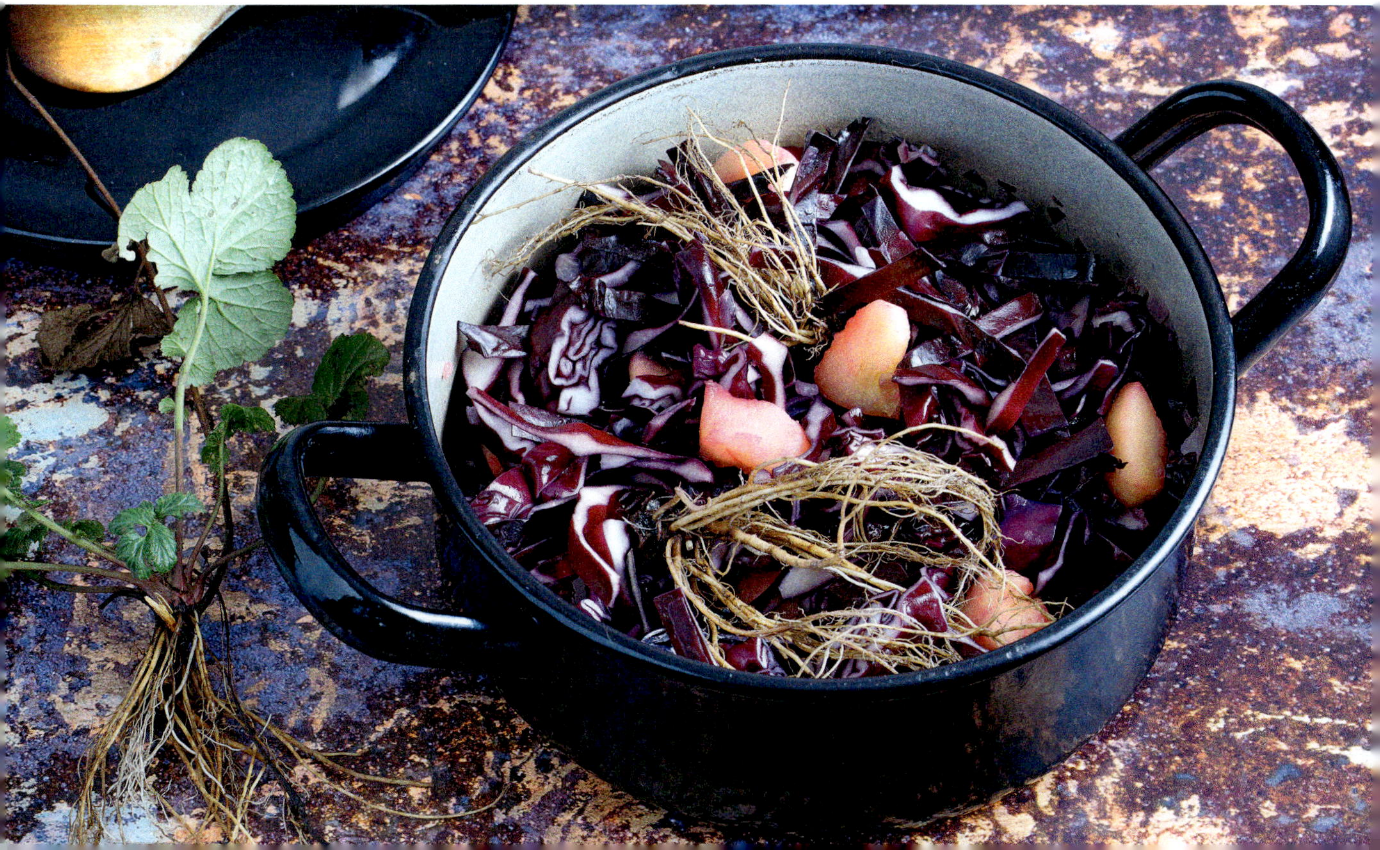

Nelkenwurz-Punsch

Ein Punsch für kleine und große Leckermäuler.

20 | 10

Für 4 Gläser

500 ml Apfelsaft
500 ml Holundersaft
1 Blutorange
1 Nelkenwurz-Wurzel
1 Zimtstange
1 EL Löwenzahnsirup oder Honig

→ Säfte in einen Topf gießen.
→ Orange auspressen. Saft und einen Teil der Schale mit in den Topf geben.
→ Nelkenwurz-Wurzel und Zimtstange zugeben.
→ Den Punsch bis kurz vor den Siedepunkt erhitzen und 10 Minuten ziehen lassen.
→ Gewürze herausnehmen, nach Geschmack süßen und heiß servieren.

Nelkenwurz-Porridge

Ein wild-exotisches Frühstück für kühle Tage.

20

Für 2 Portionen

½ Zimtstange
1 Kardamomkapsel
1 frische oder getrocknete Nelkenwurz-Wurzel
1 Prise Salz
1 EL Haselnüsse
100 g Haferflocken
450 ml Mandelmilch
1 Orange
Honig oder Sirup nach Geschmack

→ Zimtstange grob zerbrechen, Kardamomkapsel zerdrücken und mit Nelkenwurz, Salz, den Nüssen, den Haferflocken und der Mandelmilch aufkochen und ca. 10 Minuten köcheln lassen. Gewürze entfernen.
→ Orange schälen, in Stücke schneiden und unter das Porridge mischen. Mit dem Sirup oder Honig servieren.

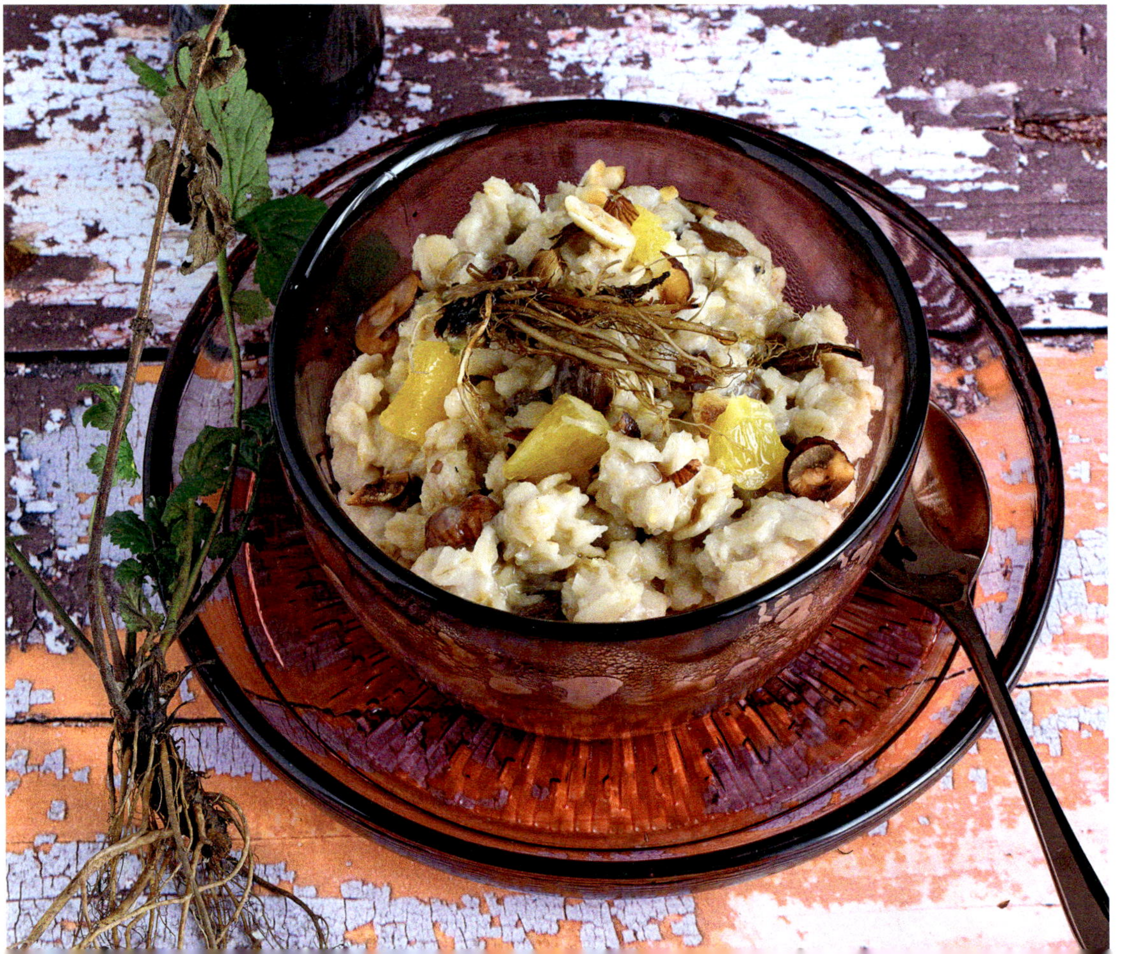

Rote-Bete-Brownies mit Nelkenwurz

Das erdige Aroma von Roter Bete und Nelkenwurz katapultiert die saftigen Schokoschnitten in andere Geschmackssphären. Das sind Brownies von einem anderen Stern!

35 | 45

Für 16 Stück

200 g Zartbitterschokolade
200 g Rote Beten
100 g Butter (Zimmertemperatur)
100 g Zucker
2 TL Vanillezucker
1 Prise Salz
4 Eier (Kl. M, Zimmertemperatur)
100 g Mehl
100 g gemahlene Haselnusskerne
1 EL gemahlene Nelkenwurz-Wurzeln
Öl für die Form
1 EL Puderzucker

➜ Schokolade hacken. Die Hälfte der Schokolade in einer Schüssel über dem heißen Wasserbad schmelzen. Rote Beten waschen, schälen und raspeln.

➜ Butter, Zucker, Vanillezucker und Salz mit dem Handrührgerät schaumig rühren. Eier nacheinander je ½ Minute unterrühren. Rote Beten, geschmolzene Schokolade, Mehl, Nüsse, Nelkenwurz und Schokostücke kurz unterrühren.

➜ Teig in eine gut gefettete, eckige Kuchenform (23 × 23 cm) geben. Im heißen Ofen bei 180 °C (Ober-/Unterhitze) auf der mittleren Schiene 40–45 Minuten backen. Etwas abgekühlt in Stücke schneiden und mit Puderzucker bestäuben.

EINFACH...

... SELBST GEMACHTES APFELMUS ZUSAMMEN MIT FRISCHER ODER GETROCKNETER NELKENWURZ KOCHEN.

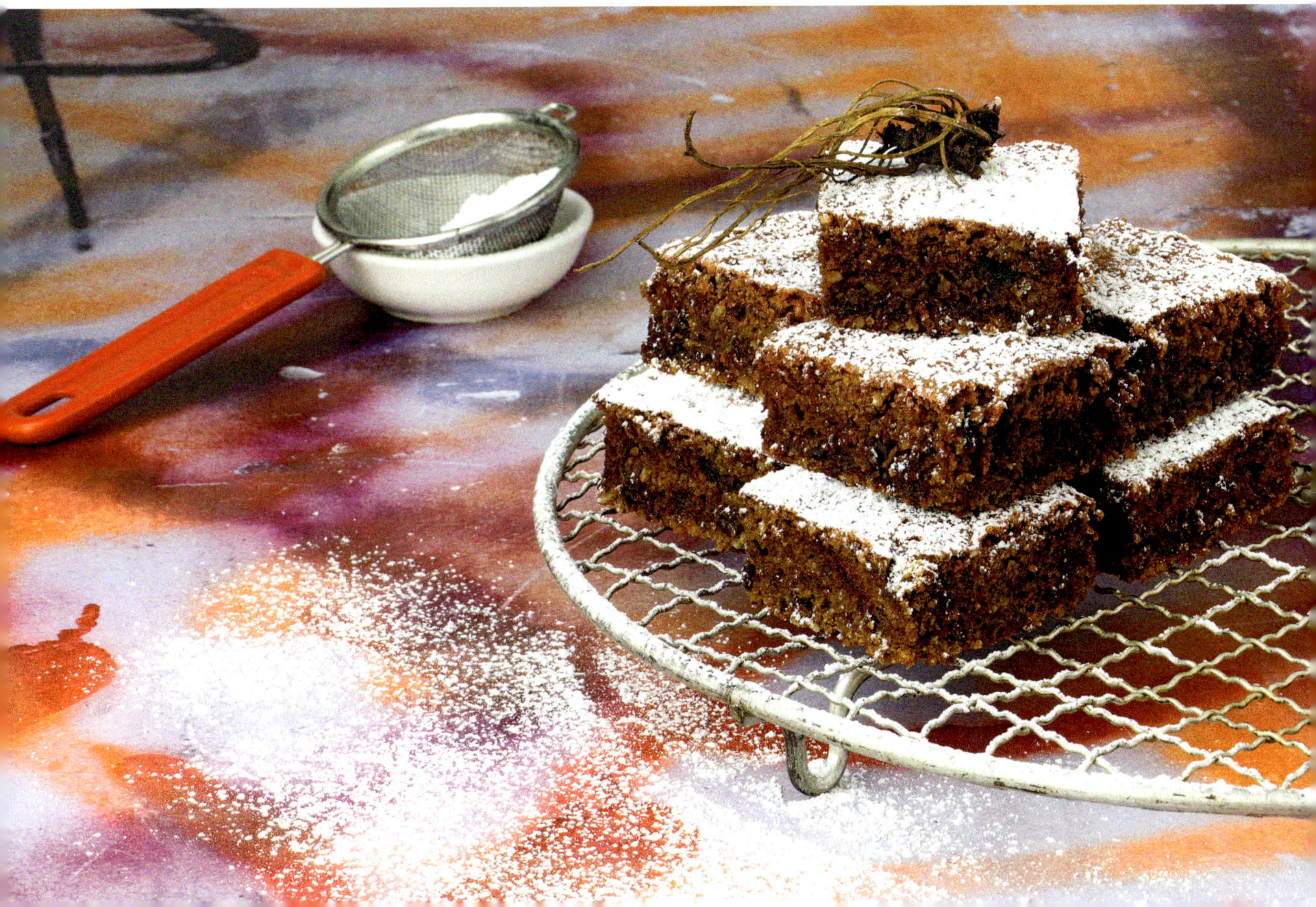

Wegwartewurzeln auf Italienisch

Die Italiener verstehen es, bittere Wurzeln, die „radici amare", auf köstliche Weise zuzubereiten.

30 60

Für 2 Portionen
Saft von 1 Zitrone
200 g Wegwartewurzeln
Salz

→ Die Hälfte des Zitronensaftes in ca. ½ l lauwarmes Wasser geben. Die gewaschenen Wurzeln schälen und in etwa gleich große, 3–4 cm lange Stücke schneiden, dicke Wurzel dabei halbieren oder vierteln, die Stücke in das Zitronenwasser legen. Wenn nötig, zum Entbittern dann 1 Stunde darin liegen lassen.
→ Wasser aufkochen, salzen und den restlichen Zitronensaft zugeben. Die Wurzeln bis zur gewünschten Bissfestigkeit darin kochen (ca. 15–20 Minuten).

Variante 1: Mit Butter und Curry

1 Knoblauchzehe
20 g Butter
½ TL Curry
Etwas Honig

→ Die Knoblauchzehe in der Butter anbraten. Die gegarten Wegwartewurzeln hinzufügen und gut anbraten.
→ Das Curry in 3 EL heißem Wasser auflösen, die Wurzeln damit würzen. Mit Salz und Honig abschmecken.

Variante 2: Mit Sardellen und Kapern

1 TL gesalzene Kapern
2 in Öl eingelegte Tomaten
2 EL Olivenöl
2 Sardellen
Etwas Knoblauch
Salz

→ Kapern, Sardellen und Tomaten fein schneiden. Etwas Öl in eine Pfanne geben, Knoblauch kurz angehen lassen und wieder rausnehmen. Kapern, Tomaten und Sardellen in dem Öl kurz garen.
→ Die gegarten Wurzeln darin schwenken und etwas ziehen lassen. Mit Öl und Salz abschmecken

Andere Wildpflanzen

Disteln, Klette, Löwenzahn

EINFACH...

... DIE GEKOCHTEN WURZELN IN GESCHMOLZENER BUTTER SCHWENKEN UND MIT SALZ, ZITRONENSAFT UND PETERSILIE ODER GIERSCH ABSCHMECKEN.

Linsen-Möhren-Gemüse

Linsen mit Möhren geht immer, egal ob wild oder kultiviert, ob als Salat oder wie hier als Gemüse.

30

Für 4 Portionen
150 g Berg- oder Belugalinsen
1 Nelkenwurz-Wurzel
1 Zwiebel
1 Knoblauchzehe
1 mittlere Möhre
1 Handvoll Wilde Möhren mit etwas Grün
1 EL Öl
1–2 TL Wildes Würzgemüse (Seite 166)
1 TL Butter
Salz und Pfeffer

→ Linsen mit der Nelkenwurz nach Packungsanleitung garen, erst nach der Mitte der Garzeit salzen.
→ In der Zwischenzeit Zwiebel und Knoblauch fein würfeln, Möhre und Wilde Möhren schälen oder abschaben und in kleine Würfel schneiden.
→ Erst Zwiebel und Knoblauch im Öl angehen lassen, dann die gewürfelten Möhren zugeben und mitgaren.
→ Wenig Wasser angießen, die Würzbrühe zugeben und die Möhren bissfest garen.
→ Linsen und fein geschnittenes Möhrengrün untermischen.
→ Mit Butter, Salz und Pfeffer abschmecken. (Bild auf Seite 269, mit Löwenzahnwurzeln.)

Andere Wildpflanzen

Disteln, Klette, Löwenzahn, Pastinake

Dennenloher Tafelspitz mit Wilder Möhre und Nelkenwurz

Bei der Verleihung des Deutschen Gartenbuchpreises 2019 im Schloss Dennenlohe war der Tafelspitz neben dem 1. Preis für mein Kochbuch „Der Giersch muss weg!" für mich das zweite Highlight des Abends. Lieben Dank an Sabine Freifrau von Süsskind für dieses Rezept ihrer Oma! Für den „wilden" Anteil habe ich die Wilden Möhren und die Nelkenwurz hinzugefügt.

30 | | 180

Für 6 Portionen

1 große Zwiebel mit Schale
Ca. 1,5 kg Tafelspitz
2–3 EL brauner (!) Zucker
2 EL Butter
3–4 Rindsknochen
1 Stück Sellerieknolle
5–6 Wilde Möhren
2 Möhren
½ Lauchstange
3 Schalotten
2 Lorbeerblätter
5–6 Pfefferkörner
2–3 ganze Nelkenwurz-Wurzeln
Salz (unbedingt erst nach 2 Stunden zugeben)

➔ Die ungeschälte Zwiebel quer halbieren und an den Schnittflächen ohne Fett in einer Pfanne sehr dunkel anrösten, danach erst mal zur Seite legen.

➔ Fleisch waschen und gut trockentupfen, mit Butter und braunem Zucker in einem großen Suppentopf kurz anbraten und herausnehmen.

➔ Sellerie, Wilde Möhren und Möhren schälen, in grobe Stücke schneiden, Lauch in Stücke schneiden, Schalotten halbieren.

➔ 3 l Wasser in dem Topf aufsetzen und Fleisch, Knochen, die gebräunten Zwiebelhälften, das geschnittene Gemüse, Lorbeerblätter, Pfeffer und Nelkenwurz hineingeben und alles 2½–3 Stunden schwach wallend weichkochen lassen. Bei Bedarf Wasser nachgießen. Erst nach 2 Stunden kräftig salzen.

➔ Die Suppe abseihen. Soll das Wurzelgemüse mitserviert werden, vorher rausnehmen, damit es bissfest bleibt. Tafelspitz in etwas von der Suppe warm halten. Die restliche Suppe kann für die Meerrettichsoße verwendet werden (Seite 269).

➔ Das Fleisch quer (!) zur Fleischfaser aufschneiden und mit dem Gemüse und Meerrettichsoße servieren. Dazu passen Röst- oder Schnittlauchkartoffeln.

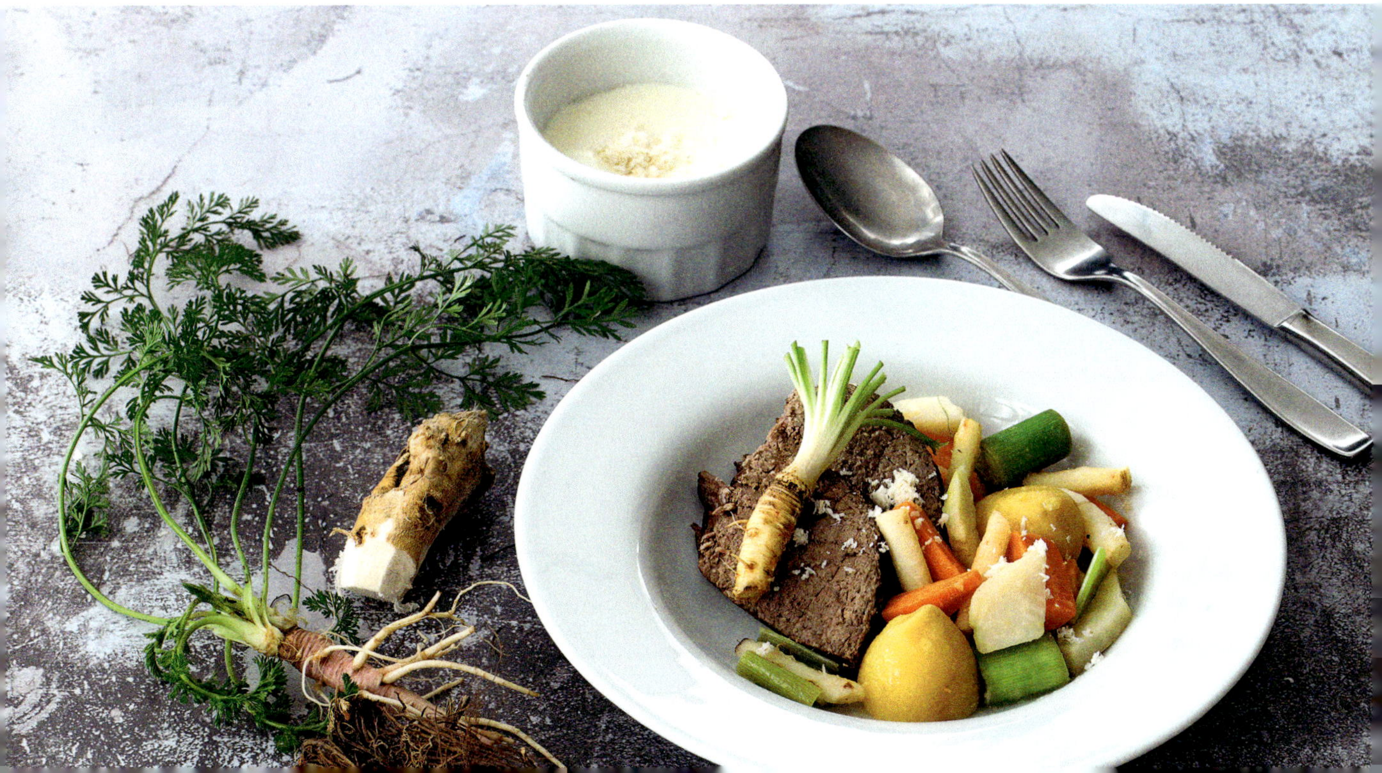

SERVICE

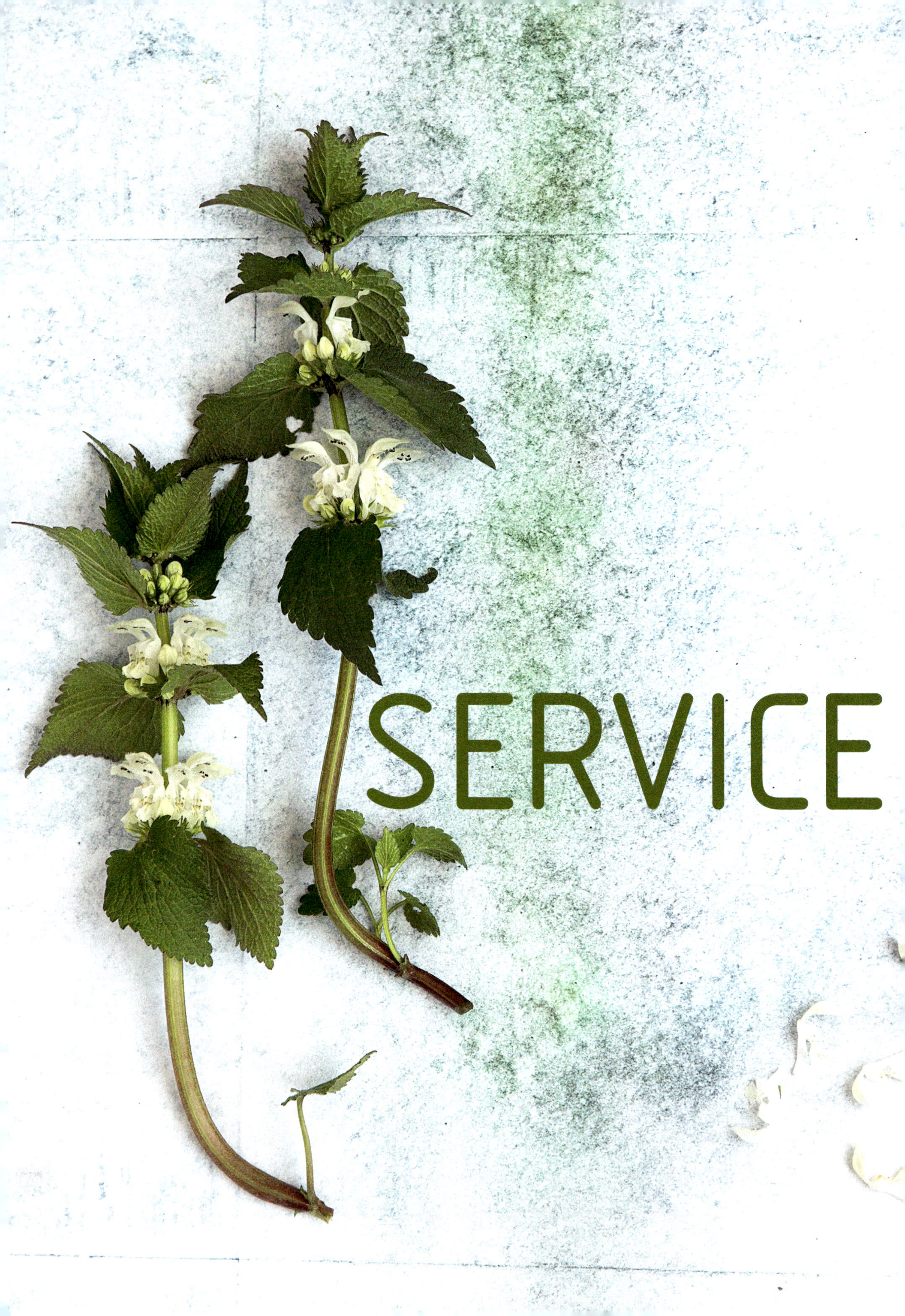

DIE INHALTSSTOFFE DER WILDEN PFLANZEN

Auf den folgenden Seiten finden Sie eine Auswahl wichtiger Inhaltsstoffe der in diesem Buch porträtierten Pflanzen beschrieben. Denn die Menge und Vielfalt ihrer Inhaltsstoffe ist der Grund, warum die essbaren Wildpflanzen einen weiteren Pfeiler für eine gesunde Ernährung bilden können. Dabei hat man naturgemäß die „guten" Inhaltsstoffe im Auge, die nähren und gesund erhalten. Aber natürlich haben Pflanzen auch Inhaltsstoffe, die uns schaden können. Diese Stoffe sind in mehr oder weniger großen Mengen schädlich oder aber werden erst durch eine Behandlung mit Hitze genießbar. Die Grenze zwischen den förderlichen Inhaltsstoffen und den möglicherweise schädlichen ist dabei fließend. So können auch die mit „+" gekennzeichneten Stoffe ab einer bestimmten Menge nicht mehr gesund sein. Letztlich ist *alles*, was wir zu uns nehmen, ab einer gewissen Menge schädlich, selbst Wasser. Oder andersherum ausgedrückt: „Die Menge macht das Gift." Die Gifte im engeren Sinn, die jeweils bei den Beschreibungen der Giftpflanzen aus den verschiedenen Pflanzenfamilien aufgeführt sind, werden hier nicht mehr genannt. Diese Pflanzen dürfen nicht gegessen werden.

HINWEIS

MENSCHEN MIT BESTIMMTEN ERKRANKUNGEN UND MEDIKAMENTENEINNAHMEN SOWIE SCHWANGERE UND STILLENDE FRAUEN MÜSSEN BESONDERS UMSICHTIG SEIN, WENN SIE WILDPFLANZEN ZU SICH NEHMEN. ACHTEN SIE UNBEDINGT AUF DIE WARNHINWEISE HIER UND IN DEN PFLANZENPORTRÄTS!

Erklärung der Symbole

(+)	Als gut bewerteter Inhaltsstoff
(!)	Dieser Inhaltsstoff kann schädlich sein, z. B. wenn er zu oft und in zu großen Mengen aufgenommen oder nicht erhitzt wird.

(!) **Alkaloide** – Alkaloide sind alkalische (= basische) Stickstoffverbindungen, die in ihrer Mehrzahl giftig sind. Viele von ihnen enden auf „-in". So sind Coffein, Nikotin oder Heroin Alkaloide, aber auch Solanin, der grüne Farbstoff in Tomaten und Kartoffeln.Ein selbst in geringer Menge tödliches Alkaloid ist das Aconitin, enthalten im Blauen Eisenhut, einer unserer giftigsten Wildpflanzen. Alkaloide können das zentrale Nervensystem beeinflussen, deshalb sind viele dieser Substanzen bei einer Überdosis lebensgefährlich.

(+) **Aminosäuren** – Aminosäuren sind die Grundbausteine unserer Eiweißstoffe, der Proteine. Es gibt Aminosäuren, die der Körper nicht selbst herstellen kann, die sogenannten essenziellen Aminosäuren, und die daher mit der Nahrung zugeführt werden müssen. Wir brauchen Aminosäuren auch für viele Körperfunktionen wie das Immunsystem oder den Fettstoffwechsel. Fehlen sie, kommt es zu Mangelerscheinungen.

(+) **Anthocyane** – Anthocyane gehören zur Gruppe der → Polyphenole. Sie sind für die kräftige blauviolette Färbung von Beeren, aber auch für die dunkelrotviolette Färbung von Blättern verantwortlich. Sie schützen die Pflanzenzellen vor der schädlichen Wirkung von UV-Strahlen. Daher haben ganz junge Blätter und Triebe oft eine rötliche Färbung. Bei uns haben sie unter anderem antioxidative Wirkung.

(+) **Ätherische Öle** – Ätherische Öle sind Verbindungen, die, wenn sie freigesetzt werden, sehr schnell verdunsten, sich sozusagen im „Äther" auflösen. Sind fettlöslich, enthalten selbst aber keine Fette, auch wenn ihr Name dies nahelegt. Sie sind ein typischer Inhaltsstoff derjenigen Pflanzenfamilien, die sich durch ihre Aromen auszeichnen, etwa die Lippenblütler, die Doldenblütler und die Korbblütler und wirken antibakteriell.

(+) **Bitterstoffe** – Mit „Bitterstoff" wird eine ganze Reihe verschiedener Stoffe bezeichnet, auf die unsere Bitterstoffrezeptoren reagieren. Bitterstoffe verbessern der Aktivität von Leber, Bauchspeicheldrüse und Dünndarmdrüse und helfen insbesondere bei der Verdauung von Fetten und Ölen. Bitterstoffe wirken basisch und damit entsäuernd. Bitterstoffe sind ein typischer Inhaltsstoff der Korbblütler. (Vorsicht: Nicht alle Bitterstoffe sind gesund, so sind diejenigen in Gurken oder Zucchini giftig.)

⊕ **Carotinoide** – Orange und rötliche Färbungen von Pflanzenteilen sind oft auf die enthaltenen Carotinoide zurückzuführen. Diese sind aber auch in den grünen Teilen von Pflanzen enthalten und elementar wichtig für die Fotosynthese. Allgemein bekannt ist, dass sie wichtig für die Bildung von Vitamin A sind.

⊕ **Chlorophyll** – Chlorophyll ist der grüne Pflanzenfarbstoff, der elementar ist für die Absorption von Licht und somit für die Fotosynthese, also die Fähigkeit von Pflanzen, aus Sonnenlicht und anderen Stoffen Kohlenhydrate zu erzeugen, um es stark verkürzt zu formulieren. In seinem Aufbau ähnelt Chlorophyll dem roten Hämoglobin in unserem Blut, nur ist beim Chlorophyll das Zentralatom Magnesium, beim Hämoglobin steht an dessen Stelle Eisen. Chlorophyll soll deshalb die Blutbildung und den Sauerstofftransport im Blut fördern und im Darm die „guten" aeroben Bakterien. Auch soll es antibakteriell wirken, positiven Einfluss auf die Heilung von Wunden und Entzündungen haben sowie das Säure-Basen-Verhältnis ausgleichen.

Die breite gesundheitliche Wirkung von Chlorophyll wird ebenso viel gelobt, wie die Untersuchungen dazu infrage gestellt werden. Für mich kann man die Bedeutung des Chlorophylls so zusammenfassen: So elementar, wie die grünen Pflanzen für unsere Ernährung sind, so elementar ist es das Chlorophyll.

(!) **Cumarin** – Der typische Geruch nach Heu verrät, dass eine Pflanze Cumarin enthält. Cumarin ist an Zucker gebunden und wird freigesetzt, wenn eine Pflanze, zum Beispiel durch Trockenheit, Stress hat. Aus diesem Grund muss man Waldmeister und Steinklee vor der Verwendung anwelken lassen, nur so erhält man das gewünschte Aroma.

Zu viel Cumarin ruft Kopfschmerzen, Schwindel und Erbrechen hervor, kann aber auch ernstere Folgen wie Kreislaufversagen und Atemstillstand haben. Es wird empfohlen, die Menge von 3 g Waldmeister pro Liter Flüssigkeit nicht zu überschreiten. Auch für Steinklee kann man sich an der für Waldmeister empfohlenen Höchstmenge orientieren.

⊕ **Flavonoide** – Flavonoide sind häufig gelb, daher ihr Name, der sich von „flavus", lateinisch für „gelb", ableitet. Sie gelten als „Schutzstoffe" und sind besonders in den Außenbereichen von Blättern und Schalen enthalten. Zu den Flavonoiden zählen über 8000 verschiedene Verbindungen, zum Beispiel Quercetin, Rutin oder Reservatrol, die viele verschiedene positive Auswirkungen auf den Körper haben. Sie können beispielsweise antiviral wirken, antioxidativ, gefäßstärkend oder auch antibakteriell.

(!) **Furanocumarine** (auch Furocumarine genannt) – sind fotosensibilisierend oder fototoxisch, das heißt, sie entfalten ihre schädliche Wirkung in Verbindung mit Sonnenlicht, genauer: durch die UV-Strahlung. Viele Doldenblütler enthalten Furanocumarine. Gerät ihr Pflanzensaft auf die Haut und ist diese dann der Sonne ausgesetzt, können Hautrötungen entstehen, man sagt dazu auch „Wiesen-Dermatitis". Wirklich gefährlich ist der Pflanzensaft des Riesenbärenklaus. Er kann massive Verbrennungen bis hin zu Verbrennungen dritten Grades hervorrufen. Bei Kontakt mit dem Pflanzensaft sofort die Haut lichtundurchlässig abdecken!

Gamma-Linolensäure ➜ Linolensäure

(!) **Gerbstoffe** – Die Wirkung der pflanzlichen Gerbstoffe, auch Tannine genannt, wird als „adstringierend" oder „zusammenziehend" beschrieben. Diese Wirkung macht sich im Mund als ein pelziges Gefühl bemerkbar. Gerbstoffe verändern die Oberfläche der Schleimhäute in der Weise, das sie Bakterien das Festsetzen erschweren. Deshalb werden gerbstoffhaltige Pflanzen zum Beispiel bei Entzündungen im Mund-Rachen-Raum und auch bei Durchfällen eingesetzt. Zu viele Gerbstoffe sind unverträglich.

(!) **Glycoside, cyanogene** – Beim Zerfall cyanogener Glycoside – dies kann beim Kontakt mit Wasser, also auch Speichel, geschehen – wird Blausäure freigesetzt, die die Aufnahme von Sauerstoff im Körper hemmt. Mit kleinen Mengen davon kommt unser Körper aber gut zurecht. Pflanzen, die solche Glycoside enthalten, wie etwa Wicken, sollte man immer im offenen Topf garen, damit die Blausäure, die bei Hitze als Gas freigesetzt wird, entweichen kann.

(!) **Glycoside, herzwirksame** – Herzwirksame Glykoside verändern Frequenz und Stärke des Herzschlages. In großen Mengen sind sie im hochgiftigen Fingerhut

(*Digitalis*-Arten) enthalten, der als Herzmedikament eingesetzt wird (Achtung! Keine Selbstmedikation mit Fingerhut!!). Wer Herzprobleme hat, sollte Pflanzen wie zum Beispiel die Wegrauke, die diese Glykoside in geringen Mengen enthalten, besser meiden.

⊕ **Glycoside, Senföl**- – Senfölglycoside entstehen bei Verletzung von Pflanzenzellen, durch die mehrere Stoffe frei werden und zusammenkommen. Auf diese Weise können sich Pflanzen bei Verletzung zum Beispiel gegen eindringende Bakterien und Pilze schützen. Die Senfölglycoside sind verantwortlich für den typischen scharfen Geschmack der Kreuzblütler, die einem – denkt man an frisch geriebenen Meerrettich – schon mal die Tränen in die Augen treiben können. Nachgewiesen ist ihre antibakterielle Wirkung. Durch Erhitzen geht die Schärfe verloren.

⊕ **Inulin** –Wie Stärke gehört Inulin zu den Speicher- oder Reservestoffen. Es ist ein typischer Inhaltsstoff der Wurzeln von Korbblütlern. Da es – anders als Stärke – bei der Verstoffwechselung nicht in Zucker umgewandelt wird und daher kein Insulin benötigt wird, wird es oft für Diabetiker empfohlen. Es gehört zu den Präbiotika, denn abgebaut wird Inulin durch Bakterien im Dickdarm, die es somit ernährt. Dabei entstehen Gase, was je nach Empfindlichkeit zu mehr oder weniger starken Blähungen führen kann.

(!) **Lektine** – Die Schmetterlingsblütler sind eine Pflanzenfamilie, deren Mitglieder Lektine enthalten. Ab bestimmten Mengen lassen Lektine die roten Blutkörperchen verklumpen oder können zu Kopfschmerzen, Erbrechen und Magen-Darm-Beschwerden führen. Lektine können durch Hitze oder Keimung unschädlich gemacht werden. Samen der Schmetterlingsblütler lässt man daher vor dem Verzehr keimen oder ausreichend lang kochen.

⊕ **Kieselsäure** – Kieselsäure ist die wasserlösliche Form des Spurenelementes Silizium. Es ist unter anderem wichtig für den Aufbau von Haut, Haaren und Nägeln.

⊕ **Linolensäure** – Linolensäure ist eine dreifach ungesättigte Fettsäure, die zur Gruppe der Omega-3-Fettsäuren gezählt wird. Gamma-Linolensäure hingegen zählt zu den Omega-6-Fettsäuren. Beide Fettsäuren sind sogenannte essenzielle Fettsäuren, das bedeutet, dass unser Körper sie nicht selbst produzieren kann, sondern wir sie mit dem Essen aufnehmen müssen. Sie sind wichtige Bausteine, haben aber auch andere Funktionen, so wirken sie zum Beispiel Entzündungsprozessen entgegen.

(!) **Nitrat** – Nitrat an sich ist nicht gefährlich, es kann im Körper aber zu Nitrit umgewandelt werden, das die Sauerstoffaufnahme ins Blut hemmt. Vor allem Pflanzen, die nährstoffreichen Boden mögen, zum Beispiel Brennnessel oder Gänsefuß, können Nitrat anreichern. Durch Sonnenlicht wird es in der Pflanze wieder abgebaut. Wer vorsichtig sein möchte, sollte diese Pflanzen darum nicht bei anhaltend trübem, regnerischem Wetter sammeln.

(!) **Oxalsäure** – Oxalsäure, früher „Kleesäure" genannt, da sie im Sauerklee entdeckt wurde, ist in den Sauerklee-Arten, aber auch in Gänsefuß- und Knöterichgewächsen enthalten. Sie benötigt zur Verstoffwechselung Kalzium und kann so zu einem Kalziumabbau in den Knochen führen. In Verbindung mit Harnsäure kann sie zur Bildung von Nierensteinen führen. Zudem erschwert sie die Resorption von Eisen im Darm. Daher sollten oxalsäurehaltige Pflanzen nicht in zu große Mengen und zu oft gegessen werden. Dabei auch Spinat und Rhabarber mitberücksichtigen! Wer unter Osteoporose leidet oder zu Nierensteinen neigt, sollte bei oxalsäurehaltigen Pflanzen sehr zurückhaltend sein.

⊕ **Phytohormone** – Phytohormone, was „Pflanzenhormone" bedeutet, sind biochemisch wirkende organische Verbindungen, die als Botenstoffe das Wachstum und die Entwicklung der Pflanzen steuern. Beim Menschen sind die pflanzlichen Hormone schon in geringen Mengen hochwirksam. Die östrogenähnlichen unter ihnen, die Phytoöstrogene, werden gerne bei Wechseljahresbeschwerden eingesetzt, da sie keine unerwünschten Nebenwirkungen haben.

⊕ **Phytosterine** ➜ Phytosterole

⊕ **Phytosterole** – Diese pflanzlichen Sterole zählen zu den sekundären Pflanzenstoffen und kommen vor allem in fettreichen Teilen der Pflanzen wie den Samen vor. Ihre chemische Struktur ähnelt dem Cholesterin und sie können über einen bestimmten Mechanismus den Spiegel des schädlichen LDL-Cholesterins im Blut senken.

⊕ **Polyphenole** – Zu der Stoffgruppe der Polyphenolen gehören etwa die ➜ Flavonoide und Phenolsäuren.

Sie können vor Herz-Kreislauf-Erkrankungen schützen, Krankheitskeime abtöten und entzündungshemmend wirken. Man zählt die Polyphenole zu den ➜ sekundären Pflanzenstoffen.

(!) **Protoanemonin** – Protoanemonin wird bei Verletzung der Pflanzen freigesetzt und kann auf Haut oder Schleimhäuten Rötung, Juckreiz oder Blasenbildung hervorrufen. Bei Verzehr von größeren Mengen kann es zu Erbrechen, Schwindelanfällen mit Lähmungserscheinungen und Durchfall kommen. Für Kleinkinder und Schwangere wird der Verzehr von Scharbockskraut nicht empfohlen.

(!) **Pyrrolizidinalkaloide** – Sie sind zum Beispiel in Raublattgewächsen wie dem Beinwell enthalten, in größeren Mengen im Jakobsgreiskraut und den anderen Greiskräutern. Bei Laborversuchen mit Ratten, die Pyrrolizidinalkaloide in sehr hohen Konzentrationen und über einen längeren Zeitraum verabreicht bekamen, wurden lebertoxische, krebserregende und genschädigende Wirkungen festgestellt. Die Übertragbarkeit der Ergebnisse auf den Menschen wird aber infrage gestellt.

Die Diskussion um die Giftigkeit der Pyrrolizidinalkaloide wird sehr kontrovers geführt und kann hier nicht nachgezeichnet werden. Wer sich näher damit auseinandersetzen möchte, findet in den einschlägigen Bestimmungsbüchern (siehe Literatur, Seite 283) dazu weitere Informationen. Ein gelegentlicher Verzehr von Pflanzen, die diese Stoffe in geringen Mengen enthalten, wird von vielen Wildkräuterkundigen als ungefährlich angesehen, doch die Entscheidung muss jeder für sich selbst treffen. Pflanzen mit großen Mengen von Pyrrolizidinalkaloiden wie das Jakobsgreiskraut und die anderen Greiskräuter sind auf jeden Fall zu meiden.

(!) **Salicylaldehyd** – Dem Schweizer Apotheker und Pharmazeuten Johann Pagenstecher gelang es um 1838, aus den Blüten des Mädesüß Salicylaldehyd zu gewinnen, die Vorläufersubstanz der Salicylsäure. Salicylsäure wirkt ähnlich wie Acetylsalicylsäure, die wir alle aus dem Produkt Aspirin® kennen. Es wirkt schmerzstillend, antientzündlich und gerinnungshemmend.

Aber: Wer auf Salicylate allergisch oder mit einer Unverträglichkeit reagiert, darf Pflanzen, die sie enthalten, etwa das Mädesüß, nicht zu sich nehmen. Wer gerinnungshemmende Medikamente einnimmt, muss die Wirkung von Mädesüß berücksichtigen.

(!) **Saponine** – Saponine, auch Seifenstoffe genannt, lassen sich mit Wasser aufschäumen. Sie lösen die Oberflächenspannung von Wasser und eignen sich zum Lösen von Schmutz, daher kennen wir sie als Waschsubstanzen. Sie fördern auch die Aufnahme von anderen Inhaltsstoffen im Darm, was oft – bei Giftpflanzen natürlich nicht – ein positiver Effekt ist. Stark saponinhaltige Pflanzen, wie Seifenkraut oder Efeu, werden als Giftpflanzen eingestuft. In sachkundiger Hand sind einige von ihnen wirksame Heilpflanzen, etwa bei Husten.

(+) **Schleimstoffe** – Die Haupteigenschaft der Schleimstoffe, die chemisch betrachtet Mehrfachzucker (Polysaccharide) sind, ist es, Wasser binden zu können. Manche Samen können sich durch ihre Schleimstoffe in eine gelartige Masse hüllen, die sie länger vor Austrocknung schützt. Je nachdem, ob es sich um wasserlösliche oder wasserunlösliche Schleimstoffe handelt, können sie beispielsweise gereizte Schleimhäute im Mund, Magen und Darm schützen oder das Darmvolumen steigern und für eine gute Verdauung sorgen oder Giftstoffe aufnehmen

(+) **Sekundäre Pflanzenstoffe** – Unter sekundären Pflanzenstoffen versteht man eine Vielzahl von Stoffen, die nur in Pflanzen vorkommen. Im Unterschied zu den sogenannten primären Inhaltsstoffen – Kohlenhydrate, Proteine und Fette – liefern sie keine Energie und werden als nicht „lebensnotwendig“ erachtet. Sie haben im pflanzlichen Organismus vielfältige Funktionen, zum Beispiel das Abwehren von Fraßfeinden, den Schutz vor UV-Licht und Pilzen, sind aber auch für die Farben und den Duft von Pflanzen verantwortlich. Zu ihnen zählen unter anderem die ➜ Flavonoide und Carotinoide. Bedenkt man, dass sie eine Pflanze vor Schäden und Zerstörung verschiedenster Art schützen, wirkt die Bezeichnung „sekundär“ doch unpassend. Ihre Wirkungen für uns sind naturgemäß vielfältig, sie können den Cholesterinspiegel und Blutdruck senken, die Funktion der Blutgefäße verbessern und den Blutzuckerspiegel normalisieren. Einige sollen antioxidativ wirken, das Immunsystem stärken, Entzündungen hemmen und antibakteriell wirken. Es gibt sogar Hinweise, dass einige das Risiko reduzieren können, an Krebs zu erkranken.

Deutsche und botanische Namen der im Buch vorkommenden Wildpflanzen

Fett gedruckte Arten haben ein Pflanzenporträt im Buch.

Ackergauchheil *Anagallis arvensis*

Ackerhellerkraut *Thlaspi arvense*

Ampfer, Kleiner Sauer- *Rumex acetosella*

Ampfer, Krauser- *Rumex crispus*

Ampfer, Rundblättriger *Rumex obtusifolius*

Ampfer, Sauer- *Rumex acetosa*

Ampfer, Stumpfblättriger siehe Ampfer, Rundblättriger

Aronstab, Gefleckter *Arum maculatum*

Barbarakraut, Gewöhnliches *Barbarea vulgaris*

Barbarakraut, Steifes *Barbarea stricta*

Bärenklau, Riesen- *Heracleum mantegazzianum*

Bärenklau, Wiesen- *Heracleum sphondylium*

Bärlauch *Allium ursinum*

Beinwell *Symphytum officinale*

Beinwell, Knoten- *Symphytum tuberosum*

Berliner Lauch siehe Wunderlauch

Bibernelle, Große *Pimpinella major*

Bibernelle, Kleine *Pimpinella saxifraga*

Bingelkraut, Einjähriges *Mercurialis annua*

Bingelkraut, Wald- *Mercurialis perennis*

Borretsch *Borago officinalis*

Brennnessel, Große *Urtica dioica*

Brennnessel, Kleine *Urtica urens*

Brunnenkresse *Nasturtium officinale*

Buchweizen *Fagopyrum esculentum*

Buschwindröschen *Anemone nemorosa*

Dost, Gewöhnlicher *Origanum vulgare*

Ehrenpreis, Efeublättriger *Veronica hederifolia*

Ehrenpreis, Persischer *Veronica persica*

Eisenhut, Blauer *Aconitum napellus*

Erdbeere, Wald- *Fragaria vesca*

Esparsette, Saat- *Onobrychis viciifolia*

Ferkelkraut, Gewöhnliches *Hypochaeris radicata*

Fetthenne, Große *Hylotelephium telephium*

Fetthenne, Purpur- *Hylotelephium telephium* subsp. *telephium*

Fetthenne, Weiße *Sedum album*

Fingerhut, Roter *Digitalis purpurea*

Franzosenkraut, Behaartes *Galinsoga ciliata*

Franzosenkraut, Kleinblütiges *Galinsoga parviflora*

Fuchsschwanz, Aufrechter *Amaranthus blitum*

Fuchsschwanz, Rauer siehe Fuchsschwanz, Zurückgekrümmter

Fuchsschwanz, Zurückgekrümmter *Amaranthus retroflexus*

Gänseblümchen *Bellis perennis*

Gänsedistel, Acker- *Sonchus arvensis*

Gänsedistel, Gemüse- siehe Gänsedistel, Kohl-

Gänsedistel, Kohl- *Sonchus oleraceus*

Gänsedistel, Raue *Sonchus asper*

Gänsefuß, Bastard- *Chenopodium hybridum*

Gänsefuß, Stinkender *Chenopodium vulvaria*

Gänsefuß, Weißer *Chenopodium album*

Giersch *Aegopodium podagraria*

Goldnessel *Lamium galeobdolon*

Greiskraut, Fuchssches *Senecio ovatus*

Greiskraut, Gewöhnliches *Senecio vulgaris*

Greiskraut, Jakobs- *Jacobaea vulgaris*, Synonym: *Senecio jacobaea*

Greiskraut, Schmalblättriges *Senecio inaequidens*

Gundelrebe siehe Gundermann

Gundermann *Glechoma hederacea*

Günsel, Kriechender *Ajuga reptans*

Guter Heinrich *Chenopodium bonus-henricus*

Habichtskräuter *Hieracium spec.*

Haselwurz, Gewöhnliche *Asarum europaeum*

Herbstzeitlose *Colchicum autumnale*

Hirtentäschel *Capsella bursa-pastoris*

Hopfen, Echter *Humulus lupulus*

Hornkraut, Gewöhnliches *Cerastium fontanum* subsp. *vulgare*

Hundspetersilie *Aethusa cynapium*

Jute, Langkapselige *Corchorus olitorius*

Kälberkropf, Hecken- *Chaerophyllum temulum*

Kälberkropf, Taumel- siehe Kälberkropf, Hecken-

Käsepappel siehe Malve, Wilde

Klee, Mittlerer *Trifolium medium*

Klee, Rot- *Trifolium pratense*

Klee, Weiß- *Trifolium repens*

Klee, Wiesen- siehe Klee, Rot-

Klette, Große *Arctium lappa*

Knoblauchsrauke *Alliaria petiolata*

Knöterich, Ackerflügel- siehe Knöterich, Winden-

Knöterich, Ampfer- *Persicaria lapathifolium*

Knöterich, Floh- *Persicaria maculosa*

Knöterich, Japanischer Riesen- *Fallopia japonica*

Knöterich, Pfeffer- *Persicaria hydropiper*

Knöterich, Pfirsichblättriger siehe Flohknöterich

Knöterich, Sachalin- *Fallopia sachalinensis*

Knöterich, Schlangen- *Bistorta officinalis*

Knöterich, Winden- *Fallopia convolvulus*

Kohldistel *Cirsium oleraceum*

Königskerze, Große *Verbascum densiflorum*

Königskerze, Kleine *Verbascum thapsus*

Kratzdistel, Acker- *Cirsium arvense*

Kratzdistel, Gewöhnliche *Cirsium vulgaris*

Kren siehe Meerrettich
Kronwicke, Bunte *Securigera varia*, Synonym: *Coronilla varia*
Labkraut, Echtes *Galium verum*
Labkraut, Kletten- *Galium aparine*
Labkraut, Wald- *Galium sylvaticum*
Labkraut, Wiesen- *Galium mollugo*
Lattich, Gift- *Lactuca virosa*
Lattich, Kompass- *Lactuca serriola*
Löwenzahn *Taraxacum officinale*
Löwenzahn, Herbst- *Scorzoneroides autumnalis*
Lupine *Lupinus polyphyllus*
Luzerne *Medicago sativa*
Luzerne, Bastard- *Medicago varia*
Mädesüß *Filipendula ulmaria*
Maiglöckchen *Convallaria majalis*
Malve, Moschus- *Malva moschata*
Malve, Rosen- *Malva alcea*
Malve, Weg- *Malva neglecta*
Malve, Wilde *Malva sylvestris*
Mauretanische Malve *Malva mauritania*
Meerrettich *Armoracia rusticana*
Melde, Reis- *Chenopodium quinoa*
Melde, Spreizende *Atriplex patula*
Minze, Grüne *Mentha spicata*
Minze, Polei- *Mentha pulegium*
Minze, Ross- *Mentha longifolia*
Mohn, Klatsch- *Papaver rhoeas*
Mohn, Saat- *Papver dubium*
Mohn, Sand- *Papaver argemona*
Mohn, Schlaf- *Papaver somniferum*
Möhre, Wilde *Daucus catota*
Nachtkerze, Große *Oenothera biennis*
Nachtkerze, Kleine *Oenothera parviflora*
Nachtschatten, Schwarzer *Solanum nigrum*
Natternkopf , Gewöhnlicher *Echium vulgare*
Nelkenwurz *Geum urbanum*
Nelkenwurz, Bach- *Geum rivale*
Pastinak(e), Gewöhnliche(r) *Pastinaca sativa*
Pestwurz, Große *Petasites hybridus*
Pimpinelle siehe Wiesenknopf, Kleiner
Pippau, Wiesen- *Crepis biennis*
Platterbsen-Arten *Lathyrus spec.*
Portulak, Gemüse- siehe Portulak, Sommer-
Portulak, Sommer- *Portulaca oleracea*
Portulak, Winter- *Claytonia perfoliata*
Quendel *Thymus pulegioides*
Rainfarn *Tanacetum vulgare*
Rainkohl *Lapsana communis*
Salbei, Wiesen- *Salvia pratensis*
Sauerklee, Aufrechter *Oxalis stricta*
Sauerklee, Horn- *Oxalis corniculata*
Sauerklee, Wald- *Oxalis acetosella*
Scharbockskraut *Ranunculus ficaria*
Schaumkraut, Behaartes *Cardamine hirsuta*
Schaumkraut, Bitteres *Cardamina amara*
Schaumkraut, Spring- *Cardamine impatiens*
Schaumkraut, Wald- *Cardamine flexuosa*
Schaumkraut, Wiesen- *Cardamine pratense*
Scheinerdbeere, Indische *Potentilla indica*, Synonym: *Duchesnea indica*
Schierling, Gefleckter *Conium maculatum*
Schöterich-Arten *Erysimum spec.*
Schwarznessel *Ballota nigra*
Sichelklee *Medicago falcata*
Steinklee, Echter *Melilotus officinalis*
Steinklee, Hoher *Melilotus altissimus*
Steinklee, Weißer *Melilotus alba*
Sternmiere, Wald- *Stellaria nemorum*
Sumpfdotterblume *Caltha palustri*
Taubnessel, Gefleckte *Lamium maculatum*
Taubnessel, Gelbe siehe Goldnessel
Taubnessel, Rote *Lamium purpureum*
Taubnessel, Weiße *Lamium album*
Tellerkraut siehe Portulak, Winter-
Thymian, Sand- *Thymus serpyllum*
Veilchen, Duft- siehe Veilchen, Echtes
Veilchen, Echtes *Viola odorata*
Veilchen, Hain- *Viola riviniana*
Veilchen, Hunds- *Viola canina*
Vergissmeinnicht *Myosotis spec.*
Vogelmiere, Gewöhnliche *Stellaria media*
Waldmeister *Galium odoratum*
Waldrebe, Gewöhnliche *Clematis vitalba*
Wasserdarm *Myosoton aquaticum*
Wegerich, Breit- *Plantago major*
Wegerich, Mittlerer *Plantago media*
Wegerich, Spitz- *Plantago lanceolata*
Wegrauke *Sisymbrium officinale*
Wegwarte *Cichorium intybus*
Wicke, Futter- siehe Wicke, Saat-
Wicke, Saat- *Vicia sativa*
Wicke, Vogel- *Vicia cracca*
Wicke, Zaun- *Vicia sepium*
Wiesenknopf, Großer *Sanguisorba officinalis*
Wiesenknopf, Kleiner *Sanguisorba minor*
Wiesenmargerite *Leucanthemum vulgare*
Winde, Acker- *Convolvulus arvensis*
Winde, Zaun- *Calystegia sepium*
Wirbeldost *Clinopodium vulgare*
Wolfsmilch, Walzen- *Euphorbia myrsinites*
Wunderlauch *Allium paradoxum*
Zaunrübe, Rotfrüchtige *Bryonia dioica*
Ziest, Wald- *Stachys sylvatica*

LITERATUR UND WEBSEITEN

Hier finden Sie eine ganz persönliche Auswahl von Büchern, Webseiten und Apps, die ich für hilfreich und inspirierend halte. Unerwähnt bleiben müssen die zahllosen Webseiten, die ich im Laufe meiner Recherchen nur kurz besucht habe und deren Aufzählung dieses Verzeichnis sprengen würde, bei deren Autorinnen und Autoren ich mich hier aber bedanken möchte.

Wildkräuterbücher mit Rezepten

Bisegger, Meret: Meine wilde Pflanzenküche, AT Verlag, 2013

Eckmann, Anette: Wild kochen. Aus der grünen Speisekammer der Natur, Christian Verlag, 2011

Hansch, Susanne und Schwarzer, Elke: Der Giersch muss weg!, Ulmer Verlag, 2019

Höller, Anke und Grappendorf, Doris: Wilde Samen, Ulmer Verlag, 2016

Louis, Linda: Meine wilde Waldküche, Hädecke Verlag, 2017

Machatschek, Michael und Mauthner, Elisabeth: Das Knopfkraut: Ein „Teufelskraut" erobert Gärten, Äcker und unsere Küchen, Vandenhoeck und Ruprecht Verlage, 2018

Neukirchner, Meinrad und Seiser, Katharina: So schmecken Wildpflanzen, Löwenzahn Verlag, 2010

Strauß, Markus: Die 12 wichtigsten essbaren Wildpflanzen. Bestimmen, sammeln und zubereiten, Hädecke Verlag, 2013

Strauß, Markus: Köstliches von Sumpf- und Wasserpflanzen, Hädecke Verlag, 2013

Inspiration für die Verwendung aller Teile der Pflanzen findet man in:

Ester Kern, Sylvan Müller und Pascal Haag: From Leaf to Root. Gemüse essen vom Blatt bis zur Wurzel, AT-Verlag, 2016

Pflanzenbestimmung, Botanik und Ethnobotanik

Beiser, Rudi: Unsere essbaren Wildpflanzen, Kosmos Verlag, 2014

Fischer, Ludwig: Brennnesseln. Ein Portrait (Naturkunden Bd. 32), Matthes & Seitz, 2017

Fleischhauer, Guido, Guthmann, Jürgen und Spiegelberger, Roland: Essbare Wildpflanzen. 200 Arten bestimmen und verwenden, AT Verlag, 2013

Fleischhauer, Guido, Guthmann, Jürgen, Spiegelberger, Roland: Enzyklopädie Essbare Wildpflanzen. 2000 Pflanzen Mitteleuropas. Bestimmung, Sammeltipps, Inhaltsstoffe, Heilwirkung, Verwendung in der Küche, AT Verlag, 2014

Fleischhauer, Guido, Spiegelberger, Roland und Gassner, Claudia: Blatt für Blatt. Über 800 Pflanzen nach Blattformen und Blüten einfach bestimmen, AT Verlag, 2017

Larbig, Manuel: Mein Wildkräuter-Guide, Penguin Verlag, 2021

Lüder, Rita: Grundlagen der Feldbotanik, Haupt Verlag, 2018

Lüder, Rita: Doldenblütler, Kreativpinsel Verlag, 2019

Spohn, Margot, Was blüht denn da? Kosmos-Naturführer. Der Fotoband, Kosmos 2015

Storl, Wolf-Dieter: Die Unkräuter in meinem Garten, Gräfe und Unzer Verlag, 2018

Storl, Wolf-Dieter: Wandernde Pflanzen. Neophyten, die stillen Eroberer. Ethnobotanik, Heilkunde und Anwendungen, AT Verlag, 2014

Vogel, Johannes: Pflanzliche Notnahrung. Survivalwissen für Extremsituationen, Pietsch Verlag, 2014

Web-Seiten

www.bayerns-ureinwohner.de

www.derwildeweg.de (Meine Webseite mit Terminen für Wildkräuter-Wanderungen und -Kochkurse)

www.floraweb.de (Seite vom Bundesamt für Naturschutz)

www.pflanzen-vielfalt.net

www.wildkraeuterkueche.ch

Buschfunkistan. Youtube-Channel von Norman Glatzer und Vanessa Braun

Zum Fuchsbandwurm:

www.derstandard.at/story/1336563091335/genauer-betrachtet-wie-der-fuchsbandwurm-zum-menschen-kommt

Rote Listen:

www.rote-liste-zentrum.de/de/Download-Pflanzen-1871.html (15.2.2022)

Bundesartenschutzgesetz Anlage 1:

www.buzer.de/s1.htm?g=BArtSchV&a=Anlage+1

Pflanzenbestimmungs-Apps

Die Apps können im Apple Store sowie bei Google Play heruntergeladen werden, die „Flora incognita"-App auch in der Huawei App Gallery.

Flora incognita (Webseite: //floraincognita.de/) für Apple, Android und Huawei

Plantnet (Webseite: //identify.plantnet.org/de) für Apple und Android

SACHREGISTER

Fett gedruckte Seitenzahlen verweisen auf Rezepte, in denen die jeweiligen Wildkräuter eine Hauptrolle spielen, *kursiv* gedruckte Seitenzahlen führen zu Rezepten, in denen man diese Wildkräuter alternativ ebenfalls verwenden kann.

Die Autorin

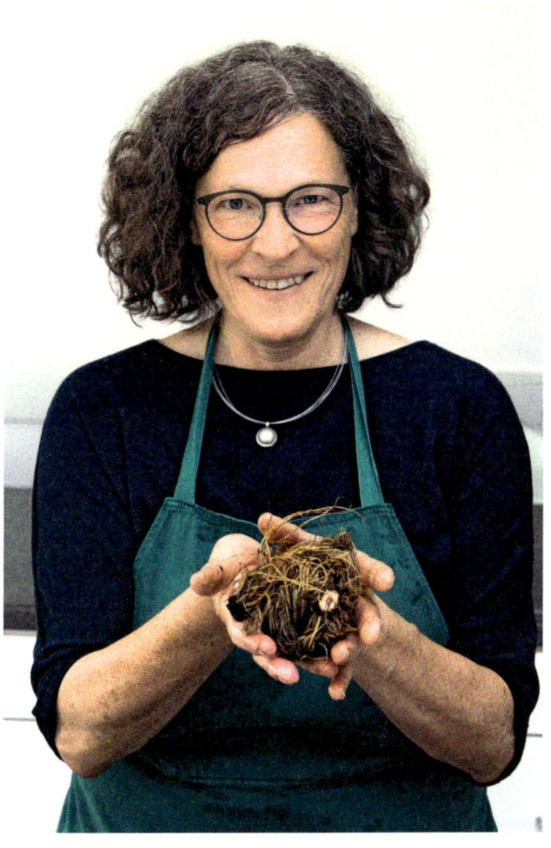

In der „Großen Wildkräuter-Kochschule“ fließen Lebenslinien von Susanne Hansch zwischen zwei Buchdeckeln zusammen: die Liebe zu den Pflanzen und zum Kochen, geerbt von der Mutter, die Begeisterung für Fotografie, inspiriert vom Vater, und der „Rote Faden“ in ihrem Berufsleben, die Vermittlung von Wissen auf verständliche, anschauliche und unterhaltsame Weise.

Ich danke ...

... dem Ulmer Verlag, der von Anfang an das Projekt „Die große Wildkräuter-Kochschule“ unterstützt hat, insbesondere meinen Lektorinnen Christine Hutschenreuther und Lisa Seibel, die mir immer mit Rat und Unterstützung zur Seite gestanden sind.
... der Firma ASA Selection GmbH und der Firma Max Schreiner GmbH & Co. KG in Regensburg für ihre großzügige Unterstützung mit Geschirr und anderen Utensilien für die Food-Fotos in diesem Buch.
... den Teilnehmerinnen und Teilnehmern meiner Wildkräuter-Wanderungen und -Kochkurse, die mit mir die Begeisterung für die Wildpflanzen teilen und mich so immer wieder inspirieren und mit Energie aufladen.
... Roland, der es mir ermöglicht hat, nun von meinem Schreibtisch aus täglich in einen Garten schauen zu können, in dem die wilden Pflanzen leben dürfen.
... Robert, der mir durch seine Krebserkrankung die Augen für den gesundheitlichen Wert der Wildpflanzen geöffnet und mir so den „wilden Weg“ geebnet hat.

Bildquellen

Die Fotos auf den folgenden Seiten stammen von Georg Schramml: S. 40 l. u., S. 41, S. 44, S. 140–145, S. 146 r. o., S. 147–149, S. 291
Alle anderen Fotos stammen von der Autorin.
Julia Brunner erstellte die Zeichnungen auf den Seiten 49–53.
Alle Sammeluhren bei den Pflanzenporträts von Seite 55 bis 133 bearbeitete Helmuth Flubacher nach Vorlage der Autorin.

Impressum

Die in diesem Buch enthaltenen Empfehlungen und Angaben sind von der Autorin mit größter Sorgfalt zusammengestellt und geprüft worden. Eine Garantie für die Richtigkeit der Angaben kann aber nicht gegeben werden. Autorin und Verlag übernehmen keine Haftung für Schäden und Unfälle. Bitte setzen Sie bei der Anwendung der in diesem Buch enthaltenen Empfehlungen Ihr persönliches Urteilsvermögen ein und ziehen Sie bei heiklen Fragen etwa in Sachen Bestimmung oder Giftpflanzen einen Spezialisten zurate.
Der Verlag Eugen Ulmer ist nicht verantwortlich für die Inhalte der im Buch genannten Websites.

Anmerkung zur Schreibweise (Gendering): Gendergerechtigkeit und Inklusion sind bei uns gelebte Praxis – bei der Auswahl unserer Themen, bei der Recherchearbeit, in der Gestaltung. Unsere Texte meinen alle. Damit unsere Inhalte jedoch gut lesbar bleiben, verzichten wir in diesem Werk auf die jeweilige Mehrfachnennung oder Anpassung der Schreibweise bestimmter Bezeichnungen an die weibliche, männliche oder diverse Form.

Bibliografische Information der Deutschen Nationalbibliothek
Die Deutsche Nationalbibliothek verzeichnet diese Publikation in der Deutschen Nationalbibliografie; detaillierte bibliografische Daten sind im Internet über http://dnb.d-nb.de abrufbar.

Wollgrasweg 41, 70599 Stuttgart (Hohenheim)
E-Mail: info@ulmer.de
Internet: www.ulmer.de
Projektleitung: Christine Hutschenreuther
Lektorat: Dr. Helga Hofmann
Herstellung: Silke Reuter
Umschlag und Innengestaltung: Michaela Mayländer, Stuttgart, www.sistermic.de
Satz: Fotosatz Buck, Kumhausen
Reproduktion: time:ray visualisierungen, Jettingen
Druck und Bindung: Firmengruppe APPL, aprinta druck, Wemding
Printed in Germany

MIX
Papier | Fördert gute Waldnutzung
FSC® C004592

ISBN 978-3-8186-1165-1